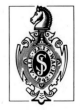

Thomas Stuhler (Hrsg.)

Hüftkopf-nekrose

Mit 358 Abbildungen und 147 Tabellen

Springer-Verlag
Berlin Heidelberg New York
London Paris Tokyo
Hong Kong Barcelona Budapest

Prof. Dr. Th. Stuhler
Orthopädische Abteilung
der Freigemeinnützigen Kliniken
Dr. Erler GmbH
Kontumazgarten 4–18
8500 Nürnberg 80

Symposium, Nürnberg, 1.–3. März 1990

ISBN 3-540-53676-0 Springer-Verlag Berlin Heidelberg New York
ISBN 0-387-53676-0 Springer-Verlag New York Berlin Heidelberg

Die Deutsche Bibliothek – CIP-Einheitsaufnahme
Hüftnekrose: [Symposium, Nürnberg, 1.–3. März 1990] / Thomas Stuhler (Hrsg.). – Berlin ; Heidelberg ; New York ; London ; Paris ; Tokyo ; Hong Kong ; Barcelona ; Budapest : Springer, 1991
ISBN 3-540-53676-0 (Berlin ...)
ISBN 0-387-53676-0 (New York ...)
NE: Stuhler, Thomas [Hrsg.]

Dieses Werk ist urheberrechtlich geschützt. Die dadurch begründeten Rechte, insbesondere die der Übersetzung, des Nachdrucks, des Vortrags, der Entnahme von Abbildungen und Tabellen, der Funksendung, der Mikroverfilmung oder der Vervielfältigung auf anderen Wegen und der Speicherung in Datenverarbeitungsanlagen, bleiben, auch bei nur auszugsweiser Verwertung, vorbehalten. Eine Vervielfältigung dieses Werkes oder von Teilen dieses Werkes ist auch im Einzelfall nur in den Grenzen der gesetzlichen Bestimmungen des Urheberrechtsgesetzes der Bundesrepublik Deutschland vom 9. September 1965 in der jeweils geltenden Fassung zulässig. Sie ist grundsätzlich vergütungspflichtig. Zuwiderhandlungen unterliegen den Strafbestimmungen des Urheberrechtsgesetzes.

© Springer-Verlag Berlin Heidelberg 1991
Printed in Germany

Die Wiedergabe von Gebrauchsnamen, Handelsnamen, Warenbezeichnungen usw. in diesem Werk berechtigt auch ohne besondere Kennzeichnung nicht zu der Annahme, daß solche Namen im Sinne der Warenzeichen- und Markenschutz-Gesetzgebung als frei zu betrachten wären und daher von jedermann benutzt werden dürften.

Produkthaftung: Für Angaben über Dosierungsanweisungen und Applikationsformen kann vom Verlag keine Gewähr übernommen werden. Derartige Angaben müssen vom jeweiligen Anwender im Einzelfall anhand anderer Literaturstellen auf ihre Richtigkeit überprüft werden.

Fotosatz: Fotosatz-Service Köhler, Würzburg
Druck: Saladruck, Berlin · Bindearbeiten: Lüderitz & Bauer, Berlin
24/3020-543210 – Gedruckt auf säurefreiem Papier

Vorwort

Den maßgeblichen Zündstoff dieser Tagung im März 1990 bildet die Hüftkopfnekrose, der wir im klinischen Alltag immer häufiger begegnen und die in vielfältiger Weise Probleme mit sich bringt.
Die Hüftkopfnekrose betrifft überwiegend Männer im Alter zwischen 35 und 50 Jahren. Die Unkosten, die die Krankheit und eine eventuelle Frührente verursachen, sind beträchtlich. Statistiken zur Häufigkeit sind bisher leider kaum zu erhalten.
Die rasante Fortentwicklung der Technik hat die Möglichkeiten der Frühdiagnostik deutlich verbessert. Verschiedene Wege werden aufgezeigt.
Für die Ätiologie der Hüftkopfnekrosen werden bekannte und neue Ursachen diskutiert. Die Verhältniszahlen haben sich verschoben: Gefäßfaktoren, die weiterführende Diagnostik für Leber, Pankreas und Stoffwechsel sowie die intra- und postoperative Prüfung der rheologischen Faktoren sind möglicherweise mitzuberücksichtigen. Offensichtlich sind auch Überernährung und Alkoholkonsum heute teilweise Mitauslöser. Mit dem verbesserten Kenntnisstand über die Ursachen verringert sich der Antreil der sogenannten idiopathischen Hüftkopfnekrosen.
Begünstigt durch den Einsatz von Immunsuppressiva sind Hüftkopfnekrosen nach Transplantationen eher rückläufig. Hüftkopfnekrosen nach Traumen, wie Schenkelhals- oder Hüftpfannenfrakturen stellen ein ernstes, den Patienten zeitlebens belastendes Problem dar. In der Dauer der Nachkontrollen divergieren die Meinungen. Hüftkopfnekrosen nach unterschiedlicher Behandlung von kongenitalen Luxationen müssen wegen der lebenslangen Folgen sehr ernst genommen werden. Bei der Perthes-Erkrankung interessieren besonders die wechselnden Standpunkte der Indikationsstellung für die Grenzbereiche konservative und/oder operative Behandlung. Der von Salter 1972 geprägte Begriff des optimalen Containments hat sich als immer bedeutungsvoller herauskristallisiert. Die Schwierigkeiten bei der Wahl der gelenkerhaltenden Operationen der Hüftkopfnekrose werden auf sehr verschiedene Weise dargestellt.
Bei der endoprothetischen Versorgung der Versagensfälle gibt es weiterhin brisante Fragen, die die Indikationsstellung nach Alter, Kooperation des Patienten, Schaftform und Knochenstruktur betreffen. Da es sich in aller Regel um Menschen deutlich unter 60 Jahren handelt, wird entsprechend den bisherigen Kriterien eine zementfreie Hüftprothesenimplantation

avisiert. Eine Reihe von Frühlockerungen zementfreier Hüftprothesen bewirkte allerdings eine noch differenziertere Abstufung der Indikationsstellung. Unter den zementfreien Pfannen kristallisieren sich zuverlässige Formen mit dauerhafter Verankerung heraus. Die sogenannten zementfreien Schäfte dagegen zeigen die unterschiedlichsten Entwicklungsstufen. Folgegenerationen bekannter Prothesen sowie die Vielgestaltigkeit der zementfreien Prothesenschäfte sind mit Vorbehalt anzuwenden. Ein nicht unbeträchtlicher Teil von Frühlockerungen hat manche Klinik bewogen, die „Hybridkombinationen" – zementfreie Pfanne/zementierter Schaft – mit zu verfolgen.

Ein kritisches Wort gilt den unzureichenden Nachuntersuchungsmöglichkeiten nach Endoprothesenoperationen. Jedem Fabrikerzeugnis werden heute nicht nur Qualitätskontrollen konzidiert, sondern auferlegt. Es erscheint medizinisch-ethisch nicht vertretbar, daß u. a. Hüftkopfnekrosepatienten zwar mit Hüftprothesen operativ versorgt werden, daß diesen Patienten aus standespolitischen Gründen ein oder zwei klinische Nachuntersuchungen jedoch versagt werden.

Dieses Dilemma ist dafür mitverantwortlich, daß aufgrund unzureichender Nachkontrollmöglichkeiten Erkenntnisse und notwendige Verbesserungen der Prothesen – zum Nachteil der Patienten – verzögert werden.

Allen Referenten ist für ihre wertvollen und engagierten Beiträge ganz besonderer Dank auszusprechen.

Unseren 1990 verstorbenen Kollegen Herrn Dr. F. Chicote-Campos und Herrn Prof. Dr. J. F. Osborn möchten wir ehrend gedenken.

Meinen Dank möchte ich allen Beteiligten aus der Klinik sagen. Besonders danken möchte ich den Moderatoren: Herrn Prof. Dr. G. Biehl, Herrn Dr. G. U. Exner, Herrn Dr. M. Fischmeister, Herrn Priv.-Doz. Dr. K. Glas, Herrn Prof. Dr. N. Haas, Herrn Priv.-Doz. Dr. H. Hirschfelder, Herrn Prof. Dr. D. Hohmann, Herrn Prof. Dr. G. Lang, Herrn Prof. Dr. H. H. Matthiaß, Herrn Prof. F. U. Niethard, Herrn Prof. Dr. A. Reichelt, Herrn Prof. Dr. D. Stock, Herrn Prof. Dr. Ing. R. Thull, Herrn Prof. Dr. D. Tönnis, Herrn Prof. Dr. H. Wagner und Herrn Prof. Dr. H.-P. Wünsch.

Auch den Mitarbeitern des Springer-Verlags, die wiederum in hervorragender Weise die Bearbeitung und Drucklegung ausgeführt haben, danke ich vielmals.

Nürnberg, August 1991   Prof. Dr. Thomas Stuhler

Inhaltsverzeichnis

Teil I Gefäßanatomie des Hüftkopfes

Die periostale und enossale Durchblutung des menschlichen Femurs
in den verschiedenen Lebensaltern
M. von Lüdinghausen 3

Teil II Ätiologie und Pathologie der Hüftkopfnekrose

Zur Pathologie und Pathogenese der Hüftkopfnekrose
im Erwachsenen- und Kindesalter
P. H. Wünsch 19

Zur Ätiologie der sog. idiopathischen Hüftkopfnekrose
K. Glas, J. Träger und A. F. Röttger 25

Die idiopathische Hüftkopfnekrose – ein rheologisches Problem?
K. Käfer, M. R. Clemens, R. Hammel und G. Aldinger 33

Ursachen der idiopathischen Femurkopfnekrose beim Erwachsenen
A. Perrenoud und G. U. Exner 37

Zur Ätiologie der Hüftkopfnekrose: Ein Modell
A. Kullak und M. Fuentealba 39

Aseptische Knochennekrosen unter Kortikosteroidtherapie
H. V. Henning 47

Die Hüftkopfnekrose nach Strahlentherapie: Eine vermeidbare
Komplikation?
M. van Kampen und H. Renner 55

Ätiologie und Diagnose der Hüftkopfnekrose
nach Nierentransplantation
H. H. Meßler, W. Koch, B. Fink, U. Klehr und A. Steudel 63

Generalisierte Osteopathie bei Hüftkopfnekrosen
M. Kuhr, K. H. Schiwy-Bochat, W. F. Beyer und H. Hirschfelder . . . 77

Hüftkopfnekrose und Nierentransplantation
N. Renner, J. Landmann, G. Thiel, A. Gächter und F. Harder 83

Aseptische Femurkopfnekrosen nach Nierentransplantation
H.-H. Neumayer, S. Küchler, F. C. Luft, J. Mann, M. Weber und
R. B. Sterzel 89

Teil III Diagnostik der Hüftkopfnekrose

Moderne bildgebende Verfahren bei Hüftkopfnekrose
M. Viermetz und A. Heuck 101

Die Femurkopfnekrose – Vergleichende Untersuchungen über
Methoden der Frühdiagnostik
J. Grimm und H. P. Higer 109

Die radiologische Diagnostik der Femurkopfnekrose
beim Erwachsenen unter spezieller Berücksichtigung
der Frühveränderungen – Stadienabhängige Prognose
der konservativ behandelten Fälle
C. Stahl, H. Gierse und B. Maaz 123

Grundlagen der MR und neuere Entwicklungen
aus der MR-Bildgebung und -Spektroskopie
M. Schneider 133

3D-Rekonstruktion zur präoperativen Evaluation
der Hüftkopfnekrose
R. Wespe, A. Wallin, K. Klaue, R. Ganz und E. Schneider 139

Techniken der Arthroskopie des Hüftgelenks
Th. Stuhler, H.-M. Karl und P. Schuckmann 145

Teil IV Hüftkopfnekrose nach Trauma

Spätergebnisse nach traumatischer Hüftluxation
K. E. Dreinhöfer, S. R. Schwarzkopf, M. Prokop, C. Ehrenheim
und N. P. Haas 153

Die Hüftkopfnekrose nach medialer Schenkelhalsfraktur
T. Pfeifer, K. Röddecker, J. Klein und T. Tiling 167

Inhaltsverzeichnis

Das gestielte M.-quadratus-femoris-Knochentransplantat
zur Prophylaxe der Kopfnekrose beim Schenkelhalsbruch
G. Behn, A. Salas, R. Talma und R. Gonzalez 177

Femurkopfnekrosen nach konservativer Behandlung
von Abduktionsschenkelhalsfrakturen
B. Jeanneret und F. Augstburger 181

Hüftkopfnekrose nach Azetabulumfraktur
T. Pohlemann und N. Haas 187

Die Hüftkopfnekrose nach Schenkelhalsfraktur im Kindesalter
M. Loew und F. U. Niethard 195

Hüftkopfnekrosen nach Hüftpfannenverletzungen im Kindesalter
M. F. Fischmeister, G. Kukla und Th. Stuhler 203

Hüftkopfnekrosen nach traumatischer Hüftgelenkverrenkung
im Kindesalter
B. Fromm und M. Loew 209

Teil V   Hüftkopfnekrosen nach kongenitaler Hüftluxation

Die Hüftkopfnekrosen in der konservativen und operativen Behandlung
der angeborenen Hüftluxation – Ursachen, Häufigkeit, Vorbeugung
D. Tönnis 215

Die Behandlung von Folgezuständen der Hüftkopfnekrose
D. Tönnis 227

Läßt sich die Rate der Hüftkopfnekrosen durch ein
sonographisches Screening beeinflussen?
Ch. Tschauner, W. Klapsch und R. Graf 235

Hüftkopfnekrose nach offener Reposition bei kongenitaler Hüftluxation
J. Haus, V. Berges und N. Westenthanner 241

Hüftkopfnekrosen bei konservativer Therapie
der Hüftluxation mit dem Extensions-Repositions-Verfahren
nach Krämer (eigene Ergebnisse)
C. Ludwig, J. Rütt und I. Schaffrath 249

Die Prognose der Femurkopfnekrose bei der konservativen
Behandlung der sog. angeborenen Hüftgelenkverrenkung
D. Heinzelmann, J. Pfeil und F. U. Niethard 253

Die Hüftkopfnekroserate bei konservativer und operativer
Hüftluxationsbehandlung
T. Naumann und W. Puhl 259

Teil VI Hüftkopfnekrosen im Säuglings-, Kleinkindes- und Kindesalter aus verschiedenen ätiologischen Ursachen

Hüftkopfnekrosen nach intertrochantärer Umstellungsosteotomie
bei Kindern mit infantiler Zerebralparese (ICP)
B. Fromm, C. Carstens und F. U. Niethard 267

Hüftkopfnekrose bei der juvenilen Hüftkopflösung
P. Engelhardt 273

Hüftkopfnekrosen nach einer infektiösen Osteoarthritis
beim Neugeborenen
D. Sepúlveda und G. Behn 277

Teil VII Morbus Legg-Calvé-Perthes

Ätiologie der Osteochondritis deformans coxae juvenilis –
Morbus Legg-Calvé-Perthes
W. Heimgärtner und P. Schuckmann 283

Der natürliche Ablauf der Perthes-Erkrankung
H. Hirschfelder 289

Sonographische Untersuchung des kindlichen Hüftgelenks
bei Coxitis fugax und Morbus Perthes
W. Konermann, A. Karbowski und H. H. Matthiaß 297

Morbus Perthes – Diagnostik unter Einbeziehung
von Sonographie und Kernspintomographie
J. Hinzmann 305

Eine neue Beurteilungsmethode bei der Verlaufsbeobachtung
der Perthes-Erkrankung
L. Bernd, H.-P. Kaps und F. U. Niethard 311

Prognostische Bedeutung radiometrischer Meßgrößen
für das Arthroserisiko nach Ausheilung eines Morbus Perthes
A. Karbowski, Ch. Bartsch und H. H. Matthiaß 315

Hüftpfannenveränderungen bei Morbus Perthes
R. Schleberger, E. M. Schneider und U. Witzel 329

Die konservative Behandlung des Morbus Perthes
M. Hövel, F. Chicote-Campos und R. Venbrocks 341

Die Varisationsosteotomie als Behandlungsmethode
des Morbus Perthes
J. Haist, J. Grimm und H. P. Higer 347

Die operative Behandlung des Morbus Perthes
M. Hövel, F. Chicote-Campos und R. Venbrocks 357

Die intertrochantäre Varisationsosteotomie in der Behandlung
des Morbus Perthes
G. U. Exner 361

Ergebnisse der differenzierten Therapie
des Morbus Legg-Calvé-Perthes
U. Werland, H.-U. Bittighofer und L. Jani 365

Vergleichende Ergebnisse bei konservativer und operativer
Behandlung der juvenilen Hüftkopfnekrose
E. Schmitt, J. Heisel und H. Mittelmeier 373

Teil VIII Therapie der Hüftkopfnekrose

Die Behandlung der idiopathischen Hüftkopfnekrose
mit vaskularisiertem Fibulaspantransplantat.
Bilanz einer 7jährigen Erfahrung
H. Judet, J. Judet, A. Gilbert und R. Garcia 383

Revaskularisierende Operationsverfahren bei der Hüftkopfnekrose
und Schenkelhalspseudarthrose des Erwachsenen unter besonderer
Berücksichtigung gefäßgestielter Beckenspäne
G. Schwetlick, U. Weber und V. Klingenmüller 387

Erhaltung des Hüftkopfes durch gefäßgestielte Beckentransplantate –
Vergleich zu anderen Operationstechniken
W. Schaub, F. Kerschbaumer und H. Friedrich 399

Ergebnisse mit intertrochantärer Osteotomie und Revaskularisation
bei der partiellen Femurkopfnekrose des Erwachsenen
K. Lippuner, S. Engler, U. Büchler und R. Ganz 409

MRT-kontrollierter Verlauf von Knochenmarködemen des Hüftkopfes
nach Entlastungsbohrung
S. Hofmann, A. Engel, A. Neuhold, K. Leder, J. Kramer,
H. P. Kutscher und H. Plenk 423

Elektrostimulation der Hüftkopfnekrose bei Erwachsenen
M. Kuhn und V. Goymann 435

Zur Effektivität der Behandlung der Hüftkopfnekrose
mit pulsierenden Magnetfeldern
J. Breitenfelder und A. Othman 439

Hüftkopfnekrose nach Flexionsosteotomie und Forage
W. Gördes und S. Mitzschke 447

Erfahrungen mit der dorsalen muskelgestielten Spanverpflanzung
zur Behandlung der idiopathischen Hüftkopfnekrose
H. H. Matthiaß 453

Die operative Behandlung der idiopathischen Hüftkopfnekrose
H. van den Boom und C. Melzer 459

Indikation, Technik und Ergebnisse der intertrochantären Osteotomie
bei der segmentalen Hüftkopfnekrose
M. Wagner und W. Baur 465

Ergebnisse gelenkerhaltender Operationen bei der Hüftkopfnekrose
des Erwachsenen
J. Grifka, R. Rädel und R. Schleberger 475

Korrekturosteotomien und Hüftkopfstanzen bei Hüftkopfnekrosen –
Verlaufskontrollen – Langzeitergebnisse
W. Steinleitner, B. Wiegand und M. Herzberger 487

Planung und Vorgehen bei operativ erhaltenden Maßnahmen
in der Therapie der Hüftkopfnekrose
M. Kunz 493

Die operative Behandlung der idiopathischen Hüftkopfnekrose
des Erwachsenen – Klinische und radiologische Diskrepanzen
P. Tichy und G. v. Salis-Soglio 497

Ist die Umstellungsosteotomie bei fortgeschrittener Femurkopfnekrose
noch vertretbar?
P. Thümler und L. Wiesner 503

Femurkopfnekrosen des jungen Erwachsenen:
Bringt die Flexionsosteotomie Vorteile
gegenüber einer primären Hüftendoprothese?
A. Perrenoud, G. U. Exner und A. Schreiber 507

Grenzindikation Hüftosteotomie/endoprothetischer Gelenkersatz
bei Hüftkopfnekrose unter Berücksichtigung der Ergebnisse
einer Nachuntersuchung
D. Stock 513

Operative Differentialtherapie der Hüftkopfnekrose bezüglich
intertrochantärer Flexions-Valgisierungs-Osteotomie
und Endoprothetik
J. Heisel, E. Schmitt und A. Bergmann 521

Teil IX Grundlagen zementfreier Hüftprothesen

Reaktion des Knochens auf Implantate
R. K. Schenk 533

Konstruktion und Oberflächengestaltung zementfrei implantierbarer
Hüftgelenkprothesen
R. Thull 539

Biomechanische Aspekte plasmagespritzter Oberflächenbeschichtungen
zur zementfreien Prothesenverankerung
W. Winkler-Gniewek, U. Fink und H. Stallforth 555

Primärstabilität zementierter und zementfreier Hüftprothesen
E. Schneider, P. Giraud, U. Schönenberger, J. Eulenberger,
D. Wyder, W. Seelig, F. Schläpfer und W. Frick 565

Die Übertragung der Hüftkraft auf das proximale Femur
nach totalem Hüftgelenkersatz
A. Bettermann, J. Fuhrmann, T. Görgens und M. Pape 575

Teil X Therapie der Hüftkopfnekrose – Endoprothetik

Zehnjahresergebnisse bei totaler Hüftprothese nach Judet
(Porometall ohne Zement)
H. Judet, J. Judet, H. Siguier, M. Brumpt und H. Ben Hamida 589

Konzept der isoelastischen Prothesen und RM-Pfannen
R. Mathys 591

Klinische Erfahrungen mit der isoelastischen
RM-Hüftgelenktotalprothese
P. W. Pavlov 597

Fünfjahreserfahrungen mit der SCL-Prothese – Eine klinische Studie
G. Lang 603

Merkmale, Erfahrungen und Vorteile des Bicontact-Prothesensystems
H. G. Hermichen, S. Weller und R. Volkmann 605

Grundsätze der zementfreien Verankerung. Klinische Erfahrungen
und Ergebnisse mit 800 Standard-Tivaran-Endoprothesen
und 150 CAD-Maßendoprothesen der Hüftgelenke
H. Eckhardt 613

Erfahrungen mit der zementfreien Erlanger Hüftprothese
H. Beck 619

Die Bedeutung des Schaftdesigns der mit Hydroxylapatit beschichteten
Prothese
R. Furlong 623

Erfahrungen mit der zementfreien Titanhüfte SKT unter besonderer
Berücksichtigung des mit Hydroxylapatitkeramik (Osprovit)
beschichteten Prothesenstiels
G. Biehl 627

Klinische Ergebnisse des Hydroxylapatit-beschichteten
Hüftgelenkersatzes
R. G. T. Geesink 635

Wechsel von zementfreien Prothesen zu zementierten Endoprothesen
G. von Foerster 639

Teil XI   Therapie der Hüftkopfnekrose – Endoprothetik

Zementlose Prothesenimplantation bei Hüftkopfnekrosen –
10jährige Erfahrung
R. Parhofer 651

Das zementfreie Hüftendoprothesensystem bei der Hüftkopfnekrose
A. Engel, S. Hofmann und K. Zweymüller 657

Die Behandlung der Hüftkopfnekrose des Erwachsenen
mit Endoprothesen mit biologischer Fixation
W. Thomas 667

Der zementfreie Hüftgelenkersatz bei Hüftkopfnekrosen
mit dem MC-Hüftgelenk
K. Diehl, W. Spliethoff und M. Ababneh 673

Erfahrungen mit dem Einsatz zementfreier Endoprothesensysteme
zur Behandlung der Hüftkopfnekrose
K. E. Brinkmann 685

Erhaltung des Schenkelhalses bei totalem Hüftgelenkersatz
C. J. K. Bulstrode 691

Zementfreier Gelenkersatz bei der Hüftkopfnekrose
G. Aldinger, W. Küsswetter und S. Sell 693

Die Versorgung der Hüftkopfnekrose mit zementfreien
Totalendoprothesen: Vergleich des Judet- und des SKT-Systems
U. Maronna 699

Erfahrungen mit der zementfreien Endoprothetik
bei der Hüftkopfnekrose
G. Grossbötzl, A. Infanger und H. Neumüller 707

Möglichkeiten und Grenzen der operativen Versorgung
der Hüftkopfnekrose am Beispiel der Lord- und Orthoplant-Prothesen
M. Hausel 711

Erste Erfahrungen mit dem Bicontact-Hüftendoprothesenschaft
bei der Hüftkopfnekrose
A. Braun und J. Rapp 717

Zementfreie Endoprothetik mit der Mecron-Prothese
bei der Hüftkopfnekrose des Erwachsenen
J. Rütt, J. J. Neidel, K. Bovelet und M. H. Hackenbroch 723

Totalendoprothesenarthroplastik nach Nierenallotransplantation
J. Romero, A. Schreiber, U. Binswanger und H. Müller 729

Die endoprothetische Versorgung der rheumatischen Hüftkopfnekrose
D. Nase und R. K. Miehlke 739

Hüftkopfnekrose und Totalprothesenarthroplastik
R. Elke und E. Morscher 749

Sachverzeichnis 755

**Teil I
Gefäßanatomie des Hüftkopfes**

Die periostale und enossale Durchblutung des menschlichen Femurs in den verschiedenen Lebensaltern

M. v. Lüdinghausen

Anatomisches Institut der Universität Würzburg, Koellikerstr. 6, D-8700 Würzburg

Eine eingehendere Arbeit über die mikroskopische Anatomie der Arterien im Femur haben wir in der uns zugänglichen Literatur nicht gefunden. Die Autoren der Hand- und Lehrbücher begnügen sich i. allg. damit, mittels mikroradiographischer Methoden die Verteilung der Gefäßstrombahn des Femur in den unterschiedlichen Lebensaltern hervorzuheben.

In den Ausführungen von Lexer [12], v. Lanz [10], Trueta [17, 18] und Crock [4] finden wir subtile Beschreibungen der den Schenkelkopf, den Schenkelhals, die intertrochantäre Zone und den Schaft ernährenden Gefäße, die außerhalb des Femurs präparatorisch darstellbar waren oder röntgenologisch sichtbar gemacht werden konnten. Die nicht seltene idiopathische Nekrose des Caput femoris veranlaßte den Orthopäden Hipp [7] zu intensivem röntgenanatomischem Studium an den betroffenen Patienten. Hipp [7, 8] konnte erstmals reduzierende Veränderungen an den Arterien des koxalen Femurendes feststellen. Im Horizontalschnitt des unteren Rumpfes eines 67 Jahre alt gewordenen männlichen Individuums stellt sich beispielsweise der Hüftkopf als scharf begrenztes, verfettetes, minder perfundiertes Areal dar inmitten des relativ gut durchbluteten Gewebes der Beckenmuskulatur und des Hüftbeins. Diese Beobachtung unterstreicht die Sonderstellung des Caput femoris bezüglich seiner Vaskularisation.

Unter 500 verstorbenen Vermächtnisgebern, die zwischen 47 und 84 Jahre alt geworden waren und im Präpariersaal der Anatomischen Anstalt in München und des Anatomischen Instituts in Würzburg zwischen 1983 und 1989 untersucht wurden, hatten immerhin 4,7% Metallimplantate, davon in fast der Hälfte der Fälle Endoprothesen und in der anderen Hälfte der Fälle Winkelplatten, Ender- oder Küntscher-Nägel am Femur.

Es ist heute unstritten, daß Gefäßprozesse am traumatischen oder degenerativen Geschehen des koxalen Femurendes direkt oder indirekt Anteil haben. Der Erfolg operativer Maßnahmen am Femur ist aber ebenso gefäßabhängig.

Hinsichtlich der Vaskularisation des Femurs soll zu den vielen Faktoren, die ätiologisch und pathogenetisch auch bei den avaskulären Nekrosen diskutiert werden, ein weiterer gefäßbedingter Faktor hinzugefügt werden, nämlich die lokale Durchblutungsregulation durch besondere anatomische Strukturen mit unterschiedlichen Wirkungsgraden in den verschiedenen Lebensaltern.

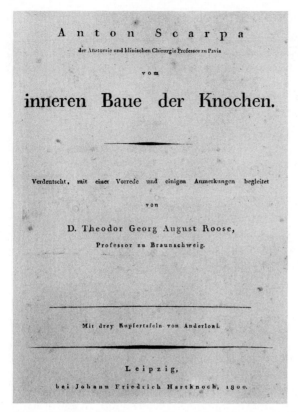

Abb. 1. Titelblatt der eingedeutschten Arbeit *Vom inneren Baue der Knochen* von A. Scarpa [14], die allerdings einige Jahre zuvor in Italien verlegt wurde

In der Vergangenheit hat sich Scarpa [14] (Abb. 1), der uns aus der Topographie und hier vom Scarpa-Dreieck (Trigonum subinguinale) her bekannt ist, als erster mit den enossalen Gefäßen befaßt. Er ließ Knochen von Hühnern durch säurehaltige Erde entkalken und fand ein dichtes Geflecht von kleinen und kleinsten Gefäßen in der Substantia compacta und auch in der Markhöhle.

Die periostalen Arterien

Das Periost ist in allen Lebensaltern, v. a. aber während der Wachstumsperiode, gut durchblutet.
  In der äußeren Bindegewebeschicht verlaufen aus einem größeren dorsalen „Achsengefäß" (Ast der A. femoris profunda) segmentale Arterienringe um den Femurschaft nach vorne (Abb. 2), um ein grobes Netz erster Ordnung zu bilden.

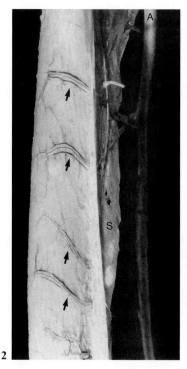
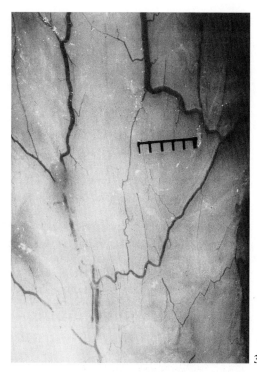

Abb. 2. 5–6 Gefäßringe des Periosts (*Pfeile*) umfassen den Femurschaft von dorsal nach ventral. Die Arterien werden jeweils von 2 Begleitvenen gesäumt: *A* A. femoris profunda, *S* Septum intermusculare

Abb. 3. Vorwiegend in Achsenrichtung verlaufen hingegen Verbindungsgefäße zwischen den Gefäßringen des Periosts am Femurschaft (Maßstab in mm)

In der mittleren Fibroelastika beobachten wir senkrechte feinere Anastomosen zwischen den 6–7 Arterienringen, die nicht selten [15] von Muskelgefäßen mitversorgt werden (Abb. 3); es entsteht ein Gefäßnetz zweiter Ordnung [5a].

In der tiefsten Periostzone, der Kambiumschicht, findet sich ein dichtes polygonales Kapillarnetz, das Gefäßnetz dritter Ordnung. Dieses Gefäßnetz ist feingeweblich durch einen dichten Verbund von Kapillaren sowie einem kurzstreckigen Verbindungsgefäß mit bogenförmigem Verlauf gekennzeichnet direkt zwischen Arteriolen und Venolen, die sog. Bogen- oder Bügelkapillaren [10a, 16a].

Kleinste Gefäße der Kambiumschicht gelangen auch in Volkmann-Kanäle des Knochens und sollen die äußeren ⅔ der Substantia compacta versorgen [18].

Das Periost des proximalen und distalen Femurendes ist durch ein dichtes Netzwerk anastomosierender, arkadenbildender Gefäße charakterisiert, die in der Knieregion, v. a. an den Epicondyli femoris, von den Aa. genus proximalis medialis und lateralis stammen und zum Rete arteriosum genus gehören. Die kleinen Arterien treten über zahlreiche Foramina nutricia mit der Substantia spongiosa der Epi- und Metaphysen in Verbindung.

Die enossalen Arterien

Der Femur des Heranwachsenden zeigt hinsichtlich der inneren Gefäßversorgung meist durch die Knorpelbarrieren der Wachstumszonen getrennte Provinzen, d.h. die proximale und distale Epiphyse, die Apophysen und Diaphysen haben eine eigenständige Vaskularisation.

Beim Fetus beobachten wir 2 oder 3 Aa. nutriciae der knöchernen Diaphyse und eine große Zahl von im epiphysären Knorpel verlaufenden Gefäßkanälen (Abb. 4).

Deren Anordnung und Verlauf konnte im Wachsplattenmodell nach Serienschnitten, durch Aufhellung des Knochens und Knorpels und anhand von Mikrokorrosionspräparaten dargestellt werden.

Mikroradiologische Studien der Gefäße im Dia- und Epiphysenbereich des frühkindlichen Femurs hat bereits 1903 Lexer [11] durchgeführt. Alle Darstellungen belegen die Anlage von nach proximal und nach distal gegen die

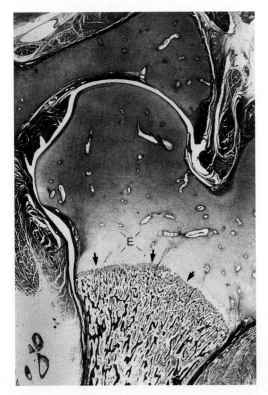

Abb. 4. Der Frontalschnitt durch das linke Hüftgelenk eines 40 cm langen Fetus läßt die enchondrale Wachstumszone (*Pfeile*) und die zahlreichen Gefäßkanäle des proximalen Epiphysenknorpels (*E*) erkennen (Maßstab in mm)

Wachstumszonen gerichteten, sich gleichförmig pinselartig verzweigenden Aa. nutriciae, die etwa in Schaftmitte untereinander verbunden sein können (Abb. 5).

Beim Erwachsenen zeigen unsere Korrosionspräparate einen völligen Umbau der enossalen Arterienarchitektur: Sie ist unregelmäßig locker, örtlich hochgradig verdichtet mit bizarren Verschlingungen, Knäuel- und Spiralbildungen (Abb. 6, 7).

Wie zuvor betont, wird der hyaline Knorpel des koxalen Femurendes beim Fetus von zahlreichen Gefäßkanälen durchzogen, die von allen Seiten arteriell gespeist werden. Diese Gefäßkanäle präformieren teilweise die späteren Foramina nutricia und Canales nutricii, sowohl hinsichtlich ihrer Eintrittsöffnung als auch bezüglich ihrer Verlaufsrichtung.

Die Gefäßkorrosionspräparate von Beinen 1–3 Jahre alt gewordener Kinder belegen die territoriale Unabhängigkeit der enossalen Gefäßversorgung der verschiedenen Femurprovinzen. Bei diesen Individuen besteht extrakapsulär eine deutliche ringförmige Anastomose um den Schenkelhals, und zwar zwischen dem aufsteigenden R. profundus (dorsomediale Arterie nach Batory [1]) der A. circumflexa femoris medialis (dorsal) und der A. circumflexa femoris lateralis (ventral) (Abb. 8). Aus dieser arkadenartigen Anastomose heraus werden der Femurkopf (über die aszendierenden Rr. nutricii capitis femoris superiores und inferiores), der Femurhals (über die Rr. nutricii colli superiores und inferiores, ventrales und dorsales), das

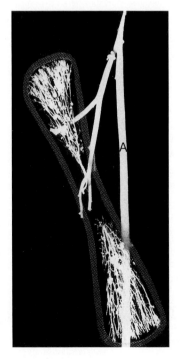

Abb. 5. Korrosionspräparat der beiden getrennt verlaufenden Diaphysenarterien beim Fetus von 32 cm Länge mit besenreiserartiger Aufzweigung der Hauptstämme, von denen der proximale aus der A. femoris profunda, der distale aus der A. femoralis (*A*) stammt. Knochenhülse der Diaphyse *transparent gerastert*

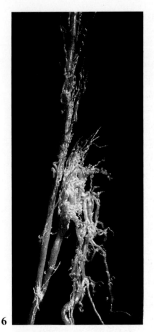
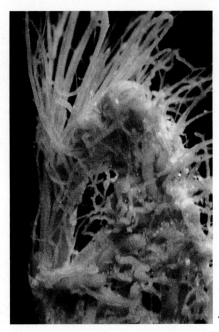

Abb. 6. Korrosionspräparat der medullären Diaphysenarterie eines 38jährigen Mannes mit Bildung von Arterienkonvoluten und -büscheln, von denen schmale, teilweise korkenzieherartige Arterien abgehen. *Links* unten die A. nutricia mit steilem, nach oben gerichtetem Verlauf

Abb. 7. Korrosionspräparat eines Teils eines diaphysären medullären Gefäßknäuels eines 43jährigen Mannes mit unregelmäßiger Dichte und Verteilung der einzelnen Arterien. Die Länge der kurzen Kante der Abbildung entspricht genau 1 cm

Trochantermassiv (über die Rr. trochanterici majores) und die intertrochantäre Zone (Metaphyse) (über den R. intertrochantericus und seine Äste) versorgt (Abb. 9). Nach Chung [3a] müssen hier ein extrakapsulärer und ein subsynovialer intraartikulärer Arterienring unterschieden werden. In den meisten Fällen weist die dorsal verlaufende A. circumflexa femoris medialis das größere Kaliber auf. Die Rr. nutricii des Femurkopfes überspringen am proximalen Schenkelhals die hyalinknorpelige Wachstumsfuge, gelangen in das Caput femoris und dringen in vorwiegend gerade nach medial verlaufenden Knochenkanälen oft bis zur Fovea capitis femoris vor (Abb. 10). Gelegentlich verlieren sich die den Schenkelkopf lateral ernährenden Gefäße nach 1 oder 2 cm in der Substantia spongiosa; in diesen Fällen sind einige kräftige Zweige aus einer großkalibrigen A. ligamenti capitis femoris, meist aus der A. obturatoria zu erwarten.

Die zahlreichen Foramina nutricia am Scheitel des Halses und in der Fossa trochanterica erlauben es, hier von einer Area vasculosa des koxalen Femurendes zu sprechen. Daraus geht hervor, daß die größte Bedeutung für die

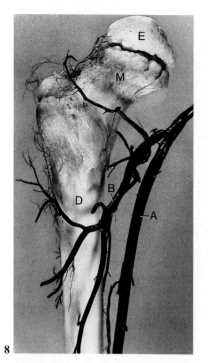 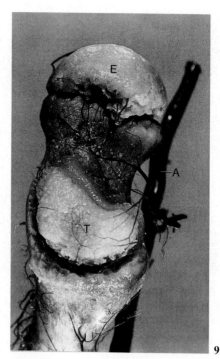

Abb. 8. Korrosionspräparat der A. femoralis dextra (*A*), der A. femoralis profunda (*B*) und ihrer das koxale Femurende ernährenden Äste in dorsaler Ansicht beim 3jährigen Kind. Die A. circumflexa femoris medialis und besonders ihr R. profundus umschlingen den Femurhals und entlassen die proximale Metaphyse (*M*) und den Femurkopf (*E*) versorgende Zweige. *D* Diaphyse

Abb. 9. Korrosionspräparat (wie bei Abb. 8) mit den Hüftkopf ernährenden Arterien von kranial gesehen. Die Aa. nutriciae des R. profundus treten knapp oberhalb der Epiphysenfuge in die Kopfkappe der Epiphyse (*E*) ein. *T* Trochanter major, *A* A. femoralis

Blutversorgung des Hüftkopfes dem R. profundus der A. circumflexa femoris medialis mit seinen Endästen, den Rr. nutricii proximales, zuzuschreiben ist.

Hipp [6] und O'Hara u. Dommisse [13] beobachteten weitere akzessorische Gefäße zwischen den Hüftkopfarterien und der A. glutaea inferior.

Histologie der enossalen Arterien

Feingeweblich zeigen fetale Femurdiaphysen im Querschnittsbild keine Besonderheiten der Gefäße: In dem schmalen Cavum medullare befindet sich etwa in der Mitte der Diaphysenlänge eine kräftige A. nutricia mit lehrbuchtypischem Wandaufbau (Abb. 11). Das Gefäß verzweigt sich – wie zuvor an Mikrokorrosionspräparaten und mikroradiologischen Aufnahmen dargestellt – besenreiserartig. Auf dem Querschnitt der Stufen sehen wir proximal und distal im

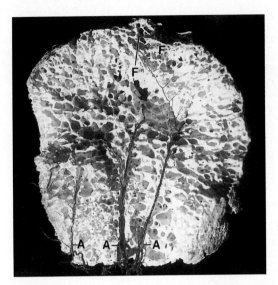

Abb. 10. Korrosionspräparat des Hüftkopfes eines 5jährigen Knaben mit enossalem Verlauf der Aa. nutriciae (*A*), die mit ihren peripheren Ausläufern fast bis an die Fovea capitis femoris (*F*) heranreichen

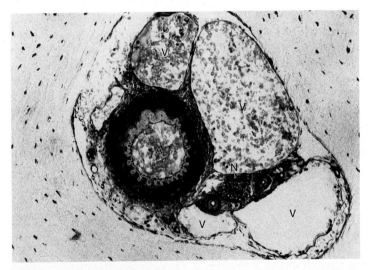

Abb. 11. Querschnitt durch den Canalis nutricius und die Vasa nutricia des Femurs bei einer 26jährigen. Leicht exzentrische Lage der Arterie (*A*), die teilweise von weitlumigen sinusoiden Venen (*V*), aber auch schlanken, wahrscheinlich markscheidenarmen Nerven (*N*) gesäumt wird (Akrylateinbettung, Giemsa, 240 ×)

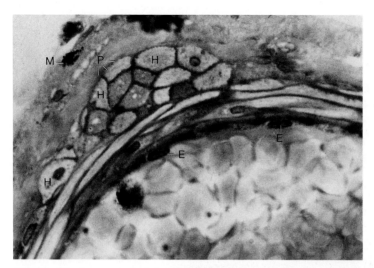

Abb. 12. Wandsegment einer intramedullären Arterie mittlerer Größe in der proximalen Metaphyse (intertrochantäre Zone) des Femurs beim 12jährigen Knaben. Örtlich fallen Polster (*P*) aus zytoplasmareichen epitheloiden „hellen" Muskelzellen (*H*) in der Tunica externa auf. *E* Endothelzellkerne, *M* Mastzelle (Akrylateinbettung, Giemsa, 480 ×)

Markraum mehrere gleich schmale Arterien, umgeben von weitlumigen Sinus.

Jedoch konnten sich in 32% der Femora des späteren Kindesalters zahlreiche Besonderheiten der arteriellen Strombahn v.a. der Dia- und Metaphyse nachweisen lassen. Entweder waren in der Adventitia Polster oder in den mittleren Wandschichten lineare Reihen längsverlaufender, heller glatter Muskelzellen zu beobachten (Abb. 12). Diese haben in unmittelbarer Nachbarschaft einzelne schmale Nerven oder ganze Gruppen von Nervenfaserbündeln.

Dies gilt auch für die zahlreichen Gefäßdrosseln mit ihren obliterierten Lumina, die wir an Verzweigungen der Hauptstämme nachweisen konnten (Abb. 13). Eine typische Wandschichtung von Tunica interna, Lamina elastica interna, Tunica media und Adventitia bestand hier nicht mehr.

Einige Gefäßdrosseln wiesen ein eher dunkles Farbmuster der großen epitheloiden Muskelzellen in der Giemsa-Färbung der Semidünnschnitte auf (Abb. 14).

Unsere epitheloidzelligen Konglomerate stellen wohl keine allgemeinen Bestandteile der Strombahnperipherie dar, sondern dienen als Sondergefäße ganz bestimmter Regionen mit Spezialfunktionen, die für jeden Standort eine eigene Betrachtung erforderlich machen [8a, 16a].

Untersuchungen von Gewebeproben älterer (40- und 50jähriger) Personen zeigten zunächst Veränderungen im Sinne der Physiosklerose mit Fibrosierung der Intima, Elastikazersplitterung und Kollagenisierung der Adventitia. Die enossalen Arterien alter Menschen (auch unter Kortisontherapie, wie dies von Spencer u. Brookes [16] angegeben wurde) haben eher arteriosklerotische

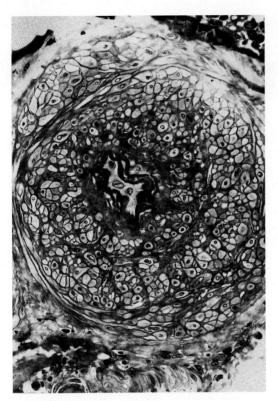

Abb. 13. Querschnitt einer intramedullären Arteriendrossel in der proximalen Metaphyse (intertrochantäre Zone) des Femurs beim 10jährigen Knaben. Serienschnitte bewiesen den allmählichen Umbau der Arterie im Bereich der obliterierten Drossel aus großen hellen myoepithelialen Zellen (Akrylateinbettung, Giemsa, 280 ×)

Veränderungen und Stenosierungen durch vermehrte Intimafibrose, starke Hyperelastose der elastischen Membranen, Mediaatrophie und – dadurch bedingt – gelegentlich auch Lumenverschlüsse aufzuweisen.

Vereinzelte atrophische bzw. degenerierte Gefäßabschnitte waren nur mehr an der noch schattenhaft vorhandenen Elastika erkennbar. Auch von Burkhardt [3] und Demmler [5] wurden kontraktile Gefäßstrukturen, sog. Sphinkteren für die Durchblutungsregelung der Endstrombahn im Bereich des menschlichen Beckenkamms beschrieben.

Lig. capitis femoris und seine Arterie

Die Arterie des Kopfbandes wird von zahlreichen Autoren für sehr bedeutsam gehalten, von einigen als unwesentlich für die Ernährung des Caput femoris erachtet. – Nach eigenen Untersuchungen gewährleistet die Arterie die Versorgung eines etwa fingerkuppengroßen Areals um die Fovea capitis

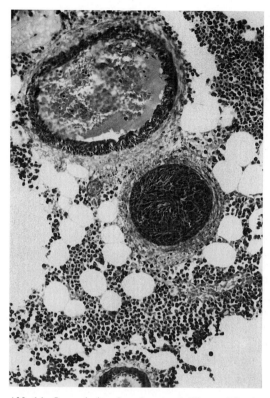

Abb. 14. Querschnitt einer intramedullären obliterierten Arteriendrossel im Schenkelhals beim 11jährigen Mädchen. Die Drossel besteht aus dunklen myoepithelialen Zellen in sämtlichen Wandschichten (Akrylateinbettung, Giemsa, 180×)

femoris bei Heranwachsenden bis etwa 20 Jahre. Im höheren Lebensalter neigt sie, wie auch die übrigen feingeweblichen Strukturen des Bandes, zu degenerativen Veränderungen, z. B. einer Hyalinisierung der Gefäßwandschichten und auch des umgebenden kollagenen Faserstromas. Im Einzelfall kann sich das Gefäß bis ins höchste Lebensalter kräftig erhalten und bei Hüftkopfentfernung stark bluten. Jedoch ist in etwa 6% unseres Leichenmaterials das Kopfband nicht mehr vorhanden. Bei schwergradiger Arteriosklerose fanden sich nach Bocchi et al. [2] durch Intimafibrose bedingte Arterienverschlüsse im Kopfband.

Schlußbemerkung

Nach dieser Demonstration makro- und mikroanatomischer sowie histologischer Befunde zur Gefäßversorgung des menschlichen Femur stellen sich mehrere Fragen, die noch beantwortet werden müssen: Wie hoch ist die

Häufigkeit und Verteilung der wahrscheinlich den Blutstrom regulierenden Gefäßpolster?
Welches ist die Herkunft und die genaue Bedeutung der einzelnen hellen Zellen oder der Polster bzw. Drosseln aus hellen und dunklen, zytoplasmareichen myoepitheloiden Zellen in der enossalen Gefäßwand?
Haben diese Zellen evtl. eine endokrine Wirkung?
Wie werden sie gesteuert?
Wie verhalten sich die Gefäße und die Gefäßdrosseln bei Kreislaufstörungen verschiedener Ätiologie, bei einer sog. Reaktivierung des blutbildenden Marks oder bei Infiltraten einer Leukämie?
Weitere systematische morphologische Untersuchungen müssen somit noch durchgeführt werden.
Nur so können wir hoffen, genauere Kenntnisse über den komplizierten Bau und die Wirkungsweise dieser enossalen Arterien und Venen zu gewinnen.
Es ist wohl wahr: Neue Ergebnisse werfen neue Fragen auf.

Zusammenfassung

Die im Fetal- und Kindesalter gleichförmig gestreckte besenreiserartige Architektur der Aa. nutriciae innerhalb der Markhöhle des Femurschaftes erfährt im 2. Lebensjahrzehnt einen ausgeprägten Wandel. Es findet sich bei Erwachsenen und Alten ein sehr unregelmäßiges intramedulläres Gefäßverteilungsmuster mit auffälligen Knäuel- und Spiralbildungen.

Dieser Umbau der Arterien in der Markhöhle fällt bei Erwachsenen in die Zeit des Umbaus des blutbildenden Marks in Fettmark und bei Greisen in die Zeit der Gefäßwandalterung und der generalisierten Arteriosklerose.

Feingeweblich sind jedoch im Mark der Meta- und Diaphyse des Femurs beim Heranwachsenden – besonders an nervenreichen Verzweigungen der größeren Stämme – Polster, Ketten und Drosseln aus hellen oder dunklen, zytoplasmareichen epitheloiden Zellen zu beobachten, die evtl. im Dienste der Strömungsregulierung stehen.

Im höheren Alter neigen die intramedullären Arterien zu physio- und arteriosklerotischen Veränderungen, letztere auch mit Lumeneinengungen und -obliterationen. Örtliche „Elastikaschatten" sprechen für einen vor längerer Zeit stattgehabten numerischen Gefäßschwund.

Literatur

1. Batory J (1982) Ätiologie der pathologischen Veränderungen des kindlichen Hüftgelenkes. Enke, Stuttgart. [Auch: Z Orthop (1982) Beiheft 32:9–31]
2. Bocchi L, Orso CA, Passarello F, Lio R, Petrelli L, Tanganelli P, Weber G (1987) Atherosclerosis of the vessels in the ligamentum teres. Ital J Orthop Traumatol 133: 365–369
3. Burkhardt R (1970) Farbatlas der klinischen Histopathologie von Knochenmark und Knochen. Springer, Berlin Heidelberg New York

3a. Chung SMK (1957) The arterial supply of the developing proximal end of the human femur. J Bone Joint Surg [Am] 58:961
4. Crock HV (1980): An atlas of the arterial supply of the head and neck of the femur in man. Clin Orthop Relat Res 152:17–27
5. Demmler K (1976) Das Gefäßsystem des Knochenmarks. Enke, Stuttgart [Auch: Z Orthop (1976) Beiheft 15:2–9]
5a. Hammersen F (1964) Das Gefäßmuster der Skeletmuskulatur. In: Delius L, Witzleb E (Hrsg) Probleme der Haut- und Muskeldurchblutung, Bad Oeynhausener Gespräche VI, 1962. Springer, Berlin Heidelberg New York
6. Hipp E (1966) Zur idiopathischen Hüftkopfnekrose. Z Orthop 101:457–472
7. Hipp E (1966) Der Ramus profundus – anatomisch und klinisch gesehen. Fortschr Med 84:945–946
8. Hipp E (1968) Posttraumatische und idiopathische Hüftkopfnekrose des Erwachsenen. Med Welt 6:2240–2241
8a. Lang J (1977) Angioarchitektonik der terminalen Strombahn. In: Meesen H (Hrsg) Handbuch der allgemeinen Pathologie III/7: Mikrozirkulation. Springer, Berlin Heidelberg New York
9. Langer K (1868) Über das Gefäßsystem der Röhrenknochen. Mit Beitrag zur Kenntnis des Baues und der Entwicklung des Knochengewebes. Comparative Morphologie 6. T, 1–49, Breslau
10. von Lanz T (1938) Praktische Anatomie, 1. Bd, 4. Teil (hrsg von von Lanz T, Wachsmuth W). Springer, Berlin, S 170–172
10a. Leiderer R, Hammersen F (1990) On the fine structure of arc-capillaries: true a.-v. anastomoses or sphincter-capillaries. Anat Embryol 182:79–84
11. Lexer E (1903) Die Entstehung entzündlicher Knochenherde und ihre Beziehung zu den Arterienverzweigungen der Knochen. Arch Klin Chir 71:1–30
12. Lexer E (1904) Weitere Untersuchungen über Knochenarterien und ihre Bedeutung für krankhafte Vorgänge. Arch Klin Chir 73:481–491
13. O'Hara JP, Dommisse GF (1983) Extraosseous blood supply to the neonatal femoral head. Clin Orthop Relat Res 174:293–297
14. Scarpa A (1800) Vom inneren Baue der Knochen. Hartknoch, Leipzig
15. Simpson AHRW (1985) The blood supply of the periosteum. J Anat 140:697–704
16. Spencer JD, Brookes M (1988) Avascular necrosis and the blood supply of the femoral head. Clin Orthop Relat Res 235:127–140
16a. Staubesand J (1968) Zur Orthologie der arteriovenösen Anastomosen. In: Hammersen F, Gross D (Hrsg) Die arterio-venösen Anastomosen. Huber, Bern Stuttgart
17. Trueta J (1957) The normal vascular anatomy of the human femoral head during growth. J Bone Joint Surg [Br] 39:358–394
18. Trueta J (1963) The role of the vessels in osteogenesis. J Bone Joint Surg [Br] 45:402–418

Teil II
Ätiologie und Pathologie der Hüftkopfnekrose

Zur Pathologie und Pathogenese der Hüftkopfnekrose im Erwachsenen- und Kindesalter

P. H. Wünsch

Institut für Pathologie, Städt. Klinikum Nürnberg, Flurstr. 17, D-8500 Nürnberg 90

Hüftkopfnekrosen, insbesondere die sog. idiopathischen Hüftkopfnekrosen des Erwachsenen, werden seit Jahren immer häufiger diagnostiziert. Dies ist sicher nur zu einem geringeren Teil auf die verfeinerten diagnostischen Möglichkeiten zurückzuführen; man muß vielmehr davon ausgehen, daß hier tatsächlich eine stete Zunahme der Inzidenz gegeben ist.

Terminologie und Ätiologie

Die Terminologie der „Hüftkopfnekrosen" ist auch heute noch uneinheitlich. Meist wird der Versuch unternommen, nach mehr oder weniger verläßlichen ätiopathogenetischen Gesichtspunkten zu verfahren. Im angloamerikanischen Bereich unterscheidet man – sehr vereinfachend – i. allg. nur zwischen entzündlichen (septischen) und nicht-entzündlichen (aseptischen) Hüftkopfnekrosen. Ein derartiges Vorgehen wird den komplexen Pathomechanismen und klinischen Situationen nur wenig gerecht. Empfehlenswert ist es, zu versuchen, die Hüftkopfnekrosen im Erwachsenenalter und im Kindesalter in 2 große übergeordnete Gruppen, nämlich in primäre und sekundäre Nekrosen aufzuteilen:
– primär: Morbus PERTHES, Osteochondrosis dissecans, idiopathische Hüftkopfnekrose,
– sekundär: posttraumatische Hüftkopfnekrose, Hüftkopfnekrosen im Rahmen „systemischer" Erkrankungen und Läsionen.

Unter den primären Hüftkopfnekrosen spielt zweifelsohne unter dem Aspekt der klinischen Relevanz die idiopathische Hüftkopfnekrose des Erwachsenen die dominierende Rolle. Als wichtigster prädisponierender Faktor wird der Alkoholismus angesehen.

Prädisponierende Faktoren

Alkoholismus, Hyperurikämie
Hyperlipidämie/Hypercholesterinämie
Diabetes mellitus, Zustand nach Nierentransplantation
(chronischer Leberparenchymschaden).

Bezüglich der sog. sekundären Hüftkopfnekrosen kann man aus naheliegenden Gründen von posttraumatischen und nicht-posttraumatischen Phänomenen ausgehen.

Posttraumatisch: Arthrosis deformans

Nicht-posttraumatisch:

Osteomyelitis (spezifisch/unspezifisch) Morbus Gaucher
Chronische Polyarthritis Panarteriitis nodosa
Hämatologische Erkrankungen Endangitis obliterans
Primäre Knochentumoren Morbus Cushing
Metastatische Tumoren Kortikosteroidtherapie
Atherosklerose/Thrombose/Embolie Lupus erythematodes
Strahlenschäden Pankreatitis etc.
Caissonkrankheit

Die ursächlichen Erkrankungen, die zu einer nicht-posttraumatischen Hüftkopfnekrose führen können, sind äußerst vielfältig.

Pathomorphologie

Makroskopisch findet man in relativ frühen Stadien der Hüftkopfnekrose des Erwachsenen einen abgeblaßten, häufig mehr oder weniger keilförmigen Knochenbezirk, über dem die Knochendeckplatte und die Gelenkknorpelzone abgehoben sind (Abb. 1).

Durch die damit zwangsläufig verringerte mechanische Festigkeit kommt es später zum Einsinken bzw. zum Einbruch der deckenden Knorpel-Knochen-Zone; es resultiert eine deformierende Arthrose.

Rund 20% aller chronischen Hüfterkrankungen, die einen alloplastischen Gelenkersatz erfordern, sollen auf einer primären Hüftkopfnekrose beruhen.

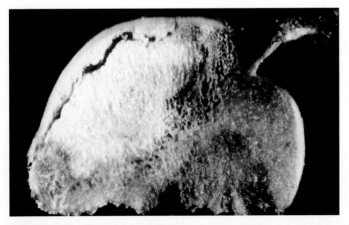

Abb. 1. Hüftkopfnekrose, keilförmiger infarktartiger Bezirk mit Abhebung des subchrondralen Knochens und der Gelenkknorpelfläche

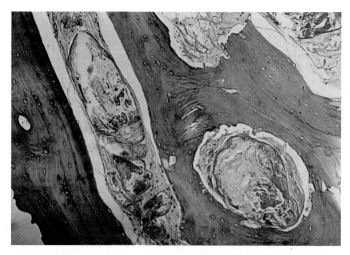

Abb. 2. Frische aseptische Knochennekrose, totale Nekrose der Markräume, beginnende Nekrose des knöchernen Gewebes mit leeren Osteozytenhöhlen

Feingeweblich sieht man anfangs einen Untergang, also eine Nekrose des Fettmarks. Der Verlust der Osteozyten und die Nekrose der knöchernen Strukturen tritt erst zeitversetzt ein (Abb. 2). Man geht allgemein davon aus, daß nach dem primären, zur Markraumnekrose führenden Ereignis hier eine Zeitspanne von rund 14 Tagen zu fordern ist.

Die Knochennekrose initiiert eine Abräumungsreaktion, zunächst zellulärer Art mit Anreicherung von Makrophagen und Schaumzellen. Im Laufe der Zeit kommt es zur Aktivierung von Fibroblasten und Osteoblasten mit bindegewebiger Demarkation, bzw. Deckung der Nekrosefelder, sowie anschließender geflechtartiger Knochenneubildung. Differentialdiagnostisch ist bei Hüftkopfnekrosen im Erwachsenenalter auch pathologisch-anatomisch immer an eine Osteomyelitis oder eine Tumorerkrankung, etwa im Rahmen eines metastatischen Tumors, zu denken.

Pathogenese der idiopathischen Hüftkopfnekrose im Erwachsenenalter

Zur Pathogenese der idiopathischen Hüftkopfnekrose existieren zahlreiche und recht kontroverse Theorien. Im Prinzip besteht jedoch Übereinstimmung in der Art und Weise, daß es sich letztendlich immer um Folgen einer primären Ischämie handeln dürfte.

Theoretisch am einleuchtendsten sind die Modellvorstellungen von Hipp und Glas:
  I. Alterationen im Bereich der zuführenden Gefäße
 II. Alterationen im Bereich der sog. Marksinus
III. Alterationen im Bereich der abführenden Gefäße

Nach diesen gut fundierten Überlegungen sind 3 topographische Ischämieansätze, nämlich die zuführenden Gefäße, die Marksinus und die abführenden Gefäße zu fordern. Unter Berücksichtigung dieses Konzepts können die verschiedensten krankhaften Faktoren, seien sie nun generalisiert oder lokalisiert, zu sog. rheologischen Veränderungen im Gefäßapparat des Hüftkopfes führen, Aggregationsphänomene im Markraum hervorrufen und damit die Nekrose über eine Ischämie, also einen Abbruch der lokalen Blutversorgung, initiieren.

Morbus PERTHES (Legg-Calvé)

Diese besondere und relativ seltene Form der aseptischen Hüftkopfnekrose betrifft in der Regel Kinder zwischen 6 und 9 Jahren. Die Erkrankung wird häufiger bei Knaben diagnostiziert, auch beide Hüftgelenke können betroffen sein.

Zur Pathogenese des Morbus PERTHES existieren äußerst widersprüchliche Theorien:
– Embolie,
– Trauma,
– Entzündung,
– Hormonelle Störung,
– Stoffwechselstörung,
– Entwicklungsstörung etc.

Naheliegend ist es, auch hier eine Ischämiefolge anzunehmen, wobei eine Nekrose des epiphysären Ossifikationskernes als erste Schädigung zu fordern ist.

Es ist belegt, daß für die Versorgung der Epiphyse die lateralen epiphysären Gefäße von besonderer Bedeutung sind. Die Epiphysenregion gilt als sog. letzte Wiese der arteriellen Versorgung. Es wäre daher durchaus denkbar, daß durch lokale Gefäßalterationen, z. B. nach einem Trauma, die arterielle Versorgung der Epiphyse beeinträchtigt wird und dieses „ischämische Ereignis" die aseptische kindliche Hüftkopfnekrose auslöst.

Differentialdiagnostisch sind bei einem Morbus PERTHES umfangreiche Überlegungen in verschiedenste Richtungen notwendig:
– sog. Luxations-Perthes,
– traumatische Nekrose,
– entzündliche Nekrose,
– Hüftgelenkdysplasie,
– Osteochondrosis dissecans,
– Epiphysenlösung,
– „Knochendysplasien",
– Stoffwechselstörungen,
– Hämophilie,
– hämolytische Anämien etc.

Der Pathologe wurde und wird auf jeden Fall mit diesem Krankheitsbild extrem selten konfrontiert.

Literatur

1. Ackerman LV, Spjut HJ, Abell MR (1976) Bones and joints, Williams & Wilkins, Baltimore
2. Adler C-P (1983) Knochenkrankheiten. Thieme, Stuttgart New York
3. Bogomill GP, Schwamm HA (1984) Orthopaedic pathology. Saunders, Philadelphia
4. Bullough PG, Vigorita VJ (1987) Orthopädische Krankheitsbilder. Thieme, Stuttgart New York
5. Lichtenstein L (1975) Diseases of bone and joints. Mosby, Saint Louis
6. Witt AN, Rettig H, Schlegel KF (1987) Orthopädie in Praxis und Klinik, spezielle Orthopädie. Thieme, Stuttgart New York

Zur Ätiologie der sog. idiopathischen Hüftkopfnekrose

K. Glas[1], J. Träger[2] und A. F. Röttger[1]

[1] Klinik für Orthopädie, Klinikum Passau, D-8390 Passau
[2] Orthopädische Klinik und Poliklinik „rechts der Isar" der TU München, Ismaninger Straße 23, D-8000 München

Beim Studium der Literatur der sog. idiopathischen Hüftkopfnekrose fällt auf, daß diesem Krankheitsbild erst in der 2. Hälfte unseres Jahrhunderts vermehrte Aufmerksamkeit geschenkt wurde, obwohl erste Erkenntnisse und vereinzelte Beobachtungen bereits vor 100 Jahren mitgeteilt wurden (König 1878/88 [30]). Im Rahmen dieser Einzelbeobachtungen wird bereits frühzeitig der Verdacht geäußert, daß dieser Hüftkopfnekrose eine Ischämie zugrunde liegt. Einer der Erstbeschreiber der Hüftkopfnekrose, Freund (1926), weist bereits auf den Infarktcharakter dieses Geschehens hin.

Phemister [35] spricht von einer „obscure vascular disturbance", Chandler [5-7] präzisiert zur „coronary disease of the hip".

Erst Hipp aber konnte in den beginnenden 60er Jahren nachweisen, daß der Hüftkopf durch eine funktionelle Endarterie versorgt wird, nämlich den R. profundus der A. circumflexa femoris medialis, und es gelang ihm auch, bei Patienten mit Hüftkopfnekrosen Veränderungen in diesem Gefäß angiographisch nachzuweisen.

Etwa zur selben Zeit steigt die Anzahl der Publikationen sprunghaft an, und auch die Größe der vorgestellten Kollektive mit idiopathischen Hüftkopfnekrosen nimmt zu. Während Mankin u. Brower 1962 [31] erst über 5 eigene Patienten mit idiopathischer Hüftkopfnekrose verfügen und nur eine geringe Anzahl in der amerikanischen Literatur vorfinden, beschreiben Patterson et al. [34] 1964 bereits eine Gruppe von 72 und Merle D'Aubigne et al. [33] 1965 125 Patienten.

Nun beginnt auch die Anzahl der Publikationen über ätiologisch angeschuldigte Faktoren zuzunehmen:
1955 beobachtete Mauvoisin [32] das Zusammentreffen mit klinisch manifester Gicht.
1955 weist Pittelkow [37] auf den Zusammenhang mit Morbus Fabry (Speicherkrankheit) hin.
1956 findet Tanaka [43] die Hüftkopfnekrose bei der Sichelzellenanämie.
1957 erscheint der erste Bericht über eine kortisoninduzierte Hüftkopfnekrose durch Pietrogrande u. Mastromarino [36].
1960 beschreiben Dubois u. Cozen [9] das Zusammentreffen mit Lupus erythematodes.

1960 stellen De Seze et al. [8] bei Hüftkopfnekrosepatienten vermehrt Hyperlipidämie, Hepatopathie und Vignon et al. [44] erhöhten Alkoholismus fest.

Während die ätiologischen Faktoren zunächst mehr isoliert betrachtet wurden, wird in der jüngeren Literatur [26] ihr komplexes Auftreten bemerkt, so daß von einem multifaktoriellen Krankheitsgeschehen gesprochen werden muß [11, 38].

Nun gelingt es, auch Hüftkopfnekrosen experimentell bei Versuchstieren zu erzeugen, z. B. Glimcher u. Kenzora [14] durch Absägen des Femurhalses entsprechend den posttraumatischen Hüftkopfnekrosen, ferner durch Embolisation mit verschiedenem Emboliematerial (Kohlepartikel, Partikel aus atheromatösen Beeten, Lipoidol oder Glasmikrosphären [15, 27, 29, 42]). Durch Erhöhung des intraartikulären Druckes gelingt es Barta et al. [1] 1978 und Ganz et al. [10] 1981.

Man erkennt aber bald, daß besonders bei der idiopathischen Hüftkopfnekrose die Möglichkeit der Nachahmung von pathogenetischen Abläufen beim Menschen im Tierexperiment dort ihre Grenzen findet, wo speziesspezifische Stoffwechselstörungen als Ursache angenommen werden.

Freilich gelang Wang et al. [46] 1977 die Hüftkopfnekroseinduktion am Kaninchen durch Kortisonfütterung. Die Induktion von Hüftkopfnekrosen durch Störungen, wie z. B. Sichelzellanämie, Lupus erythematodes, Hyperurikämie, Fettstoffwechselstörungen und Hypertonus, ist im Tierexperiment bislang nicht gelungen.

Für diese Noxen konnte deshalb eine Pathogenese nur theoretisch und aufgrund von Rückschlüssen vermutet werden.

Bei allen Fragen, die zur Ätiologie der Hüftkopfnekrosen noch offen sind, ist die Tatsache weitgehend unumstritten, daß es sich bei allen Formen der Hüftkopfnekrosen um die Folgen einer Ischämie handelt.

Die Ursache der Ischämie liegt je nach Theorie entweder bei den zuführenden Gefäßen, im Bereich der Marksinus oder bei den abführenden Gefäßen.

Bei unseren Arbeiten gehen wir davon aus, daß trotz der so zahlreichen und gegensätzlichen Theorien über die Entstehung der Hüftkopfnekrose und trotz der verschiedenen ätiologisch vermutlich wirksamen Faktoren bei dem so relativ einheitlichen morphologischen Erscheinungsbild und dem wesentlich einheitlichen Verlauf der Erkrankung ein einheitlicher pathogenetischer Zusammenhang besteht.

Dieses einheitliche morphologische Erscheinungsbild und der im wesentlichen einheitliche Verlauf der Erkrankung lassen sich anhand der Stadieneinteilung nach Markus mit dem Röntgenbild gut demonstrieren. Die histologischen Studien von Catto [3, 4] zeigen, daß der Verlauf auch im histologischen Bild bei den verschiedenen Formen der Hüftkopfnekrosen weitgehend einheitlich ist. Lediglich bei den kortisoninduzierten Nekrosen zeigt sich eine deutlich geringere sklerotische Absetzung des Nekroseherdes.

Auf der Suche nach diesem einheitlichen pathogenetischen Zusammenhang der verschiedenen Formen der Hüftkopfnekrosen müssen folgende physiologische und morphologische Gegebenheiten Berücksichtigung finden:
1. Der Hüftkopf besitzt eine labile Gefäßversorgung.
2. Das Blut entspricht in seinen Fließeigenschaften nicht dem Newton-Gesetz.

1. Der Hüftkopf besitzt aufgrund seiner topographischen Lage eine labile Gefäßversorgung. Er wird über eine funktionelle Endarterie, den R. profundus der A. circumflexa femoris medialis, versorgt.

Ausgehend von diesen Vorstellungen machten wir systematisch Angiographien bei Patienten mit idiopathischen Hüftkopfnekrosen. Im Laufe dieser Untersuchungen hat sich die Technik der Gefäßdarstellung erheblich verfeinert. Zunächst wurde der R. profundus lediglich über eine Punktion der A. femoralis dargestellt. Später konnten wir nach der Methode von Rupp u. Grünberg [39] den R. profundus selektiv darstellen. Eine weitere Verfeinerung erbrachte die Darstellung des R. profundus durch die digitale Subtraktionsangiographie (DSA).

Bei diesen Untersuchungen kamen wir zu dem Ergebnis, daß bei den posttraumatischen Hüftkopfnekrosen regelmäßig eine Verletzung des R. profundus nachzuweisen war. Bei der sog. idiopathischen Hüftkopfnekrose war eine Veränderung der zuführenden Gefäße zwar mit einer großen Häufigkeit nachzuweisen, jedoch nicht bei allen Patienten (Einzelheiten dieser Gefäßdarstellungen werden in dem Beitrag von Viermetz und Heuck dargestellt, s. S. 101).

Es mußte also nach anderen Ursachen einer Nekrose gesucht werden, die nicht mit Veränderungen der zuführenden Gefäße einhergehen. Dabei ist erschwerend, daß histologisch der direkte Beweis am Menschen bei den meisten Hüftkopfnekrosen versagt, da der Patient meist erst in späten Stadien der Erkrankung den Arzt aufsucht.

Lediglich bei der Hüftkopfnekrose nach einem Trauma konnte Catto [3] und beim Dysbarismus Kawashima et al. [28] durch histologische Untersuchungen im Initialstadium der Läsion ursachenspezifische Veränderungen nachweisen. Sie fanden Plättchenaggregationen, Erythrozytensludge und Mikrothrombenbildungen, beim Dysbarismus in Begleitung von Gasblasen, sowie Fetteinschwemmungen aus Fettzellen, welche durch die autochthone Gasbildung geplatzt waren. Kawashima vermutete bereits damals, daß der überaus langsame Blutfluß in der Epiphyse des Hüftkopfes ursächliche Bedeutung habe. Er verwies auf Hallenbeck et al. [17], der – ähnliches vermutend – eine Analogie zum gefrierenden Wasser sah, nämlich daß Wasser in Seen zufriere, in Flüssen jedoch nicht.

Um dieser Frage nachzugehen, suchten wir die Zusammenarbeit mit den Kollegen im rheologischen Labor der internistischen Klinik der TU München unter Leitung von Blömer.

Dabei ergaben sich bereits beim ersten Gespräch sehr interessante Aspekte.

2. Das Blut ist bekanntlich eine disperse Flüssigkeit und hat daher nicht die Newton-Fließeigenschaften einer homogenen Flüssigkeit. Die Viskosität

des Blutes ist vielmehr abhängig von verschiedenen Faktoren: Temperatur, Strömungsgeschwindigkeit, Gefäßdurchmesser, Hämatokrit, Plasmaviskosität, Erythrozytenverformbarkeit, Erythrozytenaggregationstendenz.

Betrachten wir zunächst die Abhängigkeit der Viskosität von der Blutströmungsgeschwindigkeit. Je langsamer das Blut fließt, desto schlechter werden seine Fließeigenschaften. Am leichtesten ist das Phänomen zu erklären mit einer anderen dispersen Flüssigkeit, nämlich dem Tomatenketchup. Dreht man die offene Flasche um, passiert gar nichts, führt man aber eine leichte Schüttelbewegung damit aus, entleert sich die Flasche im Schwall.

Wird also umgekehrt beim Blut die Fließgeschwindigkeit langsamer, erhöht sich die Viskosität und die Fließeigenschaft verschlechtert sich.

Da in den Marksinus der Epiphysen ein besonders langsamer Blutfluß nachzuweisen ist (nach [2], im Knochenmark maximal 0,2 mm/s, zum Vergleich im extramedullären Kreislauf 2–3 mm/s), darf angenommen werden, daß im Hüftkopf die Fließeigenschaft des Blutes zum limitierenden Faktor für die Versorgung des Gewebes werden kann. Denn bei langsamer Fließgeschwindigkeit des Blutes kommt es leichter zur Bildung von Erythrozytenaggregaten. Während diese unter physiologischen Bedingungen reversibel sind, wachsen sie dann zu irreversiblen Aggregaten, wenn der Blutfluß einen Grenzwert unterschritten hat. Sie behindern die Mikrozirkulation und können schließlich zur vollständigen Stase führen.

Die Erkrankungen, die regelmäßig von Hüftkopfnekrosen begleitet sind, wie z. B. Lupus erythematodes, Sichelzellenanämie, Hyperkortizismus usw., sind für die Blutrheologen die Erkrankungen, die mit den, soweit bekannt, stärksten Änderungen der Fließeigenschaft des Blutes einhergehen. Nun konnte in unserem Labor von Volger [45] nachgewiesen werden, daß die Risikofaktoren der Arteriosklerose die Durchblutung der Gewebe nicht allein über die Veränderungen der Gefäßwände beeinträchtigen: Plasmaviskosität, verminderte Erythrozytenverformbarkeit, erhöhte Erythrozytenaggregationstendenz und ein höherer Hämatokrit führen zu einer Verschlechterung der Fließeigenschaften des Blutes selbst.

Wir untersuchten daraufhin die Patienten mit idiopathischen Hüftkopfnekrosen, bei denen zunächst keine der Erkrankungen, die regelmäßig mit Hüftkopfnekrosen einhergehen, nachweisbar war. In welcher Häufigkeit wir bei diesen Patienten Risikofaktoren für Arteriosklerose fanden, zeigen die Tabellen 1 und 2.

Wir versuchten dann bei Patienten mit idiopathischen Hüftkopfnekrosen direkt Änderungen der Fließeigenschaften des Blutes nachzuweisen. Dabei ergab sich folgende Schwierigkeit:

Patienten kommen mit ihrer idiopathischen Hüftkopfnekrose erst zum Arzt, wenn die Zeit der eigentlich ischämischen Schädigung schon Jahre zurückliegt. Es ist denkbar, daß sich also ursächliche metabolische Veränderungen wieder vollständig normalisiert haben.

Tabelle 1. Risikofaktoren für Arteriosklerose als prädisponierende Faktoren für eine idiopathische Hüftkopfnekrose bei 73 Patienten

Risikofaktoren	Anzahl	%
Hyperurikämie	34	47
Diabetes mellitus (davon grenzwertig 12)	36	50
Alkoholtoxischer Leberschaden	61	83
Lipidstoffwechselstörung	53	72
Typ IIa = 12		
Typ IIb = 22		
Typ IV = 19		
Nikotinabusus	51	70
Hypertonus	33	45
Übergewicht	46	63

Tabelle 2. Kumulative Häufigkeit der 7 Risikofaktoren bei 73 Patienten

Anzahl der Risikofaktoren	n	Kumulative Häufigkeit [%]
7	8	11
6	10	25
5	19	51
4	16	73
3	9	85
2	9	97
1	2	100

Trotz dieses Vorbehaltes untersuchten wir das Blut der Patienten mit idiopathischen Hüftkopfnekrosen nach den einzelnen rheologischen Parametern.

Es wurden folgende Meßverfahren durchgeführt:

Die Filtrierbarkeit der Erythrozytensuspension als ein Maß für die Erythrozytenverformbarkeit wurde mit der Filtrometrie nach Schmid-Schönbein [41] gemessen.

Zur Messung der Plasma- und Vollblutviskosität gelangte ein nach Wells et al. [47] modifiziertes Brookfield-Viskosimeter zur Anwendung.

Zur Messung der Erythrozytenaggregation wurde ein automatisiertes System, basierend auf einem modifizierten Myrenne-Aggrometer, verwendet.

Wir konnten 39 Patienten mit idiopathischer Hüftkopfnekrose untersuchen, gegenüber einer Kontrollgruppe von 24 Patienten.

Bei dem Kollektiv der erkrankten Patienten wiesen 28 Patienten mindestens einen Risikofaktor für eine idiopathische Hüftkopfnekrose auf. Alle diese Patienten wiesen veränderte Werte in der Erythrozytenaggregation auf. 11 Patienten wiesen während der Untersuchung keinen Risikofaktor für eine Hüftkopfnekrose auf.

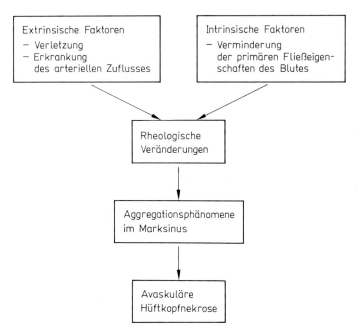

Abb. 1. Abfolge der Prozesse, die zur Durchblutungsminderung und bei Dekompensation zur Hüftkopfnekrose führen können

Schlüsselt man die Ergebnisse der Aggregation der Patienten mit mindestens einem Risikofaktor auf, so können folgende Aussagen gemacht werden:
1. Die Erythrozyten zeigen bei langsamer Strömung eine verstärkte Neigung zur Aggregation, die diejenige bei Stase noch übertrifft.
2. Die Scherungsresistenz ist erhöht, d.h. es ist eine größere Kraft zur Zerscherung der Erythrozytenaggregate in Strömung notwendig.
3. Die Aggregationskinetik in Stase ist beschleunigt.
4. Die Aggregate zeigen eine vermehrte Extension auf.

Als Ursache für die gesteigerte Aggregationstendenz muß der erhöhte Fibrinogenspiegel oder ein erhöhter α_2-Makroglobulinspiegel diskutiert werden. Bei unseren Patienten korrelierte die gesteigerte Erythrozytenaggregationstendenz mit einem erhöhten Fibrinogenspiegel. Übrigens konnte auch Willert [48] an 17 von 38 Hüftkopfnekrosepatienten erhöhte Fibrinogenwerte nachweisen. Das Fibrinogen ist elektrostatisch an die Oberfläche der Erythrozyten gebunden und verändert die Aggregationstendenz.

Nach diesen Ergebnissen kommen wir nun zu folgender Ansicht:
Die Hüftkopfnekrosen entstehen durch irreversible Agglutinationsphänomene der Erythrozyten in der Hüftkopfepiphyse.

Diese können hervorgerufen werden:
1. durch Drosselung oder Unterbrechung der zuführenden Gefäße,
2. durch rheologische Veränderungen des Blutes selbst.

Eine mögliche Abfolge bis zur Dekompensation der Mikrozirkulation in Folge irreversibler Aggregationsphänomene der Erythrozyten durch extrinsische und intrinsische Faktoren ist in Abb. 1 aufgeführt.

Literatur

1. Barta O, Szepesi J, Molnar L (1978) Experimentelle Erzeugung einer aseptischen Hüftkopfnekrose am Kaninchen durch Steigerung des intraartikulären Druckes. Beitr Orthop Traumatol 25:181–187
2. Branemark PI (1959) Vital microscopy of bone marrow in rabbit. (Suppl 38) Scand J Clin Lab Invest 11:1–82
3. Catto M (1965) A histological study of avascular necrosis of the femoral head after transcervical fracture. J Bone Joint Surg [Br] 47:749–776
4. Catto M (1977) Ischemia of bone. J Clin Pathol (Suppl) 11:78–93
5. Chandler FA (1936) Aseptic necrosis of the head of the femur. Wis Med J 35:609–618
6. Chandler FA (1940) Observations on circulatory changes in bone. Am J Roentgenol 44:90–97
7. Chandler FA (1948) Coronary disease of the hip. J Int Coll Surg 11:34–36
8. De Seze S, Welfing J, Lequesne M (1960) L'ostéonécrose de la tete fémorale chez l'adulte. Etude de 30 cas. Rev Rhum 27:117–127
9. Dubois E, Cozen L (1960) Avascular (aseptic) bone necrosis associated with systemic lupus erythematosus. JAMA 174:966–971
10. Ganz R, Lüthi U, Rahn B, Perren SM (1981) Intraartikuläre Druckerhöhung und epiphysäre Durchblutungsstörungen (Ein experimentelles Modell). Orthopäde 10:6–8
11. Gekeler J, Buschbaum L (1979) Die Therapie der idiopathischen Hüftkopfnekrose. Orthop Praxis 15:305–312
12. Glimcher MJ, Kenzora JE (1979) The biology of osteonecrosis of the human femoral head and its clinical implications: 1. Tissue biology. Clin Orthop 138:284–309
13. Glimcher MJ, Kenzora JE (1979) The biology of osteonecrosis of the human femoral head and its clinical implications: 2. The pathological changes in the femoral head as in organ and in the hip joint. Clin Orthop 139:283–312
14. Glimcher MJ, Kenzora JE (1979) The biology of osteonecrosis of the human femoral head and its clinical implications: 3. Discussion of the etiology and genesis of the pathological sequelae; comments on treatment. Clin Orthop 140:273–312
15. Gregg PJ, Walder DN (1980) Scintigraphy versus radiography in the early diagnosis of experimental bone necrosis. J Bone Surg [Br]. 62:214–221
16. Gregg PJ, Walder DN (1980) Regional distribution of circulating microspheres in the femur of the rabbit. J Bone Joint Surg [Br] 62:222–226
17. Hallenbeck JM, Bove AA, Elliott DH (1975) Mechanismus underlying spinal chord damage in decompression sickness. Neurology 25:308–316
18. Hipp E (1963) Hüftkopfnekrose. Neue Gesichtspunkte ihrer Entstehung auf Grund angiographischer Untersuchungen. Verh Dtsch Orthop Ges 50:245–260
19. Hipp E (1966) Der Ramus profundus, anatomisch und klinisch gesehen. Fortschr Med 84:945–946
20. Hipp E (1966) Zur idiopathischen Hüftkopfnekrose. Z Orthop 101:457–472
21. Hipp E (1966) Calvè-Legg-Perthes'sche Erkrankung. Fortschr Med 84:650–654
22. Hipp E (1968) Das röntgenologische und angiographische Bild bei der spontanen Hüftkopfnekrose des Erwachsenen. Verh Dtsch Orthop Ges 54:236–244
23. Hipp E (1969) Spätfolgen nach Hüftverletzungen im Kindesalter. Z Orthop 106:609–622
24. Hipp E (1971) Indikation und Wert angiographischer Untersuchungen bei Erkrankungen des Skelettes. In: Angiologie und Szintigraphie bei Knochen- und Gelenkserkrankungen. Thieme, Stuttgart, S 1–9
25. Hipp E (1976) Die Gefäße des Hüftgelenkes. Verh Dtsch Ges Rheumatol 4:341–344

26. Jacobs B (1978) Epidemiology of traumatic and nontraumatic osteonecrosis. Clin Orthop 130:51–67
27. Jones JP, Sakovich L (1966) Fat embolism of bone. J Bone Joint Surg [Am] 48:149–169
28. Kawashima M, Hayashi K, Torisu T, Kitano M (1977) Histopathology of the early stage of osteonecrosis in divers. Undersea Biomed Res 4:409–417
29. Kistler GH (1934) Sequence of experimental infarctions of the femur in rabbits. Arch Surg 29:589–611
30. König F (1887) Über freie Körper in den Gelenken. Dtsch Z Chir 27:91–109
31. Mankin HJ, Brower D (1962) Bilateral idiopathic aseptic necrosis of the femur in adults: „Chandler's disease". Bull Hosp Jt Dis Orthop Inst 23:42–57
32. Mouvoisin F, Bernard J, Germain J (1955) Aspects tomographiques des hanches chez un gouttex. Rev Rhum 22:336–337
33. Merle d'Aubigne R, Postel M, Mazabraud A, Massias P, Gueguen J, France P (1965) Idiopathic necrosis of the femoral Head in adults. J Bone Joint Surg [Br] 47:612–633
34. Patterson RJ, Bickel WH, Dahlin DC (1964) Idiopathic avascular necrosis of the head of the femur. J Bone Joint Surg [Am] 46:267–282
35. Phemister DB (1934) Fractures of the neck of the femur. Dislocation of hip and obscure vascular disturbances producing aseptic necrosis of the head of the femur. Surg Gynec Obstet 59:415–440
36. Pietrograde V, Mastromarino R (1957) Osteopatia da prolungato trattamento cortisonico. Ortop Traumatol Apparato Motore 25:793–810
37. Pittelkow RB, Kierland RR, Montgomery H (1955) Angiokeratoma corporis diffusum. Arch Dermatol 72:556–561
38. Puhl W, Niethard FU, Hamacher P, Augustin J, Greten H (1978) Metabolische Störungen bei der idiopathischen Hüftkopfnekrose Erwachsener. Z Orthop 116:81–92
39. Rupp N, Grünberg G (1975) Die kontralaterale selektive Hüftangiographie. RöFO 123:134–136
40. Schmid-Schönbein H (1973) A simple device allowing blood viscometry a low rate of shear with the Wells-Brookfield-Viscosimeter. Z Ges Exp Med 161:49–57
41. Schmid-Schönbein H (1973) Einführung in die Hämorheologie: Fließeigenschaften, Fließbedingungen und Methodik. Phlebol Proctol 2:205–226
42. Siller TN, Mathews WH (1963) Atheromatous embolization to the proximal end of the femur in man and in experimental animals. Can J Surg 6:511–515
43. Tanaka KR, Clifford GO, Axelrod AR (1956) Sickle cell anemia (Homozygous S) with aseptic necrosis of the femoral head. Blood 11:998–1008
44. Vignon G, Duquesnel S, Droque V, Vezat Y (1960) Les nécroses primitives de la tete fémorale chez l'adulte (à propos de 9 observations). Rev Lyon Méd 9:1177–1182
45. Volger E (1980) Experimentelle und klinische Untersuchungen über die Rheologie des Blutes bei cardio-vaskulären Erkrankungen und deren Risikofaktoren. Habilitation, TU München
46. Wang GJ, Sweet DE, Reger SI, Thompson RC (1977) Fat-cell changes as a mechanism of avascular necrosis of the femoral head in Cortisone-treated rabbits. J Bone Joint Surg [Am] 59:729–735
47. Wells RE, Denton R, Merill EW (1961) Measurements of viscosity of biologic fluids by cone plate viscometer. J Lab Clin Med 57:646–656
48. Willert HG (1977) Pathogenese und Klinik der spontanen Osteonekrosen. Z Orthop 115:444–462
49. Willert HG, Zichner L, Enderle A (1977) Indikation und Ergebnisse der Flexionsosteotomie in der Behandlung der Hüftkopfnekrose. Z Orthop 115:484–485

Die idiopathische Hüftkopfnekrose – ein rheologisches Problem?

K. Käfer, M. R. Clemens, R. Hammel und G. Aldinger

Orthopädische Universitätsklinik und Poliklinik Tübingen, Am Schnarrenberg, Hoppe-Seyler-Straße, D-7400 Tübingen

Nachdem im Zeitraum von 1967–1985 730 Fälle von Hüftkopfnekrosen untersucht worden waren, wurden durch den Ausschluß der Hüftkopfnekrosen bekannter Genese, so bei hämatologischen Erkrankungen, Stoffwechselerkrankungen, Autoimmunerkrankungen und anderer mehr, 63 idiopathische Hüftkopfnekrosen auf den Einfluß toxisch-nutritiver Stoffwechselerkrankungen hin retrospektiv untersucht. Es fanden sich in bis zu 80% der Fälle Alkoholabusus sowie in geringerer Prozentzahl Nikotinabusus, Hyperlipidämien, Hyperurikämien und gesicherte Leberzellschäden.

Die Parallele lag nun nahe, die veränderten Durchblutungsverhältnisse im Sinne einer „coronary disease of the hip" als Erkärung für die Hüftkopfnekrosen heranzuziehen. Hierzu waren Untersuchungen der Rheologie sowie der Erythrozyten selbst notwendig, die im Rahmen einer prospektiven Studie durchgeführt wurden.

Erythrozytendeformierungen sind nicht nur wie bei der Thalassämie anlagebedingt, sondern können sich ebensogut durch übermäßigen Alkoholgenuß bzw. die daraus resultierenden Stoffwechselstörungen entwickeln und bizarre Formen, wie z. B. als Echinozyten, annehmen. Da die retrospektive Studie darauf hindeutete, daß die ätiologische Bedeutung der verschiedenen toxisch-nutritiven Stoffwechselstörungen für die Entstehung einer Hüftkopfnekrose im Bereich der Rheologie liegen könnte, wurden Messungen der Fließgeschwindigkeit bzw. Ultrafiltrierbarkeit der Erythrozytensuspensionen durchgeführt, um über verschiedene Filtergrößen von 4,6 µm bis hin zu 7,5 µm Aufschlüsse über die Rheologie und indirekt über die Verformbarkeit der Erythrozyten zu erhalten.

Material und Methode

Es wurde ein Filtrometer der Fa. Myrenne (MF-4) verwendet, das mit einem Mikrocomputer zur Auswertung gekoppelt ist. Mit diesem Filtrometer ist es möglich, quantitativ die Bestimmung von Filtrationen der Erythrozytensuspensionen durchzuführen, und zwar unter definierten Bedingungen, artefaktfrei und reproduzierbar.

Es besteht ein variabler, aber reproduzierbarer Druck, gegeben durch das Gewicht einer Wassersäule. Der Fluß stellt sich je nach den rheologischen

Eigenschaften der Erythrozytensuspension ein. Da bei bekanntem spezifischem Gewicht der Suspension der treibende Druck direkt proportional zur Höhe der Flüssigkeitssäule ist, kann die Flußrate als Funktion sinkender Drücke aus der zeitlichen Änderung der Füllstandsäule berechnet werden. Die Drücke nehmen in unserem Fall von 240 Pa (entspricht 24 mm Wassersäule) auf fast 0 Pa ab, und daraus lassen sich rechnerisch Fließgeschwindigkeiten in ml/s ermitteln. Durch die sehr niedrigen Schubspannungen erhalten wir eine Übertragbarkeit auf In-vivo-Verhältnisse.

Es wurden Mynipore-Filter der Größe 4,6; 5,0; 6,5 und 7,5 µm verwendet, letztere also etwa in Erythrozytengröße.

Es wurden dann 24 Alkoholiker, 16 Normalpersonen, 11 Patienten mit Hüftkopfnekrosen und als Kontrollgruppe 11 Patienten mit Hüftgelenkbeschwerden anderer Genese diesen Fließgeschwindigkeitsmessungen unterzogen. Der Alkoholismus wurde dokumentiert durch den Malt-F- und Malt-S-Test, wobei alle 11 Hüftkopfnekrosepatienten als Alkoholiker bestätigt wurden. Die Gruppe der Normalpersonen wurde mittels Malt-Test als Nichtalkoholiker bestätigt.

Ergebnisse

Die Filtrationsmessungen zeigen in den verschiedenen Filtergrößen innerhalb der einzelnen Gruppen Unterschiede: So sind bei den Filtergrößen 4,6 und 5,0 µm die Erythrozyten der Alkoholiker und Hüftkopfnekrotiker deutlich langsamer filtriert woden als die der Normalpersonen und der Beschwerdegruppe. Je mehr die Poren- bzw. Filtergröße aber der Erythrozytengröße von 7,5 µm näherkam, desto geringer wurden die Unterschiede in den Fließgeschwindigkeiten. Wir ziehen daraus den Schluß, daß die Verformbarkeit der Erythrozyten eine Rolle bei der Fließgeschwindigkeit in kleinsten Gefäßen spielt, so daß es im mikrokapillären Bereich eher zu Stasen und Infarkten kommen kann als bei normal verformbaren Erythrozyten. Die Rigidität der Erythrozytenwände wird derzeit gesondert untersucht.

Ein 2. interessanter Punkt war das unterschiedliche mittlere korpuskuläre Volumen (MCV) der Erythrozyten. So hatten die Erythrozyten der Normalpersonen und der Kontrollgruppe mit einem MCV von 90,9 bzw. 89,6 µm^3 einen deutlich geringeren Wert als die der Alkoholiker und Nekrosepatienten mit 101,2 bzw. 95 µm^3.

Sieht man die Fließgeschwindigkeiten im Vergleich zur Gruppe der Normalpersonen, so zeigte sich in den einzelnen Gruppen und Filtergrößen eine deutliche Verlangsamung gegenüber der Normalgruppe, wobei jedoch auch die Kontrollgruppe eine geringfügige Verlangsamung aufwies, was wir darauf zurückführen, daß diese Gruppe nicht auf Alkoholismus vorselektiert wurde.

Insgesamt gesehen zeigen in bezug auf die Normalpersonen etwa 75% der Alkoholiker und 72% der Hüftkopfnekrotiker Verlangsamungen der Filtrationsrate.

Die Ergebnisse dieser Untersuchung weisen auf eine veränderte Rheologie der Erythrozyten durch veränderte Form, verändertes MCV und veränderte Rigidität der Membranen hin. Diese Veränderungen spielen hauptsächlich im mikrovaskulären Bereich eine Rolle, wie der Vergleich der Differenzen mit den Porengrößen der Filter zeigte. Die vergleichende Betrachtung der Gruppen der Alkoholiker mit der Gruppe der Hüftkopfnekrotiker läßt den Schluß zu, daß der Alkoholgenuß bzw. die konsekutiven Veränderungen des Stoffwechsels eine wichtige Rolle für die veränderte Rheologie spielen und dadurch eine weitere Differenzierung der idiopathischen Hüftkopfnekrosen in z. B. alkoholinduzierte bzw. toxisch-nutritive Hüftkopfnekrosen ermöglichen können.

Zusammenfassung

Um der Frage der Entstehung idiopathischer Hüftkopfnekrosen im Sinne rheologischer Veränderungen nachzugehen, wurden Filtrationsmessungen mit dem Filtrometer MF-4 der Fa. Myrenne in verschiedenen Gruppen (Alkoholiker, Hüftkopfnekrosepatienten, Hüftgelenksbeschwerdepatienten, Normalpersonen) durchgeführt. Die Ergebnisse zeigen Verlangsamungen der Fließgeschwindigkeiten, insbesondere im Bereich der Filtergrößen von 4–6 µm, weniger starke Unterschiede in den Gruppen bei Filtergrößen, die die Erythrozytengröße in etwa erreichen, also um 7,5 µm.

Die Ergebnisse weisen auf eine veränderte Rheologie aufgrund veränderter Erythrozytenform, -größe und -wandrigidität hin.

Literatur

1. Chandler FA (1936) Aseptic necrosis of the head of the femur. Wis Med J 35:585
2. Clemens MR, Schied HW, Waller HD (1986) Serumlipide von Alkoholikern vor und nach Abstinenz. Bedeutung für das „Koronarrisiko". J Clin Chem Clin Biochem 24:369
3. Clemens MR, Einsele H, Renner H, Waller HD (1985) Decreased susceptibility of red blood cells to lipid peroxidation in patients with alcoholic liver cirrhosis. Clin Chim Acta 145:283
4. Clemens MR, Schied HW, Daiss W, Waller HD (1986) Lipid abnormalities in plasma and red cell membranes of chronic alcoholics. Klin Wochenschr 64:181
5. Heisel J, Mittelmeier H, Schwarz B (1984) Gelenkerhaltende Operationsverfahren bei der idiopathischen Hüftkopfnekrose. Z Orthop 122:705
6. Käfer K (1988) Die idiopathische Hüftkopfnekrose – "Coronary disease of the hip"? Aktuel Rheumatol 641:254
7. Milachowsky K (1982) Mineral- und Spurenelementstoffwechselstörungen bei der Coxarthrose-atomabsorbtionsspektrophotometrische Analyse am menschlichen Femurkopf. Z Orthop 120:828
8. Milachowsky K, Schramel P (1988) Vergleichende Untersuchungen zur Cadmium-, Chrom-, Nickel- und Bleibelastung bei Coxarthrose und idiopathischer Hüftkopfnekrose. Z Orthop 126:408–412
9. Paton RW, Evans DIK (1988) Silent avascular necrosis of the femoral head in haemophilia. J Bone Joint Surg [Br] 70:737–739

10. Pohl W (1971) Hüftkopfnekrose bei Hyperlipidämie, nach Vortrag auf dem 7. Europ. Kongreß für Rheumatologie, Brighton
11. Puhl W, Niethard FU, Namacher P, Augustin J, Greten H (1978) Metabolische Störungen bei der idiopathischen Hüftkopfnekrose Erwachsener. Z Orthop 116:81
12. Reinhardt K (1980) Oberschenkelkopfnekrose bei Hyperurikämie. Z Orthop 118:713
13. Rosenkranz L (1983) Aseptic necrosis fo bone and chronic alcoholism. J Fam Pr 17 2:323
14. Zsernaviczky J, Torklus D. v., Wilke H, Frahm H (1974) Multiple Osteonekrosen bei Hyperlipoproteinämie Typ IV. Z Orthop 112:1112

Ursachen der idiopathischen Femurkopfnekrose beim Erwachsenen

A. Perrenoud und G. U. Exner

Orthopädische Universitätsklinik Balgrist, Forchstr. 340, CH-8008 Zürich

Das Literaturstudium gibt die bekannten Assoziationen von Femurkopfnekrosen und weiteren Problemen wieder:

In erster Linie finden sich die Berichte nach Gabe von Kortikosteroiden (kurz- oder langfristig), dann eine große Gruppe von metabolischen Störungen (Lipidstoffwechsel, Hyperurikämie, Äthylismus, Amyloidose, Morbus Gaucher, Fanconi-Syndrom, Hepatopathien) sowie verschiedene Hämoglobinopathien.

Die Analyse des eigenen Krankengutes von 65 Patienten hat uns gezeigt, wie oberflächlich nach der Ursache einer Femurkopfnekrose gesucht wurde. Infolge dieser Beobachtungen sowie gestützt auf Angaben aus der Literatur würden wir folgendes Abklärungsprogramm empfehlen:

Diagnostik
– Röntgen, Szintigraphie (Tumor?)

Ursachensuche
– Anamnese: Vorerkrankungen, Medikamente, Traumen, Alkohol
– „Internistischer" Körperstatus: mit Gewicht und Stehgröße
– Labor: – Ganzer Blutstatus: bei niedrigem MCV, Polyglobulie, Anämie →
             Hb-Elektrophorese
– Lipidstatus
– Harnsäure
– SGOT, SGPT, Bilirubin
– freies Kortisol im 24-h-Urin bei Verdacht auf Morbus Cushing

Zur Ätiologie der Hüftkopfnekrose: Ein Modell

A. Kullak[1] und M. Fuentealba[2]

[1] Universitätsklinik der Universidad Católica de Chile, Santiago de Chile
[2] Hospital Pedro Aguirre Cerda, José Arrieta 5969, Nunoa, Santiago de Chile

Innerhalb der Osteoarthropathien gibt es eine Anzahl von Krankheitsbildern, die 2 auffällige Eigenschaften besitzen: Sie befallen fast ausschließlich den Femurkopf, die Ätiologie ist ungenau. Diese klinisch und radiologisch definierten Krankheitsbilder sind die Dysplasia epiphysealis capitis femoris in allen ihren Erscheinungsformen [10, 25, 27, 30], der Morbus Perthes und seine Varianten [6, 11, 18, 20], die Hüftkopfnekrose [3, 16, 31], und die normale multiple Ossifikation [2, 7].

Die Tatsache, daß diese Krankheitsbilder selektiv die Hüfte befallen, deutet auf eine lokalisierte Pathologie und stellt eine gemeinsame Ätiologie zur Diskussion.

Aufgrund verschiedenster experimenteller und klinischer Erhebungen wird ein Modell formuliert:

Alter

Es ist auffallend, daß jedes Krankheitsbild nur in einem ganz bestimmten Altersabschnitt beschrieben ist.

Die normale multiple Ossifikation des Femurkopfes setzt radiologisch nachweisbar ab dem 8. Lebensmonat ein [1]. Die Dysplasia epiphysealis capitis femoris ist radiologisch zwischen dem 1. und dem 4. Lebensjahr zu finden [10, 25, 27, 30]. Der Morbus Perthes tritt charakteristischerweise zwischen dem 4. und 8. Lebensjahr auf [5, 26, 29]. Von diesem Alter an bis zur Epiphysenfugennarbenbildung wird von „adolescent avascular necrosis" gesprochen [15, 34]. Bei älteren Patienten handelt es sich um die Hüftkopfnekrose (Abb. 1).

Gefäßstörungshypothesen

Die Hypothesen, die einer vaskulären Ätiologie zugeschrieben sind, lassen sich in 2 verschiedene Grundmechanismen einordnen: die entwicklungsbedingten Gefäßstörungen (hypoplastische Gefäßentwicklung) und die erworbenen Gefäßstörungen (Durchblutungsstörungen).

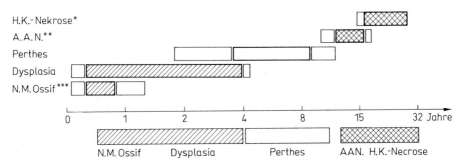

* Hüftenkopfnekrose
** Adolecent avascular necrosis
***Normale multiple Ossifikation

Abb. 1. Altersverteilung

Bei den entwicklungsbedingten Gefäßstörungen nimmt man an, daß jeder einzelne Faktor oder alle Faktoren zusammen Störungen aufweisen können, die zu einer verzögerten Entwicklung der proximalen Femurepiphyse führen [2].

Den erworbenen Gefäßstörungen sind vielseitige Ursachen zugeschrieben: Gefäßembolien jeder Art, Thrombosis, das Attrapieren der A. circumflexa femoris medialis zwischen dem Iliopsoasmuskel und dem M. adductor longus oder dem M. iliopsoas und dem R. pubis inferior [28]; in der Fossa trochanterica zwischen dem Trochanter major und der Gelenkkapsel oder bei Durchqueren der Gelenkkapsel [7]; venöse Zirkulationsstörungen verschiedenen Ursprungs; Kompartimentsyndrome im Knochengewebe [12] und die vereinzelten subchondralen Frakturen, in der eine gewisse Osteoporose im Zusammenwirken mit Analgetika angenommen wird [33]. Das Ausfüllen des Knochenraumes mit Granulationsgewebe mit fettiger Degeneration, welches als Folge eines Zelltodes verstanden wird [9], wird von einigen Autoren den Kortikoiden [8, 17, 19], dem Alkoholabusus [3, 16] oder den Bestrahlungen zugeschrieben.

Diese beiden Grundmechanismen genügen, um nach Meinung der Autoren alle Krankheitsbilder folgendermaßen zu erklären:

Die normale multiple Ossifikation läßt sich durch eine entwicklungsbedingte Gefäßstörung erklären, bei der eine gefäßlose Zone zwischen der medialen und lateralen Gefäßgruppe besteht, und zwar zu der Zeit, in der die Ossifikation des sekundären Ossifikationszentrums beginnt. Deshalb kommt es zu Beginn zur Bildung von 2 oder mehreren Ossifikationskernen, die mit der Weiterentwicklung der Gefäße zu einem einzigen normalen Ossifikationskern zusammenwachsen [2, 7].

Die Dysplasia epiphysealis capitis femoris kann durch beide Grundmechanismen erklärt werden. In der Literatur wird eine entwicklungsbedingte Gefäßstörung erwähnt, die nicht nur die Verzögerung der Erscheinung des Ossifikationskerns erklärt, sondern dessen gestörte Entwicklung, die durch die stattfindende Ossifikation in einem überreifen oder erkrankten Epiphysenknorpel erklärt werden könnte [2]. Der Unterschied zur normalen multiplen Ossifikation ist der Grad der Störung der Gefäßentwicklung, der im Fall der Dysplasia epiphysealis geringfügiger ist, da sich der Ossifikationskern zu Beginn überhaupt nicht entwickelt, dann aber verzögert und unregelmäßig.

Der Begriff der erworbenen Gefäßstörungen wird von den Autoren nicht erwähnt, aber durch sie kann man die Dysplasia epiphysealis capitis femoris auch erklären. Eine bedeutende Folge einer Durchblutungsstörung ist die Nekrose, die in einem vaskulären Epiphysenknorpel nicht vorkommen sollte.

In einem sich bildenden Ossifikationskern, der noch nicht im Röntgenbild zu sehen ist, kommt sie dagegen vor, weshalb man weder die Phase der Nekrose noch der Fragmentation erkennen kann, aber doch die der Reparation und der Spätschäden, da die Kalkablagerung im Ossifikationskern wieder begonnen hat.

Daß beide Begriffe die Dysplasia epiphysealis erklären, gibt dem Modell eine große Flexibilität, da die entwicklungsbedingte Gefäßstörung als eine Prädisposition und die erworbene Gefäßstörung als ein Auslöser dieses Krankheitsbildes betrachtet werden kann.

Es gibt eine Anzahl von Studien, die auf eine wiederholte Durchblutungsstörung des Femurkopfes beim Morbus Perthes weisen [13, 24, 32]. Die Durchblutungsstörung wird als Auslösefaktor betrachtet. Aber ein Prädispositionsfaktor, um diese repetitive Durchblutungsstörung zu erklären, könnte in einer latenten prolongierten ischämischen Situation Folge einer hypoplastischen Gefäßentwicklung sein [2].

Der Hüftkopfnekrose sind viele Ätiologien zugeschrieben worden, aber Tatsache ist, daß das erste biologische Ereignis, das zu einer Nekrose führt, unbekannt ist, mit Ausnahme der traumatischen Hüftkopfnekrose, bei welcher eine direkte Gefäßzerstörung stattfindet. Die Hypothesen befürworten vielfach eine auf eine oder andere Weise erworbene Durchblutungsstörung, da verständlicherweise die Gefäßentwicklung schon beendet ist (s. Abb. 2).

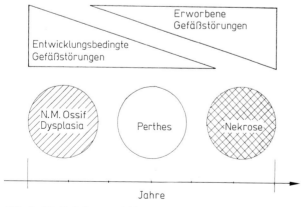

Abb. 2. Einfluß der entwicklungsbedingten und erworbenen Gefäßstörungen auf die Krankheitsbilder

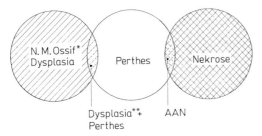

* Normale Multiple Ossifikation
** Dysplasia+Perthes Dysplasia II [10, 21, 26]
*** Adolecent Avascular Necrosis [30]

Abb. 3. Ineinandergreifen der verschiedenen Erkrankungen

Gegenseitiges Bedingen dieser Krankheitsbilder

Die verschiedenen Krankheitsbilder können sich gegenseitig bedingen. Sie können nacheinander in dem selben Femurkopf vorkommen (der Dysplasia epiphysealis kann ein Morbus Perthes folgen [10, 25, 27, 30]) oder ein gleiches Krankheitsbild kann sich im selben Femurkopf wiederholen (Recurrent Perthes' Disease [16, 17], wiederholte Nekrosen in der Hüftkopfnekrose [14, 22]). Diese Beobachtungen sind für die normale multiple Ossifikation und zum Teil für die Hüftkopfnekrose des Erwachsenen nicht beschrieben worden, aber durchaus, nach Ansicht der Autoren, denkbar, womit dieses Modell folgende Form annimmt (s. Abb. 3).

Ausmaß der Nekrose

Bei den erworbenen Gefäßstörungen gibt es geringfügige Fälle, die sich auf eine einzige A. retinacularis beschränken (Minimal Perthes [11]; Minimal Osteochondrosis [27], sowie die schwerwiegenden Fälle, wie sie in allen klassischen Krankheitsbildern vorkommen.

Im Fall der entwicklungsbedingten Gefäßstörungen kann man sich eine geringfügige Hypoplasie nicht auf eine einzige A. retinacularis beschränkt vorstellen, aber es könnte von Vorteil sein, zwischen einer geringfügigen hypoplastischen Gefäßentwicklung, die nur eine normale multiple Ossifikation hervorruft, und einer schwerwiegenden Hypoplasie zu unterscheiden, die eine Dysplasia epiphysealis verursacht.

Die Langzeitprognose wird von der Größe des Gefäßschadens (Hüftkopf- und Epiphysenfugenschaden) und von der Anzahl der Zirkulationskrisen wie auch vom Reparationspotential (der Reife und Reifestörungen des Epiphysenknorpels) in diesem Modell bestimmt, was letzten Endes wohl entscheiden wird, ob die Reparation überwiegend durch Knochenapposition und endochondrale Ossifikation geschehen wird (Frustrated Perthes [32, 34]; normale multiple Ossifikation, Minimal Perthes, Minimal Osteochondrosis [31]) oder vorwiegend durch Granulations- und Fibrovaskulargewebe (Morbus Perthes,

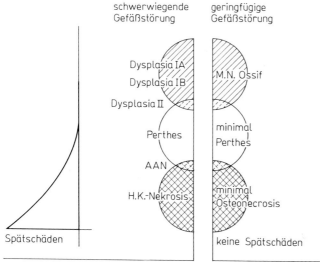

Abb. 4. Versuch einer Einteilung

Hüftkopfnekrosen des Erwachsenen). Dieses muß aber noch genauer beschrieben werden.

Der Grund dafür, alle diese Krankheitsbilder in eine schwerwiegende oder in eine geringfügige Störung einzuteilen, liegt darin, daß die geringfügigen Störungen keine Spätschäden aufweisen (s. Abb. 4).

Diskussion

Der Beitrag dieses ätiopathogenetischen Modells ist eine Vereinfachung der Beobachtung einer Anzahl von Krankheitsbildern, die als eine vaskuläre Pathologie in verschiedenen Entwicklungsphasen der Hüfte verstanden werden.

Es gibt Vereinfachungen in diesem Modell, die diskutiert werden sollten, wie z. B. daß all diese Krankheitsbilder ausschließlich der Hüfte zugeschrieben werden, was schwer für die erworbenen Gefäßstörungen zu vertreten ist, als auch für die hypoplastische entwicklungsbedingte Gefäßstörung, da die Krankheitsbilder, die eine wichtige hypoplastische Komponente haben, eine verzögerte Verknöcherung der Handwurzelknochen aufweisen, wie sie für die Dysplasia epiphysealis [10] und den Morbus Perthes [23] beschrieben worden sind. Dieses beschränkt das pathologische Phänomen nicht nur auf die Hüftepiphyse, aber zweifellos ist es im Femurkopf, wo sie sich klinisch am wirkungsvollsten zeigt.

Es ist möglich, daß dieses Modell auf andere Krankheitsbilder erweitert werden könnte, z. B. auf die Osteochondrosis dissecans [4], und es ist unbedingt nötig, die hier erwähnten Begriffe genauer zu bestimmen, wofür weitere experimentelle, epidemiologische und klinische Beobachtungen, aber v. a. eine systematische Auswertung der bisher veröffentlichten Daten nötig sind.

Literatur

1. Alegria C (1968) Desarollo del techo y nucleo de una cadera normal. Revista de la Sociedad Chilena de Orthop Traumat (SCHOT) XI:47
2. Batory I (1982) Dysplasia epiphysealis capitis femoris. Z Orthop 120:177
3. Boettcher WG, Bonfiglio M, Hammilton HR, Sheets RF, Smith K (1970) Non traumatic Necrosis of the femoral head. J Bone Joint Surg [Am] 52:322
4. Bowen RJ, Kumar VP, Joyce JJ, Bowen JC (1986) Osteochondritis dissecans following Perthes' disease. Clin Orthop 209:49
5. Burwell RG (1978), Perthes' disease. J Bone Joint Surg [Br] 60:1
6. Catterall A (1971) The natural history of Perthes' disease. J Bone Joint Surg [Br] 53:37
7. Chung S (1976) The arterial supply of the human femur. J Bone Joint Surg [Am] 58:961
8. Fisher DE, Bickel WH, Holley KE, Efferson RD (1972) Corticosteroid induced aseptic necrosis II:Experimental study. Clin Orthop 82:200
9. Grimm J, Apel R, Higer HP (1989) Der akute Hüftschmerz des Erwachsenen – Abklärung durch MR-Tomographie. Orthopäde 18:24
10. Harrison CS (1971) Dysplasia Epiphysealis capitis femoris. Clin Orthop 80:118
11. Herring JA, Indeen MA, Wenger DR (1980) Minimal Perthes' disease. J Bone Joint Surg [Br] 62:25
12. Hungerford DS, Lennox DW (1985) The importance of increased intraosseous pressure in the developement of osteonecrosis of the femoral head: Implications of treatment. Orthop Clin North Am 16:635
13. Inove A, Freeman MAR, Vernon R, Muzino S (1976) The pathogenesis of Perthes' disease. J Bone Joint Surg [Am] 58:453
14. Inove A, Ono K (1979) A histological study of idiopatic avascular necrosis of the head of the femur. J Bone Joint Surg [Br] 61:138
15. Ippolito E, Tudisco C, Farsetti P (1985) Long-term prognosis of Legg-Calvé-Perthes' disease developing during adolecence. J Pediat Orthop 5:625
16. Jacobs B (1979) Epidemiology of traumatic and non-traumatic osteonecrosis. Clin Orthop 130:51
17. Jaffé WL, Epstein N, Heyman M, Mankin HJ (1972) The effect of Cortisone on femoral and humeral heads in rabbits. Clin Orthop 82:221
18. Katz JF (1973) Recurrent Perthes' disease. J Bone Joint Surg [Am] 55:853
19. Kawai K, Tamaki A, Hirohata K (1985) Steroid-induced accumulation of lipid in the osteocytes of the rabbit femoral head. J Bone Joint Surg [Am] 67:755
20. Kemp HBS et al. (1971) Recurrent Perthes' disease. J Radiol 44:675
21. Kenzora JF, Glimcher MJ (1985) Accumulative cell stress. The multifactorial etiology of idiopatic osteonecrosis. Orthop Clin North Am 16:669
22. Markisz JA, Knowels RJ, Alcher D, Schneider R, Wahlen JP, Cahill PT (1987) Segmental patterns of avascular necrosis of the femoral heads: early detection with MR imaging. Radiology 162:717
23. Mau H, Schmitt HW (1960) Der konstitutionell-dysostotische Perthes und die Skelettreifungshemmungen beim eigentlichen Perthes. Z Orthop 93:515
24. McKibbin B et al. (1974) Pathological changes in a case of Perthes' disease. J Bone Joint Surg [Br] 56:438
25. Meyer J (1964) Dysplasia epiphysealis capitis femoris. Acta Orthop Scand 34:183
26. Molly MK, Mac Mahon B (1966) Incidence of Legg-Perthes' disease (Osteochondritis Deformans). N Engl J Med 275:988

27. Nevelös AB, Burch PRJ (1979) Hip dysplasia without dislocation in one year old boys. J Bone Joint Surg [Br] 61:26
28. Ogden JA (1974) Changing pattern of proximal femoral vascularity. J Bone Joint Surg [Am] 56:941
29. Purry NA (1982) The incidence of Perthes' disease in three population groups in the Eastern Cape Region of South Africa. J Bone Joint Surg [Br] 64:286
30. Raimann NA, Raimann BA, De La Fuente M (in press) Capital dysplasia of the femoral head. Pediatr Orthop (in press)
31. Saito S, Ohzono K, Ono K (1988) Minimal osteonecrosis as a segmental infarct within the femoral head. Clin Orthop 231:35
32. Sanchis M, Zahir A, Freeman MAR (1973) The experimental simulation of Perthes' disease by consecutive interruptions of the blood supply of the capital femoral epiphysis in the puppy. J Bone Joint Surg [Am] 55:335
33. Solomen L (1973) Drug induced arthropathy and necrosis of the femoral head. J Bone Joint Surg [Br] 55:246
34. Thompson GH, Salter RB (1986) Legg-Calvé-Perthes' disease. Clinical Symposia (Ciba) 38:1–31

Aseptische Knochennekrosen unter Kortikosteroidtherapie

H. V. Henning

Abteilung für Nephrologie und Rheumatologie, Medizinische Universitätsklinik,
Robert-Koch-Str. 40, D-3400 Göttingen

Vorkommen und Häufigkeit

1932 beschrieb Cushing [8] glukokortikoidinduzierte Osteoporosen mit Dekalzifizierung des Skeletts bei Patienten mit ACTH-produzierenden Hypophysentumoren und Nebennierenhyperplasie. Pietrograde u. Mastromarino [26] vermuteten 1957 erstmals einen Zusammenhang zwischen Kortikosteroidtherapie und der Entwicklung aseptischer Knochennekrosen; die Erstbeschreibung von aseptischen Hüftkopfnekrosen bei nierentransplantierten Patienten geschah 1964 durch Starzl et al. [30]. Unter einer Therapie mit Glukokortikoiden scheint die Grundkrankheit für die Entstehung aseptischer Knochennekrosen von Bedeutung zu sein: Nach Organtransplantationen und beim Lupus erythematodes sind Osteonekrosen häufiger als bei Patienten mit rheumatoider Arthritis oder Hirnödem nach Schädeltraumen [20]; entzündliche Darmerkrankungen scheinen zu steroidinduzierten Knochennekrosen zu prädisponieren [31]. Bei nierentransplantierten Kindern und Erwachsenen treten aseptische Knochennekrosen gleich häufig auf, sie sind ebenfalls gleich häufig bei Empfängern von Lebendspendernieren und Leichennierentransplantaten [17]. Nach den Befunden zahlreicher Untersucher besteht keine Beziehung zwischen der renalen Grundkrankheit und der Häufigkeit aseptischer Knochennekrosen nach Nierentransplantation [17, 29]. Der mehrfach postulierte Zusammenhang zwischen renaler Osteopathie und aseptischen Knochennekrosen ließ sich durch die Beobachtungen zahlreicher Autoren nicht sicher bestätigen [5, 14, 17, 18, 32]; neuere Untersuchungen an größeren Patientenkollektiven lassen jedoch sehr wohl vermuten, daß für die Pathogenese aseptischer Knochennekrosen nach Nierentransplantation der sekundäre Hyperparathyreoidismus (sHPT) eine Rolle spielt. Die Häufigkeit aseptischer Knochennekrosen nach Nierentransplantation unterliegt erheblichen, bisher nicht befriedigend erklärten Schwankungen. Tabelle 1, die keinen Anspruch auf Vollständigkeit erhebt, zeigt aus der Literatur zusammengestellte Angaben: Die Inzidenz aseptischer Knochennekrosen nach Nierentransplantation liegt hiernach zwischen 1,4 und 31%. Cruess [7] beobachtete bei 110 Patienten mit unterschiedlichen Grundkrankheiten, daß steroidinduzierte Osteonekrosen sich in der Mehrzahl der Fälle innerhalb von 6–8 Monaten nach Beginn der Kortikosteroidtherapie entwickelten, während sich osteopenische Komplikationen erst 2–3 Jahre

Tabelle 1. Angaben aus der Literatur zur Häufigkeit aseptischer Knochennekrosen nach Nierentransplantation

Autor	Jahr	Organempfänger n	Aseptische Knochennekrosen n	[%]
Cruess	1968	77	10	12.9
Hall	1969	120	6	5
Fisher	1971	70	1	1.4
Briggs	1972	130	11	9
Morray	1973	330	46	13.9
Griffiths	1974	255	68	28
Binswanger	1975	130	12	9.2
Pierides	1975	78	11	14
Chatterjee	1976	68	8	12
Blohme	1977	569	13	2
Christensen	1977	188	37	20
Pieper	1977	42	4	10
Levine	1977	100	16	16
Gottlieb	1978	100	14	14
Ibels	1978	194	40	21
Nielsen	1978	158	20	13
Nixon	1979	181	14	7.5
Ritz	1982	339	14	4.1
Kinnaert	1983	328	27	8
Haajanen	1984	546	29	5
Tsakiris	1985	161	38	24
Bertoli	1987	16	5	31
Henning	1988	52	7	13.4

später manifestierten. Kortikosteroidinduzierte Osteonekrosen, v. a. Hüftkopfnekrosen, treten in etwa 80% der Fälle bilateral auf; am häufigsten sind Hüftkopf, femurale Kondylen, proximaler Humerus und Talus betroffen.

Pathogenetische Faktoren

Aseptische, avaskuläre Knochennekrosen betreffen alle zellulären Elemente des Knochens; es kommt zum Untergang von Osteozyten, Fettzellen und hämatopoetischen Zellen. Die Ursachen hierfür sind letztlich nicht geklärt: Fettembolien in den kleinen subchondralen Arterien, steroidinduzierte Osteoporose mit Mikrofrakturen der Spongiosa und funktioneller Abklemmung intraossärer Arterien, verminderte intestinale Kalziumabsorption mit Aggravation eines sekundären Hyperparathyreoidismus und die urämische Polyneuropathie werden diskutiert [4, 9, 22]; als weitere Risikofaktoren gelten Adipositas, Fettstoffwechselstörungen, Diabetes mellitus und Alkoholismus [19].

Infolge Negativierung der Kalziumbilanz kommt es unter Steroidlangzeittherapie zu einer Verminderung der Skelettmasse (Osteopenie). Beim Menschen

[16] und beim Versuchstier [11] ist unter Steroidgabe die intestinale Kalziumabsorption vermindert, die Kalziumausscheidung über die Nieren nimmt jedoch zu [16]. Bilanzuntersuchungen beweisen, daß das vermehrt ausgeschiedene Kalzium dem Skelett entstammen muß. Die Plasmakonzentrationen des immunreaktiven Parathormons (iPTH) steigen unter Kortikosteroidgabe an [12]. Es ist nicht eindeutig klar, ob diesem PTH-Anstieg eine direkte Einwirkung der Steroide auf die Zellen der Nebenschilddrüsen oder eine Hypokalzämie bei verminderter intestinaler Kalziumabsorption zugrunde liegt [2]. Die Untersuchungen über den Einfluß der Kortikosteroide auf den Vitamin-D-Stoffwechsel haben zu widersprüchlichen Ergebnissen geführt, die derzeit keine eindeutige Aussage gestatten [6, 24, 25].

Kortikosteroide beeinflussen nicht nur den Kalziumstoffwechsel, sie hemmen auch die NNR-Androgene und -Östrogene und entfalten eine direkte Wirkung auf den Knochen: Die Osteoidsynthese durch die Osteoblasten und die Osteoblastenproliferation werden gehemmt, während die Osteoblasten stimuliert werden. Die Folge ist ein verminderter Knochenanbau und ein gesteigerter Knochenabbau [19]. LoCascio et al. [21] zeigten, daß eine Kortikosteroidlangzeittherapie eine Abnahme des Knochenturnover bewirkt, wobei der Verlust an Knochenmasse hauptsächlich während der ersten 6 Monate der Behandlung stattfindet. Eine Zusammenstellung der für die Entstehung aseptischer Knochennekrosen nach Nierentransplantation diskutierten ätiologischen und pathogenetischen Faktoren findet sich bei Ritz et al. [29].

Eine eindeutig gesicherte Korrelation zwischen Kortikosteroiddosis oder Dauer der Therapie und der Entwicklung von aseptischen Knochennekrosen gibt es nicht. Einige Untersuchungen schienen Beziehungen zwischen Osteonekrosen und hohen Prednisonanfangsdosen, hohen kumulativen Dosierungen oder Prednisonpeaks aufzuzeigen [1, 3, 34], andere Beobachtungen konnten diese Befunde jedoch nicht bestätigen [10, 34].

Eigene Beobachtungen

Aseptische Knochennekrosen beobachteten wir bei 7 von 52 nierentransplantierten Patienten (13,4%) bis 1985 (Tabelle 2). In den darauffolgenden Jahren traten bei den Nierentransplantierten unseres Zentrums keine aseptischen Knochennekrosen auf. Von den 7 Patienten erlitten 5 eine beidseitige Hüftkopfnekrose, davon 1 Patient zusätzlich eine aseptische Nekrose des rechten Sprunggelenks. Eine einseitige Hüftkopfnekrose entstand bei einem Patienten und bei einem weiteren Patienten nur eine aseptische Nekrose des rechten Sprunggelenks. Die aseptischen Hüftkopfnekrosen entwickelten sich durchschnittlich 7,5 Monate nach der Nierentransplantation, während die Osteonekrosen der Sprunggelenke sehr viel später auftraten [24 bzw. 30 Monate nach Transplantation (Tabelle 3)]. Der röntgenologischen Diagnose der Hüftkopfnekrosen gingen mehrere Monate schmerzhafter Bewegungseinschränkung der betroffenen Gelenke voraus, die Therapie bestand in jedem

Tabelle 2. Geschlecht, Alter, Grundkrankheit, Krankheitsdauer, Dauer der Dialysebehandlung und Häufigkeit der Parathyreoidektomie (PTX) bei 52 nierentransplantierten Patienten zwischen 1970 und 1985

31 Männer	21 Frauen
Alter: 27–70 (46) Jahre	Alter: 21–65 (42) Jahre

Chronische GN	33
Chronische interstitielle Nephritis	5
Chronische PN	4
Zystennieren	4
Diabetische Nephropathie	3
Maligne Nephrosklerose	2
Goodpasture-Syndrom	1
Krankheitsdauer:	2–29 (9,8) Jahre
Dauer der Dialyse-Therapie:	3–156 (30,9) Monate
PTX vor TPL:	5 Patienten, davon
	1 Patientin mit primärem HPT

Tabelle 3. Lokalisation und Zeitpunkt der Diagnose aseptischer Knochennekrosen bei 7 von 52 nierentransplantierten Patienten

Patient	Lokalisation	Zeitpunkt der Diagnose [Monate nach Transplantation]
W.H.	Hüftkopf beidseits	6
P.Z.	Hüftkopf beidseits	7
G.Sch.	Hüftkopf beidseits	8
B.L.	Hüftkopf beidseits	8
	Sprunggelenk rechts	30
G.Oe.	Hüftkopf beidseits	8
U.B.	Hüftkopf rechts	8
I.B.	Sprunggelenk rechts	24

Tabelle 4. Laborparameter (Kreatinin, Kalzium, alkalische Serum-Phosphatase (AP), iPTH im Serum) und knochenhistologische Befunde bei 7 nierentransplantierten Patienten zum Zeitpunkt der Diagnose aseptischer Knochennekrosen. Es überwiegt eine renale Osteopathie IIIb, d.h. eine Mischform aus sHPT (Osteitis fibrosa) und Mineralisationsstörung (Osteoidose) nach der Klassifizierung von Delling

Patient	Kreatinin	Kalzium	AP	iPTH	Beckenkammbiopsie
W.H.	Erhöht	Normal	Normal	Erhöht	IIa
P.Z.	Normal	Normal	Normal	–	–
G.Sch.	Normal	Erhöht	Normal	Erhöht	IIIb
B.L.	Normal	Erhöht	Normal	Normal	IIIb
G.Oe.	Normal	Normal	Erhöht	Normal	IIIa
U.B.	Erhöht	Normal	Normal	Erhöht	IIIb
I.B.	Normal	Normal	Normal	(Erhöht)	IIIb

Tabelle 5. Zeitpunkt der subtotalen Parathyreoidektomie (*PTX*) und der Nierentransplantation (*TPL*) bei 5 Patienten, die nach der Transplantation keine aseptischen Knochennekrosen entwickelten

Patient	PTX	TPL	Aseptische Knochennekrosen
E.S.[a]	6/1977	2/1985	0
B.G.	7/1974		
	5/1976	9/1982	0
	10/1977		
E.N.	8/1982	6/1984	0
G.P.	11/1977	8/1979	
		1/1980	0
G.Pi.	4/1980	2/1983	0

[a]) Primärer HPT.

Fall in der totalen Hüftendoprothese. Trotz normaler Nierenfunktion (S-Kreatinin 0,9–1,1 mg/dl) hatten 4 der 7 Patienten erhöhte iPTH-Werte im Serum; die übrigen laborchemischen Parameter sowie die knochenhistologischen Befunde zeigten keine besonderen Auffälligkeiten (Tabelle 4).

Im Hinblick auf die immer wieder diskutierte Frage, ob ein Zusammenhang zwischen aseptischen Knochennekrosen und renaler Osteopathie bzw. sHPT bestehe, ist die Tatsache von Interesse, daß keiner der vor Nierentransplantation subtotal parathyreoidektomierten Patienten nach der Transplantation eine aseptische Osteonekrose entwickelte (Tabelle 5).

Diagnose, Prophylaxe, Therapie

In der Regel verursachen Osteonekrosen persistierende, lokalisierte Schmerzen, die aber keineswegs immer sehr ausgeprägt sind [31]. Erleidet ein Patient unter Steroidtherapie einen plötzlichen Schmerz oder eine Bewegungseinschränkung in einem Gelenk, insbesondere in der Hüfte oder Schulter, so besteht der dringende Verdacht auf eine aseptische Knochennekrose. Die wichtigsten röntgenologischen Veränderungen sind isolierte Epiphysenkompression oder subchondrale Frakturen der symptomatischen Epiphyse [23]. Die in jedem Fall anzustrebende Frühdiagnose ist häufig schwierig, Knochenszintigraphie und insbesondere die Kernspintomographie sind hierbei den röntgenologischen Verfahren eindeutig überlegen. Zur Prophylaxe wird derzeit folgendes Vorgehen empfohlen [27]:

Bestehen noch keine Hinweise auf eine Osteoporose, so können zu Beginn einer Kortikosteroidlangzeittherapie eine kalziumreiche Ernährung und regelmäßige körperliche Aktivitäten (Gymnastik, Schwimmen) empfohlen werden. Die orale Kalziumzufuhr sollte zusätzlich 1000 mg/die betragen. Die enterale Kalziumabsorption kann durch kleine Dosen Vitamin D_3 (z. B. 3000–5000

E.Vigantol/die) oder 30 Tropfen (entsprechend 0,15 mg (Dedrogyl (25-Hydroxycholecalciferol) pro Tag verbessert werden. Regelmäßige Kontrollen der Kalziumkonzentrationen in Serum und Urin sind unter diesen präventiven Maßnahmen unerläßlich. Der gesteigerte Knochenabbau läßt sich durch Biphosphonate hemmen (z.B. durch orale Gabe von Diphos); erste Untersuchungen mit diesen Substanzen führten zu ermutigenden Resultaten. Es kann auch versucht werden, die Knochenbildung durch Monofluorophosphat und Kalzium (z.B. 3-4 Tbl. Tridin/die) zu stimulieren; kontrollierte Studien zur Fluortherapie der steroidinduzierten Osteoporose liegen jedoch bislang nicht vor. Auch eine Prävention mit Calcitonin (100 E.Karil oder Cibacalcin s.c. jeden 2. Tag) wird empfohlen.

Zur Therapie der steroidbedingten Osteopenie hat sich die wechselnde oder „schaukelnde" Kortikosteroidgabe (Verabfolgung niederer Steroiddosen an jedem 2. Tag) nicht bewährt [13]. Die Effektivität von Therapieversuchen mit Vitamin D, Vitamin-D-Metaboliten, Natriumfluorid oder Thiaziddiuretika kann derzeit noch nicht eindeutig beurteilt werden [15, 33], das Gleiche gilt für die Therapie mit Calcitonin [28]. Die langfristige Gabe von Analgetika oder gar Antirheumatika ist unbefriedigend und gefährlich. Die Therapie aseptischer Knochennekrosen unter Kortikosteroidtherapie ist daher weiterhin operativ, ihre funktionellen Ergebnisse sind in einem hohen Prozentsatz befriedigend.

Literatur

1. Abeles M, Urman JD, Rothfield N (1978) Aseptic necrosis of bone in systemic lupus erythematosus: relationship to corticosteroid therapy. Arch Intern Med 138:750
2. Au WYW (1976) Cortisol stimulation of parathyroid hormone secretion by rat parathyroid glands in organ culture. Science 193:1015
3. Bergstein JM, Wiens P, Fish AJ, Vernier RL, Michael A (1974) Avascular necrosis of bone in systemic lupus erythematosus. J Pediatr 85:31
4. Bertoli M, Meneghello A, Ruffatti A, Vertolli V, Romagnoli GF (1987) Transplant osteonecrosis: Can it be due to uremic neuropathy? Nephron 46:404
5. Chatterjee SB, Massry SG, Friedler RM, Singer FR, Berne TV (1976) The high incidence of persistent secondary hyperparathyroidism after renal transplantation. Surgery, Gynecology and Obstetrics 143:440
6. Chesney RW, Mazess RB, Hamstra AJ (1978) Reduction of serum 1.25-dihydroxy vitamin D_3 in children receiving glucocorticoids. Lancet II:1123
7. Cruess RL (1981) Steroid induced osteonecrosis. JR Coll Surg Edinb 26:69
8. Cushing H (1932) Basophile adenomas. J Nerv Ment Dis 76:50
9. Delling G, Hahn H, Vogel M (1988) Morphologie steroidinduzierter Knochenveränderungen. Abstr. IV. Arbeitstagg. Sektion Calciumregulierende Hormone und Knochenstoffwechsel. Dtsch Ges Endokrinol 23/24 September 1988, Abt. Osteopathologie des Pathologischen Institutes der Universität Hamburg
10. Dimant J, Ginzler E, Diamond H (1978) Computer analysis of factors influencing the appearance of aseptic necrosis in patients with SLE. J Rheumatol 5:136
11. Feher JJ, Wasserman RH (1979) Intestinal calcium binding protein and calcium absorption in cortisol-treated chicks: Effect of vitamin D_3 and 1.25-dihydroxyvitamin D_3. Endocrinology 104:547
12. Fucik RF, Kukreja SC, Hargis GK, Bowser EN, Henderson WJ, Williams GA (1975) Effect of glucocorticoids on function of the parathyroid glands in man. J Cin Endocrinol Metab 40:152

13. Gluck O, Murphy WR, Hahn TJ, Hahn BH (1981) Bone loss in adults receiving alternate day glucocorticoid therapy. Arthritis rheum 24:892
14. Gottlieb MN, Stephens MK, Lowrie EG, Griffiths HJ, Kenzora J, Strom TB, Lazarus JM, Tilney NL, Merrill JP (1978) A longitudinal study of bone disease after successful renal transplantation. Nephron 22:239
15. Hahn HJ (1978) Corticosteroid-induced osteopenia. Arch Intern Med 138:882
16. Hahn TJ, Baran DT, Halstead LR (1981) Effect of short term glucocorticoid administration on intestinal calcium absorption and circulating vitamin D metabolite concentration in man. J Clin Endocrinol Metab 52:111
17. Ibels IS, Alfrey AC, Huffer WE, Weil R (1978) Aseptic necrosis of bone following renal transplantation: Experience in 194 transplant recipients and review of the literature. Medicine 57:25
18. Johnson JW, Wachman A, Katz AJ, Bernstein DS, Hampers CL, Hattner RS, Wilson RE, Merrill JP (1971) The effect of subtotal parathyroidectomy and renal transplantation on mineral balance and secondary hyperparathyroidism in chronic renal failure. Metabolism 20:487
19. Kaiser H (1989) Die Auswirkungen der Corticosteroide auf den Knochen. Z Rheumatol 48 (Suppl 1):21
20. Kenzora JE, Glimcher MD (1985) Accumulative cell stress: The multifactorial etiology of idiopathic osteonecrosis. Orthop Clin North Am 16:669
21. LoCascio V, Bonucci E, Imbimbo B, Ballanti P, Adami S, Milani S, Tartarotti D, Della-Rocca C (1990) Bone loss in response to long-term glucocorticoid therapy. Bone and Mineral 8:39
22. Lukert BP, Raisz LG (1990) Glucocorticoid-induced osteoporosis: Pathogenesis and management. Ann Internal Med 112:352
23. Maldague B, Malghem J, de Deuxchaisnes C (1984) Radiologic aspects of glucocorticoid-induced bone disease. Adv Exp Med Biol 171:155
24. Manolagas SC, Anderson DC, Lumb GA (1979) Glucocorticoids regulate the concentration of 1.25-dihydroxycholecalciferol receptors in bone. Nature 227:314
25. Nielsen HK, Thomsen K, Eriksen EF, Charles P, Storm T, Mosekilde L (1988) The effect of high-dose glucocorticoid administration on serum bone gamma carboxyglutamic acid-containing protein, serum alkaline phosphatase and vitamin D metabolites in normal subjects. Bone Miner 4:105
26. Pietrogrande V, Mastromarino R (1957) Osteopatia da prolongato trattamento cortisonico. Ortop Traumatol 25:791
27. Ringe JD (1990) Kortikoid-Osteoporose. Internist prax 30:119
28. Ringe JD, Welzel D, Schmid K (1987) Therapy of corticoid-induced osteoporosis with salmon calcitonin. In: Christiansen C, Johansen JB, Riis BJ (eds) Osteoporosis 1987. Osteopress Copenhagen Vol 2, 1074
29. Ritz E, Dreikorn K, Weisschedel E, Mehls O (1982) Aseptische Knochennekrosen nach Nierentransplantation. Nieren- u. Hochdruckkrankheiten 11:240
30. Starzl TE, Marchioro TL, Porter KA, Moore CA, Rifkind D, Waddell WR (1964) Renal homotransplantation. Late function and complications. Ann Intern Med 61:470
31. Vakil N, Sparberg M (1989) Steroid-related osteonecrosis in inflammatory bowel disease. Gastroenterology 96:62
32. Van Boven WPL (1980) Aseptic necrosis of bone following a successful kidney transplantation. Proefschrift, Drukkerijelinkwijk, Utrecht
33. Ziegler R (1988) Klinik der glucocorticoidinduzierten Osteoporose Abstr. IV. Arbeitstagg. Sektion Calciumregulierende Hormone und Knochenstoffwechsel. Dtsch Ges Endokrinol 23/24 September 1988, Abt. Osteopathologie des Pathologischen Institutes der Universität Hamburg
34. Zizic TM, Marcoux C, Hungerford DS, Dansereau JV, Stevens MB (1985) Corticosteroid therapy associated with ischemic necrosis of bone in systemic lupus erythematosus. Am J Med 79:596

Die Hüftkopfnekrose nach Strahlentherapie: Eine vermeidbare Komplikation?

M. van Kampen und H. Renner

Strahlentherapeutische Abteilung, Städtisches Klinikum, D-8500 Nürnberg

Einleitung

Ein schädlicher Einfluß der ionisierenden Strahlen auf das adoleszente Skelettsystem des Versuchstieres wurde schon kurz nach Entdeckung der Röntgenstrahlen durch Wilhelm Röntgen 1895 bekannt. Perthes [14–16], Försterling [6–8], Recamier [17], Iselin [9] und Walter [18] veröffentlichten diesbezügliche Erfahrungen, die Flaskamp [5] in einer Übersichtsarbeit zusammenfaßte. Erste Berichte über Strahlenschäden an adulten Knochen nach Strahlentherapie im Bereich der Extremitäten von Ewing [4] und im Beckenbereich [1] widerlegten die früher vertretene Auffassung, daß Knochengewebe strahlenresistent sei. Die Ursachen der radiogenen Osteonekrose liegt nach Meinung der meisten Autoren in einer direkten Schädigung der Osteozyten begründet. Andere Autoren heben Veränderungen am Gefäßsystem des Knochens hervor [12]. Darüber hinaus benennen Kolar u. Vrabec [11] mehrere Risikofaktoren für die Osteoradionekrose. Sie unterscheiden dabei zwischen endogenen Faktoren und exogenen Ursachen (s. Tabelle 1).

Tabelle 1. Risikofaktoren für Osteoradionekrose

Endogene Faktoren	Exogene Faktoren
Alter und Wachstumsperiode	Strahlenqualität:
Unterschiedliche Empfindlichkeit einzelner Knochenabschnitte	– Orthovolt
Individuelle Strahlensensibilität	– Hochvolt
Örtliche Kreislauf- und Stoffwechselstörungen	Dosis am Knochen
Knochenerkrankungen	Volumen bestrahlter Knochen
Hormonale Einflüsse	

Auf die endogenen Faktoren besitzt der Strahlentherapeut keinen Einfluß, durch eine Minimierung der exogenen Risikofaktoren läßt sich jedoch die Häufigkeit der Osteoradionekrose drastisch reduzieren.

Technik der Orthovolttherapie des kleinen Beckens

Indikationen zur perkutanen Orthovolttherapie des kleinen Beckens waren Malignome von Uterus, Vagina und Rektum, evtl. in Ergänzung zur intrakavitären Radiumtherapie. Als Beispiel soll hier die weit verbreitete „Marburger Methode" nach du Mesnil [2] skizziert werden. Ziel ist es, ein von einer Beckenwand zur anderen reichendes zylindrisches Kerngebiet zu bestrahlen, welches das häufigste Ausbreitungsgebiet der früher therapierten Tumoren des kleinen Beckens darstellt. Um das gesunde Gewebe weitgehend zu schonen, werden dazu möglichst viele Eintrittsfelder um eine durch die Mitte dieses Kerngebietes gedachte Achse angeordnet, so daß sich die Zentralstrahlen all dieser Strahlenkegel im Zielvolumen schneiden. Dazu wurden bis zu 7 Felder von je 8 cm Höhe und 15 cm Breite um den Unterleib der Patientin gelegt. Eine Röntgenaufnahme des Zielvolumens aller Felder zeigt Abb. 1.

Da die Feldgröße durch die Tubusgröße des Orthovoltgerätes starr vorgegeben ist, liegen je nach Anatomie der Patientin mehr oder weniger große Areale des Hüftgelenkbereichs im Zielvolumen. Die Strahlenbelastung dieser Knochenareale läßt sich heute nur in etwa abschätzen, da die applizierte Dosis am Herd stark von der Herdtiefe, d.h. von der Anatomie der Patientin abhängt. Erwünscht waren 25 Gy, bezogen auf Weichteilgewebe. Knochengewebe absorbiert jedoch im Bereich der Orthovoltbestrahlung wesentlich stärker (s. Abb. 2). Im Bereich der damals verwendeten Strahlenenergie von 180 kV beträgt der Knochenfaktor 1,9. Berücksichtigt man noch die zur Ergänzung durchgeführte Radiumtherapie, so ergibt sich für den Hüftgelenkbereich eine Gesamtbelastung von 48–67 Gy (s. Tabelle 2).

Ab einer Schwellendosis von 45 Gy kommt es zum Auftreten von Osteoradionekrosen, die sich radiologisch im Hüftgelenkbereich manifestieren als reine Umbauzone, vorzugsweise am Schenkelhals, Schenkelhalsfraktur, Schenkelkopfnekrose und Pfannennekrose mit und ohne Protrusio acetabuli. Die

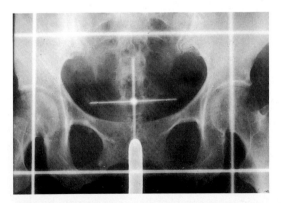

Abb. 1. Mit heutigem Simulationsgerät nachgestellte Zielvolumenaufnahme der Orthovoltbestrahlung des kleinen Beckens. Tubusgröße 8 × 15 cm. Je nach Anatomie der Patientin liegen unterschiedlich große Areale des Hüftgelenkbereichs im Bestrahlungsvolumen

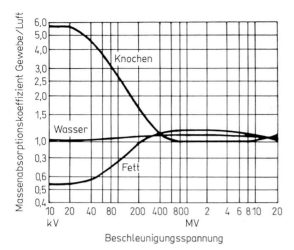

Abb. 2. Aufgetragen ist der Strahlenabsorptionskoeffizient Gewebe/Luft in Abhängigkeit von der Energie der Strahlung (angegeben als Beschleunigungsspannung) für Knochen- und Weichteilgewebe. (Modifiziert nach [10])

Tabelle 2. Abschätzung der Hüftkopfbelastung unter Orthovoltbedingungen

	Dosis an der Beckenwand (Gy)	× Knochenfaktor	Dosis im Hüftgelenkbereich (Gy)
Perkutan	20–30 (erwünscht: 25)	1,9 (180 kV, 0,5 mm Cu)	38–57
Radium	ca. 10	1	10
Gesamtbelastung			48–67

Häufigkeit der Osteoradionekrose im Hüftgelenkbereich wurde von Oelsner et al. [12] mit 2,75% beziffert (er beobachtete 909 Patienten mit Bestrahlung im kleinen Becken und fand bei 25 Patienten Osteoradionekrosen).

Technik der Hochvoltbestrahlung des kleinen Beckens

Die Indikationen zur heute durchgeführten Hochvoltbestrahlung des kleinen Beckens sind wesentlich breiter gestreut. Bestrahlt werden Malignome von Analkanal, Blase, Keimdrüsen, Knochen, Lymphknotenstationen, Prostata, Rektum, Uterus und Vagina. Die höchsten Dosen werden dabei beim Prostatakarzinom appliziert, dessen Therapie deshalb hier beispielhaft beschrieben werden soll (modifiziert nach [13]).

Die heutigen Hochvoltbestrahlungsgeräte sind so konstruiert, daß die Feldgrenzen beliebig variiert werden können und die Größe des Zielvolumens

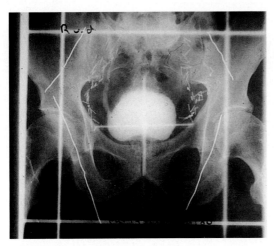

Abb. 3. Simulationsaufnahme zur Bestrahlung des kleinen Beckens unter Hochvoltbedingungen. Die im Feld liegenden Anteile der Hüftköpfe sind durch Bleiblöcke abgeschirmt. Bestrahlt werden von vorn und hinten identische Felder

somit nicht mehr durch bauliche Besonderheiten der Geräte vorgegeben ist, sondern anhand anatomischer Strukturen individuell für jeden Patienten definiert werden kann. Zu schonende strahlensensible Regionen können dadurch bewußt ausgespart oder ggf. durch individuelle Bleiabschirmungen geschützt werden.

Die Abb. 3 zeigt eine Simulationsaufnahme zur Bestrahlung des kleinen Beckens. Die im Feld liegenden Anteile der Hüftköpfe sind durch Bleiblöcke abgeschirmt. Bestrahlt werden von vorn und hinten identische Felder, ein kleiner Teil der Dosis wird über seitliche Felder ergänzt.

Durch diese Technik wird eine möglichst hohe Strahlendosis im zu therapierenden Bereich, dem Lymphabflußgebiet der Tumoren des kleinen Beckens, applizierbar. Die Strahlenbelastung läßt sich heute durch computergestützte Planungssysteme für jeden einzelnen Punkt des Körpers exakt berechnen. Anhand eines CT-Bildes kann dazu ein Isodosenplan errechnet werden, auf welchem die Punkte gleicher Dosis zu Linien verbunden dargestellt sind.

Die Abb. 4a zeigt einen CT-Querschnitt in Höhe der Hüftköpfe durch ein Prostatakarzinom, eingezeichnet ist das Zielvolumen im kleinen Becken sowie im Bereich des Primärtumors. Außerdem ist ein Isodosenplan der gleichen Ebene dargestellt. Angestrebt wird heute bei Bestrahlungen des kleinen

Abb. 4a. CT-Querschnitt in Höhe der Hüftköpfe durch ein Prostatakarzinom, eingezeichnet ist das Zielvolumen im kleinen Becken sowie im Bereich des Primärtumors, nebenstehend 2 Isodosenpläne der gleichen Ebene für 15 MeV Photonenbestrahlung des kleinen Beckens bis **b** 45 Gy im Lymphabflußgebiet bzw. **c** 75 Gy im Bereich des Primärtumors

Die Hüftkopfnekrose nach Strahlentherapie

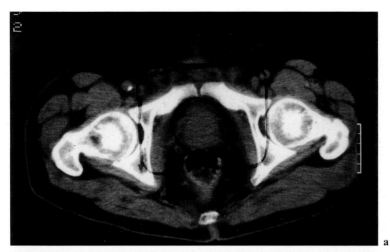

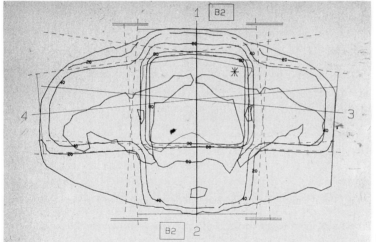

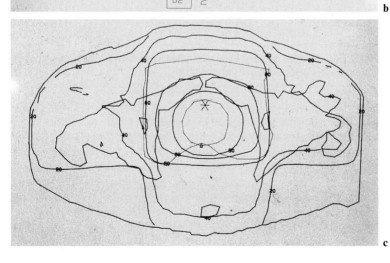

Beckens eine Dosis von 45 Gy im Zielvolumen. Die Hüftbelastung beträgt dabei, wie aus dem Isodosenplan (Abb. 4b) ersichtlich, 40–60%, das sind 20–30 Gy.

Wird, wie bei der Therapie des Prostatakarzinoms, die Dosis im Bereich des Primärtumors kleinvolumig erhöht (s. Isodosenplan Abb. 4c), beispielsweise auf 75 Gy, so steigt die Hüftbelastung auf 20–35 Gy. Da der Knochenfaktor im Breich der Hochvolttechnik bei 1 liegt (s. Abb. 2), bleibt die Hüftbelastung deutlich unter der Schwellendosis für Osteoradionekrose des Hüftgelenkgebietes von 45 Gy.

Schlußfolgerung

Die Hüftkopfnekrose nach Strahlentherapie stellte zur Zeit der Orthovolttechnik eine zwar seltene, aber sehr unangenehme und therapieresistente Komplikation dar. Sie tritt in der Regel erst jenseits einer Schwellendosis von 45 Gy auf. Diese Dosis wurde früher wegen mangelnder Möglichkeit zur exakten Therapieplanung und -durchführung unbeabsichtigt überschritten. Heute ist durch computergestützte Isodosenplanung und Hochvolttechnik die Häufigkeit der Osteoradionekrose so selten geworden, daß sie nicht mehr exakt angegeben werden kann. Im Patientengut der Strahlentherapie Nürnberg wurde im Verlauf der letzten 10 Jahre kein Fall von Osteoradionekrose des Hüftkopfes bekannt. Diese Komplikation erscheint heute somit weitgehend vermeidbar.

Literatur

1. Baensch W (1927) Knochenschädigung nach Röntgenbestrahlung. Fortschr Röntgenstr 36:1245–1246
2. Du Mesnil de Rochemont R (1958) Lehrbuch der Strahlenheilkunde. Enke, Stuttgart, S 226–236
3. Ewing J (1926) Radiation osteitis. Acta Radiol (Stockh) 6:399–412
4. Ewing J (1932) Über Spontanfrakturen des Schenkelhalses nach Röntgenbestrahlung. Röntgenpraxis 4:716–718
5. Flaskamp W (1930) Über Röntgenstrahlen und Schäden durch radioaktive Substanzen (Sonderband zur Strahlenther 12). Thieme, Leipzig
6. Försterling K (1906) Über Wachstumsstörungen nach kurzdauernden Röntgenbestrahlungen. Zentralbl Chir 33:521–525
7. Försterling K (1906) Über allgemeine und partielle Wachstumsstörungen nach kurzdauernden Röntgenbestrahlungen von Säugetieren. Arch Klin Chir 81:505–530
8. Försterling K (1929) Wachstumsstörungen durch Röntgenbestrahlung. Zentralbl Chir 56:117–119
9. Iselin H, Dieterle M (1912) Über Wachstumsschädigungen junger Tiere durch Röntgenstrahlen. Fortschr Röntgenstr 19:473–474
10. Jaeger RG, Hübner W (Hrsg) (1974) Dosimetrie und Strahlenschutz, 2. Aufl. Thieme, Stuttgart, S 228
11. Kolar J, Vrabec R (1976) Strahlenbedingte Knochenschäden. In: Diethelm L (Hrsg) Röntgendiagnostik der Skeletterkrankungen. Springer, Berlin Heidelberg New York (Handbuch der Medizinischen Radiologie, Bd V/1, S 389–512)

12. Oelssner W, Pfeifer J, Buttenberg H (1959) Osteoradionekrose im Hüftgelenksgebiet. Strahlentherapie 109:200–210
13. Perez CA, Brady LW (1987) Principles and praxis of radiation oncology. Lippincott, Philadelphia, pp 867–898
14. Perthes G (1903) Über den Einfluß der Röntgenstrahlen auf epitheliale Gewebe, insbesondere auf das Carcinom. Arch Klin Chir 71:955–999
15. Perthes G (1905) Über den Einfluß der Röntgenstrahlen auf Gewebe. Verh Dtsch Ges Chir 34:525–570
16. Perthes G (1923) Die biologischen Wirkungen der Röntgenstrahlen. Strahlentherapie 14:738–760
17. Recamier (1906) Action des rayon X sur le development de l'os. Arch Elect Med 186 (Ref: Fortschr Röntgenstr 10:121)
18. Walter R (1912) Über Wachstumsschädigungen junger Tiere durch Röntgenstrahlen. Fortschr Röntgenstr 19:123–142

Ätiologie und Diagnose der Hüftkopfnekrose nach Nierentransplantation

H. H. Meßler[1], W. Koch[1], B. Fink[1], U. Klehr[2] und A. Steudel[3]

[1] Orthopädische Klinik der Universität Bonn, Sigmund-Freud-Straße 25, D-5300 Bonn 1
[2] Medizinische Klinik der Universität Bonn, D-5300 Bonn
[3] Radiologische Klinik der Universität Bonn, D-5300 Bonn

Einleitung

Aseptische Knochennekrosen (AKN) sind eine relativ häufige Komplikation nach Nierentransplantationen. Hier steht die Nekrose des Hüftkopfes in ihrer klinischen Relevanz bei weitem im Vordergrund.

Die Häufigkeit der Hüftkopfnekrose nach Nierentransplantation wird von 0,9% [10] bis maximal 41% [8] angegeben. Eine Analyse von 18 verschiedenen Nierentransplantationszentren ergab bei insgesamt 3705 Nierentransplantierten ein durchschnittliches Auftreten von 16,0% mit einer einfachen Standardabweichung von 12,7% [4].

Es ist mit weitgehender Sicherheit davon auszugehen, daß die begleitende Kortikoidtherapie nach Nierentransplantation ursächlich, wie bereits im Jahre 1956 von Pietrogrande et al. [13] beschrieben, mit dem Krankheitsbild in direkter Verbindung steht.

Die konkreten Pathomechanismen der kortisoninduzierten Hüftkopfnekrose sind bis heute noch nicht vollständig geklärt und werden kontrovers diskutiert. Die wesentlichen Hypothesen seien kurz dargestellt:

Die systemische Gabe von Kortikoiden erhöht die Serumlipidspiegel, die Fettlager der Leber und auch im Knochenmark. Änderungen in der Steroiddosierung oder eine plötzliche Therapieunterbrechung führten zu einer verstärkten Hyperlipidämie. Eine daraus resultierende Fettembolie führt zur Obliteration der den Hüftkopf versorgenden Arterien und Arteriolen [1].

Andere Autoren nehmen an, daß eine Hypertrophie der Lipozyten nach längerer Kortikoidmedikation einen erhöhten Knochenmarkdruck herbeiführt. Die korrespondierende Abnahme der Blutversorgung führt zur Ischämie des Femurkopfes [14].

Im osteopenischen Knochen, der sich aufgrund der renalen Osteopathie entwickelt und durch die osteoblastische Knochenaufbauverminderung im Rahmen der Kortisontherapie potenziert wird, können sich laut Elmstedt [2], Heuck et al. [9] und Miles [12] Mikrofrakturen bilden, die dann über eine Gefäßverlegung zu einer lokalen Blutzufuhrunterbrechung und folglich zur aseptischen Knochennekrose führen. Bereits 1964 postulierten Frost et al., wie später 1974 Miles et al. (zitiert bei [7]), daß die Makrofraktur, die röntgenologisch als „crescent sign" zu sehen ist, den entscheidenden pathogenetischen

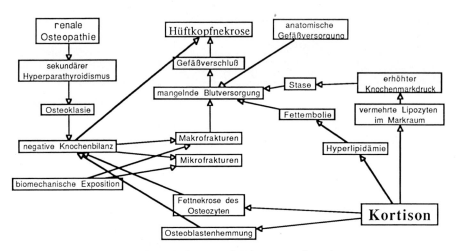

Abb. 1. Pathogenese der Hüftkopfnekrose nach Nierentransplantation

Faktor zur Unterbrechung der Blutversorgung bei der idiopathischen Osteonekrose darstellt.

Weiterhin wird der sekundäre Hyperparathyreoidismus, welcher im Rahmen der renalen Osteopathie entstanden ist, als ätiopathogenetischer Hauptfaktor diskutiert. Durch ihn entsteht in Kombination mit der Kortisonbehandlung eine negative Knochenbilanz, welche zu Mikrofrakturen der Knochentrabekel führt. Dadurch werden dann die subchondralen Blutgefäße verlegt und eine avaskuläre Nekrose resultiert [3]. Die einzelnen pathogenetischen Theorien sind der Abb. 1 zu entnehmen. Es war das Ziel dieser Arbeit, durch die planmäßige retrospektive Untersuchung von 58 Nierentransplantierten bezüglich aseptischer Knochennekrosen potentielle pathogenetische Zusammenhänge bzw. begünstigende Faktoren zu erfassen. Fernerhin sollten durch die systematische Kernspintomographie der Hüften von 37 Nierentransplantierten weitere Erkenntnisse und Zusammenhänge um diese Erkrankung gewonnen werden. Direkte klinische Zielsetzung war es, entweder durch Erkennung von Risikofaktoren entsprechende Patienten festzustellen oder aber durch eine entsprechende Frühdiagnose diese noch einem gelenkerhaltenden Eingriff („core decompression") zuzuführen.

Material, Methoden und Ergebnisse

Patientengut

Es wurden alle 58 leichennierentransplantierten Patienten untersucht, die im Zeitraum von Oktober 1976 bis April 1987 operiert wurden und sich an der Universitätsklinik Bonn in ambulanter Nachsorge befanden. Die Transplantatfunktionsdauer betrug zum Zeitpunkt der Studie zwischen mindestens 6 und

Tabelle 1. Therapiemaßgabe für die ersten 6 Wochen nach der Transplantation

Präoperativ	Ciclosporin	4 mg/kg als Dauerinfusion über 2 h
Intraoperativ	Methylprednisolon	500 mg i. v.
1. und 2. postoperativer	Ciclosporin	3 mg/kg in 500 ml NaCl über 5 h
	Prednison	80 mg/Tag i. v.
Ab 3. Tag p.o.	Ciclosporin	14 mg/kg/Tag oral
	Prednison	50 mg/Tag oral
Ab 2. Woche p.o.	Ciclosporin	14 mg/kg/Tag oral
	Prednison	40 mg/Tag oral
Ab 3. Woche p.o.	Ciclosporin	12 mg/kg/Tag oral
	Prednison	35 mg/Tag oral
Ab 4. Woche p.o.	Ciclosporin	12 mg/kg/Tag oral
	Prednison	30 mg/Tag oral
Ab 5. Woche p.o.	Ciclosporin	10 mg/kg/Tag oral
	Prednison	25 mg/Tag oral
Ab 6. Woche p.o.	Ciclosporin	8 mg/kg/Tag oral
	Prednison	20 mg/Tag oral

maximal 132 Monaten (durchschnittlich $31{,}26 \pm 22{,}8$ Monate). Unter den 58 Nierentransplantierten befanden sich 48 Männer und 10 Frauen im Alter von 19–66 Jahren (durchschnittlich $40{,}8 \pm 11$ Jahre). Die mittlere Dialysedauer vor der Transplantation belief sich auf $51 \pm 33{,}23$ Monate (von 4–125 Monate). 3 von diesen 58 Patienten waren Zweittransplantatempfänger.

Die immunsuppressive Standardtherapie bestand in Prednison bzw. Methylprednisolon, Ciclosporin und Azathioprin, wobei die Steroidpräparate mit Ciclosporin möglichst nach einem festen Schema kombiniert und Azathioprin individuell zusätzlich gegeben wurde. Die Dosierung der einzelnen Pharmaka wurde mit zunehmender Dauer nach der Transplantation gesenkt. Tabelle 1 zeigt die Therapiemaßstäbe für die ersten 6 Wochen nach der Transplantation.

Ab der 7. Woche fand bei einer täglichen Dosis von 15 mg Prednison eine Reduktion der Steoiddosis um 2,5 mg wöchentlich bis zu einer Erhaltungsdosis von 10 mg bzw. 7,5 mg täglich statt.

Die Behandlung von Abstoßungsreaktionen erfolgte durch die Erhöhung der Prednisonmedikation auf meist 500 mg Methylprednisolon i. v. für 3–4 Tage, wurde aber der Stärke der Rejektion individuell angepaßt. Einige Patienten mit Abstoßungsreaktionen wurde zusätzlich mit Antithymozytenglobulin (ATG) behandelt und bei jeweils einem Fall gab man additiv Antilymphozytenglobulin (ABLG) bzw. man bestrahlte die betroffene Niere.

Innerhalb dieser Gruppe von 58 Nierentransplantierten befanden sich 5 Patienten mit aseptischer Hüftkopfnekrose, wobei die Diagnose bei 4 Betroffenen zum Zeitpunkt der Studie bekannt war, während 1 Fall im Laufe der Studie entdeckt wurde. Diese 5 Patienten mit AKN standen in der Statistik den restlichen 53 Nierentransplantierten, welche die Kontrollgruppe bildeten, gegenüber.

Ausgewählte Parameter

Immunsuppressionstherapie

Es wurden für alle 58 Nierentransplantierten die Summen der verabreichten Kortison-, Ciclosporin- und Azathioprindosen für die Zeiträume 1, 3, 6, 12, 24 und 36 Monate nach der Transplantation gebildet und die Werte der HKN-Gruppe mit denen der Kontrollgruppe verglichen. Ebenso wurde die Anzahl der Abstoßungen und deren Medikation für diese beiden Gruppen statistisch ausgewertet. Dabei stellte sich heraus, daß die Patienten mit aseptischen Knochennekrosen für alle Zeitabschnitte hochsignifikant mehr Kortison erhalten hatten (p = 0,0001–0,0024; Fisher-Test, F-Test, ungepaarter t-Test). Dagegen zeigten sich keine signifikanten Unterschiede bei Ciclosporin und Azathioprin (p = 0,1183–0,9833; Fisher-Test, F-Test, ungepaarter t-Test). Die Patienten mit nachgewiesener Knochennekrose hatten signifikant mehr akute Abstoßungsreaktionen und folglich insgesamt mehr Kortison während ihrer Abstoßungsreaktionen bekommen als die Vergleichspatienten (p = 0,0065 bzw. 0,0001; Fisher-Test, F-Test, ungepaarter t-Test). Auf der anderen Seite waren die Gesamtdosen der übrigen therapeutischen Maßnahmen zur Rejektionsbehandlung (ATG, ALG, Lymphoglobuline und Bestrahlung) bei diesen beiden Gruppen nicht signifikant verschieden (p = 0,3493; Fisher-Test, F-Test, ungepaarter t-Test).

Biochemische Parameter

Als mögliche Risikofaktoren in der Ätiologie der aseptischen Osteonekrose untersuchten wir die Serumkonzentrationen von Kalzium, Phosphat, Kalium, Natrium, alkalischer Phosphatase, Parathormon, Kreatinin, Harnstoff, Harnsäure, Gesamteiweiß, Cholesterin und der Triglyzeride.

Wir bestimmten retrospektiv die Durchschnittskonzentrationen dieser biochemischen Stoffe für 1, 3, 6, 9, 12, 24 und 36 Monate nach der Transplantation sowie bei jedem Patienten den Gesamtmittelwert für die einzelnen Parameter und verglichen die Werte der beiden Patientengruppen. Zusätzlich berechneten wir die Korrelationskoeffizienten zwischen den Kortisongesamtdosen der einzelnen Zeitabschnitte und den diesen Zeiträumen entsprechenden Konzentrationen von Kalium, Parathormon, alkalischer Phosphatase, Cholesterin und Triglyzeride.

Bemerkenswerterweise zeigte sich als Ergebnis dieser Untersuchungen lediglich ein signifikanter Unterschied zwischen den Vergleichsgruppen beim Kalium im 1. bis 12. Monat nach der Transplantation sowie im Gesamtdurchschnitt. Es ergab sich, daß die Patientengruppe mit aseptischer Knochennekrose signifikant niedrigere, sich jedoch noch im Normalbereich befindende Kaliumkonzentrationen aufwies (p = 0,0004–0,0485; Fisher-Test). Die Korrelationskoeffizienten zwischen den Kortison- und Kaliumwerten der entsprechenden Zeitabschnitte lagen zwischen 0,222 und 0,439.

Sonstige Parameter

Zudem werteten wir 9 weitere potentielle Einflußfaktoren der Pathogenese der aseptischen Knochennekrose statistisch aus und stellten die Ergebnisse der beiden Patientengruppen gegenüber. Untersucht wurden die Dialysedauer, die Seite der Transplantation, die Nierengrunderkrankung, die postoperativ röntgenologisch erkennbare Osteoporose bzw. renale Osteopathie und die Gewichtszunahme nach der Nierentransplantation; außerdem allgemeine Gesichtspunkte wie Geschlechts- und Altersverteilung. Auch der tägliche Alkoholkonsum der Patienten wurde erfragt. Der postoperative Blutdruckverlauf wurde ebenfalls als eventueller Kofaktor der Pathogenese dieser Erkrankung statistisch ausgewertet.

Zur statistischen Auswertung der postoperativen Blutdruckwerte und Gewichtsänderungen wurden für die einzelnen Patienten die Durchschnittswerte von 1, 3, 6, 9, 12, 24 und 36 Monaten sowie der Gesamtdurchschnitt der systolischen Blutdruckwerte gebildet. Für das Gewicht wurden zusätzlich die Differenzen des ersten Monatswertes zu den Gewichtswerten der folgenden Monate berechnet.

Es ergab sich bei den 48 Männern und 10 Frauen der Gesamtgruppe kein Geschlechts- oder Altersunterschied im Vergleich der beiden Patientenuntergruppen mit und ohne AKN ($p = 0,1587$; χ^2-Test bzw. $p = 0,7659$; Fisher-Test, F-Test, ungepaarter t-Test). Die durchschnittliche Dialysedauer der HKN-Patienten war mit $48 \pm 18,92$ Monaten ebenfalls nicht signifikant different von der Dialysedauer der Kontrollgruppe, welche im Mittel $51,28 \pm 34,38$ Monate betrug ($p = 0,8349$; Fisher-Test, F-Test, ungepaarter t-Test).

Beim Vergleich des postoperativen Blutdruck- und Gewichtsverlaufs stellten sich interessanterweise ein höherer Blutdrucklevel und eine durchschnittlich stärkere Gewichtszunahme bei den Patienten der Kontrollgruppe ohne AKN heraus. Diese Differenz war bei den Blutdruckwerten für die 1- und 3-monatige Zeitspanne nach der Operation sogar signifikant ($p = 0,0302$ bzw. $0,0361$; Fisher-Test, F-Test, ungepaarter t-Test). Für den durchschnittlichen Alkoholkonsum gaben die Patienten der beiden Gruppen vergleichbare Mengen an, so daß auch hier keine Signifikanz festzustellen war.

Die retrospektive Auswertung der nach der Transplantation durchgeführten Skelettröntgenaufnahmen auf Zeichen einer diffusen Osteoporose bzw. renalen Osteopathie hin hatten zwar zum Ergebnis, daß bei allen 5 HKN-Patienten an mehreren Knochen eine Osteoporose gefunden wurde, jedoch in beiden Patientengruppen fast identisch hohe Prozentsätze sowohl für die Osteoporose als auch für die renale Osteopathie diagnostiziert wurden ($p = 0,1166$ bzw. $0,8204$; χ^2-Test). Unter den insgesamt 58 Nierentransplantierten wurden die Osteoporose und die renale Osteoplathie bei 40 (68,96%) bzw. 32 (55,17%) der Patienten röntgenologisch befundet.

Die statistische Auswertung der renalen Grunderkrankungen, welche zur terminalen Niereninsuffizienz geführt hatten, ergab als häufigste Ursache die Glomerulonephritis und die Pyelonephritis, ohne daß jedoch signifikante Unterschiede zwischen den beiden Patientengruppen bezüglich einer dieser beiden Nierengrunderkrankungen auszumachen waren (p = 0,1605 bzw. 0,3862; χ^2-Test).

MR-Tomographie des Hüftgelenks

Bei 37 der 58 Nierentransplantierten wurde ein Kernspintomogramm der Hüftgelenke angefertigt. 11 Patienten waren mit einer Kontraindikation für diese Untersuchung behaftet, 10 Patienten verweigerten die Teilnahme.

Die MR-tomographischen Bilder wurden mit Hilfe eines supraleitenden Magnetsystems Gyroscan S 15 der Firma Philips mit 1,5 Tesla Feldstärke erzeugt. Die Messungen erfolgten in koronarer Schnittführung mittels T1-gewichteten Multislice-Spinechosequenzen mit Relaxationszeiten (TR) von 500 bzw. 550 ms und einer Echozeit (TE) von 30 ms, da sich der Knochen bzw. sein Fettmark im T1-gewichteten Bild am deutlichsten darstellt. Die Schichtdicke betrug einheitlich 8 mm. Die Untersuchungen wurden mit einer Meßmittelung und einer Aquisitionsmatrix von 256 × 256 Pixeln durchgeführt, wobei pro Pixel 2 FIDs (free indication decay) berechnet wurden. Das FOV (field of view) belief sich auf 450 mm, so daß auf den Bildern vom Skelettsystem die Azetabuli, die beiden Femurköpfe und ca. ⅓ der Oberschenkelknochen zu sehen waren.

Durch die MR-tomographischen Reihenuntersuchungen der anderen 36 Nierentransplantierten wurde bei einer Patientin, die seit ca. 4 Monaten beidseitige Hüftschmerzen – links stärker als rechts – hatte und bei der keine radiologischen Veränderungen der Femurköpfe feststellbar waren, in beiden Hüftköpfen Signalintensitätsverminderungen befundet; dies führte zur Diagnose „beidseitige beginnende aseptische Hüftkopfnekrose" (s. Abb. 2).

Interessant war die Entdeckung, daß 23 der 37 MRT-untersuchten Patienten (62,16%) diffuse, inhomogene, unregelmäßig begrenzte Signalinten-

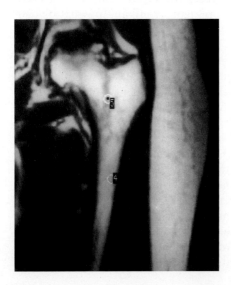

Abb. 2. Aseptische Hüftkopfnekrose im NMR

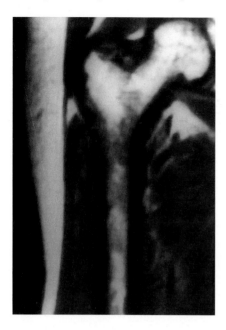

Abb. 3. Diffuse, inhomogene, unregelmäßig begrenzte Signalintensitätsverminderungen im Fettmark des Oberschenkelschaftes

sitätsverminderungen im Fettmark des Oberschenkelschaftes aufwiesen. Diese traten immer (100%) bilateral auf (Abb. 3).

Damit diese Signalabschwächungen objektiviert werden konnten, wurde mit Hilfe eines „Zooms" ein Feld des Schnittbildes begrenzt, welches den Femurkopf, den Femurhals sowie den oberen Anteil des Femurschaftes enthielt und danach vergrößert. In diesem vergrößerten Bild wurden in bestimmten Regionen (ROI = regions of interest) die relativen Signalintensitäten (SI) gemessen und mit zwischen 0 und 4059 angegeben. Mit der kleinstmöglich einstellbaren runden "ROI" wurden nun die relativen Signalintensitäten des normalen Fettmarks mit denen der signalabgeschwächten Markbereiche verglichen. Als Gebiet normalen Fettmarks wurde der Trochanter major ausgesucht, weil er sich immer am signalintensivsten zeigt. Da das Knochenfettmark im NMR nahezu die gleiche Signalstärke besitzt wie das subkutane Fettgewebe, wurde ebenfalls die Signalintensität des subkutanen Fettgewebes mit Hilfe der ROI bestimmt. Zum Vergleich wurden nun die Signalstärken im signalärmsten subchondralen Bezirk sowie in signalschwachen Gebieten des Oberschenkelschaftes und des Femurhalses berechnet (Tabelle 2). Diese 5 Regionen wurden bei jedem der 37 Patienten für beide Oberschenkel ermittelt und aus ihnen die folgenden Indizes für beide Seiten berechnet. Zusätzlich wurde jeweils der Mittelwert aus dem rechten und linken Index gebildet. Weiterhin wurde die Differenz 1 $\hat{=}$ SI Trochanter-SI Hals zur Objektivierung des signalarmen Bandes bestimmt, welches sich durch den Femurkopf bzw. -hals erstreckt. Es bestand bei allen außer einem Patienten eine deutliche Intensitätsdifferenz dieser beiden Areale.

Tabelle 2. Berechnung der Indizes 1–5

$$\text{Index 1} = \frac{SI_{subkutan} - SI_{subchondral}}{SI_{subkutan}} \times 1000$$

$$\text{Index 2} = \frac{SI_{Trochanter} - SI_{subchondral}}{SI_{Trochanter}} \times 1000$$

$$\text{Index 3} = \frac{SI_{subkutan} - SI_{Schaft}}{SI_{subkutan}} \times 1000$$

$$\text{Index 4} = \frac{SI_{Trochanter} - SI_{Schaft}}{SI_{Trochanter}} \times 1000$$

$$\text{Index 5} = \frac{SI_{Trochanter} - SI_{subkutan}}{SI_{Trochanter}} \times 1000$$

Zwischen Index 1 ∅ und Index 2 ∅ bestand aufgrund der nahezu gleich hohen Signalintensität von normalem Knochenfettmark und subkutanem Fettgewebe eine hohe Korrelation von 0,802, ebenso eine ähnlich hohe von 0,837 zwischen Index 3 ∅ und Index 4 ∅. Dies veranlaßte uns, die Faktoren „X" und „Y" wie folgt zu bestimmen:

Index 1 ∅ + Index 5 ∅ · X = Index 2 ∅ ⇒ X = (Index 2 ∅ − Index 1 ∅): Index 5 ∅
Index 3 ∅ + Index 5 ∅ · Y = Index 4 ∅ ⇒ Y = (Index 4 ∅ − Index 3 ∅): Index 5 ∅

Es zeigte sich, daß die Faktoren X und Y nahe um den Wert 1 lagen, so daß der Index 5 ∅ in dieser Studie als Korrekturfaktor für den Vergleich und die Interpretation der Indizes 1 ∅ und 2 ∅ bzw. der Indizes 3 ∅ und 4 ∅ verwendet werden konnte.

Um eine Begründung und eine eventuelle Ursache für das häufige Auftreten der Signalminderungen im Femurschaft (62,16% der untersuchten Patienten) sowie für die große Streuung der Signalindizes zu finden, wurden einerseits die Indizes verschiedener Patientenuntergruppen gegenübergestellt und andererseits die Indizes zu einigen Parametern in Korrelation gesetzt.

Zunächst wurden alle Indizes 1 ∅ bis 4 ∅ mit Hilfe des Fisher-Tests, des ungepaarten t-Tests und des F-Tests zwischen den Patienten mit (n = 23) und ohne (n = 14) optische Diagnose einer Schaftsignalverminderung verglichen. Es zeigten sich bei den mit Signalintensitätsverminderung behafteten Patienten einerseits signifikant höhere Indizes 3 ∅ und 4 ∅. Andererseits ergab die statistische Auswertung für diese Patienten höhere Indizes 1 ∅ und 2 ∅, wobei dieser Unterschied für den Index 2 ∅ deutlicher ausfiel. Die Differenzen dieser beiden Indizes waren jedoch nicht signifikant. Siehe Tabelle 3.

Eine weitere Gegenüberstellung der Indizes 1 ∅ bis 4 ∅ wurde für die Patienten mit und ohne anamnestische Beschwerden an der entsprechenden Hüftseite vollzogen. Dabei waren die Indizes der schmerzhaften (n = 17) im

Ätiologie und Diagnose der Hüftkopfnekrose nach Nierentransplantation

Tabelle 3. Vergleich der Indizes 1–4 ⌀ der 23 Patienten mit Schaftsignalabschwächung mit den 14 Patienten ohne diese Diagnose (n Anzahl der Patienten; SD Standardabweichung; Index ⌀ Mittel des jeweiligen linken und rechten Index)

Ungepaarter t-, F-, Fisher-Test	Signalabschwächung			Keine Signalabschwächung			p
	n	Mittelwert	Sd	n	Mittelwert	SD	
Index 1 ⌀	23	109,22	163,19	14	82,35	178,74	>0,25
Index 2 ⌀	23	230,65	99,31	14	143,57	150	0,025 < p ≤ 0,05
Index 3 ⌀	23	302,56	134,49	14	107,929	104,13	≤ 0,0001
Index 4 ⌀	23	399,04	79,93	14	142,07	82,93	≤ 0,0001

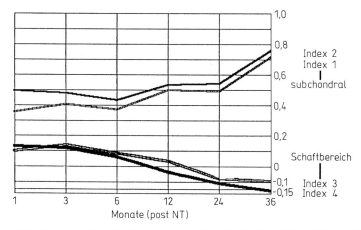

Abb. 4. Korrelationskoeffizienten zwischen den Indizes 1 ⌀–4 ⌀ und den Kortisondosen

Mittel höher als diejenigen der schmerzlosen Hüften (n = 57). Diese Unterschiede fielen allerdings nicht signifikant aus. Weiterhin errechneten wir die Korrelationskoeffizienten zwischen den Indizes 1 ⌀ bis 4 ⌀ und 15 Parametern dieser 37 Patienten, welche einen Einfluß auf die Signalintensität haben könnten. Berücksichtigt wurden das Alter, die Dialysedauer, der Zeitabstand zwischen Nierentransplantation und NMR-Untersuchung, die Dosen der 3 Immunsuppressiva zu den einzelnen postoperativen Zeitpunkten sowie die Durchschnittskonzentrationen 9 verschiedener Blutparameter.

Eine nennenswerte Korrelation zeigten hierbei am ehesten die Kortisondosen mit den Indizes 1 ⌀ und 2 ⌀, welche die subchondrale Region betreffen (Korrelationskoeffizienten von 0,357–0,714 für Index 1 ⌀ und von 0,495–0,757 für Index 2 ⌀;) s. Abb. 4.

Alle anderen Parameter zeigten keine bemerkenswerte Korrelation zu einem der Indizes, mit Ausnahme der Ciclosporin- und Azathioprinparameter in den 24- und 36-Monatsabschnitten. Hierbei standen uns jedoch nur wenige Fallbeispiele zur Verfügung.

Diskussion

Von den insgesamt im Zeitraum Oktober 1976 – April 1987 transplantierten und in die Nierentransplantationsnachsorge Bonn entlassenen 58 Patienten (48 Männer und 10 Frauen) entwickelten 5 (3 männliche und 2 weibliche) aseptische Knochennekrosen. Diese Häufigkeit von 8,6 % lag im Vergleich zum Mittelwert international angegebener Häufigkeiten (16 %) um durchschnittlich 7,4 % niedriger. Die Knochennekrose lokalisierte sich bei allen 5 AKN-Patienten (100 %) beidseitig im Femurkopf und bei einem Patienten zusätzlich bilateral in den Femurkondylen.

Der durchschnittliche röntgenologische Manifestationszeitpunkt lag bei 19,1 ± 10,2 Monaten nach Transplantation und 11,3 ± 6,3 Monaten nach Autreten erster klinischer Beschwerden, wobei eine Patientin keine Schmerzen in einer befallenen Hüfte verspürte und bei einer anderen Patientin keine röntgenologischen Veränderungen festzustellen waren.

Ziel unserer Arbeit war es, durch die Untersuchung von 58 Nierentransplantierten mögliche ätiopathogenetische Zusammenhänge und begünstigende Faktoren aseptischer Knochennekrosen zu untersuchen, sowie durch Kernspintomographien von Hüften 37 Nierentransplantierter weitere Erkenntnisse über diese Erkrankung zu gewinnen. Die 5 Patienten mit aseptischer Knochennekrose wurden dabei in unserer Studienauswertung den anderen 53 Patienten der Kontrollgruppe gegenübergestellt.

In der statistischen Auswertung der Medikation der Abstoßungsvorbeugung und -behandlung ergaben sich hochsignifikant höhere Kortisongesamtdosen für die HKN-Patienten in allen postoperativen Zeitabschnitten. Außerdem wiesen die Patienten mit Hüftkopfnekrosen hochsignifikant mehr Abstoßungsreaktionen als die Kontrollgruppe auf, verbunden mit hochsignifikant höheren Kortisongesamtmengen (zur Stoßtherapie). Die Gesamtdosen der Immunsuppressiva Ciclosporin und Azathioprin, die Gesamtmengen dieser und anderer Immunsuppressiva (ATG, ALG, Lymphoglobulin) zur Rejektionsbehandlung sowie die Höhe der Gesamtstrahlendosis während der Behandlung der Abstoßungsreaktionen waren im Vergleich der beiden Patientengruppen nicht unterschiedlich.

Ein Vergleich zwischen den beiden Patientengruppen hinsichtlich 12 verschiedener Serumparameter erbrachte für die HKN-Patientengruppe:
1. Signifikant niedrigere Kaliumkonzentrationen für die Monate 1–12 nach Transplantation und für den Gesamtdurchschnitt
2. Nicht signifikant höhere Gesamtdurchschnittskonzentrationen für das Parathormon
3. Nicht signifikant niedrigere alkalische Phosphatase-Werte für die Monate 3–12 nach Transplantation und für den Gesamtdurchschnitt.

Weiterhin ergaben sich für die HKN-Gruppe, wahrscheinlich als statistische Zufallsbefunde:
1. Signifikant niedrigere Harnsäurespiegel für den Monat 36 nach Transplantation

2. Nicht signifikant höhere Kreatininkonzentrationen für die Monate 12 und 24 nach Transplantation.

Über die Norm erhöht waren für alle Nierentransplantierten die Mittelwerte der Parathormon-, der Harnsäure-, der Kreatinin-, der Harnstoff-, der Cholesterin- und der Triglyzeridkonzentrationen, wobei sich zwischen den beiden Patientengruppen für die letzten der 3 genannten Parameter in allen Zeitabschnitten keine Unterschiede herausstellten. Für den Harnsäurespiegel ergaben sich keine signifikanten Differenzen in den festgelegten Zeitintervallen von 1–24 Monaten.

Die durchschnittlichen Werte von Kalzium, Phosphat, Natrium und Gesamteiweiß verliefen für beide Vergleichsgruppen in allen Zeitabschnitten im Normbereich ohne merkliche Unterschiede.

Dasselbe gilt für die oben aufgeführten Serumparameter in den nicht erwähnten Zeitabständen. Die Korrelationskoeffizienten zwischen den Kortisongesamtmengen und den Durchschnittskonzentrationen von Kalium, Parathormon, alkalischer Phosphatase, Cholesterin und der Triglyceride ergaben in den entsprechenden Zeitabschnitten nur für das Kalium und das Parathormon einheitliche Werte (für das Kalium zwischen $-0,222$ und $-0,439$ und für das Parathormon zwischen $0,014$ und $0,6$). Ein Vergleich der an Knochennekrosen erkrankten Gruppe mit der Kontrollgruppe bezüglich 9 weiterer Parameter erbrachte keine Unterschiede hinsichtlich Alter, Geschlecht, Dialysedauer, Art der Nierengrunderkrankung und des durchschnittlichen Alkoholkonsums.

Bei allen HKN-Patienten wurde röntgenologisch eine diffuse Osteoporose festgestellt, in der Vergleichsgruppe nur bei 66,04%. Jedoch waren die Häufigkeiten anderer röntgenologischen Zeichen einer renalen Osteopathie in beiden Gruppen gleich verteilt. Eine Beziehung zwischen der Hüftseite der Nekroseerstmanifestation und der Seite des Transplantats war bei unseren Patienten nicht erkennbar.

Für eine Gegenüberstellung des postoperativen Blutdruck- und Gewichtsverlaufs stellten sich höhere Blutdruckwerte und eine stärkere Gewichtszunahme bei den Patienten der Kontrollgruppe heraus, wobei die Differenz für die Ein- und Dreimonatsblutdruckwerte sogar signifikant war.

In unserer Kernspintomographieuntersuchung von insgesamt 74 Hüftköpfen 37 Nierentransplantierter beobachteten wir bei 2 Patientinnen beidseitige aseptische Femurkopfnekrosen. Bei einer Patientin handelte es sich um die Erstdiagnose des Krankheitsbildes mittels dieser Methode. Die nekrotischen Areale stellten sich im T1-gewichteten Bild als signalarme Zonen dar, wobei ein Hüftkopf eine großflächige, homogene Signalminderung aufwies, ein Femurkopf ein weniger homogenes Muster, ein Hüftkopf ein signalvermindertes Band und der 4. Femurkopf zystoide, signalabgeschwächte, kleine, runde Felder. In dem Gelenk mit großem, homogenem, signalintensitätsarmem Areal fanden wir zusätzlich einen Gelenkerguß im T1-gewichteten Bild.

Wir beobachteten außerdem bei 62,16% der Patienten im Femurschaftbereich diffuse inhomogene Signalintensitätsverminderungen, welche stets bilateral auftraten. Solche Schaftveränderungen im NMR sind nach unserer

Kenntnis bisher erstmals von unserer Arbeitsgruppe beschrieben worden [11].

Eine Signalintensitätsmessung 5 verschiedener Regionen der Kernspintomographiebilder („ROIs"), die Berechnung 4 verschiedener Indizes aus diesen relativen Signalintensitäten, die Gegenüberstellung dieser Indizes für verschiedene Patientenuntergruppen sowie die Korrelationsberechnungen dieser Indizes zu anderen Parametern ergaben im Vergleich zu den entsprechenden Bezugsgruppen:
1. Signifikant höhere Indizes 3 ∅ und 4 ∅ und nicht signifikant höhere Indizes 1 ∅ und 2 ∅ für die Patienten mit der optischen Diagnose einer Schaftsignalverminderung
2. Nicht signifikant höhere Indizes 1 ∅, 2 ∅ und 3 ∅ für die Patienten mit Hüftschmerzen.

Die Korrelationskoeffizienten zwischen den Kortisongesamtmengen und den Indizes 1 ∅ und 2 ∅ (in den entsprechenden Zeitabschnitten) lagen für den Index 1 ∅ zwischen 0,357 und 0,714 und für den Index 2 ∅ zwischen 0,495 und 0,757. Für die Monate 24 und 36 der Ciclosporintherapie und Index 1 ∅ und 2 ∅ ergaben sich ebenfalls höhere Korrelationen von $-0,558 - -0,804$.

Keine nennenswerten Korrelationen zeigten sich zwischen den Indizes und den folgenden Parametern: Alter, Dialysedauer, Zeitabstand zwischen Transplantation und NMR-Untersuchung, Azathioprintherapie, Ciclosporintherapie für die anderen Zeitabstände und Durchschnittskonzentrationen von Kalzium, Phosphat, alkalischer Phosphatase, Parathormon, Cholesterin, der Triglyzeride, Kreatinin, Harnstoff und Harnsäure.

Die Signalintensitätsmessungen in den beschriebenen ROIs sowie die geschilderten Indexberechnungen stellten sich als gute Methode zur Signalintensitätsobjektivierung und für den Vergleich von Signalstärken verschiedener Regionen oder verschiedener Patienten dar. Hierbei können beide Signalintensitäten, die des Trochanter major wie auch des subkutanen Fettgewebes, unter Berücksichtigung des Index 5 als Korrekturfaktor, als Normalwerte genommen werden. Das Signal 5 aus ROI 5 ist jedoch nicht verwertbar.

Zusammenfassung

Die Hauptursachen für die Entstehung der aseptischen Knochennekrose nach Nierentransplantation sehen wir sowohl in der Kortisongesamtdosis als auch in der Höhe der Kortisonstoßmedikation zur Rejektionsbehandlung, in der persistierenden renalen Osteopathie und in der punktuellen Gewichtsbelastung.

Durch eine stärkere Beachtung dieser Risikofaktoren könnte die Häufigkeit der aseptischen Knochennekrosen reduziert werden. Wesentlich wäre dabei das frühzeitige Erkennen und der medikamentöse Ausgleich einer renalen Osteopathie schon zu Dialysezeiten sowie die möglichst geringe Kortisontherapie sowohl in der Standard- als auch in der Rejektionsmedikation.

Die von uns angegebene Methode zur Signalintensitätsmessung im NMR erscheint uns als sinnvolles Verfahren zur Früherkennung nekrosegefährdeter Transplantatempfänger.

Neure Kernspintomographieuntersuchungen unserer Arbeitsgruppe an dialysierten Patienten, geben uns Hinweise darauf, daß die bei fast ⅔ der Patienten beobachtete inhomogene Markraumveränderung im NMR im Zusammenhang mit der renalen Osteopathie steht.

Literatur

1. Cruess RL, Ross D, Kremscher D (1975) The etiology of steroidinduced avascular necrosis of bone. Clin Orthop 113:178
2. Elmstedt E (1981) Avascular bone necrosis in the renal transplant patient. Clin Orthop 158:149
3. Elmstedt E, Svahn T (1981) Skeletal complications following renal transplantation. Acta Orthop Scand 52:279
4. Fink B (1990) Aseptische Knochennekrosen nach Nierentransplantation unter besonderer Berücksichtigung des NMR. Inauguraldissertation, Bonn
5. Glimcher MJ, Kenzora JE (1979) The biology of osteonecrosis of the human femoral head and its clinical implications: 2. The pathological changes in the femoral head as an organ and in the hip joint. Clin Orthop Relat Res 139:283
6. Glimcher MJ, Kenzora JE (1979) The biology of osteonecrosis of the human femoral head and its clinical implications: 1. Tissue biology. Clin Orthop Relat Res 138:284
7. Glimcher MJ, Kenzora JE (1979) The biology of osteonecrosis of the human femoral head and its clinical implications: 3. Discussion of the etiology and genesis of the pathological sequelae; comments on treatment. Clin Orthop Relat Res 140:273
8. Hawking KM (1976) Avascular necrosis of bone after renal transplantation. Lancet 294:397
9. Heuck FH, Treugut H (1984) Die Hüftkopfnekrose bei metabolischen und hormonellen Osteopathien. Radiologe 24:319
10. McGeown MG, Metha S, Nelson SD, Doherty CC (1980) Advantages of low dose steroid from the day after renal transplantation. Transplantation 29:287
11. Meßler H, Fink B, Klehr U, Steudel A (1989) Der Einfluß unterschiedlicher Parameter auf die Entstehung der aseptischen Hüftkopfnekrose bei Nierentransplantierten unter besonderer Berücksichtigung des NMR. In: Willert HG, Heuck FHW (Hrsg) Neuere Ergebnisse in der Osteologie. Springer, Berlin Heidelberg New York Tokyo, S 510
12. Miles JS (1968) Aseptic necrosis following renal transplantation. J Bone Joint Surg [Am] 50:1589
13. Pietrogrande V, Mastromarino R (1957) Osteopatia da prolongato trattamento cortisonco. Orthop Traumatol 25:791
14. Wang GJ, Dughman SS, Treger SL, Stamp WG (1985) The effect of corticopression on femoral bloodflow in steroid induced avascular necrosis of the femoral head. J Bone Joint Surg [Am] 67:121

Generalisierte Osteopathie bei Hüftkopfnekrosen

M. Kuhr[1], K. H. Schiwy-Bochat[2], W. F. Beyer[1] und H. Hirschfelder[1]

[1] Orthopädische Universitätsklinik Erlangen, Rathsbergerstr. 57, D-8520 Erlangen
[2] Pathologisches Institut des Klinikum Fürth, D-8510 Fürth

Trotz vieler Publikationen und Erklärungsversuche ist die Ätiologie und Pathogenese der Hüftkopfnekrose weiterhin nicht vollständig geklärt und wird kontrovers diskutiert.

Empirisch konnten zahlreiche Grunderkrankungen und Prädispositionsfaktoren ermittelt werden:

Morbus Cushing Hyperlipidämie
Hyperurikämie Lupus erythematodes
Zustand nach Kortisontherapie Zustand nach Nierentransplantation
Alkoholabusus Morbus Gaucher.
Blutkrankheiten
(Sichelzellenanämie)

Neben lokalen Faktoren, wie z. B. arteriellen und venösen Durchblutungsstörungen [2, 4, 6], zeigt das vermehrte Auftreten der Hüftkopfnekrose bei Patienten mit Stoffwechselstörungen [8, 12] den Einfluß von systemischen Faktoren. Hüftkopfnekrosen treten gehäuft nach Nierentransplantationen auf, wobei neben der notwendigen Kortisontherapie auch eine vorbestehende renale Osteopathie pathogenetisch wirksam zu sein scheint [5], sowie bei Alkoholabusus mit dem möglichen morphologischen Substrat einer hepatogenen Osteopathie. Dies läßt vermuten, daß die Hüftkopfnekrose Folge einer generalisierten Knochenveränderung ist.

Das Ziel dieser Untersuchung ist mittels der quantitativen Computertomographie (QCT), der Morphometrie und anhand von Laborparametern der Knochenaktivität zu untersuchen, inwieweit bei Patienten mit Hüftkopfnekrose eine systemische Knochenerkrankung vorliegt.

Patienten und Methodik

Das Patientengut umfaßt 18 Männer und 2 Frauen, die wegen einer idiopathischen Hüftkopfnekrose operativ behandelt wurden. Die männlichen Patienten waren bei der Untersuchung 29–54 Jahre alt (Durchschnitt 42 Jahre), während die beiden Frauen 60 bzw. 75 Jahre alt waren (Abb. 1).

Bei einer Patientin war als Prädispositionsfaktor eine Kortisontherapie anzusehen, bei 11 Männern bestand anamnestisch Alkoholabusus.

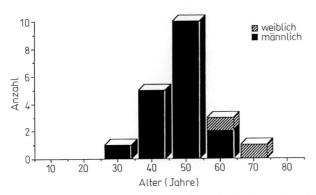

Abb. 1. Alters- und Geschlechtsverteilung der Patienten (n = 20)

Ein doppelseitiger Befall konnte bei 10 Patienten gesehen werden, wobei die röntgenologische Diagnose eines einseitigen Befalles in 5 Fällen durch ein Kernspintomogramm abgesichert werden konnte.

Da sich im Röntgenbild eine generalisierte Osteoporose erst bei einer Abnahme der Knochendichte von mehr als 30% nachweisen läßt, wurde bei allen Patienten zur Bestimmung der Knochendichte ein QCT der LWS (Siemens Somatom) mit den Referenzwirbeln L1–L3 durchgeführt und mit den altersabhängigen Normwerten verglichen. Im Gegensatz zu Photonenabsorptionsmethoden ist hierbei eine getrennte Messung von Spongiosa und Kortikalis möglich.

Bei 17 Patienten wurde mit einer Stanzbiopsie Beckenkammspongiosa entnommen. Nach Fixierung in Schaffer-Lösung und Aufarbeitung der Biopsie in Anlehnung an die Methode von Delling [3] und Burkhardt [1] konnten 7 Stanzzylinder nach Einbettung in Methylakrylat mit der Methode nach Merz [7] und mit den von Schenk u. Olah [9] erarbeiteten Parametern histomorphometrisch ausgewertet werden.

Die restlichen Proben wurden von einem Pathologen qualitativ bewertet. Präoperativ wurden neben den Standardlaboruntersuchungen die Werte für das von Osteoblasten gebildete nichtkollagene Knochenprotein Osteocalcin (auch BGP, Bone-Gla-Protein, genannt) und Vitamin D_3 mittels Radioimmunassay bestimmt.

Ergebnisse

Quantitative Computertomographie

Bei 11 von 20 Patienten (55%) konnte mittels der QCT an den Referenzwirbeln L1–L3 eine Verminderung der Knochendichte der Spongiosa unterhalb der 1-σ-Grenze nachgewiesen werden (Abb. 2).

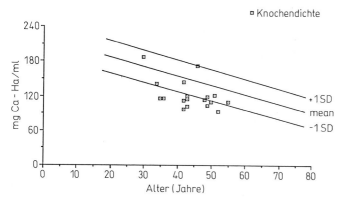

Abb. 2. QCT der LWS (Referenzwirbel L1–L3) zur Bestimmung der Knochendichte der Spongiosa in Abhängigkeit vom Alter bei 18 männlichen Patienten

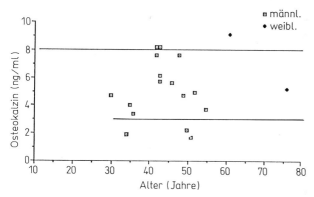

Abb. 3. Serumwerte von Osteocalcin in Abhängigkeit vom Alter (n = 20)

Laborparameter

Bei 5 Patienten lag eine mäßige Erhöhung der Transaminasen, in 8 Fällen eine Harnsäureerhöhung und in 11 Fällen eine Hypertriglyzeridämie vor. Bei 10 Patienten konnte durch den Nachweis von Hepatitis-A-Antikörpern eine abgelaufene Hepatitis A ermittelt werden.

Die Werte von Vitamin D_3 waren bis auf einen Fall im Normbereich. Bei dem Patientengut konnte in 3 Fällen ein über die Normgrenze erhöhtes Serumosteokalzin von mehr als 8,0 ng/ml nachgewiesen werden (Abb. 3).

Histomorphometrie

Wegen der geringen Fallzahl von nur 7 histomorphometrisch auswertbaren Knochenbiopsien ist lediglich eine tendenzielle Aussage möglich. Es fanden sich in 6 Fällen Zeichen einer verminderten Knochenneubildung im Sinne eines

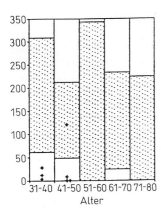

Abb. 4. Oberflächendichte des aktiven Osteoids (Svob), d.h. der Anteil des mit Osteoblasten besetzten Osteoids an der gesamten Trabekeloberfläche

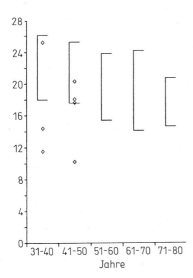

Abb. 5. Volumendichte Vvb, d.h. prozentualer Anteil des Trabekelvolumens an einer Volumeneinheit Beckenkammspongiosa. Der Wert Vvb ermöglicht die Diagnose Osteopenie

deutlich verminderten, mit Osteoblasten besetzten Osteoids (Abb. 4). Dagegen war kein Parameter der Knochenresorption außerhalb der Norm und es ließen sich ebensowenig Zeichen eines Hyperparathyreoidismus erkennen. Die Volumendichte (Vvb) der Trabekel (Volumendichte der Spongiosabälkchen pro Volumeneinheit Beckenkammspongiosa) als Parameter für eine Osteopenie ist bei 3 Patienten unterhalb der Norm (Abb. 5).

Bei den übrigen, nicht quantitativ auswertbaren Präparaten läßt sich ebenfalls überwiegend eine Osteopenie feststellen.

Diskussion

Neuere Untersuchungen [11] zeigen, daß Osteocalcin als nichtkollagenes Protein der Knochenmatrix ausschließlich von Osteoblasten gebildet wird und der Serumgehalt direkt abhängig von der Sezernierung durch aktive Osteoblasten und der Bindung des neugebildeten Osteocalcins im Verlauf der Mineralisation ist. Eine gleichsinnige Veränderung von Blastenaktivität und der Mineralisation würde mit einer unveränderten Osteocalcinkonzentration im Serum einhergehen, eine gegensinnige Änderung eine entsprechende Erhöhung oder Erniedrigung ergeben [11]. Die Werte für Osteocalcin als Parameter für die osteoblastäre Aktivitätsänderung waren bei nahezu allen Patienten im Normbereich, so daß bei den fehlenden Zeichen einer Mineralisationsstörung sich die im QCT bei der Mehrzahl der Patienten nachgewiesene Osteopenie laborchemisch nicht erfassen läßt. Die Werte der QCT weisen mit den histologischen Befunden auf eine durch verminderte Knochenneubildung hervorgerufene Osteopenie hin.

Ob den allkoholinduzierten Hüftkopfnekrosen immer eine hepatogene Osteopathie zugrunde liegt, wie sie sich bei Leberzirrhosen in nahezu allen Fällen zeigt [10], bedarf weiterer Untersuchungen.

Zusammenfassend weist die Untersuchung darauf hin, daß bei der idiopathischen Hüftkopfnekrose des Erwachsenen neben lokalen Einflüssen in der Mehrzahl der Fälle auch eine generalisierte Osteopathie vorliegt. Diese läßt sich mittels QCT, aber nicht laborchemisch nachweisen.

Zusammenfassung

Bei der weiterhin unklaren Ätiologie der idiopathischen Hüftkopfnekrose sind neben lokalen Faktoren (Durchblutungsstörung, erhöhter intraossärer Druck u. a.) auch systemische Faktoren und Einflüsse zu diskutieren.

Bei 20 Patienten, die wegen einer Hüftkopfnekrose operativ behandelt wurden, haben wir deshalb eine quantitative Computertomographie der LWS durchgeführt, wobei bei der Mehrzahl der Patienten eine Osteopenie unterhalb der 1-σ-Grenze nachgewiesen werden konnte. Neben den Standardlaborparametern wurden Osteocalcin und Vitamin D_3 im Serum bestimmt. Bei einem Teil der Patienten konnte auch eine Beckenkammstanze entnommen und histomorphometrisch ausgewertet werden. Als Tendenz ergaben sich dabei Zeichen einer verminderten Knochenneubildung.

Die Untersuchung weist darauf hin, daß bei der idiopathischen Hüftkopfnekrose des Erwachsenen in der Mehrzahl der Fälle eine generalisierte Osteopathie vorliegt.

Literatur

1. Burkhardt R (1970) Farbatlas der klinischen Histopathologie von Knochenmark und Knochen. Springer, Berlin Heidelberg New York
2. Chandler FA (1948) Coronary disease of the hip. J Int Coll Surg 11:34
3. Delling G (1972) Über eine vereinfachte Methacrylateinbettung für unentkalkte Knochenschnitte. Beitr Pathol 145:100–105
4. Ficat P (1980) Vasculäre Besonderheiten der Osteonekrose. Orthopäde 9:238–244

5. Heuck FHW, Treugut H (1984) Die „Hüftkopfnekrose" bei metabolischen und hormonellen Osteopathien – eine radiologisch-morphologische Analyse. Radiologe 24:319–337
6. Hipp E (1966) Zur idiopathischen Hüftkopfnekrose. Z Orthop 101:457–472
7. Merz WA (1967) Die Streckenmessung an gerichteten Strukturen im Mikroskop und ihre Anwendung zur Bestimmung von Oberflächen-Volumen-Relationen im Knochengewebe. Mikroskopie 22:132–142
8. Puhl W, Niethard FU, Hamacher P, Augustin J, Greten H (1978) Metabolische Störungen bei der idiopathischen Hüftkopfnekrose Erwachsener. Z Orthop 116:81–92
9. Schenk RK, Olah AJ (1980) Histomorphometrie. In: Kuhlencordt F, Bartelheimer H (Hrsg) Handbuch der Inneren Medizin, Bd 6: Klinische Osteologie, Teil A. Springer, Berlin Heidelberg New York
10. Schiwy-Bochat HW (1989) Beitrag zur hepatogenen Osteopathie. Dissertation, Erlangen Nürnberg
11. Venbrocks RA (1989) Osteocalcin. Enke, Stuttgart
12. Zsernaviczky J, Höppner W, Farid F (1982) Neue Erkenntnisse über die Rolle der Fettstoffwechselstörungen und blutchemischer Parameter in der Ätiologie der aseptischen Hüftkopfnekrose. Orthop Praxis 10:759–763

Hüftkopfnekrose und Nierentransplantation

N. Renner[1], J. Landmann[1], G. Thiel[2], A. Gächter[1] und F. Harder[1]

[1] Department Chirurgie
[2] Department Innere Medizin, Kantonsspital, CH-4031 Basel

Hüftkopfnekrosen als Komplikation nach Nierentransplantation wurden erstmals 1964 von Starzl et al. [22] beschrieben. Das gehäufte Auftreten von Knochennekrosen auch an anderer Lokalisation wurde seither in beinahe allen Transplantationszentren beobachtet und in einer Vielzahl von Publikationen dokumentiert. Die mittlere Inzidenz von Knochennekrosen wird hierbei mit ca. 15% angegeben [11, 15, 17, 19, 20]. Die Extremwerte schwanken allerdings zwischen 3 [3] und 41% [14].

Sämtliche Autoren berichten über ein ziemlich einheitliches Verteilungsmuster, in dem der Femurkopf mit 52–96% weitaus am häufigsten betroffen ist, gefolgt von Femurkondylen (28–30%) und Humeruskopf (10–27%). Andere Lokalisationen (Ellbogen, OSG etc.) sind ebenfalls beschrieben, ihre Häufigkeit wird jedoch jeweils lediglich mit wenigen Prozenten angegeben.

Der gleichzeitige Befall von 2 und mehr Gelenken ist relativ häufig [17, 19, 20] und der beidseitige Hüftgelenkbefall wird mit bis zu 80% angegeben [3, 13]. Symptome treten in der Regel zwischen 1 Monat und 1 Jahr nach Transplantation auf. Innerhalb von 2 Jahren manifestieren sich 85%, und nach mehr als 6 Jahren wurden bisher keine Neuerkrankungen beschrieben [3, 5, 11, 14, 15, 17, 20]. Die subjektiven Hüftgelenkbeschwerden gehen einem objektivierbaren radiologischen Befund um Monate voraus. Die objektive Diagnostik stützt sich neben der konventionellen Radiologie v. a. auf die Szintigraphie und in zunehmendem Maße auf die bildgebende Magnetresonanz (NMR).

Ätiologisch scheinen die Kortikosteroide trotz einer langen Liste von in der Literatur diskutierten Faktoren (Tabelle 1) eine entscheidende Rolle zu spielen. Eine Dosisabhängigkeit dieses Effekts bzw. eine Schwellendosis wurde ebenfalls wiederholt postuliert [10, 20] konnte aber in diversen anderen Serien nicht bestätigt werden [11, 15, 19]. Die Fragestellung unserer eigenen Untersuchung bestand deshalb darin, ob unter immunsuppressiver Therapie mit Ciclosporin A kombiniert mit lediglich niedrigen Dosen von Kortikosteroiden die Inzidenz der Femurkopfnekrose nach Nierentransplantation wirklich niedriger ist als unter konventioneller Therapie mit Azathioprin und Kortikosteroiden [16].

Tabelle 1. Ätiologische Faktoren der Hüftkopfnekrosen nach Nierentransplantation

---
Kortikosteroide [6, 12, 18]
Renale Osteopathie [20]
Sekundärer Hyperparathyreoidismus [6, 7, 20]
Durchblutungsstörung [4, 8]
Urämische Neuropathie [2]
Umweltfaktoren [14]
Rasse [20]
Erhöhte Eisenbelastung [19]
Gesteigerter Proteinmetabolismus [19]

Material und Methoden

In die Studie aufgenommen wurden alle zwischen 1967 und 1984 am Kantonsspital Basel transplantierten Patienten, bei welchen die Transplantatniere mindestens 3 Monate funktionierte. Das Studienkollektiv umfaßte somit 270 Patienten (bzw. 287 Transplantationen). Zwischen 1967 und 1982 bestand die immunsuppressive Behandlung aus Azathioprin und Prednison. Akute Abstoßungskrisen wurden anfänglich mit einem Bolus von 1 g Prednison behandelt. Nach 1973 wurden nur noch 500 mg Prednison als Bolus verabreicht, jedoch an 3 aufeinanderfolgenden Tagen. 1980 wurde gemäß dem Protokoll der Europäischen Multicenterstudie die Behandlung mit Ciclosporin A aufgenommen; anfänglich gänzlich ohne Kortikosteroide. Seit 1983 wurde schließlich Ciclosporin A kombiniert mit niedrigen Dosen von Prednison (0,5 mg/kg KG/Tag) verabreicht. Die tägliche Prednisondosis wurde jede 2. Woche reduziert und nach 5–6 Monaten gänzlich abgesetzt, sofern der Serumkreatininspiegel weniger als 200 mmol/l betrug [23]. Das gesamte Patientenkollektiv wurde im Hinblick auf symptomatische Hüftkopfnekrosen untersucht und in 2 Gruppen unterteilt. Gruppe 1 (174 Patienten) umfaßte alle Patienten mit konventioneller Immunsuppression, Gruppe 2 (96 Patienten) alle mit Ciclosporin A behandelten Patienten. Die Nachbeobachtungszeit beträgt mittlerweile mindestens 5 Jahre.

Mit einer Ausnahme konnte bei allen Patienten 1–3 Monate nach Auftreten subjektiver Beschwerden die Verdachtsdiagnose im konventionellen Röntgenbild bestätigt werden. Die Ausnahme betrifft einen Patienten, bei welchem lediglich die Szintigraphie mit Technetium-99 m-Diphosphonat eine vermehrte Aktivität in beiden Femurköpfen zeigte. Die Resultate wurden mit dem χ^2-Test und dem Student-t-Test statistisch geprüft.

Ergebnisse

Insgesamt entwickelten 16 der 270 beobachteten Patienten eine symptomatische Femurkopfnekrose. Davon gehörten 15 zur Gruppe 1 (konventionelle

Tabelle 2. Inzidenz der Femurkopfnekrose unter konventioneller immunsuppressiver Therapie und unter Ciclosporin A

Therapie	n	Femurkopfnekrose n (%)	
Konventionell	174	15 (9)	$p < 0,05$
Ciclosporin A	96	1 (1)	
	270	16 (6)	

Tabelle 3. Mittlere Prednisondosis während der ersten 2 Monate nach Nierentransplantation

Therapie	Prednison	[mg/kg KG/d]
Konventionell	$2,55 \pm 1,44$	$p < 0,001$
Ciclosporin A	$1,17 \pm 0,72$	

Therapie), entsprechend 9% der 174 Patienten, und lediglich 1 Patient gehörte zur Gruppe 2 (Cyclosporin A), entsprechend ca. 1% der 96 Patienten (vgl. Tabelle 2). Dieser Prävalenzunterschied ist statistisch signifikant ($p < 0,05$).

Innerhalb der Gruppe 1 bestanden keine signifikanten Unterschiede zwischen den 72 früh (1967–1974) und den 102 später (1975–1982) transplantierten Patienten, obwohl in der letzten Periode Hyperparathyreoidismus, Osteomalazie und Osteoporose aktiver behandelt wurden und ein besseres „Graft matching" auf weniger Abstoßungskrisen schließen lassen könnte.

Die kumulierte Steroiddosis während der ersten 2 Monate nach Transplantation betrug in Gruppe 1 täglich $2,55 \pm 1,44$ mg/kg KG Prednison inklusive eventueller Bolusgaben bei Abstoßungskrisen. In Gruppe 2 betrug diese Dosis weniger als die Hälfte, d.h. lediglich $1,17 \pm 0,72$ mg/kg KG ($p < 0,001$) (vgl. Tabelle 3).

Innerhalb der Gruppe 1 konnte keine statistisch signifikante Beziehung zwischen Femurkopfnekrose und Prednisondosis nachgewiesen werden. Patienten mit Femurkopfnekrosen hatten 2,74 mg/kg KG Prednison täglich erhalten, während die durchschnittliche Dosis bei Patienten ohne Femurkopfnekrose 2,5 mg/kg KG betrug, d.h. nicht signifikant niedriger war (Tabelle 4).

Symptome traten zwischen 3 und 15 Monate nach Transplantation auf (Mittel: 8,4 Monate), wobei die meisten Patienten über beidseitige Hüftgelenkbeschwerden klagten.

Nach anfänglich konservativer Therapie (Entlastung, Analgetika) mußte bei 7 Patienten wegen persistierender Schmerzen eine Hüftgelenktotalprothese eingesetzt werden (davon bei 6 beidseitig). 8 Patienten verstarben, noch bevor eine Arthroplastik hätte durchgeführt werden können. 1 Patient wurde nach Umstellung der immunsuppressiven Therapie von Azathioprin/Prednison auf

Tabelle 4. Mittlere Prednisondosis während der ersten 2 Monate nach Nierentransplantation bei Patienten mit und ohne Femurkopfnekrose

Therapie	Femurkopfnekrose	
	ohne [mg]	mit [mg]
Konventionell	2,53	2,74
Ciclosporin A	1,17	1,60

Ciclosporin A (ohne Prednison) innerhalb weniger Monate beschwerdefrei, und die zuvor beobachteten szintigraphischen Veränderungen verschwanden wieder.

Diskussion

Die Ätiologie und insbesondere die Pathogenese der Hüftkopfnekrose nach Nierentransplantation bleibt weiterhin unklar. Die gesamte Literatur zu diesem Thema weist zwar auf die wichtige Rolle der Kortikosteroide hin, ohne diese allerdings beweisen zu können. Weitere Faktoren dürfen jedoch nicht übersehen werden. So treten Hüftkopfnekrosen nach Nierentransplantationen häufiger auf als unter chronischer Kortikosteroidbehandlung wegen anderer Indikationen [1]. Ebenso wird diese Komplikation nach Herz- oder Lebertransplantationen seltener beobachtet als nach Nierentransplantation [5]. Dies deutet auf eine potenzierende Wirkung der vorbestehenden renalen Osteopathie hin [20]. Untermauert wird dies durch die Beobachtung, daß bei chronisch niereninsuffizienten Patienten, welche keine Steroide erhielten, ebenfalls gehäuft Hüftkopfnekrosen auftreten [1].

Im Gegensatz zu den meisten bisherigen Untersuchungen haben wir die auf das Körpergewicht bezogene Steroiddosis berechnet und hierbei in unserer Gruppe 1 (konventionelle Therapie) keinen statistisch signifikanten Unterschied zwischen Patienten mit und ohne Femurkopfnekrose gefunden.

Parfrey et al. [19] berichten zwar auch über eine Abnahme der Inzidenz von aseptischen Knochennekrosen unter konventioneller Therapie nach 1971. Es muß jedoch hervorgehoben werden, daß damit eine Abnahme von (im Vergleich relativ hohen) 29% auf (etwas unterdurchschnittliche) 5% gemeint ist, wobei überdies die immunsuppressive Therapie vor 1971 offensichtlich in dieser Serie nicht standardisiert war. Schlüsse aus dieser Publikation sind somit kaum zu ziehen. In unserer Untersuchung war in der konventionell behandelten Gruppe über die Jahre kein Rückgang der Inzidenz nachweisbar, hingegen ist die Abnahme seit dem Wechsel der Behandlung auf Ciclosporin A eindeutig. In der Zwischenzeit wurde dies auch von anderen Autoren bestätigt [21]. Unklar ist hierbei, ob dies lediglich auf die reduzierte Steroiddosis zurückzuführen ist, oder ob Ciclosporin A neben seinen sonstigen Vorzügen zusätzlich eine osteoprotektive Wirkung besitzt und so die nach erfolgreicher Nierentransplantation einsetzenden Umbau- und Reparationsvorgänge am Knochen günstig beeinflußt.

Der Abnahme dieser Komplikation nach Nierentransplantation kommt deshalb zusätzliche Bedeutung zu, da bis heute weder eine Prophylaxe noch laborchemische Parameter für eine Früherkennung bekannt sind [9]. Bezüglich der Behandlung fanden wir bei der kleinen Zahl unserer Fälle eine gute Übereinstimmung mit den in der Literatur angegebenen Daten. Die konservative Behandlung führt hiernach häufig nicht zum Ziel, so daß wegen persistierender Beschwerden die Indikation zur Totalprothesenarthroplastik gestellt werden muß. Wie Bradford et al. [5] mit einer relativ großen Fallzahl zeigten, kann dieser Eingriff jedoch auch bei diesem multimorbiden Patientenkollektiv mit akzeptablem Komplikationsrisiko und mit guten Langzeitresultaten durchgeführt werden.

Literatur

1. Bailey GL, Griffiths HJL, Mocelin AJ, Gundy DH, Hampers CL, Merrill JP (1972) Avascular necrosis of the femoral head in patients on chronic hemodialysis. Trans Am Soc Artif Int Organs 18:401–404
2. Bertoli M, Meneghello A, Ruffati A, Vertolli U, Romagnoli GF (1987) Transplant osteonecrosis: can it be due to uremic neuropathie? Nephron 46/4:404
3. Bewick M, Stewart PH, Rudge C, Farraud C, McColl J, Physicians of the South-East Regional Transplant Group (1976) Avascular necrosis of bone in patients undergoing renal allotransplantation. Clin Nephrol 5:66–72
4. Boettcher WJ, Bonfiglio M, Hamilton HH, Sheets RF, Smith K (1970) Non-traumatic necrosis of the femoral head. J Bone Joint Surg Am 52:312–321
5. Bradford DS, Szalapski EW, Sutherland DER, Simmons RL, Najarian JS (1984) Osteonecrosis in the transplant recipient. Surg Gynecol Obstet 159:328–334
6. Briggs WA, Hampers CL, Merrill JP, Hager EB, Wilson RE, Birtch AG, Murray JE (1972) Aseptic necrosis in the femur after renal transplantation. Ann Surg 175:282–289
7. Chatterjee SN, Massry SG, Friedler RM, Singer FR, Berne TV (1976) The high incidence of persistent secondary hyperparathyreoidism after renal homotransplantation. Surg Gynecol Obstet 143:440–442
8. Cosgriff SW (1951) Thromboembolic complications associated with ACTH and cortisone therapy. JAMA 147:924
9. Editorial (1985) Transplant osteonecrosis. Lancet I:965–966
10. Felson DT, Anderson JJ (1987) A Cross-study evaluation of association between steroid dose and bolus steroids and avascular necrosis of bone. Lancet 18:902–906
11. Gottlieb MN, Stephens MK, Lowrie EG et al. (1978) A longitudinal study of bone disease after successful renal transplantation. Nephron 22:239–248
12. Harrington KD, Murray WR, Kountz SL, Belzer FO (1971) Avascular necrosis of bone after renal transplantation. J Bone Joint Surg [Am] 53:203–215
13. Harris RR, Niemann KMW, Diethelm AG (1974) Skeletal complications after renal transplantation. South Med J 67:1016–1019
14. Hawking KM, Van Den Bosch BF, Wilmink JM (1976) Avascular necrois of bone after renal transplantation [Letter]. N Engl J Med 294:397
15. Ibels LS, Alfrey AC, Huffer WE, Weil R III (1978) Aseptic necrosis of bone following renal transplantation: Experience in 194 transplant recipients and review of the literature. Medicine 57:25–45

16. Landmann J, Renner N, Thiel G, Gaechter A, Harder F (1987) Cyclosporin A and osteonecrosis of the femoral head. J Bone Joint Surg [Am] 69:1226–1228
17. Metselaar HJ, Van Steenberge EJP, Bijnen AB, Jeekel JJ, Van Linge B, Weimar W (1985) Incidence of osteonecrosis after renal transplantation. Acta Orthop Scand 56:413–415
18. Murray RW (1973) Hip problems associated with organ transplants. Clin Orthop 90:57–69
19. Parfrey PS, Farge D, Parfrey NA, Hanley JA, Guttman RD (1986) The decreased incidence of aseptic necrosis in renal transplant recipients – A case control study. Transplantation 41/2:182–187
20. Patton RR, Pfaff WW (1988) Aseptic bone necrosis after renal transplantation. Surgery 103/1:63–68
21. Pere P, Kessler M, Prouteau JM, Gaucher A (1989) Les ostéonécroses des transplantés rénaux. Diminution de fréquence depuis l'utilisation de la ciclosporine. Presse Med 18:896
22. Starzl TE, Marchioro TL, Porter KA, Moore CA, Rifkind D, Wadell WR (1964) Renal homotransplantation. Late function and complications. Ann Intern Med 61:470–497
23. Thiel G, Harder F, Loertscher R et al. (1984) Cyclosporine alone or in combination with prednisone in cadaveric renal transplantation. Transplant Proc 16:1187–1190

Aseptische Femurkopfnekrosen nach Nierentransplantation

H.-H. Neumayer[1], S. Küchler[2], F. C. Luft[1], J. Mann[1], M. Weber[1] und R. B. Sterzel

[1] Innere Medizin und Nephrologie der Universität Erlangen-Nürnberg, 4. Medizinische Klinik – Klinikum Nürnberg, Kontumazgarten 14–18, D-8500 Nürnberg

[2] Abteilung für Allgemeine Innere Medizin, Klinikum Steglitz, Freie Universität Berlin, Hindenburgdamm 30, D-1000 Berlin 45

Einleitung

Aseptische Knochennekrosen haben insbesondere nach Nierentransplantation zunehmende klinische Bedeutung erlangt und werden mit einer Inzidenz von 1–41 % beobachtet (Literatur bei [17]). Als mögliche Ursachen werden neben einer erhöhten mechanischen Belastung, Störungen der Mikrozirkulation, lokale Fettembolien und eine Reduktion der Knochenmasse als Folge der Steroidmedikation vermutet. Die große Mehrzahl der vorliegenden Untersuchungen nach Organtransplantation berichtet über das Auftreten aseptischer Knochennekrosen unter sog. konventioneller Immunsuppression mit Steroiden und Azathioprin. Bislang liegen vergleichende Daten über das Auftreten dieser bedeutsamen Komplikation unter Ciclosporintherapie und Low-dose-Steroidapplikation nur spärlich vor [13]. Ziel der vorliegenden retrospektiven Untersuchung war es, die Inzidenz und den Verlauf aseptischer Femurkopfnekrosen nach Leichennierentransplantation unter unterschiedlichen immunsuppressiven Protokollen zu untersuchen.

Methodik

Klinisch-anamnestische Parameter (Lebensalter, Geschlecht, Dauer der Hämodialysetherapie, vorbestehende renale Osteopathie, Anzahl der Rejektionskrisen, Steroiddosis) von 380 Patienten nach konsekutiver Leichennierentransplantation im Zeitraum von 1970–1985 wurden unter Berücksichtigung unterschiedlicher immunsuppressiver Therapien ausgewertet. Bei 8 Patienten bestand ein unvollständiger Datensatz, so daß diese nur z. T. (renale Osteopathie) in die Untersuchung eingingen. 29 von 33 Patienten mit Hüftkopfnekrosen wurden persönlich interviewt.

Gruppe A (n = 231, weiblich: 100, männlich: 131) erhielt eine konventionelle Immunsuppression mit hoch dosierten Steroiden und Azathioprin, während Gruppe B (n = 141, weiblich: 57, männlich: 84) unmittelbar präoperativ beginnend mit Ciclosporin und niedrig dosierten Steroiden behandelt wurde.

Eine vorbestehende renale Osteopathie wurde aus der Gesamtheit der klinischen, radiologischen, laborchemischen (Serumkalzium, anorganisches Phosphat, alkalische Phosphatase, Parathormonspiegel) und, soweit vorhandenen, knochenhistologischen Befunden mit ja/nein definiert.

Statistik

Angegeben und dargestellt werden Median und Spannweite (range), sowie das arithmetische Mittel. Die Prüfung auf statistisch signifikante Unterschiede zwischen beiden Gruppen erfolgte mit Hilfe des U-Tests. Die Nullhypothese wurde auf dem 5%-Niveau verworfen (*p $\leq$ 0.05, **p $\leq$ 0.01).

Mittels der „Multiplen Linearen Regressionsanalyse" (Schneider CPC 6128) wurden verschiedene Einflußfaktoren (Regressor: Geschlecht, Alter bei Nierentransplantation, Körpergewicht, vorbestehende renale Osteopathie, Anzahl der Rejektionskrisen, Dauer der Hämodialysetherapie, Urbasondosis 100 Tage nach Transplantation, Ciclosporin-A- und Azathioprintherapie) auf ihre Wertigkeit im Hinblick auf die Entwicklung einer Osteonekrose überprüft.

Ergebnisse (Abb. 1–6, Tabellen 1 u. 2)

Eine ein- oder beidseitige aseptische Femurkopfnekrose wurde bei 33 von 372 (8,9%) Patienten (13 Frauen, 20 Männer) mit einer Nachbeobachtungszeit von $\geq$ 2 Jahren diagnostiziert. Der Altersmedian aller Patienten zum Zeitpunkt der Nierentransplantation betrug 43 (14–60) Jahre und war zwischen beiden Gruppen nicht signifikant unterschiedlich.

Unter konventioneller Immunsuppression wurden 27 von 231 (11,7%), unter Ciclosporin-A-(CyA-)Therapie dagegen nur 6 von 141 (4,3%) Femurkopfnekrosen beobachtet (p $\leq$ 0.01). Aseptische Femurkopfnekrosen traten etwa je zur Hälfte einseitig (n = 15, 46%), (Gruppe A: n = 13, Gruppe B: n = 2) oder beidseitig (n = 18, 54%), (Gruppe A: n = 14, Gruppe B: n = 4) auf. Femurkopfnekrosen wurden dabei signifikant häufiger auf der ipsilateralen Seite des Transplantats (22 von 33, 66%) beobachtet (p $\leq$ 0.05).

Die Zeitspanne bis zum Auftreten klinischer Symptome (Schmerzen) betrug durchschnittlich 429, Median: 229 Tage (Gruppe A: 462, Median: 299 Tage, Gruppe B: 304, Median: 262 Tage), zeigte jedoch eine große Variabilität (35–1228 Tage). Bis zur Sicherung der Diagnose, in der Regel durch Röntgenbild, vergingen im Mittel 688, Median: 501, Range: 2081 Tage (Gruppe A: 744, Median: 529 Tage, Gruppe B: 429, Median: 372 Tage).

Die Dauer der Hämodialysetherapie bis zur Nierentransplantation war in beiden Gruppen nicht signifikant unterschiedlich und betrug bei den 27 Patienten der Gruppe A 656 Tage (162–3769) und in Gruppe B 735 Tage (589–1815). Ein sicherer Zusammenhang zwischen renaler Grunderkrankung und dem Auftreten einer Osteonekrose bestand nicht, bei der Mehrzahl der

Aseptische Femurkopfnekrosen nach Nierentransplantation 91

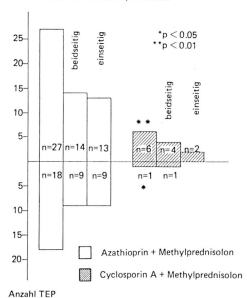

Abb. 1. Anzahl ein- und beidseitiger Femurkopfnekrosen und durchgeführter Endoprothesen (TEP) bei 372 Patienten nach allogener Nierentransplantation unter unterschiedlicher Immunsuppression

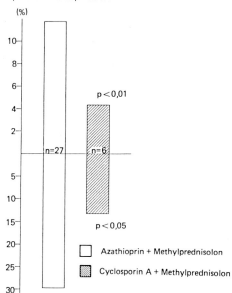

Abb. 2. Inzidenz aseptischer Femurkopfnekrosen bei konventioneller Immunsuppression (n = 27, 11,7%) und während Cyclosporin A-Therapie (n = 6, 4,3%) im Vergleich zur durchschnittlichen (median) Steroiddosis/Tag/Patient

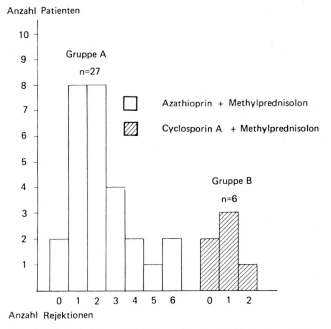

Abb. 3. Häufigkeit von Rejektionsepisoden bei Patienten mit Femurkopfnekrose

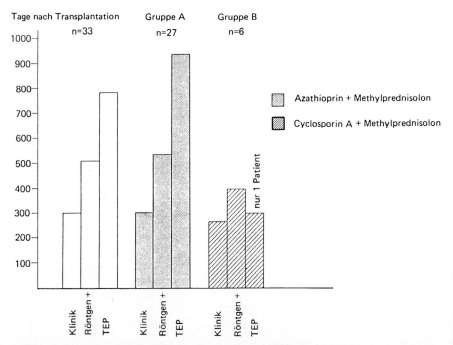

Abb. 4. Zeitgang von Klinik, Röntgendiagnostik und Hüftgelenkersatz

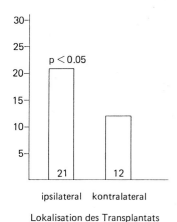

Abb. 5. Lokalisation der Femurkopfnekrosen in Beziehung zur transplantierten Niere

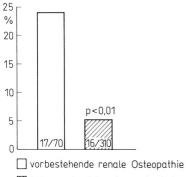

☐ vorbestehende renale Osteopathie
▨ keine vorbestehende renale Osteopathie

Abb. 6. Zusammenhang zwischen vorbestehender renaler Osteopathie und der Häufigkeit von Femurkopfnekrosen

Tabelle 1. Renale Grunderkrankung bei Patienten mit Femurkopfnekrosen

Nierenerkrankung	Gruppe A Azathioprin + Methylprednisolon	Gruppe B Cyclosporin A + Methylprednisolon
	n = 27	n = 6
Glomerulonephritis	16	0
Pyelonephritis	2	0
Analgetikanephropathie	3	2
Refluxnephropathie	0	2
Zystennieren	0	2
Nierenhypoplasie	1	0
Maligne Nephrosklerose	1	0
Tbc	1	0
Systemerkrankungen	1	0
Ursache unbekannt	2	0

Tabelle 2. Ergebnis der linearen Regressionsanalyse bei Patienten mit Femurkopfnekrosen

Regressoren	1	2	3	4	5	6	7	8	9
Geschlecht	● ns	● ns	● ns	● ns					
Alter	● ns	● ns	● ns	● ns	● ns				
Übergewicht	● ns	● ns	● ns	● ns	● ns	● ns	● ns	● ns	
Renale Osteopathie	● ns	● ns	● ns	● ns	● ns	● ns	● ns		
Rejektionen	● **	● **	● ***	● ***	● ***	● ***	● ***	● ***	● ***
Dialysedauer	● ns								
Urbason (100 Tage)	● *	● *	● *	● *	● *	● *	● *	● *	● *
Urbason	● ***	● ***	● ***	● ***	● ***	● ***	● ***	● ***	● ***
Imurek (100 Tage)	● ns	● ns	● ns						
Imurek	● ns	● ns							
CyA (100 Tage)	● ns	● ns	● ns	● ns	● ns	● ns			
CyA	● ns	● ns	● ns	● ns	● ns	● ns	● **	● **	● **
r^2	0,891 **	0,873 **	0,872 ***	0,861 ***	0,861 ***	0,860 ***	0,860 ***	0,854 ***	0,840 ***
r	0,944 **	0,934 **	0,934 ***	0,928 ***	0,928 ***	0,927 ***	0,927 ***	0,924 ***	0,917 ***
$\hat{F}$	13,647 ***	13,176 ***	15,017 ***	15,865 ***	18,620 ***	21,927 ***	26,599 ***	31,557 ***	36,831 ***
Anzahl Regressoren	12	11	10	9	8	7	6	5	4

*$p < 0.05$, **$p < 0.01$, ***$p < 0.001$

Patienten war das renale Grundleiden allerdings eine Glomerulonephritis. Die Serumkreatininkonzentrationen zum Zeitpunkt der Diagnosesicherung waren zwischen beiden Kollektiven nur gering, wenn auch signifikant unterschiedlich [Gruppe A: 150 µmol/l (99 – 348), Gruppe B 140 }mol/l (103 – 170), p ≦ 0.05].
Rejektionsepisoden wurden in Gruppe A mit im Mittel 2,18/Patient vs. 0,83/Patient in Gruppe B signifikant häufiger beobachtet (p ≦ 0.05). Die durchschnittliche Steroiddosis/Patient bis zum Tag der Diagnosesicherung war in Gruppe A mit 29,6 mg/Tag (7,3 – 81,3) signifikant höher als in Gruppe B mit 13,3 mg/Tag (8,3 – 23,6) (p ≦ 0.05).

Von den insgesamt 33 Patienten mit Femurkopfnekrosen fanden sich bei 17 Patienten deutliche Zeichen der vorbestehenden renalen Osteopathie (Knochenbiopsie, Skelettröntgenbilder). Ein Vergleich mit der Grundgesamtheit (n = 390) zeigte einen signifikanten Zusammenhang zwischen vorbestehender renaler Osteopathie und der Entwicklung einer aseptischen Femurkopfnekrose: 17 von 70 Patienten mit renaler Osteopathie, jedoch nur 16 von 310 ohne vorbestehende Knochenschädigung entwickelten eine idiopathische Femurkopfnekrose (p ≦ 0.05).

Die Therapie der Wahl der fortgeschrittenen aseptischen Femurkopfnekrose war der ein- (n = 8) oder beidseitige (n = 11) Hüftgelenkersatz, der im Mittel nach 36 Monaten (9,4 – 127,2 Monate) durchgeführt wurde. Nur bei einem Patienten bestand aufgrund einer Fraktur des Kopfes nach Bagatelltrauma die Indikation zum akuten Gelenkersatz. 16 von 19 (85 %) der Patienten zeigten sich mit dem Operationserfolg zufrieden, nur 3 Patienten würden im Wiederholungsfall eine Operation der betroffenen Hüfte ablehnen.

Die durchgeführte Regressionsanalyse macht deutlich, daß in erster Linie die kumulative Steroiddosis und die hiermit in engem Zusammenhang stehende Anzahl der Rejektionsepisoden bestimmende Parameter für die Entwicklung einer aseptischen Femurkopfnekrose waren.

Diskussion

Die Inzidenz der aseptischen Femurkopfnekrose nach Nierentransplantation variiert nach Angaben der Literatur von 1 – 41 % [1, 10, 11, 17]. Die in der vorliegenden Untersuchung beobachtete Inzidenz lag mit durchschnittlich 8,7 % bei allen 372 Nierentransplantationen somit im unteren Drittel, wobei deutlich wird, daß eine Reduktion der Steroiddosis bei Komedikation mit CyA das Risiko der Patienten um mehr als 50 % (4,3 % vs. 11,7 %) vermindert. Osteonekrosen sind eine gut etablierte Komplikation der Kortikosteroidtherapie auch bei nicht renalen Erkrankungen [5, 6, 12, 14, 18] und betreffen keineswegs nur die Hüftköpfe [9]. In der vorliegenden Untersuchung wurde allerdings lediglich 1 Patient mit aseptischer Humeruskopfnekrose beobachtet. Erste Beschwerden (Gelenkschmerzen) wurden bei großer Streubreite (1 – 40 Monate) im Mittel 14,3 Monate nach Transplantation beobachtet, also etwa früher als in den Studien von Ibels et al. [11] (18,6 Monate) und Ritz et al. [17] (17,5 Monate). Die Genese der aseptischen Hüftkopfnekrose gilt als weitgehend ungeklärt. Störungen der Mikrozirkulation als Folge lokaler Perfusionsstörungen v. a. in den Bereichen maximaler Kompressionsdrucke infolge von Mikrofrakturen begünstigt durch die Steroidapplikation sind die wohl z. Z. attraktivste Hypothese [7].

Kontrovers diskutiert wird weiterhin die Frage, ob zwischen der Steroiddosis und dem Auftreten von Osteonekrosen ein Zusammenhang besteht. So fanden Ibels et al. [11], Ritz et al. [17] und Binswanger et al. [2] keinen derartigen Zusammenhang, während dies eindeutig von Landmann et al. [13], Haberman u. Cristofaro [8], Pierides et al. [16] und in unserer Studie nachgewiesen wurde. Das Ergebnis der Regressionsanalyse macht deutlich, daß neben der Dauerbehandlung auch die kumulative Steroidmenge während der ersten 100 Tage nach Transplantation einen Risikofaktor für die Entwicklung einer Hüftkopfnekrose darstellt. Die Reduktion der Inzidenz aseptischer Knochennekrosen unter CyA-Therapie um mehr als 50%, sowie die positive Korrelation mit der Häufigkeit von Rejektionsepisoden lassen kaum mehr Zweifel an dieser Beziehung zu. Körpergewicht und Lebensalter spielten innerhalb der vorgegebenen Grenzen in unserer Studie eine entscheidende Rolle.

Wie in den Untersuchungen von Briggs et al. [3] und Chatterjee et al. [4] gut belegt, korrelieren vorbestehender Hyperparathyreoidismus und aseptische Osteonekrosen: Auch in unserer Studie wurde ein signifikant gehäuftes Auftreten von Femurkopfnekrosen bei Patienten mit vorbestehender renaler Osteopathie nachgewiesen. In Übereinstimmung mit den Ergebnissen von Olgard u. Heerfordt [15] fanden sich Femurkopfnekrosen gehäuft auf der ipsilateralen Seite des Transplantats, was die Rolle hämodynamischer Faktoren im Sinne eines Stealphänomens bei der Entwicklung einer Hüftkopfnekrose hervorhebt. Perfusionsmessungen wurden allerdings bislang von keiner Arbeitsgruppe durchgeführt.

Methode der Wahl in der Therapie der aseptischen Hüftkopfnekrose ist die ein- oder beidseitige totale Hüftkopfprothese, die auch bei unseren Patienten mit einer 85%-Erfolgsrate verbunden war. Bei 2 Patienten kam es allerdings im weiteren Verlauf unter fortbestehender Steroidtherapie zur Lockerung des Implantats mit der Notwendigkeit zur Zweitoperation.

Zusammenfassung

Aseptische Femurkopfnekrosen sind eine bedeutsame Komplikation nach allogener Nierentransplantation und variieren mit einer Inzidenz zwischen 1–41%. Als mögliche Ursachen werden neben einer erhöhten mechanischen Belastung, Störungen der Mikrozirkulation sowie eine Reduktion der Knochenmasse als Folge der Steroidmedikation vermutet. Klinisch-anamnestische Parameter von 372 Patienten nach Leichennierentransplantation wurden unter Berücksichtigung unterschiedlicher immunsuppressiver Protokolle (Gruppe A: n = 231, konventionelle Immunsuppression mit Azathioprin und Steroiden; Gruppe B: n = 141, Cyclosporin A (CyA) und niedrig dosierte Steroide) retrospektiv ausgewertet. Die Inzidenz aseptischer Femurkopfnekrosen betrug insgesamt 8,9% (33 von 372), war jedoch unter CyA-Therapie mit 4,3 vs. 11,7% unter konventioneller Therapie signifikant vermindert ($p \leq 0.01$). Aseptische Femurkopfnekrosen traten etwa je zur Hälfte ein- (46%) oder beidseitig (54%) auf. Bei 21 von 33 Patienten (64%) entwickelten sich Femurkopfnekrosen primär auf der ipsilateralen Seite des Transplantats ($p \leq 0.05$). Die kumulative Steroiddosis (Gruppe A: 29,6 mg/Tag/Patient, Gruppe B: 13,3 mg/Tag/Patient, $p \leq 0.05$) und eine vorbestehende renale Osteopathie waren bestimmende Risikofaktoren für die Entwicklung einer aseptischen Hüftkopfnekrose nach Nierentransplantation. Therapie der Wahl war die totale Hüftgelenkendoprothese bei 19 von 33 Patienten mit einer klinischen Erfolgsrate von 85%.

Die immunsuppressive Therapie mit CyA und niedrig dosierten Steroiden führt zu einer signifikanten Verminderung der Inzidenz von Hüftkopfnekrosen. Die Häufung von Femurkopfnekrosen auf der ipsilateralen Seite läßt vermuten, daß neben den Folgen der Steroidmedikation auch lokale Perfusionsstörungen im Sinne eines Stealphänomens in der Pathogenese der Erkrankung von Bedeutung sind.

Literatur

1. Bewick M, Stewart PH, Rudge C, Farrand H, McColl I (1976) Avascular necrosis of bone in patients undergoing renal allotransplantation. Clin Nephrol 5:68
2. Binswanger U, Schreiber A, Largiader F (1975) Femurkopfnekrose nach Nierentransplantation. In: Diettrich P von, Skrabal F, Stühlinger WD (Hrsg) Aktuelle Probleme der Dialyseverfahren und der Niereninsuffizienz. Bindernagel, Friedberg, S 195–202
3. Briggs WA, Hampers CL, Merrill JP, Hager EB, Wilson RE, Birtch AG, Murray JE (1972) Aseptic necrosis in the femor after renal transplantation. Ann Surg 175:282
4. Chatterjee SN, Massry SG, Friedler RM, Singer FR, Berne TV (1976) The high incidence of persistant secondary hyperparathyroidism after renal homotransplantation. Surg Gynecol Obstet 143:440–442
5. Dubois El, Cozen L (1960) Avascular (aseptic) bone necrosis associated with systemic lupus erythematosus. J Am med Assoc 174:966–971
6. Fisher DE, Bickel WH (1971) Corticosteroid-induced avascular necrosis. A clinical study of seventy-seven patients. J Bone Joint Surg [Am] 53:859–873
7. Frost HM (1964) The etiodynamics of aseptic necrosis of the femoral head. In: Proceedings of the Conference on aseptic necrosis of the femoral head. National Institute of Health, St. Louis, pp 393–414
8. Haberman ET, Cristofaro RL (1976) Avascular necrosis of bone as a complication or renal transplantation. Semin Arthritis Rheum 6:189–206
9. Harris KM, Niemann KMW, Diethelm AG (1974) Skeletal complications after renal transplantation. South Med J 67:1016–1019
10. Hawking KM, van den Bosch BF, Wilmink JM (1976) Avascular necrosis of bone after renal transplantation. New Engl J Med 294:397
11. Ibels LS, Alfrey AC, Huffer WE, Weil R (1978) Aseptic necrosis of bone following renal transplantation: Experience in 194 transplant recipients and review of the literature. Medicine 57:25–45
12. König F (1888) Über freie Körper in den Gelenken. Dtsch Z Chir 27:90–109
13. Landmann J, Renner N, Gächter A, Thiel G, Harder F (1987) Cyclosporin A and osteonecrosis of the femoral head. J Bone Joint Surg [Am] 69:1226–1228

14. Madell SH, Freeman LM (1981) Avascular necrosis of bone in Cushing's syndrome. Radiology 83:1068
15. Olgard K, Heerfordt J (1975) Femoral head necrosis in renal transplant patients. Evidence of a haemodynamic etiological factor. Scand J Nephrol 9:64–65
16. Pierides AM, Simpson W, Stainsby D, Alvarez-Ude F, Uldall PR (1975) Avascular necrosis of bone following renal transplantation. Q J Med 44:459–480
17. Ritz E, Dreikorn K, Mehls O, Weisschedel E (1982) Aseptische Knochennekrosen nach Nierentransplantation. Nieren Hochdruckkrankh 11:240–247
18. Thorne JC, Evans WK, Alison RE, Fournasier V (1981) Avascular necrosis of bone complicating treatment of malignant lymphoma. Am J Med 71:751–758

Teil III
Diagnostik der Hüftkopfnekrose

Moderne bildgebende Verfahren bei Hüftkopfnekrose

M. Viermetz[1] und A. Heuck[2]

[1] Institut für Röntgendiagnostik der TU München, Ismaninger Straße 23, D-8000 München 80
[2] Institut u. Poliklinik für Strahlentherapie und radiologische Onkologie der TU München, Ismaninger Straße 23, D-8000 München 80

Zur Diagnostik der Hüftkopfnekrose (HKN) stehen neben der konventionellen Röntgendiagnostik die Szintigraphie, die Computertomographie und die magnetische Kernspintomographie zur Verfügung. Bei speziellen Indikationen kann als invasives Verfahren die Hüftkopfangiographie durchgeführt werden.

Ziel der konventionellen Röntgendiagnostik ist die exakte Dokumentation des knöchernen Befundes.

Ziel moderner bildgebender Verfahren ist die möglichst frühzeitige Erkennung der Hüftkopfnekrose und die Darstellung des Befundes in mehreren Ebenen zur genauen Planung operativer Eingriffe.

Konventionelle Röntgenuntersuchung

Zu Beginn der radiologischen Abklärung der HKN wird die Beckenübersichtsaufnahme und die axiale Aufnahme des Hüftgelenks nach Lauenstein angefertigt. Die Konturaufnahmen des Hüftkopfes können zusätzliche Informationen liefern. Ein Gelenkflächeneinbruch der vorderen Hüftkopfzirkumferenz wird durch Kippung des a.-p.-Strahlengangs um 30° nach kaudokranial dargestellt (Abb. 1a), die hintere Hüftkopfkontur wird bei kraniokaudal gekipptem Strahlengang erkennbar [13]. Ist der Befund noch nicht eindeutig, kann eine konventionelle Tomographie durchgeführt werden (Abb. 1b). Es werden 0,5– 1 cm dicke Schichten in ventrodorsalem Strahlengang in Höhe des Hüftkopfes angefertigt. Die überlagerungsfreie Darstellung der knöchernen Strukturen erlaubt die Abgrenzung von Gelenkflächeneinbrüchen, sequestrierten Nekroseanteilen und freier Gelenkkörper.

In Anlehnung an Marcus et al. [14] wird die nicht traumatische HKN nach dem Röntgenbefund in 6 Stadien eingeteilt:
- Stadium I: Fleckige Verdichtung in den oberen Hüftkopfanteilen
- Stadium II: Demarkierung der Nekrose mit Sklerosesaum, Hüftkopfkontur rund
- Stadium III: Subchondrale Spongiosaeinbrüche, geringe Abflachung des Hüftkopfes

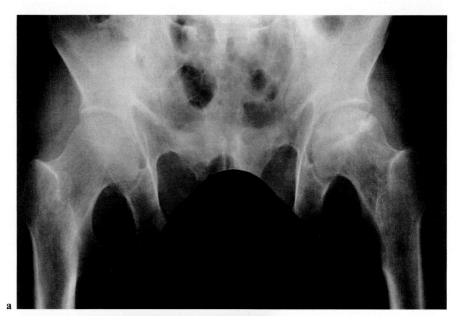

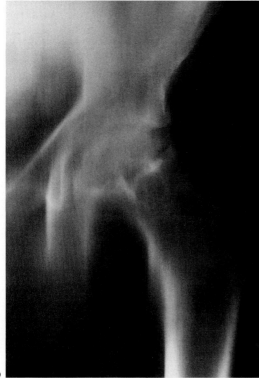

Abb. 1 a, b. 61jähriger Patient mit starken Hüftbeschwerden links. **a** Beckenübersichtsaufnahme mit Kippung des Strahlengangs um 30° kaudokranial als vordere Konturaufnahme der Hüftköpfe, **b** konventionelles Tomogramm der linken Hüfte. Fortgeschrittene HKN links im Stadium Marcus IV–V mit Gelenkflächeneinbrüchen, zystischen und sklerotischen Veränderungen und Entrundung des Hüftkopfes. Rechter Hüftkopf röntgenologisch unauffällig

- Stadium IV: Lateraler Kalotteneinbruch mit deutlicher Abflachung des Hüftkopfes; Gelenkstufenbildung, beginnender Knorpelschaden, Verschmälerung des Gelenkspalts
- Stadium V: Zunehmende Entrundung des Hüftkopfes durch laterale und mediale Kopfeinbrüche, verschmälerter Gelenkspalt mit Arthrosezeichen
- Stadium VI: Deformierter Hüftkopf, Nekrose und Arthrose nicht mehr voneinander trennbar. Arthrotische Veränderungen auch in der Gelenkpfanne

Computertomographie

Die CT liefert axiale Schichtbilder mit ausgezeichneter Auflösung der Knochenstruktur. Im Knochenfenster sind Kortikalis und Spongiosa klar erkennbar, im Weichteilfenster lassen sich Gelenkergüsse abgrenzen. In der Regel reichen 4–6 mm dicke Schichten im oberen und mittleren Femurkopfdrittel [3]. Verbesserte diagnostische Aussagen und gute Rekonstruktionsmöglichkeiten zu koronaren und sagittalen Bildern sind durch hochauflösende Dünnschnitt-CT mit 2 mm Schichtdicke möglich [9]. Die Veränderung des sog. Asterisk-Zeichens, das den normalerweise sternförmig angeordneten Knochenbälkchen im Femurkopf entspricht, gilt als Frühzeichen der Hüftkopfnekrose (Abb. 2) [4]. Durch Zusammensintern von Knochenbälkchen und durch Knochenneubildung an der Nekrose wird das Bild der trajektoriellen Zeichnung im Femurkopf verändert. Dihlmann u. Heller [4] sprechen von peripherer Verklumpung, zentrifugalen Pseudopodien und Sektorsklerose. Diese Veränderungen lassen sich manchmal als Frühzeichen der HKN erkennen, bevor pathologische Befunde im Röntgenbild auftreten.

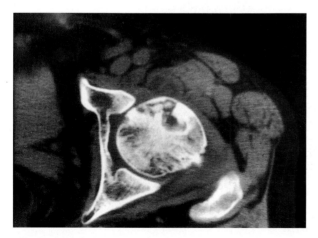

Abb. 2. CT-Schnitt durch das linke Hüftgelenk des gleichen Patienten wie in Abb. 1: Zystische und sklerosierte Nekrosezone bei deutlich verändertem Asterisk-Zeichen

Szintigraphie

Die Knochenszintigraphie stellt eine hochsensitive, jedoch wenig spezifische Diagnostikmethode bei Verdacht auf HKN dar. Zum Nachweis von Störungen des Knochenstoffwechsels und der Knochendurchblutung wird in der Regel eine Dreiphasenszintigraphie durchgeführt. Als typische Befunde der HKN gelten die sog. „cold lesion", ein Bezirk verminderter Aktivitätsanreicherung im Hüftkopf bei frischer HKN, sowie eine Anreicherungszone (Becherform) in der Umgebung der HKN als Zeichen ablaufender Reparationsvorgänge [5].

Bei fortgeschrittenen Nekrosen kommt es zu deutlicher Nuklidanreicherung der betroffenen Hüftkopfanteile.

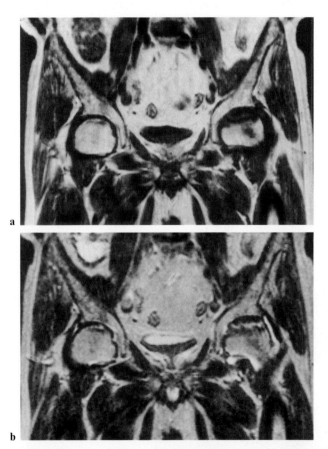

Abb. 3a, b. Gleicher Patient wie in Abb. 1 und 2. **a** T1-gewichtetes und **b** T2-gewichtetes MR-Tomogramm in koronarer Schichtführung. Am linken Hüftkopf ausgeprägte HKN des gesamten kranialen Kopfabschnitts mit typischem, bandförmigem „double line sign" [17] an der Nekrosezone in T2-Wichtung. Auch am rechten Hüftkopf kleine HKN bei negativem Röntgenbefund (s. Abb. 1). Hüftgelenkerguß links, erkennbar als dunkler (T1) bzw. heller (T2) Saum um den linken Hüftkopf

MR-Tomographie

Die MRT hat in den letzten Jahren das diagnostische Spektrum der HKN entscheidend erweitert. Die besondere Wertigkeit liegt in der Frühdiagnostik der HKN [2, 7, 16]. Zur Diagnostik der Nekrose genügen in der Regel koronare T1-gewichtete Bilder, nekrotisches Gewebe läßt sich mit gutem Kontrast zum hellen Fettmark als hypointense (d.h. dunkle) Zone erkennen [1, 17]. T2-gewichtete Sequenzen zeigen Flüssigkeit als signalintense (d.h. helle) Strukturen, z.B. in Zysten oder als Gelenkerguß.

Neuere Arbeiten korrelieren das MR-Bild mit histologischen Schnitten [1, 12].

Bei frischer Nekrose bleibt zunächst das helle Fettmarksignal erhalten, wird jedoch bald von proliferierendem, mesenchymalem Gewebe demarkiert, das als dunkler Bezirk auf T1-gewichteten Bildern zur Darstellung kommt (Abb. 3a) [12]. Als Reparationszone wird von Mitchell et al. [17] in 80% der Fälle das sog. „double line sign" beschrieben, eine bandförmige, signalintense

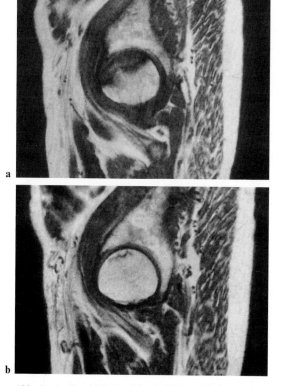

Abb. 4a, b. Zu Abb. 3 gehörige T1-gewichtete MR-Tomogramme in sagittaler Schichtführung zeigen optimal die ventrodorsale Nekroseausdehnung **a** links mit deutlich verschmälertem Gelenkspalt, **b** im rechten Hüftkopf kleine HKN

Zone in T2-gewichteten Bildern, die unterhalb der Nekrose liegt (Abb. 3b). Schreitet die Nekrose fort, nimmt das Signal weiter ab. Die verdünnte Knorpelschicht läßt sich v. a. auf sagittalen Bildern gut erkennen (Abb. 4a, b) [18]. In Spätstadien zeigt die MRT Gelenkflächeneinbrüche, Deformierungen des Femurkopfes und arthrotische Veränderungen.

Als postoperative Kontrolluntersuchung kann mit der MRT die Vitalität von autologen Spongiosatransplantaten im Rahmen von sog. Hüftplombagen überprüft werden. Ein Fettsignal in der ehemaligen Nekrosezone kann als Vitalitätszeichen interpretiert werden.

Angiographie

Die arterielle Gefäßversorgung des Hüftkopfes wird heute wenn möglich mit der selektiven Angiographie in DSA-Technik untersucht. Beim Erwachsenen erfolgt die Hüftkopfdurchblutung vorwiegend über 3–5 Nutritialgefäße aus der A. circumflexa femoris medialis, die als dünne Gefäße zum lateralen epiphysären Hüftkopf ziehen [11, 19]. Bei der selektiven DSA wird ein dünner Katheter in der A. circumflexa femoris medialis plaziert und mit etwa 5 ml Kontrastmittel die peripheren Gefäße und die Perfusion des Markraums dargestellt. Während bei der posttraumatischen Nekrose regelmäßig pathologische Gefäßabbrüche gefunden werden, zeigt die DSA bei nicht traumatischer HKN nur in etwa ⅓ der Fälle pathologische Gefäßbefunde (Abb. 5a, b) [10]. Die während der spätarteriellen DSA-Phase auftretende perinekrotische Hypervaskularisation wird als Zeichen einer gestörten Mikrozirkulation am Rand der Nekrose interpretiert. Ficat weist auf einen gestörten venösen Abfluß aus dem Hüftkopf hin, der einen erhöhten Druck im Knochenmark bedingt und als wichtiger pathogenetischer Faktor der HKN diskutiert wird [6, 15]. Als Ursache für die posttraumatische HKN ist eine Einschränkung der arteriellen Versorgung wahrscheinlich, nicht aber für die nichttraumatische HKN [10].

Als invasive Methode ist die Angiographie nur indiziert, wenn eine Spongiosaplombage oder eine Operation mit gefäßgestieltem Beckenspan geplant ist.

Auswahl der bildgebenden Methoden

Die diagnostische Abklärung der HKN beginnt immer mit konventionellen Röntgenaufnahmen. Liegt ein fortgeschrittenes Stadium (Marcus IV–VI) vor, erübrigen sich weitere bildgebende Verfahren. Bei unklaren Röntgenbefunden, bei typischen klinischen Beschwerden ohne pathologischen Röntgenbefund und bei Risikopatienten im präklinischen Stadium sind moderne bildgebende Untersuchungsverfahren indiziert.

Die Szintigraphie ist eine elegante Übersichtsmethode mit hoher Sensitivität, aber geringer Spezifität. Die MRT gilt als sensitivste und spezifischste Methode [1, 8, 16]. Zwar ist die Ortsauflösung der MRT geringer als die der

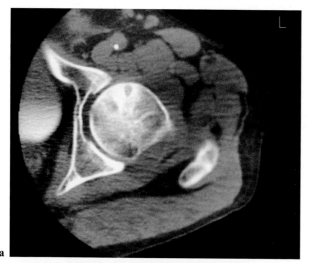

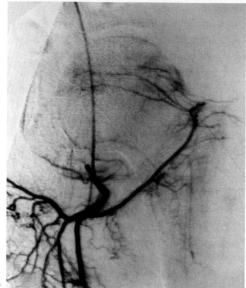

Abb. 5a,b. 52jähriger Patient mit HKN links. **a** CT-Schnitt durch das linke Hüftgelenk zeigt zystische und sklerosierte Nekrosezone, **b** bei der selektiven DSA der Hüftkopfgefäße findet sich ein normales Gefäßbild, perinekrotisch ist eine Hypervaskularisierung im lateralen und ventromedialen Hüftkopfanteil zu erkennen

CT, exzellenter Gewebekontrast und direkte multiplanare Darstellungsmöglichkeit des Befundes zeichnen die MRT jedoch gegenüber allen anderen bildgebenden Verfahren aus. Falls die MRT nicht zur Verfügung steht, ist zunächst die Szintigraphie zum Nachweis der HKN und die CT zur genauen Knochenstrukturanalyse indiziert.

Durch frühzeitigen Einsatz moderner bildgebender Verfahren, insbesondere der MRT lassen sich heute Frühstadien der HKN diagnostizieren, bevor irreversible Gelenkschäden entstanden sind.

Literatur

1. Beltran J, Herman L, Burk J et al. (1988) Femoral head avascular necrosis: MR Imaging with clinical-pathologic and radionuclide correlation. Radiology 166:215–220
2. Coleman BG, Kressel H, Dalinka M, Scheibler M, Burk L, Cohen E (1988) Radiographically negative avascular necrosis: Detection with MR Imaging. Radiology 168:525–528
3. Dihlmann W (1988) Hochauflösende Computertomographie bei der Femurkopfnekrose. Fortschr Röntgenstr 149:539–540
4. Dihlmann W, Heller M (1985) Asterisk-Zeichen und adulte ischämische Femurkopfnekrose. Fortschr Röntgenstr 142:430–435
5. Feine U (1988) Nuklearmedizinische Diagnostik. Klinisch-radiolog Semin 18:35–45
6. Ficat R (1985) Idiopathic bone necrosis of the femoral lead. J Bone Joint Surg [Br] 67:3–9
7. Genez B, Wilson M, Houk R, Weiland F, Unger H, Shields N, Rugh K (1988) Early osteonecrosis of the femoral head: Detection in high-risk patients with MR Imaging. Radiology 168:521–524
8. Glickstein M, Burk L, Schiebler M, Cohen E, Dalinka M, Steinberg M, Kressel H (1988) Avascular necrosis versus other diseases of the hip: Sensitivity of MR Imaging. Radiology 169:213–215
9. Grehn S (1988) Hochauflösende Computertomographie bei der Femurkopfnekrose. Fortschr Röntgenstr 148:285–288
10. Heuck A, Reiser M, Schmucker F, Lehner K (1987) Selective digital subtraction arteriography in necrosis of the femoral head. Skeletal Radiol 16:270–274
11. Hipp E (1966) Zur idiopathischen Hüftkopfnekrose. Z Orthop 101:457
12. Lang P, Jergesen H, Moseley M, Block J, Chafetz N, Genant H (1988) Avascular necrosis of the femoral head: High-field-strength MR Imaging with histologic correlation. Radiology 169:517–524
13. Lehner K, Pieper B (1989) Bildgebende Verfahren am Hüftgelenk. Röntgenpraxis 42:143–154
14. Marcus ND, Enneking W, Massam R (1973) The silent hip in idiopathic aseptic necrosis. J Bone Joint Surg [Am] 55:1351–1366
15. Mitchell DG (1989) Using MR imaging to probe the pathophysiology of osteonecrosis. Radiology 171:25–26
16. Mitchell DG, Kundel H, Steinberg M, Kressel H, Alavi A (1986) Avascular necrosis of the hip: Comparison of MR, CT and scintigraphy. AJR 147:67–71
17. Mitchell DG, Rao V, Dalinka M et al. (1987) Femoral head avascular necrosis: Correlation of MR Imaging, radiographic staging, radionuclide imaging, and clinical findings. Radiology 162:709–715
18. Shuman WP, Castagno A, Baron R, Richardson M (1988) MR imaging of avascular necrosis of the femoral head: Value of small-field-of-view sagittal surface-coil images. AJR 150:1073–1078
19. Theron J (1977) Superselektive angiography of the hip. Radiology 124:649–657

Die Femurkopfnekrose – Vergleichende Untersuchungen über Methoden der Frühdiagnostik

J. Grimm[1] und H. P. Higer[2]

[1] Orthopädische Universitätsklinik u. Poliklinik Mainz, Langenbeckstr. 1, D-6500 Mainz
[2] Fachbereich MR-Tomographie, Deutsche Klinik für Diagnostik, Aukammallee 33, D-6200 Wiesbaden

Einleitung und Pathogenese

Die Lokalisation der im Knochengewebemark entstehenden Nekrose ist ein kranioventrales Segment des Femurkopfes. Aufgrund eines ischämischen Geschehens kommt es nach Ausbildung eines Knochenödems zu einer Verfettung und Hypotrophie der Trabekel mit resultierender Fibrose [10, 13, 38]. Der Einbruch der Kalotte erfolgt erst nach Absterben der Osteozyten mit reduzierter biomechanischer Stabilität. Da die Gefäße des Femurkopfes funktionelle Endarterien sind, resultiert ein keilförmiger Infarkt mit zentrifugal gelegener Basis. Im Randbereich spielen sich reparative Vorgänge ab, die von einer Sklerose begrenzt werden. Klinisch manifest wird die Erkrankung erst bei Einbruch der Kalotte, respektive Inkongruenz des Gelenks mit konsekutiver Synovitis. Das eigentliche infarzierende Geschehen verläuft häufig klinisch inapparent und begründet somit die Schwierigkeiten einer Frühdiagnostik und einer gelenkerhaltenden Therapie, da bei klinischer Manifestation das destruktive Geschehen schon weit fortgeschritten ist.

Material und Methode

Zur Untersuchung gelangten 35 Patienten mit insgesamt 53 entweder im Verlauf oder histologisch gesicherten FKN. Der Präponderanz der 28 männlichen Patienten standen 7 weibliche gegenüber. Das Gesamtdurchschnittsalter betrug 43,5 Jahre. Als Risikofaktoren fanden sich Hyperlipoproteinämien Typ IIa oder IV nach Frederickson (n = 11), Alkoholabusus (n = 10), Hyperurikämie (n = 4), vorangegangene Kortikosteroidtherapie (n = 4) und Hüftgelenkstraumata (n = 4) sowie Kombinationen dieser untereinander. Somit lagen bei 26 Patienten (74%) ein oder mehrere Risikofaktoren vor.

Am Anfang der Beschwerdesymptomatik wurde an allen Hüftgelenken eine Röntgenuntersuchung in 2 Ebenen durchgeführt. Des weiteren wurden zu Beginn der Behandlung und mehrfach während des Krankheitsverlaufs MR-Tomographien mit T1-gewichteten (Time of Recovery, TR = 500–800 ms; Time of Echo, TE = 15–30 ms) oder T2-gewichteten Sequenzen (TR $\geq$ 1600 ms, TE $\geq$ 60 ms) in Koronar-, teils in Transversal- oder Sagittal-

Tabelle 1. Stadien der FKN und Untersuchungsmethoden (n = 53)

Stadium	Röntgen- untersuchung n = 53	Szintigraphie n = 37	CT n = 19	MRT n = 53	Histologie n = 19
0	7	7	2	7	3
I	4	3	5	4	3
II	18	13	7	18	3
III	20	11	4	20	6
IV	4	3	1	4	4

schnitten durchgeführt. Zur Beurteilung der Knorpelverhältnisse wurden Echogradientensequenzen, insbesondere die FISP-Sequenz mit kleinem Flipwinkel ($\alpha = 15°$) herangezogen. Da bei FISP-Sequenzen mit TR $\geq$ 200 ms, TE = 10 ms und $\alpha = 15°$ vor allem T2-ähnliche Effekte den Bildinhalt dominieren, wurden T2-g-Sequenzen weitgehend durch diese Technik ersetzt. 3D-Sequenzen wurden nur ausnahmsweise eingesetzt, da die Pulsation der A. femoralis in dieser Technik zu Artefakten führte. Für die Untersuchung wurden ein 1,0T supraleitendes System (Magnetom, Fa. Siemens Erlangen) oder ausnahmsweise ergänzend ein 0,28T supraleitendes System (Tomikon, Fa. Bruker Karlsruhe) verwendet. Die Schichtdicke betrug 2–4 mm. Ergänzend wurde bei 37 FKN die Diagnostik durch Knochenszintigraphien mit Tc-99m-Phosphaten, zum Teil als Single-Photon-Emissions-Computer-Tomographie (SPECT), und bei 19 FKN durch axiale Computertomographien erweitert. Die Verteilung der Nekrosen zu den einzelnen Stadien geht aus Tabelle 1 hervor.

Ergebnisse

Röntgen

In Anlehnung an Ficat [10] unterscheiden wir 5 Stadien der FKN. Das Stadium 0 wird als präklinisch und präradiologisch definiert. Es handelt sich um eine Verdachtsdiagnose, die der Abklärung durch andere bildgebende Verfahren bedarf. Im Stadium I bei beginnenden klinischen Symptomen zeigen sich röntgenologisch ebenfalls keinerlei Auffälligkeiten. Das Stadium II ist durch eine bandförmige Osteoporose mit Wechsel von Osteosklerosen in den paraepiphysären Zonen charakterisiert. Subchondrale Strukturauflockerungen und pseudozystische Aufhellungen können eine fleckige röntgenologische Struktur bieten (Abb. 1a). Im Stadium III demarkiert sich die eigentliche Nekrose einerseits durch einen schmalen subchondralen Aufhellungssaum mit Einbruch der Grenzlamelle, andererseits durch eine reaktive Randsklerose, die die Keilform betont [4, 16, 17]. Die Nekrose selbst erscheint zunehmend verdichtet und sklerosiert mit typischer Lokalisation im kranioventralen Teil des Femurkopfes. Bei weiterer Destruktion resultiert das Stadium IV mit dem vollständigen Kollaps des Femurkopfes, Inkongruenz des Gelenks und konsekutiver Sekundärarthrose.

Szintigraphie

In den sehr frühen, zum Teil präradiologischen Erkrankungsstadien zeigt sich lediglich eine als Folge der unterbrochenen Durchblutung verminderte Aktivität, respektive Aussparung in dem der Nekrose entsprechenden Anteil des Femurkopfes. Mit zunehmender Erkrankungsdauer wird eine Hyperaktivität in den die Nekrose umgebenden Spongiosaanteilen erkennbar, die als vermehrte Osteoblastentätigkeit beim Reparationsversuch des Gewebes interpretiert wird (Abb. 1 b) [1, 2, 29]. Eine Erhöhung der Sensitivität der Szintigraphie kann durch die SPECT gegeben sein, bei der die Nuklidaktivität tomographisch aufgezeichnet wird und Überlagerungen reduziert werden.

Aufgrund des überproportional häufig bilateralen Auftretens der FKN und der dadurch bedingten unzureichenden Seitenvergleichsmöglichkeit sowie der szintigraphischen Mehrbelegung des nekrotischen Randsaums mit Überdeckung der zentralen Aussparung besteht die Gefahr einer Fehlinterpretation mit falsch-negativem Szintigramm. Das weitere Zusammensintern nekrotischer Spongiosaanteile stellt sich röntgenologisch in einer Strukturverdichtung dar, während szintigraphisch der zentrale Speicherdefekt aufgrund der Avaskularisation bestehen bleibt [6, 32]. Mit zunehmender Entrundung des Femurkopfes und der damit beginnenden Kopf- und Pfanneninkongruenz zeigt das Azetabulum eine vermehrte Aktivitätsanreicherung. Bei fortgeschrittener röntgenologischer Destruktion ist der zentrale Speicherdefekt häufig nicht mehr nachweisbar, so daß sich das szintigraphische Bild von dem einer fortgeschrittenen Koxarthrose kaum mehr unterscheiden läßt.

Diese Studie läßt erkennen, daß im Stadium II (n = 13) 9 richtig-positive und 4 falsch-negative, im Stadium I (n = 3) 2 richtig-positive und 1 falsch-negatives und im Stadium 0 (n = 7) 7 falsch-negative Szintigraphien vorgelegen haben. Selbst durch die SPECT konnte in 2 Fällen des Stadiums 0 kein Nekrosenachweis erbracht werden. An 3 anderen der 7 Patienten mit FKN im Stadium 0 wurden die Nekrosektomie und Spongiosatransplantation vorgenommen. Histologisch gelang in diesen Fällen der eindeutige Nachweis einer avaskulären Nekrose. Bei diesen 7 Patienten stellte die MRT die typischen Veränderungen einer FKN im Frühstadium dar. In einem Fall wurde die Nekrose zusätzlich durch die CT diagnostiziert. Die Sensitivität der Szintigraphie unter Berücksichtigung aller Stadien betrug 62,1% und die Spezifität 59,5% (n = 37).

Computertomographie

Durch den Einsatz der Knochendarstellung im „high resolution mode" und durch die digitalen Rekonstruktionsverfahren ist eine frühzeitige Diagnostik

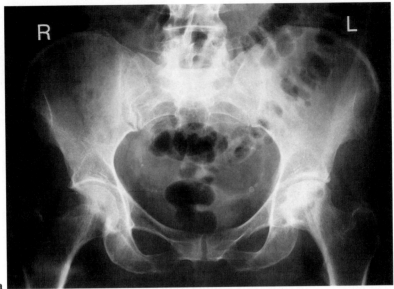

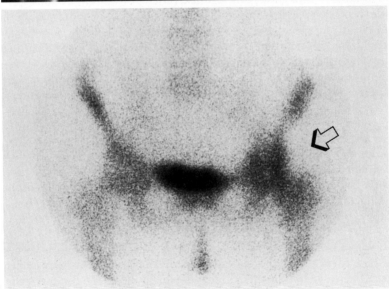

Abb. 1 a–c. 59jährige Frau mit Femurkopfnekrose links. **a** Femurkopfnekrose links im Stadium II mit gemischten zystischen Aufhellungen, bandförmigen Osteoporosen und Osteosklerosen. Ein Einbruch der subchondralen Grenzlamelle ist noch nicht sicher zu erkennen. **b** Knochenszintigramm. Deutliche Mehrspeicherung des linken Hüftgelenks mit zentraler Aussparung (*Pfeil*). Die gesteigerte Aktivität des im Randbereich der Nekrose gelegenen Gewebes wird als Reparationsversuch gewertet. **c** Axiale Computertomographie linke Hüfte. Deutlicher Einbruch der subchondralen Grenzlamelle im ventralen Anteil des Femurkopfes (*Pfeil*). Sklerotische Demarkation der Nekrose, Verklumpung des Asterisk

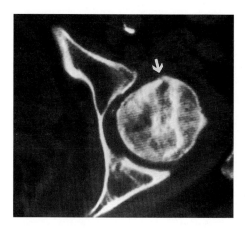

Abb. 1c

der FKN in den präklinischen Stadien möglich geworden. Vorteil der Methode ist die axiale und überlagerungsfreie Darstellung mit exakter Beurteilung der Tiefenausdehnung des Nekroseherdes [25, 35]. Charakteristische Frühbefunde der FKN im CT sind Rarefikationen mit Substanzverlusten der radiär angeordneten Spongiosabälkchen im Zentrum des Femurkopfes an der Schnittstelle der Längs- und Quertrabekel [14, 23, 27]. Die durch die im CT quer angeschnittenen Zug- und Drucktrabekel im Femurkopf zentral entstehende Sternfigur (Asterisk) erfährt eine charakteristische Alteration in Form von zentrifugalen Pseudopodien, peripheren Sklerosen und Verklumpungen [7–9, 21]. In den röntgenologischen Frühstadien (0–II) der FKN zeigen sich im CT kleine Pseudozysten mit Randsklerosen, die auf Mikrofrakturen von Spongiosatrabekeln mit konsekutiver Einblutung in das Markgewebe zurückgeführt werden [23]. Der Einbruch der subchondralen Grenzlamelle, d. h. der Übergang zum Stadium III nach Ficat [10], wird computertomographisch früher und sicherer erfaßt als mit Röntgen und MRT. Die Randkortikalis kann eine unregelmäßige Dicke, der Femurkopf eine beginnende Entrundung aufweisen (Abb. 1c). Möglich ist der frühzeitige Nachweis von Knorpeldestruktionen mittels des Weichteilfensters. In den Spätstadien der FKN, die dem Stadium IV und der postnekrotischen Sekundärarthrose entsprechen, wird durch das CT das ganze Ausmaß der Zerstörung des Femurkopfes sichtbar. Durch den Einbruch des Gelenkknorpels entsteht eine Verformung, durch progredient resorptive Osteolysen eine Fragmentation des Femurkopfes. Der Umfang der zystischen Destruktion und Degeneration läßt sich ebenfalls mit der CT besser als mit der Untersuchung durch Röntgen und MRT erfassen. Von Nachteil sind jedoch die im Vergleich zur MRT schlechtere Abbildung der eigentlichen Nekrose, die man häufig nur an der Randsklerose erahnen kann, und die seltenen Aufhärtungsartefakte.

Unter Berücksichtigung aller Stadien erreicht die CT in dieser Studie eine Sensitivität von 94,7% (n = 19) und eine Spezifität von 88,9% (n = 18). Mit der CT ist eine deutlich höhere diagnostische Sicherheit im Vergleich zur

Szintigraphie zu erzielen. Letzteres Verfahren erreicht eine Sensitivität von 68,9% (n = 19) im Vergleich zur CT. In 5 Fällen konnte mit der CT ein Nekrosenachweis bei völlig unauffälligem Szintigramm erbracht werden. In diesen Fällen handelte es sich ausnahmslos um die Frühstadien 0–II. Einschränkend muß jedoch erwähnt werden, daß die CT ansonsten überwiegend in den Spätstadien zur Anwendung kam.

MR-Tomographie

Initial zeigt sich die Nekrose in den T1-gewichteten (g) Sequenzen in intermediärer oder leicht abgeschwächter Signalintensität, im T2-g Bild in einer anfänglichen, jedoch nicht obligaten Signalanhebung. Die FKN entsteht bandförmig, semizirkulär und erfaßt rasch große Anteile der Femurkopfzirkumferenz (Abb. 2a, b). Der nekrotische Prozeß liegt anfänglich nicht unmittelbar subchondral, sondern eher in den zentralen Abschnitten und gewinnt den Anschluß an die subchondrale Lamelle erst mit zunehmendem Verlauf. In 9 Fällen konnten solche Frühformen einer FKN durch gezielte Nekrosektomie histologisch bestätigt werden. Den Frühveränderungen des initialen Marködems folgt unmittelbar die sekundäre Degeneration mit Umwandlung in Fettgewebe. MR-tomographisch gelingt die Bildgebung dieses protonenreicheren Fettgewebes mit T1-g-Sequenzen, die eine verkürzte T1-Relaxationszeit mit entsprechender Erhöhung der Signalintensität zeigen. Alternativ können selektiv Wasser- und Fettbilder aufgrund der unterschiedlichen Resonanz der 1-H-Protonen im Wasser und Fett mittels „chemical shift imaging" dargestellt werden [31, 33].

Bereits frühzeitig zeigt sich MR-tomographisch eine Demarkation der Nekrose durch einen hypointensen Randsaum im T1-g-Bild, der sich eher mit langen Spinechosequenzen und mit einem langen Echodelay abbilden läßt. Mit fortschreitender Nekrose bildet sich zentripetal dieses hypointensen Randsaumes eine Zone mit hypointenser, teils mit intermediärer Signalintensität in der T1-g- und mit hyperintenser Signalintensität in der T2-g-Sequenz aus. Daraus resultiert im T1-g-Bild zentrifugal eine Signalabnahme bei zentripetaler Signalzunahme. Dieses Signalverhalten wird als „double line sign" bezeichnet und als Areal einer Hyperämie eines reaktiv entzündlichen Prozesses gewertet [32].

Durch die Zunahme des zentralen Fettmarksignals entsteht die auch von anderen Autoren [11, 30] beobachtete und als pathognomonisch für die FKN bezeichnete Dreischichtung des Nekrosebezirks, aus der sich die Spezifität der Methode für die FKN ergibt, die in der eigenen Untersuchung bei 98,1% (n = 53) liegt. Dem in der MRT typischen hypointensen Randsaum entspricht die röntgenologisch und computertomographisch allerdings erheblich später erkennbare reaktive Abgrenzungssklerose. Mit zunehmend nekrotischen Veränderungen dehnen sich Sklerose und Fibrose in das nekrotische Areal aus, das zentrale Fettmarksignal nimmt ab. Bis weit in die Spätstadien bleiben jedoch die charakteristische Dreischichtung und der zentrifugal wandernde

Die Femurkopfnekrose

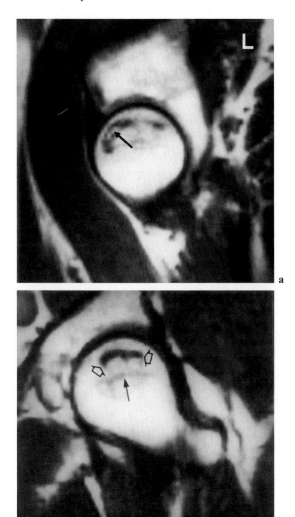

Abb. 2a, b. 38jähriger Mann mit Femurkopfnekrose links im Stadium 0. **a** MR-Tomographie linke Hüfte. Frühstadium einer Femurkopfnekrose. Semizirkuläre Signalminderung. Bereits frühzeitig entsteht das zentrale Fettmarksignal (*Pfeil*) als Ausdruck einer Degeneration (T1-g, TR 600 ms, TE 15 ms, sagittales Schnittbild) **b** MR-Tomographie der linken Hüfte. Frühstadium einer Femurkopfnekrose mit diffuser semizirkulärer bandförmiger Signalminderung (*offene Pfeile*) ohne Anschluß an die subchondrale Grenzlamelle. Der *spitze Pfeil* markiert die verschlossene Epiphysenfuge (T1-g TR 600 ms, TE 15 ms, koronares Schnittbild)

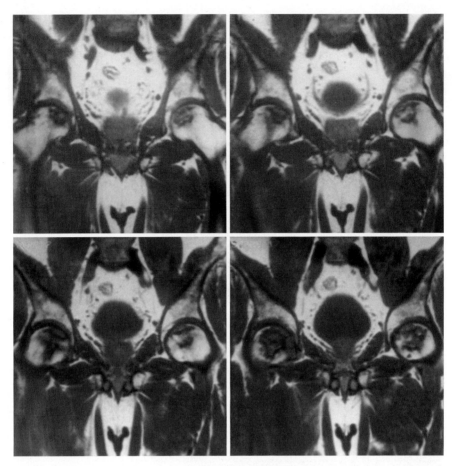

Abb. 3. 31jähriger Mann mit Femurkopfnekrose beidseits im Stadium II. Klassische Dreischichtung des Nekrosebezirks durch hypointensen Randsaum, zentripetales intermediäres Signal und zentrales Fettmarksignal (T1-g, TR 800 ms, TE 26 ms, koronares Schnittbild)

hypointense Randsaum erhalten, so daß eine sichere differentialdiagnostische Abgrenzung zu anderen Erkrankungen des Femurkopfes gegeben ist (Abb. 3).

Im Vergleich mit den anderen bildgebenden Verfahren erreicht die MRT unter Berücksichtigung aller Stadien eine Sensitivität von 96,2% (n = 53), die bei Betrachtung der Frühstadien 0–II nach Ficat [10] mit 96,5% (n = 29) noch höher liegt. Im Vergleich zur Szintigraphie beträgt die Sensitivität 100% (n = 23).

Aufgrund dieser Ergebnisse sollte die Indikation zum Einsatz der MRT in der Frühdiagnostik der FKN großzügig gestellt werden.

Die Femurkopfnekrose 117

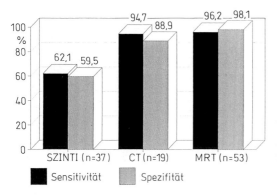

Abb. 4. Ergebnisse bezüglich Sensitivität und Spezifität der verschiedenen bildgebenden Verfahren

Diskussion

Aufgrund der derzeit noch unbefriedigenden Behandlungsergebnisse hüftgelenkerhaltender operativer Versorgungen von Femurkopfnekrosen in den Spätstadien liegt die Voraussetzung besserer Resultate in einer sicheren Frühdiagnose. Zunächst sind Röntgenaufnahmen beider Hüftgelenke in a.-p.- und Lauenstein-Position erforderlich. Da die Diagnosestellung in den Stadien III und IV keine Schwierigkeiten bereitet, sind weitere bildgebende Verfahren nicht erforderlich. Allenfalls kann die CT vor geplanter Umstellungsosteotomie empfohlen werden, da sie am besten den Einbruch der subchondralen Grenzlamelle und die kortikalen Reaktionen erfassen kann. Zur diagnostischen Sicherung der Frühstadien kommen die Szintigraphie, CT und MRT zum Einsatz. Unter Berücksichtigung der eigenen Erfahrungen (Abb. 4) betragen die Spezifität 59,5% (n = 37) und die Sensitivität der Szintigraphie unter Berücksichtigung aller röntgenologischen Stadien 62,1% (n = 37), nur der Frühstadien 0–II 47,8% (n = 23). In der Literatur finden diese Ergebnisse ihre Bestätigung mit Variation der Gesamtsensitivität von 53–77,7% [1, 5]. Auffälligerweise konnten im Stadium 0 (n = 7) keine Nekrosen szintigraphisch verifiziert werden, eine Erscheinung, die auch in der Literatur nicht unbekannt ist [3, 12, 16, 19, 20]. Ein weiterer Nachteil ist die begrenzte topographische Zuordnung und die niedrige Spezifität der Methode, die auch durch Einsatz der SPECT keine signifikante Verbesserung erfährt. Dennoch ist der Szintigraphie in der differentialdiagnostischen Abklärung des akuten Hüftschmerzes unverändert ein hoher Stellenwert beizumessen [19].

Im Vergleich zum Röntgen und der Szintigraphie erlaubt die CT eine Beurteilung der räumlichen Lokalisation und des Ausmaßes der Nekrose. Mit den Dünnschichtverfahren, den sagittalen und axialen Rekonstruktionen aus den gespeicherten Daten wird eine subtilere Diagnostik erreicht, die zu einer Erhöhung der Sensitivität und Spezifität beigetragen hat und das Verfahren vermehrt zum Einsatz in der Frühdiagnostik empfiehlt [7–9, 14, 16, 27]. In der eigenen Studie betrug die Sensitivität der CT 94,7% (n = 19) bei einer Spezifität von 88,9% (n = 18) unter Berücksichtigung der Stadien 0–IV

(Abb. 4). Diese Werte übertrifft nur die MRT, die bei der Untersuchung der Frühstadien eher überlegen scheint. Diese Gegebenheit wird in der Literatur bestätigt, ebenso wie die höhere Sensitivität der MRT gegenüber der CT und Szintigraphie, bei den allerdings statistisch signifikanten Unterschieden nur zwischen Szintigraphie und MRT [33]. Auch andere Autoren sehen die MRT als die Methode der höchsten Sensitivität zur Diagnostik der FKN [1, 12, 20, 21, 28, 29, 32].

In der MRT zeigt sich in den T1-gewichteten Bildern die FKN im frühen Stadium von intermediärer, der Muskulatur gleichender Signalintensität [11, 17, 34, 36, 39]. Charakteristisch ist die frühe Demarkation der FKN durch einen im T1-gewichteten Bild hypointensen Randsaum, welcher der im Röntgenbild und Computertomogramm erkennbaren reaktiven Randsklerose entspricht. Die Nekrose ist nur im sehr frühen präklinischen Stadium nicht demarkiert und kann sich als semizirkuläre hypointense Zone im Femurkopf zeigen [16, 28]. Diese hypointense Signalminderung läßt sich als initiales Marködem interpretieren. Im Gegensatz zu den bei den transitorischen Osteoporosen beobachteten Verläufen kommt es frühzeitig zu einer sekundären Degeneration mit Umwandlung in Fettgewebe, das sich MR-tomographisch aufgrund des Protonenreichtums in einer Verkürzung der T1-Relaxationszeit mit Signalanhebung darstellt [18, 24]. Zentrifugal zu diesem zentralen Fettmarksignal bildet sich eine Zone mit intermediärer oder mäßig hypointenser Signalintensität aus, die durch den hypointensen Randsaum begrenzt wird. Diese Dreischichtung des Nekrosebezirks ist pathognomonisch für die FKN [11, 15, 16, 32, 37] und läßt die sichere differentialdiagnostische Abgrenzung zu anderen Erkrankungen des Femurkopfes zu. In den Spätstadien der FKN dehnt sich die Sklerose sowohl nach zentrifugal als auch nach zentripetal aus, so daß das zentrale Fettmarksignal abnimmt bei jedoch grundsätzlich erhalte-

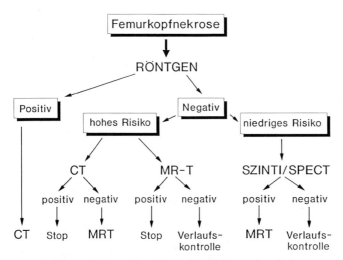

Abb. 5. Diagnostischer Algorithmus für die Femurkopfnekrose

ner Dreischichtung. Die T2-gewichteten Sequenzen zeigen in den Frühstadien noch keinen Gelenkerguß. Dieser entsteht erst bei zunehmender Inkongruenz des Gelenks und der daraus resultierenden Synovitis. Zu diesem Zeitpunkt läßt sich die FKN bereits röntgenologisch durch einen Einbruch der subchondralen Lamelle abgrenzen. Im Bereich des Azetabulums liegt charakteristischerweise eine normale Signalintensität vor, die erst bei sekundärer Arthrose vermindert sein kann [22, 26].

Vorteil der Methode sind neben der hohen Sensitivität (96,2%, n = 53) auch die hohe Spezifität (98,1%, n = 53), die das Verfahren zum Einsatz in der Frühdiagnostik empfiehlt (Abb. 4). Dies gilt bevorzugt zur Kontrolle des kontralateralen Hüftgelenks einseitig Erkrankter unter Berücksichtigung der hohen Inzidenz eines bilateralen Auftretens der FKN. Einzelheiten zum diagnostischen Procedere sind dem Algorithmus zu entnehmen (Abb. 5).

Zusammenfassung

An 53 gesicherten Femurkopfnekrosen (FKN) wurden Untersuchungen mit konventionellem Röntgen (n = 53), Szintigraphie (n = 37), CT (n = 19) und MRT (n = 53) durchgeführt. Die Einteilung erfolgte in Anlehnung an die Stadien 0–IV nach Ficat [10]. Die MRT zeigte sich mit einer Sensitivität von 96,2% und einer Spezifität von 98,1% (n = 53) allen anderen Verfahren v.a. in der Frühdiagnose überlegen. Auch die Computertomographie erwies sich als zuverlässige Methode der Diagnostik. Die Szintigraphie mit einer Sensitivität von 62,1% und einer Spezifität von 59,5% (n = 37) brachte die niedrigsten Ergebnisse. Die morphologischen Befunde von Veränderungen des Femurkopfes in den verschiedenen Stadien des Krankheitsverlaufs werden für die einzelnen bildgebenden Verfahren beschrieben.

Literatur

1. Beltran J, Herman LJ, Burk JM et al. (1988) Femoral head avascular necrosis: MR imaging with clinical-pathologic and radionuclide correlation. Radiology 166:215–220
2. Bessler W (1969) Röntgenologische, autoradiographische und szintigraphische Befunde bei Femurkopfnekrosen. Fortschr Röntgenstr 110:214–223
3. Bieber E, Hungerford DS, Lennox DW (1985) Factors in diagnosis of avascular necrosis of the femoral head. Adv Orthop Surg 9:93–96
4. Bosnjakovic-Büscher S, Heuck F (1984) Fortschritte in der Diagnostik der Hüftkopfnekrose im Erwachsenenalter. Röntgenprax 37:254–263
5. Collier BD, Carrera GF, Johnson RP et al. (1985) Detection of femoral head avascular necrosis in adults by SPECT. J Nucl Med 26:979–987
6. Conklin JJ, Alderson PO, Zizic TM, Hungerford DS, Densereaux JY, Gober A, Wagner HN (1983) Comparison of bone scan and radiographic sensitivity in the detection of steroid-induced ischemic necrosis of bone. Radiology 147:221–226
7. Dihlmann W (1982) CT analysis of the upper end of the femur: The Asterisk sign and ischaemic bone necrosis of the femoral head. Skeletal Radiol 8:251–258
8. Dihlmann W, Heller M (1985) Asterisk-Zeichen und adulte ischämische Femurkopfnekrose. Fortschr Röntgenstr 142:430–435

9. Dihlmann W (1988) Hochauflösende Computertomographie bei der Femurkopfnekrose. Fortschr Röntgenstr 149:539–540
10. Ficat RP (1985) Idiopathic bone necrosis of the femoral head. Early diagnosis and treatment. J Bone Joint Surg [Br] 67:3–9
11. Gillespy T, Genant HK, Helms CA (1986) Magnetic resonance imaging of osteonecrosis. Radiol Clin North Am 24:193–208
12. Gires F, Leroy-Willig A, Chevrot A et al. (1987) L'ostéonécrose de la tete fémorale. J Radiol 68:503–510
13. Glimcher MJ, Kenzora JE (1979) The biology of osteonecrosis of the human femoral head and its clinical implications: II. The pathological changes in the femoral head as an organ and in the hip joint. Clin Orthop 139:283–312
14. Grehn S (1988) Hochauflösende Computertomographie bei der Femurkopfnekrose. Fortschr Röntgenstr 148:285–288
15. Grimm J, Apel R, Higer HP (1989) Der akute Hüftschmerz des Erwachsenen – Abklärung durch MR-Tomographie. Orthopäde 18:24–33
16. Grimm J, Hopf C, Higer HP (1989) Die Femurkopfnekrose. Diagnostik und morphologische Analyse mittels Röntgen, Szintigraphie, Computertomographie und Magnetresonanztomographie. Z Orthop 127:680–690
17. Grimm J, Palme E (1989) Sonderformen aseptischer Knochennekrosen – kombinierte beidseitige idiopathische Humerus- und Hüftkopfnekrose. Orthop Prax 25:674–679
18. Grimm J, Higer HP, Heine J (1990) Zur Diagnostik der transitorischen Osteoporose der Hüfte und deren Darstellbarkeit in der MR-Tomographie. Z Orthop 128:6–15
19. Grimm J, Michiels I, Higer HP (1990) Der akute Hüftschmerz – Diagnostische Methoden und bildgebende Verfahren. Nota Med 20:173–177
20. Herzog J, Reuland P, Küper K, Feine U (1988) Diagnostik der Hüftkopfnekrose. Ein Vergleich der diagnostischen Leistungsfähigkeit der Kernspintomographie mit der Szintigraphie und dem konventionellen Röntgenbild. Röntg Prax 41:43–49
21. Heuck A, Lehner K (1987) Bildgebende Diagnostik bei Hüftkopfnekrosen. Röntg Prax 40:245–251
22. Heuck A, Reiser M, Rupp N, Lehner K, Erlemann R (1987) Die Darstellung der Femurkopfnekrose in der MR-Tomographie. Fortschr Röntgenstr 146:191–195
23. Heuck FHW, Treugut H (1984) Die „Hüftkopfnekrose" bei metabolischen und hormonellen Osteopathien – eine radiologisch-morphologische Analyse. Radiologe 24:319–337
24. Higer HP, Grimm J, Pedrosa P, Apel R, Bandilla K (1989) Transitorische Osteoporose oder Femurkopfnekrose? Frühdiagnose mit der MRT. Fortschr Röntgenstr 150:407–412
25. Hirschfelder H, Glückert K (1982) Die Computertomographie bei Hüftkopfnekrosen – ein Mittel zur Kongruenzbeurteilung des Hüftkopfes. Orthop Prax 18:777–780
26. Li KC, Higgs J, Aisen AM, Buckwalter KA, Martel W, McCune J (1988) MRI in osteoarthritis of the hip: Gradations of severity. Magn Reson Imaging 6:229–236
27. Magid D, Fishman EK, Scott WW, Brooker AF, Arnold WP, Lennox DW, Siegelman SS (1985) Femoral head avascular necrosis: CT assessment with multiplanar reconstruction. Radiology 157:751–756
28. Markisz JA, Knowies RJR, Altchek DW, Schneider R, Whalen JP, Cahill PT (1987) Segmental patterns of avascular necrosis of the femoral heads: Early detection with MR imaging. Radiology 162:717–720
29. Mikhael MA, Paige ML, Widen AL (1987) Magnetic resonance imaging and the diagnosis of avascular necrosis of the femoral head. Comput Radiol 11:157–163
30. Mitchell DG, Rao VM, Dalinka M et al. (1986) Hematopoietic and fatty bone marrow distribution in the normal and ischemic hip: New observations with 1.5-T MR imaging. Radiology 161:199–202
31. Mitchell DG, Joseph PM, Fallon M et al. (1987) Chemical-shift MR-Imaging of the femoral head: An in vitrostudy of normal hips and hips with avascular necrosis. AJR 148:1159–1164

32. Michell DG, Rao VM, Dalinka MK et al. (1987) Femoral head avascular necrosis: Correlation of MR Imaging, Radiographic Staging, Radionuclide Imaging and clinical findings. Radiology 162:709–715
33. Mitchell MD, Kundel HL, Steinberg ME, Kressel HY, Alavi A, Axel L (1986) Avascular necrosis of the hip: Comparison of MR, CT and Scintigraphy. AJR 147:67–71
34. Moon KL, Genant HK, Helms CA, Chafetz NI, Crooks LE, Kaufman L (1983) Musculoskeletal applications of nuclear magnetic resonance. Radiology 147:161–171
35. Nebel G, Lingg G, Reid W (1982) Diagnostische Möglichkeiten mit der Computertomographie bei Koxopathien. Paget-Koxopathie, Femurkofnekrose, Koxarthrose, Koxarthritis. Fortschr Röntgenstr 137:363–371
36. Rupp N, Reiser M, Hipp E, Heller H, Lukas P, Allgayer B, Hawe W (1985) Diagnostik der Knochennekrose durch magnetische Resonanz-(MR)-Tomographie. Möglichkeiten der Früherkennung. Fortschr Röntgenstr 142:131–137
37. Shumann WP, Castagno AA, Baron RL, Richardson ML (1988) MR imaging of avascular necrosis of the femoral head: Value of small-fiels-of-view sagittal surface-coil images. AJR 150:1073–1078
38. Takatori Y, Kamogawa M, Kokubo T, Nakamura T, Ninomiya S, Yoshikawa K, Kawahara H (1987) Magnetic resonance imaging and histopathology in femoral head necrosis. Acta Orthop Scand 58:499–503
39. Totty WG, Murphy WA, Ganz WI, Kumar B, Daum WJ, Siegel BA (1984) Magnetic resonance imaging of the normal and ischemic femoral head. AJR 143:1273–1280

Die radiologische Diagnostik der Femurkopfnekrose beim Erwachsenen unter spezieller Berücksichtigung der Frühveränderungen – Stadienabhängige Prognose der konservativ behandelten Fälle

C. Stahl[1], H. Gierse[2] und B. Maaz[2]

[1] Orthopädische Abteilung St. Franziskus-Hospital Dorotheenstr. 36, D-2390 Flensburg
[2] Orthopädische Fachklinik Marienkrankenhaus, Au St. Swidbert 17, D-4000 Düsseldorf

Die Therapie der idiopathischen Femurkopfnekrose sollte sich sinnvollerweise am röntgenologischen Stadienverlauf orientieren. Entsprechende Einteilungen wurden von Marcus et al. [4], Ficat [2] sowie von Stahl et al. [6] vorgenommen (s. Tabellen 1–3).

Die am Sägepräparat nachweisbare Spongiosaarchitektur des koxalen Femurendes findet ihre Entsprechung im Röntgenbild mit Darstellung der Druck- und Zuglinien sowie radiologisch nachweisbarer aufgehellter Bezirke mit lockerer Fügung der Knochenbälkchen. Es handelt sich dabei in Höhe des Femurkopfes um die Randbezirke am medialen und lateralen Halsansatz sowie um den mittleren Bereich im Schenkelhals und in Höhe der Fovea capitis femoris. Nach unseren Erfahrungen lassen sich die frühesten radiologischen Veränderungen am besten auf einer gut belichteten Beckenübersichtsaufnahme erkennen. Die Beckenübersichtsaufnahme erlaubt einen Seitenvergleich beider Hüftgelenke. Als frühestes Erkennungsmerkmal stellt sich eine Verstärkung der Aufhellungszonen am medialen und besonders am lateralen Halsansatz dar. In Höhe dieses Femurkopfkerkers zeigt sich ein zarte, teilweise feingezeichnete polyzyklische Begrenzung zu den Drucklinien (s. Abb. 1, 2). In der

Tabelle 1. Stadieneinteilung der idiopathischen Femurkopfnekrose. (Nach [4])

Stadium	Radiologisches Erscheinungsbild
1	Fleckförmige Areale mit einer Verdichtung der Anterosuperioren Region des Femurkopfes (sichtbar v. a. in a.-p.-Strahlenrichtung)
2	Infarkt durch randständige Sklerose abgegrenzt, Kalottenkontur unauffällig Stadium 1 und 2 = „silent hip"
3	In a.-p.-Strahlenrichtung angedeutete Abflachung des Femurkopfes, jedoch keine Stufenbildung, „crescent sign" (subchondrale halbmondförmige Aufhellung vorwiegend im axialen Strahlengang)
4	Deutliche Abflachung des Femurkopfes in a.-p.-Strahlenrichtung mit Stufe medial unterhalb des Pfannenerkers
5	Beginnende Arthrose mit Zunahme der Kopfabflachung und beginnender Gelenkspalterniedrigung sowie medialer Osteophytenbildung
6	Deutliche Arthrose

Tabelle 2. Stadieneinteilung der idiopathischen Femurkopfnekrose. (Nach [2])

Stadium	Radiologisches Erscheinungsbild
1	Unauffälliges Röntgenbild, allenfalls geringe Osteoporose
2	Normaler Gelenkspalt und Kopfkontur, Strukturveränderungen der Spongiosa als – diffuse, teils fleckförmige Porose – Sklerose – gemischt, als fleckförmige Sklerose
3	Femurkopfeinbruch mit Entrundung, normaler Gelenkspalt, in der Folge weiterer Kollaps und Sequestrierung
4	Sekundäre Arthrose mit Gelenkspalterniedrigung und osteophytärer Auszipfelung

Tabelle 3. Stadieneinteilung der idiopathischen und der kortisonbedingten Femurkopfnekrose [6].

Stadium	Radiologisches Erscheinungsbild
1	Aufhellung des lateralen Kopfbezirks (basisnah), zarte polyzyklische Begrenzung der Druck- und Zuglinien
2	Unterbrechung der Druck- und Zuglinien durch Querbande (Punctum maximum: Kopfbasis proximal der Kopf-Hals-Grenze). Oft gleichzeitige Entwicklung eines zystisch-sklerotischen Umbaus des Femurkopfes Stadium 1 und 2 = radiologische und therapeutische Frühstadien
3	Vorwiegend im axialen Strahlengang sichtbare Kopfentrundung und Asymmetrie, subchondrale Aufhellungszonen (z. B. „crescent sign")
4	Stufenbildung in a.-p.-Strahlrichtung mit Einbruch des Femurkopfes medial unterhalb des Pfannenerkers
5	Verstärkung der Femurkopfentrundung mit muldenförmiger oder keilförmiger Defektbildung (Dissektion und nachfolgende Sequestrierung), Knochenanbau am Adam-Bogen
6	Sekundäre Arthrose

Folgezeit entwickeln sich feine Querbanden in Höhe der Zug- und Drucktrajektorien. Dadurch bedingt entsteht eine verwaschene Struktur der ansonsten linienhaft gezeichneten Trajektorien. Im weiteren Verlauf entwickeln sich stärkere Sklerosezonen an der Femurkopfbasis proximal der Kopf-Hals-Grenze sowie deutliche zystische Veränderungen mit sklerotischem Randsaum im Femurkopf, zunächst mit Abstand von der Subchondralzone. Eine querverlaufende Sklerosezone unmittelbar im Bereich des Femurkopf-Schenkelhals-Übergangs ist bei glatter Begrenzung nicht als pathologisch zu werten. Lediglich wellig konturierte Sklerosierungen können zur Beurteilung herangezogen werden. Der sich verstärkende Umbau am Femurkopf führt zu einer Verdichtung desselben. Die osteolytischen Veränderungen greifen auf die

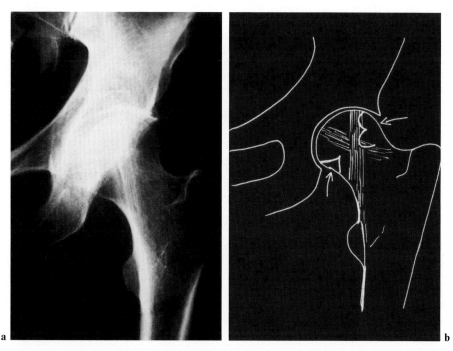

Abb. 1a, b. Hüftgelenk in a.-p.-Strahlenrichtung: Verstärkung der physiologischen Aufhellungszonen am lateralen und medialen Halsansatz des Femurkopfes (*Pfeil*). Lateralseitig zarte polyzyklische Begrenzung. **a** Nativröntgenbild, **b** Schemazeichnung

subchondrale Zone über und können zu einer durchgehenden subchondralen halbmondförmigen Aufhellung führen. Dieses Stadium 3 darf schon nicht mehr als Frühstadium der Femurkopfnekrose aufgefaßt werden [1]. Eine leichte Abflachung der lateralen Femurkopfkontur wird bereits in a.-p.-Strahlenrichtung erkennbar. Der Einbruch der Femurkopfkalotte ist vielfach zuerst in der axialen Aufnahme erkennbar. Später läßt sich auch in der a.-p.-Strahlenrichtung eine deutliche Gelenkstufe nachweisen, welche medial unterhalb des Pfannenerkers beginnt. Die Absenkungszone reicht von dort bis etwa lateral der Fovea capitis femoris. Der Einbruch der Femurkopfkalotte führt zu einem verstärkten Umbau der Spongiosaarchitektur mit demarkierender Randsklerose des Infarkts, manchmal schüsselförmig, manchmal keilförmig ausgebildet. In vielen Fällen entsteht eine Dissektion und Sequestrierung des infarzierten Bezirks. Der Beginn der Dissektion kann manchmal schon auf der axialen Aufnahme zu sehen sein, ohne daß eine Entrundung des Femurkopfes bzw. ein Einbruch deutlich wird. Im Rahmen der reparativen Vorgänge läßt sich in Spätstadien häufig eine periostale Apposition in Höhe des Adam-Bogens nachweisen. Die zuvor beschriebenen radiologischen Veränderungen einschließlich der Frühzeichen sind nach unserer Erfahrung bei den Patienten der mittleren Altersstufe (30–50 Jahre) am stärksten ausgeprägt, sie bilden

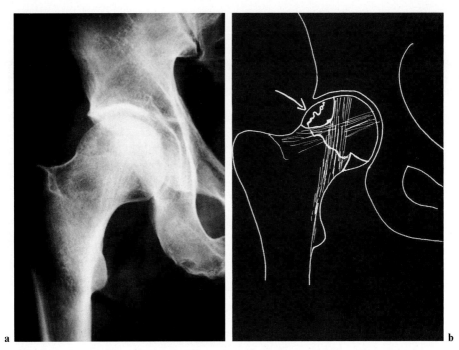

Abb. 2 a, b. Wie Abb. 1, zusätzlich feine wolkige Sklerosierungen inmitten der lateralen Aufhellungszone (*Pfeil*). Angedeutete Querbanden proximal des Femurhalsansatzes im Bereich der Druck- und Zuglinien. **a** Nativröntgenbild, **b** Schemazeichnung

auch die Masse der Erkrankten (bezogen auf die idiopathische und kortisonbedingte Femurkopfnekrose). Nachweislich gibt es dennoch Femurkopfnekrosen im höheren Lebensalter. Diese Sonderformen befallen vorwiegend Frauen. Frühveränderungen sind hier sehr schwierig diagnostizierbar. Es können stärkere sklerotische und osteolytische Veränderungen fehlen. Vielfach kommt es ohne stärkere Strukturverschiebungen zu den bekannten Gelenkstufenbildungen mit Einbruch des Femurkopfes medial des Pfannenerkers. Progressive Formen der Femurkopfnekrose mit Übergang der Veränderungen einschließlich einschmelzender Vorgänge auf den Schenkelhals haben wir jeweils in 2 kortison- und 2 entzündungsbedingten Femurkopfnekrosen feststellen müssen.

Die röntgenologischen und therapeutischen Frühstadien 1 und 2 sind bei allen Einteilungen in etwa miteinander vergleichbar, da ein gut gerundeter Femurkopf mit intakter Knorpeldecke vorausgesetzt wird (s. Tabelle 4). Nach Marcus et al. [4] bleiben die Röntgenstadien 1 und 2 klinisch stumm. Er bezeichnete sie deshalb als „silent hip". Dies trifft in aller Regel für den Befall des 2. Hüftgelenks zu. Wir haben jedoch vielfach Fälle gesehen, in denen bereits im Stadium 2 massive Schmerzen ohne wesentliche Bewegungseinschränkung des Hüftgelenks aufgetreten sind [7]. Gleiche Erfahrungen veröffentlichten Lee

Tabelle 4. Gegenüberstellung der Stadieneinteilungen

Einteilung	Nach Ficat [2]	Nach Marcus et al. [4]	Nach Stahl et al. [6]
Stadium	1	1	1
Stadium	2	2	2
Stadium	3	3	3
			4
		4	5
Stadium	4	5	6
		6	

Tabelle 5. Die Prognose der idiopathischen Femurkopfnekrose

Autor	Prognose
Ficat [2]	Aus den Stadien 1 und 2 entwickelt sich in 66% der Fälle nach 1,5 Jahren Stadium 3
Marcus et al. [4]	Innerhalb von 12–24 Monaten Übergang der Stadien 1 und 2 in Stadium 3
Lee et al. [3]	Dauer der asymptomatischen Fälle („silent hip"): 5,5 Jahre, Davon Stadium 1: 3 Jahre Stadium 2: 2,5 Jahre

et al. [3]. Bei genauer Durchsicht der Literatur finden sich nur sehr spärliche Angaben zum röntgenologischen Stadienverlauf der Femurkopfnekrose. Eine zeitliche Zuordnung wäre aber im Hinblick auf eine Prognose und die Dringlichkeit eines operativen Eingriffs wünschenswert. Dies insbesondere deswegen, weil alle uns bekannten Fälle von Femurkopfnekrosen in eine sekundäre Koxarthrose einmünden. In Tabelle 5 finden sich die prognostischen Angaben im Hinblick auf einen röntgenologischen Stadienverlauf, welche wir in der Literatur finden konnten. Die Erkenntnisse von Lee et al. [3] beziehen sich auf 11 Hüftgelenke in den Stadien 1 und 2, bei denen Röntgenserien zur Verfügung standen. Die vorgenannten Autoren weisen mit Recht darauf hin, daß eine exakte Festlegung der Dauer der asymptomatischen Periode nicht möglich ist, da der Beginn des pathologischen Prozesses unbekannt ist. Im übrigen sind ja röntgenologische Veränderungen des Femurkopfes aus pathologisch-anatomischer Sicht Spätveränderungen, da bei frischen Infarkten die Spongiosaarchitektur keinerlei Veränderungen erfährt. In aller Regel wird der Infarkt radiologisch erst durch die einsetzenden reparativen Prozesse erkennbar. Der Beginn des Stadiums 1 zeigt röntgenologisch fließende Übergänge. In gewisser Weise ist die Festsetzung des röntgenologischen Beginns des Stadiums 1 subjektiven Kriterien unterworfen. Außerdem hängt die Diagnose des Stadiums 1 von der Güte des vorhandenen Röntgenbildes ab. Das Stadium 1 ist somit als Verdachtsstadium zu werten. Erst im Stadium 2 kann eine

Tabelle 6. Ätiologie der Femurkopfnekrose (Beobachtungszeitraum 9/69–12/89) (n = Anzahl der betroffenen Patienten unter Einschluß des beidseitigen Befalls)

Ätiologie der FKN	n
Idiopathisch	193
Posttraumatisch	76
Kortisonbedingt	31
Entzündlich	19
Radiogen	8
Persistierende dissezierende Osteochondrose	3
Radiogen und kortisonbedingt	1
Gesamt	331

Tabelle 7. Alters- und Geschlechtsverteilung der idiopathischen Femurkopfnekrose (193 Patienten)

Alter [Jahre]	Geschlechtsverteilung Männer:Frauen
11–20	1 : 1
21–30	16 : 1
31–40	7,8 : 1
41–50	4,3 : 1
51–60	4 : 1
61–70	2 : 1
71–80	0 : 2
Durchschnittlich	5,3 : 1

eindeutige Diagnose gestellt werden. Die ausgewerteten Fälle von Lee et al. [3] beinhalten in der Anamnese vorwiegend einen exzessiven Alkoholabusus. Nur in einem kleineren Teil der Fälle findet sich eine Steroidmedikation.

Unsere Untersuchungen zum röntgenologischen Stadienverlauf beziehen sich auf Röntgenserien von 112 idiopathischen und 31 kortisonbedingten Femurkopfnekrosen von September 1969 bis Dezember 1989. Gemäß Tabelle 6 registrierten wir insgesamt 193 Patienten mit idiopathischen Femurkopfnekrosen unter Einschluß des beidseitigen Befalls. Unter diesen 193 Patienten konnten 91 Patienten mit Röntgenserien ausgewertet werden (112 befallene Hüftgelenke). In Tabelle 7 haben wir die Alters- und Geschlechtsverteilung der idiopathischen Femurkopfnekrosen aufgelistet. Hierbei zeigt sich, daß mit zunehmendem Alter die Geschlechtsbetonung zugunsten des männlichen Geschlechts abnimmt. Die Alters- und Geschlechtsverteilung findet tendenziell, wie unten noch auszuführen sein wird, bei der prognostischen Einschätzung ihre Bedeutung. Lee et al. [3] bestimmten die Dauer der Röntgenstadien anhand des erstvorhandenen Röntgenbildes im Stadium 1 bis zu dem Zeitpunkt, zu dem erstmals das Röntgenstadium 2 festgestellt werden konnte.

Gleiches gilt für die Dauer des Stadiums 2. Hier wird das Erstrontgenbild mit Feststellung des Stadiums 2 bis zur Progression zum Erstrontgenbild des Stadiums 3 zur Angabe des jeweiligen Zeitraums herangezogen. Da nun aber jedes Röntgenstadium einen bestimmten Zeitraum dauert, wäre eine genaue Abklärung nur bei lückenlosen Röntgenbildserien möglich. Wenn z. B. ein Röntgenbild in der Endphase des Stadiums 2 vorliegt und das nachfolgende Röntgenbild in der Frühphase des Stadiums 3 registriert wird, so verkürzt sich der Zeitraum deutlich. Auf der anderen Seite kann eine ungewöhnliche Verlängerung des Zeitraums dadurch zustandekommen, daß man beispielsweise ein Röntgenstadium 2 in der Frühphase erhält und das nachfolgende Röntgenbild aus der Endphase des Stadiums 3 vorliegt. Aus diesem Grunde wäre eine Betrachtungsweise sinnvoll, in der man sich bei den Zeitangaben auf die Erstmanifestation von Schmerzen bezieht. Durch dieses Verfahren gewinnt man außerdem wesentlich mehr Daten. Der Nachteil der Subjektivität des Schmerzbeginns muß in Kauf genommen werden. Bei genügender Anzahl von Daten können nach unserer Ansicht jedoch brauchbare Werte erzielt werden. Tabelle 8 zeigt den röntgenologischen Stadienverlauf bei konservativer Therapie der idiopathischen Femurkopfnekrose in Abhängigkeit vom Schmerzbeginn. In den von uns beschriebenen Stadieneinteilungen ergeben sich die größten Zeitsprünge zwischen den Stadien 3 und 4 sowie zwischen den Stadien 5 und 6. Der zeitliche Abstand zwischen den therapeutischen Frühstadien 1 und 2 und der bereits nachweisbaren Kopfentrundung des Stadiums 3 ist sehr knapp bemessen, so daß unverzüglich operative Maßnahmen einzuleiten sind. Ein Zeitverlust von 3–4 Monaten kann die Prognose entscheidend zum Negativen beeinflussen.

Tabelle 9 zeigt den röntgenologischen Stadienverlauf bei der kortisonbedingten Femurkopfnekrose. Die Zeiten lassen eine raschere Progredienz des Leidens im Vergleich zur idiopathischen Femurkopfnekrose erkennen. Gelenkerhaltende Maßnahmen stehen unter enormem Zeitdruck und sind selbst im Stadium 2 selten erfolgreich. Allgemein- und Individualprognose sollten deshalb sorgfältige Beachtung finden:
Eine Ungünstige Prognose (rasche Progredienz) ist zu erwarten bei:
– jüngeren Patienten
– Schmerzbeginn im Röntgenstadium 2
– frühzeitigem Befall beider Hüftgelenke
– Kortisonanamnese.

Die Individualprognose hängt ab von:
– der Allgemeinprognose (Durchschnittsprognose)
– Alter und Geschlecht
– ein- oder doppelseitigem Befall
– dem radiologischen Stadium bei Schmerzbeginn.

Das therapeutische Vorgehen wird durch das Schicksal der sog. 2. Seite bestimmt. Die Diagnose des erstbefallenen Hüftgelenks wird in den meisten Fällen erst im Stadium 3 gestellt. Aufgrund dieser Tatsache sollte das Augenmerk bei entsprechender Anamnese besonders auf das 2. Hüftgelenk

Tabelle 8. Röntgenologischer Stadienverlauf bei konservativer Therapie der idiopathischen Femurkopfnekrose in Abhängigkeit vom Schmerzbeginn (112 Hüftgelenke)

Stadium	Durchschnittlicher Zeitraum zwischen Schmerzbeginn und röntgenologischer Diagnose [Jahre/Monate vor/nach Schmerzbeginn]
1	1/2 vor
2	0/11 nach
3	1/5 nach
4	2/3 nach
5	2/8 nach
6	4/3 nach

Tabelle 9. Röntgenologischer Stadienverlauf bei konservativer Therapie der kortisonbedingten Femurkopfnekrose in Abhängigkeit vom Schmerzbeginn (31 Hüftgelenke)

Stadium	Durchschnittlicher Zeitraum zwischen Schmerzbeginn und röntgenologischer Diagnose [Jahre/Monate vor bzw. nach Schmerzbeginn]
1	0/2 vor
2	0/6 nach
3	0/10 nach
4	1/2 nach
5	2/2 nach
6	2/4 nach

gerichtet werden. In der Vergangenheit fand die 2. Seite leider wenig Berücksichtigung und so wurden gezielte Untersuchungen unterlassen. Der frühzeitige Nachweis des Befalls der nicht schmerzhaften Gegenseite bestimmt wesentlich die Prognose der Erkrankung und auch unsere therapeutischen Bemühungen (s. auch Niethard u. Puhl [5]). Die Bedeutung der sog. 2. Seite wird auch dadurch unterstrichen, daß die vorgenannten Autoren bei einem mittleren Beobachtungszeitraum von 14,8 Jahren einen beidseitigen Hüftgelenkbefall unter 28 Langzeitbeobachtungen von 82,1% feststellen konnten.

Literatur

1. Beltran J, Herman LJ, Burk JM et al. (1988) Femoral head avascular necrosis: MR Imaging with clinical-pathologic and radionuclide correlation. Radiology 166:215–220
2. Ficat P (1980) Vasculäre Besonderheiten der Osteonekrose. Orthopäde 9:238–244
3. Lee CK, Hansen HT, Weiss AB (1980) The "silent hip" of idiopathic ischemic necrosis of the femoral head in adults. J Bone Joint Surg [Am] 62:795–800

4. Marcus ND, Enneking WF, Massam RA (1973) The silent hip in idiopathic aseptic necrosis. J Bone Joint Surg [Am] 55:1351–1366
5. Niethard FU, Puhl W (1978) Röntgenologische Frühsymptome der idiopathischen Hüftkopfnekrose Erwachsener. Fortschr Röntgenstr 128:525–529
6. Stahl C et al. (1985) Die Femurkopfnekrose – Wert der sogenannten radiologischen Frühzeichen für Diagnose und Therapie. Beitr Orthop Traumatol 32:88–97
7. Stahl C, Schlegel KF, Maaz B (1987) Der röntgenologische Stadienverlauf bei nichtoperativer Therapie der idiopathischen Femurkopfnekrose. Vortrag zur 35. Jahrestagung der Vereinigung Süddeutscher Orthopäden, Baden-Baden

Grundlagen der MR und neuere Entwicklungen aus der MR-Bildgebung und -Spektroskopie

M. Schneider

Siemens AG, Heukestr. 127, D-8520 Erlangen

Einleitung

Die Magnetresonanztomographie ist eines der modernsten Bildgebungsverfahren zur nichtinvasiven Diagnostik. Zur Erzeugung von Schnittbildern des menschlichen Körpers werden die magnetischen Eigenschaften der Atomkerne ausgenutzt. Da der Wasserstoffkern der am häufigsten im Körper vorkommende Kern ist, wird sein Resonanzsignal für die Bildgebung eingesetzt.

Die Kernspins richten sich in einem äußeren statischen Magnetfeld aus. Durch die Einstrahlung eines hochfrequenten Magnetfeldes erzwingt man eine Abweichung vom Gleichgewichtszustand. Nach Abschalten des Hochfrequenzfeldes kehren die Spins in die Ausgangslage zurück und senden dabei ein charakteristisches Signal aus, das mit einer Spule empfangen wird. Aus dem Signal werden die Bilder rekonstruiert. Dabei erreicht man einen hohen Gewebekontrast, Auflösungen bis zu 0,3 mm und Schichtdicken bis zu 1 mm. Das Kontrastverhalten der Bilder ist bestimmt durch Unterschiede in den Protonendichten und durch Unterschiede in den Relaxationszeiten der Kernspins. Das Verhalten der Kernspins bei der Rückkehr ins Gleichgewicht ist durch 2 Relaxationszeiten $T1$ und $T2$ bestimmt, die sich für verschiedene Gewebearten unterscheiden. Durch die Wahl entsprechender Meßparameter können sog. $T1$- bzw. $T2$-gewichtete Bilder erzeugt werden. Die Abb. 1 zeigt 2 Kopfaufnahmen, die mit verschiedenen Meßparametern aufgenommen wurden und daher unterschiedliches Kontrastverhalten zeigen.

Haupteinsatzgebiete der MR-Bildgebung sind Kopfuntersuchungen und die Orthopädie. In diesen Bereichen werden auch Sonderspulen eingesetzt (z. B. Kopfspule, Knieresonator und Helmholtz-Spulen), um dadurch die Bildqualität nochmals zu verbessern.

MR in der Orthopädie

Im Unterschied zum Röntgenfilm ermöglicht die MR-Abbildung eine direkte Darstellung der das Gelenk umgebenden Gewebestrukturen. Bei der Wahl

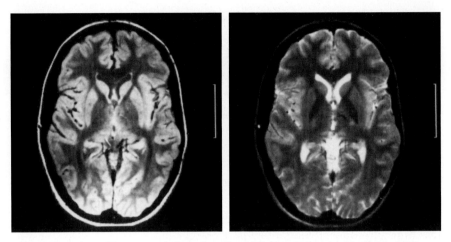

Abb. 1. Verändertes Kontrastverhalten einer Kopfaufnahme bei unterschiedlichen Meßparametern

geeigneter Meßparameter können auch Weichgewebe ähnlicher Dichte, z. B. Knorpel und Bänder, gegeneinander abgegrenzt werden. Mit Hilfe der MR-Bildgebung können z. B. degenerative Knorpelveränderungen erkannt, Meniskus- und Bänderverletzungen genau beurteilt werden (s. Abb. 2).

Störungen der Knochendurchblutung, die zu einer avaskulären Nekrose führen können, haben eine Reduzierung des medullären Fettgehalts zur Folge, was sich im MR-Bild durch geringere Signalintensität auszeichnet (Abb. 3).

Hüftuntersuchungen wurden auch bereits an Babys durchgeführt. Dazu wurde eine spezielle Spule entwickelt. Die Abb. 4 zeigt eine Babyhüfte, die aus einer Untersuchung der Radiologie Aachen stammt.

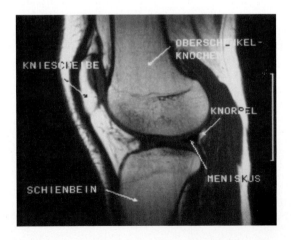

Abb. 2. MR-Knieaufnahme

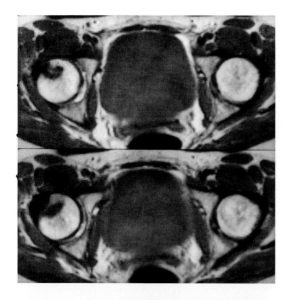

Abb. 3. Avaskuläre Nekrose

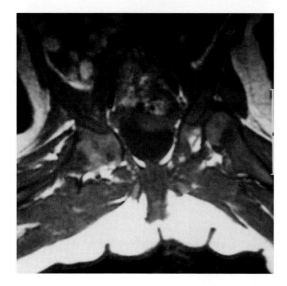

Abb. 4. MR-Schnittbild einer Babyhüfte

Schnelle 3D-Bildgebung und multiplanare Rekonstruktionsmöglichkeit

Die Vorteile der 3D-Bildgebung liegen darin, daß das interessierende Volumen lückenlos erfaßt wird. Es liegen kontinuierliche Schichten vor. Aus dem 3D-Datensatz können durch Bildnachverarbeitung Schnittbilder beliebiger Orientierung rekonstruiert werden. Eine Anwendungsmöglichkeit liegt im Bereich der Knieuntersuchung. Die Meßzeit für die Aufnahme von 128 Schichten mit einer Dicke von 1 mm liegt bei ungefähr 15 min (Abb. 5).

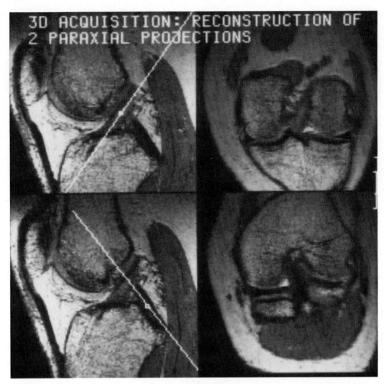

Abb. 5. Rekonstruktion entlang des vorderen und hinteren Kreuzbandes aus einem 3D-Datensatz. *Links:* gemessene Bilder, *rechts:* schräge Rekonstruktionen

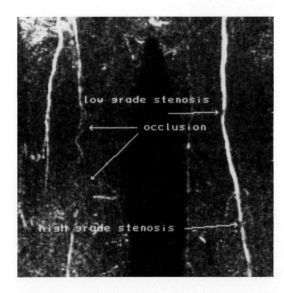

Abb. 6. Beispiel für eine MR-Angiographie

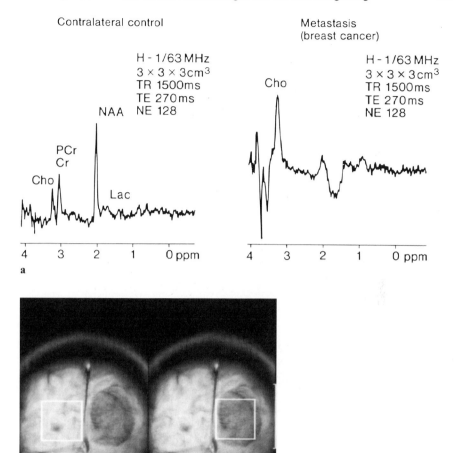

Abb. 7a, b. Rechts Tumorspektrum aus der befallenen Hirnhälfte, links Vergleichsspektrum aus der gesunden Hirnhälfte. **a** Spektralverteilung, **b** MR-Aufnahme

Angiographie

Ein weiterer Parameter, der Einfluß auf das MR-Signal nimmt, ist der Fluß. Dies kann ausgenutzt werden, um reine Gefäßbilder zu erzeugen. Eine Anwendung von Kontrastmitteln ist dabei nicht erforderlich. Die Gefäßbilder gewinnt man durch Bildnachverarbeitung aus einem Datensatz, der mit speziellen Meßsequenzen aufgenommen wurde. Ein Beispiel aus dem Oberschenkelbereich zeigt Abb. 6. Man erkennt deutlich Gefäßverschlüsse.

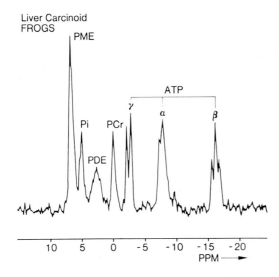

Abb. 8. 31 P-Spektrum eines Lebertumors
(*PME* Phosphormonoester,
PCr Phosphorcreatin,
PDE Phosphordiester,
ATP Adenosintriphosphat)

MR-Spektroskopie

Einen nichtinvasiven Einblick in Stoffwechselprozesse gewährt die In-vivo-Spektroskopie. In der Spektroskopie interessiert man sich nicht für das Signal der Protonen des Wassers und des Fetts, wie bei der Bildgebung, sondern für das der Protonen aus Metaboliten, die Aussagen über Stoffwechselabläufe liefern. Die Resonanzfrequenzen der Protonen aus unterschiedlichen Verbindungen liegen bei verschiedenen Werten. Mit Hilfe unterschiedlicher Lokalisationstechniken erhält man ein Frequenzspektrum aus einem bestimmten Bereich des menschlichen Körpers, das Aussagen über Art und relative Konzentration enthaltener Metaboliten zuläßt. Ein Anwendungsgebiet ist die Untersuchung des veränderten Stoffwechsels von Gehirntumoren. Die signifikanten Unterschiede zwischen einem Tumorspektrum und einem Vergleichsspektrum gesunden Gewebes aus der anderen Hirnhälfte zeigt Abb. 7.

Für Spektroskopieuntersuchungen wird auch das Signal anderer Kerne eingesetzt, z. B. 13 C und 31 P.

31 P-Messungen können an der Leber durchgeführt werden. Das Spektrum eines Lebertumors zeigt Abb. 8. Das Spektrum unterscheidet sich gegenüber dem Spektrum der gesunden Leber durch den hohen PME-Peak.

3D-Rekonstruktion zur präoperativen Evaluation der Hüftkopfnekrose

R. Wespe [1], A. Wallin [2], K. Klaue [1], R. Ganz [1] und E. Schneider [2]

[1] Orthopädische Universitätsklinik, Inselspital, CH-3010 Bern
[2] M. E. Müller-Institut für Biomechanik, Universität Bern, CH-3010 Bern

Sowohl die Darstellung der etablierten Hüftkopfnekrose als auch die präoperative Planung erfolgen üblicherweise unter Zuhilfenahme von konventionellen Röntgenaufnahmen (Beckenübersichtsaufnahme, Hüfte axial, Konturaufnahmen nach Schneider [3] sowie „Faux-profil-Aufnahmen" nach Lequèsne [1]). Trotz dieser Spezialaufnahmen bleiben Unklarheiten bezüglich Ausdehnung und Lage der Femurkopfnekrose bestehen. Eine gute Darstellung der Femurkopfnekrose erfolgt durch die Computertomographie. Sie dient uns als Grundlage für die 3D-Darstellung und zur Quantifizierung der Nekrosen. Die Methode zur dreidimensionalen Darstellung und zur Berechnung der Femurkopfnekrose wird vorgestellt. Gleichzeitig wird auf die klinische Bedeutung hingewiesen.

Material und Methode

Bei 6 Patienten mit verschiedenen Stadien einer Femurkopfnekrose wurde eine dreidimensionale Darstellung durchgeführt. Die Ätiologie der Femurkopfnekrosen bei den in die Arbeit einbezogenen Fälle war idiopathisch (5) oder posttraumatisch (1), 5 Patienten waren männlichen, eine Patientin weiblichen Geschlechts mit einem Durchschnittsalter von 46 Jahren (40–55 Jahre). Bei jedem Patienten wurden primär konventionelle Röntgenaufnahmen angefertigt, gefolgt von einer Computertomographie.

Die konventionelle Röntgenuntersuchung bestand in einer a.-p.-Übersichtsaufnahme sowie aus den Konturaufnahmen nach Schneider [3], welche es erlauben, den vorderen und hinteren Anteil des Femurkopfes zu beurteilen. Daneben führten wir in allen Fällen Faux-profil-Aufnahmen nach Lequèsne [1] durch. Mit Hilfe dieser Aufnahmen kann v. a. die Beziehung zwischen Azetabulum und Femurkopf beurteilt und die Rundung des Kopfes dargestellt werden. Daneben können die Ausdehnung der Nekrose abgeschätzt und evtl. vorhandene subchondrale Frakturen sichtbar gemacht werden. Trotz dieser Spezialaufnahmen bleiben wegen Überlagerungen von seiten des Azetabulums Unklarheiten bezüglich der räumlichen Ausdehnung und der Lage der Femurkopfnekrose bestehen. Eine bessere Darstellung der Femurkopfnekrose und eines evtl. vorliegenden freien Dissekats ermöglicht die

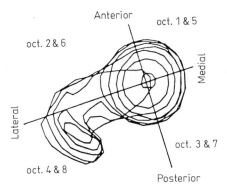

Abb. 1. Schichtung der manuell umfahrenen CT-Bilder. Die Ebenen zur Einteilung in Oktanten sind angegeben

Computertomographie. Bei jedem unserer Patienten wurde eine CT-Aufnahme des ganzen Femurkopfes sowie des Schenkelhalses durchgeführt. Die Schichtabstände betrugen 2–4 mm. Die Computerbilder wurden auf Magnetband oder Diskette gespeichert. Die Bilder wurden auf einen VAX 11/780 Computer (Digital Equipment Corporation) transferiert und auf dem Bildschirm dargestellt. Bei jedem einzelnen CT-Bild müssen die ossären Strukturen des Kopfes, des Halses und die Nekrose mit einer „Maus" manuell umfahren werden. Aus dem sich ergebenden Stapel von Konturen erfolgt die anschließende dreidimensionale Rekonstruktion der Nekrose und des Femurkopfes (Abb. 1). Bei der dreidimensionalen Darstellung des Femurkopfes und des Schenkelhalses haben wir die folgenden 4 Betrachtungsrichtungen gewählt: Je eine Ansicht von kranial, von medial, von anterior und in der Hauptbelastungsrichtung, wie sie von Pauwels [2] angegeben wurde (Abb. 2).

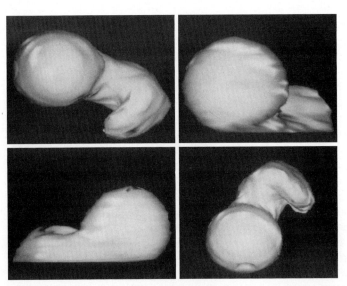

Abb. 2. Dreidimensionale Darstellung des Femurkopfes und des Halses ohne Berücksichtigung der Nekrose in den 4 Betrachtungsrichtungen

3D-Reconstruktion zur präoperativen Evaluation der Hüftkopfnekrose

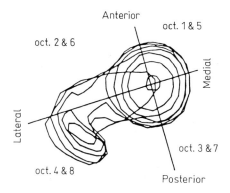

Abb. 3. Einteilung in die 8 Oktanten

Tabelle 1. Abhängigkeit des chirurgischen Vorgehens vom Verhältnis des Femurkopfvolumens zum Nekrosevolumen (*TP* Totalendoprothese, *IO* Intertrochantäre Osteotomie)

Patient	Kopfvolumen [mm³]	Nekrosevolumen [% Kopfvolumen]	Chirurgisches Vorgehen
1	51.1	0.56	Konservativ
2	72.4	33	TP
3	63.1	4.4	TP
4	47.5	3.6	Konservativ
5	53.0	5.7	IO (Flexion 30°)
6	71.3	11.7	IO (Flexion 30°)

Um Berechnungen für Kopfvolumen, Kopfoberfläche, Nekroseoberfläche und Nekrosevolumen zu ermöglichen, wurde ein femurorientiertes Koordinatensystem eingeführt. Wir bestimmten zuerst das Kopfzentrum, indem wir den Femurkopf durch eine kleinstmögliche Kugel approximierten. Das Zentrum dieser Kugel diente als Zentrum des Koordinatensystems. Um die Lage der Nekrose möglichst genau anzugeben, haben wir den Femurkopf anhand unseres Koordinatensystems in 8 Teile unterteilt, und zwar folgendermaßen: Zuerst definierten wir die Mitte des Schenkelhalses und verbanden Schenkelhalsmitte und Kopfzentrum mit einer Geraden, so daß der Kopf dadurch in einen vorderen und hinteren Anteil unterteilt wurde. Eine 2. Achse wird senkrecht auf diese 1. gelegt, ebenfalls durch das Kopfzentrum. Diese Achse unterteilt unser Modell in einen medialen und einen lateralen Anteil. Danach folgt die Unterteilung in einen kranialen und einen distalen Anteil durch eine horizontale Ebene ebenfalls durch das Kopfzentrum. Durch diese Unterteilung entstehen 8 Teile, die wir als Oktanten (Okt) bezeichnen (Abb. 3, Tabelle 1).

Okt. 1:   kranial   anterior   medial
Okt. 2:   kranial   anterior   lateral
Okt. 3:   kranial   posterior medial

Okt. 4:	kranial	posterior	lateral
Okt. 5:	distal	anterior	medial
Okt. 6:	distal	anterior	lateral
Okt. 7:	distal	posterior	medial
Okt. 8:	distal	posterior	lateral

Resultate

Mit der dreidimensionalen Darstellung gelingt es gut, die Ausdehnung und Lage der Femurkopfnekrose aufzuzeigen (Abb. 4). Dank der verschiedenen Betrachtungsrichtungen (kranial, medial, anterior, Hauptbelastungsrichtung nach Pauwels [2]) kann sich der Operateur eine gute räumliche Vorstellung des nekrotischen Bezirks herleiten. Tabelle 1 zeigt das Verhältnis zwischen Femurkopfvolumen zu Nekrosevolumen und das chirurgische Vorgehen.

Tabelle 2 zeigt die Volumina in jedem Oktanten. Aus Tabelle 2 kann herausgelesen werden, daß die Nekrose bei diesen Patienten im kranialen anterioren Anteil des Femurkopfes liegt.

Bei 3 unserer Patienten (Nr. 3, Nr. 5 und Nr. 6) wurde die Operation vor der dreidimensionalen Darstellung durchgeführt. Bei den verbleibenden 3 Patienten wurde zweimal eine Totalendoprothese eingesetzt, 1 Patient wurde konservativ behandelt. Die konservative Therapie wurde wegen der kleinen Ausdehnung der Femurkopfnekrose gewählt.

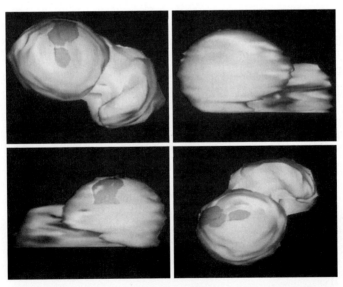

Abb. 4. Dreidimensionale Darstellung des Femurkopfes mit Nekrose (*violett*) sowie Teilen des Schenkelhalses

3 D-Reconstruktion zur präoperativen Evaluation der Hüftkopfnekrose 143

Tabelle 2. Volumen der nekrotischen Läsion in den 8 Oktanten, ausgedrückt in Prozent des Kopfvolumens

Patient	Okt. 1 (%)	Okt. 2 (%)	Okt. 3 (%)	Okt. 4 (%)	Okt. 5 (%)	Okt. 6 (%)	Okt. 7 (%)	Okt. 8 (%)	Gesamt (%)
1	0,56	0	0	0	0	0	0	0	0,56
2	4,4	7,3	5,4	9,1	1,8	1,5	1,5	2,2	33
3	2,4	0,62	0,73	0,67	0	0	0	0	4,4
4	1,7	0,18	1,7	0	0	0	0	0	3,6
5	1,3	0	1,8	0,06	0	0	1,3	1,2	5,7
6	2,8	3,6	1,2	0,37	2,0	1,0	0,72	0	11,7

Diskussion

Die dreidimensionale Darstellung erlaubt eine klare Beurteilung sowohl der Ausdehnung als auch der Lage der Femurkopfnekrose. Dies erlaubt es, die Notwendigkeit einer eventuellen Korrekturosteotomie abzuschätzen. Unser Ziel ist es, anhand von weiteren Fällen die Lage und Größe der Femurkopfnekrose präoperativ zu berechnen und anhand der von uns bestimmten Parameter das Prozedere zu bestimmen. Insbesondere sind wir daran interessiert herauszufinden, ob es möglich ist, ein bestimmtes Verhältnis zwischen Kopfvolumen und Nekrosevolumen anzugeben, anhand dessen wir die Indikation für eine Osteotomie oder das Einsetzen einer Totalprothese stellen können.

Zusammenfassung

Die etablierte Femurkopfnekrose wird normalerweise durch konventionelle Röntgenaufnahmen oder durch die Computertomographie dargestellt. Die dreidimensionale Darstellung der Nekrose gehörte bis jetzt nicht zum Routineverfahren. Es wird eine computerunterstützte Methode beschrieben, die es erlaubt, mit Hilfe der CT-Bilder sowohl den Femurkopf als auch die Nekrose zu quantifizieren, und in allen Oktanten des Femurkopfes dreidimensional darzustellen. Auf die mögliche Bedeutung für die chirurgische Planung und Therapie soll am Beispiel von 6 Patienten hingewiesen werden.

Literatur

1. Lequèsne M (1961) Le paux profil du bassin. Rev Rhum 12:643–652
2. Pauwels F (1973) Atlas zur Biomechanik der gesunden und kranken Hüfte. Springer, Berlin Heidelberg New York
3. Schneider R (1979) Die intertrochantere Osteotomie bei Coxarthrose. Springer, Berlin Heidelberg New York

Techniken der Arthroskopie des Hüftgelenks

Th. Stuhler, H.-M. Karl und P. Schuckmann

Orthopädische Abteilung der Kliniken Dr. Erler, Kontumazgarten 4–18, D-8500 Nürnberg

Unter strenger Indikationsstellung, jedoch in der Zahl steigend, werden an der hiesigen Orthopädischen Abteilung Hüftgelenke arthroskopiert.

Indikationen

Von 1984–1990 wurden 24 Hüftarthroskopien durchgeführt.
Da es sich dabei vorrangig um Patienten mit beginnenden Hüftkopfnekrosen handelte, wurde die Kopfkalotte mitbeurteilt.
Weitere Indikationen für die Arthroskopie des Hüftgelenks bildeten unklare Reizzustände bei differentialdiagnostischem Verdacht einer PCP, JCP oder Arthritis urica. Die Hüftarthroskopie wurde gleichfalls bei mehreren Patienten mit unerklärlichen Hüftbeschwerden durchgeführt, bei denen das klinische Bild einer beginnenden Koxarthrose nicht eindeutig war.
In Einzelfällen erfolgte die Hüftarthroskopie bei einer Osteochondrosis dissecans mit freien Gelenkkörpern sowie Pfannendachzysten mit Gelenkbeteiligung.
Die Arthroskopie des Hüftgelenks wird von Hempfling [1] für besondere Fälle von Hüftprothesenluxationen sowie u. a. zur Einführung von Drainagen bei Hüftgelenkempyemen beschrieben. Weitere mögliche Indikationen bilden Fragestellungen der Traumatologie bei Hüftpfannenfrakturen und traumatischen Hüftluxationen.
Denkbar erscheint aufgrund der ermutigenden Resultate die Hüftarthroskopie bei schwierigen Fragestellungen in der Kinderorthopädie mit Hilfe englumiger Arthroskope, z. B. bei unklaren Hüftschmerzen, ggf. einem Morbus Perthes oder einer kongenitalen Luxation.

Lagerung und Extension

Aufgrund der hohen Spannungskräfte kann das Arthroskop zuverlässig nur in die Hüftpfanne eingeschoben werden, wenn der Hüftkopf aus der Pfanne herausgezogen wird. Beschrieben wird die Extension auf dem Extensionstisch [1, 2].

Das Bein soll bei mäßiger Abduktion und Flexion im Extensionstisch vorgespannt werden. Erst unmittelbar vor der Arthroskopie erfolgt die dosierte vollständige Extension mittels Gewindespindel.

Versuchsweise wurde für verschiedene Hüftarthroskopien temporär ein Fixateur externe anstelle des Extensionstisches eingesetzt (u. a. Wagner-Fixateur). Die Schanz-Schrauben wurden knapp oberhalb des Pfannenerkers sowie in Höhe des Trochanter minor eingetrieben.

Vorteile des Extensionstisches zeigen sich darin, daß der Hüftkopf mit größerer Kraft aus der Pfanne herausgezogen werden kann. Der Gelenkspalt ist weiter.

Nachteilig ist die Tatsache, das das Bein mehr oder weniger fest eingespannt ist und der Hüftkopf kaum bewegt werden kann.

Besondere Beachtung muß der sorgfältigen Polsterung des Dammbereichs geschenkt werden. Bei einem Patienten wurden postoperativ temporär Miktionsbeschwerden festgestellt.

Vorteile des Fixateur externe sind die begrenzt mögliche Bewegung des Hüftkopfes. Nachteilig ist die geringere Extensionsmöglichkeit.

Anästhesie

Zu bevorzugen ist die Vollnarkose aufgrund der besseren Relaxation. Auch die möglichst flache Lagerung ist günstiger.

Arthroskop

Verwendet wird das Standardarthroskop mit 5 mm Durchmesser. Bevorzugt wird die 70°-Optik, die gegenüber der gleichfalls eingesetzten 30°-Optik bessere Übersichtsmöglichkeiten für den Hüftkopf vermittelt.

Arthroskope, wie sie für kleinere Gelenke (OSG) eingesetzt werden, haben sich für das Hüftgelenk als unbefriedigend erwiesen, da einerseits der Schaft zu kurz, andererseits die Spülmöglichkeit unzureichend ist.

Wahlweise wurden verschiedene flexible Endoskope erprobt. Deren Handhabung ist umständlicher und problematischer, da die Einführung über einen speziellen Trokar erfolgen muß. Die flexible Komponente läßt sich nicht sicher im Gelenk dirigieren und der Bowdenzug ist zu anfällig. Die scheinbaren Vorteile der flexiblen Steuerung überzeugen dabei nicht. Außerdem ist die Sichtqualität aufgrund der Fiberglasoptik eingeschränkt.

Operativer Zugang

Aufgrund der anatomischen Gegebenheiten wird ein ventrolateraler Zugang etwas vor und unterhalb der Trochanterspitze bevorzugt [2]. In Frage kommen weiter ein lateraler Zugang oberhalb des Trochanters sowie ein dorsolateraler Zugang. Das Zielen mit dem Trokar sollte unter Bildwandlerkontrolle erfolgen, um jegliche Verletzungen der Hüftkopfkalotte und der Pfanne zu vermeiden.

Für die definitive Lokalisation des sog. ventrolateralen Zugangs sind Pfanneneingangsebene und Hüftkopfform mit zu berücksichtigen.

Vor allem mit der 70°-Optik sind nun nahezu alle Gelenkbereiche zu übersehen.

Instrumente

Ein Tasthaken oder eine Biopsiezange (Abb. 1–3) lassen sich etwas medial des Arthroskops günstig einbringen, so daß auch das Lig. capitis femoris erreicht werden kann.

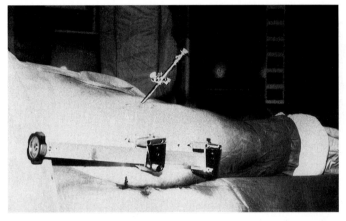

Abb. 1. Hüftarthroskopie. Extension mit temporär eingesetztem Wagner-Distraktor

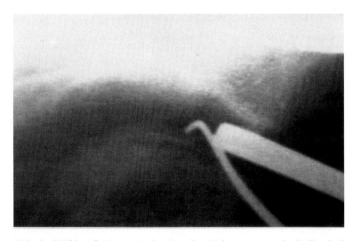

Abb. 2. Hüftkopfnekrose. Palpation der Nekrosezone mittels Tasthaken

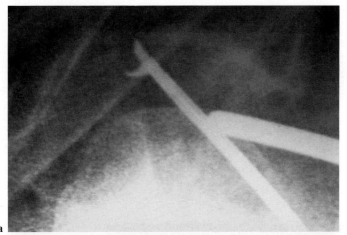

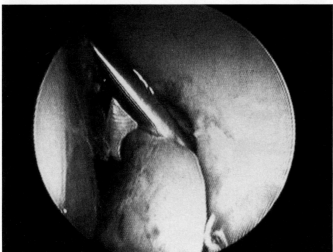

Abb. 3a, b. Biopsiezange am Lig. capitis femoris, **a** Röntgenbildkontrolle, **b** unter arthroskopischer Sicht

Medium

Die Hüftarthroskopien wurden bevorzugt unter Spülung durchgeführt. Das Freispülen des Hüftgelenks ist fast aufwendiger als vergleichsweise des Kniegelenks. Anfänglich erschweren die trübe Gelenkflüssigkeit sowie manchmal Blutkoagel den Einblick, da kein zweiter Zulauf verwendet wird, bzw. der Druck für einen normalen Flow zu gering ist.

Wahlweise kann ein Arthro-Pneu (CO_2-Füllung) verwendet werden.

Therapie

Bei einigen Hüftarthroskopien, die bei primär unklarem Befund eine beginnende Hüftkopfnekrose oder Koxarthrose bestätigt haben, wurde postoperativ zunächst Beschwerdefreiheit geäußert. Es muß vermutet werden, daß die Extension sowie das Ausspülen des Gelenks einen temporären therapeutischen Effekt hatte.

Literatur

1. Hempfling H (1989) Die Arthroskopie des Hüftgelenkes. In: Hempfling H (Hrsg) Einführung in die Arthroskopie. Fischer, Stuttgart, S 377–382
2. Johnson LL (1981) Hip joint. In: Johnson LL (ed) Diagnostic and surgical arthroscope, 2nd edn. Mosby, St. Louis, pp 405–411

**Teil IV
Hüftkopfnekrose nach Trauma**

Spätergebnisse nach traumatischer Hüftluxation

K. E. Dreinhöfer [1], S. R. Schwarzkopf [1], M. Prokop [2], C. Ehrenheim [3] und N. P. Haas [1]

[1] Unfallchirurgische Klinik, Medizinische Hochschule Hannover, Konstanty-Gutschow-Straße 8, D-3000 Hannover 61
[2] Diagnostische Radiologie I, Medizinische Hochschule Hannover, Konstanty-Gutschow-Straße 8, D-3000 Hannover 61
[3] Nuklearmedizin und spezielle Biophysik, Medizinische Hochschule Hannover, Konstanty-Gutschow-Straße 8, D-3000 Hannover 61

Die traumatische Hüftverrenkung ist eine seltene, jedoch schwerwiegende Verletzung. Um 1900 wurde noch Sturz aus größerer Höhe oder vom Pferd als Unfallursache angegeben. Mit der immer größer werdenden Zahl der Verkehrsunfälle stieg dann in der zweiten Hälfte des 20. Jahrhunderts auch die Zahl der Berichte über Hüftluxationen an.

Nur wenige Autoren haben bisher Spätergebnisse eines größeren Patientenkollektivs mit isolierter traumatischer Hüftluxation publiziert [11]. Dem steht eine größere Anzahl von Berichten über Luxationsfrakturen des Femurkopfes gegenüber, die jedoch zumeist auf einem sehr kleinen Patientenkollektiv basieren.

Einteilung der Hüftluxationen

Die traumatischen Hüftluxationen sind in der Literatur v. a. nach der Lage des Hüftkopfes im Verhältnis zum Azetabulum klassifiziert, wobei die älteste Einteilung auf Hippokrates zurückgeht. Dabei werden die vordere, hintere und zentrale Luxation unterschieden.

Bei der isolierten vorderen Luxation liegt der Hüftkopf außerhalb der Pfanne entweder vorn oben (Luxatio pubica) oder vorn unten (Luxatio obturatoria) (Abb. 1a).

Die hinteren Luxationen sind am häufigsten (80% aller Luxationen), wobei die hintere obere (Luxatio iliaca) bedeutend öfter gesehen wird als die hintere untere (Luxatio ischiadica) (Abb. 1b).

Entsprechend dem Schweregrad der Begleitverletzungen nahmen Thompson u. Epstein [13] eine Einteilung der hinteren Luxationen vor. Hüftgelenkverrenkungen mit Femurkopffraktur sind von Pipkin [9] 1957 erstmals unterteilt worden. Diese Klassifizierung hat sich hinsichtlich Prognose und Therapie als wertvoll erwiesen. Dabei wird zwischen einer Femurkopffraktur oberhalb und unterhalb der Fovea capitis femoris unterschieden (Abb. 2):

- Typ I: Hintere Luxation mit Absprengung eines kleinen, kaudalen Kopffragments
- Typ II: Hintere Luxation mit Absprengung eines größeren kaudalen Kopffragments, das kranial über die Fovea capitis femoris herausreicht

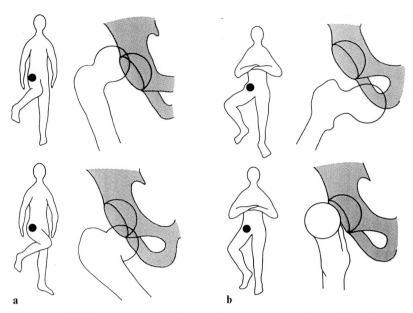

Abb. 1 a, b. Hüftluxationen. **a** oben Luxatio iliaca, unten Luxatio ischiadica, **b** oben Luxatio obturatoria, unten Luxatio pubica

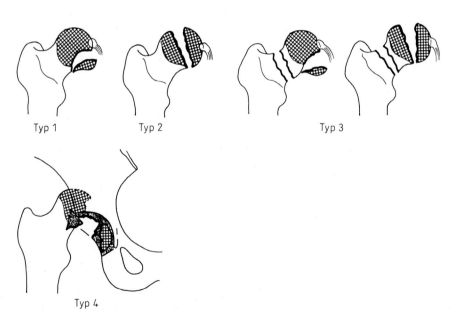

Abb. 2. Klassifikation der Femurkopffrakturen bei hinterer Luxation (nach Pipkin)

- Typ III: Kombination von Typ I oder Typ II mit einer Schenkelhalsfraktur
- Typ IV: Kombination von Typ I oder Typ II mit dorsokranialem Pfannenrandbruch.

Unfallmechanismus

Eine direkte Luxation, wie man sie an anderen Gelenken häufig sieht, findet man beim Hüftgelenk nicht, da es durch seine Lage, die gewaltigen Muskelmassen und starken Bänder den direkt angreifenden Kräften keinen Angriffspunkt bietet.

Die Luxationen und Luxationsfrakturen treten heutzutage v. a. bei Verkehrsunfällen als sog. Armaturenbrettverletzungen (dashboard injury) auf: Der Fahrzeuginsasse sitzt mit gebeugtem Knie- und Hüftgelenk im Fahrzeug, wobei die Muskeln und Bänder weitgehend erschlafft sind. Beim plötzlichen Anprall im Moment des Unfalls bewegt sich der Körper, der Trägheit folgend, nach vorn – v. a. dann, wenn kein Sicherheitsgurt getragen wird. Während das Knie am Armaturenbrett bzw. am Vordersitz schon anstößt und der Oberschenkel dadurch zum Stillstand kommt, schiebt sich das Becken noch weiter nach vorn. Die Kraftübertragung erfolgt über das Femur und treibt dann den Oberschenkelkopf abhängig von seiner Stellung zum Hüftgelenk aus der Pfanne (Abb. 3).

Wenn das Hüftgelenk 90° oder stärker gebeugt und der Oberschenkel adduziert ist, rutscht der Hüftkopf über den hinteren, dünnen Pfannenrand; dies führt zu einer hinteren Luxation mit oder ohne Azetabulumfraktur. Ferner kann es hierbei zu ventrokaudalen Abscherungen des Hüftkopfes kommen.

Bei abgespreiztem Oberschenkel und außenrotierter Hüfte kommt es bei einem Anpralltrauma zu der seltenen vorderen Luxation. Hierbei wird der Hüftkopf durch die vordere untere Gelenkkapsel herausgehebelt und in Richtung auf das Schambein oder das Foramen obturatum bewegt. Wenn das Hüftgelenk gestreckt ist, tritt eine Luxatio pubica auf, bei Flexion kommt es zur Luxatio obturatoria. Bei ⅓ aller vorderen Hüftluxationen kommt es zur Kalottenfraktur, zumeist im kranialen Bereich der Belastungszone.

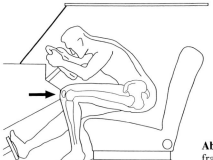

Abb. 3. Typischer Unfallhergang bei Luxationsfraktur bzw. Luxation des Hüftgelenks

Einer Kombinationsverletzung von Femurkopffraktur und Schenkelhalsfraktur liegt ein zeitlich aufeinanderfolgendes Einwirken von 2 Kräften zugrunde. Die 1. bewirkt die Luxation mit Fraktur des Femurkopfes, bevor die 2. dann den Schenkelhals über dem Pfannenrand abbricht.

Klinik

Bei der traumatischen Hüftluxation besteht neben erheblichen Schmerzen v. a. eine Veränderung der Hüftkontur und eine federnde Fixation des Gelenks. Die für die einzelnen Luxationsformen typischen Beinstellungen erleichtern die Diagnose (Abb. 1):

Bei der hinteren Luxation besteht das klassische Bild aus einem verkürzten, innenrotierten und adduzierten Bein. Bei der Luxatio iliaca ist das verrenkte Bein so weit adduziert, daß beide Knie eng zusammenliegen. Bei der Luxatio ischiadica liegt das Knie auf dem Oberschenkel der gesunden Seite.

Bei der vorderen Luxation befindet sich das betroffene Bein stets in Abduktions- und Außenrotationsstellung. Beim pubischen Typ besteht eine deutliche Beinverkürzung. Das Bein ist stark außenrotiert und leicht abduziert. Der Hüftkopf ist als runder Körper in der Leistengegend sicht- und tastbar. Der Trochanter major ist nicht mehr palpabel. Beim Obturatortyp ist die Hüfte stark flektiert und abduziert sowie leicht außenrotiert.

Eigenes Patientengut

In der Zeit von 1974–1987 wurden in unserer Klinik 47 traumatische Hüftluxationen ohne knöcherne Beteiligung (Tabelle 1) sowie 22 dorsale Hüftluxationen mit Femurkopffrakturen gesehen, deren Aufteilung nach Pipkin aus Tabelle 2 hervorgeht. Wie aus Tabelle 3 ersichtlich, handelt es sich um 50 Männer und 19 Frauen. Das Durchschnittsalter betrug 30,9 Jahre, wobei der älteste Patient 58 und der jüngste 5 Jahre alt war.

Unter den Verletzungsursachen standen die Verkehrsunfälle – und hier v. a. PKW-Unfälle – mit 89% ganz eindeutig im Vordergrund (Abb. 4).

Alle in unserer Klinik primär versorgten Patienten wurden durch einen ärztlich begleiteten Transport an die MHH gebracht (Abb. 5). Die mittlere

Tabelle 1. Häufigkeit der Hüftluxationen im eigenen Patientengut von 1974–1987

• Hintere Hüftluxation ohne knöcherne Verletzung	42
→ Dorsokranial	37
→ Dorsokaudal	5
• Vordere Hüftluxation ohne knöcherne Verletzung	5
→ Ventrokranial	3
→ Ventrokaudal	2

Hüftkopfnekrose nach Trauma

Tabelle 2. Einteilung der aufgetretenen hinteren Hüftluxationen mit Femurkopffraktur nach Pipkin

Hintere Hüftluxation mit Femurkopffraktur	22
→ Pipkin I	5
→ Pipkin II	8
→ Pipkin III	–
→ Pipkin IV	9

Tabelle 3. Verteilung der Patienten bei der Nachuntersuchung

	Luxation	Pipkin
Gesamt (1974–87)	47	22
Nachuntersucht	38	17
Verstorben	4	2
Nicht erreicht	5	3
Männlich	34	16
Weiblich	13	6

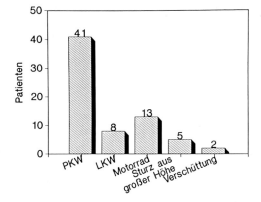

Abb. 4. Häufigkeit verschiedener Unfallarten bei der Hüftluxation

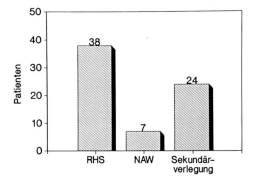

Abb. 5. Rettungsmittel nach Hüftluxation

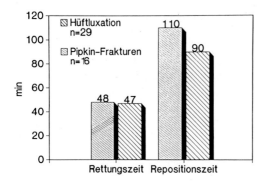

Abb. 6. Durchschnittliche Rettungszeit und Intervall bis zur Reposition nach Hüftluxation

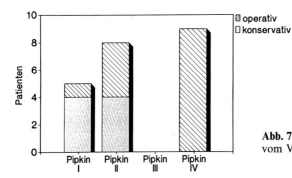

Abb. 7. Therapie in Abhängigkeit vom Verletzungstyp nach Pipkin

Tabelle 4. Begleitverletzungen bei Hüftluxation bzw. Pipkin-Trauma

	Luxation	Pipkin
Schädel	22	8
Thorax	12	4
Becken	16	11
Obere Extremität	15	5
Untere Extremität	23	14

Rettungszeit, also das Intervall vom Unfall bis zum Eintreffen in der Klinik, betrug bei den in unserer Klinik primär versorgten Patienten 47 min. Keine Hüfte war länger als 2,5 h disloziert, die durchschnittliche Zeit vom Unfall bis zur Reposition betrug 97 min (Abb. 6).

Die operative Versorgung der Luxationsfrakturen erfolgte in 12 Fällen innerhalb der ersten 12 h, in 2 Fällen erst nach 5 bzw. 7 Tagen. Bei einem Patienten wurde eine Fragmentexstirpation nach 17 Tagen vorgenommen. Die Art des therapeutischen Vorgehens ist Abb. 7 zu entnehmen.

Art und Häufigkeit der Begleitverletzungen sind in Tabelle 4 wiedergegeben. Hierbei zeigt sich deutlich der hohe Anteil von Verletzungen im Bereich der unteren Extremitäten. 19 Begleitverletzungen fanden sich am gleichseitigen Bein. Eine unfallbedingte Nervenläsion zeigte sich nur in 3 Fällen.

Ergebnisse

Von den Patienten mit isolierter Hüftluxation konnten 38 (80,8%), von denen mit Femurkopffraktur 17 (77,2%) nachuntersucht werden. Das Intervall zwischen Unfall und Nachuntersuchung betrug 2–16 Jahre, im Mittel 7,9 Jahre (Abb. 8).

Die Auswertung der Nachuntersuchungsergebnisse erfolgte nach klinischen, radiologischen und kernspintomographischen Maßstäben. Die klinischen Ergebnisse wurden nach den von Charnley modifizierten Kriterien von Merle d'Aubigne, sowie nach den Kriterien von Epstein analysiert. Diese basieren auf der Gehfähigkeit, Beweglichkeit, Schmerzausprägung sowie dem Röntgenbefund (Abb. 9).

Bei den isolierten Hüftluxationen zeigten sich bei 33 (86,8%) der Patienten sehr gute bis gute Spätergebnisse, bei 3 mäßige und bei 2 Patienten schlechte Resultate. Im Gegensatz dazu konnten bei fast ⅔ (n = 11) der Pipkin-Frakturen sehr gute und gute Ergebnisse festgestellt werden, 4 Patienten hatten mäßige, 2 Patienten schlechte Untersuchungsergebnisse.

Im Rahmen der radiologischen Nachuntersuchung wurden Beckenübersichtsaufnahmen und axiale Aufnahmen der ehemals luxierten Hüfte vorge-

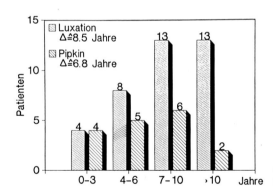

Abb. 8. Intervall zwischen Unfall und Nachuntersuchung

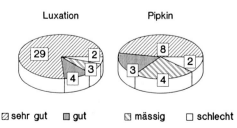

Abb. 9. Klinische Nachuntersuchung (Merle-d'Aubigne-Schema)

Tabelle 5. Arthrosegrade nach Tönnis in Abhängigkeit vom ursächlichen Trauma

	Luxation	Pipkin
0	16	8
I	18	6
II	4	3
III	0	0

Tabelle 6. Nekrosegrade nach Ficat in Abhängigkeit vom ursächlichen Trauma

	Luxation	Pipkin
0	31	10
I	5	3
II	2	3
III	0	1

Tabelle 7. Häufigkeit periartikulärer Verkalkungen nach Luxation bzw. Pipkin-Trauma

	Luxation	Pipkin
0	24	0
I	9	9
II	5	3
III	0	5

nommen. Die Bestimmung des Arthrosegrades erfolgte nach Tönnis, die Einteilung der Nekrosestadien nach Ficat. Arthrosegrade erheblicheren Ausmaßes (Grad II nach Tönnis) sahen wir bei 10,5% (n = 4) der isolierten Luxationen und bei 17,6% (n = 3) der Pipkin-Verletzungen (Tabelle 5).

Nekrosestadium II nach Ficat war bei 2 (5,3%) der isolierten Luxation und 3 (17,6%) der Pipkin-Frakturen radiologisch nachweisbar. Ein subchondraler Kollaps (Ficat III) wurde bei einer Pipkin-Fraktur festgestellt (Tabelle 6).

Die periartikulären Verkalkungen wurden in 4 Stadien unterteilt, wobei mäßige Kalzifikationen bei 5 von 38 Hüftluxationen gefunden wurden. Nahezu die Hälfte aller Pipkin-Frakturen hatten mäßige (n = 3) oder erhebliche Verkalkungen (n = 5) (Tabelle 7).

Die NMR-Untersuchungen wurden mit einem Magnetom 1,0 Tesla (Siemens) vorgenommen. T1-gewichtete Bilder wurden mit einer kurzen Relaxationszeit (TR) (500 ms) und einer kurzen Echozeit (TE) (25 ms), T2-gewichtete Bilder mit langer TR (2500 ms) und langer TE (90 ms) erstellt. Die Schicht-

Tabelle 8. NMR-Zeichen der Hüftkopfnekrose

Gruppe	T_1	T_2		Luxation	Pipkin
0	Normal	Normal		34	11
A	↑	→	Fett	2	3
B	↑	↑	Blut	0	0
C	↓	↑	Flüssigkeit	1	1
D	↓	↓	Fibröse Struktur	1	2

dicke betrug stets 6 mm. Bei allen Patienten wurden koronare Schichten erstellt, bei den meisten zusätzlich auch transversale.

Die Einteilung des Nekrosegrades orientierte sich an einer Klassifikation von Mitchell [8]. Als deutliche Hinweise auf eine Hüftkopfnekrose werden eine fokal verminderte Intensität des T1-Signals in einer subchondralen Region sowie das charakteristische „double-line sign" im T2-gewichteten Bild angesehen. Dieses ist durch eine geringe periphere Signalintensität und eine hohe Intensität des Signals zentral charakterisiert.

Eine eindeutig verminderte T1-Intensität sahen wir bei einer ehemals luxierten Hüfte und 2mal nach Pipkin-Fraktur. Entsprechend der Nekroseeinteilung nach Mitchell (Tabelle 8) sahen wir bei 2 Hüftluxationen und bei 3 Pipkin-Frakturen fragliche Frühveränderungen entsprechend Fett (Gruppe A). Jeweils bei einem Patienten zeigte sich eine verminderte Signalintensität im T1-gewichteten Bild und gleichzeitige Intensivierung des Signals im T2-Bild entsprechend Flüssigkeit (Gruppe C).

Diskussion

Bereits Hippokrates forderte, daß über einer bei Tage luxierten Hüfte die Sonne nicht untergehen dürfe. Von allen Spätschäden kommt der Hüftkopfnekrose die größte Bedeutung zu. Bei der Luxation entsteht durch Zerrung, Überdehnung, Zerreißung und Thrombosierung ein Schaden an den Gefäßen, die den Hüftkopf ernähren. Bei der Luxation kommt es immer zu einer Zerreißung des Lig. capitis femoris und zur Überdehnung der lateralen Epiphysengefäße. Bei länger dauernder Luxation tritt infolge von Stase und Thrombosierung der Gefäße eine langsam zunehmende Hypoxie des Hüftkopfes auf. Dieser Vorgang scheint zeitabhängig zu sein und führt somit zu einer zunehmenden Bedrohung des Hüftkopfes bei Andauern des Luxationszustands. So wurden von anderen Autoren deutliche Unterschiede im Auftreten von Kopfnekrosen abhängig von der Luxationsdauer gesehen. Hierbei wird als kritische Grenze 6h genannt.

Nach primärer Schockbehandlung und Sicherung von Vitalfunktionen muß die Reposition des luxierten Hüftgelenks allen anderen notfallmäßigen Versorgungen voranstehen. Die geschlossene Reposition sollte unter klinischen Bedingungen bei optimaler Muskelrelaxation evtl. in kurzer Allgemeinnarkose

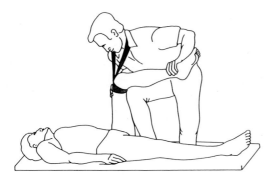

Abb. 10. Einrenkung der hinteren Luxation nach Böhler

so schonend wie möglich erfolgen, um die Gefahr einer iatrogenen Fraktur des zumeist vermindert stabilen Schenkelhalses zu vermeiden. Zur Einrenkung einer hinteren Luxation hat sich eine modifizierte Methode nach Böhler [2] in der Praxis bewährt (Abb. 10): Hierbei hat der Operateur eine Tuchschlinge sowohl um den eigenen Nacken als auch um den Oberschenkel des auf dem Rücken liegenden Verletzten achtertourförmig geschlungen. Zunächst muß der oberhalb oder unterhalb der Hüftpfanne stehende Femurkopf durch Längszug oder Beugung hinter die Gelenkpfanne gebracht werden. Anschließend erfolgt dann die Reposition durch ventralen Längszug. Nach erfolgter Einrenkung sollte eine Stabilitätsprüfung des Hüftgelenks durch axialen Druck vorgenommen werden. Ferner ist die Durchblutung und Innervation zu überprüfen und eine erneute radiologische Dokumentation notwendig [14].

Alle an unserer Klinik primär gesehenen Hüften wurden in den ersten 150 min nach dem initialen Trauma reponiert. Die Hüftkopfnekroserate betrug in der isoliert luxierten Gruppe lediglich 5,8%, womit wir die in der Literatur berichteten Zahlen bei frühzeitiger Reposition bestätigen konnten.

Die unbedingte Notwendigkeit zum operativen Vorgehen besteht, wenn
1. der geschlossene Repositionsversuch nicht erfolgreich war,
2. nach Reposition Instabilität mit Reluxationstendenz besteht,
3. Frakturfragmente im Gelenkspalt blockieren oder
4. eine Ischiadikusläsion durch Fragmentdruck vorliegt.

Bei der offenen Reposition ist die Wahl des Zugangs von der Lokalisation der Verletzung abhängig. Grundsätzlich sollte stets sehr schonend vorgegangen werden, um eine zusätzliche Traumatisierung der Weichteile und der den Hüftkopf ernährenden Gefäße zu vermeiden.

Neben der Schwere der Begleitverletzung, dem Alter des Patienten sowie bereits bestehender Hüftgelenkveränderungen ist die Frakturklassifizierung nach Pipkin von entscheidender Bedeutung bezüglich der Therapieform der Femurkopffrakturen.

Pipkin I

Das abgescherte Fragment stammt aus dem ventrokaudalen Kopfanteil und bleibt fast immer in der Pfanne liegen. Es besitzt zumeist noch eine schmale

Verbindung mit der unteren Gelenkkapsel und erhält sich dadurch seine Blutversorgung aus einem Ast der A. circumflexa media für die innere Kapsel.

Wir führen beim Vorliegen eines kleinen Fragments eine umgehende geschlossene Reposition des Hüftkopfes durch. Bei guter Fragmentstellung in der Röntgenkontrolle und freier Beweglichkeit im Hüftgelenk beginnen wir sofort mit der funktionellen Weiterbehandlung. Bei Lage des Fragments im kaudalen Gelenkspalt außerhalb der Belastungszone ist eine offene Reposition zumeist nicht zwingend notwendig.

Das Gelenk muß jedoch eröffnet werden, sofern das Fragment in die Belastungszone disloziert ist.

Pipkin II

Hier verläuft die Frakturlinie von kaudal nach kranial bis in die Belastungszone des Hüftkopfes hinein, so daß die Fovea capitis femoris mit dem Lig. capitis femoris am Kopffragment verbleibt und die Blutversorgung durch das Lig. capitis femoris und die anheftenden Kapselanteile gewährleistet ist.

Auch hier empfiehlt sich eine primär geschlossene Reposition, wobei die Gefahr einer iatrogen auftretenden Schenkelhalsfraktur, v.a. bei großen Kalottenkopffrakturen, bedacht werden muß. Nach der Reposition ist unbedingt ein CT zur Stellungskontrolle und zum Ausschluß von Gelenkinterponaten erforderlich. Wenn eine anatomische Reposition nicht gelingt, empfiehlt sich das offene Vorgehen, wobei eine exakte Reposition und Schraubenfixation erfolgen sollte. Bei der Fixierung sollte stets eine zusätzliche Traumatisierung des Knorpels durch die stabilisierenden Maßnahmen vermieden werden. In seltenen Fällen kann es notwendig sein, das Fragment zu entfernen.

Pipkin III

Typ-I- oder -II-Frakturen zusammen mit einer Schenkelhalsfraktur führen zur Einordnung in die 3. Gruppe. Diese Luxation wird häufig übersehen, da die Aufmerksamkeit auf die offensichtliche Schenkelhalsfraktur gerichtet wird. Weiterhin scheint dieses Verletzungsmuster gehäuft als Komplikation einer zuvor versuchten geschlossenen Reposition aufzutreten [10, 12].

Am besten sollten diese Kombinationsverletzungen offen eingerichtet werden. Es empfiehlt sich die Verschraubung des Schenkelhalses und die Versorgung des Hüftkopfes entsprechend der bereits erwähnten Maßnahmen bei isolierten Pipkin-I- bzw. -II-Frakturen. Beim älteren Patienten kann eine primäre Endoprothese in Erwägung gezogen werden.

Pipkin IV

Bei diesem Verletzungsmuster sind sowohl die Therapie als auch die Prognose von der Schwere der Azetabulumverletzung abhängig. Bei nur kleinem

Pfannenrandabbruch und nicht interponiertem Kalottenfragment sollte zunächst ein geschlossenes Vorgehen versucht werden. Bei einem großem Azetabulumfragment ist die osteosynthetische Rekonstruktion notwendig. Die Kalottenfraktur wird wieder entsprechend versorgt.

Nachbehandlung

In der Vergangenheit ist eine Ruhigstellung im Beckenbeingips bzw. in Schienen für mehrere Wochen propagiert worden, um eine erneute Reluxation und Dislokation zu vermeiden, aber auch die Heilung des Kapseldefekts zu erleichtern. Eine Ruhigstellung des Gelenks nach intraartikulärer Fraktur bewirkt jedoch nur eine herabgesetzte Knorpelernährung, Kapselverklebung und Muskelverschmächtigung [3, 4].

Andere Autoren empfahlen eine Extension in leichter Abduktion und Außenrotation zur Vorbeugung einer Hüftkopfnekrose. Auch dieser Prophylaxeversuch erbrachte keinerlei Vorteile [6], so daß heute sowohl bei stabiler Osteosynthese als auch bei konservativem Vorgehen auf jede Art von Ruhigstellung und Extension verzichtet wird. Wir beginnen mit der Frühmobilisation am 1. postoperativen Tag. Dabei empfehlen wir eine Teilbelastung von bis zu 3 Wochen bei der isolierten Luxation, von 3–6 Wochen bei der Femurkopffraktur.

Komplikationen

Der N. ischiadicus, hierbei zumeist der fibulare Anteil, erleidet im Verlauf der Luxation in 10–15% der Fälle eine Schädigung. Diese Läsion kann durch eine Einklemmung zwischen Hüftkopf und Becken, Überdehnung oder Einklemmung durch ein Fragment bedingt sein. Bei einer isolierten Luxation genügt meist schon die Reposition zur Aufhebung der Parese, während eine sofortige offene Reposition und Osteosynthese zur Entlastung eines durch Fragmentdruck bedingten Druckschadens notwendig ist. In 60–70% der Fälle, in denen eine Nervenläsion aufgetreten ist, kann man mit einer funktionellen Wiederherstellung nach 6–8 Monaten rechnen [4].

Nach einer traumatischen Hüftkopfluxation wird bei 6–40% der Patienten eine Osteonekrose des Hüftkopfes gesehen, wobei Upadhyay et al. [15] eine gleiche Inzidenz bei reinen Luxationen und Frakturluxationen nachweisen konnten. Ein Zusammenhang mit der Entstehung der Hüftkopfnekrose konnte bei einer verspäteten Reposition (nach mehr als 6 h) nachgewiesen werden. Nicht sicher war die Korrelation zwischen dem Schweregrad der Luxation bzw. der Anzahl der Repositionsversuche [6].

Durch die Luxation kommt es zur Ruptur des Lig. capitis femoris und einiger kleiner Gefäße entlang der rupturierten Gelenkkapsel. Die meisten Gefäße sind jedoch zunächst lediglich aufgrund von Kompression, Zug oder Gefäßspastik in ihrem Durchfluß eingeschränkt. Dies kann durch eine frühzeitige Reposition wieder rückgängig gemacht werden. Erst ein längerer

Luxationszustand führt zu posttraumatischen entzündlichen Veränderungen und thrombotischen bzw. fibrotischen Umbauprozessen und Verschlüssen.

Mit dem Auftreten einer Femurkopfnekrose ist bis zu 5 Jahre nach dem Unfall zu rechnen. Die ersten Anzeichen für eine Veränderung werden zumeist erst nach 3–4 Monaten festgestellt, durchschnittlich dauerte es 17 Monate, bis sich röntgenologische Hinweise zeigten. Patienten sollten deshalb in engen Abständen klinisch und radiologisch für mindestens 2 Jahre untersucht werden.

Angaben über die Arthrosehäufigkeit schwanken zwischen 10 und 30%. Oft ist der Beginn schon nach 1 Jahr nachweisbar, während Epstein et al. [4] einen Arthrosebeginn nach 10–15 Jahren beschreiben. Ursächlich werden neben der direkten Knorpelschädigung, die Inkongruenz der Gelenkflächen bei ungenügender Fragmentanlagerung oder Fragmententfernung angeführt. DeLee [3] sah bei allen vorderen Hüftluxationen mit einer Impressionsfraktur von mehr als 4 mm das Auftreten einer Arthrose.

Periartikuläre Verkalkungen, die bei allen Eingriffen und Verletzungen des Hüftgelenks auftreten können, scheinen in keiner Relation zum Beginn der Mobilisierung zu stehen. Ein vermehrtes Auftreten ist jedoch bei den offenen Repositionen, wahrscheinlich aufgrund des operativen Traumas, zu verzeichnen. Garland [5] berichtet über eine erhebliche Zunahme der periartikulären Ossifikationen bei Patienten mit assoziierten Schädelverletzungen.

Prognose

Urist [16] war der erste, der die Prognose v. a. durch die Schwere der Verletzung und weniger durch die Art der Versorgung beeinflußt sah. Hougaard u. Thomsen [6] konnten nachweisen, daß Pipkin-I- und -II-Frakturen die gleiche Prognose wie die isolierten Luxationen haben. Das gleiche gilt für Pipkin-IV-Frakturen, bei denen die Prognose derjenigen einer Azetabulumfraktur mit reiner Luxation ohne knöcherne Verletzung entspricht. In all diesen Gruppen waren die Prognosen gut, wenn die Reposition in den ersten 6 h erfolgt war. Die Prognose für die Pipkin-III-Frakturen war schlecht aufgrund der häufigen Femurkopfnekrosen.

Wir sehen als prognostisch entscheidend den Schweregrad der Verletzung, die Länge des therapiefreien Intervalls, die Anzahl der Repositionsversuche sowie die Begleitverletzungen an.

Literatur

1. Birkett J (1869) Description of a dislocation of the head of the femur, complicated with its fracture. Med Chir Trans 52:133
2. Böhler L (1954) Die Technik der Knochenbruchbehandlung. Maudrich, Wien
3. DeLee JC (1984) Fractures and dislocations of the hip. In: Rockwood CA jr. Green DP (eds) Fractures in adults, vol 2. Lippincott, Philadelphia
4. Epstein HC, Wiss DA, Cozen L (1985) Posterior fracture dislocation of the hip with fractures of the femoral head. Clin Orthop 201:9

5. Garland DE (1984) Fracture and dislocation about the hip. Clin Orthop 186:154
6. Hougaard K, Thomsen PB (1988) Traumatic posterior fracture-dislocation of the hip with fracture of the femoral head or neck or both. J Bone Joint Surg [Am] 70/2:233
7. Maroske D, Thon K, Fischer M (1983) Die Hüftluxation mit Hüftkopffraktur. Chirurg 54:400
8. Mitchell DG et al. (1989) Magnetic resonance imaging of the ischemic hip. Clin Orthop 244:60
9. Pipkin G (1957) Treatment of grade IV fracture-dislocation of the hip: a review. J Bone Joint Surg [Am] 39/5:1027
10. Röder LE jr, DeLee JC (1980) Femoral head fractures associated with posterior hip dislocations. Clin Orthop 147:121
11. Schweikert C-H, Weigand H (1979) Hüftkopffrakturen. Hefte Unfallheilkd 140:188
12. Steward MJ, McCarroll HR jr, Mulhollan JS (1975) Fracture-dislocation of the hip. Acta Orthop Scand 46:507
13. Thompson VP, Epstein HC (1951) Traumatic dislocation of the hip. J Bone Joint Surg [Am] 33/3:746
14. Tscherne H, Nerlich ML (1988) Repositionstechnik bei Frakturen und Luxationen. Hefte Unfallheilkd 197
15. Upadhyay SS, Moulton A, Srikrishnamurthy K (1983) The long term results of traumatic posterior dislocation of the hip. J Bone Joint Surg [Br] 65:150
16. Urist MR (1948) Fracture-dislocation of the hip joint: the nature of the traumatic lesion, treatment, late complication, and end results. J Bone Joint Surg [Am] 30/3:699

Die Hüftkopfnekrose nach medialer Schenkelhalsfraktur

T. Pfeifer, K. Röddecker, J. Klein und T. Tiling

II. Chirurgischer Lehrstuhl der Universität zu Köln, Ostmerheimer Str. 200, D-5000 Köln 91

Einleitung

In den letzten Jahrzehnten hat sich durch die Verbesserung der operativen Techniken, die höhere Lebenserwartung und schonendere Narkoseverfahren eine Änderung der Behandlung der medialen Schenkelhalsfraktur ergeben. Diese spielt zunehmend eine bedeutendere sozialgesellschaftliche und ökonomische Rolle. Bereits Langenbeck [25] beschrieb 1878 eine erste interne Stabilisation einer medialen Schenkelhalsfraktur. Geblieben sind die Komplikationen, insbesondere der Hüftkopfnekrose und Pseudarthrose. Anhand einer retrospektiven Untersuchung unseres Krankengutes mit medialen Schenkelhalsfrakturen der Jahre 1982–1987 und einer prospektiven Untersuchung der Jahre 1987–1989 sollen die typischen Komplikationen der medialen Schenkelhalsfraktur dargestellt werden. Im Beobachtungszeitraum überblicken wir 116 mediale Schenkelhalsfrakturen (Tabelle 1). Der größte Anteil (65%) wurde endoprothetisch versorgt. In 31 Fällen erhielten die Patienten eine interne Fixation als kopferhaltende Maßnahme. Das Durchschnittsalter lag bei 60 Jahren (Tabelle 2).

Ätiologie

Die Angaben zur Häufigkeit der Hüftkopfnekrose schwanken in der Literatur zwischen 9 und 37%. Wir sahen bei 116 Schenkelhalsfrakturen 22 (19%) Kopfnekrosen (Tabelle 3). Verantwortlich für den Ausgang der Behandlung sei

Tabelle 1. Therapie der medialen Schenkelhalsfraktur 1982–1989 (n = 116)

Therapie	n	[%]
Endoprothese	75	(65)
Osteosynthese	31	(27)
Konservativ	10	(8)

Tabelle 2. Altersverteilung medialer Schenkelhalsfrakturen 1982–1989 (n = 116)

Osteosynthese	Alter [Jahre]
Dynamische Hüftschraube (DHS)	60
AO-Zugschraube	60
Winkelplatte	43
Konservativ	63

Tabelle 3. Häufigkeit der Hüftkopfnekrosen nach medialer Schenkelhalsfraktur

Autor	DHS [%]	Zugschrauben [%]
Linde et al. [27] (kontrolliert)	35	11
Iversen et al. [21]	17	–
Woischke [41]	–	14
Manninger et al. [28]	32	–
Resch u. Sperner [34]	–	20
Nordkild u. Sonne-Holm [30]	37	–
Roth [36]	–	9
Rau et al. [33]	24	–
Köln-Merheim	–	19

das Alter der Patienten, der Frakturtyp, das Frakturstadium, die Zeitspanne zwischen Trauma und Reposition sowie die Art der Versorgung. Daneben spielen Zusatzerkrankungen wie Osteoporose, Koxarthrose und zerebrale Insuffizienz eine Rolle [37]. Die traumatisch bedingte Hüftkopfnekrose stellt einen pathologischen Prozeß dar, welcher aus einem Untergang von lebenden Elementen des Knochens resultiert [29]. Als traumatisch-ätiologische Faktoren gelten die erlittene Schenkelhalsfraktur, Hüftkopffrakturen, Hüftluxationen sowie operative Eingriffe wie Osteosynthese oder Osteotomie. Pathologisch-anatomisch findet sich eine ischämische Knochennekrose. Diese entsteht durch Verletzung der ernährenden Gefäße des koxalen Femurendes, bei welchem die Blutgefäße torquiert, überdehnt oder abgerissen werden. Die Nekrose ist in der Regel in einem kranialen und einem ventralen Segment des Hüftkopfes lokalisiert. Als Entstehungsort gilt das Knochenmark [15]. Der Untergang der Osteozyten nach initialem Marködem und Umwandlung der Trabekel führt zur Fibrose des Knochenmarks. Die Belastbarkeit des Femurkopfes nimmt ab. An statisch belasteten Abschnitten bilden sich muldenartige Einbrüche.

Klinik

Erste klinische und röntgenologische Symptome werden 6 Monate nach dem Unfall beschrieben [29]. In unserem Krankengut schwankt die Zeitspanne zwischen 9 Monaten und 3 Jahren. Schmerzen stellen dabei das Initialsymptom für den Verdacht auf eine Hüftkopfnekrose dar. Die Osteonekrose durch Unterbrechung der Blutzufuhr beginnt 8 h nach dem Trauma [39]. Auch Launder [26] sieht im Zeitfaktor die wichtigste Ursache für die Entstehung einer Hüftkopfnekrose. Tierversuche zeigten, daß die Zellen des Schenkelhalses Ischämiezeiten von nicht länger als 6–12 h tolerierten. So ist der Wert einer frühen Reposition in der Entlastung der noch ungeschädigten dorsalen Hals- und Kopfarterien zu sehen [16]. Dies muß sich im zu diskutierenden Behandlungskonzept niederschlagen.

Intraartikuläre Druckerhöhung

Experimentell und klinisch ist ein Zusammenhang zwischen dem intraartikulären Druck im Hüftgelenk und der Femurkopfdurchblutung nachgewiesen [26, 38, 40]. Alle stärker dislozierten Frakturen sind meistens mit einer Kapselruptur verbunden, so daß hier eine Entlastung nicht sinnvoll erscheint. Bei undislozierten subkapitalen Frakturen treten jedoch nur in 15–17% der Fälle Kapselrupturen auf [7]. So ist der Spannungshämarthros in den Therapieplan mit einzubeziehen [38]. Eine Bedeutung könnte es damit insbesondere bei Kindern, jüngeren Erwachsenen und bei der stabilen Fraktur haben.

Diagnostik

Anders als bei der idiopathischen Osteonekrose liegen oft Serien von röntgenologischen Voraufnahmen vor. Im Rahmen der Basisdiagnostik können auch heute noch neben Röntgenaufnahmen in 2 Ebenen gezielte Schichtaufnahmen oder Feinfokusaufnahmen erfolgen. Erst das Stadium II nach Ficat [10] läßt röntgenologische Veränderungen erkennen. Durch die Szintigraphie bietet sich jedoch besonders bei der Dreiphasenknochenszintigraphie mit Tc-PO_4 bereits im Frühstadium eine differenzierte Diagnostik. Eine Erhöhung der Sensitivität der Szintigraphie läßt sich durch die Single-Photon-Emmissions-Computertomographie erzielen.
  Hier deutet sich nach Herzog et al. [17] häufig bereits eine Unterbrechung der Blutzufuhr als Speicherdefekt an. Die Sensitivität und Spezifität ist jedoch dem CT und dem NMR deutlich unterlegen (Tabelle 4). Erst im Stadium II nach Ficat [10] ermöglicht das CT in „high resolution mode" im sagittalen und koronaren Schnittbild die Frühdiagnose einer Hüftkopfnekrose. Beim NMR in T1- oder T2-gewichteten Sequenzen wird bereits das initiale Marködem erfaßt. Die Diagnostik der Hüftkopfnekrose bei der osteosynthetisch versorgten Schenkelhalsfraktur ist aber durch das noch liegende Metallimplantat bei Schichtaufnahmen und im CT erschwert und eine NMR-Untersuchung nicht möglich.

Tabelle 4. Diagnostik der Hüftkopfnekrose und ihre Treffsicherheit. (Nach [15])

Verfahren	Sensitivität [%]	Spezifität [%]
Szintigraphie	62,1	59,5
CT	94,4	88,9
NMR	96,2	100,0
Röntgen	Gezielte Vergrößerungsaufnahmen Feinfokus, Schichtaufnahmen	
Szintigraphie	Konventionelles Dreiphasenszintigramm Speicherdefekt „cold defect"	
CT	Frühdiagnose „high resolution mode" Beurteilung des räumlichen Ausmaßes	
NMR	Bereits Marködem zu erfassen	

Abduktionsfraktur

Etwa 10–20% aller medialen Schenkelhalsfrakturen stellen Abduktionsfrakturen dar [22]. Wir fanden bei 116 Frakturen 10mal eine Abduktionsfraktur (9%), die konservativ behandelt wurden. Die Rate an Kopfnekrosen schwankt zwischen 0 und 32% [1, 11, 22, 24, 37] bei konservativer Behandlung. Einer unserer 10 Patienten entwickelte eine Kopfnekrose. Nach wie vor ist die Behandlungsstrategie umstritten. Die konservative Behandlung birgt in sich die Gefahr der sekundären Dislokation. Das Hauptproblem ist dabei das Ausmaß der dorsalen Trümmerzone. Um die Wahrscheinlichkeit des Abrutschens einer Fraktur beurteilen zu können, sind die Einteilungen nach Pauwels [31] und Garden [13] hilfreich. Das Management bestand früher in Bettruhe für 6–8 Wochen, vorsichtiger Krankengymnastik und engmaschigen Röntgenkontrollen. Jeanneret u. Jakob [22] propagieren eine sofortige Mobilisation mit Bodenbelastung, da ältere Patienten besonders durch die lange Immobilisationsdauer sonst für eine konservative Behandlung nicht geeignet wären. In 1 Fall kam es in unserem Krankengut zu einer sekundären Dislokation, die eine operative Versorgung mit einer Prothese erforderte. Die Angaben in der Literatur schwanken zwischen 8 und 32% (Jeanneret u. Jakob [22] 10%, Crawford [5] 8%, Hilleboe [18] 11%, Bentley [1] 16%, Famos [9] 32%, Kirgis u. Möseneder [24] 10%).

Wir befürworten heute aus diesem Grund die operative Stabilisierung der stabilen Abduktionsfraktur bei Kindern und Erwachsenen bis 70 Jahre durch Osteosynthese mit 3 AO-Zugschrauben. Der Vorwurf, den größten Teil der Frakturen unnötig zu operieren, wird dabei bewußt berücksichtigt. In der unlimitierten Aufnahme einer frühen funktionellen Behandlung, der Sicherheit vor einer sekundären Dislokation und einem kurzen stationären Aufenthalt sehen wir den entscheidenden Vorteil.

Operationszeitpunkt

Die Stabilisierung der medialen Schenkelhalsfraktur erfolgte bei uns als Notfalleingriff mit aufgeschobener Dringlichkeit. Manniger et al. [28] konnten durch eine kontrollierte Studie über den Operationszeitpunkt zeigen, daß eine 2- bis 3mal höhere Rate an Femurkopfnekrosen bei verzögerter gegenüber einer sofortigen Stabilisierung erfolgte.

Osteosyntheseverfahren

Als Osteosyntheseverfahren werden neben der AO-Zugschraube, die DHS, die 130°-Winkelplatte, der Dreilamellennagel, Pins und Nägel verwendet. Wir lehnen die 130°-Winkelplatte wegen der Beobachtung einer Schenkelhalssinterung und Klingenperforation des Kopfes sowie Fehlen einer primären interfragmentären Kompression ab und ebenso aufgrund der Instabilität die Verwendung von Pins und Nägeln.

Interessant ist die Frage, ob das Osteosyntheseverfahren einen Einfluß auf die Häufigkeit der Hüftkopfnekrose aufweist, die Frage nach der Torsionsstabilität und der erforderlichen interfragmentären Kompression. Die Häufigkeit der Hüftkopfnekrosen nach DHS und AO-Zugschrauben zeigt Tabelle 3. Linde et al. [27] untersuchten in einer prospektiven, kontrollierten Studie szintigraphisch operativ versorgte mediale Schenkelhalsfrakturen. Signifikant mehr Hüftkopfnekrosen fanden sich bei den mit einer DHS versorgten Frakturen. Neben dem großen Substanzverlust am Knochen, der verminderten Stabilität und der damit verbundenen vaskulären Schädigung ist nach Erikson [8] eine mögliche thermische Komponente zu diskutieren. Auch Christie et al. [3] sahen signifikant mehr Komplikationen bei der DHS als bei dünnen Pins. Ein weiterer Nachteil besteht in der Möglichkeit der Torsion des Kopfes beim Aufbohren, Gewindeschneiden und Einbringen der Schraube. Als Alternativverfahren existieren zur operativen Stabilisierung Kombinationsverfahren einer DHS plus AO-Zugschraube.

Die Torsionsstabilität von 3 AO-Zugschrauben ist bei einer medialen Schenkelhalsfraktur größer als die von 2, [16] und größer als die von AO-Zugschrauben, welche mit einer DHS kombiniert sind. Aufgrund biomechanischer Untersuchungen von Zilch u. Naseband [42] sowie Schwarz u. Leixhering [38] wird die höchste Rotationsstabilität und Abkippstabilität durch Einbringen einer Schraube kranial und einer Schraube möglichst senkrecht zum Frakturspalt erzielt. Die Schraubenlage sollte möglichst peripher sein.

Interessant ist immer noch die Frage nach dem Wert der interfragmentären Kompression. Nach Frandsen et al. [12] hat die Erzeugung einer interfragmentären Kompression keinen Einfluß auf das Auftreten bzw. die Verhinderung einer Hüftkopfnekrose. Eine Notwendigkeit könnte in der vermehrten Stabilität bei frühzeitiger Belastung bestehen. Die interfragmentäre Kompression ist abhängig von der Steilheit des eingebrachten Materials. So wurde z. B. für die DHS [4] gefunden, daß sich bei einer 150°-DHS gegenüber einer 130°-DHS eine um 80% höhere Kompressionskraft im Frakturbereich findet, die Schwerkraft vermindert sich dabei um 60%.

Ragnarsson et al. [32] sahen bei interner Stabilisation ohne Kompression Frakturbewegungen von 1,5–3,7 mm. Eine parallele Anordnung bringt nach Schwarz et al. [30] die größte Vorspannung.

Osteosynthese oder Prothese

Der Verwirklichung des Konzepts der stabilen internen Fixation sind durch das Alter des Patienten Grenzen gesetzt. Bei Patienten über 70 Jahre ist die Frage nach dem Sinn des Kopferhalts gerechtfertigt. In bezug auf die Schmerzen, das Gangbild bei Entlassung und die Häufigkeiten von Reeingriffen innerhalb 1 Jahres ergibt die endoprothetische Versorgung signifikante Vorteile bei gleicher Mortalität [2]. Patienten über 70 Jahre sollten daher auch wegen einer sofortigen Vollbelastungsmöglichkeit endoprothetisch versorgt werden.

Pseudarthrose

Seit Pauwels [31] ist bekannt, daß mit zunehmender Steilheit der Fraktur die Pseudarthrosenhäufigkeit zunimmt. Die Schenkelhalspseudarthrose ist abhängig von der Qualität der Reposition, dem Osteosyntheseverfahren, der Durchblutung im Frakturgebiet und dem Frakturtyp. Die Rate an Pseudarthrosen schwankt zwischen 6 und 27% (Dedrich et al. [6] 20%, Resch u. Sperner [34] 9%, Scharf et al. [37] 6%, Roth [36] 5%, Holmberg u. Thorngren [19] 11%, Christie et al. [3] 27%). In unserem eigenen Krankengut sahen wir in 6% eine Pseudarthrose, abhängig von der Neigung der Fraktur. Wir bevorzugen daher die Reposition einer dislozierten medialen Schenkelhalsfraktur ähnlich dem Aufhängen „eines Hutes am Haken", d. h. eine entsprechende Valgisierung sollte erfolgen und nicht nur die anatomische Reposition. Die Therapie der Pseudarthrose besteht in der valgisierenden Umstellungsosteotomie und bei zusätzlicher Kopfnekrose oder bei älteren Patienten in der Hüftprothese.

Komplikationen

Im Beobachtungszeitraum von November 1987 bis Dezember 1989 behandelten wir insgesamt 52 Patienten mit einer medialen Schenkelhalsfraktur. 5 Patienten wurden konservativ behandelt, 15 erhielten eine interne Stabilisation und die verbleibenden Patienten versorgten wir mit einer Hüftendoprothese.

Im Rahmen der prospektiven Betrachtung sahen wir bei den 15 intern stabilisierten Frakturen 8 Komplikationen mit 7 Reeingriffen bei 6 Patienten (Tabelle 5). Die 5 konservativ behandelten Patienten boten bis heute keine Komplikationen. Daß die mediale Schenkelhalsfraktur komplikationsträchtig

Tabelle 5. Komplikationen der Osteosynthese medialer Schenkelhalsfrakturen (prospektive Studie, n = 15)

Komplikationen	n
Keine	7
Materiallockerung	2
Hämatom	3
Pseudarthrose	2
Kopfnekrose	1
Davon Revisionen	7

Tabelle 6. Therapeutische Möglichkeiten der Verminderung der Komplikationen bei Hüftkopfnekrose nach medialer Schenkelhalsfraktur

Vermutete Ursachen der Hüftkopfnekrose	Mögliche Therapie
Verletzung der Gefäße	Vaskularisierte Spanauflagerung
Intraartikuläre Druckerhöhung	Intraossäre Druckentlastung
Repositionsmanöver	Schonende Reposition
Verspätete Operation	Sofortige Operation
Grad der Dislokation	Valgisierung
Osteosynthesematerial	Implantatwahl
Allgemeine Risikofaktoren	–

ist, konnten auch Holmberg u. Thorngren [19] in einer retrospektiven Studie über 2551 operativ versorgte mediale Schenkelhalsfrakturen zeigen. Sie fanden in 37,5% der Fälle Komplikationen (Hüftkopfnekrose 12%, Schenkelhalspseudarthrose 11%, Redislokationen 12%, Infekte 2%). Um die Komplikationen einer medialen Schenkelhalsfraktur möglichst gering zu halten, sollten die in Tabelle 6 wiedergegebenen Ursachen berücksichtigt werden.

Zusammenfassung

1. Die mediale Schenkelhalsfraktur ist eine komplikationsträchtige Fraktur.
2. Ältere Patienten (über 70 Jahre) sollten endoprothetisch versorgt werden.
3. Als Osteosynthese sollten 3 AO-Zugschrauben und nicht die DHS verwendet werden.
4. Der Wert der intraartikulären Druckentlastung bei konservativer Therapie oder Osteosynthese ist nicht geprüft.
5. Bei röntgenologisch nachgewiesener Frakturheilung ist der Schmerz das Frühsymptom der Hüftkopfnekrose.

Literatur

1. Bentley G (1968) Impacted fractures of the neck of the femur. J Bone Joint Surg 50:551–552
2. Bross PL, Stappaerts KH, Luiten EJT, Gruwer JA (1987) Endoprothesis. Unfallchirurg 90:347–350
3. Christie J, Howie CR, Armour PC et al. (1988) Fixation of displaced subcapital femoral fractures. J Bone Joint Surg [Br] 70:199–201
4. Comte P (1985) Laboratory tests with the DHS. In: Regazzoni P, Rüedi T, Winquist R, Allgöwer M (eds) The dynamic hip screw implant system. Springer, Berlin Heidelberg New York Tokyo, pp 37–44
5. Crawford HB (1960) Conservative treatment of impacted fractures of the femoral head. J Bone Joint Surg [Am] 42:471–473
6. Dedrick DK, Mackenzie JR, Bufney RE (1986) Complications of femoral neck fracture in young adults. J Trauma 26/10:932–937
7. Drake JK (1984) Intracapsular pressure and hemarthrosis following femoral neck fractures. Clin Orthop 172–182
8. Erikson AR (1984) Heat-induced bone tissue injury. An in vivo investigation of heat tolerance of bone tissue and temperature use in drilling of cortical bone. Thesis, University of Gothenburg
9. Famos M (1982) Die Schenkelhalsabduktionsfraktur. Soz Präventivmed 27–33
10. Ficat RP (1985) Idiopathic bone necrosis of the femoral head. J Bone Joint Surg [Br] 76:3–9
11. Flatmark AL (1962) The prognosis of abduction fracture of the neck of the femur. J Bone Joint Surg [Br] 44:324–327
12. Frandsen PA, Andersen PE jun, Christoffersen H, Thomsen PB (1984) Osteosynthesis of femoral neck fracture. Acta Orthop Scand 55:620–623
13. Garden R (1961) Low-angle fixation in fractures of the femoral neck. J Bone Joint Surg [Br] 43:647–663
14. Goodman SB, Schatzker J (1986) Internal fixation of femoral neck fracture. Can J Surg 29:351–356
15. Grimm J, Hopf CH, Higer HP (1989) Die Femurkopfnekrose. Z Orthop 127:680–690
16. Hertz H (1982) Der Einfluß der primären Reposition auf die Kopfnekrose nach Schenkelhalsfrakturen. Unfallchirurgie 8:41
17. Herzog J, Reuland P, Küper K, Feine M (1988) Diagnostik der Hüftkopfnekrose. Röntgenpraxis 41:43–49
18. Hilleboe JW (1970) The nonoperative treatment of impacted fractures. South Med J 63:1103–1105
19. Holmberg S, Thorngren KG (1988) Consumtion of hospital resources for femoral neck fracture. Acta Orthop Scand 59/4:377–381
20. Husby T, Alko A, Rohnigen H (1989) Stability of femoral neck osteosynthesis. Acta Orthop Scand 60/3:299–302
21. Iversen BF, Aalberg IR, Naver LS (1986) Complications of fractures of the femoral neck. Ann Chir Gynecol 75:341–344
22. Jeanneret B, Jakob RP (1985) Konservative versus operative Therapie der Abduktions-Schenkelhalsfraktur. Unfallchirurg 75:270–273
23. Kay SP (1871) Fracture of the femoral neck. Clin Orthop 80:53
24. Kirgis A, Möseneder H (1983) Eingestauchte mediale Oberschenkelhalsbrüche. Unfallheilkunde 86:477–481
25. Langenbeck B (1878) Verh Dtsch Ges Chir Chir 7:92
26. Launder WJ (1981) Hemodynamics of the femoral head. J Bone Joint Surg [Am] 63:442–448
27. Linde F, Andersen E, Hvass J, Madsen F, Pallesen R (1986) Avascular femoral head necrosis following fracture. Injury 17:159–163
28. Manninger J, Kazar G, Fekete G, Nagy E, Zolcher L, Frenyo S (1985) Avoidance of avascular necrosis of the femoral head. Injury 16:437–448

29. Meyers M-H (1988) Osteonecrosis of the femoral head. Pathogenesis and longterm results of treatment. Clin Orthop Relat Res 231:477–481
30. Nordkild P, Sonne-Holm S (1986) Necrosis of the femoral head following fracture of the femoral neck. Injury 17:342–348
31. Pauwels F (1964) Gesammelte Abhandlungen zur funktionellen Anatomie des Bewegungsapparates. Springer, Berlin Heidelberg New York
32. Ragnarsson JJ, Hansson LJ, Kärrholm J (1989) Stability of femoral fractures. Acta Orthop Scand 60/3:283–287
33. Rau FD, Manoli A, Morawa LG (1982) Treatment of femoral neck fractures with the sliding compression screw. Clin Orthop 163:137–140
34. Resch H, Sperner G (1987) Vergleichende Ergebnisse komprimierender Operationsmethoden nach medialer Schenkelhalsfraktur. Unfallchirurgie 13:308–314
35. Rhenberg L, Olerud C (1989) The stability of femoral neck fractures and its influence of heading. J Bone Joint Surg [Br] 71/8:173–177
36. Roth W (1988) Die Komplikationen nach der osteosynthetischen Versorgung von Schenkelhalsfrakturen mit Spongiosalochschrauben. Akt Traumatol 18:21–32
37. Scharf W, Hertz H, Függer R, Schabus R, Wagner M (1984) Über Ursachen und Häufigkeit der aseptischen Hüftkopfnekrose nach med. Schenkelhalsfrakturen. Unfallheilkunde 87:338–343
38. Schwarz N, Leixhering M (1989) Das posttraumatische Hämarthros des Hüftgelenks. Unfallchirurg 92:180–186
39. Sherman MS, Phemsiter DB (1947) The pathology of ununited fractures of the neck of the femur. J Bone Joint Surg [Am] 29:19
40. Stromquist B, Hansson LJ, Nilsson LT, Thorngren K-G (1984) Two year follow-up of femoral fractures. Acta Orthop Scand 55:521–524
41. Woischke R (1985) Osteosynthese medialer Schenkelhalsfrakturen mit Spongiosaschrauben. Akt Traumatol 15:93–99
42. Zilch H, Naseband K (1980) Mechanische Verhältnisse der Osteosynthese mit 3 AO-Zugschrauben nach Schenkelhalsfrakturen. Akt Traumatol 10:85–88

Das gestielte M.-quadratus-femoris-Knochentransplantat zur Prophylaxe der Kopfnekrose beim Schenkelhalsbruch

G. Behn, A. Salas, R. Talma und R. Gonzalez

Abteilung für Traumatologie und Orthopädie, Hospital José Joaquin Aguirre, Universidad de Chile, Santiago/Chile

Eine unfehlbare Vorbeugung einer Hüftkopfnekrose nach einem Schenkelhalsbruch wäre die sofortige Entfernung des Kopfes. Sein Ersatz durch eine Prothese ist nur eine entfernte und vorübergehende Nachahmung der Natur. Die kopferhaltende, alleinige Osteosynthese reicht nicht aus, Nekrosen und Pseudarthrosen mit Sicherheit zu vermeiden. Ein Weg zur Verbesserung der Prognose ist das von Judet [4] beschriebene gestielte Knochentransplantat vom M. quadratus femoris, eine von Meyers [7] in den USA weiterentwickelte Methode. Dennoch vermitteln *Campbell's Operative Orthopaedics* [3] noch keine Erfahrungen mit diesem Verfahren. Auch Krüger et al. [5] erwähnen es nicht.

Die physiologische Eignung dieses Knochenspans als durchblutungsfördernder Gefäßspender konnten wir durch Injektionen an der Leiche bekräftigen. Der Muskel setzt ohne Sehne direkt am Knochen an, in dem sich auch seine vielfachen Gefäße verteilen. Dazu kommt, daß die Nekrose des Kopfes nach einem Bruch vorwiegend die Folge einer lokalen, mechanischen Gefäßverletzung ist und daher ein Gefäßimplantat größere Erfolgsaussichten hat als auf dem Boden einer Nekrose, wenn sie biologisch multifaktoriellen oder unbekannten Ursprungs ist.

Indikationen

- Ein verschobener Bruch nach Pauwels oder Garden
- Ein nach dorsal abgekippter und immer von einer Durchblutungsstörung unterschiedlichen Ausmaßes begleiteter Bruch
- Bei Patienten, die aktiv an der Rehabilitation mitarbeiten
- Bei Patienten unter 70 Jahren, d. h. bei gutem Zustand des Knochens

Bei älteren Patienten oder wenn die Lebenserwartung unter 5 Jahren liegt, ziehen wir die Prothese vor, da sie eine einfachere, schnellere, ausreichende und billigere Rehabilitation erlaubt. Unter diesen Bedingungen kommt dieser Eingriff bei uns in etwa 10% der Schenkelhalsbrüche zur Ausführung, ein Verhältnis, das mit einiger Übung erhöht werden könnte.

Operationsschritte

- Bauchlage auf dem Extensionstisch
- Manuelle Reposition des Bruchs unter Bildwandlerkontrolle
- Hinterer Zugang (Abb. 1)
- Abmeißelung des gestielten Knochenspans vom M. quadratus femoris, aus dem Blut tropft
- Öffnung des Gelenks (Abb. 2)
- Sorgfältige, geduldige und schonende Korrektur der Reposition unter direkter Sicht (Garden-Winkel und Rotation beachten), ohne zusätzliche Gefäße zu verletzen. Wenn keine gute Reposition gelingt, ist beim älteren Patienten sofort die Prothese zu erwägen
- Osteosynthese mit 3–4 peripher and parallel gelegenen Schrauben
- Auffüllung des häufigen Defektes an der Hinterwand des Halses mit Knochenspänen
- Einschieben des abgemeißelten Spans in einen vorgebohrten Tunnel im Kopf und distale Befestigung mit einer Schraube (Abb. 3 u. 4)
- Nachbehandlung: Bewegungsübungen unter Entlastung des Gelenks über 2–3 Monate

Wir konnten bei 30 Patienten eine Röntgenkontrolle nach 3–10 Jahren durchführen. Leider waren bei uns nach 3 Jahren sehr viele Patienten nicht mehr zur Nachuntersuchung erreichbar.

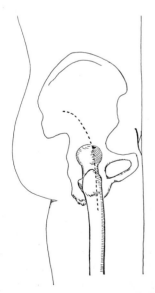

Abb. 1. Hinterer Zugang für die Operation

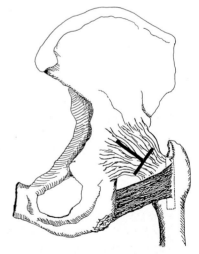

Abb. 2. Gestielter Knochenspan und Gelenkeröffnung

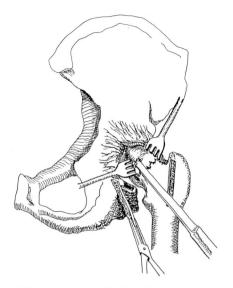 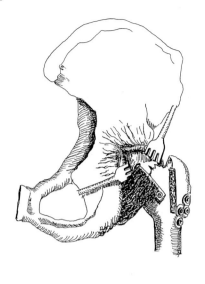

Abb. 3. Bereitung des Spanbettes

Abb. 4. Verschraubter Bruch mit eingelegtem Knochenspan

Resultate

Ohne Nekrose verheilte Brüche	24
Kopfnekrosen	3
Pseudarthrosen	2
Infekt	1

Zusammenfassung

Wie weit dieses Verfahren eine Verbesserung gegenüber der Prothese oder der einfachen Osteosynthese darstellt, ist schwer in Zahlen auszudrücken, weil Vergleiche schwierig sind.

Die einfache Osteosynthese kann bei Versagen nur von einer Prothese, einer Girdlestone-Hüfte oder einer Arthrodese ersetzt werden. Ihre Verbesserung durch die beschriebene Methode scheint uns die folgenden Vorteile zu bieten:

- Der gefäßabdrosselnde, unter Druck stehende, blutige Gelenkerguß wird drainiert.
- Das Venensystem des Kopfes wird entlastet, unter der Annahme, daß sein Überdruck eine Nekrose fördert.
- Die Reposition des Bruchs gelingt besser durch die direkte Sicht auf die meist verletzte Hinterwand des Halses.
- Der Knochenspan verleiht Vitalität und zusätzlich Stabilität, bewiesen durch den konstanten Einbau ohne Reabsorption oder Sequestrierung.

Die Kehrseite der Medaille ist eine verlängerte Operationszeit, ein erhöhtes Infektionsrisiko, die Möglichkeit einer vom Chirurgen verursachten Gefäßverletzung und eine verzögerte Rehabilitation, besonders beim älteren Patienten, dessen Gehfähigkeit schnell wieder erreicht werden soll.

Zusammenfassend kann man feststellen, daß der eigene, lebendige Kopf besser ist als ein toter, und viel besser als die beste Prothese. Jeder menschlich und chirurgisch vertretbare Versuch, ihn zu erhalten, sollte deshalb genutzt werden.

Literatur

1. Bray T et al. (1988) The displaced femoral neck fractures. Internal fixation versus bipolar endoprothesis. Clin Orthop 230:127–140
2. Calandruccio RA, Anderson W (1980) Post-fracture avascular necrosis of the femoral head. Clin orthop 152:49–84
3. Campbell's Operative Orthopeadics (1987) 7th. edn. Mosby, St. Louis
4. Judet R (1962) Traitment des fractures des col du femur par greffe pediculee. Acta Orthop Scand 32:421–427
5. Krueger P, Oberniedermeyer M, Betz A, Schweiberer L (1989) Wandel und Fortschritte in der Behandlung der Frakturen des coxalen Femurendes. Orthopäde 18:180–186
6. Meyers M, Harvey P, Moore T (1973) Treatment of displaced subcapital und transcervical fractures of the femoral neck by muscle pedicle graft and internal fixation. J Bone Joint Surg [Am] 55:257
7. Meyers M (1980) The role of posterior bone grafts (muscle pedicle) in femoral neck fractures. Clin Orthop 152:143–146
8. Meyers M (1988) Osteonecrosis of the femoral head. Clin Orthop 231:51–61

Femurkopfnekrosen nach konservativer Behandlung von Abduktionsschenkelhalsfrakturen

B. Jeanneret und F. Augstburger

Klinik für Orthopädische Chirurgie, Kantonsspital, CH-9007 St. Gallen

Die Abduktionsschenkelhalsfraktur ist eine in Vagusstellung impaktierte mediale Schenkelhalsfraktur. In der Regel finden wir sie beim alternden Menschen nach einem Sturz auf den Trochanter major. Sie kann konservativ funktionell behandelt werden, wenn bei einem kooperativen Patienten die Fraktur stabil ist. Die häufigste Komplikation dieser Fraktur ist die Femurkopfnekrose. Die Nekroserate beträgt nach konservativer Behandlung durchschnittlich 18% (Hansen [10] 7%, Bentley [27] 9%, Iversen [11] 17%, Brummer [3] 22%, Flatmark [9] 23%, Jeanneret [12] 28%), nach operativer Versorgung 16% (Svenningsen [17] 7%, Deyerle [6] 8%, Metz [13] 11,6%, Calandruccio [4] 14%, Fielding [8] 15%, Bentley [2] 15%, Barnes [1] 16%, Schwarz [15] 22%, Phillips [14] 22%, Chapman [5] 28,5%). In Anbetracht der Häufigkeit dieser Komplikation stellt sich die Frage ihrer klinischen Relevanz. Mit dieser Fragestellung haben wir unser Patientengut nachkontrolliert.

Patientengut

Von einer Population von 91 über 50jährigen Patienten mit primär funktionell behandelter Abduktionsschenkelhalsfraktur mußte bei 5 wegen sekundärer Dislokation der Fraktur und bei 1 wegen Pseudarthrosenentwicklung eine endoprothetische Behandlung der Fraktur erfolgen. 40 der 85 bis zur Frakturheilung konservativ behandelten Patienten konnten wir klinisch und radiologisch nachkontrollieren. Die übrigen Patienten waren entweder verstorben oder konnten wegen ihres Allgemeinzustandes nicht nachkontrolliert werden. Die 28 Frauen und 12 Männer waren 51–93 Jahre alt (durchschnittlich = 70,5 Jahre). Sie wurden 1–14,5 Jahre nach dem Unfall nachkontrolliert (durchschnittliche Nachkontrollzeit = 4,5 Jahre).

Resultate

Bei der Kontrolluntersuchung waren alle Frakturen geheilt. Insgesamt hatten aber 12 dieser 40 Patienten, also 30%, radiologische Zeichen einer Femurkopfnekrose. 10 dieser 12 Patienten wiesen leichte Entrundungen des Femurkopfes

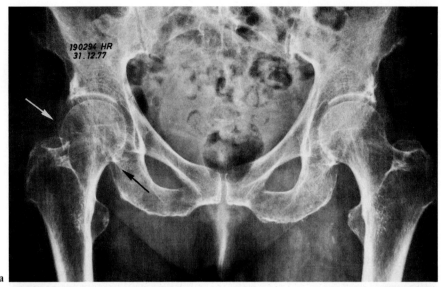

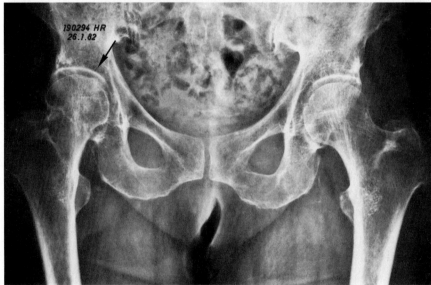

Abb. 1a. 83jährige Patientin mit in Valgusstellung impaktierter medialer Schenkelhalsfraktur rechts (*Pfeile*). Beim Unfall ist der Femurkopf sphärisch. **b** 4 Jahre nach dem Unfall ist die Fraktur in unveränderter Stellung geheilt. Radiologisch ist der kraniale Umfang des Femurkopfes entrundet und eingesunken (*Pfeil*), entsprechend einer Femurkopfnekrose im Stadium III nach Ficat. Die Patientin ist aber absolut beschwerdefrei, geht ohne Stockhilfe und nimmt keine Medikamente ein

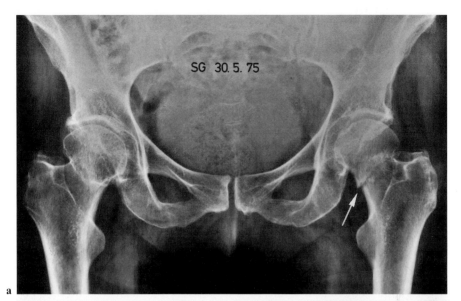

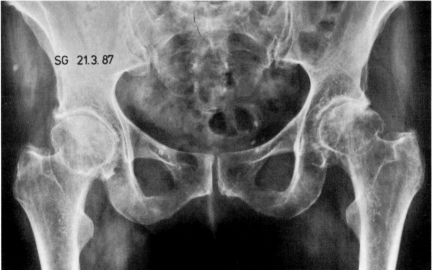

Abb. 2a. 67jährige Patientin mit in Valgusstellung impaktierter Schenkelhalsfraktur links (*Pfeil*). Der Femurkopf ist sphärisch, das Gelenk ohne arthrotische Veränderungen. *Rechts* eine vor 2 Jahren funktionell behandelte Abduktionsschenkelhalsfraktur: Der Femurkopf ist bereits infolge Femurkopfnekrose diskret entrundet, das Gelenk weist beginnende arthrotische Veränderungen auf. **b** Bei der Nachkontrolle, 14 Jahre nach Schenkelhalsfraktur rechts und 12 Jahre nach Fraktur *links* liegt eine Femurkopfnekrose beidseits vor. Rechts haben die arthrotischen Veränderungen kaum zugenommen, links liegt dagegen eine eindeutige posttraumatische Koxarthrose entsprechend einem Stadium IV nach Ficat vor. Die Patientin macht tägliche Spaziergänge und benützt einen Stock in der rechten Hand. Selten nimmt sie Antirheumatika ein

entsprechend einem Stadium III nach Ficat auf (Abb. 1). Bei einem Patienten lag zudem eine posttraumatische Koxarthrose vor (Abb. 2) und bei einem Patienten war eine Arthrose vorbestehend. Letztere war seit dem Unfall nicht progredient gewesen. 9 dieser 12 Patienten waren völlig beschwerdefrei (davon war einer aus anderen medizinischen Gründen bettlägerig). Die 3 symptomatischen Patienten benutzten einen Stock (einer davon hatte eine präexistente Koxarthrose). Keiner dieser Patienten hatte so starke Schmerzen, daß er sich eine Prothesenimplantation gewünscht hätte, 2 nahmen unregelmäßig Antirheumatika ein.

Diskussion

Unsere Ergebnisse zeigen, daß die Abduktionsschenkelhalsfraktur des alternden Menschen mit gutem Ergebnis konservativ funktionell behandelt werden kann, mußten doch nur 6 von 91 Patienten wegen sekundärer Frakturdislokation bzw. Pseudarthrosenentwicklung operiert werden. Die Femurkopfnekrose ist aber, wie dies in der Literatur gezeigt wird, eine häufige Komplikation der Abduktionsschenkelhalsfraktur (30% in unserem Krankengut). Sie wird auf eine Durchblutungsstörung des Femurkopfes infolge Kompression der zuführenden kranialen retinakulären Gefäßen aus der A. circumflexa femoris medialis im Frakturbereich oder indirekt durch den Druck des Hämarthros zurückgeführt. Eine Punktion des Hämarthros zur Verminderung des intraartikulären Druckes und Senkung des Nekroserisikos wird deshalb in der Regel empfohlen. Die Wirksamkeit dieser Maßnahme konnte allerdings bis heute nicht gezeigt werden, auch wenn szintigraphische Untersuchungen unmittelbar vor und nach der Hämatompunktion den Einfluß der Punktion auf den intraartikulären Druck belegen [18]. Eine Gelenkpunktion unmittelbar nach dem Unfall führen wir aber weiterhin durch.

Unsere Ergebnisse zeigen, daß die durch Femurkopfnekrosen hervorgerufenen Beschwerden beim älteren Patienten erstaunlich gering sind. Bei unseren Patienten korrelieren die radiologischen Veränderungen (Kopfentrundung, posttraumatische Koxarthrose) nicht mit Schmerzen, wie wir dies bei jungen Patienten mit Femurkopfnekrosen beobachten. Die Ursache dieser Diskrepanz ist unklar, wir führen sie auf die verminderte Hüftbeanspruchung bei den älteren Patienten zurück. Bei ihnen scheint die klinische Relevanz dieser Komplikation gering zu sein.

Zusammenfassung

Unsere Beobachtungen lassen vermuten, daß die Femurkopfnekrose nach Abduktionsschenkelhalsfraktur beim alternden Menschen zwar eine häufige, klinisch aber wenig relevante Komplikation ist. Die verminderte Hüftbeanspruchung beim älteren Patienten dürfte dabei eine wesentliche Rolle spielen.

Literatur

1. Barnes R, Garden RS, Nicoll EA (1976) Subcapital fractures of the femur. J Bone Joint Surg [Br] 58:2
2. Bentley G (1980) Treatment of nondisplaced fractures of the femoral neck. Clin Orthop 152:93
3. Brummer R, Hansson LI, Mortensson W (1983) A radiographic five-year follow-up of femoral neck fractures. Acta Orthop Scand 54:865
4. Calandruccio RA, Anderson WE (1980) Post-fracture avascular necrosis of the femoral head: Correlation of experimental and clinical studies. Clin Orthop 152:49
5. Chapman MW, Stehr JH, Eberle CF, Bloom MH, Bovill EG (1975) Treatment of intracapsular hip fractures by the Deyerley method. A comparative review of one hundred and nineteen cases. J Bone Joint Surg [Am] 57:735
6. Deyerle WM (1973) Present concepts in fixation of fractures of the neck of the femur. AAOS Instructional Course lecture No 96, Las Vegas
7. Ficat RP (1985) Idiopathic bone necrosis of the femoral head. Early diagnosis and treatment. J Bone Joint Surg [Br] 67:3
8. Fielding JW, Wilson SA, Ratzmann S (1974) A continuing end-result study of displaced intracapsular fractures of the neck of the femur treated with the Pugh nail. J Bone Joint Surg [Am] 56:1464
9. Flatmark AL, Lone T (1962) The prognosis of abduction fracture of the neck of the femur. J Bone Joint Surg [Br] 44:324
10. Hansen BA, Solgaard S (1978) Impacted fractures of the femoral neck treated by early mobilization and weight-bearing. Acta Orthop Scand 49:180
11. Iversen BF, Aalberg JR, Naver LS (1986) Complications of fractures of the femoral neck. Ann Chir Gynaecol 75:341
12. Jeanneret B, Jakob RP (1985) Konservative versus operative Therapie der Abduktions-Schenkelhalsfraktur. Resultate einer klinischen Nachkontrolle. Unfallchirurg 88:270
13. Metz CW, Sellers TD, Feagin JA, Levine MI, Onkey RG, Dyer JW, Eberhard EJ (1970) The displaced intracapsular fracture of the neck of the femur. J Bone Joint Surg [Am] 52:113
14. Phillips JE, Christie J (1988) Undisplaced fracture of the neck of the femur: results of treatment of 100 patients treated by single Watson-Jones nail fixation. Injury 19:93
15. Schwarz N (1981) Die Behandlung des medialen Schenkelhalsbruches mit Zugschrauben. Arch orthop Traumat Surg 98:127
16. Soto-Hall R, Johnson LH, Johnson R (1963) Alterations in intraarticular pressures in transcervical fractures of the hip. J Bone Joint Surg [Am] 45:662
17. Svenningsen S, Benum P, Nesse O, Furset OI (1984) Internal fixation of femoral neck fractures. Acta Orthop Scand 55:423
18. Wingstrand H, Strömqvist B, Egund N, Gustafson T, Nilsson L, Thorngren K (1986) Hemarthrosis in undisplaced cervical fractures. Acta Orthop Scand 57:305

Hüftkopfnekrose nach Azetabulumfraktur

T. Pohlemann und N. Haas

Unfallchirurgische Klinik, Medizinische Hochschule Hannover, Konstanty Gutschow Straße 8, D-3000 Hannover 61

Problemstellung

Die posttraumatische Hüftkopfnekrose wird in der Regel als Komplikation der Schenkelhalsbrüche beobachtet. Aber auch nach Frakturen des Azetabulums werden im Verlauf Nekrosen des Hüftkopfes gesehen. Es soll im Folgenden anhand einer Analyse des eigenen Krankengutes die Häufigkeit der nach Azetabulumfrakturen auftretenden Hüftkopfnekrose aufgezeigt und mögliche Ursachen diskutiert werden.

Krankengut

Im Zeitraum von 1972–1989 wurden an der Unfallchirurgischen Klinik der Medizinischen Hochschule Hannover 259 Patienten mit 263 Azetabulumfrakturen operativ versorgt.

Die Azetabulumfraktur tritt als Folge einer schweren Einzelverletzung, im überwiegenden Maße aber im Rahmen eines Polytraumas auf. In unserem vorselektionierten Krankengut mit einem hohen Anteil von polytraumatisierten Patienten liegen Verkehrsunfall und Sturz aus großer Höhe als Unfallursache bei weitem an der Spitze. Auf die Einzelheiten des Verletztenmanagements und der Analyse der Verletzungsschwere soll im Rahmen dieser Untersuchung nicht eingegangen werden. In der Altersverteilung ist erwartungsgemäß ein deutliches Überwiegen der jüngeren Altersgruppen zu beobachten (Tabelle 1).

Tabelle 1. Altersverteilung der Patienten mit Azetabulumfraktur

Jahre	Patienten [%]
< 20	19,7
21–30	25,5
31–40	22,6
41–50	15,1
51–60	11,6
> 60	5,2

Tabelle 2. Klassifikation der Fraktur (n = 263). (Nach Judet et al. [5])

Einfache Frakturen	[%]	Kombinierte Frakturen	[%]
Hintere Wand	34	T-Fraktur	6
Hinterer Pfeiler	5	Hintere Wand + Pfeiler	4
Vordere Wand	1	Querfraktur + Hinterwand	20
Vorderer Pfeiler	2	Ventraler Pfeiler + Querfraktur	1
Querfraktur	7	durch den dorsalen Pfeiler	
		Fraktur beider Pfeiler	20
Gesamt	49		52

Tabelle 3. Operativer Zugang zum Hüftgelenk

Operativer Zugang	n
Dorsal	172
Iliofemoral	7
Erweitert iliofemoral	28
Ilioinguinal	9
Dorsal und iliofemoral	29
Dorsal und ilioinguinal	10
Erweiterter transtrochantär (Baltimore)	8
Gesamt	263

Bei der Analyse des Frakturtyps wurde nach der Klassifikation von Judet et al. [6] vorgegangen. Die Einteilung erfolgte anhand der präoperativ angefertigten Röntgenaufnahmen, im einzelnen Standard a.-p.-Becken- und Hüftaufnahmen, sowie Schrägaufnahmen des Hüftgelenks (Ala- und Obturatoraufnahme). Soweit vorhanden, wurden auch CT-Aufnahmen zur Analyse herangezogen.

Einfache und kombinierte Frakturen waren als Gruppen etwa gleich häufig zu beobachten.

Einen hohen Anteil hatten in beiden Gruppen die dorsalen Verletzungen mit Frakturen im Bereich der hinteren Wand oder des hinteren Pfeilers. Mit insgesamt 20% im Krankengut war die schwerwiegende Verletzung der Fraktur beider Pfeiler häufig anzutreffen (Tabelle 2).

Beim Zugang zum Hüftgelenk wurde, entsprechend der Frakturpathologie, überwiegend der dorsale Zugang oder Kombinationen mit dem dorsalen Zugang gewählt.

In letzter Zeit sind auch zunehmend ausgedehnte Zugänge mit Trochanterosteotomie und Osteotomie der Crista iliaca angewendet worden (Tabelle 3).

Es wurden die Krankenakten und Röntgenverläufe sämtlicher Patienten analysiert. Nachuntersuchungsergebnisse nach durchschnittlich 3,5 Jahren lagen von 142 Patienten (Nachuntersuchungsrate 83%) der Serie von 1972–1984 vor.

Diagnostik der Hüftkopfnekrose

Die diagnostischen Möglichkeiten zum Erkennen einer Hüftkopfnekrose sind nach osteosynthetisch versorgten Schenkelhals- und Azetabulumfrakturen im Vergleich zur idiopathischen Hüftkopfnekrose deutlich eingeschränkt. Computertomographische und kernspintomographische Untersuchungen lassen sich aufgrund von Artefaktüberlagerungen durch die Implantate in der Regel nicht sicher verwerten. Auch nuklearmedizinische Untersuchungsmethoden wie die Knochenszintigraphieverfahren sind nicht ausreichend aussagefähig [9, 10].

Im Wesentlichen muß sich die Diagnose der posttraumatischen Hüftkopfnekrose deswegen auf klinische Parameter in Verbindung mit der Auswertung der Röntgenstandard- und -schrägaufnahmen des Hüftgelenks stützen.

Als führendes Kriterium wurde die Angabe von wiederauftretenden bzw. zunehmenden Schmerzen des Patienten angesehen. Bei der Analyse der Röntgenaufnahmen wurde besonders auf die Gelenkkongruenz, die Rundung bzw. Entrundung des Hüftkopfes und neu auftretende zystische Veränderungen und Sklerosezonen im Hüftkopf geachtet. Die Entrundung des Hüftkopfes wurde in Anlehnung an die Stadieneinteilung von Ficat [2] und Arlet (Stadium III) als Zeichen der sicher eingetretenen Hüftkopfnekrose gewertet.

Ergebnisse

In der ersten Serie aus der Zeit von 1972–1984 waren bei 21 Patienten die Kriterien der Hüftkopfnekrose mit Entrundung des Hüftkopfes erfüllt (14%). Klinischer und radiologischer Befund standen bei diesen Patienten im Einklang, in der Regel waren klinische Schmerzangaben deutlich vor radiologischen Veränderungen zu beobachten. Bei der rein radiologischen Auswertung der Serie von 1985–1989 wurde bei 9 Patienten (10%) eine Entrundung des Hüftkopfes beobachtet.

Ursachen

Bei 12 Patienten konnte primär keine befriedigende Rekonstruktion des Azetabulums erreicht werden.

Als Grund der ungenügenden Reposition wurden bei 6 Patienten operationstechnische Schwierigkeiten bei verzögerter Versorgung angegeben. Der Operationstermin dieser Patienten lag aufgrund von Begleitverletzungen bzw. einer erst später erfolgten Verlegung in unser Haus länger als 14 Tage nach dem Unfall. Bei den anderen 6 Patienten konnte aufgrund ausgedehnter Gelenkzerstörungen die optimale Rekonstruktion nicht erreicht werden.

Bei 6 Patienten wurden intraoperativ direkte Verletzungen des Hüftkopfes beschrieben. Beobachtet wurden Knorpelkontusionen und kleinere Impressionen.

Tabelle 4. Ursachen der Hüftkopfnekrose (n = 142)

Ungenügende Reposition	12
davon bei verzögerter Versorgung	6
Hüftkopfverletzung	6
Intraartikuläre Schraube	1
Infekt	2

In einem Fall war eine postoperativ intraartikulär liegende Schraube Ursache der Hüftkopfzerstörung.

Infolge von tiefen Infekten des Hüftgelenkes kam es bei 2 Patienten zur Gelenkzerstörung (Tabelle 4).

Frakturtyp

Die Hüftkopfnekrosen waren auf folgende Frakturtypen verteilt: hintere Luxation mit Fraktur der hinteren Wand 11 Fälle, Fraktur beider Pfeiler 9 Fälle, T-Fraktur 1 Fall.

Es fanden sich also überwiegend Frakturtypen und dorsale Verletzungen der Hüftpfanne.

Zeitpunkt der Diagnose

Der Zeitpunkt der Diagnose lag bei 13 Patienten innerhalb des 1. Jahres, 7 Patienten wurden 1–2 Jahre nach der Verletzung symptomatisch, in einem Fall trat die Hüftkopfnekrose 3 Jahre nach dem Unfall auf.

Weitere Therapie

In 16 Fällen wurden die Patienten durch Totalendoprothesen versorgt, bei 2 Patienten wurde eine Hüftgelenkarthrodese angeschlossen (Abb. 1). In einem Fall einer regional begrenzten Hüftkopfnekrose (HKN) wurde eine intertrochantäre Umstellungsosteotomie durchgeführt. 2 Patienten lehnten weitere operative Eingriffe zunächst ab.

Diskussion

Die Hüftkopfnekrose ist eine schwere Komplikation nach Azetabulumfraktur und führt in der Regel zur Gelenkzerstörung.

Die Häufigkeit der avaskulären HKN nach Azetabulumfraktur wird in der Literatur mit Raten zwischen 5 und 42% angegeben [1, 4, 6, 8].

Aufgrund der Schwierigkeit zwischen posttraumatischer Arthrose und Hüftkopfnekrose zu differenzieren, wurde in unserem Krankengut jede

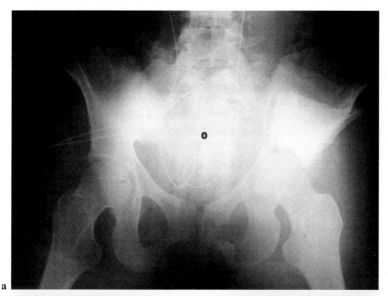
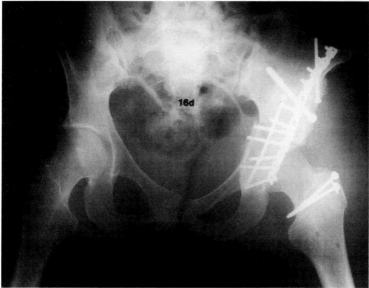

Abb. 1a–e. 24jährige Patientin, in suizidaler Absicht Sturz aus 4 m Höhe, Schädel-Hirn-Trauma 3. Grades, stumpfes Bauchtrauma mit Blasenruptur. **a** Beckentrauma mit vorderer Beckenringfraktur links, Os-ileum-Fraktur links, Sakrumlängsfraktur links, SI-Fugensprengung links, 2-Pfeiler-Azetabulumtrümmerfraktur links mit zentraler Luxation. **b** Nach 14 Tagen Versorgung der Azetabulumfraktur mit Zugschrauben und Plattenosteosynthese. **c** 16 Monate postoperativ: Ankylose des linken Hüftgelenks durch periartikuläre Verkalkungen. **d** Arthrolyse des linken Hüftgelenks mit partieller Metallentfernung; danach rezidivierende Luxationen. **e** Revision der linken Hüfte; Versorgung mit einer unzementierten TEP aufgrund der Hüftkopfnekrose

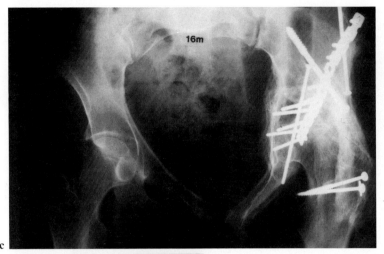

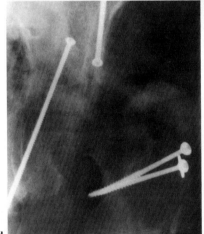

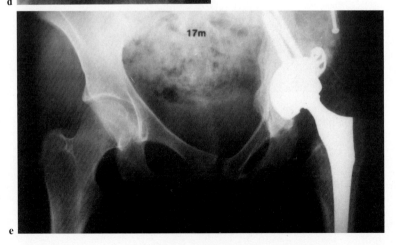

Abb. 1c–e

Hüftkopfzerstörung gewertet. Dadurch ergibt sich eine im Vergleich leicht angehobene Nekroserate von 14%.

Die Ursache der posttraumatischen Hüftkopfnekrose ist noch nicht zweifelsfrei geklärt. Der Zerreißung der versorgenden Gefäße wurde bisher der größte ätiologische Wert beigemessen. Der hohe Prozentsatz der dorsal am Azetabulum gelegenen Verletzungen bei der Kopfnekrose unterstützt diese Vermutung [1, 4, 6]. Liegt eine vorübergehende Unterbrechung der Durchblutung des Hüftkopfes z. B. als Folge einer luxationsbedingten Gefäßquetschung vor, so gewinnt die frühe Reposition und Sicherung des Repositionsergebnisses einen hohen prognostischen Wert.

Übereinstimmend wird der kritische Zeitpunkt zum Erreichen der Knocheninfarktgrenze mit 6 h angegeben [3, 7]. In neueren Untersuchungen wird allerdings zunehmend auf die Möglichkeit der Hüftkopfzerstörung als Folge einer primären, direkt erfolgten Verletzung des Hüftkopfes hingewiesen. Mit Hilfe von neuen diagnostischen Verfahren, wie z. B. die Single Photon Emission Computed Tomography (SPECT), konnten Hüftkopfnekrosen früher und sicherer als mit konventionellen Verfahren erkannt werden [4].

Die direkte Traumatisierung des Hüftkopfes bei der Verletzung wird in dieser Arbeit als überwiegende Ursache der posttraumatischen Hüftkopfnekrose vermutet. Histologische Untersuchungen anderer Autoren unterstützen diese Beobachtung, es wurden nach Azetabulumfrakturen Knorpelschädigungen verschiedenen Ausmaßes beobachtet [2].

Während die Ausbildung der Kopfnekrose nach primärer Gefäßzerstörung bzw. Verletzung des Hüftkopfes schicksalhaft abläuft, läßt sich durch anatomische Reposition des Gelenks die Prognose des Hüftgelenks nach Azetabulumfraktur verbessern [6, 7]. Bei im Lauf der Zeit zunehmenden technischen Schwierigkeiten der Reposition der Fraktur, hat der Operationszeitpunkt einen wesentlichen Einfluß auf das Ergebnis.

Übereinstimmend mit den eigenen Beobachtungen wird auf eine deutliche Verschlechterung des Ergebnisses bei einem Operationszeitpunkt länger als 14 Tage nach dem Unfall hingewiesen [7].

Schlußfolgerungen

Dislozierte Azetabulumfrakturen müssen frühzeitig reponiert und bei Dislokationstendenz durch Extension gehalten werden. Gerade bei Polytraumatisierten muß hierbei auf ein primär bestmögliches Repositionsergebnis geachtet werden, da Begleitverletzungen eine zeitgerechte offene Reposition und Stabilisierung nicht immer ermöglichen.

Das primäre operative Ziel ist die anatomische Wiederherstellung der Gelenkkongruenz. Die Osteosynthese muß übungsstabil ausgeführt sein, um die Durchführung einer funktionellen Nachbehandlung zu ermöglichen.

Führendes klinisches Symptom der posttraumatischen Hüftkopfnekrose ist der wiederauftretende bzw. sich verstärkende Schmerz des Patienten. Radiologische Zeichen sind die Zystenbildungen, Sklerosierungen und letztendlich die

Entrundung des Hüftkopfes. Neue diagnostische Verfahren lassen eine frühzeitige Erkennung der posttraumatischen Hüftkopfnekrose erwarten.

Literatur

1. Ballmer PM, Isler B, Ganz R (1988) Ergebnisse operativ behandelter Acetabulumfrakturen. Unfallchirurg 91:149–153
2. Ficat RP (1985) Idiopathie bone necrosis of the femoral head. J Bone Joint Surg [Br] 67:3
3. Gay B, Romen W (1983) Makroskopische und mikroskopische Befunde am Femurkopf nach Acetabulumfraktur. Unfallchirurg 86:201–204
4. Gruen GS, Mears DC, Tauxe WN (1988) Distinguishing avascular necrosis from segmental impaction of the femoral head following an acetabular fracture: preliminary report. J Orthop Trauma 2:5–9
5. Jacobs B (1977) Epidemiology of traumatic and nontraumatic osteonecrosis. Clin Orthop 130:51–67
6. Judet R, Judet J, Letournel E (1964) Fractures of the acetabulum: classification and surgical approach. J Bone Joint Surg [Am] 46:1615
7. Letournel E (1981) Fractures of the acetabulum. Springer, New York
8. Matta JM, Merrit PO (1988) Displaced acetabular fractures. Clin Orthop 230:83–97
9. Meyers MH (1988) Osteonecrosis of the femoral head. Clin Orthop 231:51–61
10. Stulberg BN, Levine M, Bauer TW, Belhobeck GH, Pflanze W, Feiglin DH, Roth AI (1989) Multimodality approach to osteonecrosis of the femoral head. Clin Orthop 240:181–193

Die Hüftkopfnekrose nach Schenkelhalsfraktur im Kindesalter

M. Loew und F. U. Niethard

Orthopädische Universitätsklinik Heidelberg, Schlierbacher Landstr. 200a,
D-6900 Heidelberg

Die Fraktur des koxalen Femurendes im Wachstumsalter ist selten, auf 200 Schenkelhalsfrakturen des Erwachsenen kommt eine einzige im Kindesalter. Entsprechend klein sind die einzelnen publizierten Beobachtungszahlen, so daß die wegen der hohen Komplikationsrate gefürchteten Folgen der kindlichen Schenkelhalsfraktur unter Berücksichtigung der unterschiedlichen Behandlungsprinzipien statistisch nicht ausgewertet werden können. Daher hat Niethard [5] aus 38 Publikationen 755 Beschreibungen von Schenkelhalsfrakturen im Wachstumsalter auf pathophysiologische Merkmale, Behandlungsverfahren und Komplikationen ausgewertet.

Die Frakturen dieses Kollektivs wurden nach Colonna [2] klassifiziert. Dem Typ I (traumatische Epiphysenlösung) entsprachen 8% der Fälle, 42% waren Typ-II-(transzervikale), 42% Typ-III-(basozervikale) und 8% Typ-IV-(intertrochantäre) Frakturen.

Die Gesamtkomplikationsrate der kindlichen Schenkelhalsfrakturen dieser Literaturübersicht betrug 61%. Als häufigste Verletzungsfolge wurde eine partielle oder komplette Hüftkopfnekrose beobachtet. In 13% der Fälle kam es zu einer Schenkelhalspseudarthrose, in 20% zu posttraumatischen Wachstumsstörungen mit dem Ergebnis einer Coxa vara.

Die höchste Nekroserate hatten die Frakturen vom Typ I nach Colonna in den verschiedenen Publikationen zwischen 50% [6] und 100% [7]. Bei den Frakturen vom Typ II betrug die Nekrosehäufigkeit zwischen 20% [3] und 60% [1]. Bei den Typ-III-Frakturen lag die Nekroserate zwischen 15% [3] und 35% [6], während bei den intertrochantären Frakturen die Hüftkopfnekrose eine Seltenheit darstellt. Eindeutig ist eine positive Korrelation zwischen dem Ausmaß der Frakturdislokation und der Nekroserate.

Die Ursache für die besonders häufige posttraumatische Hüftkopfnekrose ist in den Eigentümlichkeiten der Blutversorgung des kindlichen Hüftkopfes zu sehen. Das Gefäßgebiet der Epiphyse ist in sich abgeschlossen ohne Gefäßverbindung zwischen Metaphyse und Epiphyse. Die wichtigste Gefäßbahn entspringt aus der A. circumflexa femoris posterior, von wo aus über das laterale Schenkelhalsgefäß die Metaphyse und laterale Epiphysenanteile ernährt werden. Von quantitativ unterschiedlicher Bedeutung und mit der obengenannten Arterie durch variable Anastomosen verbunden sind die Äste aus der A. circumflexa femoris anterior und aus dem Lig. capitis femoris. In

Tabelle 1. Komplikationen der kindlichen Schenkelhalsfraktur (n = 755)

Komplikation	Therapie	
	operativ [%]	konservativ [%]
Hüftkopfnekrose	36	26
Pseudarthrose	9	13
Coxa vara	17	28

Abhängigkeit von der Lokalisation der Fraktur und damit der Durchblutungsunterbrechung sind unterschiedliche Nekrosetypen zu beobachten. Ist bereits der extraartikuläre Gefäßring unterbrochen, so kommt es zu einer Nekrose von Hüftkopf und Schenkelhals. Bei einer Läsion der metaphysären Gefäße ist eine isolierte Schenkelhalsnekrose möglich. Am häufigsten jedoch ist die Nekrose der Epiphyse, die bei einer Unterbrechung der lateralen Schenkelhalsgefäße zu erwarten ist.

Infolge der Gefäßanastomosen ist im Einzelfall nicht vorauszusagen, ob eine Hüftkopfnekrose eintritt; die Verlaufskontrolle ist daher von besonderer Bedeutung. Strukturveränderungen sind frühestens nach 3 Monaten zu erkennen, die Hüftkopfnekrose tritt in der Mehrzahl der Fälle 1 Jahr nach dem Unfallereignis auf. Durch die Deformierung des Hüftkopfes kommt es zu einer Dezentrierung und Subluxation, die im Kindesalter durch angepaßtes Wachstum im Sinne einer pathologischen Kongruenz häufig kompensiert werden kann. Im jugendlichen Alter ist ein Ausgleich der resultierenden Inkongruenz häufig nicht mehr möglich.

In 248 Fällen konnten die Komplikationen nach dem Behandlungsverfahren differenziert werden. Nach operativer Versorgung der kindlichen Schenkelhalsfraktur betrug die Hüftkopfnekroserate 36% gegenüber 26% nach konservativer Behandlung. Eine weitere Differenzierung unter dem Gesichtspunkt der Operationstechnik ist aufgrund unzureichender Angaben nicht möglich. Auch ist keine eindeutige Aussage über den Zusammenhang zwischen Operationszeitpunkt und Nekroserate möglich. Bei den konservativ behandelten Fällen war die Häufigkeit von Pseudarthrosen und posttraumatischem Fehlwachstum deutlich höher als nach operativer Versorgung (Tabelle 1).

Eigenes Krankengut

In der Orthopädischen Universitätsklinik Heidelberg konnten die Verläufe von 23 Schenkelhalsfrakturen im Wachstumsalter nach primärer oder sekundärer Versorgung zwischen 1967 und 1987 ausgewertet werden. Entsprechend der Klassifikation nach Colonna waren davon 9 Fälle dem Typ III und 5 Fälle dem Typ IV zuzuordnen. Verletzungen vom Typ I wurden aufgrund der Schwierigkeit einer Abgrenzung gegenüber der Epiphyseolysis capitis femoris acuta nicht in die Analyse einbezogen.

Altersverteilung

2 Kinder waren jünger als 5 Jahre, 8 Kinder zwischen 6 und 10 Jahre, 13 Kinder zwischen 11 und 16 Jahre alt.

Therapie

5 Patienten wurden konservativ durch Ruhigstellung, Extension und entlastenden Gehapparat behandelt. Bei 18 Patienten erfolgte die Versorgung operativ, wobei in Abhängigkeit von Alter, Frakturtyp und Lokalisation nach der offenen Reposition unterschiedliche Osteosyntheseverfahren angewendet wurden. 6mal erfolgte die Versorgung durch Nagelung, 5mal durch Spongiosaschrauben, 2mal mit einer Winkelplatte und 2mal mit Kirschner-Drähten. In den letzten Jahren wurden die traumatisierenden Verfahren (Lamellennagel, Winkelplatte) nach Möglichkeit zugunsten von Schraubenosteosynthesen und Drahtspickung verlassen.

Insgesamt kam es unabhängig von der Versorgungsart in 7 Fällen zu einer kompletten oder partiellen Hüftkopfnekrose, in 6 Fällen zu einer posttraumatischen Coxa vara und bei 3 Kindern zu einer Schenkelhalspseudarthrose. 3mal waren 2 der genannten Komplikationen miteinander kombiniert. Insgesamt traten lediglich bei 11 Kindern posttraumatisch keine schwerwiegenden Komplikationen auf, davon bei 2 von 5 konservativ behandelten und 9 von 18 operierten.

Häufigste Komplikationen bei den konservativ behandelten Fällen waren Pseudarthrosen und Fehlstellungen (Abb. 1).

Bei den 6 mit Lamellennägeln operativ versorgten Patienten kam es 3mal zu einer Hüftkopfnekrose, 1mal in Kombination mit einer Schenkelhalspseudarthrose (Abb. 2). Der Nachteil der Nagelung ist offensichtlich und besteht in der ausgedehnten intramedullären Traumatisierung von Schenkelhals und Hüftkopf, die eine zusätzliche Störung der Vaskularisation bedeutet. Zudem kommt es häufig nach Einschlagen des Nagels zu einer Frakturdiastase.

Auch nach Versorgung mit Laschenschrauben (3 Fälle) kam es in je 1 Fall zu einer Schenkelhalspseudarthrose sowie einer partiellen Hüftkopfnekrose mit folgender Gelenkinkongruenz (Abb. 3).

Günstiger sind die Ergebnisse nach Übungs- aber nicht belastungsstabiler Schraubenosteosynthese. Bei 5 entsprechend versorgten Patienten wurden in 2 Fällen partielle Hüftkopfnekrosen beobachtet, die übrigen 3 Fälle heilten komplikationslos.

Bei 2 Kindern unter 5 Jahren wurde nach Reposition eine Kirschner-Drahtfixation durchgeführt, anschließend erfolgte eine kurzfristige Gipsruhigstellung. In beiden Fällen kam es zu komplikationsloser Frakturheilung.

Die Literaturübersicht und die retrospektive Analyse eigener Ergebnisse zeigen deutlich, daß ein ideales Standardkonzept zur Behandlung der Schenkelhalsfraktur im Wachstumsalter nicht existiert. Frakturtyp und Dislokationsausmaß beeinflussen entscheidend das Auftreten oder Ausbleiben der

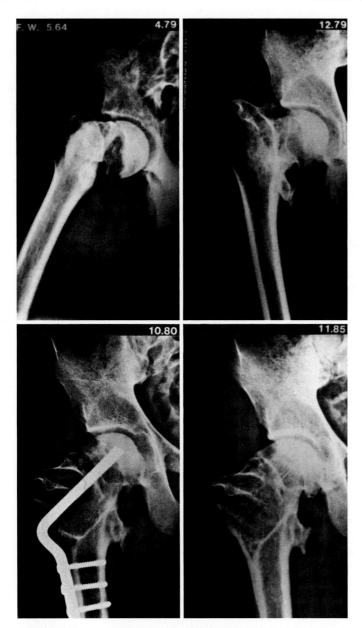

Abb. 1. 14jährige Patientin, basozervikale Schenkelhalsfraktur primär übersehen. Konservative Behandlung. Ergebnis: Schenkelhalspseudarthrose, Varusfehlstellung. Anschließend valgisierende intertrochantäre Osteotomie

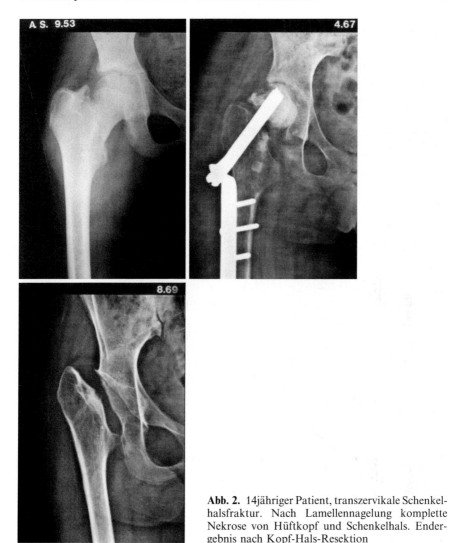

Abb. 2. 14jähriger Patient, transzervikale Schenkelhalsfraktur. Nach Lamellennagelung komplette Nekrose von Hüftkopf und Schenkelhals. Endergebnis nach Kopf-Hals-Resektion

Hüftkopfnekrose, die durch keines der angegebenen Verfahren sicher verhindert werden kann. Indikationen zur konservativen Behandlung sind selten, gelegentlich kann bei undislozierten und eingestauchten Frakturen eine entlastende Therapie gerechtfertigt sein. Bei den meisten Frakturen ist die frühzeitige operative Reposition mit möglichst wenig traumatisierender Osteosynthese (Spongiosaschrauben, Kirschner-Drähte) am ehesten erfolgversprechend.

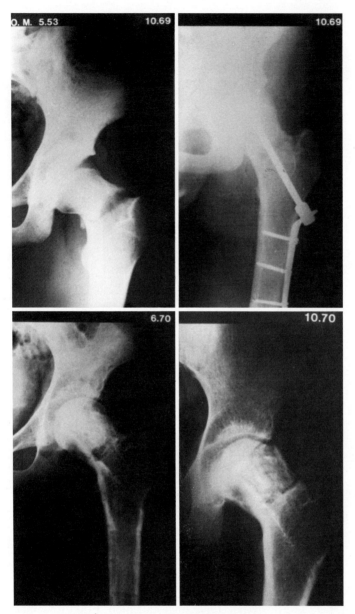

Abb. 3. 15jährige Patientin, basozervikale Schenkelhalsfraktur mit Laschenschraube versorgt. Ergebnis: partielle Hüftkopfnekrose mit Gelenkinkongruenz

Literatur

1. Canale ST, Bourland WL (1977) Frakture of the neck and intertrochanteric region of the femur in children. J Bone Joint Surg [A] 59:431
2. Colonna PC (1928) Fracture of the neck of the femur in childhood. Ann Surg 88:902
3. Lam SF (1971) Fractures of the neck of the femur in children. J Bone Join Surg [A] 53:1165
4. Loew M, Niethard FU (1990) Die kindliche Schenkelhalsfraktur – Verfahrenswahl, Ergebnisse, Prognose. In: Rahmanzadeh R, Breyer H-G (Hrsg) Verletzungen der unteren Extremitäten bei Kindern und Jugendlichen, 8. Steglitzer Unfalltagung. Springer, Berlin Heidelberg New York Tokyo, S 111
5. Niethard FU (1982) Pathophysiologie und Prognose von kindlichen Schenkelhalsfrakturen. Hefte Unfallheilkd 158:221
6. Ratliff AHG (1974) Fractures of the neck of the femur in children. Orthop Clin N Am 5:903
7. Rigault P, Iselin F, Moreau J, Judet J (1966) Fractures du col du femur chez l'infant. Rev Chir Orthop 52:325

Hüftkopfnekrosen nach Hüftpfannenverletzungen im Kindesalter

M. F. Fischmeister[1], G. Kukla[1] und Th. Stuhler[2]

[1] Unfallkrankenhaus, A-4020 Linz
[2] Abteilung für Orthopädie, Kliniken Dr. Erler GmbH, D-8500 Nürnberg

Einleitung

Die Hüftkopfepiphyse ist eine Struktur, die einige Belastung aushält, wie z. B. das Laufen und Herumspringen der Kinder beim normalen Spiel. Trotzdem soll der Frage nachgegangen werden, ob nach Gewalteinwirkungen auf das kindliche und jugendliche Becken bei Beckenfrakturen und Epiphysenlösungen der Y-Fuge der Hüftkopf wie bei der Schenkelhalsepiphysenlösung und der Hüftluxation Wachstumsstörungen und oder Epiphysennekrosen entwickelt [3, 6]. In der Literatur finden sich darüber keine positiven Angaben [1, 2, 4, 5, 7, 8].

Patienten und Methode

Es wurden über den Zeitraum vom 1. 1. 1966 bis 31. 12. 1986 über die zentrale Dokumentationsstelle der Allgemeinen Unfallversicherungsanstalt in Wien alle Patienten, die jünger als 16 Jahre waren und am Unfallkrankenhaus Linz mit einer frischen Knochenverletzung des Beckens behandelt wurden, herausgesucht. Nicht berücksichtigt wurden Patienten, die während des stationären Aufenthalts verstarben oder bei denen die Röntgenaufnahmen oder die Krankengeschichten nicht verwertbar waren. Es wurden die Krankengeschichten und die Röntgenbilder einer retrospektiven Analyse unterzogen. Ziel der Untersuchung war es, Hinweise auf eine Entwicklungsstörung des koxalen Femurendes bis hin zur Epiphysennekrose zu finden.

Ergebnisse

Für den Zeitraum vom 01. 01. 1966 bis 31. 12. 1986 konnten die Röntgenbilder und Krankengeschichten von 54 Kindern eingesehen und ausgewertet werden. Kinder unter 4 Jahren wurden nicht beobachtet, da das Unfallkrankenhaus widmungsgemäß nur Kinder oberhalb dieser Altersgrenze zur Behandlung zugewiesen bekommt. Die Altersverteilung ist der Abb. 1 zu entnehmen. Es wurde auch die jahreszeitliche Verteilung beobachtet. Es fand sich jedoch keine

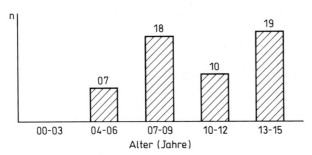

Abb. 1. Altersverteilung von 54 Kindern mit Beckenverletzungen zwischen 1966 u. 1986

signifikante Häufung für eine bestimmte Jahreszeit oder einen bestimmten Monat.

An Unfallursachen fanden sich 24 Verkehrsunfälle, 16 Sportunfälle, 5 Unfälle in der Landwirtschaft, 5 Unfälle beim Spiel und 4 Stürze von Bäumen.

An Frakturen des Beckens fanden sich 40 Schambeinastbrüche. Bei der Beurteilung der Röntgenaufnahmen hat sich jedoch herausgestellt, daß die ischiopubische Wachstumsfuge, die sich zwischen dem 4. und 7. Lebensjahr schließt, ein sehr variables Aussehen zeigen kann; ein Aussehen, das wahrscheinlich in einigen Fällen fälschlich als subperiostale Fraktur interpretiert worden ist. Es fanden sich 21 Patienten, bei welchen eine Verletzung der Y-Fuge als sicher oder sehr wahrscheinlich angenommen werden konnte. Bei 5 Patienten fand sich eine Fraktur des Os ilium, bei 5 Patienten eine Abrißfraktur der Spina iliaca superior, bei 3 Patienten ein Abrißbruch der Spina iliaca superior, bei 3 Patienten ein Abrißbruch der Spina iliaca inferior.

Bei 3 Patienten wurde eine Sakroiliakalruptur festgestellt. Bei der Nachschau der Röntgenbilder muß man feststellen, daß wahrscheinlich die Sakroiliakalfugen im Sinne einer Beckenringfraktur häufiger mitbeteiligt waren. Auf den einfachen Beckenübersichtsröntgenaufnahmen ist diese Verletzung aber oft nur schwer, wenn überhaupt, zu diagnostizieren. 2 Patienten hatten zusätzlich eine Symphysenruptur.

Tabelle 1. Art der Begleitverletzungen bei 54 Kindern mit Beckenverletzungen 1966–1986

	n
Schädel-Hirn-Trauma	11
Thoraxtrauma	01
Abdomen	02
Obere Extremität	08
Oberschenkelbrüche	08
Unterschenkelbrüche	06
Hüftluxationen	01
Ruptur der A. femoralis	01

Entsprechend dem Unfallhergang und der doch beträchtlichen Gewalteinwirkung mußte bei diesen Kindern auch eine Reihe von schweren Begleitverletzungen diagnostiziert werden (Tabelle 1).

Die Analyse der Röntgenkontrollen bei Abschluß der Behandlung und in Einzelfällen später durchgeführter Kontrollen zeigte am Azetabulum bei 2 Patienten einen vorzeitigen kompletten Fugenschluß, bei 2 Patienten einen vorzeitigen partiellen Fugenschluß und bei einem Patienten die Entwicklung eines Miniazetabulums. In keinem einzigen Fall konnte eine Entwicklungsstörung des koxalen Femurendes oder eine Epiphysennekrose gefunden werden.

Im folgenden Beispiel soll einer dieser Patienten näher beschrieben werden: Der 7 Jahre alte Knabe P. M. wurde am 03.06.1982 von einem Lastwagen überrollt (Abb. 2).

- Diagnosen: Epiphysiolysis acetabuli sinistri
  Fractura ramus superioris et inferioris ossis pubis sinistri
  Ruptura articulationis sacroiliacalis sinistri
  Mikrohämaturie
- Therapie: Stationäre Aufnahme auf die Intensivstation
  Schienbeindrahtextension für 6 Wochen
- 05.06.1982: Verlegung auf die Normalstation
- 24.06.1982: Umsetzen der Schienbeindrahtextension wegen Rötung der Extensionsstelle
- 04.07.1982: Umsetzen der Schienbeindrahtextension wegen Rötung der Extensionsstelle, diesmal suprakondylär
- 07.07.1982: Entfernung der Extension, Mobilisation
- 23.07.1982: Entlassung aus der stationären Behandlung
- 20.10.1082: Entlassung aus der ambulanten Behandlung
- Juli 1983: Klinische Untersuchung: Beschwerdefrei
  Röntgen: Miniazetabulum (Abb. 3)

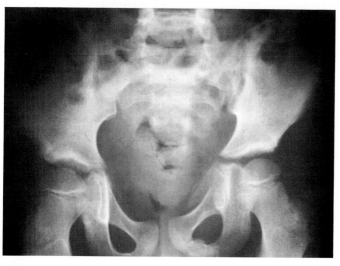

Abb. 2. P. M., 7 Jahre alt, von einem Lastwagen überrollt, 3.6.1982 Beckenübersichtsröntgenaufnahme im a.-p.-Strahlengang

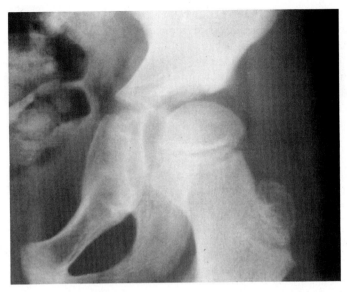

Abb. 3. Gleicher Patient wie Abb. 2, Entwicklung eines Miniazetabulums, Hüftröntgenaufnahme vom Juli 1983 im a.-p.-Strahlengang

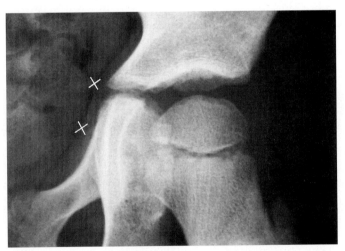

Abb. 4. Kindliches Hüftröntgen im a.-p.-Strahlengang, Weichteillinie am Beckeneingang (*Pfeil*)

Eine weitere Beobachtung ließ sich bei der Durchsicht der Röntgenbilder machen. Bis etwa zum 14. Lebensjahr kann man im kleinen Becken parallel zur Linea terminalis eine Weichteillinie erkennen, die konstant nachweisbar ist. Bei Frakturen der oberen Schambeinäste kann diese Linie nach median verdrängt oder überhaupt durch Ödem oder Hämatombildung nicht mehr erfaßbar sein (Abb. 4).

Diskussion

Es ist erstaunlich, daß in dieser Gruppe von Kindern und Jugendlichen diese doch erheblichen Gewalteinwirkungen auf das Becken und die Hüftregionen ohne üble Folgen für die Entwicklung des Schenkelkopfes geblieben sind. Auch die Verletzungen der Y-Fugen haben nur bei einem einzigen Patienten einen Röntgenbefund erzeugt, den man als Entwicklungsstörung des Azetabulums im Sinne eines Miniazetabulums interpretieren kann.

Auch in der weiteren Literatur ist nicht bekannt, daß es bei kindlichen Beckenverletzungen ohne Entwicklungsstörung des Azetabulums zu eigenständigen Entwicklungsstörungen von Schenkelhals und Schenkelkopf kommen kann [1–5, 7, 8].

Die initialen Röntgenbilder, im Schockraum unter erschwerten Bedingungen angefertigt, sind meist nur von mäßiger Qualität, da die Kinder ängstlich und unruhig sind, Schmerzen und in nicht wenigen Fällen ein Schädel-Hirn-Trauma haben. Hier kann die Beachtung der Weichteillinie im Beckeninnernen gelegentlich einen wichtigen Hinweis für ein pathologisches Geschehen geben.

Literatur

1. Bucholz RW, Ezaki M, Ogden JA (1982) Injury to the acetabular triradiate pyseal cartilage. J Bone Joint Surg [Am] 64:600–609
2. Ducloyer P, Filipe G (1988) Les fractures du bassin d'enfant a l'exclusion des fractures isolees du cotyle et du sacrum. A propos de 267 cas. Etude anatomique, apport des explorations radiologiques modernes, conduite therapeutique. Chir Pediatr 29:72–90
3. Guigand O, Rigault P, Padovani JP, Finidori G, Touzet P, Depotter J (1985) Luxations traumatiques de la hanche et fractures du cotyle chez l'enfant. Rev Chir Orthop 71:575–585
4. Heeg M, Visser JD, Ostvogel HJ (1988) Injuries of the acetabular triradiate cartilage and sacroiliac joint. J Bone Joint Surg [Br] 70:34–37
5. Heeg M, Klasen HJ, Visser JD (1989) Acetabular fractures in children and adolescents. J Bone Joint Surg [Br] 71:418–421
6. Siffert RS (1981) Patterns of deformity of the developing hip. Clin Orthop 160:14–29
7. Steinborn R, Hofmann-v. Kapherr (1984) Beckenfrakturen im Kindesalter. Z Orthop 122:525
8. Stuhler Th, Fischmeister MF, Kukla G (1985) Hüftpfannenverletzungen im Kindesalter, Diagnostik – Therapie – Spätergebnisse. Z Orthop 123:537

Hüftkopfnekrosen nach traumatischer Hüftgelenkverrenkung im Kindesalter

B. Fromm und M. Loew

Orthopädische Universitätsklinik Heidelberg, Schierbacher Landstr. 200a, D-6900 Heidelberg

Die kindlich traumatische Hüftgelenkluxation ist definiert als das Herausspringen eines vormals normalen Hüftkopfes aus einer vormals normalen Hüftpfanne bei Personen unter 16 Jahren. Nach Barquet [1] sind weltweit knapp 1500 derartiger Fälle beschrieben, davon 14 bilateral.

Ursächlich für derartige Verletzungen sind zumeist schwere, z.T. jedoch auch – insbesondere bei jüngeren Kindern – geringe Verletzungsmechanismen, Spiel- und Sportunfälle sind häufig. Die im frühen Kindesalter nur knorpelig angelegte Hüftpfanne mit ihrer höheren Gewebeelastizität erklärt den bei Kindern manchmal vorkommenden trivialen Verletzungsmechanismus. Im Gegensatz dazu ist die traumatische Hüftgelenkluxation bei Erwachsenen immer die Folge einer schweren Verletzung.

Im Jahre 1919 hat Elmslie [6] erstmals einen Fall von avaskulärer Hüftkopfnekrose nach kindlich traumatischer Hüftgelenkluxation beschrieben. Seitdem sind 170 weitere Fälle beschrieben worden [1].

Ursächlich für das Auftreten der Hüftkopfnekrose ist die Schädigung der extraossären Gefäße, die die Epiphysenfuge und den kindlichen Hüftkopf versorgen. Dieser Schaden kann während der Dislokation oder auch während der Reposition auftreten. Je nachdem, wo die die Epiphyse und Epiphysenfuge versorgenden Gefäße unterbrochen werden, kommt es zur vollständigen oder teilweisen Ischämie des Hüftkopfes, zur Beteiligung der Metaphyse allein oder zur Kombination von meta- und epiphysärer Beteiligung [9].

Je nach Verletzungsmechanismus bedingt dies entweder einen vorzeitigen Epiphysenfugenverschluß oder ein dem Morbus Perthes ähnliches Krankheitsbild zumeist mit Beteiligung des lateralen Hüftkopfes aufgrund der schwächer ausgeprägten A. circumflexa femoris lateralis. Auch spielt das vermehrt mobile Retinaculum inferior der posteromedialen Gefäße eine Rolle [10].

Bei längerer Dislokation kommt es nach Zerreißung, Kompression oder Verlängerung der Gefäße zur Thrombose mit daraus resultierender Fibrose und ischämischer Nekrose der betroffenen Knochenanteile des koxalen Femurendes.

Die Patienten klagen nach schmerzfreiem Intervall über zunächst belastungsabhängige, im späteren Verlauf auch andauernde Schmerzen, die meist in der Kniegegend lokalisiert werden. Zudem tritt häufig ein Hinken auf. Die Untersuchung zeigt ein positives Viererzeichen mit eingeschränkter Abduktion und Außenrotation des betroffenen Beines analog zu Patienten mit idiopathischer Hüftkopfnekrose (Morbus Perthes).

Das Zeitintervall zwischen dem Unfallzeitpunkt und den ersten radiologisch nachweisbaren Zeichen der beginnenden Hüftkopfnekrose beträgt je nach Literaturangaben zwischen 3 und 28 Monaten [2, 10, 12]. Nach Angaben von Barquet [1] treten ⅔ der Fälle innerhalb von 12 Monaten auf.

Die Röntgenmorphologie ist entsprechend wie beim Morbus Perthes. Zunächst Verbreiterung des Hüftgelenkspalts, im weiteren Verlauf tritt dann die Kondensation mit Mikrofrakturen des nekrotischen Hüftkopfes, die Fragmentation, Zeichen des Abbaus der nekrotischen Knochenbalkchen sowie der Wiederaufbau des deformierten Hüftkopfes als Zeichen der Reparation auf. Das Ausheilungsergebnis zeigt entweder eine physiologische Kongruenz, eine pathologische Kongruenz bzw. eine Inkongruenz zwischen Hüftkopf und Pfanne. Bei älteren Kindern ist das Erscheinungsbild der avaskulären Nekrose zum Teil wie bei Erwachsenen mit Hüftkopfeinbrüchen und einer Doppelkonturbildung im Röntgenbild („Eierschalenphänomen").

Kinder unter 6 Jahren haben das geringste Risiko, nach kindlich traumatischer Hüftgelenkluxation an einer avaskulären Hüftkopfnekrose zu erkranken. Vermutlich ist dies durch die erhöhte Gewebeelastizität bedingt. Auch die Art der Blutversorgung des kleinkindlichen Hüftkopfes vermag diese geringe Inzidenz zu erklären.

Der Schweregrad der Verletzung korreliert positiv mit der Inzidenz der posttraumatischen Hüftkopfnekrose [4, 7]. Insbesondere weitere perikoxale Verletzungen (ipsilaterale Schenkelhalsfrakturen, Pfannenfrakturen, Limbusausrisse) erhöhen den Schweregrad der Verletzung und steigern so das Risiko für eine posttraumatische Hüftkopfnekrose.

Auch die Art der Dislokation scheint eine Rolle zu spielen; bei der Luxatio anterior scheint es weniger häufig zur posttraumatischen Hüftkopfnekrose zu kommen als in Fällen mit Luxatio posterior [3, 8]. Als Argument wurde hierbei angeführt, daß die posterioren Gefäße bei einer Luxatio anterior nicht verletzt würden. Barquet [1] fand jedoch in der Literaturübersicht eine ähnliche Inzidenzrate bei vorderen und hinteren Dislokationen. Dies ist insofern einleuchtend, da es unabhängig von der Richtung der Dislokation des Hüftkopfes zu einer konsekutiven Zerreißung der den Hüftkopf versorgenden Gefäße kommt.

Bei gleichzeitigem Auftreten von Pfannenfrakturen ist die Inzidenz der Hüftkopfnekroserate 3mal so hoch wie bei einfacher Hüftgelenkluxation. Eine Hüftkopfnekrose war die Folge in allen bekannten Fällen nach Hüftgelenkluxation mit Separation der Hüftkopfepiphyse [5].

Das Zeitintervall zwischen dem Auftreten der Hüftgelenkluxation und der erfolgten Reposition scheint jedoch der wichtigste Faktor zu sein, der das Auftreten der Hüftkopfnekrose bestimmt. Barquet [1] fand in seiner Literaturübersicht, daß nach erfolgter Reposition innerhalb der ersten 4 h die Hüftkopfnekroserate bei 6% lag, dann aber bis 66% stieg nach einem Zeitintervall von mehr als 24 h.

Ob die Art der Reposition Einfluß auf die Hüftkopfnekroserate hat, wird in der Literatur unterschiedlich diskutiert. Die meisten Autoren berichten über eine erhöhte Inzidenzrate nach offener Reposition. Dies wird jedoch dann verständlich, wenn man berücksichtigt, daß in den meisten Fällen versucht wurde, zunächst primär zu reponieren und eine offene Reposition erst dann durchgeführt wurde, nachdem die geschlossene Reposition mehrfach frustran versucht worden war. In den meisten Fällen fanden sich dann Kapselinterponate oder ein ausgerissener Limbus als Repositionshindernis. Dies wiederum läßt Rückschlüsse zu auf ein größeres Trauma und damit auf eine höhere Nekroserate nach offener Reposition [11].

Bezüglich des Einflusses der Immobilisationsdauer der Patienten nach erfolgter Reposition zur Verringerung der Hüftkopfnekroserate läßt sich bei der Literaturdurchsicht keine einheitliche Meinung feststellen, ebensowenig bezüglich des Beginns der Belastbarkeit der reponierten Hüfte. Die meisten Autoren kommen jedoch zur Ansicht, daß diese Faktoren keinen Einfluß auf das Auftreten bzw. die Verhinderung der Hüftkopfnekroserate hätten.

Zusammenfassend läßt sich sagen, daß ca. 10% der Patienten nach kindlich traumatischer Hüftgelenkluxation eine Hüftkopfnekrose erleiden. Ein deutlich erhöhtes Risiko besteht bei Patienten mit offener Reposition, mit verspäteter Reposition sowie mit perikoxalen Verletzungen.

Zu den weltweit bekannten 170 Fällen möchten wir aus unserem eigenen Krankengut 3 weitere hinzufügen. In über 20 Jahren traten in unserem Patientengut 9 traumatische Hüftgelenksluxationen auf, die in 3 Fällen zu Hüftkopfnekrosen führten.

Im 1. Fall handelt es sich um einen 9 Jahre alten Jungen, der aus 4 m Höhe abstürzte, die Röntgenkontrolle am Unfalltag zeigte unauffällige Hüftgelenkverhältnisse. Bei Beschwerdepersistenz erfolgte eine erneute Röntgenkontrolle nach 3 Tagen, hierbei ließ sich die Diagnose sichern; zusätzlich fand sich eine schalenförmige Pfannendachaussprengung. Nach geschlossener Reposition kam es im weiteren Verlauf zur partiellen Hüftkopfnekrose. Es wurde daraufhin eine derotierende, varisierende Umstellungsosteotomie des koxalen Femurendes durchgeführt. 4 Jahre nach dem Unfallereignis zeigt der Patient klinisch ein geringes Hinken, eine Beinverkürzung von 1,5 cm sowie eine eingeschränkte Innenrotation.

In unserem 2. Fall handelt es sich um einen 10jährigen Jungen, der vom Auto überrollt wurde. Nach 2 Tagen wurde eine geschlossene Hüftgelenkreposition durchgeführt, im weiteren Verlauf entwickelte sich ein traumatischer Epiphysenfugenverschluß und eine Hüftkopfnekrose. Aufgrund persistierender Beschwerden wurde der Patient valgisierend umgestellt. Nachdem sich auch durch diese Maßnahme keine Beschwerdebesserung erreichen ließ, wurde eine Hüftgelenkarthrodese durchgeführt. Zum Nachuntersuchungszeitpunkt 10 Jahre nach dem Unfallereignis hatte der Patient eine Beinverkürzung von 8 cm, der Arthrodesenagel war gebrochen, es bestand eine straffe Pseudarthrose, der Patient konnte sein rechtes Bein schmerzfrei voll belasten und arbeitete vollschichtig in seinem Beruf als Elektrotechniker.

Im 3. Fall handelt es sich um ein 5jähriges Mädchen, das vom Auto überrollt wurde. Es bestanden Oberschenkelschaftbrüche beidseits, eine Symphysenruptur sowie ein schweres Schädel-Hirn-Trauma zusätzlich zu der bilateralen Hüftgelenkluxation. Aufgrund der Begleitverletzungen konnten die Hüften erst verzögert am 7. Tag reponiert werden, rechts war aufgrund eines Limbusinterponats die offene Reposition notwendig, links konnte geschlossen reponiert werden. Im weiteren Verlauf kam es zur knöchernen Konsolidierung der Oberschenkelschaftfrakturen sowie zur vollständigen Ausheilung der geschlossen reponierten linken

Hüfte. Rechts kam es zur Hüftkopfnekrose, die im weiteren Verlauf die Varisierungs- sowie die Verlängerungsosteotomie des rechten koxalen Femurendes notwendig machte.

Nach 20 Jahren zeigt die Röntgenaufnahme eine Beinverkürzung rechts von 1,5 cm und geringe belastungsabhängige Beschwerden bei Coxa magna und Trochanterhochstand.

Literatur

1. Barquet A (1987) Traumatic hip dislocation in childhood. Springer, Berlin Heidelberg New York Tokyo
2. Blount W (1955) Fractures in children. Williams & Wilkins, Baltimore
3. Bonnemaison M, Henderson E (1968) Traumatic anterior dislocation of the hip with acute common femoral occlusion in child. J Bone Joint Surg [Am] 50:753–756
4. Craig C (1980) Hip injuries in children and adolescents. Orthop Clin North Am 11:753–754
5. Duncan C, Shims S (1977) Blood supply of the head of the femur in traumatic hip dislocation. Surg Gynecol Obstet 144:185–191
6. Elmslie R (1919) Pseudocoxalgia following traumatic dislocation of the hip in a boy aged four years. J Orthop Surg 1:109–114
7. Epstein H (1980) Traumatic dislocation of the hip. Williams & Wilkins, Baltimore
8. Matsubara T, Miyao M (1969) On avascular necrosis of the femoral head following traumatic hip dislocation. Orthop Surg 20:892–899
9. Niethard FU, Pfeil J (1989) Orthopädie. Hippokrates, Stuttgart, S 118–124
10. Ogden J (1981) Hip development and vascularity: relationship to chondro-osseous trauma in the growing child. In: Salvatti EA (ed) The hip. Mosby, St. Louis
11. Pietrafesa C, Hoffman J (1983) Traumatic dislocation of the hip. JAMA 249:3342–3346
12. Robertson R, Peterson H (1974) Traumatic dislocation of the hip and shoulder joints. Lancet II:321–322

Teil V
Hüftkopfnekrosen nach kongenitaler Hüftluxation

Die Hüftkopfnekrosen in der konservativen und operativen Behandlung der angeborenen Hüftluxation – Ursachen, Häufigkeit, Vorbeugung

D. Tönnis

Orthopädische Klinik der Städtischen Kliniken, Beurhausstr. 40, D-4600 Dortmund

Einleitung

Die Hüftkopfnekrose nach konservativer oder operativer Behandlung der angeborenen Hüftluxation ist eine ernste Komplikation. Schwere Grade führen zu einer Verformung des Hüftkopfes und zu einem Fehlwachstum des Schenkelhalses, das schon früh Schmerzen, Bewegungseinschränkung und Verschleißerscheinungen des Hüftgelenks bedingt.

Im Englischen spricht man von avaskulärer oder besser noch ischämischer Hüftkopfnekrose nach Behandlung der angeborenen Hüftluxation. Tierexperimente, auf die im folgenden noch eingegangen wird, haben gezeigt, daß bestimmte extreme Beinstellungen, aber auch ein erhöhter Druck in Neutralstellung die versorgenden Blutgefäße weitgehend drosseln können. Überhöhter Druck kann den noch weichen, weitgehend aus Knorpel bestehenden Hüftkopf auch so stark komprimieren, daß die erforderliche Blutzufuhr unterschritten wird.

Für die ischämische Hüftkopfnekrose nach Behandlung der angeborenen Hüftluxation wurden verschiedene Schweregrade beschrieben [3, 5, 8]. Im Arbeitskreis für Hüftdysplasie der DGOT führten wir 4 Grade für die Auswertungen ein [13–15]. Grad 1 bezeichnet eine leichte Strukturauflockerung des knöchernen Epiphysenkerns, sein Rand wird auch leicht unscharf und aufgerauht (Abb. 1a). Dieser leichteste Grad heilt i. allg. folgenlos ab und wird von den meisten Autoren nicht gezählt. Bei Grad 2 ist der Rand des Kopfkerns unregelmäßiger, die Struktur stärker aufgelockert als bei Grad 1, auch kleine Zystenbildungen im Innern des Kopfkerns sind möglich, manchmal auch ausgestanzte Teildefekte an der lateralen Kopfoberfläche (Abb. 1b, c). Bei Grad 3 zerfällt der Hüftkopfkern im ganzen in einzelne Fragmente oder ist nur noch als schwacher Streifen erkennbar (Abb. 1d). Auch noch nicht verknöcherte Kopfkerne erleiden entsprechende Nekrosen schweren Grades. Diese werden aber erst nach vielen Monaten eines verzögerten Wachstums und durch starke Verformungen erkennbar. Salter et al. [8] sprechen deshalb auch von Hüftkopfnekrosen, wenn sich ein Kopfkern innerhalb 1 Jahres nach Hüfteinstellung nicht entwickelt oder bei einem bereits bestehenden ein Wachstum für 1 Jahr und mehr ausbleibt.

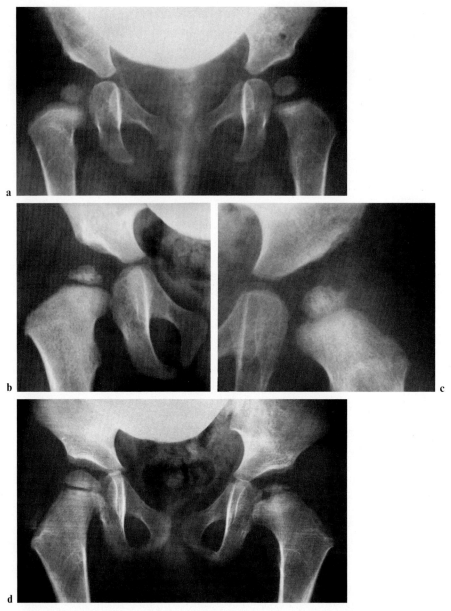

Abb. 1a. Hüftkopfnekrose Grad 1 am rechten Hüftgelenk, feine Auflockerung und Rauhigkeit in der Kopfstruktur im Vergleich zur Gegenseite. **b** Hüftkopfnekrose Grad 2, relativ stark ausgeprägt. Umrandung des Kopfes unregelmäßig, Struktur stärker verdichtet oder aufgelockert. **c** Hüftkopfnekrose Grad 2, Defekte in der Randstruktur werden ebenfalls als Untergruppe noch zum Grad 2 klassifiziert. **d** Nekrosegrad 3. Hier ist der gesamte Kopfkern stark befallen, aufgelöst und muß sich neu aufbauen, meistens mit Verbreiterung

Bei Grad 4 ist zusätzlich die Epiphysenfuge und der angrenzende Schenkelhals mit verändert. Kalamchi u. MacEwen [5] haben auch den Befall der einzelnen Epiphysenabschnitte klassifiziert. Wenn der mediale Teil der Epiphyse betroffen ist, überwiegt das laterale Wachstum des Schenkelhalses und es kommt zur Coxa vara. Tritt eine laterale Nekrose der Wachstumsfuge und des Schenkelhalses auf, entsteht eine Coxa valga mit sog. Kopf-im-Nacken-Lage [4]. Eine vollständige Nekrose der Epiphyse unterbricht das gesamte Wachstum des Schenkelhalses und es kommt zum überschießenden Wachstum des Trochanters.

Diese Einteilungen berücksichtigen nur das a.-p.-Röntgenbild. Nach unseren Erfahrungen in der Behandlung der Perthes-Erkrankung empfehlen wir aber heute auch orthograde seitliche Aufnahmen des Hüftkopfes zur genauen Beurteilung der vorderen und hinteren Kopfkalotte.

Hüftkopfnekrosen bei konservativer Einrenkung der angeborenen Hüftluxation

Hüftkopfnekrosen können während der konservativen Einrenkung der angeborenen Hüftluxation entstehen. Eine wesentliche und allerseits anerkannte Ursache sind extreme Beinstellungen während der Ruhigstellungsphase nach der Einrenkung in Gipsverbänden und Schienen. In einer großen Sammelstatistik von 3316 Hüftgelenken aus 20 Kliniken konnte unser Arbeitskreis zeigen, daß die Lorenz-Stellung mit 90°-Beugung und 90°-Abspreizung der Hüftgelenke die höchste Nekroserate hatte. Selbst nach vorausgehender „Overhead-Extension" traten durchschnittlich 15% auf, nach manueller Einstellung 25%, bei offener Einstellung und anschließender Fixation im Lorenz-Gips 28%, bei der Einstellung mit der Hoffmann-Daimler-Bandage und Ruhigstellung mit der Schiene in Lorenz-Stellung 32% [14, 15]. Auch bei Benutzung der Pavlik-Bandage wurden noch 7% Nekrosen gefunden. Allerdings waren hier auch noch ältere Kinder miteingeschlossen. Beim Übergang auf vermehrte Beugung und verringerte Abspreizung im Hock-Sitz-Gipsverband nach Fettweis [1] und die Düsseldorfer Spreizschiene nach Extensionsreposition fiel die Nekroserate auf wenige Prozent zurück. Für die Gipsruhigstellung nach operativer Einstellung ist wichtig, daß auch in der Lange-Stellung mit starker Abspreizung und Innenrotation in Streckstellung des Hüftgelenks in 16% Nekrosen auftraten. Diese Angaben sind Durchschnittswerte. In der Sammelstatistik wurde auch festgestellt, daß der Prozentsatz der Hüftkopfnekrose mit dem Luxationsgrad und dem Lebensalter ansteigt. Er liegt für einzelne Gruppen noch wesentlich höher als diese Durchschnittswerte.

Experimentelle Untersuchungen über die Blutversorgung des Hüftkopfes in verschiedenen Beinstellungen wurden von Schoenecker et al. [9] und Law et al. [6] durchgeführt. Sie fanden mit Sondenmessungen die beste Durchblutung bei verstärkter Beugung und begrenzter Abspreizung auf 30–40°. Beinstellungen, die der Lorenz- und Lange-Stellung vergleichbar waren, führten in extremen Graden zu weitgehender Drosselung oder zum Stillstand der Zirkulation.

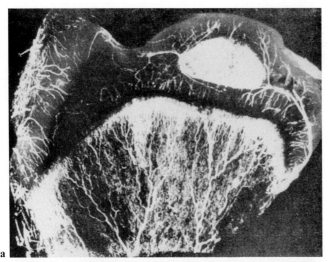
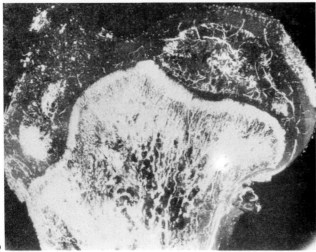

Abb. 2a. Gefäßfüllung einer Hüftkopfepiphyse beim jungen Schwein (entnommen bei [8]). Das mediale und laterale Gefäß des Kopfkerns – beide der A. circumflexa medialis entstammend – sind sehr gut sichtbar. **b** Experimentell erzeugte Hüftkopfnekrose durch Fixation in Lorenz-Stellung im Gipsverband (entnommen bei [8]). Mediales und laterales Kopfgefäß sind verödet, der Kopfkern hat seinen Kalkgehalt verloren. Nur noch wenige Gefäße sind erhalten

Schoenecker et al. [9] benutzten auch einen äußeren Spanner, der mit Steinmann-Nägeln in die Beckenschaufel und in das Femur eingebracht wurde. Damit konnte er die Femurepiphyse in Neutralstellung unter Druck setzen. Auch hier zeigte sich bei jungen Tieren, daß es zu einem signifikanten Abfall der Durchblutung und danach zu einer längeren Insuffizienz kam. Diese

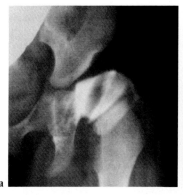 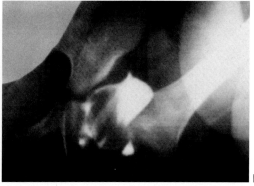

Abb. 3a, b. Beispiel für ein „offenes Gelenk". Die Gelenkkapsel ist nur mäßig verengt, so daß sich der Hüftkopf bei Beugung auf 120° und Abduktion auf 50° sofort einstellt, unter das laterale Labrum tritt, nur mäßig lateral gehalten von dem Lig. transversum. Eine sofortige Behandlung im Hocksitzgips ist ungefährlich

Untersuchung zeigt, daß der knorpelige Hüftkopf nicht unter zu hohen Druck gesetzt werden darf.

Salter et al. [8] haben an jungen Schweinen Gipsverbände in Lorenz-Stellung angelegt und zum Vergleich Gipsverbände mit vermehrter Beugung und verringerter Abspreizung (Abb. 2). Er kam zu gleichen Ergebnissen wie die zuvor genannten Autoren und führte deshalb anstelle des Gipsverbandes mit Froschstellung den Gipsverband in „human position", wie er es nannte, ein. Er entspricht dem Hock-Sitz-Gipsverband nach Fettweis [1].

Als ein weiterer wesentlicher ursächlicher Faktor wurde bisher das Trauma Reposition angesehen. Die bei der Hüfteinstellung nach Lorenz auftretenden Hüftkopfnekrosen wurden auf das Trauma durch die manuelle Reposition zurückgeführt. Dies war sicherlich bei den mehrere Jahre alten Kindern, die in der Anfangszeit der Luxationsbehandlung noch manuell eingerenkt wurden, richtig. Man ging deshalb auf mehr funktionelle Einrenkungsmethoden mit Schienen, Bandagen und Extensionsmethoden über. Die Risikofaktoren einer Hüfteinstellung wurden an unserer Klinik an 388 vollständig auswertbaren Hüftgelenken untersucht [11, 12, 16]. Wir hatten 1974 die Einstellungstechnik von Fettweis [2] übernommen. Die Hüftkopfnekroserate ging daraufhin auf 5,5% im ganzen zurück, operative Einstellungen eingeschlossen. Wir führten vor jeder Einrenkung eine Arthrographie mit einem Röntgenbild in Neutralstellung und einem in Repositionsstellung durch. Bei der Mehrzahl der Patienten stellte sich der Hüftkopf sofort bei stärkerer Beugestellung in die Pfanne ein (Abb. 3). Bei einem kleineren Prozentsatz blieb der Hüftkopf aufgrund einer Veränderung des Pfanneneingangs lateral stehen. Es handelte sich meist um einen wulstig umgeformten Pfannenerker und ein vorgezogenes Lig. transversum. Nach den Empfehlungen von Fettweis [1, 2], die auch Severin [10] und Sage [7] noch gegeben haben, ließen wir den Hüftkopf sich selbst allmählich in die Pfanne einstellen. Es kam damit auch zu einer guten

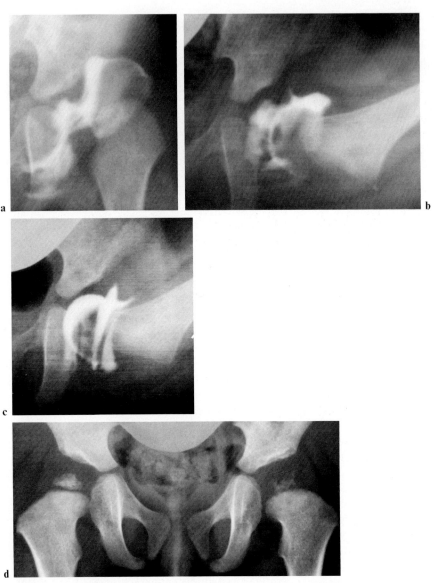

Abb. 4a. Hohe Hüftluxation bei 4 Monate altem Kind. Noch kein Kopfkern vorhanden. Kopf steht außerhalb des Pfannenerkers und Labrums. **b** In Repositionsstellung bleibt der Hüftkopf an einem verengten Pfanneneingang stehen. Der obere knorpelige Pfannenrand und das Labrum wulsten sich rundlich vor. Kaudal springt das untere Labrum (Lig. transversum) vor. Der Innenraum der Pfanne füllt sich mit Kontrastmittel. **c** Das Gelenk wurde trotz der Hindernisse im Gipsverband nach Fettweis [1] eingestellt. Wie die Kontrollarthrographie nach 3 Wochen zeigt, rundet der Kopf die Pfanne und stellt sich ein. **d** Das Röntgenbild im Alter von 15 Monaten läßt eine schwere Hüftkopfnekrose erkennen. Die Einstellung des Hüftgelenks darf nicht gegen Widerstände erzwungen werden

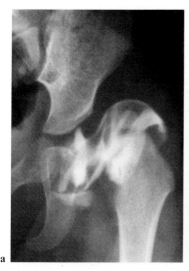
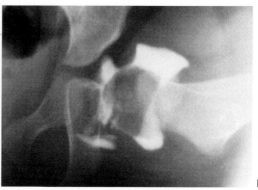

Abb. 5a. Komplette Luxation, Kopf steht außerhalb von Gelenk und Pfannenrand. Die Verengung des Pfanneneingangs läßt sich auf dem Bild in Neutralstellung schon vermuten. **b** Sie wird voll deutlich in Repositionsstellung. Nicht die Kapsel und Weichteile bieten dem Hüftkopf am Oberrand Gegendruck, sondern ein wulstig umgeformter knorpeliger Pfannenerker mit oft atrophischem Labrum. Am Unterrand springt das Lig. transversum als Labrum vor. Hier ist Extension oder operative Einstellung bei Erfolglosigkeit angezeigt

Rundung des knorpeligen Azetabulums, doch in der Folgezeit verschiedentlich zu schweren Nekrosen (Abb. 4). Daraufhin wurden Hock-Sitz-Gipsverbände nur dann noch angelegt, wenn sich bei Arthrographie sofort ein ausreichend offenes Gelenk und eine genügende Tiefeinstellung des Hüftkopfes zeigte. Die übrigen Gelenke wurden einer Extensionsbehandlung unterzogen (Abb. 5). Die Auswertung des Krankenguts der Jahre 1974–1981 gab sehr aufschlußreiche Hinweise auf die Risikofaktoren.

Tabelle 1 zeigt die Rate der Hüftkopfnekrosen in Abhängigkeit von Repositionshindernissen. Bei Fehlen eines mechanischen Hindernisses betrug sie nur 3,6%, bei einer reinen Kapselverengung 3,9%. Sie stieg bei einer deutlichen Enge zwischen dem knorpeligen oberen Pfannenrand und dem unteren Labrum bzw. Lig. transversum auf 8,5% und zeigte mit 31% ihren höchsten Prozentsatz, wenn der knorpelige Pfannenerker mit dem Labrum vom Hüftkopf zur Pfanne zurückgedrängt wurde. Der Druck eines festen, knorpeligen verformten Erkers und eines verengten Pfanneneingangs kann offensichtlich auch gezielt die Durchblutung größerer Kopfabschnitte drosseln oder auch mechanisch Schäden setzen.

Eine andere Untersuchung erwies die Abhängigkeit der Hüftkopfnekroserate von verschiedenen Formen des oberen Labrums und des knorpeligen Pfannenrandes. Wenn diese mit dem Hüftkopf langsam ausgezogen oder verdrängt wurden, kam es nur in 4,3% zu Nekrosen, bei kurzen wulstigen und leicht zurückgedrängten Formen zu 16,7%. Dieser Prozentsatz stieg in seltenen

Tabelle 1. Prozentsatz der Hüftkopfnekrose in Abhängigkeit von den Repositionshindernissen (gesamtes Krankengut)

Repositions-hindernisse		Keine Befunde	Kapsel-enge	Enge zwischen oberem und unterem Limbus	Limbus einge-schlagen	Pulvinar und Lig. teres ver-größert	Hüftkopf überschreitet Lig. trans-versum kaudal	
Keine Nekrose (außer Grad 1)	n	134	49	75	20	28	17	
Nekrosen der Grade 2–4	n [%]	5 3,6	2 3,9	7 8,5	9 31,0	2 6,7	0 0	
Gesamtverteilung der Befunde	[%]	39,9	14,7	23,6	8,3	8,6	4,9	

Tabelle 2. Prozentsatz der Hüftkopfnekrose in Abhängigkeit von der Enge des Pfanneneingangs zwischen oberem Limbus und Lig. transversum (Repositionsstellung)

a) Konservative Hüfteinstellung

Abstand	[mm]	35 – 27	26 – 22	21 – 16	15 – 4
Keine Nekrose (außer Grad 1)	n	64	106	93	9
Nekrosen der Grade 2–4	n [%]	1 1,5	5 4,5	4 4,1	3 25,0

b) Gesamtes Krankengut (konservative und operative Hüfteinstellung nach vergeblicher Vorbehandlung)

Keine Nekrose (außer Grad 1)	n	64	110	117	29
Nekrosen der Grade 2–4	n [%]	2 3,0	6 5,2	10 7,9	7 19,4

Fällen noch weiter an, in denen Labrum und Knorpelrand tief in die Pfanne hingen und umgeformt waren.

Am unteren Labrum ergaben sich keine so eindeutigen Unterschiede. Von ausschlaggebender Bedeutung war dagegen die Tiefeinstellung des Hüftkopfes bei der Reposition. Tabelle 2 zeigt die Enge des Pfanneneingangs zwischen oberem und unterem Labrum, gemessen in mm. 3% Nekrosen wurden bei einem weiten Pfanneneingang von 35–27 mm gefunden. Bei einer extremen Enge von 15–4 mm stieg die Rate auf 19,4%.

Tabelle 3. Prozentsatz der Hüftkopfnekrose in Abhängigkeit vom Abstand des Hüftkopfes vom Pfannenboden in Repositionsstellung bei konservativer Behandlung

Abstand vom Pfannenboden	[mm]	0-2	3-5	6-11
Keine Nekrose (außer Grad 1)	n	146	118	12
Nekrosen der Grade 2-4	n	4	5	4
	[%]	2,7	4,1	25,0

Tabelle 4. Prozentsatz der Hüftkopfnekrose in Abhängigkeit vom Entwicklungsgrad des Hüftkopfes bei Beginn konservativer Behandlung

Kopfkern		Noch nicht vorhanden	Verzögert im Auftreten	Klein im Verhältnis zur Altersstufe	Normal entwickelt
Keine Nekrose (außer Grad 1)	n	105	14	81	108
Nekrosen der Grade 2-4	n	5	2	4	1
	[%]	4,5	12,5	4,7	0,9
Gesamtverteilung der Entwicklungsgrade des Kopfkerns	[%]	34,3	5,0	26,6	34,1

In gleicher Weise erhöhte sich der Prozentsatz der Hüftkopfnekrose, wenn man den Abstand des Hüftkopfes vom Pfannenboden in Repositionsstellung maß. Bei 0-2 mm betrug er nur 2,7%, bei 6-11 mm als Extrem dagegen 25%. Auch Tabelle 3 zeigt, wie gefährlich Repositionsversuche bei verengtem Pfanneneingang sind.

Im Schrifttum wurden unterschiedliche Meinungen vertreten, ob die Einrenkung in jüngeren Lebensmonaten oder in älteren gefährlicher sei. Tabelle 4 zeigt, daß nur 0,9% Nekrosen bei normal entwickeltem Kopfkern auftraten. War der Kopfkern noch nicht vorhanden, fanden wir 4,5%, erschien er in den späteren Lebensmonaten dagegen verzögert, so stieg die Rate auf 12,5%. Danach müssen wir feststellen, daß die Einrenkung bei Fehlen des Kopfkerns ein höheres Risiko hat und dieses Risiko noch steigt, wenn der Kopfkern sich noch in späteren Lebensmonaten und auch gegen Ende des 1. Lebensjahres sehr klein und verzögert entwickelt. Diese Faktoren sind offensichtlich ausschlaggebender als das Alter.

Zuletzt wurde auch noch die Abhängigkeit der Hüftkopfnekrose von der Abspreizstellung im Hock-Sitz-Gipsverband überprüft. Auch hier ergab sich mit zunehmender Abspreizung von 30° bis auf Werte von über 60° ein Anstieg von 2,5 bis auf 16,7%.

Für kurze Zeit führten wir auch Adduktorentenotomien durch zur Erleichterung der Hüfteinstellung, z. T. auch bei Behandlung mit Pavlikbandage. Dabei zeigte sich aber eine erhöhte Nekroserate, so daß wir heute von Adduktorentenotomien ganz absehen und eine langsame und schonendere Überwindung der Adduktorenkontrakturen empfehlen.

Nach diesen Untersuchungen sind nicht nur allgemeine Druckerhöhungen auf den Hüftkopf bei Lorenz- und Lange-Stellung ausschlaggebend für die Entstehung der Hüftkopfnekrose, sondern auch umschriebene mechanische Hindernisse und Druckeinwirkungen bei Verengung des Pfanneneingangs. Eine mangelnde Widerstandsfähigkeit des Hüftkopfes kommt hinzu, solange ein knöcherner Kopfkern fehlt oder nur unter deutlicher zeitlicher Verzögerung auftritt und in seiner Größenentwicklung zurückbleibt. Die Arthrographie vor der Hüfteinstellung läßt uns das Ausmaß der Risikofaktoren erkennen. Bei genügender Tiefeinstellung ohne einengenden Druck kann sofort in die Stabilisierungsphase übergegangen werden. In anderen Fällen ist die Extensionsbehandlung erforderlich. Die konsequente Anwendung dieser Erkenntnisse hat die Hüftkopfnekroserate in unserem Krankengut immer weiter zurückgehen lassen. Zu berücksichtigen ist auch, daß früher das Alter der Kinder bei Behandlungsbeginn sehr viel höher lag als heute. Hier zeigen sich auch die Auswirkungen der sonographischen Frühdiagnostik.

Hüftkopfnekrosen nach operativer Hüfteinstellung

Die Hüftkopfnekroserate nach operativer Hüfteinstellung ist schwierig abzugrenzen, wenn der Operation eine konservative Behandlung unmittelbar vorausgeht. In einer Sammelstatistik des Arbeitskreises für Hüftdysplasie haben wir deshalb 730 Hüftgelenke untersucht, bei denen keine Behandlung vorausging, und 522 Gelenken gegenübergestellt, die ergebnislos konservativ behandelt wurden [14, 15]. Die Untersuchungen kamen zu den folgenden Ergebnissen:

Bei den operativen Einstellungen hat der Luxationsgrad keinen Einfluß auf die Nekroserate.

Bei den operativen Zugangswegen zum Hüftgelenk unterscheiden sich der ventrolaterale nach Watson-Jones mit 8,2% Nekrosen und der Leistenschnitt mit 9,6% Nekrosen nicht wesentlich. Dagegen war bei Ludloffs [6a] medialem Zugang am Oberschenkel die Rate mit 16,7% deutlich höher. Die Verletzung und Unterbindung von Hüftkopfgefäßen ist hier vermutlich häufiger. Wir bevorzugen den Zugang von der Leiste her, gehen auch über den M. iliopsoas hinweg und ziehen ihn mit dem N. femoralis nach lateral, die von Bindegewebe bedeckte Lacuna vasorum nach medial. Dann überschaut man auch die medialen Teile des Hüftgelenks mit der verengten Kapsel und dem Lig. transversum von vorn [11, 12]. Bei diesem Zugang kommt man nicht bis an den Schenkelhals und die Zirkumflexagefäße und vermeidet Verletzungen. Große ventrale Freilegungen, wie sie manchmal in Operationslehren gezeigt werden, sollten vermieden werden.

Von großer Bedeutung ist auch bei der operativen Einstellung die Vermeidung eines erhöhten Drucks auf den Hüftkopf. Bei höheren Verrenkungen und Kindern im Alter von über 2 Jahren sollte immer auch die Verkürzungsosteotomie in Betracht gezogen werden. In unserer Sammelstatistik traten bei Verkürzungsosteotomien nur in 5,3 % der Fälle Nekrosen auf. Dieses war der niedrigste Prozentsatz.

Bei allen operativen Einstellungen ergibt sich immer die Frage, welche Zusatzeingriffe erforderlich sind und in welchem Maße sie weitere Nekrosen bedingen. Bei offenen Einstellungen allein wurden im Durchschnitt in 8,4 % der Fälle Nekrosen gefunden, mit zusätzlicher Azetabuloplastik oder Salter-Osteotomie in 10,3 %, und in der Kombination mit Varisierungsosteotomien in 22,2 %.

Wir selbst führen heute bei operativen Einstellungen Verkürzungsosteotomien evtl. mit Detorsion durch und versuchen mit unserer Technik der Azetabuloplastik das Pfannendach auf 5–10° Pfannendachwinkel nach Hilgenrainer (AC-Winkel) herabzubiegen. Wenn damit der Hüftkopf gut zentriert gehalten wird, kann auf Varisierungsosteotomien verzichtet werden. Gleichzeitig sollte schon in den ersten Tagen mit leichten Beugeübungen in dem am Bein geschalten Beckengips begonnen werden. Damit werden Einsteifungen und Kontrakturen vermieden.

Auch bei der operativen Einstellung ist daran zu denken, daß die Lange-Stellung mit starker Abspreizung und Innendrehung des Oberschenkels die Durchblutung des Kopfes drosselt. Diese Stellung ist auch im Anschluß an operative Einstellungen zu vermeiden. Eine mäßige Abspreizung von nur 20° und eine auf 25–30° gesteigerte Beugung verringert den Druck auf den Hüftkopf. Es ist schließlich noch interessant, wie hoch die Hüftkopfnekroserate bei vergeblicher konservativer Vorbehandlung ausfiel. Bei den Luxationsgraden 1 und 2 betrug der Prozentsatz 20,1 %, bei den Luxationsgraden 3 und 4 33,6 %, im ganzen 28,0 %. Stellt man diesen Zahlen die 8,4 % an Nekrosen bei operativen Repositionen ohne Vorbehandlung gegenüber, und die 10,3 % bei gleichzeitiger Azetabuloplastik, so muß man folgern, daß es bei sehr schwierigen Hüftluxationen, die sich auch unter der Extension nicht ausreichend einstellen lassen, günstiger ist, operativ vorzugehen. Selbstverständlich ist eine ausreichende Erfahrung dafür Voraussetzung.

Schlußfolgerung

Die ischämische Hüftkopfnekrose hat sich zwar insgesamt mit der Verjüngung unseres Krankenguts und der Verbesserung unserer Behandlungsmethoden im Prozentsatz verringert. Sie stellt aber auch heute noch eine ernstzunehmende Gefahr dar, besonders wenn Neugeborene und Kinder in den allerersten Lebensmonaten wegen nicht einrenkbarer Hüftluxationen in Behandlung kommen. Eine konservative Einstellung darf nur begonnen werden, wenn gesichert ist, daß der Hüftkopf sich gut und tief einstellt. Das gilt für alle Verfahren. Extensionen sind an der empfindlichen Haut des Säuglings oft noch nicht möglich und auch operative Einstellungen verbieten sich in den ersten Lebenswochen. Es ist dann besser, das Kind etwas älter werden zu lassen und nach 2–3 Monaten und vielleicht auch erst nach Auftreten des Kopfkerns die Einstellung zu beginnen. Nur eine sorgfältige Behandlung, die alle Risikofaktoren berücksichtigt und von einer klaren Indikation ausgeht, kann Hüftkopfnekrosen noch weiter verringern.

Literatur

1. Fettweis E (1968) Sitz-Hock-Stellungsgips bei Hüftgelenksdysplasien. Arch Orthop Trauma Surg 63:38–51
2. Fettweis E (1971) Zur Prophylaxe des kindlichen Hüftluxationsleidens. Z Orthop 109:905–911
3. Gage JR, Winter RB (1972) Avascular necrosis of the capital femoral epiphysis as a complication of closed reduction of congenital dislocation of the hip. J bone Joint Surg [Am] 54:373–388
4. Jansen M (1925) Platte Hüftpfanne und ihre Folgen. Coxa plana, valga, vara und Malum coxae. Z Orthop 46:2–42
5. Kalamchi A, MacEwen GD (1980) Avascular necrosis following treatment of congenital dislocation of the hip. J Bone Joint Surg [Am] 62:876–888
6. Law EG, Heistad DD, Marcus MI, Mickeson MR (1982) Effect of hip position on blood flow to the femur in puppies. J Pediatr Orthop 2:133–137
6a. Ludloff K (1913) The open reduction for the congenital hip dislocation by an anterior incision. Am J Orthop Surg 10:438–454
7. Sage FP (1980) Congenital dysplasia of the hip. In: Edmonson AS, Crenshaw AH (eds) Campbells operative orthopaedies, 6th edn, vol 2. Mosby, St. Louis, p 1850
8. Salter RB, Kostuik J, Dallas S (1969) Avascular necrosis of the femoral head as a complication of treatment for congenital dislocation of the hip in young children. A clinical and experimental investigation. Can J Surg 12:44–61
9. Schoenecker PL, Bitz DM, Whiteside LA (1978) The acute effect of position of immobilization on capital femoral epiphyseal blood flow. J Bone Joint Surg [Am] 60:899–904
10. Severin E (1941) Contribution to the knowledge of congenital dislocation of the hip joint. Acta Chir Scand [Suppl 63] 84
11. Tönnis D (1984) Die angeborene Hüftdysplasie und Hüftluxation im Kindes- und Erwachsenenalter. Springer, Berlin Heidelberg New York Tokyo, S 216–223
12. Tönnis D (1987) Congenital dysplasia and dislocation of the hip in children and adults. Springer, Berlin Heidelberg New York Tokyo, S 282–290
13. Tönnis D, Kuhlmann GP (1968) Untersuchungen über die Häufigkeit von Hüftkopfnekrosen bei Spreizhosenbehandlung und verschiedenen konservativen Behandlungsmethoden der angeborenen Hüftdysplasie und Hüftluxation. Z Orthop 106:651–672
14. Tönnis D et al. (1978) Hüftluxation und Hüftkopfnekrose. Eine Sammelstatistik des Arbeitskreises für Hüftdysplasie. Enke, Stuttgart (Bücherei des Orthopäden, Bd 21)
15. Tönnis D et al. (1982) Congenital hip dislocation-avascular necrosis. Necrosis of the femoral head as a complication of different conservative and operative methods of reduction in congenital dislocation of the hip. Thieme-Stratton, New York
16. Tönnis D, Itoh K, Heinecke A, Behrens K (1984) Die Einstellung der angeborenen Hüftluxation unter Arthrographiekontrolle. *Teil 1*: Methodenwahl und Risikobeurteilung aufgrund des Arthrographiebefundes. Z Orthop 122:50–61

Die Behandlung von Folgezuständen der Hüftkopfnekrose

D. Tönnis

Orthopädische Klinik der Städtischen Kliniken, Beurhausstr. 40, D-4600 Dortmund 1

Eine spezifische Behandlung der Hüftkopfnekrose im Kindesalter nach Einrenkung der angeborenen Hüftgelenkverrenkung gibt es eigentlich nicht. Wir können nur die Bedingungen für die Heilung und das formgerechte Wachstum verbessern, indem wir darauf achten, daß eine tiefe Hüfteinstellung und eine genügende Umfassung des Hüftkopfes durch eine sphärische Pfanne erreicht wird.

Die Indikation zu den Eingriffen ist oft schwierig und stellt uns vor die Fragen: Wie wird die Spontanentwicklung sein? Ist ein Eingriff im Stadium der Nekrose gefährlich oder nützlich?

An einigen Beispielen möchten wir Möglichkeiten und Grenzen der Behandlung von Folgezuständen der Hüftkopfnekrose aufzeigen.

Bei einem 6 Jahre alten Mädchen bestand nach einer Hüftkopfnekrose eine Blockierung der lateralen Epiphysenfuge, so daß der seitliche Schenkelhals kein Längenwachstum zeigte und es zu einer sog. Kopf-im-Nacken-Lage kam. Dabei dreht sich der Hüftkopf in seitlicher Richtung etwas aus der Pfanne heraus. Wir hatten damals die Sorge, daß es dadurch zu einer Verschlechterung kommen könnte und führten eine Varisierungosteotomie zur besseren Einstellung durch. Der Hüftkopf verbreiterte sich aber noch stärker und flachte die Pfanne immer mehr ab. Der Trochanter mußte versetzt werden. Der Eingriff führte zu einer Verschlechterung statt zu einer Verbesserung. Seitdem gehen wir Hüftgelenke mit Kopf-im-Nacken-Lage während des Wachstums nicht operativ an, sondern verfolgen nur ihre Entwicklung. Am Ende des Wachstums läßt sich dann, wenn nötig, auch eine Hüftpfannenschwenkung durch Dreifachosteotomie durchführen.

Wie die Abb. 1 des kleinen Jungen mit Dysmorphiesyndrom und lateraler Epiphysenschädigung im Alter von 2,4 und mit 15 Jahren aber zeigt, hält sich der Befund meistens konstant und verlangt selten sofortige Maßnahmen.

Auch ein Hüftgelenk mit Hüftkopfnekrose, bei dem eine konservative Einstellung nicht erreicht wurde, sollte nicht in der verschobenen Stellung am Pfannenrand verbleiben. Bei einem auswärts vorbehandelten 2jährigen Jungen nahmen wir trotz der noch floriden Nekrose eine operative Einstellung mit Pfannendachplastik vor, 10 Wochen später erfolgte eine Varisierungsosteotomie, um die Einstellung zu halten. Der enteiweißte Knochenkeil zeigte leider vorzeitige und schnellere Resorption, so daß das Pfannendach wieder nachgab.

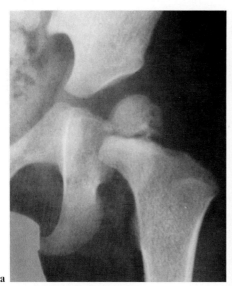 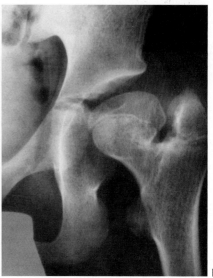

Abb. 1 a. 2,4 Jahre alter Junge mit lateraler Hüftkopfnekrose bei Dysmorphiesyndrom. **b** Im Alter von 15 Jahren steht der Hüftkopf immer noch befriedigend in der Pfanne. Stellungsänderungen dürften nicht vor Abschluß des Wachstums vorgenommen werden

Der Hüftkopf baute sich jetzt aber zunehmend wieder auf. Bei der ungenügenden Rundung dieser Pfanne konnte sich nur ein breiter Kopf entwickeln. Wir führten daher für die bessere Formentwicklung eine nochmalige Azetabuloplastik durch. Damit wurde das Breitenwachstum gebremst und es ist zu hoffen, daß sich jetzt die Entwicklung günstiger gestaltet.

Ein 14 Monate altes Mädchen wurde uns mit schnappenden Geräuschen im linken Hüftgelenk nach vergeblicher konservativer Einstellung und mit den Zeichen der Hüftkopfnekrose vorgestellt. Bei der Arthrographie zeigte sich, daß der abgeplattete Hüftkopf auf dem knorpeligen Pfannenrand stand und teils etwas in das Gelenk hineinschnappte, teils sich wieder seitlich verschob. Auch hier erfolgte die offene Einstellung. 3 Monate später mußte noch eine Varisierungsosteotomie angeschlossen werden, um eine Reluxation zu vermeiden und den Hüftkopf zentriert zu halten. Die Einstellung blieb bestehen. Der Hüftkopf zeigt langsamen Aufbau bei relativ guter Rundung.

Auch bei sehr schwerwiegenden Folgen von Hüftkopfnekrosen mit fast völlig unterbundenem Wachstum des Schenkelhalses und des Hüftkopfes sollte noch eine exakte operative Reposition erfolgen. Das in Abb. 2 gezeigte Hüftgelenk eines 7jährigen Mädchens wurde unter Valgisierungsosteotomie operativ eingestellt und entwickelt sich jetzt in Anbetracht des schweren Vorzustandes doch befriedigend. Auch hier sorgt die verbesserte Pfannenform nach gleichzeitiger Azetabuloplastik für ein formgerechteres Wachstum.

Die Behandlung jedes einzelnen Falles muß individuell sein, da große Unterschiede in der Ausprägung der Hüftkopfnekrose vorhanden sind. Bei

Die Behandlung von Folgezuständen der Hüftkopfnekrose

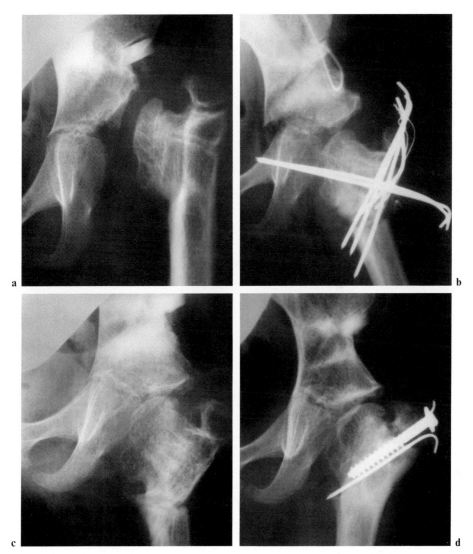

Abb. 2a–d. 7jähriges Mädchen mit schwerer Schenkelhalsverkürzung und Kopfverformung nach Hüftkopfnekrose. **a** Starke Pfannendysplasie, Hüftkopf nicht eingestellt. **b** Nach operativer Einstellung ausgiebige Azetabuloplastik von lateral und Valgisierungsosteotomie. **c, d** Das Gelenk bleibt stabil und entwickelt sich gut weiter. Der Trochanter löste sich allerdings und mußte im Alter von 9 Jahren refixiert werden

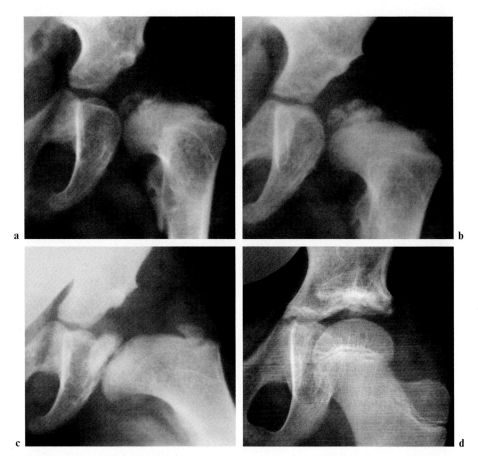

Abb. 3a–d. Abwartendes Verhalten bei **a** frischer Hüftkopfnekrose und Pfannendysplasie. **b** Die ausgeprägte Nekrose bessert sich langsam. **c** Erst nach ausreichender Festigung wird eine Azetabuloplastik durchgeführt. **d** Endbild 5 Jahre später. Der Hüftkopf hat sich voll wieder aufgebaut und gerundet. Das Pfannendach hat die Form sicherlich mitgeprägt

dem in Abb. 2 gezeigten Hüftgelenk eines 7 Jahre alten Mädchens war nur medial/kaudal noch ein leistungsfähiger Rest eines Kopfkerns vorhanden. Die Arthrographie zeigte aber noch einen zwar flachen, aber doch rundlichen knorpeligen Hüftkopf. In Abduktion stellte sich der Hüftkopf bei der Arthrographie nicht tief ein. Es wurde eine operative Reposition und Aufrichtungsosteotomie durchgeführt, um den kaudal erhaltenen Teil des Hüftkopfes mehr in die Belastungsebene zu bringen. Der Hüftkopf läßt jetzt zunehmende Verknöcherung auch lateral erkennen. Die Beseitigung der extremen Varusstellung dürfte sich hier günstig ausgewirkt haben. Eine Verbesserung des Pfannendachs ist hier noch nicht nötig. Es besteht nach den vorausgehenden Arthrographien ein noch guter knorpeliger Erker.

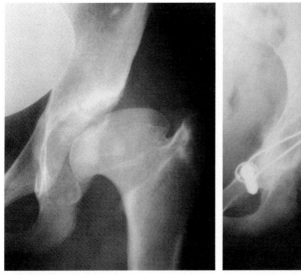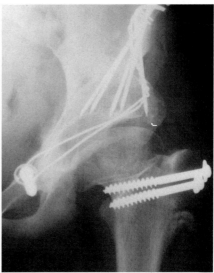

Abb. 4 a, b. 13jähriges Mädchen mit Endzustand nach Hüftkopfnekrose. **a** Coxa plana starken Grades, Pfanne ebenfalls entsprechend seicht und nicht überdachend. **b** Durch Hüftpfannenschwenkung nach Dreifachosteotomie des Beckens ist die Überdachung wieder voll, die Kongruenz gut. Der Trochanter major wurde lateral und distal versetzt

Eine andere, sich häufig stellende Frage ist die, wann man bei einem nekrotischen Hüftkopf einen pfannenverbessernden Eingriff wagen darf. Man könnte befürchten, daß der Kopf durch das Herabbiegen des Pfannendachs weiter verformt wird. Bei dem in Abb. 3 gezeigten 3jährigen Kind warteten wir, bis der Kopf einen etwas rundlicheren und besseren Aufbau zeigte und führten dann die Azetabuloplastik durch. Es ergaben sich keine negativen Folgen. Wie die Abb. 2 erkennen ließ, haben wir auch bei luxierten Gelenken keine Scheu, den noch nicht verkalkten oder mit Nekrosen behafteten Hüftkopf operativ einzustellen und noch im floriden Stadium eine Azetabuloplastik zur Vermeidung einer Reluxation hinzuzufügen. Im Anschluß an die Operation sollte das Bein etwa 30° gebeugt, nur 20° abgespreizt und nicht innengedreht werden, da dann der Druck im Hüftgelenk am geringsten ist und die Durchblutung am besten.

Bei vielen Nekrosen genügt es aber auch, abzuwarten und zu beobachten, wie sich der Hüftkopf entwickelt. Solange er von der Pfanne gut umfaßt ist, ist i. allg. auch ein rundlicher Aufbau zu erwarten. Bei einem zuletzt 7 Jahre alten Kind zeigte sich aber doch ähnlich wie bei der Perthes-Erkrankung eine Verbreiterung des Hüftkopfes und damit ein Heraustreten aus der Pfanne. In solchen Fällen muß entschieden werden, wann zum besseren Containment eine Hüftpfannenschwenkung durch 3fache Beckenosteotomie sinnvoll ist, um das Wachstum möglichst in der Rundung zu halten. Dieser Zeitpunkt rückt bei diesem Kind näher.

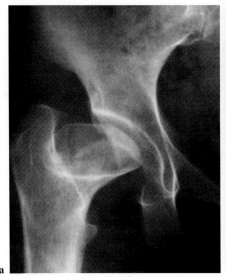 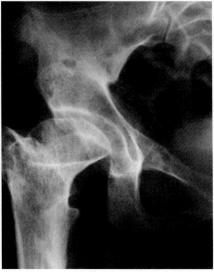

Abb. 5a. 26jährige Patientin mit ähnlicher, noch schwererer Verformung des Hüftgelenks durch Hüftkopfnekrose. **b** Nach Trochanterversetzung und Hüftpfannenschwenkung ergaben sich eine bessere Überdachung und Schmerzfreiheit. Der Weg der Pfanne ist an der Stellung der Tränenfigur vor und nach dem Eingriff gut zu verfolgen

Nach Abschluß des Wachstums lassen sich bessere Hüftkopfüberdachungen selbstverständlich auch noch durch die Dreifachosteotomie des Beckens erzielen. Doch kann das Wachstum des Kopfes dann nicht mehr gelenkt werden. Ein ovalär und breit verformter Kopf kann nie die gleiche Beweglichkeit wie ein sphärisches Hüftgelenk haben. Deshalb sollten unsere Korrekturmaßnahmen möglichst im Wachstum und im Sinne der Wachstumslenkung einsetzen. Mit Abb. 5 soll gezeigt werden, daß sich aber auch nach Wachstumsabschluß noch Möglichkeiten der Verbesserung ergeben.

Nach operativen Hüfteinstellungen beobachtet man nicht ganz selten eine sog. Coxa magna (Abb. 6). Es ist die Frage, ob es sich hier um eine leichte Nekrose mit einer nachfolgenden Wachstumsstimulation handelt. Meist kommt aber hinzu, daß der Hüftkopf auch nicht ganz vollständig umfaßt wird und bei seiner Breitenentwicklung aus der Pfanne herausdrängt. Dann sind auch hier Maßnahmen wie die Azetabuloplastik und evtl. die gleichzeitige

Abb. 6a. Coxa magna links nach operativer Hüfteinstellung, noch Pfannendysplasie. Der Hüftkopf muß umfaßt sein, um sein Größenwachstum zu bremsen. **b** Azetabuloplastik unter Verwendung des Varisierungskeils. Der Hüftkopf ist jetzt gut umfaßt. **c, d** Mäßige Größenentwicklung des Hüftkopfes in den folgenden 4,5 Jahren. Sie gleicht sich der Gegenseite immer mehr an. Wachstumsanreize und ungenügende Formgebung durch die Pfanne dürften bei der Coxa magna ausschlaggebend sein

Die Behandlung von Folgezuständen der Hüftkopfnekrose

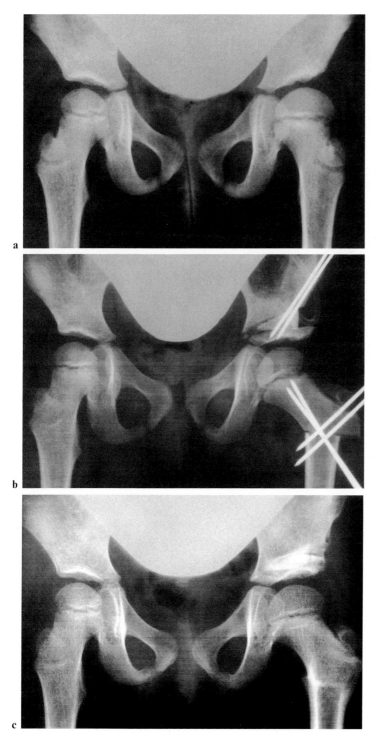

Abb. 6a–c

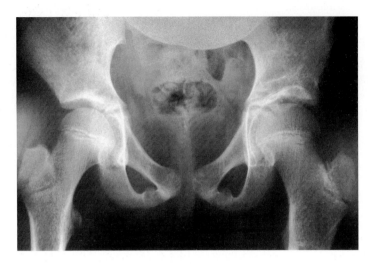

Abb. 6d

Varisierungsosteotomie angezeigt, um ihn möglichst weit zu umfassen und an seiner Breitenentwicklung zu hindern.

Diese Beispiele zeigen, daß wir zwar keine biologischen Möglichkeiten haben, den Kopfaufbau wesentlich zu fördern, wenn man von der Implantation von Gefäßtransplantaten einmal absieht. Das verbleibende Wachstum läßt sich aber doch verbessern, wenn der Hüftkopf exakt reponiert ist, verbliebene Anteile günstig in die Belastungsebene eingestellt werden und für ein möglichst gutes Containment des Kopfes gesorgt ist.

Läßt sich die Rate der Hüftkopfnekrosen durch ein sonographisches Screening beeinflussen?

Ch. Tschauner, W. Klapsch und R. Graf

Landeskrankenhaus Stolzalpe, Abteilung für Orthopädie, A-8852 Stolzalpe

Einleitung

Die Hüftkopfnekrose stellt die schwerwiegendste Komplikation im Verlauf der Behandlung der Hüftluxation dar. Pathogenetisch stehen 2 Hauptursachen im Vordergrund (nach [11]):
- Durchblutungsdrosselung durch extreme Repositionsstellungen
- Direkte umschriebene Druckspitzen auf den Hüftkopf durch Repositionshindernisse bei frustranen konservativen Repositionsversuchen

Nach Tönnis [11] stellen folgende 3 Einflußgrößen in abnehmender Wertigkeit die Hauptrisikofaktoren dar:
- Repositionsstellung
- Luxationsgrad
- Alter

Der Hauptrisikofaktor einer extremen Repositionsstellung kann durch die sog. „Humanposition" im Sitz-Hock-Gips nach Fettweis [6] vermieden werden.

Die sekundären Risikofaktoren Luxationsgrad und Alter werden durch eine sichere Frühestdiagnose indirekt positiv beeinflußt, da mit zunehmendem Alter auch der Luxationsgrad ansteigt. Ein sonographisches Neugeborenenscreening von Hüftreifungsstörungen sollte deshalb diese beiden letzteren Risikofaktoren günstig beeinflussen. Ob dies tatsächlich zutrifft, soll diese Arbeit nachprüfen.

Material und Methode

Am Landessonderkrankenhaus Stolzalpe wurden 1981–1988 19 666 Babys sonographisch auf Hüftreifungsstörungen hin untersucht. 1986–1988 davon 6341 im Rahmen des sonographischen Screenings an 3 benachbarten geburtshilflichen Abteilungen. Grundlage dieser Nachuntersuchung sind die absolut behandlungsbedürftigen sonographisch instabilen oder bereits dezentrierten Hüftgelenke (Typ IIc instabil, Typ D, Typ III und Typ IV nach Graf [7]), die wir im letzten Jahrzehnt immer nach den glei-

Tabelle 1. Behandlungskonzept nach Graf [7, 8]

Phase	Typ	Behandlung
Reposition (luxierte Gelenke)	III, IV	Spontanreposition oder Extension (DD: Sonographie)
Retention (Ehemals luxierte, reponierte, oder instabile Gelenke)	D, II C-instabil	Fettweis-Gips max. 4 Wochen
Nachreifung (Stabile, dysplastische Gelenke)	II C-stabil II A-minus II B	Mittelmeier-Graf- „Ideal-Spreizhose" Aktivspreizhose

Tabelle 2. Klassifizierung der Kopfnekrosegrade und ihres radiologischen Korrelats. (Nach [11])

Grad	Röntgen	Prognose
0		Restitutio ad integrum
1	Kopfumbaustörung n. Schede, 1940	
2	Strukturunruhe, Teildefekte	Geringe Kopfabplattung
3	Scholliger Zerfall	Deformierung (reversibel?)
4	Metaphysäre Beteiligung	Wachstumsstörungen

chen, strengen Behandlungsprinzipien einheitlich behandelt haben (Tabelle 1).

Von den 213 Patienten mit sonographisch instabilen Hüften der Jahre 1981–1988 konnten 160 Patienten mit 215 pathologischen Hüftgelenken der oben angeführten Typen nachuntersucht werden. Grundlage unserer Nachuntersuchung ist die Einteilung der Hüftkopfnekrosegrade nach Tönnis [11] (Tabelle 2). Aus dem gesamten Beobachtungszeitraum wurden die Jahre 1982 und 1983 sowie 1986 und 1987 einander gegenübergestellt, da sie stellvertretend den Beginn der Sonographieära mit überwiegender Zuweisung sog. „Risikofälle" bzw. das bereits funktionierende, etablierte Neugeborenenscreening repräsentieren können. Beide Teilkollektive enthalten unselektiert sowohl Screening- als auch Nichtscreeningfälle. Die Verteilung der sonographischen Ausgangsbefunde unterscheidet sich deshalb nicht signifikant. Eine Differenzierung der Screening- und Nichtscreeningpatienten wird erst bei der Darstellung der Ergebnisse vorgenommen.

Ergebnisse

Behandlungsbeginn und Behandlungsende

Behandlungsbeginn und Behandlungsende konnten im unselektierten Nachuntersuchungskollektiv von durchschnittlich 22 bzw. 46,5 auf 10,7 bzw. 35,2 Wochen gesenkt werden.

Kopfnekrosegrad und Kopfnekroserate (Abb. 1, 2)

Waren 1982 und 1983 noch 2 von 23, bzw. 6 von 27 Hüftgelenken dem Nekrosegrad I zuzuordnen (Abb. 1), so fanden wir 1986 und 1987 ausschließ-

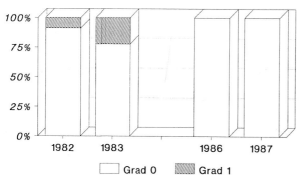

Abb. 1. Rate an Kopfnekrosen Grad I nach Tönnis (sog. Kopfumbaustörungen) in den Jahren 1982 und 1983 („Risikoambulanz") und 1986 und 1987 (Neugeborenenscreening): 1982 und 1983 waren das 8 von 50 behandelten dezentrierten Gelenken, 1986 und 1987 0 von 78 behandelten dezentrierten Hüftgelenken

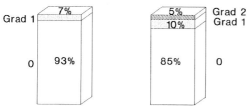

Abb. 2. Vergleich der Kopfnekrosen im Screeningkollektiv (Behandlungsbeginn unter 4 Wochen) und im Nichtscreeningkollektiv (Behandlungsbeginn zwischen dem 3. und 6. Lebensmonat). Unterhalb der 4. Labenswoche war keine einzige Hüftkopfnekrose zu beobachten, bei späterem Behandlungsbeginn immerhin 5%. Auch die Rate reversibler Kopfumbaustörungen (Grad I) konnte durch die Frühestdiagnose und Behandlung minimiert werden. Das gesamte untersuchte Kollektiv 1986–1988 umfaßte 96 dezentrierte Hüftgelenke

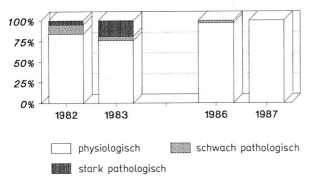

Abb. 3. CE-Winkel bei der Letztkontrolle, in der Klassifizierung nach Engelhardt [4]: Man erkennt deutlich die starke Zunahme physiologischer Ausheilungsergebnisse. 1987 waren ausschließlich physiologische Ausheilungsergebnisse zu beobachten

lich behandelte Hüftgelenke mit dem Nekrosegrad 0. Beim Vergleich des Screeningkollektivs mit dem Nichtscreeningkollektiv der Jahre 1986–1988 (Abb. 2) wird die leichte Überlegenheit der Frühestdiagnose erkennbar: Im Screeningkollektiv war keine Nekrose vom Grad II zu verzeichnen. Alle Hüftkopfnekrosegrade I und II in diesem Kollektiv stammen aus dem Jahre 1988.

Zentrumeckenwinkel (E-Winkel) nach Wiberg, modifiziert von Engelhardt [4]

Der CE-Winkel als wichtigster Parameter für die Überdachungsverhältnisse und entscheidender Risikofaktor für die Sekundärarthrose zeigt eine immer höhere Rate an physiologischen Ausheilungsergebnissen, die zuletzt 1987 100% beträgt (Abb. 3).

Diskussion

Ausgehend von der Annahme, daß durch den frühestmöglichen Behandlungsbeginn aufgrund einer sicheren sonographischen Frühestdiagnose auch die Hüftkopfnekrose positiv beeinflußt werden könnte, haben wir unser Patientengut der Jahre 1981–1988 unter diesen Aspekt nachuntersucht.

Dabei sei nochmals hervorgehoben, daß es sich beim nachuntersuchten Kollektiv ausschließlich um absolut und sofort behandlungsbedürftige sonographisch instabile oder bereits dezentrierte Hüftgelenke handelt, die einer Reposition und Retention bedürfen. Beim wesentlich größeren Krankengut, das zwar zentrierte, stabile, aber reifungsgestörte Hüftgelenke umfaßt und einer Nachreifungsbehandlung mittels Spreizhose unterzogen wurde, ist das Auftreten einer Hüftkopfnekrose äußerst unwahrscheinlich und in unserem überblickten Krankengut auch niemals aufgetreten [3, 11].

Daß der schonenden Reposition und der anschließenden Retention in einer alle Extreme vermeidenden „humanen" Repositionsstellung die ganz überwiegende Bedeutung zukommt, ist auch aus unseren Ergebnissen ablesbar: Auch in den frühen 80er Jahren mit noch relativ hohem durchschnittlichem Alter bei Behandlungsbeginn (ca. 5 Monate) traten nur Nekrosegrade I nach Tönnis [11] auf, die vollkommen reversible „Kopfumbaustörungen" darstellen und in der internationalen Literatur nicht zur Hüftkopfnekrose im eigentlichen Sinn gezählt werden [11].

Wir führen diesen Umstand auf die von Fettweis angegebene Sitz-Hock-Stellung zur Retention instabiler oder reponierter dezentrierter Hüftgelenke zurück [6, 11]. Diese Repositionsstellung in einem modifizierten Sitz-Hock-Gips nach Fettweis mit ca. 110°-Beugung und je nach Instabilität des Gelenkes zwischen 30°- und 50°-Abduktion ist von uns im gesamten Beobachtungszeitraum der 80er Jahre unverändert angewandt worden.

Dabei beträgt die Retentionsdauer im Gips maximal 4 Wochen. Danach konnten in der Regel so weit stabilisierte Verhältnisse vorgefunden werden, daß eine Nachreifungsbehandlung mit einer Aktivspreizhose angeschlossen werden konnte. Bei den wenigen Ausnahmen, in denen nach den 4 Wochen keine stabile Zentrierung vorgefunden werden konnte, lag ein Repositionshindernis vor und es mußte daher sekundär offen eingerichtet werden. In einem einzigen Fall aus dem gesamten Beobachtungszeitraum von immerhin 8 Jahren haben wir uns nicht daran gehalten und trotz sonographisch und radiologisch nicht optimaler stabiler Zentrierung eine 2. Gipsperiode und anschließend noch eine 2 Monate lange Behandlungsperiode mittels Hilgenreiner-Schiene (mitigierte Lorenz-Stellung) angeschlossen, bis wir uns zur offenen Einrichtung entschließen konnten. Bei dieser Hüfte handelt es sich um eine primär hoch dezentrierte III-B-Hüfte am Übergang zum Typ IV im Alter von 3 Monaten bei der Erstdiagnose. Diese Hüfte entwickelte unsere einzige beobachtete Nekrose vom Grad IV nach Tönnis [11]. Hier sind verschiedene Risikofaktoren zusammengetroffen, die insgesamt zu diesem schweren Befund geführt haben: hochgradige Dezentrierung, relativ späte Diagnose, zu lange und offensichtlich frustrane konservative Behandlung (pathogenetischer Faktor der lokalen Druckspitzen von seiten eines Repositionshindernisses), 2 Monate Retention in einer mitigierten Lorenz-Stellung (Hilgenreiner-Schiene), Per-secundam-Heilung nach der offenen Einrichtung (?). Zwischenzeitlich mußte bei diesem Patienten bereits eine Doppelkopfresektion und Pfannendachplastik sowie wegen einer zunehmenden Beugekontraktur auch eine Arthrolyse und intertrochantäre Geradestellung der betroffenen Hüfte durchgeführt werden.

Wir haben für uns aus diesem traurigen Ausnahmefall die Konsequenz gezogen, spät diagnostizierte, hoch dezentrierte Hüften mit Repositionshindernis primär offen einzurichten. Seit der Etablierung des Neugeborenenscreenings haben wir ähnliche Fälle aber nicht mehr gesehen.

Vergleicht man die Rate an Kopfumbaustörungen (Grad I nach Tönnis [11]) in den Jahren 1982 und 1983 mit den Jahren 1986 und 1987, so zeigt sich, daß hier doch durch die Frühdiagnose eine Optimierung erzielt werden konnte. Auch wenn diese Kopfumbaustörungen vollkommen reversibel sind und nicht zur Kopfnekrose gezählt werden, stellen sie doch den radiologischen Ausdruck einer gewissen, wenn auch nur vorübergehenden Alteration der Kopfentwicklung dar. Daß dies mit dem höheren Alter und dem immerhin doch öfter beobachteten Luxationsgrad III in den frühen 80er Jahren zusammenhängen könnte, stellen wir als Vermutung in den Raum, können es aber aufgrund des zu kleinen beobachteten Patientenguts nicht wirklich beweisen.

Neben der Senkung der Rate an Kopfumbaustörungen hat aber die Frühestdiagnostik und Frühestbehandlung aufgrund des sonographischen Screenings in jedem Fall zu einer Vorverlegung des Behandlungsendes bis weit vor den Aufsteh- und Lauflernbeginn auch bei primär dezentrierten Hüftgelenken geführt, was uns für die allgemeine motorische Entwicklung des Kindes besonders wichtig erscheint.

Außerdem konnte die Rate an physiologischen radiologischen Ausheilungsergebnissen im Pfannendachbereich (CE-Winkel) zuletzt auf 100% gesteigert werden [4, 5].

Zusammenfassend erscheint uns deshalb nicht nur unter dem Aspekt der Minimierung von Kopfumbaustörungen, sondern v. a. auch zur Vorverlegung des Behandlungsendes und zur Optimierung des Behandlungsergebnisses ein generelles sonographisches Neugeborenenscreening an den Entbindungsstationen unumgänglich [1, 2, 8, 10, 12].

Literatur

1. Clarke NPM, Clegg J, Al-Chalabi AN (1989) Ultrasound screening for hips at risk for CDH. J Bone Joint Surg [Br] 71:9–12
2. Dorn U, Hattwich M (1987) Sonographisches Hüftscreening bei Neugeborenen. Ultraschall Klin Prax 2:159–164
3. Eller K, Katthagen BD (1987) Sonographische Verlaufskontrollen der Hüftdysplasie unter Spreizhosentherapie. Z Orthop 125:534–541
4. Engelhardt P (1988) Bedeutung des Zentrum-Ecken-Winkels zur Prognose der Dysplasiehüfte – 50 Jahre nach Erstbeschreibung durch G. Wiberg. Orthopäde 17:463–467
5. Engelhardt P (1988) Das Risiko der sekundären Coxarthrose. Thieme, Stuttgart
6. Fettweis E (1968) Sitzhockstellungsgips bei Hüftdysplasien. Arch Orthop Trauma Surg 63:38–51
7. Graf R (1989) Sonographie der Säuglingshüfte. Ein Kompendium, 3. Aufl. Enke, Stuttgart
8. Graf R (1989) Hüftsonographie beim Neugeborenen. Gynäkol Prax 13:435–443
9. Katthagen BD, Mittelmeier H, Becker D (1988) Häufigkeit und stationärer Behandlungsbeginn kindlicher Hüftluxationen in der BRD. Z Orthop 126:475–483
10. Klapsch W, Tschauner Ch, Graf R (in Druck) Behandlungsergebnisse dezentrierter Hüftgelenke seit Einführung der Hüftsonographie 1980. Kongreßband des Österr. Orthopädenkongresses Wien 1989
11. Tönnis D (1984) Die angeborene Hüftdysplasie und Hüftluxation im Kindes- und Erwachsenenalter. Springer, Berlin Heidelberg New York Tokyo
12. Tschauner Ch, Klapsch W, Graf R (in Druck) Ermöglicht das sonographische Neugeborenenscreening merkbar bessere Behandlungsergebnisse? Kongreßband Österr. Orthopädenkongreß Wien 1989

Hüftkopfnekrose nach offener Reposition bei kongenitaler Hüftluxation

J. Haus, V. Berges und N. Westenthanner

Staatliche Orthopädische Klinik München, Harlachinger Straße 51, D-8000 München 90

Einleitung

Die Hüftkopfnekrose ist die meist gefürchtete Komplikation bei der Behandlung der kongenitalen Hüftdysplasie und -luxation [15]. So wird der Erfolg verschiedener konservativer Behandlungsstrategien vorrangig an der dabei auftretenden Nekroserate gemessen [14]. Dies gilt auch für die operative Reposition luxierter Hüftgelenke [13]. Hier treten Hüftkopfnekrosen in verstärkter Zahl auf, da dem Trauma dieses Eingriffs meist eine Traumatisierung durch konservative Repositionsversuche vorangeht. In der Literatur werden für die operative Luxationsbehandlung HKN-Raten zwischen 3% [7] und 88% [10] angegeben.

Allgemein werden Traumatisierung bei der Reposition, Art und Dauer der späteren Retention, Druck auf den noch nicht ossifizierten Hüftkopf, Ergußbildung mit Gefäßtamponade [18] und Gefäßverletzung bei geschlossener oder operativer Einstellung als ursächlich für eine HKN betrachtet [15].

Das Ziel unserer Studie bestand darin, den Verlauf operativ versorgter Hüftgelenke unter spezieller Berücksichtigung auftretender HKN nach dem Eingriff nachzuuntersuchen.

Material und Methode

Zwischen 1976 und 1986 wurden an der Staatlichen Orthopädischen Klinik München insgesamt 94 offene Hüftgelenkrepositionen durchgeführt.

Davon konnten die Ergebnisse von 76 offenen Repositionen bei 67 Patienten retrospektiv durch Befragung, klinische und röntgenologische Nachuntersuchung vollständig ausgewertet werden. Zur statistischen Beurteilung wurden klassifizierte Daten untereinander mittels χ^2-Test auf Signifikanz überprüft, unklassifizierte Daten mittels t-Tests untereinander auf Zufälligkeit hin untersucht.

Das Durchschnittsalter der Patienten bei Operation betrug 16 Monate und lag zwischen 4 und 36 Monaten. Die Dauer der konservativen Vorbehandlung belief sich im Mittel auf 7 Monate (zwischen 0 und 34 Monaten). Zum Zeitpunkt der Nachuntersuchung waren die Kinder im Schnitt 7,5 (zwischen

2,5 und 14,5) Jahre alt. Das weibliche Geschlecht dominierte das männliche im Verhältnis 10:1.

Die Dauer und Art der konservativen Vorbehandlung war bei dem z. T. alio loco vorbehandelten Patientengut unterschiedlich: Im Mittel gingen pro Patient der operativen Einstellung 4 verschiedene konservative Behandlungsarten voraus. Diese bestanden hauptsächlich in einer Behandlung mittels Pavlik-Bandage, Overheadextension nach Craig oder Extensionsreposition nach Krämer [9].

Unsere Indikationen zur offenen Reposition waren Irreponibilität, persistierende Instabilität, Reluxation nach konservativer Vorbehandlung, fehlende primäre Retentionschance und Lebensalter über 18 Monate.

Röntgenologisch waren 21 Hüftgelenke dem Luxationsgrad II, 34 dem Luxationsgrad III und 21 dem Luxationsgrad IV nach der Einteilung des Arbeitskreises für Hüftdysplasie zuzuordnen [14].

Vor der offenen Reposition informierte routinemäßig eine Hüftarthrographie (Abb. 1) über eventuelle Repositionshindernisse. Diese können in sanduhrförmiger Kapselstenosierung durch die straffe Iliopsoassehne, Hypertrophie des Lig. capitis femoris, Straffheit des Lig. transversum, eingeschlagenem Limbus und Pulvinarhypertrophie bestehen.

Nach operativer Beseitigung der Repositionshindernisse und der Gelenkreposition unter Sicht, welche häufig durch einen Kirschner-Draht gesichert wurde [2], erfolgten Kapselraffung und Gipsretention in Lange-Stellung. 6 Wochen später wurden Gips und Kirschner-Draht entfernt und für 4 Wochen ein sog. Spargips [8] anmodelliert. Die funktionelle Nachreifung [9] wurde mit einer Hoffmann-Daimler-Schiene, Schede-Radfahren und Krankengymnastik unterstützt.

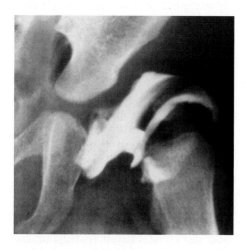

Abb. 1. Routinemäßige Hüftarthrographie vor offener Reposition

Ergebnisse

An Hauptkomplikationen nach operativer Reposition traten Hüftkopfnekrosen in 64 Fällen und Reluxationen in 12 Fällen auf.

Die Diagnose einer HKN wurde röntgenologisch in der Klassifikation nach Tönnis [16] gestellt. Präoperativ bereits erkennbare oder im Anschluß an spätere Eingriffe nach der offenen Reposition aufgetretene Nekrosen wurden nicht berücksichtigt. Zur Auswertung gelangte jeweils der schwerste röntgenologische Nekrosegrad, den ein Patient im Krankheitsverlauf erreichte.

Von den untersuchten 76 Hüftgelenken zeigten röntgenologisch nur 12 Hüftköpfe im postoperativen Verlauf eine normale Form und Struktur. Die übrigen 64 Fälle wiesen 31mal eine HKN I. Grades, 21mal eine HKN II. Grades, 7mal eine HKN III. Grades und 5mal eine HKN IV. Grades auf.

Wertet man die HKN I. Grades nicht als Nekrose [10], sondern als Umbauvorgang – Verlagerung des sog. hydrostatischen Punktes im Sinne von Schede [12] und Imhäuser [6] –, so waren von 76 Hüften 33 (43%) nach offener Reposition von einer Nekrose betroffen. Diesen 33 Hüftgelenken galt unsere Untersuchung.

Bei den dennoch günstigen, nachfolgend dargestellten Ergebnissen der 33 Nekrosehüftgelenke muß zum Zeitpunkt unserer Untersuchung berücksichtigt werden, daß gerade in dieser Gruppe nach offener Reposition ein- und zweizeitige Zusatzeingriffe in Form von Azetabuloplastiken in Verbindung mit intertrochantären Derotations-Varisationsosteotomien häufig durchgeführt wurden.

Röntgenologische Ergebnisse

Aus Übersichtlichkeitsgründen wurde hier auf die genauere Einzelfallanalyse zugunsten von arithmetischen Mittelwerten verzichtet. Die Schenkelhalsverhältnisse (CCD-Winkel) wurden ebenfalls nicht berücksichtigt.

Der Pfannendachwinkel nach Hilgenreiner (AC-Winkel) spiegelt im Beobachtungsverlauf die autochthone und therapeutisch bedingte Nachreifung des Pfannendachs in der Frontalebene wider. Er betrug in der HKN-Gruppe präoperativ im Durchschnitt 40,1° (zwischen 56 und 25°).

Im Nachuntersuchungsalter von durchschnittlich 7,5 Jahren (obere Normgrenze des AC-Winkels 20°) wies die HKN-Gruppe AC-Winkel von 21,4° (zwischen 12 und 32°), die Gruppe ohne HKN AC-Winkel von 23,3° (zwischen 9 und 43°) auf. Im Schnitt lagen also für beide Gruppen die AC-Winkel bei der Nachuntersuchung im leicht dysplastischen Bereich.

Der Zentrum-Ecken-Winkel nach Wiberg (CE-Winkel) bestimmt u. a. das Ausmaß der Zentrierung des Hüftkopfes in der Gelenkpfanne. Präoperativ belief sich dieser Winkel in der HKN-Gruppe durchschnittlich auf −58,4° (zwischen −113 und 5°).

Im Nachuntersuchungsalter (durchschnittlich 7,5 Jahre) beträgt die untere Normgrenze des Winkels 20°. Die Hüftkopfnekrosegruppe erreichte – dank der Zusatzeingriffe – zuletzt einen Wert von 20,7° (zwischen – 10 und 43°), wohingegen die Gruppe ohne HKN nur einen Wert von 19,5° (zwischen – 22 und 48°) erreichte. Auch hier zeichnete sich wie beim AC-Winkel eine Normalisierung des röntgenologischen Parameters zum Untersuchungszeitpunkt ab.

Als Maß für die Abflachung des Hüftkopfes wurde der Epiphysenindex nach Eyre-Brook bestimmt [1]. Er liegt normalerweise für das 5. bis 7. Lebensjahr zwischen 58 und 42%, für das 8. bis 10. Lebensjahr zwischen 53 und 37% [15].

Die postoperativ erreichten Werte der Gruppe mit HKN lagen bei 42,5% (zwischen 25 und 75), die der Gruppe ohne HKN lagen bei 49,9% (zwischen 24,4 und 100). Insgesamt zeigte daher die Gruppe der Hüftkopfnekrosepatienten zum Zeitpunkt der Nachuntersuchung eine diskrete Epiphysenabflachung im Vergleich zur anderen Gruppe. Für beide untersuchte Gruppen liegen jedoch die Werte wieder innerhalb der Normgrenzen.

Klinische Ergebnisse

Von den an einer Hüftkopfnekrose erkrankten 33 Patienten konnte folgendes Beschwerdebild gezeichnet werden: In 5 Fällen wurde nach längerer Belastung über Schmerzen im betroffenen Hüftgelenk geklagt. Die übrigen 28 Patienten waren in dieser Hinsicht beschwerdefrei. Eine verzögerte motorische Entwicklung sowie der Verzicht z. B. auf Gesundheitssportarten wie Schwimmen und Radfahren traf für 7 Patienten zu, die restlichen 26 waren in dieser Hinsicht unauffällig.

Die klinische Untersuchung ergab bei 10 Patienten ein positives Trendelenburg-Zeichen. Bis auf 2 Fälle, bei denen dieses Zeichen sofort beim Einbeinstand positiv war und deshalb auch ein auffälliges Gangbild imponierte, trat dieses Zeichen erst nach einer zeitlichen Verzögerung von ca. 10 s auf. Für diese Patienten war deshalb das Gangbild normal. Bei 23 Patienten war das Trendelenburg-Zeichen unauffällig.

Hinsichtlich des Bewegungsausmaßes in den 3 Hüftgelenkebenen waren Extension, Abduktion und Adduktion im wesentlichen unbehindert. Auffällig war jedoch, daß 22 Kinder eine Außenrotations- und 9 Kinder eine Innenrotationseinschränkung aufwiesen. Ein endständiges Flexionsdefizit lag bei 12 Patienten vor.

Ein Hüftgelenk (es handelt sich um eine Koxitis nach dem operativem Eingriff) war eingesteift.

Klinisch verfügten somit alle Patienten, bis auf einen, über Bewegungsverhältnisse, die Alltagserfordernissen entsprachen.

Abb. 2a–c. Verlauf einer kindlichen Hüftluxation. **a** Diagnose einer Hüftluxation III. Grades im Alter von 17 Lebensmonaten. **b** Zustand nach Azetabuloplastik und intertrochantärer Derotations-Varisationsosteotomie 6 Monate nach offener Reposition. **c** Röntgenologisches Ergebnis 2 Jahre später

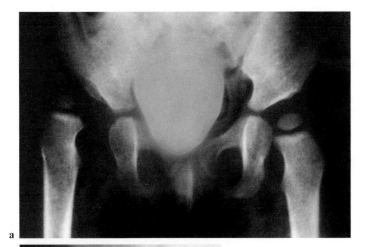
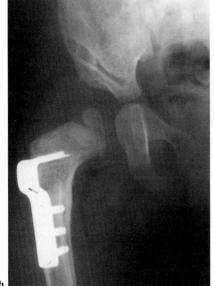
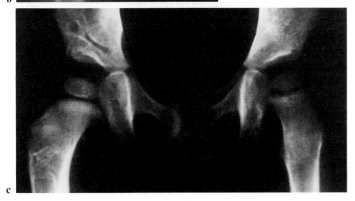

Abb. 2a–c

Ergebnisse der statistischen Auswertung

Die Vielzahl von intervenierenden Variablen, die sich in Art, Anzahl und Dauer der Vor- und Nachbehandlungen, Alter bei Behandlungsbeginn, Zeitpunkt des Erst- und Zweiteingriffs und dem Einfluß elterlicher Entscheidung auf die eingeschlagene Therapie ausdrücken, lassen eine statistische Auswertung der Ergebnisse nur bedingt zu.

Lediglich 2 Variablen erwiesen sich hinsichtlich der Entwicklung einer Hüftkopfnekrose als signifikant:
– Bei einer konservativen Vorbehandlungsdauer von über 6 Monaten stieg die Hüftkopfnekroserate signifikant an.
– Eine erneute operative Reposition infolge Reluxation ergab eine signifikant höhere Nekroserate.

Beispiel

Alter bei Diagnose 17 Monate, weiblich, Hüftluxation III. Grades (Abb. 2a). 4wöchige frustrane Repositionsbehandlung, anschließend Arthrographie und offene Reposition. Postoperativ Hüftkopfnekrose III. Grades. Aufgrund der schlechten Pfannenverhältnisse und unzureichenden Zentrierung 6 Monate später Azetabuloplastik und intertrochantäre Derotations-Varisationsosteotomie (Abb. 2b). Röntgenbild 2 Jahre später (Abb. 2c).

Zustand nach Hüftkopfnekrose, Femur varum, leicht dysplastische AC- und CE-Winkel. Unauffälliger klinischer Untersuchungsbefund.

Diskussion

Trotz statistisch nur gering untermauerbarer Aussagekraft lassen sich auf der Grundlage unserer Untersuchung und der Literatur Hinweise für das Vorgehen bei kongenitaler Hüftluxation geben:
– Unsere relativ hohe Nekroserate war sicherlich durch die verschiedenen Vorbehandlungsarten und Vorbehandlungsdauer sowie möglicherweise durch die Retention in Lange-Stellung und die große Zahl von Operateuren mitbedingt. Sie ist dahin interpretierbar, daß es neben einer allgemein zu fordernden sonographischen Frühdiagnostik [11] eines einheitlichen Behandlungskonzepts bedarf. Das heißt, die Behandlung der kongenitalen Hüftluxation sollte nach einem verbindlichen Schema (Reposition, Retention und funktionelle Nachreifung [9]) mit bewährten Mitteln (konservativ z. B. Pavlik-Bandage oder operativ, s. oben Indikationen) von wenigen, aber in dieser Sache erfahrenen Orthopäden durchgeführt werden.
– Die Entscheidung zu einer offenen Reposition sollte ohne zeitliche Verzögerung nach 1 bis maximal 2 konservativen Behandlungsversuchen erfolgen.
– Bei operativer Intervention sollten weitere Maßnahmen wie Azetabuloplastiken, in zweizeitiger Vorgehensweise dann angeschlossen werden, wenn bei röntgenologischer Verlaufskontrolle innerhalb von 6–12 Monaten keine entscheidende Besserung der AC- und CE-Winkel zu verzeichnen ist. Dies war in unserem Krankengut fast immer der Fall.

Die Ergebnisse dieser Untersuchung sprechen klar für die Wichtigkeit einer frühzeitigen Dysplasie- und Luxationsdiagnostik durch Sonographie und nicht zuletzt durch die klinische Untersuchung, da sie eine Frühtherapie ermöglichen: Durch sonographische Frühdiagnostik und Frühtherapie hat sich an unserer Klinik in den letzten 4 Jahren die Anzahl operativer Repositionsbehandlungen (und das damit verbundene HKN-Risiko) im Vergleich zum untersuchten Zeitraum (1976–1986) zahlenmäßig deutlich auf $^1/_4 - ^1/_5$ verringert [5]. Ob aber operative Repositionsbehandlungen, z. B. durch Einführung eines sonographischen Hüftscreenings [11], ganz von den Operationsplänen orthopädischer Kliniken verschwinden werden, muß aus eigenen Erfahrungen [3, 4] bezweifelt werden.

Das Ziel, zumindest Alltagserfordernissen genügende Hüftgelenke zu erhalten verlangt bei Hüftluxationen, die einer offenen Einstellung bedürfen, mit aber auch ohne nachfolgende Hüftkopfnekrose einen hohen Preis: Zum Teil langwierige Vorbehandlungen, mehrfache Operationen, lange Nachbehandlungszeiten sind in vielen Fällen erforderlich. Diese Umstände müssen aber in Kauf genommen werden, um unseren kleinsten Patienten eine weitgehend normale psychomotorische Entwicklung zu ermöglichen.

Literatur

1. Eyre Brook AL (1936) Osteochondritis deformans coxae juvenilis or Perthes disease: The results of treatment by traction in recumbency. Br J Surg 24:166–181
2. Graf R (1981) Die operative Reposition der angeborenen Hüftgelenksluxation. Z Orthop 119:491–497
3. Haus J (1989) Verlaufsbeobachtungen an Hüftgelenken des Types IV nach Graf. Vortrag auf der 3. Tagung der Vereinigung für Kinderorthopädie. April 1989, Wien
4. Haus J (1990) Comparaison de hanches type III A et IV selon Graf: expériences diagnostiques, thérapeutiques et évulotion. Vortrag auf dem 1. Kongreß der International society for development of ultrasonography of the locomotor apparatus (ISDULA), April 1990, Montpellier
5. Haus J et al. (1989) Die offene Reposition der Hüftgelenksluxation des Kleinkindes. Eine Zehnjahresstudie. Vortrag auf der 75. Tagung der Deutschen Gesellschaft für Orthopädie und Traumatologie (DGOT), Oktober 1989, Karlsruhe
6. Imhäuser G (1986) Die exzentrische Ossifikation der Hüftkopfepiphyse bei der Hüftluxation – Konsequenzen für Diagnose und Therapie. Z Orthop 124:241–246
7. Immenkamp M (1978) Die operative Behandlung der sogenannten angeborenen Hüftluxation. Habilitationsschrift, Universität Münster
8. Jäger M et al. (1972) Zur Frage der Hüftkopfepiphysenstörung und der operativen Behandlung konservativ nicht einstellbarer sogenannter angeborener kindlicher Hüftgelenksluxationen. Arch Orthop Unfallchir 74:1–12
9. Krämer J (1982) Konservative Behandlung kindlicher Luxationshüften, 2. Aufl. Enke, Stuttgart (Bücherei des Orthopäden, Bd 14)
10. Mau H et al. (1987) Nachuntersuchungsergebnisse der offenen Hüftrepositionen nach Ludloff und der geschlossenen Repositionen bei angeborenen Hüftluxationen. Z Orthop 125:401–404
11. Rossak K et al. (1989) Sonographisches Hüftscreening. Dtsch Ärztebl 86:1376–1377
12. Schede FR (1950) Die unblutige Behandlung der angeborenen Hüftverrenkung. Dtsch Orthop Ges 37. Kongreß, 79:133ff. (Beilageheft)

13. Tönnis D (1977) Statistische Auswertungen der Hüftkopfnekroserate bei konservativer und nachträglicher operativer Behandlung der angeborenen Hüftluxation. 2. Symposium des Arbeitskreises für Hüftdysplasie, 63. Kongreß der DGOT. Z Orthop 115:653–658
14. Tönnis D (1978) Hüftluxation und Hüftkopfnekrose. Eine Sammelstatistik des Arbeitskreises für Hüftdysplasie. Enke, Stuttgart (Bücherei des Orthopäden, Bd 21)
15. Tönnis D (1984) Die angeborene Hüftdysplasie und Hüftluxation im Kindes- und Erwachsenenalter. Springer, Berlin Heidelberg New York Tokyo
16. Tönnis D et al. (1968) Untersuchungen über die Häufigkeit von Hüftkopfnekrosen bei Spreizhosenbehandlung und verschiedenen konservativen Behandlungsmethoden der angeborenen Hüftdysplasie und Hüftluxation. Z Orthop 106:651–672
17. Tönnis D et al. (1982) Congenital dislocation of the hip – avascular necrosis. Thieme, Stuttgart New York
18. Vegter J et al. (1987) Fractional necrosis of the femoral head epiphysis after transient increase in joint pressure. J Bone Joint Surg [Br] 69:530–535
19. Weiss JW (1964) Die Arthrographie der Luxationshüfte. Hippokrates, Stuttgart

Hüftkopfnekrosen bei konservativer Therapie der Hüftluxation mit dem Extensions-Repositions-Verfahren nach Krämer (eigene Ergebnisse)

C. Ludwig, J. Rütt und I. Schaffrath

Klinik und Poliklinik für Orthopädie der Universität zu Köln, Joseph-Stelzmann-Straße 9, D-5000 Köln 41

Seit 1979 wird an unserer Klinik das Extensions-Repositions-Verfahren nach Krämer in der konservativen Therapie der kongenitalen Hüftluxation angewandt allerdings mit etwas höheren Extensionsgewichten, als ursprünglich von Krämer angegeben. Die mittlere Extensionsdauer betrug für den Zeitraum vom 1. 1. 1979 bis 31. 12. 1986 39 Tage. In diesem Zeitraum wurden 249 Kinder mit diesem Verfahren behandelt. Zur Auswertung kamen 259 Hüftgelenke bei 183 Kindern, die bis Ende 1989 beobachtet werden konnten. Kinder mit teratologischer Hüftluxation, neurologischen Erkrankungen oder unvollständigem Nachbeobachtungszeitraum wurden ausgeschlossen. Alter bei Behandlungsbeginn: 3,7–21,5 Monate.

Der radiologische Grad der Hüftgelenkluxation bei Behandlungsbeginn beträgt mit Grad I (38) 14,7%, Grad II (201) 77,6%, Grad III (11) 4,2%, Grad IV (9) 3,5%; der Luxationsgrad II ist am häufigsten vertreten. Die reine Dysplasie wurde mit aufgeführt, soweit sie die Gegenseite einer „pathologischeren" Hüfte betraf; eine Indikation zum Expositions-Repositions-Verfahren (ERP) nach Krämer ist bei der I°-Luxation nicht gegeben.

Nach dem ERP schloß sich bei 130 Kindern eine Retentionsphase mit der Düsseldorfer Spreizschiene (D-Schiene) an und bei 49 Kindern mit geschlossenem, später geschaltem Beckenbeingips in mitigierter Lorenz-Stellung (60° Beugung, 60–70° Abduktion).

Von diesen Kindern wurden 25 Kinder konsequent mit Gips behandelt und 24 später auf die D-Schiene umgestellt. Bei 4 Kindern wurde die Therapie im Verlauf abgebrochen. 33 von 183 Kindern waren vor dem ERP bereits vorbehandelt, und zwar zum größten Teil mit Spreizhose, Pavlik-Bandage, verschiedenen Schienen. Der Anteil der vorbehandelten Hüftgelenke beträgt 18%.

Insgesamt traten im Krankengut bei 259 Hüftgelenken 32 Hüftkopfnekrosen (HKN) auf. Von den 32 Gelenken mit Hüftkopfnekrosen waren 13 vorbehandelt: Bei 4 Kindern waren 5 HKN bereits bei Behandlungsbeginn vorhanden; 8 HKN traten im Verlauf auf.

19 HKN traten ohne Vorbehandlung unter ERP mit anschließender Retentionsphase auf.

Auch in unserer Untersuchung bestätigt sich das höhere HKN-Risiko bei vorbehandelten Hüften: Von insgesamt 33 vorbehandelten Kindern haben 9 ein- oder beidseitige HKN. Allerdings ist die HKN nur z. T. der Vorbehandlung anzulasten. Bei 2 Kindern trat die HKN erst 11 bzw. 14 Monate nach Behandlungsbeginn auf.

Die Nekrosegrade sind in Abhängigkeit vom Luxationsgrad unten aufgeführt, wobei jeweils der stärkste im Verlauf aufgetretene Nekrosegrad berücksichtigt wurde: 9mal Grad I, 20mal Grad II, 3mal Grad IV. Der 3. Nekrosegrad ist nicht vertreten.

Der prozentuale Anteil der HKN steigt mit dem Luxationsgrad an: Er beträgt bei der Luxation I. 10,5%, bei der Luxation II. 11,9%, bei der Luxation III. 18% und bei der Luxation IV. Grades 22%.

Insgesamt handelt es sich um 12,3% HKN Grad I–IV. Da manche Untersucher den Grad I nicht mit angeben, weil er meist ohne Folgen für das Hüftgelenk bleibt, ergäbe die Nekroserate 8,8%.

Damit wird die Hüftkopfnekroserate für das ERP (allerdings gefolgt von den Retentionsverfahren), welche 1978 vom Arbeitskreis für Hüftdysplasie mit 3,9% ermittelt wurde, deutlich überschritten.

Die errechnete Hüftkopfnekroserate bei *nicht* vorbehandelten Hüften beträgt 8,9% (einschließlich Hüftnekrosegrad I–IV/M) bzw. 7,8% (einschließlich Hüftnekrosegrad II–IV/M).

Eine Übersicht über das Auftreten von HKN in Abhängigkeit vom Alter ergibt, daß hier kein Zusammenhang zu bestehen scheint, zumindest in den jüngeren Altersgruppen. Bei den älteren Kindern können wegen der geringen Fallzahl keine genauen Aussagen dazu gemacht werden.

Der Zeitraum zwischen dem Beginn des ERP und dem ersten radiologischen Hinweis auf eine HKN schwankt im Gesamtkollektiv von 4 Wochen bis 14 Monaten. Die genannten Zeitspannen sind allerdings von fraglichem Wert, da die Erkennung der HKN entscheidend abhängig ist vom Sichtbarwerden im Röntgenbild.

Wie bereits oben erwähnt, folgten dem ERP verschiedene Retentionsverfahren: Eine Gruppe mit 130 Kindern wurde nur mit D-Schiene nachbehandelt. Es handelte sich hier meist um jüngere Kinder. Die Konsole blieb in der Regel während der ersten 6 Wochen und wurde dann abgebaut. Die lange Behandlungsdauer erklärt sich dadurch, daß die D-Schiene teils bis ins Laufalter belassen wurde.

Die Gesamt-HKN-Rate bei dieser Gruppe beträgt 9,8% einschließlich der vorbehandelten Gelenke.

Bei der anderen Gruppe, welche nach ERP mit einem Becken-Bein-Gips weiterbehandelt wurde, lag das Durchschnittsalter bei Behandlungsbeginn bereits im Laufalter. Die Behandlungsdauer war im Durchschnitt kürzer als bei der Gruppe mit D-Schienenbehandlung, weil fast alle Kinder einer Operation zugeführt werden mußten.

Die mittlere Extensionsdauer lag hier mit 44 Tagen höher als der Durchschnitt mit 39 Tagen.

Die HKN-Rate bei dieser Gruppe liegt bei 11% einschließlich der vorbehandelten Gelenke.

Von insgesamt 7 Hüftgelenken, die aufgrund einer Reluxation ein 2. Mal extendiert werden mußten, hat sich in einem Fall eine HKN II. Grades entwickelt. Rückschlüsse auf eine Nekrosebegünstigung bei wiederholten ERP sind u. E. daraus nicht möglich.

Anschließend sei noch der Fall eines Jungen hervorgehoben, der nicht vorbehandelt war und bei dem sich 4 Wochen nach Einleitung des ERP Hinweise für eine beidseitige HKN bei nur einseitiger Luxation II. Grades entwickelten.

Später im Verlauf zeigte sich beidseits eine HKN II. Grades. Möglicherweise ist hierbei die Ursache der Schädigung im ERP selbst zu suchen.

Die Prognose der Femurkopfnekrose bei der konservativen Behandlung der sog. angeborenen Hüftgelenkverrenkung

D. Heinzelmann, J. Pfeil und F. U. Niethard

Orthopädische Universitätsklinik Heidelberg, Schlierbacher Landstr. 200a, D-6900 Heidelberg

Bei der konservativen Therapie der sog. angeborenen Hüftgelenkverrenkung kann es zu einer Hüftkopfnekrose kommen. Diese Nekrose kann einen sehr unterschiedlichen Verlauf haben. Ein Beispiel für einen günstigen Verlauf ist in Abb. 1 zu sehen. Bei linksseitiger Hüftluxation wurde die geschlossene Reposition und anschließende 6monatige Gipsfixation durchgeführt. Im Alter von 4 Jahren zeigt sich eine linksseitige Hüftkopfnekrose mit deutlicher Kopfdeformierung. Bei der Nachuntersuchung im Alter von 21 Jahren war die Patientin beschwerdefrei. Es zeigt sich röntgenologisch lediglich im Bereich der Belastungszone eine Sklerose. In Abb. 2 ist eine Hüftkopfnekrose mit einem schlechten Verlauf abgebildet. Bei gleichen Ausgangsverhältnissen, gleichem Nekrosegrad und gleichen Pfannenverhältnissen sowie gleicher Behandlung zeigt sich hier im Alter von 28 Jahren eine deutliche Arthrose. Die Patientin klagt über Schmerzen und eine Bewegungseinschränkung des linken Hüftgelenks.

Ziel unserer Arbeit war es, Aussagen über die Prognose der Hüftkopfnekrose bei der konservativen Therapie der sog. angeborenen Hüftgelenkverrenkung zu machen.

Wir untersuchten die röntgenologischen und klinischen Spätergebnisse und wollten erfahren, welche Faktoren die Prognose beeinflussen.

Insgesamt untersuchten wir die Patienten, die in den Jahren 1945–1963 mit einer sog. angeborenen Hüftgelenkverrenkung in unserer Klinik zur Behandlung kamen. Es waren insgesamt 252 Patienten, hierbei waren 313 Hüftgelenke erkrankt. Das Verhältnis von weiblichen zu männlichen Patienten betrug 9:1, das Alter bei der Erstuntersuchung betrug im Durchschnitt $1{,}5 \pm 0{,}8$ Jahre. Bei der Zweituntersuchung betrug das Alter 8 ± 4 Jahre. Ein Drittbefund wurde im Erwachsenenalter erhoben. Das Alter betrug hier im Durchschnitt $19{,}9 \pm 6{,}4$ Jahre. Insgesamt konnten 118 Hüftgelenke im Erwachsenenalter nachuntersucht werden.

Es wurden 11% der Hüftgelenke funktionell behandelt, d.h. mit Spreizhose, Pawlik-Bandage und Overheadextension. 89% der Hüftgelenke wurden manuell reponiert und in der damals üblichen Lorenz-Position im Gips fixiert. Man kann sagen, daß es sich bei unserer Untersuchung um eine historische Studie handelt. Das Alter der Kinder bei Behandlungsbeginn war stets über 1 Jahr, die Gipsfixation wurde in der heute nicht mehr üblichen Lorenz-Position

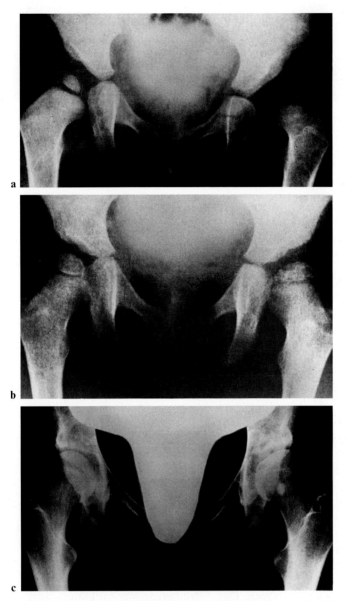

Abb. 1a–c. Guter Verlauf bei linksseitiger Hüftluxation. **a** Befund bei Diagnosestellung, **b** im Alter von 4 Jahren Hüftkopfnekrose links, **c** mit 21 Jahren Beschwerdefreiheit

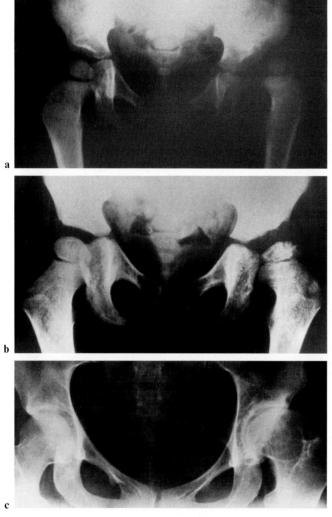

Abb. 2 a–c. Schlechter Verlauf bei Hüftkopfnekrose links, bei gleichen Ausgangsverhältnissen wie in Abb. 1. **a** Befund bei Diagnosestellung der Luxation, **b** Hüftkopfnekrose mit 2,3 Jahren, **c** Arthrose im Alter von 28 Jahren

durchgeführt, von der heute bekannt ist, daß sie eine sehr hohe Nekroserate hat. Das Ziel unserer Arbeit war die Durchführung einer Langzeituntersuchung, nicht aber die Häufigkeit der Hüftkopfnekrose zu untersuchen.

Bei Behandlungsbeginn fanden sich in 51% der Hüftgelenke eine Hüftkopfnekrose. Nach Behandlungsabschluß zeigten immerhin noch 24% der Hüftgelenke eine Hüftkopfnekrose. Dies zeigt, daß auch nach der Behandlung die Krankheit noch nicht ausgeheilt ist. Die Nekrose besteht deutlich länger als z. B. beim Morbus Perthes.

Die Ergebnisse des Gesamtkollektivs sind schlecht. Kein einziges Hüftgelenk entwickelte sich klinisch und röntgenologisch ideal.

Im Alter von 20 Jahren gaben 37% der Patienten Schmerzen an. Bei 53% bestand eine Kopfdeformität und bereits in diesen jungen Jahren bestanden bei 51% der Patienten arthrotische Veränderungen am Hüftgelenk.

Um genauere Aussagen über die Prognose der Hüftkopfnekrose machen zu können, wählten wir aus den langfristig beobachteten Hüftgelenken 2 Gruppen zum Vergleich aus. Bei der Gruppe 1 bestand bei Behandlungsabschluß eine Hüftkopfnekrose. In diese Gruppe fielen insgesamt 37 Hüftgelenke. Bei der Gruppe 2, die aus 49 Hüftgelenken bestand, zeigte sich bei Behandlungsabschluß keine Hüftkopfnekrose. Das Alter war in beiden Gruppen beim Erstbefund nahezu identisch mit 1,5 und 1,7 Jahren. Beim Zweitbefund betrug das Alter in der Gruppe 1 4 Jahre, in der Gruppe 2 im Durchschnitt 5 Jahre. Beim Drittbefund waren die Patienten in der Gruppe 1 im Durchschnitt 18 Jahre alt, in der Gruppe 2 19,4 Jahre. Die Diagnose lautete in der Gruppe 1 in 5% der Fälle „Dysplasie", in 8% der Fälle „Subluxation" und in 87% der Fälle „Luxation". In der Gruppe 2 handelte es sich in 20% der Fälle um eine Dysplasie, ebenso in 20% der Fälle um eine Subluxation, und in 60% der Fälle um eine Luxation. Luxierte Hüftgelenke zeigten deutlich häufiger eine Hüftkopfnekrose. In der Gruppe 1 wurden 22% der Hüftgelenke primär funktionell behandelt. Da es jedoch zu keiner Besserung kam, wurden sämtliche Hüftgelenke der Gruppe 1 manuell reponiert und im Gips fixiert. In der Gruppe 2 wurden 29% der Hüftgelenke primär funktionell behandelt. 73% wurden reponiert und im Gips fixiert. Insgesamt wurde nur 1 Hüftgelenk der Gruppe 2, das primär funktionell behandelt wurde, reponiert und im Gips fixiert.

Beim Vergleich der Spätergebnisse beider Gruppen schnitt die Gruppe 1 deutlich schlechter ab. 50% der Patienten klagten über Schmerzen, 15% zeigten ein positives Trendelenburg- und 11% ein positives Duchenne-Zeichen. In der Gruppe 2 klagten 30% der Patienten über Schmerzen, 10% hatten ein positives Trendelenburg und 3% ein positives Duchenne-Zeichen. Lediglich Kontrakturen waren in der Gruppe 2 mit 12% stärker vorhanden als in der Gruppe 1 mit nur 3%. Die Kopfdeformierung nahm in der Gruppe 1 während des Beobachtungszeitraums ständig zu. 60% der Hüftgelenke zeigten im Erwachsenenalter bei der Gruppe 1 eine Kopfdeformität. In der Gruppe 2, der Gruppe ohne Hüftkopfnekrose, blieb der Prozentsatz der Kopfdeformierung zwischen Behandlungsabschluß und dem Erwachsenenalter mit 36 bzw. 35% konstant. Da in der Gruppe 1 bei 40% der Hüftgelenke im Erwachsenenalter keine Kopfdeformierung bestand, muß man daraus den Schluß ziehen, daß nicht jede Nekrose zu einer Kopfdeformierung führt.

Abb. 3a–d. Entwicklung einer pathologischen Kongruenz durch adaptives Wachstum. **a** Ausgeprägte Coxa vara mit 2 Jahren, **b–d** zunehmend bessere Kongruenz der Gelenkflächen im Alter von 6, 12 und 29 Jahren

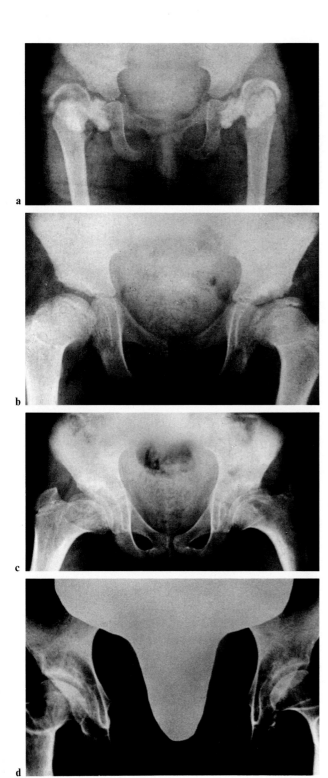

Abb. 3 a–d

Die Pfanne ist als Ausdruck der Pfannendysplasie primär schlecht. In der Gruppe 1 findet sich in 90% der Fälle bei der Erstuntersuchung eine Pfannendeformität, in der Gruppe 2 in 85%. Die Pfannendeformität nimmt jedoch eine divergente Entwicklung im Vergleich zur Kopfform. Gruppe 1 schneidet hierbei jedoch schlechter ab. Hier findet man in 34% der Hüftgelenke im Erwachsenenalter noch eine Pfannendeformität, während es in der Gruppe 2 nur 23% sind. Aufgrund des adaptiven Wachstums zwischen Kopf und Pfanne kann es zu einer pathologischen Kongruenz kommen (Abb. 3). Im Alter von 2 Jahren zeigt sich bei Behandlungsbeginn eine ausgeprägte Coxa vara, mit 29 Jahren eine gute Adaptation zwischen Kopf und Pfanne beidseits.

Vergleicht man die röntgenologischen Spätergebnisse beider Gruppen, so schneidet die Gruppe 1 deutlich schlechter ab. Bei 20% findet sich eine Pfannendachsklerose, in 57% der Fälle eine Pfannendysplasie, und bei 33% eine Gelenkspaltverschmälerung. In der Gruppe 2 finden sich nur in 8% der Fälle eine Kopfnekrose, bei 40% eine Pfannendysplasie, und in 19% der Fälle eine Gelenkspaltverschmälerung.

Zusammenfassend kann festgestellt werden, daß genauere Aussagen über die Prognose der Hüftkopfnekrose bei der konservativen Therapie der sog. angeborenen Hüftgelenkverrenkung nicht möglich sind. Einen wesentlichen Einfluß haben jedoch die Anforderungen, die im Laufe des Lebens an das Hüftgelenk gestellt werden. Die Hüftkopfnekrose ist jedoch die wesentliche Ursache der schlechten Spätergebnisse. Jede Behandlung ist daher nur so gut wie die Rate ihrer Hüftkopfnekrosen.

Die Hüftkopfnekroserate bei konservativer und operativer Hüftluxationsbehandlung

T. Naumann und W. Puhl

Orthopädische Klinik und Querschnittgelähmtenzentrum im Rehabilitationskrankenhaus der Universität Ulm, Oberer Eselsberg 45, D-7900 Ulm

Im Zeitraum vom 1.1.1985 bis 30.6.1989 wurden in der Orthopädischen Klinik im RKU 59 Patienten mit 93 Hüftluxationen behandelt.

Es handelte sich hierbei um 48 Mädchen mit 77 luxierten Hüften und 11 Knaben mit 16 Luxationshüften.

Das mittlere Alter der Kinder bei Behandlungsbeginn in der Klinik betrug 9,5 Monate (2 Wochen bis 24 Monate).

25 Kinder (42%) waren bei Behandlungsbeginn jünger als 6 Monate; 13 Kinder (22%) waren zwischen 6 und 12 Monate alt; 21 Kinder (36%) waren älter als 1 Jahr.

Die durchschnittliche Behandlungszeit erstreckte sich auf 10,5 Monate. Am Ende der Behandlung waren die Kinder im Mittel 21 Monate alt.

Während der Behandlung konnten wir bei 15 Kindern 10 Hüftkopfumbaustörungen und 7 Hüftkopfnekrosen Grad 2 nach der Einteilung von Tönnis u. Kuhlmann [4] beobachten.

Läßt man die Kopfumbaustörungen unberücksichtigt, da sie in der Regel keine bleibenden Störungen der Kopfentwicklung verursachen, so fanden wir eine Hüftkopfnekroserate von 7,5%.

Bei der Durchsicht des Krankengutes interessierte uns hinsichtlich des Auftretens der Kopfnekrosen:
- das Alter der Kinder bei Behandlungsbeginn in der Klinik,
- der Grad der Luxation bei Behandlungsbeginn,
- der Grad der Pfannendysplasie,
- die Art der eventuellen Vorbehandlung,
- die Art der Reposition und Retention.

Behandlungsbeginn

Das mittlere Alter der Kinder, die zur Behandlung kamen, betrug 9,5 Monate (2 Wochen bis 24 Monate).

Jünger als 6 Monate waren bei Behandlungsbeginn 25 Kinder mit 38 luxierten Hüften (41%). 5 Kopfumbaustörungen und 3 Kopfnekrosen vom Grad 2 traten während der Behandlung auf.

13 Kinder mit 18 Hüftluxationen (19%) waren zwischen 6 und 12 Monate alt. Behandlungsbedingt entstanden hierbei 1 Kopfumbaustörung und 3 Kopfnekrosen vom Schweregrad 2.

Älter als 12 Monate waren 21 Kinder mit 37 luxierten Hüften (40%). Hier fanden wir 4 Kopfumbaustörungen und 1 Kopfnekrose Grad 2.

Luxationsgrad

Mit zunehmendem Grad der Luxation stieg auch der prozentuale Anteil an Hüftkopfnekrosen. Von 4,3% bei Luxationsgrad I bis 16,6% bei Luxationsgrad IV nach Tönnis.

Pfannendysplasie

58% der therapiebedürftigen Hüften lagen im „schwer dysplastischen" Bereich ($-2s$) und 34% zeigten eine „einfache Dysplasie" ($-s$) (Tabelle 1 und 2).

Die Pfannendysplasie war um so ausgeprägter, je älter die Patienten bei Behandlungsbeginn waren.

In der Altersgruppe I (< 6 Monate) fanden wir bei 3 Hüften mit normalem AC-Winkel 1 Kopfumbaustörung und 2 Kopfnekrosen Grad 2 (Luxation Grad IV nach Tönnis). Im einfachen Dysplasiebereich trat 1 Kopfumbaustörung auf, und im 2s-Bereich sahen wir 3 Kopfumbaustörungen und 1 Kopfnekrose Grad 2.

In der Altersgruppe II (6. bis 12. Lebensmonat) traten 2 Kopfnekrosen Grad 2 bei schwer dysplastischen Pfannendächern auf. Jeweils 1 Kopfumbaustörung fanden wir bei einer einfachen und bei einer schweren Pfannendysplasie.

Tabelle 1. Mittelwerte der Pfannendachwinkel von normalen und fraglich pathologischen Gelenken in verschiedenen Altersstufen mit Angabe der einfachen Standardabweichungen. (Aus Tönnis u. Brunken 1968)

Alter (Jahre/Monate)	n	Mädchen		n	Jungen	
		Rechts	Links		Rechts	Links
0/1 +0/2	25	30,0±5,8	30,6±5,5	13	23,6±4,1	27,2
0/3 +0/4	90	26,5±4,9	27,7±5,5	54	23,4±4,5	24,5
0/5 +0/6	96	22,8±4,5	24,5±4,8	62	19,4±4,8	22,0
0/7 −0/9	143	21,2±4,1	22,7±4,2	65	20,3±4,3	21,3
0/10−1/0	84	20,8±3,9	22,8±4,3	42	19,4±3,8	21,3
1/1 −1/3	62	20,2±4,4	22,1±4,8	26	18,7±4,4	20,3
1/4 −1/6	44	20,7±4,3	21,8±4,3	28	19,5±4,3	21,6
1/7 −2/0	59	19,8±4,3	22,0±4,4	33	16,8±3,8	19,1
2/1 −3/0	59	18,0±3,8	19,5±3,8	46	16,7±4,3	18,5
3/1 −5/0	33	14,5±3,4	16,6±4,6	36	14,9±4,3	15,8
5/1 −7/0	24	15,2±4,1	15,8±4,0	23	12,7±4,1	15,4

Tabelle 2. Grenzwerte normaler Pfannendachwinkel

Alter (Jahre/Monate)	Mädchen				Jungen		
	Leicht dysplastisch (s)		Schwer dysplastisch (2s)		Leicht dysplastisch (s)		Schwer dysplastisch
	Rechts	Links	Rechts	Links	Rechts	Links	Rechts
0/1 +0/2	36	36	41,5	41,5	29	31	33
0/3 +0/4	31,5	33	36,5	38,5	28	29	32,5
0/5 +0/6	27,5	29,5	32	34	24,5	27	29
0/7 −0/9	25,5	27	29,5	31,5	24,5	25,5	29
0/10−0/12	24,5	27	29	31,5	23,5	25	27
0/13−0/15	24,5	27	29	31,5	23	24	27,5
0/16−0/18	24,5	26	29	30,5	23	24	26,5
0/19−0/24	24	25,5	28	30,5	21,5	23	26,5
2/0 −3/0	22	23,5	25,5	27	21	22,5	25
3/0 −5/0	18	21	22,5	25,5	19	20	23,5
5/0 −7/0	18	20	23	23,5	17	19	21

In der Altersgruppe III (älter als 1 Jahr bei Behandlungsbeginn) fanden wir 1 Kopfnekrose und 4 Kopfumbaustörungen bei 5 Hüften mit schweren Pfannendysplasien.

Art der Vorbehandlung

21 Kinder (36,6%) mit 34 Hüften waren bereits auswärts vorbehandelt. Am häufigsten wurde dabei die Pawlik-Bandage (44%) verwandt, gefolgt von der Spreizhose (35%) und nur 7mal (21%) kam eine straffere Fixation in Form einer Beuge-Spreiz-Schiene zur Anwendung.

Die mittlere Dauer der Vorbehandlung betrug in der
- Altersgruppe I: 2 Monate,
- Altersgruppe II: 3 Monate,
- Altersgruppe III: 11 Monate.

Art der Reposition und Retention

71 Hüften (76%) wurden rein funktionell (Reposition: Pawlik, Retention: Spreizhose oder Beuge-Spreiz-Schiene) behandelt. Die Repositionszeit betrug im Mittel 18,5 Tage. Behandlungsbedingt traten 7 Kopfnekrosen Grad 2 auf:

Tönnis Grad I	22 Hüften	1 HKN im Alter von	11 Monaten
Tönnis Grad II	34 Hüften	2 HKN im Alter von	6 Monaten
Tönnis Grad III	7 Hüften	2 HKN im Alter von	4 und 17 Monaten
Tönnis Grad IV	8 Hüften	2 HKN im Alter von	4 Monaten

Tabelle 3. Kopfumbaustörungen nach konservativer Reposition und Retention im Fettweis-Gips (n = 10)

Tönnis I (1)	Keine Hüftkopfnekrose
Tönnis II (3)	Keine Hüftkopfnekrose
Tönnis III (4)	1 Kopfumbaustörung, 23 Monate
Tönnis IV (2)	1 Kopfumbaustörung, 4 Monate

Tabelle 4. Kopfumbaustörungen nach offener Reposition und Gipsretention (n = 12)

Tönnis II (2)	2 Kopfumbaustörungen, 12/17 Monate
Tönnis III (8)	1 Kopfumbaustörung, 20 Monate
Tönnis IV (2)	1 Kopfumbaustörung, 4 Monate

Es entstand 1 Kopfumbaustörung bei einer Luxation Grad II, 2 bei Luxation Grad III und 1 bei einer Luxation Grad IV.

10 Hüften wurden nach konservativer Reposition (Extensions-Repositionsbehandlung nach Krämer [2]) mit einem Sitz-Hock-Gips nach Fettweis für 6 Wochen retiniert. Im Anschluß daran wurde mit der Fettweis-Schiene oder der Wiesbadener Schiene weiterbehandelt.

2 Kopfumbaustörungen traten in dieser Gruppe auf. Einmal bei einem Kind, welches bei Behandlungsbeginn 23 Monate alt war und eine beidseitige Luxation Grad III aufwies. Ein 2. Kind behandelten wir im Alter von 4 Monaten mit einer Luxation Grad IV (Tabelle 3).

12 Hüften wurden offen reponiert. Das mittlere Alter zum Zeitpunkt der Operation betrug 12,5 Monate (2–20 Monate).

Behandlungsbedingt traten 4 Kopfumbaustörungen auf; 2 bei Luxation Grad II bei einem 7 und einem 12 Monate alten Kind.

Eine Kopfumbaustörung bei einem 20 Monate alten Kind mit Luxation Grad III und bei einem 4 Monate alten Kind mit einer Luxationshüfte Grad IV (Tabelle 4).

Zusammenfassend können wir feststellen, daß das behandlungsbedingte Auftreten einer Hüftkopfnekrose nicht altersabhängig ist. Mit höhergradigen Luxationshüften steigt auch der prozentuale Anteil an Kopfnekrosen bei der Repositionsbehandlung. Die Art der Reposition und der Retention ist von ausschlaggebender Bedeutung für die Entstehung der Hüftkopfnekrose (schonende Repositionsbehandlung nach Krämer und straffe Fixation in der instabilen Retentionsphase mit Sitz-Hock-Gips nach Fettweis bei Luxationshüften Grad III und IV).

Die Zeitdauer der Fixation scheint keinen Einfluß auf die Entstehung der Kopfnekrose zu haben.

Zusammenfassung

Von 1985 bis Juni 1989 wurden 59 Kinder mit 93 Luxationshüften in der Orthopädischen Klinik im RKU behandelt. Bei 71 Hüften erfolgte die Therapie rein funktionell; bei 10 Hüften wurde nach konservativer Reposition kurzzeitig im Sitz-Hock-Gips nach Fettweis retiniert (4 Wochen) und danach mit Beuge-Spreiz-Schiene weiterbehandelt.

12 Hüften wurden offen eingestellt, im Gips für 3–4 Wochen retiniert und anschließend mit der Wiesbadener Schiene zu Ende behandelt.

In der funktionell behandelten Gruppe traten 4 Kopfumbaustörungen und 7 Kopfnekrosen Grad II nach Tönnis und Brunken auf. In der konservativ therapierten Gruppe sahen wir 2 Kopfumbaustörungen und in der operierten Gruppe 4 Kopfumbaustörungen.

Das Auftreten der Nekrosen wird nach Alter bei Behandlungsbeginn, nach Luxationsgrad, Pfannendysplasie, Art der Vorbehandlung sowie der Reposition und Retention aufgeschlüsselt.

Literatur

1. Breitenfelder J (1988) Sind Kopfumbaustörungen vermeidbare Komplikationen bei der Behandlung der Hüftdysplasie. Med Orthop Tech 2:56–58
2. Krämer J (1982) Konservative Behandlung kindlicher Luxationshüften. Enke, Stuttgart (Bücherei des Orthopäden)
3. Naumann T, Thiemel G (1989) Indikation und Behandlungsergebnisse mit der Wiesbadener Spreizschiene in der stabilen Retentionsphase nach konservativer und operativer Hüfteinstellung. Orthop Tech 11:644–647
4. Tönnis D (1978) Hüftluxation und Hüftkopfnekrose. Enke, Stuttgart (Bücherei des Orthopäden, Bd 21)

**Teil VI
Hüftkopfnekrosen im Säuglings-,
Kleinkindes- und Kindesalter
aus verschiedenen ätiologischen Ursachen**

Hüftkopfnekrosen nach intertrochantärer Umstellungsosteotomie bei Kindern mit infantiler Zerebralparese (ICP)

B. Fromm, C. Carstens und F. U. Niethard
Orthopädische Universitätsklinik Heidelberg, Schlierbacher Landstr. 200a, D-6900 Heidelberg

Sekundäre Hüftgelenkluxationen bei Patienten mit ICP sind häufig. Ursächlich hierfür ist ein erhöhter Tonus der zweigelenkigen hüftübergreifenden Muskulatur, insbesondere sind davon der M. iliopsoas, die Adduktoren, der M. gracilis sowie die ischiokrurale Muskulatur betroffen. Besondere Bedeutung kommt hierbei den Adduktoren sowie dem M. iliopsoas zu, der in Adduktionsstellung des Beins als Adduktor wirkt. Verantwortlich für diesen erhöhten Tonus sind persistierende Primitivreflexe, z. B. der symmetrische tonische Nacken-Hals-Reflex (STNR), der asymmetrische tonische Hals- oder Nackenreflex (ATNR), der gekreuzte Streckreflex oder die Stützreaktion der Beine. Außerdem kommt es aufgrund der „positional deformity" zu einseitiger Zwangshaltung, die eine Hüftsubluxation bzw. Luxationsstellung begünstigt.

Hierdurch kommt es zur Hüftkopflateralisation, Subluxation und Luxation sowie zur Coxa valga antetorta mit erhöhten CCD- und Antetorsionswinkeln. Die Folge des pathologischen Muskelzuges ist eine vermehrte Beuge- und Adduktions-, sowie Innenrotationsfehlstellung der Beine.

Nahezu alle Patienten, die später aufgrund ihrer ICP eine Hüftgelenkluxation erleiden, werden mit normalen Hüftgelenken geboren. Erst die pathologischen Muskelkräfte lassen die Hüften aus ihren Pfannen luxieren. Der Spontanverlauf dieser Hüften zeigt später massiv veränderte Hüftköpfe, die durch den Zug der Sehne des M. iliopsoas eine tiefe Längsfurche aufweisen. Durch den erhöhten Zug der Hüftgelenkkapsel sowie des Lig. teres wird der Hüftkopf zusätzlich schwer beschädigt und verformt.

Die Inzidenz ist je nach Angaben zwischen 4% und 33% [3, 4]. ⅔ der Patienten sind schwerstbehindert, die spastische Hüftgelenkluxation ist selten bei leicht behinderten Patienten sowie bei Athetotikern. In der Mehrzahl handelt es sich bei den Patienten mit spastischen Hüftluxationen um gehunfähige Tetraparetiker.

Der Altersgipfel der Kinder mit Hüftgelenkluxationen wird in der Literatur uniform mit 7 Jahren angegeben.

Die Folgen der Hüftgelenkluxation sind die Adduktionskontraktur mit der daraus resultierenden Pflegebehinderung, den Sitzproblemen mit Umwandlung der trapezförmigen Sitzbasis bei Nichtbehinderten zur dreieckigen Sitzbasis beim Spastiker. Bei einseitigen Hüftgelenkluxationen kann es zur Beckenasymmetrie und damit zum Beckenschiefstand und zur sekundären

Skoliose kommen. Die Knochenbruchgefahr ist bei spastisch adduzierten Hüften aufgrund des Hebelarms des Oberschenkels erhöht. Auch sind Dekubiti bzw. Druckulzerationen bei diesen Patienten häufig. Aufgrund der Beugekontraktur sind die Patienten im Spätstadium z. T. nicht mehr sitzfähig.

Die Spastik der Patienten verursacht wiederum verstärkte Schmerzen, die wiederum zur vermehrten Spastik führen, hier wird ein Circulus vitiosus in Gang gesetzt, der jedoch durch geeignete operative Maßnahmen durchbrochen werden kann.

Das Ziel der operativen Therapie ist eine gut zentrierte und schmerzfrei bewegliche Hüfte.

Die operativen Maßnahmen umfassen Myo- und Tenotomien, insbesondere sollten die Adduktoren sowie der M. iliopsoas großzügig durchtrennt werden. Zur Verminderung der Innenrotation können auch die ventralen Fasern des M. glutaeus medius am Beckenkamm abgelöst werden. Zur Verbesserung des Pfannendachs werden verschiedene Operationen angeführt, in unserem Hause hat sich die Salter-Beckenosteotomie zur Verbesserung des CE-Winkels und zum besseren Containment der Hüfte durchgesetzt und bewährt. Gleichzeitig führen wir die Derotations-Varisierungs-Osteotomie (DVO) bei Coxa valga antetorta durch, ebenfalls mit dem Ziel, den Hüftkopf besser in der Pfanne zu zentrieren. Der entnommene Keil wird in das durchtrennte Os innominatum eingesetzt.

Diese Operationen werden sehr häufig im Verbund mit einem ausgedehnten „Weichteilrelease" durchgeführt, da nur das bestehende Muskelungleichgewicht korrigiert werden kann. Bei ungenügendem „Weichteilrelease" sind sonst Rezidive vorprogrammiert.

In unserem eigenen Krankengut haben wir 53 Patienten mit 66 Umstellungsosteotomien (DVO) nachuntersucht. Der Beobachtungszeitraum umfaßte die Jahre 1978–1989. Die Patienten hatten folgende Diagnosen: Spastische Hüftdysplasie mit Hüftkopf(sub)luxation, an 36 Tetraplegikern wurden insgesamt 44 Eingriffe durchgeführt, an 17 Diplegikern 22 Eingriffe. Bei den Diplegikern handelt es sich v. a. um subluxierte Hüften, die schweren hohen Hüftgelenkluxationen traten fast ausschließlich bei den schwerstbehinderten Tetraplegikern auf.

Zusätzlich zur derotierenden Varisierungsosteotomie wurden in nahezu allen Fällen (n = 65) die Salter-Beckenosteotomie durchgeführt, Muskelablösungen wurden in 53 Fällen vorgenommen, hierbei handelt es sich v.a. um Spinamuskelablösungen, um Tenotomien der Iliopsoassehne am Trochanter minor sowie um die entweder offene oder geschlossene Adduktorentenotomie am Sitz- und Schambeinansatz. Offene Repositionen waren in 32 Fällen notwendig, hierbei handelte es sich fast immer um Vakatfett, das aus der Hüftpfanne entfernt werden mußte, bzw. das Lig. transversum oder das Lig. teres verhinderten eine adäquate Reposition des Hüftkopfes. Das Alter der Patienten zum Operationszeitpunkt betrug durchschnittlich 6 Jahre und 2 Monate mit einer Zeitspanne von 3 Jahren 1 Monat bis 16 Jahre 2 Monate. Der Luxationsgrad der Hüften nach Tönnis betrug in 6 Fällen Grad I, 45

Hüften waren nach Grad II, 11 Hüften nach Grad III und 4 Hüften nach Grad IV luxiert.

Der Nachuntersuchungszeitraum betrug durchschnittlich 3 Jahre und 3 Monate mit einer Altersspanne von 10 Monaten bis 7 Jahren und 6 Monaten.

Die Nachbehandlung erfolgte mit einer 6wöchigen Gipsimmobilisation im Becken-Bein-Fuß-Gips sowie einer sich daran anschließenden intensiven krankengymnastischen Nachbehandlung. Bei den offen reponierten Hüftgelenken wurde nach 14 Tagen der Becken-Bein-Fuß-Gips geschalt, die Patienten für 1 Woche passiv durchbewegt, danach wurden die Beine wieder im zirkulären Becken-Bein-Fuß-Gips bis zum Ablauf der 6. Woche ruhiggestellt. Mit dieser Maßnahme suchen wir die Verklebungen zu verhindern, die sich sonst im offen reponierten Hüftgelenk einstellen.

In 9,4% der Fälle (6 Patienten) traten Hüftkopfnekrosen auf; hierbei handelte es sich in allen 6 Fällen um luxierte bzw. hochluxierte Hüften bei Tetraplegikern.

Die Luxationsgrade waren deshalb in 5 Fällen Grad IV nach Tönnis [8] mit einem Hüftkopfkern oberhalb des Pfannenerkers, in einem Fall Grad III mit einem Hüftkopfkern auf Höhe des Pfannenerkers.

Auch das Alter der Patienten mit Hüftkopfnekrosen zum Operationszeitpunkt war mit durchschnittlich 8 Jahren 4 Monaten (5 Jahre 6 Monate bis 14 Jahre 1 Monat) gut 2 Jahre älter als das der operierten Kinder ohne Hüftkopfnekrose. Dies wird verständlich, wenn man bedenkt, daß in zunehmendem Alter die spastischen Hüften immer höher luxieren und deshalb eine Reposition immer schwieriger wird.

Dies steht jedoch im Widerspruch zu den Ergebnissen der Sammelstatistik des Arbeitskreises über Hüftdysplasie der Deutschen Gesellschaft für Orthopädie und Traumatologie, herausgegeben von Tönnis [9], die in ihrem Patientengut eine Zunahme des Nekroseprozentsatzes mit dem Luxationsgrad nicht feststellen konnten.

Bei 2 unserer 6 Patienten haben wir perikoxale Muskelablösungen durchgeführt. Wir glauben, in einem unzureichenden „Weichteilrelease" und dem damit persistierenden hohen Anpreßdruck des Hüftkopfes eine der Hauptursachen der Hüftkopfnekrose bei der spastischen Hüftgelenkluxation zu erkennen. Dies würde auch die Zunahme der Hüftkopfnekrosezahlen bei höheren Luxationsgraden erklären.

Bei 4 von unseren 6 Patienten, die postoperativ eine Hüftkopfnekrose erlitten, haben wir eine offene Hüftgelenkreposition durchgeführt. Dies steht im Einklang mit den von Tönnis [7] veröffentlichten Angaben, da es hierbei zur iatrogenen Zerstörung der den Hüftkopf versorgenden extraossären Kapselgefäße kommen kann. In seiner Sammelstatistik gab Tönnis [7] eine Hüftkopfnekroserate bei isolierter DVO mit 3,3%, nach isolierter Salter-Beckenosteotomie mit 9,3% und nach dem Kombinationseingriff von DVO und Salter-Beckenosteotomie mit 6,0% an. Unsere Werte liegen beim Kombinationseingriff mit 9,4% höher. Vergleicht man jedoch die von Tönnis [7] gefundenen Werte mit unseren – wenn auch durch ihre geringe Anzahl nur bedingt verwendbaren – Fallzahlen, so zeigt sich, daß ein erhöhter Anpreßdruck des Hüftkopfes (isolierte Salter-Beckenosteotomie) eine erhöhte Nekroserate mit sich bringt.

Zusammenfassend findet sich ein erhöhtes Risiko zur Hüftkopfnekrose bei älteren Kindern, bei Patienten nach offener Hüftgelenkreposition sowie nach hoher Hüftgelenkluxation. Der Vollständigkeit halber soll die isolierte Salter-Beckenosteotomie mit dem erhöhten Anpreßdruck hier ebenfalls mit aufgeführt werden.

Unsere Empfehlung zur Verringerung von Hüftkopfnekroseraten bei Patienten mit ICP und Hüftgelenksluxation lautet deshalb: Die Wahl eines frühen Operationszeitpunkts, die Kombination von DVO und Salter-Beckenosteotomie u. U. mit Verkürzungsosteotomie des Femurs zur spannungsfreien Einstellung des Hüftkopfes in die Pfanne. Zudem halten wir ein ausgedehntes Muskelrelease zur Verringerung des Anpreßdrucks des Hüftkopfes für notwendig.

Exemplarisch möchten wir den Fall eines jetzt 10jährigen Jungen vorstellen, der an einer beidseitigen hohen Hüftgelenkluxation litt. Aufgrund seiner Schwerstbehinderung war der Patient nicht geh- oder stehfähig, es persistierten primitive Reflexe (Moro), deutlich war das Scherenphänomen der Beine bei erhöhtem Adduktoren- und Beugetonus.

Der Patient wurde bei uns beidseits mit einer Salter-Beckenosteotomie sowie einer derotierenden und varisierenden Umstellungsosteotomie operiert. Im Bereich der linken Hüfte hat sich der Trochanter minor entsprechend der ziehenden Iliopsoassehne umgeformt, auch hier bestehen Veränderungen des Hüftkopfes. Auf der rechten Seite kam es postoperativ zur Hüftkopfnekrose.

Als Ergebnis findet sich links ein Hüftkopf, der wieder aus der Pfanne zu driften beginnt, rechtsseitig eine schwere Coxa vara mit Hüftkopfzerstörung und Trochanterhochstand.

Klinisch ist der Patient schmerzfrei sitzversorgbar.

Abschließend sei Sharrard mit seiner Teststellung von 1975 zitiert: „Die spastische Hüftluxation ist erworben und kann fast immer verhindert werden, wenn früh genug eingegriffen wird."

Literatur

1. Behrens K, Anders G (1985) Die Hüftkopfnekrose als Komplikation der Becken- und intertrochanteren Derotations-Varisierungsosteotomie und ihre Auswirkungen auf die Entwicklung des Pfannendaches. In: Tönnis D (Hrsg) Die operative Behandlung der Hüftdysplasie. (Technik und Ergebnisse). Enke, Stuttgart (Bücherei des Orthopäden, Bd 44, S 283–288)
2. Eulert J, Gekeler J (1979) 10-Jahres-Ergebnisse der Beckenosteotomie nach Salter, teilweise kombiniert mit offener Reposition und/oder intertrochanterer Femurosteotomie. Orthopäde 8:36–39
3. Feldkamp M (1988) Die Hüftgelenksdislokation bei zerebralen Bewegungsstörungen. In: Diagnose der infantilen Cerebralparese im Säuglings- und Kindesalter. Thieme, Stuttgart New York, S 106–109

4. Parsch K, Dippe K (1981) Die Behandlung der Hüftgelenksluxation in der neonatalen Periode. In: Fries G, Tönnis G (Hrsg) Hüftluxation und Hüftdysplasie. Med Literarische Verlagsgesellschaft, Uelzen, S 83–87
5. Salter RB (1961) Innominate osteotomy in the treatment of congenital dislocation and subluxation of the hip. J Bone Joint Surg [Br] 43:518–539
6. Tachdjian M (ed) (1982) Salters osteotomy to derotate the maldirected acetabulum. In: Congenital dislocation of the hip. Livingstone, New York Edingburgh London Melbourne, pp 525–541
7. Tönnis D (1977) Statistische Auswertungen der Hüftkopfnekrose bei konservativer und nachträglicher operativer Behandlung der angeborenen Hüftluxation. 2. Symposium des Arbeitskreises für Hüftdysplasie. Z Orthop 115:653–658
8. Tönnis D (1987) Nomenclature and classification of ischemic necrosis. In: Congenital dysplasia and dislocation of the hip in children and adults. Springer, Berlin Heidelberg New York Tokyo, pp 272–274
9. Tönnis D et al. (1978) Hüftluxation und Hüftkopfnekrose. Eine Sammelstatistik des Arbeitskreises für Hüftdysplasie. Enke, Stuttgart (Bücherei des Orthopäden, Bd 21)

Hüftkopfnekrose bei der juvenilen Hüftkopflösung

P. Engelhardt

Klinik für orthopädische Chirurgie, Kantonsspital, CH-9007 St. Gallen

Anatomische Vorbemerkung

Solange die knorpelige Epiphysenfugenscheibe die Femurkopfkalotte mit der Schenkelhalsmetaphyse verbindet erfolgt die Blutversorgung der Femurkopfepiphyse über das Gefäßnetz des R. epiphysarius, das in der Pars reflecta der Gelenkkapsel, d.h. entlang des Schenkelhalses, verläuft. Über das Zentralgefäß im Lig. capitis femoris hat sie keinen nennenswerten Zufluß. Ein Zirkulationssystem durch den Fugenknorpel hindurch ist nach dem 4. Lebensjahr nicht bekannt [12]. Die Lösung der Kopfkalotte im Rahmen der Epiphyseolysis capitis femoris stellt eine Gefährdung für die Blutversorgung der Femurkopfregion dar, wenn die hauptsächlich dorsal am Schenkelhals liegenden Gefäße zum Hüftkopf stranguliert werden.

Chronische Epiphyseolysis capitis femoris (Ecf)

Bei der chronischen Abrutschform der Ecf, deren Gleitrichtung vornehmlich nach dorsal und weniger nach kaudal gerichtet ist, wird die dem Schenkelhals dorsal aufliegende, Gefäße führende Synovialmembran abgehoben, so daß sich im Laufe von Tagen eine Kallusschicht darunter formieren kann. Aufgrund geometrischer Überlegungen ist die dorsale Abrutschkomponente nicht geeignet, wesentliche ischämische Auswirkungen auf die Gefäße in dieser Gewebeschicht bzw. die Kopfkalotte auszuüben, da sich die sichelförmige Kalotte eher der dorsalen Trochanterregion nähert als sich von ihr entfernt [2]. Eine Möglichkeit des Ischämieschutzes wird in adaptativen Veränderungen der Gefäßversorgung gesehen, da der chronische Gleitprozeß über einen größeren Zeitraum erfolgt. Eine Femurkopfnekrose ist deshalb beim chronischen Gleitprozeß unbekannt, sofern keine therapeutischen Maßnahmen ergriffen wurden ([4], in letzter Zeit s. auch [2]). So konnte vom Autor bei über 100 nicht operativ behandelten Fällen von chronischer Ecf aus einem Krankengut vor dem Jahre 1950 kein Fall von epiphysärer Nekrose im unkorrigierten Spontanverlauf beobachtet werden. Zusammen mit dem Nachweis einer größeren Toleranz des Gelenks gegenüber Fehlstellungen im Hinblick auf das Risiko einer namhaften sekundären Koxarthrose wurde die Empfehlung ausgesprochen, risikobehaftete Eingriffe am Schenkelhals nur äußerst zurückhaltend im Therapieplan zu berücksichtigen.

Akute Epiphyseolysis capitis femoris

Bei der akuten Ablösung der Kopfkalotte liegt eine frakturähnliche Situation vor. Die Kalottenverschiebung erreicht in kürzester Zeit erhebliche Ausmaße. Die Dislokationsrichtung ist weniger stark dorsalwärts orientiert, sondern bevorzugt mehr den kaudalen Gleitweg. Die den Hüftkopf und Schenkelhals verbindenden Gefäße kommen durch diese anatomische Gegebenheit unter stärkere Spannung, wobei die Lösung der Kalotte zudem vollständig ist und zu einem erheblichen Auseinanderdriften von Kopf und Hals führt. Bei der ausgeprägten Form einer Ecf acuta ist deshalb die Epiphysennekrose vorgezeichnet und kausal therapeutisch nicht zu beheben (Abb. 1). Alle therapeutischen Mittel bei der akuten Form des Gleitens messen sich deshalb in erster Linie daran, ob das Nekroserisiko erhöht wird, z. B. durch zusätzliche

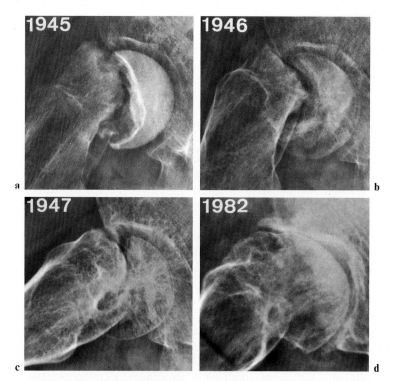

Abb. 1 a–d. P. E., geb. 1930 (P 62325, Archiv der Orthopädischen Universitätsklinik Balgrist, Zürich). Kalottennekrose nach Epiphyseolysis capitis femoris acuta. Spontaner Verlauf mit Revitalisierung über 2 Jahre (**a–c**) und Spätzustand (**d**). Bis zum Jahr 1980 weitgehend beschwerdefrei

Traumatisierung. Auch ist bei leichtem, zunächst noch chronischem Anfangsstadium des Gleitprozesses zu beachten, daß geringfügige Manöver an der kranken Extremität ein akutes Abrutschen auslösen können („acut on chronic").

Epiphysennekrose bei verschiedenen Therapieformen

Therapeutische Eingriffe bei der Ecf tragen in unterschiedlich hohem Ausmaß das Risiko der iatrogenen Kopfnekrose in sich. Im wesentlichen dürften nur Schenkelhalsosteotomien und Epiphysennagelungen eine Gefahr für die Kopfdurchblutung darstellen. Bei Osteotomien im Intertrochanterbereich [13] besteht naturgemäß diese Gefahr nicht, sofern bei gleichzeitig ausgeübter Stabilisierung der Epiphysenfuge nicht auf dem Fugenniveau eine Schädigung der Zirkulation herbeigeführt wird. Chondrolysen im Zusammenhang mit intertrochantär durchgeführten Korrekturosteotomien sind dagegen nicht unbekannt [1].

In fortgeschrittenen Fällen des chronischen Gleitens hat sich seit mehr als 4 Jahrzehnten die subkapitale Osteotomie einen nicht ganz unumstrittenen Platz in der Therapie erringen können. Da sich der Deformationsprozeß im Schenkelhalsbereich abspielt, ist die größte operative Korrektur dann zu erzielen, wenn an dieser Lokalisation der Schenkelhals osteotomiert wird und die ursprüngliche anatomische Relation zwischen Kopf und Schenkelhals (allerdings unter Verkürzung) wiederhergestellt wird. Dabei wird eine Situation operativ hergestellt, wie sie sonst bei Schenkelhalsfrakturen zu finden ist, die, wenn fugennah, ebenfalls eine erhebliche Inzidenz der Femurkopfnekrose aufweisen.

Die Bewertung der subkapitalen Schenkelhalsosteotomie als therapeutisches Konzept bei der chronischen Ecf reicht von Ablehnung [5] über reservierte Einstellung [6] bis zur Empfehlung, sie auch bei mittleren Abrutschgraden einzusetzen [9]. In der Literatur der 60er Jahre wird eine Nekroserate von $1/3 - 1/4$ bei diesem Verfahren angegeben [11], die zweifelsohne heute in keinem Fall mehr toleriert werden kann. Sicherlich sind bei subtiler Operationstechnik, wobei die Resektion eines größeren Schenkelhalsteils eine wichtige Maßnahme ist, die Erfolge gestiegen, d.h. die Rate der Nekrosen hält sich bei dafür spezialisierten Orthopäden in Grenzen. Bestechend sind jeweils die Langzeitergebnisse, sofern keine Komplikationen eingetreten sind [3, 10]. Da eine weitgehende Normalisierung der Hüftanatomie erzielt werden kann, ist das Risiko der späteren sekundären Koxarthrose gering. Über ähnlich günstige Resultate berichteten japanische Autoren mit dem Verfahren nach SUGIOKA. Allerdings entwickelte bei 5 mit Rotationsosteotomie behandelten Patienten eine Hüfte eine Femurkopfnekrose [7].

Iatrogene Femurkopfnekrosen

Dem Autor sind 2 Fälle bekannt, in denen im Rahmen der prophylaktischen Behandlung der sog. „gesunden" Gegenhüfte, die Kalotte intraoperativ im Moment der Fugendurchquerung vom Implantat weggetrieben wurde. Das weite Wegdriften führte zu einer Zirkulationsunterbrechung mit anschließender Kalottennekrose [6]. Morrissy [8] spricht ebenfalls die Warnung aus, daß Implantate bei der chronischen Ecf die Kopfkalotte mit Nekrosefolge aus dem ohnehin schwachen Verbund mit der Schenkelhalsmetaphyse lösen können. Da auch bei der Gegenhüfte histomorphologische Lockerungszeichen in der Epiphysenfuge nachweisbar sind, ist eine Schädigung beim prophylaktischen Vorgehen besonders schwerwiegend.

Literatur

1. Crawford AH (1988) Slipped Capital femoral epiphysis (Current Concepts Review). J Bone Joint Surg [Am] 70:1422–1427
2. Engelhardt P (1984) Juvenile Hüftkopflösung und Koxarthrose. Enke, Stuttgart (Bücherei des Orthopäden, Bd 39)
3. Gilg M, Ballmer P (1990) Langzeitergebnisse nach subkapitaler und Imhäuser-Weber-Osteotomie bei Epiphysiolysis capitis femoris. In: Debrunner AM (Hrsg) Langzeitresultate in der Orthopädie. Enke, Stuttgart, S 130–133
4. Howorth B (1966) Pathology slipping of the capital femoral epiphysis. Clin Orthop 48:33–48
5. Imhäuser G (1962) Therapie der Epiphysenlösung unter Zugrundelegung ihrer Pathogenese. Verh Dtsch Orthop Ges 96:241–252
6. Leitz G (1983) Die subcapitale Femurosteotomie und blutige Reposition des plötzlichen totalen Hüftkopfabrutsches. Z Orthop 121:305–306
7. Masuda T, Matsuno T, Hasegawa I (1986) Transtrochanteric anterior rotational osteotomy for slipped capital femoral epiphysis: a report of five cases. J Pediatr Orthop 6:18–23
8. Morrissy RT (1990) Slipped capital femoral epiphysis. In: Morrissy RT (ed) Lovell-Winter's pediatric orthopedics. Lippincott, Philadelphia, pp 885–904
9. Rubeli M, Gschwend N (1990) Die subkapitale Osteotomie bei Epiphysenlösung: Ergebnisse nach 20 Jahren. In: Debrunner A (Hrsg) Langzeitresultate in der Orthopädie. Enke, Stuttgart, S 125–129
10. Schwetlick G, Franz K, Rettig H (1988) Vingt ans d'ostéotomie sous-capitale pour épiphysiolyse femorale superieure. Int Orthop (SICOT) 12:43–49
11. Southwick WO (1967) Osteotomy through the lesser trochanter for slipped capital femoral epiphysis. J Bone Joint Surg [Am] 49:807–835
12. Trueta J (1968) Studies of the development and decay of the human frame. Heinemann Medical Books, London
13. Weber BG (1965) Die Imhäuser Osteotomie bei floridem Gleitprozeß. Z Orthop 100:312

Hüftkopfnekrosen nach einer infektiösen Osteoarthritis beim Neugeborenen

D. Sepúlveda und G. Behn

Hospital Felix Bulnes, Santiago de Chile

Die Osteoarthritis am proximalen Femurende des Neugeborenen führt meistens zur Zerstörung des Hüftkopfes. Zur enzymatischen Chondroosteolyse gesellt sich die Unterbrechung des Blutkreislaufs, die auf verschiedenen Wegen auch zur Nekrose führt. Der eine ist der Überdruck im Gelenk, der die retinakulären Gefäße abdrosselt, und der andere die Mikrothrombose und die septische Embolie. Der Hüftkopf des Neugeborenen ist besonders gefährdet, weil die Gefäße aus der Metaphyse noch durch den Epiphysenknorpel ziehen.

Die Diagnostik und das chirurgische Behandlungskonzept haben sich mit den Zeiten gewandelt. Bis vor wenigen Jahren wurde die Narkose beim Neugeborenen für ein fast unvertretbares Lebensrisiko gehalten, besonders bei diesen septischen Fällen. Eine blitzschnelle Drainage, womöglich unter Lokalanästhesie wurde bevorzugt. Doch die heutigen Errungenschaften in der Intensivbehandlung erlauben uns eine verfeinerte Chirurgie.

Wir gehen nach folgenden Schritten vor:
- Vollnarkose
- Zugang über einen kurzen Weg zum Gelenk, medial-distal, der eine gute Gravitationsdrainage erlaubt
- Prophylaktische Aduktoren- und Rektustenotomie, über denselben Zugang
- Gewebe- und gefäßschonende vorsichtige Dissektion
- Histologische und bakteriologische Untersuchung des Gelenks
- Ausgiebige Gelenkwäsche mit Kochsalzlösung
- Vorsichtige Reposition des meist bereits luxierten Hüftkopfes
- Weiche Drainage für 48 h
- Streckverband in Flexions-Abduktions-Stellung
- Antibiotika

Nach Abklingen der akuten Phase (10–15 Tage) wird eine Pavlik-Bandage zur dynamischen Kontention des Hüftkopfes angelegt. Eine intensive krankengymnastische Behandlung erfolgt in der Klinik und in einer Spezialambulanz. Wenn die Röntgenkontrollen einen stabilen und vitalen Kopf ergeben, wird die Bandage entfernt, meistens um den 6. Lebensmonat. Zuletzt beginnen wir mit dem Versuch einer Entlastungsschiene zum Gehen.

Der Röntgenverlauf bei 23 Fällen infektiöser Osteoarthritis der Hüfte, die im 1. Lebensmonat einsetzte, erlaubt uns, die Dringlichkeit der Frühdiagnose

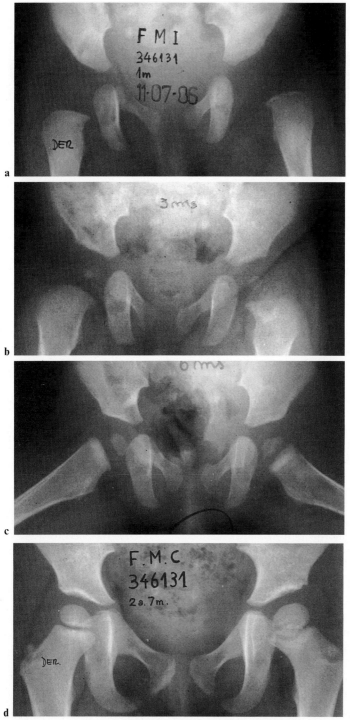

Abb. 1 a–d

und die sehr aktive chirurgische Behandlung zu empfehlen. So schaffen wir die bestmöglichen Vorbedingungen zum Wiederaufbau des geschädigten Hüftkopfes.

Anschließend wird ein Röntgenverlauf gezeigt, der leider den von Wilkinson [19] 1950 geprägten Ausspruch heute noch häufig bestätigt: „Die Zukunft einer infektiösen Hüfte ist im Augenblick der Diagnose bereits besiegelt."

Die typischen Röntgenbefunde (Abb. 1) beim Neugeborenen sind Weichteilschwellung und Luxation der Hüfte. Später folgen osteolytische Herde, periostale Reaktionen, verzögert erscheinender, verformter Kopfkern, Kopfnekrose, verschmälerter oder verbreiteter Schenkelhals, vorzeitiges Verschwinden der Wachstumsfuge, Coxa vara oder valga, anhaltende Luxation, Zerstörung des Gelenks und Verkürzung der Extremität.

Literatur

1. Aberdeen JD (1965) The problem of osteomyelitis in childhood. Med J Aust 52:357
2. Alderson M, Speers D, Nade S (1983) osteocondrotrofismo. J Bone Joint Surg [Br] 65:109–119, 234–241
3. Alderson M, Speers D, Nade S (1986) Tranophyseal blood vessels exist in avian species. J Anat 268–274
4. Alderson M, Speers D, Nade S (1986) Acute haematogenous osteomyelitis and septic arthritis – a single disease.
5. Blanche DW (1952) Osteomyelitis in infanto. J Bone Joint Surg 34:71
6. Clarke AM (1958) Neonatal osteomyelitis, a disease different from osteomyelitis in older children. Med J Aust 1:237
7. Emslie K (1983) Studies of experimental acute haematogenous osteomyelitis. Ph D, The University of Western Australia
8. Eyre-Brook AL (1960) Septic arthritis of the hip and osteomyelitis of the upper and of the femur in infants. J Bone Joint Surg [Br] 42:11–20
9. Kemp HBS, Lloyd-Roberts GC (1974) Avascular necrosis of the capital epiphysis following osteomyelitis of the proximal femoral metaphysie. J Bone Joint Surg [Br] 56:109–119
10. Leveuc J (1947) The early lesions of acute osteomyelitis. Rev Orthop 37:177
11. Nade SML (1983) Acute seplic arthritis in infants and childhood. J Bone Joint Surg [Br] 65:234–251
12. Nelson JD, Koontz WC (1966) Septic arthritis in infants and children. Pediatrics 38:866–971
13. Ogden JA (1974) Changing patterns of proximal femoral vascularity. J Bone Joint Surg [Am] 56:941–950
14. Ogden JA (1975) The pathology of neonatal osteomyelitis. Pediatrics 55:474–478
15. Salter RB, Field P (1960) The results of – continuous compression on living articular cartilage. J Bone Joint Surg [Am] 42:31–49

Abb. 1 a–d. Röntgenverlauf bei Hüftluxation. **a** 1 Monat alt, 10 Tage nach Drainage, links luxiert. **b** 3 Monate alt, linker Epiphysenkern größer als rechter; rechts dysplastisch? **c** 6 Monate alt, linker unregelmäßiger, zentrierter Kern, rechts normal. **d** 2 Jahre 7 Monate alt, links verschmälerte Wachstumsfuge und verbreiterte Metaphyse

16. Starr CL (1922) Acute haematogenous osteomyelitis. Arch Surg 4:567–587
17. Trueta J (1947) Normal patterns of vascularity in the proximal femoral head. J Bone Joint Surg [Br] 39:358–393
18. Trueta J (1959) The three types of acute haematogenous osteomyelitis: a clinical and vascular study. J Bone Joint Surg [Br] 41:671–680
19. Wilkinson MC (1971) Bone infections. In: Crenshaw AH (ed) Campbell's operative orthopaedics, 5th edn, vol 2. Mosby, St. Louis

**Teil VII
Morbus Legg-Calvé-Perthes**

Ätiologie der Osteochondritis deformans coxae juvenilis – Morbus Legg-Calvé-Perthes

W. Heimgärtner und P. Schuckmann

Orthopädische Abteilung, Kliniken Dr. Erler, Kontumazgarten 4–18, D-8500 Nürnberg

Im Jahr 1909 beschrieb der Schwede Waldenström [33] als erster eine Hüfterkrankung, die er für eine gutartige Verlaufsform der Tuberkulose hielt und die er als „Coxa plana" bezeichnete.

Im Juni desselben Jahres berichtete der Amerikaner Legg [24] über die gleiche Erkrankung, wobei er als Ursache ein leichtes Trauma mit Verschiebung im Bereich der Epiphysenlinie ansah. Dadurch würde die Gefäßversorgung indirekt gestört.

Im Jahr 1910 erschien eine Arbeit des Franzosen Calvé [12] *Die besondere Form der Pseudo-Coxalgie*. Er hielt sie zunächst für eine spezielle Verlaufsform der Rachitis, später für eine in früher Kindheit erworbene Mißbildung des Hüftgelenks.

Im Oktober 1910 veröffentlichte schließlich der deutsche Chirurg Perthes [29] einen Bericht *Arthritis deformans juvenilis*. Ursächlich nahm er eine arterielle Ernährungsstörung an, die sekundär zu einer Knochendestruktion führe.

Perthes [30] war es auch, der als erster im Jahr 1913 neben charakteristischen Symptomen und typischen Verläufen histologische Untersuchungsbefunde beschrieb. Dabei fand er subchondral gelegene Destruktionsherde, Entzündungszeichen fehlten. Er gab der Erkrankung den Namen „Osteochondritis deformans coxae juvenilis".

Auch heute noch wird in den meisten Arbeiten über den Morbus Legg-Calvé-Perthes davon ausgegangen, daß der Erkrankung pathogenetisch eine Zirkulationsstörung des Hüftkopfes zugrunde liegt und sie zu der Gruppe der aseptischen Knochennekrosen zu rechnen ist.

Als auslösender Gefäßprozeß wird einerseits eine venöse Stase, andererseits eine arterielle Minderdurchblutung diskutiert. Neuere Überlegungen einer venösen Perthes-Entstehung konnten allerdings durch mehrere Untersucher nicht bestätigt werden.

Die arterielle Gefäßversorgung des kindlichen Hüftkopfes wurde intensiv untersucht. Der Wandel der Gefäßversorgung während des Wachstumsalters muß besonders berücksichtigt werden.

Bei Einteilung des Hüftkopfes in 4 Zonen können laterale und mediale Epiphysengefäße sowie obere und untere Metaphysengefäße unterschieden werden. Sie zweigen vom R. profundus der A. circumflexa femoris medialis und vom R. ascendens der A. circumflexa femoris lateralis ab. Für die Versorgung der Epiphyse nimmt ab einem Alter von 18–24 Monaten die Bedeutung der lateralen Epiphysengefäße stetig zu, die der medialen Epiphysengefäße dagegen ab. Vom 3. bis 8. Lebensjahr an stammen durchschnittlich 70–80% der Blutmenge zur Versorgung des Hüftkopfes aus der lateralen Gefäßgruppe [6, 7].

Die Gefäße des Lig. teres erlangen erst ab dem 6. Lebensjahr wieder eine gewisse Bedeutung [18]. Somit wird verständlich, daß im Perthes-Alter die Abhängigkeit des Ossifikationskerns von den lateralen Epiphysengefäßen sehr groß ist und eine wie auch immer geartete Unterbrechung dieser Gefäße einen schweren Schaden der Hüftkopfepiphyse nach sich zieht.

Faktoren, die eine arterielle Minderdurchblutung verursachen können

Traumatische Genese

Dabei wurde einerseits von einem einmaligen massiven Trauma, andererseits von mehreren Mikrotraumen berichtet.

Bernbeck [10, 11] nimmt an, daß die Gefäße innerhalb ihres Verlaufs in der Chondroepiphyse durch ein Trauma abgeschnürt werden: Zum einen durch eine Verquellung der perforierenden Knorpelkanäle infolge des degenerativen Ödems der chondralen Epiphysenkapsel, zum anderen durch Schädigung der Gefäße an ihrer Eintrittsstelle in den Knorpel.

Andere Autoren vermuteten eher eine Abdrosselung oder Zerreißung der Gefäße in ihrer exponierten subsynovialen Lage infolge übermäßiger Spannung der Gelenkkapsel während einer Gewalteinwirkung.

Embolie oder Thrombose

Die Theorie Axhausens [1–3], daß die Osteonekrose durch eine mykotische Embolie mit einem blanden Infarkt entstünde, wird heute kaum noch vertreten. Dagegen gibt es neuere Arbeiten, in denen eine Thrombosebildung mit Verschluß der lateralen Epiphysengefäße, z. B. bei Gefäßwandschädigung nach Trauma oder bei Endothelverquellung infolge Synovitis für die Entstehung des M. Legg-Calvé-Perthes verantwortlich gemacht wird. Beobachtungen bei Blutkrankheiten, wie etwa der Sichelzellenanämie, bei denen es u. a. auch durch Thrombosierungen von Gefäßen zu Perthes-analogen Osteonekrosen kommt, führen in die gleiche Richtung.

Synovitis

Während einige Untersucher [22] die Synovitis als Folgeerscheinung der Osteonekrose ansehen, wird eine initiale Synovitis auch als Ursache des Morbus Perthes diskutiert [5, 20]. Die Synovitis führt zu einer Ergußbildung, welche wiederum eine intraartikuläre Druckerhöhung nach sich zieht. Daraus resultiert eine Drosselung der arteriellen Zufuhr, ein venöser Rückstau und eine Anhäufung von sauren Stoffwechselprodukten. Sekundäre Gefäßwandschädigungen durch diese Produkte und die auslösende Noxe der Synovitis wären denkbar.

Soziologische Faktoren

Neuere Beobachtungen [36] zeigen, daß die Perthes-Erkrankung bei Spätgeborenen, Lageanomalien und bei zunehmendem Alter der Eltern gehäuft auftrat. Hinsichtlich der sozialen Struktur wurde ein Zuwachs von Perthes-Kindern aus sozial niedrigen Schichten beschrieben. Dagegen konnten genetische Faktoren als Ursache der Osteochondritis deformans juvenilis in jüngerer Zeit nicht erhärtet werden.

Skelettreifungsfaktoren

Übereinstimmend wird von mehreren Autoren [15, 25–27] die Beobachtung einer Skelettreifungshemmung beim Morbus Legg-Calvé-Perthes gemacht. Diese Skelettretardierung ist um so ausgeprägter, je jünger die Kinder bei Krankheitsbeginn sind. Sie ist anhand des Karporadiogramms zu erkennen und deutlicher als die ebenfalls zu beobachtende Längenretardierung. Aus diesen Tatsachen ergibt sich die Forderung, bei der Suche nach den Ursachen der Perthes-Erkrankung vermehrt auf systemische Störungen zu achten.

Endokrine- und Stoffwechselfaktoren

Während bei den meisten Untersuchungen normale Hormon- und Stoffwechselwerte bei den Perthes-Patienten gefunden werden, gibt es Erkrankungen, die neben anderen Symptomen auch Hüftkopfveränderungen und Skelettreifungsstörungen aufweisen, die den Bildern beim Morbus Legg-Calvé-Perthes ähneln.

Zu nennen sind hier die Hypothyreose, die Mukopolysaccharidosen, der M. Gaucher und Vitamin-A-Regulationsstörungen. Diese Erkrankungen werden zu den symptomatischen Osteochondrosen gezählt.

Eine weitere Theorie [32] zur Ätiologie des M. Perthes beschreibt eine hormonell-eiweißstoffwechselbedingte vorübergehende Knorpel-Knochen-Haftschwäche. Über einen minimalen Gleitvorgang käme es zur Drosselung der arteriellen Gefäße und damit zur Kopfnekrose.

Dysostotische Faktoren

Von differentialdiagnostischer Bedeutung sind die Erkrankungen aus dem Formenkreis der enchondralen Dysostose. Neben einer Skelettreifungshemmung weisen diese Erkrankungen einen doppelseitigen und gleichzeitigen Befall der Hüftköpfe auf. Daneben lassen sich weitere dysostotische Skelettveränderungen v. a. an der Wirbelsäule finden, die Familienanamnese ist meistens positiv. Die Beziehung des Morbus Perthes zu den konstitutionellen Störungen der Skelettentwicklung wird v. a. von Mau [25] sowie von Mau u. Schmitt [26] betont.

Auf die Hüftkopfnekrose nach kongenitaler Hüftluxation wurde bereits in Teil V ausführlich eingegangen. Durch früheres Einsetzen der Behandlung und verbesserte Methoden ist der sog. „Luxations-Perthes" seltener geworden.

Literatur

1. Axhausen G (1909) Klinische und histologische Beiträge zur Kenntnis der juvenilen Arthritis deformans coxae. Charité Ann 33:414
2. Axhausen G (1912) Über einfache aseptische Knochen- und Knorpelnekrosen, Chondritis dissecans und Arthritis deformans. Langenbecks Arch Klin Chir 99:519
3. Axhausen G (1922) Über Vorkommen und Bedeutung epiphysärer Ernährungsunterbrechungen beim Menschen. Münch Med Wochenschr 69:881
4. Axhausen G, Bargmann E (1937) Die Ernährungsunterbrechungen am Knochen. In: Uehlinger E (Hrsg) Handbuch der speziellen pathologischen Anatomie und Histologie, Bd IX/3. Springer, Berlin
5. Barz F-B, Torklus D v (1976) Morbus Perthes, Folge einer Synovitis? Z Orthop 114:116–122
6. Batory I (1981) Die Entstehung und Bedeutung der latenten, ischämischen Phase als ätiologischer Faktor des Morbus Perthes. Z Orthop 119:277–283
7. Batory I (1981) Die Ätiologie des Luxationsperthes und seine Beziehung zum typischen Morbus Legg-Calvé-Perthes. Z Orthop 119:498–503
8. Batory I (1982) Die Ätiologie des Morbus Perthes und seine Beziehung zu der Dysplasia capitis femoris. Z Orthop 120:833–849
9. Bauer R (1987) Osteochondritis deformans coxae juvenilis. In: Witt AN, Rettig H, Schlegel K-F (Hrsg) Orthopädie in Praxis und Klinik, Bd VII/1. Thieme, Stuttgart, S 2.1–2.48
10. Bernbeck R (1950) Zur Pathogenese der jugendlichen Hüftkopfnekrose. Arch Orthop Unfallchir 44:164–200
11. Bernbeck R (1951) Kritisches zum Perthes-Problem der Hüfte. Arch Orthop Unfallchir 44:445–472
12. Calvé J (1910) Sur une forme particuliére de pseudo-coxalgie gréffé, sur des déformations caracteristiques de l'extremité supérieure du femur. Orig Rev Chir XX:54–84
13. Calvé J (1937) Coxa plana. In: Ombredanne, Mathieu (eds) Traite de chirurgie orthopédique.
14. Dustmann HO, Schulitz KP (1981) Ätiopathogenese des Morbus Perthes. Orthop Praxis 12:957–961
15. Exner GU, Schreiber A (1986) Wachstumsretardierung und Aufholwachstum bei Morbus Perthes. Z Orthop 124:192–195
16. Hall AJ, Barker DJP, Dangerfield PH, Osmond C, Taylor JF (1988) Small feet and Perthes' disease. J Bone Joint Surg [Br] 70:611–613
17. Hipp E (1965) Zur idiopatischen Hüftkopfnekrose. Z Orthop 101:457–472
18. Hipp E, Karpf P-M, Aigner R, Gradinger R (1985) Verletzungen des Hüftgelenkes im Kindesalter unter besonderer Berücksichtigung der Gefäßversorgung. Z Orthop 123:536
19. Imhäuser G (1986) Die exzentrische Ossifikation der Hüftkopfepiphyse bei der Hüftluxation; Konsequenzen für Diagnose und Therapie. Z Orthop 124:241–246

20. Imhäuser G (1988) Die spontane Nekrose der koxalen Femurepiphyse in der Präpubertätszeit (Pubertäts-„Perthes"). Z Orthop 126:373–376
21. Jani L, Hefti F (1990) Die Femurkopfnekrose des Kindesalters. Orthopäde 19:191–199
22. Kaps H-P, Niethard FU (1981) Die synovialitische Verlaufsform des Morbus Perthes. Orthop Praxis 12:983–986
23. Kirsch K (1961) Die juvenile Osteochondrose des Hüftgelenkes. In: Hohmann G, Hackenbroch M, Lindemann K (Hrsg) Handbuch der Orthopädie, Bd IV/1. Thieme, Stuttgart, S 365–402
24. Legg A (1910) An obscure affection of the hip joint. Münch Med Wochenschr 21:1142
25. Mau H (1981) M. Perthes, symptomatisch-atypische juvenile Hüftkopfosteochondrosen und Skelettreifungshemmung. Z Orthop 119:366–373
26. Mau H, Schmitt HW (1960) Der konstitutionell-dysostotische Perthes und die Skelettreifungshemmungen beim eigentlichen Perthes. Z Orthop 93:515
27. Niethard FU, Puhl W (1981) Die Skelettretardierung beim Morbus Perthes. Orthop Praxis 12:962–965
28. Otte P (1968) Das Wesen der Perthesschen Erkrankung unter besonderer Berücksichtigung der Pathogenese und des röntgenologischen Bildes. Z Orthop [Suppl] 104:140–158
29. Perthes G (1910) Über Arthritis deformans juvenilis. Dtsch Z Chir 107:111
30. Perthes G (1913) Über Osteochondritis deformans juvenilis. Langenbecks Arch Klin Chir 101:779
31. Platzgummer H (1952) Zur Ätiologie der Perthesschen Erkrankung. Z Orthop 83:74–79
32. Smola E (1972) Theorie der Perthesschen Erkrankung. Z Orthop 110:196–202
33. Waldenström H (1909) Der obere tuberkulöse Collumherd. Z Orthop Chir 24:487
34. Waldenström H (1938) The first stages of coxa plana. J Bone Joint Surg 20:559
35. Willert HG (1977) Pathogenese und Klinik der spontanen Osteonekrosen. Z Orthop 115:444–462
36. Wynne-Davies R, Gormley J (1978) The aetiology of Perthes' disease. J Bone Joint Surg [Br] 60:6–14
37. Zichner L, Enderle A (1981) Differentialdiagnose des Morbus Perthes. Orthop Praxis 12:970–975

Der natürliche Ablauf der Perthes-Erkrankung

H. Hirschfelder

Orthopädische Universitätsklinik Erlangen, Rathsberger-Str. 57, D-8520 Erlangen

Einleitung

Der Morbus Legg-Calvé-Perthes, die aseptische Knochennekrose des Hüftkopfes im Einschulalter, ist sicher eines der bekanntesten Krankheitsbilder in der Kinderorthopädie. Für die Darstellung des natürlichen Verlaufs dieser Erkrankung soll daher nicht mehr so sehr auf die Grundzüge der Krankheit eingegangen werden, es sollen vielmehr ergänzende, teils sichere, teils diskussionswürdige Mosaiksteinchen zu der „natural history" beigefügt werden. Gerade das Wissen um den natürlichen Ablauf dieser Hüfterkrankung soll uns helfen, im Einzelfall die Prognose abzuschätzen und somit die geeignete Therapieform wählen zu können.

Vorkommen

Die idiopathische juvenile Hüftkopfnekrose tritt bei sonst gesunden Kindern im Alter von 3–12 Jahren mit einem Schwerpunkt zwischen dem 5. und 7. Lebensjahr auf. Knaben sind 4- bis 5mal häufiger betroffen als Mädchen. Interessanterweise ist das Krankheitsbild bei Schwarzafrikanern oder bei der schwarzen Bevölkerung Amerikas fast unbekannt.

Bei etwa 15% der Patienten muß mit einem doppelseitigen Befall gerechnet werden.

Eine familiäre Häufung wird beobachtet: Ist in der vorherigen Generation eine Perthes-Erkrankung vorgekommen, so ist das Erkrankungsrisiko 35mal größer als in der Normalpopulation, bei der das Erkrankungsrisiko mit einem Patienten auf 20000 Kinder angegeben wird.

Häufig kann bei den betroffenen Kindern eine knöcherne Wachstumsverzögerung von bis zu 4 Jahren anhand von Röntgenuntersuchungen der Handwurzelossifikation festgestellt werden. Für eine familiäre Komponente spricht dabei die Tatsache, daß dieser Wachstumsrückstand ebenso bei Brüdern der betroffenen Patienten, nicht aber bei deren Schwestern nachgewiesen werden kann. Hierfür wird eine endokrine Komponente mit Abnormität des wachstumhormonabhängigen Somatomedins diskutiert. Damit wären

Parallelen zur „konstitutionellen Wachstumsverzögerung" der pädiatrischen Endokrinologie gegeben.

Die multifaktorielle Ursache des Krankheitsbildes zeigt auch der Einfluß von äußeren Faktoren auf das Vorkommen der Krankheit auf: So soll die Erkrankung besonders bei Erstgeborenen, bei vermindertem Geburtsgewicht unter 2,5 kg, bei städtischer Bevölkerung oder bei ökosozial niedrig stehender Bevölkerungsschicht häufiger vorkommen, eine Tatsache, die wir in unserem Krankengut allerdings nicht nachvollziehen konnten.

Klinik

Erstes Symptom der Perthes-Erkrankung ist ein Hinken, zunächst häufig schmerzlos, besonders nach Belastung, zuletzt als Dauerhinken. Erst später treten Schmerzen hinzu, seltener als Leistenschmerz, häufiger als diffuser Schmerz oberhalb des Kniegelenks, nicht selten als Kniegelenkschmerz mißdeutet. Erst mit Auftreten von Schmerzen wird der Orthopäde konsultiert, vorher werden die Symptome von Eltern, aber auch von erstbehandelnden Ärzten, immer noch zu häufig als „Wachstumsschmerz" abgetan. In einer eigenen Untersuchung von 75 operierten Patienten war dies bei fast der Hälfte der Patienten erkennbar, dementsprechend betrug der mittlere Diagnosezeitraum vom Einsetzen der Symptome bis zur definitiven Diagnosestellung 3,5 Monate.

Die klinische Untersuchung zeigt schon bald neben dem Hinken eine Abduktions-Innenrotations-Einschränkung sowohl in Streck- als auch Beugestellung des Hüftgelenks. Ist dies zunächst Folge einer Kapselkontraktur, so treten – trotz des Alters der Patienten – rasch muskuläre Verkürzungen auf, es entwickelt sich eine Atrophie der hüftumgreifenden Muskulatur einschließlich der Quadrizepsmuskulatur.

Gelegentlich – in etwa 0,25% aller erkrankten Hüften – soll eine Zweiterkrankung der gleichen Hüfte nach etwa 3–5 Jahren, also nach dem Heilungsstadium, auftreten können; wir haben dies in unserer Untersuchung von 75 operierten Patienten nie beobachten können.

Verbindungen zu gleichzeitig auftretenden anderen Krankheitsbildern sind nicht bekannt, es sollen aber häufiger Anomalien der ableitenden Harnwege sowie auch Inguinalhernien vorkommen.

Pathologie

Der anatomisch-pathologische Ablauf der Erkrankung stellt sich uniform dar: Aus den Arbeiten von Jonsäter [12] über Biopsieproben sowie aus Sektionsuntersuchungen von aus anderen Gründen verstorbenen Kindern, die zusätzlich an einer Hüftkopfnekrose litten, ist der histologische Befund jeder Krankheitsphase bekannt. Daher wissen wir auch, daß die röntgenologische Einteilung in

4 Stadien tatsächlich dem histomorphologischen Ablauf der Erkrankung entspricht.

Makroskopisch ist die Knorpelfläche intakt, solange nicht durch eine Subluxation des Kopfes eine Impression der Knorpelfläche bewirkt wird. Der Kopf ist abgeflacht, somit der Höhen-Breiten-Index der Epiphyse verändert.

Histologisch ist in der Initialphase die Knorpelschicht deutlich verdickt. Im Röntgenbild sehen wir entsprechend eine Gelenkspaltverbreiterung neben der Doppelkontur des „crescent sign" und einer beginnenden Schenkelhalsverbreiterung als Waldenström-Trias. Diese verdickte Knorpelschicht ist interessanterweise auch auf der nicht betroffenen Gegenseite nachweisbar.

Subchondral besteht eine avaskuläre und nekrotische Zone mit amorphem Kollagengewebe. Im weiteren Verlauf der Erkrankung über das Fragmentations – und Regenerationsstadium zeigen die Biopsien immer mehr Anteile normalen Knochens und Knochenmarks.

Die Synovia, die Kapsel und das Periost stellen sich in der Anfangsphase der Erkrankung verdickt und ödematös dar, zugleich vermehrt durchblutet. Diese Strukturen vernarben im weiteren Verlauf mit Elastizitätsverlust.

Die Wachstumsfuge ist von Beginn an erheblich vermehrt durchblutet und verdickt; von ihr aus wachsen aus fibrösem Granulationsgewebe Blutgefäße in den abgestorbenen und avaskulären Knochen und das Knochenmark. Allerdings entwickeln sich auch Bindegewebezüge durch die Wachstumsfuge in Richtung Metaphyse, die dann für einen punktuellen vorzeitigen Schluß der Wachstumsfuge verantwortlich sein können.

Generell läßt sich sagen, daß der Knochenaufbau von peripher nach zentral gerichtet ist. Somit sind auch die Schenkelhalsverbreiterung und das Auftreten eines lateralen Kalzifikationszentrums erklärbar.

Catterall [5, 6] fand bei seinen Untersuchungen neben der verdickten Wachstumsfuge der betroffenen Hüfte an der nicht betroffenen Gegenseite die Wachstumszone dünner als normal. Eine fehlende Ossifikation im ventrolateralen, epiphysennahen Bereich bei einem Teil seiner untersuchten erkrankten Hüftköpfe deutete er als Folge einer ersten ischämischen Schädigung der Wachstumsfuge mit resultierender verminderter Kalzifizierungspotenz; er spricht von einem „minimal Perthes". Erst nach einer erneuten Ischämie treten wegen der primär geschwächten Epiphyse Infraktionen der Spongiosastrukturen auf, die zum klassischen Bild des Morbus Perthes gehören.

Dies entspricht auch den Ergebnissen von Tieruntersuchungen, bei denen durch eine einmalig ausgelöste Ischämie eine typische Hüftkopfnekrose nicht ausgelöst werden konnte, sondern erst durch ein 2. Ischämieereignis. Dann werden auch beim Tier dieselben Stadien der Hüftkopfnekrose wie beim Kind durchlaufen, allerdings in sehr viel kürzerer Zeit.

Ätiologie

Daß eine ischämische Phase – oder mehrere – für die Entwicklung des Krankheitsbildes verantwortlich ist, wird heute allgemein anerkannt. Welcher

Art sie ist, wird durch die verschiedenen Untersuchungsansätze unterschiedlich zu erklären versucht.

Eine Erklärung für die bevorzugte Erkrankung von Knaben soll in dem Ausmaß der Blutversorgung liegen: Ein inkompletter arterieller Ring ist bei Jungen häufiger zu finden (85 %) als bei Mädchen (60 %). Geschlechtsunabhängig (allerdings rasseabhängig) ist die A. ligamentis capitis femoris inkonstant – auch im Zeitablauf – vorhanden. Hipp [11] berichtet schon 1962 nach Serienangiographien über stenotische Arterien, schlechte Füllung von Venen und daß der Blutfluß, zumindest im Initialstadium, reduziert sei. Die A. circumflexa medialis ist an ihrem Eintrittspunkt in die hintere Kapsel verengt. Glas (s. S. 25) weist auf Aggregationsphänomene des Knochenmarks bei der Hüftkopfnekrose des Erwachsenen hin, diese Phänomene sind sicher auch bei der kindlichen Hüftkopfnekrose denkbar.

Eine andere Engstelle besteht nach Chung [7] im „Tal" zwischen Trochantermassiv und Schenkelhals. Batory [3] zeigte, daß hier der dorsolaterale Ast der A. circumflexa medialis verläuft. Diese Engstelle besteht bis zum pubertären Wachstumsschub, bis sich durch unterschiedliche Wachstumsgeschwindigkeit von Trochanter und Hüftkopf diese Engstelle weitet; ab diesem Zeitpunkt ist auch keine Neuerkrankung einer juvenilen Hüftkopfnekrose mehr zu erwarten.

Ähnlich der Hüftkopfnekrose des Erwachsenen ist auch bei Kindern mit juveniler Hüftkopfnekrose ein erhöhter intraossärer venöser Druck festgestellt worden. Ob es sich hierbei um einen Primäreffekt handelt, wird bezweifelt. Tatsächlich aber verschwindet der erhöhte venöse Druck nach einer Varisationsosteotomie, womit möglicherweise ein Teil des beschleunigten Stadiendurchlaufs nach operativen Eingriffen erklärt werden könnte.

Verlauf

Mit Abschluß der Krankheit nach 2–4 Jahren finden wir im Röntgenbild 3 verschiedene Ausheilungsformen vor:
- Einmal die sphärische Form des Hüftkopfes, also der Idealzustand mit einer Ausheilung zu einer normalen Hüfte. Langzeituntersuchungen von Stulberg et al. [17] lassen eine normale Belastbarkeit erwarten.
- Durch frühzeitigen Wachstumsschluß der Epiphysenfuge entwickelt sich die typische Coxa vara mit einer pathologischen Kongruenz, also ein asphärischer Kopf mit adaptiver Anpassung der Pfanne. Hier zeigen die Langzeitverläufe eine gute Prognose, erst im Alter von über 50 Jahren treten bei der Hälfte der Patienten ernsthafte Hüftprobleme auf, bei denen mit dem Einsatz von künstlichen Hüftgelenken gerechnet werden muß.
- Bei den inkongruenten Gelenken ist die Beweglichkeit häufig von Anfang an reduziert; mit frühzeitigen Reizzuständen ist zu rechnen; es entwickelt sich rasch eine Einschränkung der Gehfunktion. Wenn keine biomechanische Besserung durch gelenkerhaltende Maßnahmen möglich ist, muß schon im Alter von 30–40 Jahren mit einer Progredienz der Beschwerden und der Notwendigkeit eines künstlichen Hüftgelenkersatzes gerechnet werden.

Als Sonderform der Inkongruenz ist eine Osteochondrosis dissecans des Hüftgelenks bekannt, die teils symptomlos, teils mit Reizzuständen einhergeht.

Prognose

Das Ziel unserer therapeutischen Bemühung muß es sein, die möglichst sphärische Ausreifung der betroffenen Hüfte zu gewährleisten. Die Einschätzung der individuellen Prognose ist somit wesentlich für die Entscheidung der Differentialtherapie, vornehmlich der Entscheidung zwischen konservativer und operativer Behandlung.

Catterall et al. [5, 6] haben für die prognostische Einschätzung das Ausmaß der betroffenen Hüftkopfanteile röntgenologisch in 4 Gruppen eingeteilt. Der Nachteil dieser Einteilung ist, daß eine endgültige Beurteilung oft erst zum Höhepunkt der Erkrankung möglich ist. Die Untersuchungen zeigen, daß die klinischen Ergebnisse der Gruppe 1 am besten sind, mit stetiger Abnahme bis zur Gruppe 4, wobei innerhalb der Gruppen aber durchaus unterschiedliche Individualergebnisse auftreten können. Für die therapeutische Entscheidung zu einem operativen „containment" fügten sie die röntgenologischen Zeichen „head at risk" zu: Kopflateralisation, Kalzifikation lateral der Epiphyse, horizontal gestellte Epiphysenlinie, metaphysäre Beteiligung, Gage-Zeichen. Salter [16] betonte, daß Röntgenzeichen alleine nicht bestimmend sind, er fügte in die Prognosebeurteilung klinische Parameter des Patienten ein.

Wertigkeit der einzelnen prognostischen Zeichen

- Alter: Der Morbus Perthes bei Kindern unter 4 Jahren hat eine gute Prognose. Dies sollte aber nicht zu einem therapeutischen Nihilismus verführen, sondern zu einer kritischen Beobachtung: Clark et al. [8] konnte am Krankheitsverlauf von 67 Perthes-Kindern mit Krankheitsbeginn unter 4 Jahren feststellen, daß auch bei adäquater Behandlung bei 12% ein Verlust an sphärischen Kongruenz festgestellt werden mußte. Bei einer Vergleichsgruppe ohne jede Therapie resultierte ein schlechtes Ergebnis bei 31% der betroffenen Hüften.
- Kontrakturen: Die Entwicklung von frühen Kontrakturen führt rasch zu einer Lateralisationstendenz des Kopfes. Bei allen konservativen Therapieformen, aber auch bei pfannenverbessernden Eingriffen wie der Salter-Osteotomie, ist auf eine frühzeitige Lösung dieser Kontrakturen zu achten. Für die Durchführung einer Osteotomie am koxalen Femurende scheint dies nicht so bedeutsam zu sein.
- Lateralisation des Hüftkopfes: Dieses röntgenologische Zeichen wird von allen Autoren als eines der wichtigsten Kriterien für die Prognose anerkannt: Bei einer Lateralisation kommt der erweichte Kopf mit seinem lateralen Anteil in den Lastaufnahmebereich, was zu einer bleibenden Deformierung führt. Ein Containment, meist operativer Art, wird nötig.

- Kalzifizierung lateral der Epiphyse: Dieses „Head-at-risk-Zeichen" wird allgemein als Risikozeichen anerkannt; Salter [16] bezweifelt allerdings eine große prognostische Bedeutung.
- Metaphysäre Beteiligung: Auch hier hat Salter keine prognostische Bedeutung gefunden, wohingegen i. allg. durch den frühzeitigen Schluß der Epiphysenfuge in diesem Bereich ein asphärisches Wachstum für wahrscheinlich erachtet wird.
- Catterall-Stadien: Generell wird akzeptiert, daß das Ausmaß der Hüftkopfnekrose mitentscheidend für die Prognose ist. Ponsetti [14] vereinfachte die Aussage: Ist mehr als die Hälfte der Epiphyse betroffen, so ist in den meisten Fällen nicht mit einer Ausheilung zu einer normalen Kopfform zu rechnen.
- Andere Faktoren: Andere Faktoren wie erniedrigter Epiphysen-Höhen-Breiten-Index, Coxa vara, Stellung der Wachstumsfuge, aber auch Zeitpunkt der Diagnosestellung und Körpergewicht haben keine gesicherte Bedeutung in der prognostischen Einschätzung des Krankheitsbildes.

Zusammenfassung

Während in den ersten 50 Jahren nach Erstbeschreibung des Legg-Calvé-Perthes-Syndroms das Krankheitsbild vornehmlich hypothetisch erklärt wurde, haben uns heute die Untersuchungen und Langzeitbeobachtungen der letzten 25 Jahre so viel Information über den normalen Ablauf des Krankheitsbildes vermittelt, daß wir nun unsere Bemühungen zur Behandlung von Patienten mit dieser Krankheit auf eine logische Grundlage stützen können.

Literatur

1. Barker DJP, Hall AJ (1986) The epidemiology of Perthes' disease. Clin Orthop 209:89
2. Barnes JM (1980) Premature epiphyseal closure in Perthes' disease. J Bone Joint Surg [Br] 62:432
3. Batory I (1982) Ätiologie der pathologischen Veränderungen des kindlichen Hüftgelenkes. Enke, Stuttgart
4. Brotherton BJ, McKibbin B (1977) Perthes' disease treated by prolonged recumbency and femoral head containment: a long term appraisal. J Bone Joint Surg [Br] 59:8
5. Catterall A, Pringle J, Byers PD et al. (1982) A review of the morphology of Perthes' disease. J Bone Joint Surg [Br] 64:269
6. Catterall A, Pringle J, Byers PD, Fulford GE, Kemp HBS (1982) Perthes' disease: is the epiphysal infarction complete? J Bone Joint Surg [Br] 64:276
7. Chung SMK (1981) Hip disorders in infants and children. Lea & Febiger, Philadelphia
8. Clark TE, Finnegan TL, Fisher RL, Bunch WH, Gossling HR (1978) Legg-Perthes disease in children less than four years old. J Bone Joint Surg [Am] 60:166
9. Dickens DVR, Menelaus MB (1978) The assessment of prognosis in Perthes' disease. J Bone Joint Surg [Br] 60:189
10. Green NE, Griffin PP (1982) Intra-osseus venous pressure in Legg-Calvé-Perthes disease. J Bone Joint Surg [Am] 64:666
11. Hipp E (1962) Gefäße des Hüftkopfes: Anatomie, Angiographie und klinische Aspekte. Z Orthop 96:1

12. Jonsäter S (1953) Coxa plana. A histo-pathologic and angiographic study. Acta Orthop Scand [Suppl] 12/1
13. Kristmundsdottir F, Burwell RG, Hall DJ, Marshall WA (1986) A longitudinal study of carpal bone development in Perthes' disease: Its significance for both radiologic standstill and bilateral disease. Clin Orthop 209:115
14. MacEwan GD, Bunnell WP, Ramsey PL (1986) Legg-Calvé-Perthes syndrome. In: Howell WW, Winter RB (eds) Pediatric orthopaedics. Lippincott, Philadelphia
15. McAndrew MP, Weinstein SL (1984) A long-term follow-up of Legg-Calvé-Perthes disease. J Bone Joint Surg [Am] 66:860
16. Salter RB (1984) The present status of surgical treatment for Legg-Perthes disease. J Bone Joint Surg [Am] 66:961
17. Stulberg D, Cooperman DR, Wallenstein R (1981) The natural history of Legg-Calvé-Perthes disease. J Bone Joint Surg [Am] 63:1095

Sonographische Untersuchung des kindlichen Hüftgelenks bei Coxitis fugax und Morbus Perthes

W. Konermann, A. Karbowski und H. H. Matthiaß

Klinik und Poliklinik für Allgemeine Orthopädie Westfälische Wilhelms-Universität Münster, Albert-Schweitzer-Str. 33, D-4400 Münster

Der kindliche Hüftschmerz bietet oft eine schwierige Differentialdiagnose. Im Gegensatz zur eitrigen Koxitis sind die laborchemischen und klinischen Zeichen, Leistenschmerzen mit Ausstrahlung vom Oberschenkel bis zum Kniegelenk, ein leichtes Schonhinken sowie eine eingeschränkte Innenrotationsfähigkeit des Hüftgelenks bei der Coxitis fugax und im Initialstadium bei Morbus Perthes häufig unspezifisch und verhelfen nicht zur endgültigen Diagnose.

Das Nativröntgenbild stellt sich stumm dar, eine Differentialdiagnose „Coxitis fugax – M. Perthes im Initialstadium" ist oft nicht möglich und kann erst in der röntgenologischen Verlaufsbeobachtung im Kondensationsstadium gestellt werden.

In der Ätiopathogenese des Morbus Perthes kommt wahrscheinlich dem Hüftgelenkerguß durch die intraartikuläre Druckerhöhung eine wichtige Bedeutung zu. Einige Autoren konnten experimentell nachweisen, daß eine intraartikuläre Druckerhöhung zu einer Nekrose des Femurkopfes führen kann, bedingt durch eine Reduzierung der blutzuführenden Gefäße [1, 7, 12, 13, 15]. Die Inzidenz eines Hüftgelenkergusses im Initialstadium des Morbus Perthes ist unbekannt [5, 8].

Mit der sonographischen Untersuchung des Hüftgelenks steht uns ein zuverlässiges, nicht invasives Verfahren zur Ergußdiagnostik sowie zur Beurteilung der Hüftkopfkontur zur Verfügung [3, 4, 6, 9–11].

Bei allen Kindern mit dem klinischen Bild einer schmerzhaften Hüfte führen wir routinemäßig eine sonographische Untersuchung des Hüftgelenks durch.

Methode

Die Sonographie wurde an einem Siemens Sonoline SL 1 mit einem 5 bzw. 7,5-MHz-Linearschallkopf durchgeführt.

Die Untersuchung erfolgt in ventrodorsaler Strahlenrichtung entlang des Schenkelhalses am liegenden Patienten mit in Neutralposition befindlichem Hüftgelenk. Mit dieser Schnittebene kann ein großer Teil des Hüftkopfes übersehen werden.

Die Untersuchung erfolgte einheitlich, so daß, gleichgültig ob die rechte oder linke Hüfte untersucht wurde, der Hüftkopf am linken Bildrand liegt.

Im sonographischen Bild stellen sich die Konturen des ventralen Pfannenrandes, des glatt begrenzten halbkreisförmigen Hüftkopfes und des Schenkelhalses jeweils reflexreich mit dorsaler Schallauslöschung dar.

Beim kindlichen Hüftgelenk ist die Hüftkopfkontur durch die Epiphysenfuge unterbrochen. Die Gelenkkapsel liegt dem Schenkelhals an. Sie wird nur durch einen kleinen echoarmen Raum, bedingt durch die Membrana synovialis, vom Schenkelhals getrennt.

Das Lig. iliofemorale erscheint als echoreiche Kapselverstärkung im proximalen Anteil der Gelenkkapsel. In den oberflächlichen Schichten liegen die hüftumgreifenden Muskelgruppen (Abb. 1).

Veränderungen, die mit einem Hüftgelenkerguß sowie mit Störungen der Hüftkopfkontur einhergehen, lassen sich im ventrodorsalen Schnitt sehr gut beurteilen, da sich ein Hüftgelenkerguß am deutlichsten an der anterioren Seite des Schenkelhalses zeigt [2, 14].

Für die Ergußdiagnostik wird die Distanz zwischen Schenkelhalskontur und Gelenkkapsel im Seitenvergleich beurteilt; eine Seitendifferenz von mehr als 2 mm spricht mit großer Wahrscheinlichkeit für das Vorliegen eines Gelenkergusses. Eine sichere Abgrenzung zwischen synovitischem Gewebe und Gelenkerguß ist sonographisch jedoch nur schwer möglich.

Coxitis fugax

Es handelt sich um ein häufiges Krankheitsbild der kindlichen Hüfte. 25 Patienten mit einer Coxitis fugax wurden sonographisch untersucht. Bei allen Patienten konnte als sonographisches Leitsymptom ein Hüftgelenkerguß nachgewiesen werden.

Durch die intrakapsuläre Raumforderung wird die Gelenkkapsel vom Schenkelhals konvexförmig nach ventral abgehoben. Der Erguß stellt sich als echoarmer Raum zwischen Gelenkkapsel und Schenkelhalskontur dar.

Der Schenkelhals und der glatt begrenzte halbkreisförmige Hüftkopf sind im Vergleich zum Normalbefund unverändert (Abb. 2).

Unsere Verlaufsbeobachtung zeigten, daß der Gelenkerguß bei der Coxitis fugax bei allen Patienten sonographisch spätestens nach 2 Wochen deutlich in Rückbildung war.

M. Perthes

Unter der Diagnose „Morbus Perthes" wurden 43 Patienten (Alter 4– 11 Jahre) sonographisch untersucht.

Wir überblicken 4 Patienten mit sonographischen Untersuchungen im Initialstadium, 6 Patienten im Kondensationsstadium, 15 Patienten im Fragmentationsstadium, 12 Patienten im Reparationsstadium und 6 Patienten im Stadium der Ausheilung.

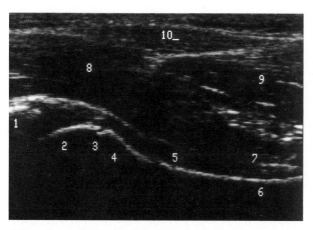

Abb. 1. Normalbefund, Hüftgelenk eines 12jährigen Patienten, ventrodorsale Richtung. *1* Azetabulum, *2* Epiphyse, *3* Epiphysenfuge, *4* Metaphyse, *5* Gelenkraum, *6* Schenkelhals, *7* Gelenkkapsel, *8* M. iliopsoas, *9* M. vastus lateralis, *10* M. sartorius und M. rectus femoris

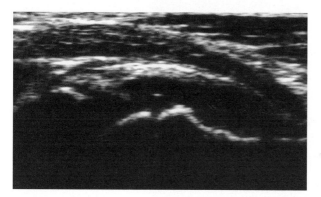

Abb. 2. Gelenkerguß, Hüftgelenk eines 4jährigen Patienten, ventrodorsale Richtung, die Gelenkkapsel ist konvexförmig nach ventral vom Schenkelhals abgehoben

Das sonographische Bild stellt sich im Verlauf des M. Perthes unterschiedlich dar. Sonographische Leitstrukturen sind die Gelenkkapsel sowie die Hüftkopfkontur. Die Defekte der Hüftkopfkortikalis führen zu einer Unterbrechung des glatten Kortikalisreflexes.

Bei allen 4 Patienten im Anfangsstadium mit dem klinischen Bild einer schmerzhaften Hüfte konnte eine persistierende Kapseldistension über 6 Wochen in den Verlaufsbeobachtungen nachgewiesen werden. Die Konturlinie des Hüftkopfes stellte sich jeweils glatt begrenzt dar.

Sonographische Veränderungen des Hüftkopfes wurden nicht beobachtet.

Die sonographische Verdachtsdiagnose wurde bei persistierender Kapseldistension bei allen Patienten durch eine Kernspintomographie oder Szintigraphie gesichert.

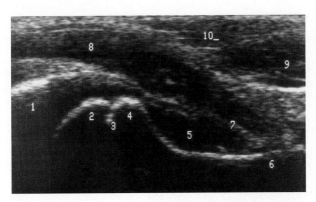

Abb. 3. M. Perthes im Kondensationsstadium, Hüftgelenk eines 8jährigen Patienten, ventrodorsale Richtung. Die Kopfepiphyse ist in ihrer Höhe reduziert, keine Konturunterbrechung, Darstellung eines intraartikulären Ergusses. (Erläuterungen zu *1–10* s. Abb. 1)

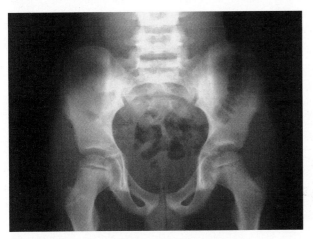

Abb. 4. Röntgenologisches Korrelat zum Sonogramm (s. Abb. 3 und 7) bei M. Perthes links im Kondensationsstadium, rechts im Endstadium

Bei allen 6 Patienten im Kondensationsstadium zeigte sich eine Kapseldistension sowie als wichtigstes sonographisches Kriterium eine Abnahme der Epiphysenhöhe im Vergleich zur gesunden Seite.

Ebenfalls konnten einzelne Konturunregelmäßigkeiten des Hüftkopfes gesehen werden (Abb. 3 und 4).

15 weitere Patienten befanden sich zum Zeitpunkt der sonographischen Untersuchung im Fragmentationsstadium. Im Vergleich zur gesunden Hüfte ist die glatte Oberflächenkontur aufgehoben, die Epiphyse ist deutlich abgeflacht (Abb. 5).

Der schollige Verfall des Hüftkopfes führt sonographisch zu einem unregelmäßigen Echomuster mit einem Wechsel von echoarmen und echoreichen Bezirken.

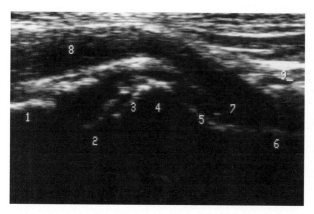

Abb. 5. M. Perthes im Fragmentationsstadium, Hüftgelenk eines 4jährigen Patienten, ventrodorsale Richtung. (Erläuterungen zu *1–9* s. Abb. 1)

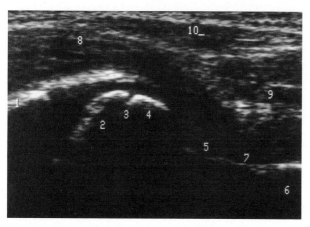

Abb. 6. M. Perthes im Reparationsstadium, Hüftgelenk einer 7jährigen Patientin, ventrodorsale Richtung. (Erläuterungen zu *1–10* s. Abb. 1)

Bei 12 Patienten konnten zusätzlich Echovermehrungen sowie Konturunregelmäßigkeiten der Epiphysenfuge und Metaphyse beobachtet werden.

Eine Kapseldistension wurde bei 3 Patienten gefunden.

Bei 12 Patienten im Reparationsstadium zeigt sich ein ähnliches sonographisches Bild wie im Fragmentationsstadium. Bei der Auswertung tomogrammartiger Schnitte zur Beurteilung der Hüftkopfkontur zeigen sich teilweise glatt begrenzte, homogenechoreiche Oberflächenkonturen der Epiphyse neben inhomogenen Strukturen mit unregelmäßigem Echomuster, entsprechend dem unterschiedlichen Reparationsstadium der Epiphyse.

Eine Kapseldistension konnte bei keinem Patienten nachgewiesen werden (Abb. 6).

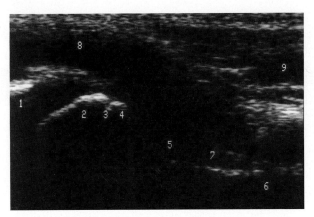

Abb. 7. M. Perthes im Endstadium, Hüftgelenk eines 8jährigen Patienten. Die Epiphyse ist abgeplattet. (Erläuterungen zu *1–9* s. Abb. 1)

Tabelle 1. Sonographischer Nachweis einer ventralen Kapseldistension beim M. Perthes

	Anzahl der Patienten	Auftreten einer ventralen Kapseldistension
Initialstadium	4	4
Kondensationsstadium	6	6
Fragmentationsstadium	15	3
Reparationsstadium	12	0
Endstadium	6	0

6 Patienten wurde nach abgelaufener Erkrankung untersucht. Hierbei zeigte sich lediglich eine Abflachung des Hüftkopfes unterschiedlichen Ausmaßes, Echodifferenzen lagen nicht vor. Eine Kapseldistension wurde nicht nachgewiesen (Abb. 4 und 7, Tabelle 1).

Zusammenfassung

Die Sonographie der schmerzhaften kindlichen Hüfte ist eine zuverlässige, nicht invasive, nicht belastende, kostengünstige diagnostische Untersuchungsmethode zum Nachweis eines Hüftgelenkergusses sowie zur Beurteilung von Kortikalisdefekten des Hüftkopfes.

Die Sonographie sollte aufgrund der leichten Anwendbarkeit beim klinischen Bild einer schmerzhaften kindlichen Hüfte vor allen anderen modernen bildgebenden Untersuchungen eingesetzt werden.

Die sonographische Verlaufskontrolle eines persistierenden Hüftgelenkergusses im Kindesalter kann bei unspezifischen klinischen Zeichen sowie unauffälligen Nativröntgenaufnahmen in der Differentialdiagnose „Morbus Perthes – Coxitix fugax" weiterhelfen.

Bei persistierender Kapseldistension über 4–6 Wochen ist die Durchführung einer Szintigraphie oder Kernspintomographie zur Frühdiagnose eines Morbus Perthes indiziert.

Bei der Verlaufsbeurteilung des Morbus Perthes ist die Sonographie eine Zusatzuntersuchung, die jedoch keinen Ersatz der Röntgenbilder darstellt.

Literatur

1. Barta O, Szepesi J, Molnar L (1978) Experimentelle Erzeugung einer aseptischen Hüftkopfnekrose an Kaninchen durch Steigerung des intraartikulären Druckes. Beitr Orthop Traumatol 25:181–187
2. Egund N, Wingstrand H, Forsberg L, Petterson H, Sunden G (1986) Computed tomography and ultrasonography for diagnosis of hip-joint effusion in children. Acta Orthop Scand 57:211–215
3. Graf R, Schuler P (1988) Sonographie am Stütz- und Bewegungsapparat bei Erwachsenen und Kindern. Lehrbuch und Atlas. VCH, Weinheim
4. Harland U (1986) Sonographische Befunde an Hüftgelenken von Kindern, Jugendlichen und Erwachsenen. In: Henche HR, Hey W (Hrsg) Sonographie in der Orthopädie und Sportmedizin. ML, Uelzen, S 47–53
5. Kallio P, Ryöppy S (1985) Hyperpressur in juvenile hip disease. Acta Orthop Scand 56:211–214
6. Kallio P, Ryöppy S, Jäppinen S, Siponmaa AK, Jääskeläinen J, Kunnamo I (1985) Ultrasonography in hip disease in children. Acta Orthop Scand 56:367–371
7. Kemp HBS (1973) Perthes disease. Ann R Coll Surg Engl 52:18–35
8. Kemp HBS (1981) Perthes disease: the influence of intracapsular tamponade on the circulation in the hip joint of the dog. Clin Orthop 156:105–114
9. Kramps HA, Lenschow E (1979) Einsatzmöglichkeiten der Ultraschalldiagnostik am Bewegungsapparat. Z Orthop 118:355–364
10. Peck RJ (1986) Ultrasound of the painful hip in children. Br J Radiol 59:293–294
11. Rydholm U, Wingstrand H, Egund N, Elborg R, Forsberg L, Lidgren L (1986) Sonography, arthroscopy and intracapsular pressure in juvenile chronic arthritis of the hip. Acta Orthop Scand 57:295–298
12. Tachdjian MO, Grana L (1968) Response of the hip joint to increased intra-articular hydrostatic pressure. Clin Orthop 61:199–212
13. Vegter J, Lubsen CC (1987) Fractional necrosis of the femoral head epiphysis after transient increase in joint pressure. J Bone Joint Surg [Br] 69:530–535
14. Wingstrand H, Egund N (1984) Ultrasonography in hip joint effusion. Report of a child with transient synovitis. Acta Orthop Scand 55:469–471
15. Woodhouse CF (1964) Dynamic influences of vascular occlusion affecting the development of vascular necrosis of the femoral head. Clin Orthop 32:119–129

Morbus Perthes – Diagnostik unter Einbeziehung von Sonographie und Kernspintomographie

J. Hinzmann

Klinik Bavaria Haus Wolfenstein, Geyersberg 25, D-8393 Freyung

Seit vor nunmehr fast genau 80 Jahren von Legg, Calvé und Perthes ein Hüftleiden beschrieben wurde, das dem heutigen Krankheitsbild der juvenilen aseptischen Hüftkopfnekrose entspricht, wurde die Erkrankung auf der Suche nach der Ätiopathogenese und optimalen Therapieformen mit den unterschiedlichsten Ansätzen wissenschaftlich aufgearbeitet.

Beim Morbus Perthes hat sich röntgenologisch die Unterscheidung in ein Initialstadium mit früher und später Initialphase, ein florides Stadium mit Sklerosierung, Fragmentation und Osteolyse, ein Regenerationsstadium und ein Endstadium als zur Beurteilung geeignet erwiesen.

Sehr different sind auch heute noch die Ansichten bezüglich der bestmöglichen Therapie des M. Perthes, zumal ein kausaler Therapieansatz fehlt. Dabei wird entweder eine rein konservative Behandlung, ein altersabhängiges, z. T. operatives Vorgehen oder aber eine sofortige operative Intervention favorisiert. Einigkeit herrscht darüber, daß der möglichst frühzeitige Therapiebeginn das Endergebnis günstig beeinflußt. Darüber hinaus ist allen therapeutischen Ansätzen gemeinsam, daß eine Entlastung der erkrankten Hüfte bis zum röntgenologischen Nachweis der Hüftkopfkonsolidierung erfolgt, was häufige radiologische Verlaufskontrollen und damit eine erhebliche Strahlenbelastung der jungen Patienten nach sich zieht. Neben der Magnetresonanztomographie (MRT) gewinnt die Ultraschalldiagnostik des Haltungs- und Bewegungsapparates zunehmend an diagnostischer und auch prognostischer Bedeutung. Damit stehen beim M. Perthes 2 nichtstrahlenbelastende Diagnostika zur Verfügung, mit denen sowohl eine frühe Diagnose, Verlaufskontrollen zur Reduktion der Strahlenbelastung wie auch frühzeitig prognostische Aussagen im Sinne des Nachweises der von Catterall [2] beschriebenen „Head-at-risk-Zeichen" möglich sind.

Die Kernspintomographie eignet sich insbesondere zur Verifizierung frühzeitiger pathologischer Veränderungen im Bereich der Epiphysenzirkumferenz, wobei eine Abgrenzung von der Fovea capitis femoris gut gelingt (Abb. 1). Darüber hinaus ist das MRT hilfreich bei der Frage nach der Doppelseitigkeit der Erkrankung, zumal beim Morbus Perthes in der Literatur in bis zu 25% der Fälle ein beidseitiger Befall beschrieben wird. Ferner können kernspintomographisch auch Aussagen über eine evtl. vorhandene Mitbeteiligung der Metaphyse gemacht werden. Oftmals sind die im MRT deutlich

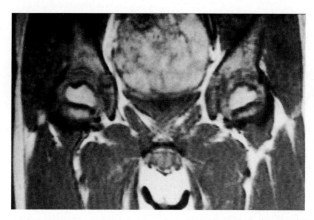

Abb. 1. Magnetresonanztomogramm mit Darstellung eines deutlichen Epiphysendefekts rechtsseitig und einer unruhigen Zeichnung der linksseitigen Epiphysenzirkumferenz (Morbus Perthes)

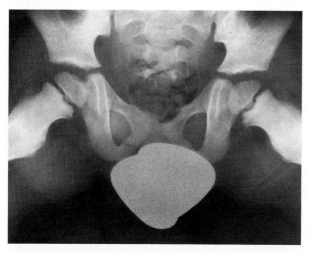

Abb. 2. Nativröntgenbild axial mit Epiphysendefekt rechts und unruhiger lateraler Epiphysenbegrenzung links

hervortretenden Frühveränderungen schon im Nativröntgenbild und im Sonogramm sichtbar (Abb. 2, 3). Da jedoch in der frühen Initialphase Interpretationsfehler durch Überlagerungen des dorsalen Pfannenrandes im Röntgenbild möglich sind und die sonographische Diagnostik sich noch im Fluß befindet, sollte eine Befundsicherung durch eine MRT-Untersuchung erfolgen.

Bei der sonographischen Untersuchung des juvenilen Hüftgelenks haben sich 3 Schallkopfpositionen, die immer im Seitenvergleich eingestellt werden

Morbus Perthes – Diagnostik unter Einbeziehung von Sonographie 307

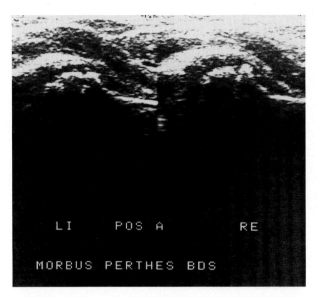

Abb. 3. Sonogramm im Seitenvergleich: Aufgelockerte Epiphysenbegrenzung linksseitig

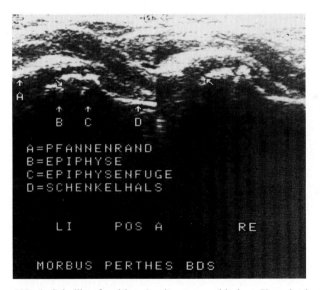

Abb. 4. Schallkopfposition A mit sonographischem Korrelat im Seitenvergleich

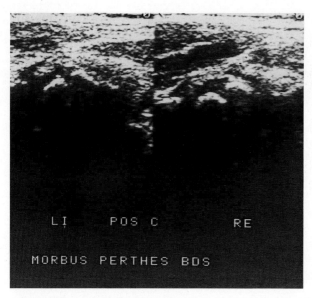

Abb. 5. Nachweis eines kleinen, lateralen Epiphysenfragments linksseitig in Schallkopfposition C. Rechte Seite unauffällig

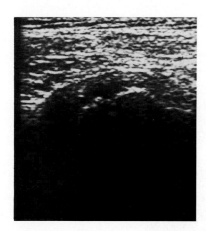

Abb. 6. Sonographischer Nachweis eines „Gages-Zeichens"

sollten, bewährt. In Position A wird der Schallkopf ventral im Verlauf des Schenkelhalses aufgesetzt. Damit ist eine Beurteilung der anterioren Epiphysenzirkumferenz (Abb. 4) und auch die Darstellung eines evtl. vorhandenen intraartikulären Ergusses möglich.

Position B erfordert eine Schallkopfposition ventral im 90°-Winkel zur Femurschaftachse.

Position C ist die für die Beurteilung beim Morbus Perthes wichtigste Schallkopfposition. Der Schallkopf wird lateral aufgesetzt und entspricht dabei der von Graf [4] für die Untersuchung der Säuglingshüfte angegebenen Position. Mit dieser Einstellung sind die von Catterall [2] angegebenen röntgenologischen Risikozeichen, d. h.

- „Gages-Zeichen" – Ausbildung eines schmalen osteoporotischen Segments im lateralen Kopfbereich,
- Epiphysenfragment lateral der Epiphyse,
- laterale Subluxation,
- horizontale Epiphysenfuge

der Ultraschalluntersuchung gut zugänglich (Abb. 5, 6). Hierbei ist das von Graf [4] für den Hüftkopfkern beschriebene Phänomen von Bedeutung, daß Verkalkungen sonographisch früher als im Röntgenbild sichtbar sind. Somit kann insbesondere das prognostisch ungünstige laterale Epiphysenfragment frühzeitig dargestellt werden, welches eine intertrochantäre Varisierungsosteotomie nach sich ziehen sollte.

Auch der Verlauf der Epiphysenfuge ist beurteilbar, da sie mit zunehmend horizontaler Lage sonographisch besser darstellbar ist. Wir sind der Meinung, daß die Kernspintomographie, besonders aber die Ultraschalluntersuchung, ein unverzichtbarer Teil der Diagnostik beim Morbus Perthes sein sollte.

Literatur

1. Calve J (1910) Sur une forme particulière des pseudocoxalgie greffée sur des deformations caracteristiques de l'estremité supérieure du femur. Rev Chir Orthop 42:54
2. Catterall A (1971) The natural history of Perthes disease. J Bone Joint Surg [Br] 53:37–53
3. Dahmen G, Hinzmann J (1984) Röntgenologischer Stadienverlauf der Perthes'schen Erkrankung. Z Orthop 122:692–699
4. Graf R, Schuler P (1988) Sonographie am Stütz- und Bewegungsapparat bei Erwachsenen und Kindern, Lehrbuch und Atlas. VCH, Weinheim
5. Hinzmann J (1984) Vergleichende Langzeitstudie zwischen konservativer und operativer Therapie der Perthes'schen Erkrankung (Unter Berücksichtigung klinischer, röntgenologischer und psychosozialer Aspekte). Dissertation, Hamburg

Eine neue Beurteilungsmethode bei der Verlaufsbeobachtung der Perthes-Erkrankung

L. Bernd, H.-P. Kaps und F. U. Niethard

Stiftung Orthopädische Universitätsklinik Heidelberg, D-6900 Heidelberg

Zur Beurteilung einer Therapie und zum Vergleich verschiedener Therapieformen sind Kriterien, bzw. Parameter, die den Krankheitsverlauf beschreiben und möglichst genau vorhersagen, außerordentlich wichtig.

Beim Morbus Perthes sind im Schrifttum nur 3 Parameter als unumstritten prognostisch günstig angegeben: ein frühes Erkrankungsalter, das männliche Geschlecht und ein beidseitiger Hüftgelenksbefall.

Die möglichen Beurteilungsparameter lassen sich in 2 Gruppen unterteilen. Zum einen werden morphologische, d. h. die äußere Gestalt betreffende, Kriterien genannt. Hierzu zählen die Stadien nach Waldenström und die Einteilung nach Catterall mit ihren zusätzlichen morphologischen Beschreibungen.

Auf der anderen Seite stehen metrische, d. h. in der Regel am Röntgenbild ausmeßbare, Kriterien zur Beurteilung der Perthes-Hüften zur Verfügung. Hierzu zählen beispielsweise der Epiphysenindex nach Eyre-Brook [1] und ein von Mose [4] entwickeltes Schema zur Beurteilung der Sphärizität des Hüftkopfes.

Aus methodischen Gründen ist es bei den metrischen Verfahren in der Regel notwendig, eine gesunde Vergleichshüfte heranziehen zu können. Dies bedeutet, daß mit diesen Beurteilungsparametern nur einseitig an Morbus Perthes erkrankte Patienten beurteilt werden können.

Um die komplexen, letztlich morphologischen Veränderungen am Hüftgelenk zu erfassen, ist ein einzelner Meßwert oder Quotient, wie z. B. der Index von Eyre-Brook [1], der das Verhältnis von Epiphysenhöhe zu Epiphysenweite gebraucht, sicher unzureichend. Veränderungen im Bereich des Femurhalses oder der Hüftpfanne kann man mit einem solchen einzelnen Index nicht beurteilen. Im Verlauf eines Morbus Perthes kann sich das Hüftgelenk in vielfältiger Weise verändern. Es kann zu einer Vergrößerung oder Verkleinerung des Kopfes, zu einer Verschmälerung oder Verbreiterung des Halses, zu einer Vertiefung oder Abflachung der Hüftpfanne und anderen Veränderungen und auch in verschiedenen Kombinationen kommen. Am häufigsten finden sich Veränderungen am Morbus-Perthes-Hüftgelenk im Sinne einer Coxa plana. In Abb. 1 sind die verschiedenen Veränderungsmöglichkeiten dargestellt.

Th. Stuhler (Ed.)
Hüftkopfnekrose
© Springer-Verlag Berlin Heidelberg 1991

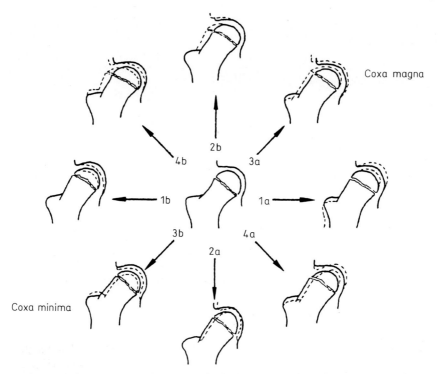

Abb. 1. Mögliche Veränderungen am Hüftgelenk (---). In der Mitte ist das gesunde, nicht erkrankte Hüftgelenk gezeigt

Heyman u. Herndon [3] entwickelten 1950 einen Beurteilungsmodus, der folgende Meßgrößen beinhaltete: Die Epiphysenmeßwerte, die Kopf-Hals-Meßwerte, die Pfannenmeßwerte und den Pfannenkopfmeßwert. All diese Veränderungen gehen in die letztlich zu berechnende Beurteilung des Hüftgelenks ein (Abb. 2).

Im Rahmen der Auswertung von Hüftgelenkdaten nach der Methode von Heyman u. Herndon [3] fanden wir verschiedene Unzulänglichkeiten. Ein wesentlicher Nachteil war, daß durch die ermittelten Meßwerte keine Aussage über die Art der Verformung bzw. über die Richtung der Verformung bei einem befallenen Hüftgelenk gemacht werden kann. So gibt der von Heyman u. Herndon [3] angegebene Gesamtquotient z. B. nicht an, ob ein Hüftkopf größer, abgeflacht oder rund geworden ist.

Um das einzelne, pathologisch veränderte Hüftgelenk im Vergleich zum nicht befallenen Hüftgelenk in Abweichungsgröße und Abweichungsrichtung exakt beurteilen zu können, entwickelten wir, ausgehend von den Meßgrößen nach Heyman u. Herndon [3] (s. Abb. 2) den Verformungsindex V und den Richtungsindex S. Dies geschieht durch mathematische Operationen, bei denen die Differenzbildung zwischen krank und gesund als relative Abweichung berechnet wird.

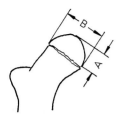 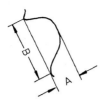 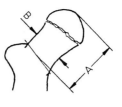

Epiphysenmeßwerte   Pfannenmeßwerte   Kopf-Hals-Meßwerte

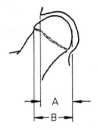

Pfannen-Kopf-Meßwerte

Abb. 2. 4 Meßwerte zur Beurteilung des Hüftgelenks. (Nach Heyman u. Herndon [3])

Der Verformungsindex V ist ein Maß für die absolute Abweichung der beurteilten Komponente des Hüftgelenks gegenüber dem gesunden Hüftgelenk. Der Richtungsindex gibt die Veränderungsrichtung (s. Abb. 1) wieder. Die beiden Bestimmungswerte legen somit in den überprüften Komponenten das pathologisch veränderte Hüftgelenk im Vergleich zum nicht veränderten Hüftgelenk der Gegenseite eindeutig fest. Die Darstellung erfolgt über ein Koordinatenkreuz (Abb. 3).

Aus dem Koordinatenkreuz ist eindeutig die Abweichungsrichtung und Abweichungsform zu erkennen. Das nichtbefallene Hüftgelenk wird dabei als optimal ausgebildet angesehen und ist in der Kreuzung zwischen X- und Y-Achse zu denken.

Mittels des von uns entwickelten Beurteilungssystems mit dem Verformungs und dem Richtungsindex wurden 153 Patienten mit einseitigem Morbus Perthes, die in unserer Klinik zwischen 1934 und 1980 behandelt wurden, untersucht. Die Geschlechtsverteilung und das Durchschnittsalter entsprachen der Norm.

Die Patienten wurden zum Diagnosezeitpunkt untersucht, die 1. Nachuntersuchung erfolgte 6–36 Monate nach Diagnosestellung, die 2. Nachuntersuchung 36–84 Monate nach Erkrankungsbeginn. Mittels unserer dargestellten Beurteilungsmethode wurden Veränderungen zwischen befallener und nichtbefallener Hüfte bestimmt. Es wurde zudem der Einfluß verschiedener Prognosekriterien auf das Behandlungsergebnis überprüft.

Es stellte sich heraus, daß der morphologische Spätbefund unabhängig vom Verlaufsstadium, von der Catteral-Klassifikation und der Pfannenbeteiligung bei Diagnosestellung war.

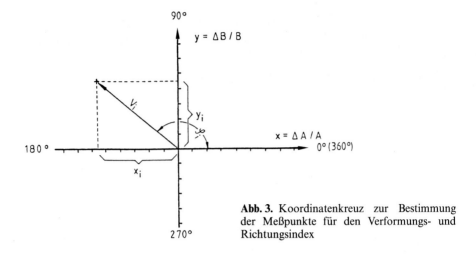

Abb. 3. Koordinatenkreuz zur Bestimmung der Meßpunkte für den Verformungs- und Richtungsindex

Eine weitere wesentliche Erkenntnis bestand darin, daß bei metaphysärer Beteiligung zum Diagnosezeitpunkt die operierten Patienten im Spätbefund einen signifikant besseren Epiphysen- und Pfannenmeßwert als die konservativ behandelten Patienten aufwiesen. Außerdem konnte nachgewiesen werden, daß bei den operierten Patienten die Kongruenz im Spätbefund signifikant besser war als bei den konservativ behandelten Patienten bei gleichen Ausgangsbedingungen.

Eine weitere wesentliche Erkenntnis bestand darin, daß sowohl bei den operierten als auch bei den konservativ behandelten Patienten das Bewegungsausmaß ein prognostisch wesentlicher Faktor für den Spätbefund ist. Bei schlechter Beweglichkeit zum Diagnosezeitpunkt war das Spätergebnis auch jeweils als ungünstig zu werten.

Zusammenfassend läßt sich feststellen, daß durch den vorgestellten Verformungs- und Richtungsindex ein suffizientes morphometrisches Verfahren zur Hüftgelenkbeurteilung bei einseitigen Morbus Perthes erkrankten Patienten zur Verfügung steht. Zudem spielt das Bewegungsausmaß des erkrankten Hüftgelenks für den Spätbefund eine erhebliche Rolle, d. h. es ist durch eine regelmäßige krankengymnastische Beübung eine möglichst gute Hüftgelenksbeweglichkeit anzustreben.

Literatur

1. Eyre-Brook AL (1936) Osteochondritis deformans coxae juvenilis or Perthes' disease: the results of treatment by traction in recumbency. Br J Surg 24:166
2. Harrison MHM, Blakemore ME (1980) A study of the "normal" hip in children with unilateral Perthes. J Bone Joint Surg [Br] 62:31
3. Heyman CH, Herndon CH (1950) Legg-Perthes disease: method for measurement of roentgenographic result. J Bone Joint Surg [Am] 32:767
4. Mose K (1980) Methods of measuring in Legg-Calve-Perthes disease with special regard to the prognosis. Clin Orthop Relat Res 25:103

Prognostische Bedeutung radiometrischer Meßgrößen für das Arthroserisiko nach Ausheilung des Morbus Perthes

A. Karbowski, Ch. Bartsch und H.H. Matthiaß

Klinik und Poliklinik für Allgemeine Orthopädie der WWU, Albert-Schweitzer-Str. 33, D-4400 Münster

Einleitung

Beim M. Perthes gilt die verbliebene Hüftkopfdeformität nach dem Abschluß des Reparationsstadiums als präarthrotische Deformität [14, 29, 41]. Die zu diesem Zeitpunkt resultierende Hüftkopfform ist Grundlage für die Beurteilung der Langzeitprognose [38]. Eine Reihe quantitativer röntgenologischer Meßgrößen wird dazu genutzt, die Vielfalt der röntgenologischen Befunde am koxalen Femurende beim M. Perthes zu erfassen, wobei nur eine pathologische Formänderung beschrieben werden kann. Um der komplexen Pathogenese der sekundären Koxarthrose gerecht werden zu können, sind Kombinationen verschiedener Meßgrößen üblich. Die ungewichtete Zusammenfassung der Formfaktoren, wie z. B. beim Gesamtquotienten von Heyman u. Herndon [15], erscheinen in der prognostischen Verlaufsbeurteilung nicht immer befriedigend. Lediglich von Engelhardt [9] bzw. Saito et al. [33] wird eine Abgrenzung entscheidender prognostischer Kriterien von Veränderungen unbedeutenden Charakters im Rahmen einer Diskriminanzanalyse vorgenommen. Für die frühe Beurteilung eines Therapieerfolges nach der Ausheilung sind Kenndaten des sekundären Arthroserisikos erforderlich, um nicht das mittlere Erwachsenenalter abwarten zu müssen. Ziel der Arbeit ist es, anhand der in der Literatur bekannten radiometrischen Parameter, die die Hüftpfanne, das koxale Femurende und die Hüftkopf-Hüftpfannen-Beziehung beschreiben, das Hüftgelenk nach der Ausheilung zu charakterisieren und die prognostische Rangfolge der jeweiligen Meßgrößen für das Arthroserisiko zu überprüfen.

Material und Methodik

In die Untersuchung gehen die Krankheitsverläufe von 90 Patienten der Orthopädischen Universitätsklinik Münster mit einem unilateralen M. Perthes ein. Den radiometrischen Auswertungen liegen Röntgenaufnahmen zur Zeit der Ausheilung der Erkrankung, nach völligem Kopfaufbau, d.h. nach Abschluß des Reparationsstadiums, und der Nachuntersuchung zugrunde. Das durchschnittliche Alter bei Diagnosestellung beträgt 6,36 Jahre (Median 6,17; Minimum 2,50; Maximum 11,50; s = 2,05), bei Ausheilung 10,60 Jahre

(Median 10,34; Minimum 4,58; Maximum 17,92; s = 2,94), zur Nachuntersuchung 19,45 Jahre (Median 18,00; Minimum 7,75; Maximum 44,17; s = 7,28). Als durchschnittliche Krankheitsdauer ergeben sich 4,21 Jahre (Median 3,79; Minimum 0,25; Maximum 9,42; s = 2,08), als durchschnittliche Beobachtungszeit von der Ausheilung bis zum Wachstumsabschluß 5,47 Jahre (Median 2,92; Minimum 0,67; Maximum 12,5; s = 2,65). Die Patienten sind während der floriden Phase der Erkrankung entweder durch eine Entlastung der betroffenen Hüfte, eine alleinige operative Versorgung oder nach vorheriger Entlastung operativ versorgt worden. Die operative Behandlung umfaßt intertrochantäre Osteotomien oder vaskularisierende Maßnahmen wie Stanzung und Bohrung.

Die Hüftpfanne wird durch den Hüftpfannenquotienten beschrieben [15], das koxale Femurende durch den Epiphysen- [11, 36], Gelenkflächen- [23], Radius- [23] und Verplumpungsquotienten [32] sowie durch den CCD-Winkel [42]. Die Hüftkopf-Hüftpfannen-Beziehung wird durch den Hüftwert [3] und den Pfannen-Kopf-Quotienten [15] (Verhältnis des Index der betroffenen zum Index der gesunden Hüfte) ermittelt. Die genauen Meßvorschriften können der Monographie von Tönnis [42] entnommen werden. Das Ausmaß der sekundären Koxarthrose bei der Nachuntersuchung wird nach Busse et al. [3] beschrieben. Die statistische Auswertung beruht auf dem SPSS-Programm im Rechenzentrum der Westfälischen Wilhelms-Universität.

Ergebnisse

Bei der Nachuntersuchung sind 59 Patienten arthrosefrei, 41 Patienten von einer sekundären Koxarthrose betroffen. 23 Patienten weisen einen Arthrosegrad I nach Busse mit vermehrter Sklerosierung von Kopf oder Pfanne und geringen Randwulstanbauten, 5 einen Arthrosegrad II mit kleinen Zysten in Kopf oder Pfanne, einer zunehmenden Gelenkspaltverschmälerung sowie mäßiger Kopfentrundung und Osteophytenbildung auf. Drei zeigen einen Arthrosegrad III, erkennbar an großen Zysten in Kopf oder Pfanne, starker Verschmälerung bis völliger Aufhebung des Gelenkspalts, starken Kopfentrundungen und Nekrosen. Bei der weiteren Auswertung wird eine Patientengruppe ohne sekundäre Koxarthrose von einer Patientengruppe mit sekundärer Koxarthrose unterschieden.

Die Mittelwerte bei Lebensalter, Hüftwert, Gelenkflächen-, Epiphysen-, Radius- und Verplumpungsquotienten erlauben eine Gruppendifferenzierung nach der Ausheilung (Tabelle 1). Dies ist mit dem Pfannenquotienten, Pfannen-Kopf-Quotienten und CCD-Winkel nicht möglich. Die Differenzierung ergibt sich in absteigender Reihenfolge durch das Alter, den Gelenkflächenquotienten, Hüftwert, Epiphysen-, Radius- und Verplumpungsquotienten.

Bei einem durchschnittlichen Lebensalter zur Zeit der Ausheilung von 10,6 Jahren (s = 2,93) beträgt das der Patientengruppe ohne sekundäre Koxarthrose 9,5 Jahre (s = 2,46) im Vergleich zu 12,7 Jahren (s = 2,63) bei der von einer sekundären Koxarthrose betroffenen Gruppe.

Tabelle 1. Synopse der Mittelwerte der Meßgrößen beim M. Perthes bei Abschluß des Reparationsstadiums. Eine Differenzierung der Patientengruppen mit bzw. ohne sekundäre Koxarthrose ist in Reihung durch das Alter, den Gelenkflächenquotienten, Hüftwert, Epiphysen-, Radius- und Verplumpungsquotienten möglich. *Gruppe 0:* Patienten ohne sekundäre Koxarthrose, *Gruppe 1:* Patienten mit sekundärer Koxarthrose

	Mittelwerte zur Ausheilung		
	Gesamt	Gruppe 0	Gruppe 1
Alter [Jahre]	10,6	9,5	12,7
Gelenkflächenquotient	87,4	93,6	75,4
Hüftwert	27,4	24,6	32,8
Epiphysenquotient	69,2	75,4	57,5
Radiusquotient	80,0	85,0	72,9
Verplumpungsquotient	88,1	92,0	80,9
Pfannenquotient	88,3	90,2	84,6
Pfannen-Kopf-Quotient	93,3	93,9	92,0
CCD-Winkel [°]	132,4	133,1	131,2

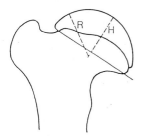 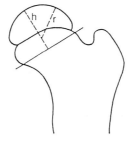

Gelenkflächenindex $\dfrac{H}{2R}$ Gelenkflächenindex $\dfrac{h}{2r}$

Gelenkflächenquotient $\dfrac{H \cdot r}{R \cdot h}$

Abb. 1. Der Gelenkflächenindex, gebildet aus der Höhe und dem Radius des Hüftkopfes

Der Gelenkflächenquotient stellt ein Maß für die gesamte gelenkbildende Fläche des Hüftkopfes dar. Er umfaßt auch den metaphysären Anteil der Gelenkfläche. Der Gelenkflächenquotient gibt das Verhältnis der Femurkopfhöhe zum Radius an (Abb. 1). Nach der Ausheilung findet sich bei einem durchschnittlichen Gelenkflächenquotienten von 87,4 ($s = 17,3$) der Gesamtgruppe ein durchschnittlicher Gelenkflächenquotient für die später arthrosebetroffenen Hüften von 75,4 ($s = 18,1$) im Vergleich zu dem von 93,6 ($s = 13,17$) für die arthrosefreien.

Als klassischer Parameter radiometrischer Untersuchungen beim M. Perthes gilt der Epiphysenquotient. Der Epiphysenquotient mißt das Ausmaß der epiphysären Kopfabflachung und -deformierung. Der Epiphysen-

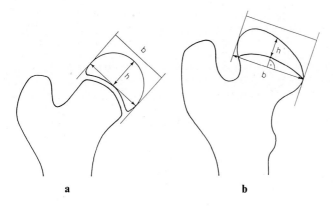

Epiphysenindex = $\frac{h}{b} \cdot 100$

Abb. 2a, b. Der Epiphysenindex, gebildet aus der Epiphysenhöhe und -breite

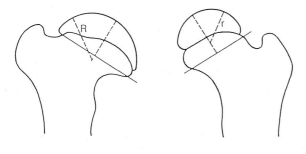

Radiusquotient $\frac{R}{r}$

Abb. 3. Der Radiusquotient ist der Quotient aus dem Radius des Perthes-Hüftkopfes und dem des nicht betroffenen Hüftkopfes

index bestimmt sich durch das Verhältnis von Epiphysenhöhe und Epiphysenbreite (Abb. 2). Nach der Ausheilung sind die Hüftköpfe der arthrosebetroffenen Patientengruppe deutlicher abgeflacht und deformiert als die der arthrosefreien. Radiometrisch ergeben sich als Mittelwerte des Epiphysenindex bei der arthrosefreien Patientengruppe 75,4 (s = 16,91), bei der arthrosebetroffenen 57,5 (s = 11,85). Der durchschnittliche Epiphysenquotient beträgt insgesamt 69,2 (s = 17,52).

Typischer pathologischer Röntgenbefund nach abgelaufenem M. Perthes ist die Coxa magna. Der Radiusquotient beschreibt diesen Befund, er erfaßt die Größe und Rundung des Hüftkopfes. Der Radiusquotient gibt das prozentuale Verhältnis des Hüftkopfradius der kranken zur gesunden Seite wieder (Abb. 3). Der Radiusquotient wird hier definiert als Differenz von 200 und dem gemessenen Radiusquotienten, um aus rechnerischen Gründen einen positiven Wert zu erhalten. Der Hüftkopf der arthrosefreien Patientengruppe ist im

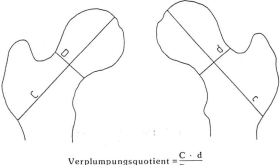

Verplumpungsquotient $= \dfrac{C \cdot d}{D \cdot c}$

Abb. 4. Der Verplumpungsquotient ergibt sich aus der Länge der durch das Halszentrum verlaufenden Längsachse und der Breite des Schenkelhalses

Vergleich zur arthrosebetroffenen deutlich kleiner. Bei einem Gesamtquotienten von 80,0 (s = 18,47) beträgt er in der arthrosefreien Gruppe 85,0 (s = 15,04) und in der arthrosebetroffenen 72,9 (s = 21,79).

Um die nicht nur auf die epiphysenfugennahe Metaphyse begrenzte Perthes-induzierte Verformung des Schenkelhalses zu erfassen, so wie sie der Epiphysenquotient erfaßt, wird der Verplumpungsquotient untersucht. Dieser ergibt sich aus dem Verhältnis von Schenkelhalslänge zu Schenkelhalsbreite (Abb. 4). Die Breite des Schenkelhalses wird an der engsten Stelle gemessen. Die Länge von Kopf und Schenkelhals wird durch die durch das Halszentrum verlaufende Längsachse, deren medialen Endpunkt am Rand der Kopfkalotte und deren lateralen Endpunkt an der Schnittstelle zum Trochantermassiv erfaßt. Bei einem durchschnittlichen Gesamtwert von 88,1 (s = 12,3) findet sich nach abgelaufenem Morbus Perthes bei den arthrosebetroffenen Patienten eine deutliche Verkürzung und Verbreiterung von Hüftkopf und Schenkelhals. Der Verplumpungsquotient beträgt durchschnittlich 80,9 (s = 10,0), bei der arthrosefreien Gruppe 92,0 (s = 13,15).

Der Hüftpfannenquotient wird als einziger die Hüftpfanne erfassender radiometrischer Parameter untersucht. Mit dem Pfannenquotienten wird das Verhältnis von Pfannentiefe zu -weite beurteilt (Abb. 5). Radiometrisch bestimmt sich die Pfannenweite als Verbindungslinie vom oberen Pfannenrand zum unteren Pfannenrand, der charakterisiert wird als Berührungslinie des unteren Pfannenrandes mit dem Os ischii. Die Pfannentiefe ist die längste Rechtwinklige auf der Pfannenweite. Insgesamt wird ein Pfannenquotient von 88,3 (s = 12,17) beobachtet. Die arthrosebetroffene Gruppe weist einen Pfannenquotienten von 84,6 (s = 13,67) im Gegensatz zur arthrosefreien Patientengruppe mit 90,2 (s = 10,94) auf.

Bei einem durchschnittlichen Hüftwert von 27,4 (s = 10,57) ist bei der arthrosefreien Gruppe ein durchschnittlicher Hüftwert von 24,6 (s = 8,2) im Vergleich zu der arthrosebetroffenen von 32,8 (s = 12,49) auffällig. Der Hüftwert beschreibt die Hüftkopf-Hüftpfannen-Beziehung (Abb. 6). Es han-

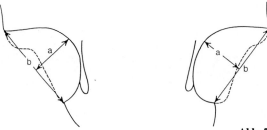

Hüftpfannenindex $\frac{a}{b} \cdot 100$

Abb. 5. Der Hüftpfannenindex beurteilt die Tiefe und Weite der Hüftpfanne

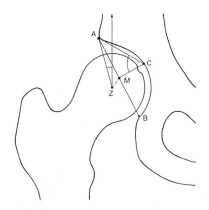

Abb. 6. Der Hüftwert setzt sich aus dem ACM- und CE-Winkel und der Dezentrierungsstrecke *MZ* zusammen

delt sich um die Summe der standardisierten Winkel ACM und CE und der MZ-Strecke, zu der 10 addiert wird.

Neben dem Hüftwert wird die Hüftkopf-Hüftpfannen-Beziehung durch den Hüftpfannen-Kopf-Quotienten erfaßt. Der Hüftpfannen-Kopf-Quotient ist ein Parameter für die Überdachung des Hüftkopfes durch die Hüftpfanne (Abb. 7). Der Pfannen-Kopf-Index bestimmt sich als Verhältnis der Horizontalen vom medialen Epiphysenrand bis zur lateralen Begrenzung des Azetabulums und der Horizontalen vom medialen Epiphysenrand bis zum lateralen Epiphysenrand. Durchschnittlich findet sich ein Pfannen-Kopf-Quotient von 93,3 (s = 9,65), wobei die arthrosefreie Patientengruppe einen Wert von 93,9 (s = 8,91) aufweist, die arthrosebetroffene Patientengruppe einen Wert von 92,0 (s = 10,91). Die Mittelwerte bei diesem Quotienten liegen im Vergleich zu den übrigen untersuchten radiometrischen Parametern so dicht beieinander, daß statistisch keine Gruppentrennung möglich ist.

Weiterer typischer röntgenologischer Befund der Wachstumsstörung am koxalen Femurende beim M. Perthes ist die Coxa vara. Die quantitative Erfassung des CCD-Winkels ergibt keinen gruppendifferenten Befund. Die Patienten ohne sekundäre Koxarthrose weisen einen durchschnittlichen CCD-Winkel von 133,1° (s = 9,1) auf, die arthrosebetroffenen von 131,2° (s = 8,0)

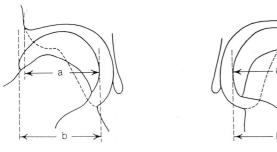

Pfannen-Kopf-Index $\frac{a}{b} \cdot 100$

Abb. 7. Der Pfannen-Kopf-Index, gebildet aus der Horizontale zwischen medialer Epiphyse und lateraler Pfannenbegrenzung bzw. lateraler Epiphyse

bei einem durchschnittlichen CCD-Winkel der Gesamtgruppe von 132,4° (s = 8,8).

Die Korrelationsmatrix ergibt, daß Gelenkflächen-, Epiphysen-, Radius-, Verplumpungs-, Pfannen-, Pfannen-Kopf-Quotient und CCD-Winkel miteinander positiv korrelieren (Tabelle 2). Diese Meßgrößen zeigen somit ein gleichgerichtetes Verhalten. Im Gegensatz dazu finden sich Hüftwert und Alter mit diesen Meßgrößen negativ korreliert. So nehmen Radius-, Verplumpungs- und Gelenkflächenquotient ab, wenn der Hüftwert zunimmt. Die 3 Parameter weisen in absteigender Reihenfolge mit den hohen Korrelationskoeffizienten von $\geq 0{,}7536$, $\geq 0{,}49160$ und $\geq 0{,}53773$ die deutlichste negative Korrelation mit dem Hüftwert auf. Gelenkflächenquotient und Radiusquotient weisen mit 0,69911 die statistisch größte positive Korrelation auf. Nachfolgend ist eine hohe positive Korrelation zwischen Verplumpungs- und Radiusquotient von 0,47975, gefolgt von der Korrelation von Radius- und Epiphysenquotient mit 0,4623 auffällig.

Die Diskriminanzfunktion der vorgestellten radiometrischen Parameter ergibt eine sehr gute Trennung der arthrosebetroffenen von den arthrosefreien Hüften (Tabelle 3). Dies wird durch die Häufigkeitsverteilung der für jeden Patienten nach dieser Diskriminanzfunktion errechneten standardisierten Funktionswerte eindruckvoll belegt (Abb. 8). Der Mittelwert der arthrosebetroffenen Hüften liegt bei $-1{,}20$, der von arthrosefreien Hüften bei $+0{,}63$.

Geprüft wurde, ob der einzelne radiologische Parameter eine signifikante oder nicht signifikante Variable der Diskriminanzfunktion darstellt (Tabelle 4). Je kleiner Wilks' Lambda ist, desto weiter auseinander finden sich die durchschnittlichen Meßwerte der arthrosebetroffenen und der arthrosefreien Hüften. Wilks' Lambda weist die geringsten Werte beim Alter mit 0,72673, beim Gelenkflächenquotienten mit 0,74666 und beim Epiphysenquotienten mit 0,76076 auf. Die beiden Patientengruppen lassen sich mittels einfacher statistischer Tests mit einem Signifikanzniveau von $\alpha \leq 0{,}05$ durch das Alter, den Hüftwert, Epiphysen-, Radius-, Verplumpungs- und Pfannenquotienten trennen.

Tabelle 2. Korrelationsmatrix von Lebensalter und der untersuchten radiometrischen Parameter miteinander positiv korreliert, Hüftwert und Alter sind nur miteinander positiv korreliert, gegenüber den übrigen Parametern negativ

	Alter	Hüftwert	Epiphysen-quotient	Radius-quotient	Ver-plumpungs-quotient	Pfannen-quotient	Pfannen-Kopf-Quotient	CCD-Winkel	Gelenk-flächen-quotient
Alter	1,00000								
Hüftwert	0,29180	1,00000							
Epiphysenquotient	−0,22756	−0,44146	1,00000						
Radiusquotient	−0,17228	−0,75365	0,46236	1,00000					
Verplumpungsquotient	−0,18937	−0,49160	0,34985	0,47975	1,00000				
Pfannenquotient	−0,08251	−0,40020	0,20330	0,19819	0,21519	1,00000			
Pfannen-Kopf-Quotient	−0,07555	−0,38524	0,20741	0,30743	0,12160	0,15271	1,00000		
CCD-Winkel	−0,22224	−0,34286	0,30538	0,31297	0,29201	0,06113	0,09237	1,00000	
Gelenkflächenquotient	−0,25199	−0,53773	0,39576	0,69911	0,43589	0,21856	0,11587	0,21526	1,00000

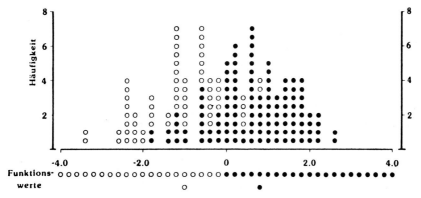

Abb. 8. Die Häufigkeitsverteilung der individuell für jeden Krankheitsverlauf nach der Diskriminanzanalyse errechneten Funktionswerte belegt eine sehr gute Trennung der arthrosebetroffenen von den arthrosefreien Hüften (○ arthrosebetroffen, ● arthrosefrei)

Tabelle 3. Die mittels SPSS erstellte Diskriminanzfunktion der radiometrischen Parameter bei Ausheilung für das Arthroserisiko

Gelenkflächenquotient	0,52766
Alter bei Ausheilung	−0,51470
Epiphysenquotient	0,43709
Radiusquotient	−0,38877
Verplumpungsquotient	0,28700
CCD-Winkel	−0,22445
Hüftwert	−0,04601
Hüftpfannenquotient	0,02087
Hüftpfannen-Kopf-Quotient	0,00165

Tabelle 4. Wilks' Lambda und univariate F-Ratio mit 1 und 88 Freiheitsgraden. In Reihung sind das Alter, der Gelenkflächen- und der Epiphysenquotient die entscheidenden prognostischen Parameter für die Ausheilung der sekundären Koxarthrose beim M. Perthes

	Wilks' Lambda	F	Signifikanz
Alter	0,72673	33,09	0,0000
Hüftwert	0,86390	13,86	0,0003
Epiphysenquotient	0,76076	27,67	0,0000
Radiusquotient	0,90132	9,63	0,0026
Verplumpungsquotient	0,81563	19,89	0,0000
Pfannenquotient	0,95168	4,47	0,0374
Pfannen-Kopf-Quotient	0,99114	0,79	0,3776
CCD-Winkel	0,98972	0,91	0,3416
Gelenkflächenquotient	0,74666	29,86	0,0000

Aufgrund der nach der Diskriminanzanalyse relevanten Daten wird die Wahrscheinlichkeit der korrekten Individualprognose zur Ausheilung für das Arthroserisiko zur Nachuntersuchung überprüft. Von den 59 Patienten ohne sekundäre Koxarthrose werden 49 (83,1%) korrekt klassifiziert. Lediglich bei 10 (16,9%) wird fälschlicherweise eine sekundäre Koxarthrose ermittelt. Mit einer sekundären Koxarthrose werden 26 von 31 Patienten (83,9%) korrekt eingeordnet. Lediglich bei 5 (16,1%) erfolgt fälschlicherweise die Einordnung in die Patientengruppe ohne sekundäre Koxarthrose. Insgesamt erfolgt die korrekte Einordnung in 83,3%.

Diskussion

Die Analyse prognostischer Faktoren für das Arthroserisiko beim M. Perthes ist durch die Vielfalt morphologischer und numerischer Variationen der floriden Phase und der verbleibenden Kopfformen nach Ausheilung erschwert. Als führend in der prognostischen Rangfolge für das Spätergebnis gilt die Hüftgelenkform nach der Ausheilung, weniger die Krankheitsmerkmale aus dem aktiven Krankheitsstadium [9, 29]. Deswegen begrenzt sich diese retrospektive Untersuchung des Krankheitsverlaufs von 90 Patienten mit einem unilateralen M. Perthes auf die Analyse der Beziehung zwischen charakteristischen Abweichungen der Hüftkopfform nach Abschluß des Reparationsstadiums und der späteren sekundären Koxarthrose.

Eine Abgrenzung entscheidender pathologischer Formfaktoren im Rahmen einer Diskriminanzanalyse wird bislang nur von Engelhardt [9] und Saito et al. [33] vorgenommen. Zusätzlich zu den von Engelhardt untersuchten Variablen für das Endresultat wie Radius-, Gelenkflächen-, Epiphysen-, Pfannen-, Pfannen-Kopf-Index bzw. -Quotient werden in dieser Untersuchung der Verplumpungsindex und -quotient [32], der Hüftwert [3] sowie der CCD-Winkel erfaßt. Saito et al. [33] befassen sich bei der Untersuchung des CE-Winkels, des Coxa-magna-Index, des Pfannenwinkels des artikulotrochantären Abstands, der Lateralisation und des von ihnen neu definierten Acetabularroof-Winkels mehr mit Formstörungen des Pfannendachs und der Pfannen-Kopf-Beziehung als denen des koxalen Femurendes. Radiometrische Untersuchungen der Kopfform zur Ausheilung in Beziehung zu der späteren Koxarthrose befassen sich v. a. mit der Mose-Einteilung, dem Epiphysen-, Radius- und Gelenkflächenquotienten [8, 21, 23, 29].

Aufgrund der erarbeiteten Diskriminanzanalyse sind in absteigender Reihung das Alter, der Gelenkflächen- und der Epiphysenquotient die entscheidenden Parameter in der Prognose der sekundären Koxarthrose beim M. Perthes, gefolgt vom Verplumpungsquotienten, Hüftwert, Radiusquotienten und zuletzt vom Pfannenquotienten.

Neben den Formfaktoren ist v. a. das Lebensalter bei Ausheilung von entscheidender prognostischer Bedeutung. Die Altersabhängigkeit der Prognose beim M. Perthes ist bekannt, zahlreiche Autoren weisen auf die Bedeutung des Krankheitsbeginns hin [4, 13, 16, 17, 20, 22, 26, 37, 40]. Wir belegen erstmals die Bedeutung des Lebensalters bei der Ausheilung. Bestätigt wird damit indirekt die Tatsache, daß der Zeitpunkt des Krankheitsbeginns wichtig ist, denn das Lebensalter bei Beginn und Ende des floriden M. Perthes gehen in gewisser Weise miteinander parallel. Darüber hinaus geht mit einem schwereren Krankheitsverlauf eine längere Krankheitsdauer einher, so daß das Lebensalter der schwerer betroffenen Kinder bei Krankheitsende höher liegt. Wesentlich ist aber nach Abschluß der aktiven Krankheit auch die verbleibende Zeit bis zum Wachstumsabschluß. Unter günstigen Umständen kann sich bis zum Wachstumsabschluß eine gelegentlich sogar weiterreichende Besserung der Hüftmorphologie einstellen [18, 22, 28, 38]. Der Zeitraum vom Abschluß der Hüftkopfreparation bis zum Wachstumsabschluß ist mit zunehmendem Lebensalter nicht ausreichend für den Kopfaufbau. Ältere Kinder können die von Brückl u. Tönnis [2] beschriebenen und abgegrenzten Phasen des verstärkten physiologischen Hüftgelenkwachstum nicht nutzen. Die erste Phase zwischen dem 5. und 8. Lebensjahr kommt für das Remodelling nicht in Betracht, allenfalls der zweite Wachstumsschub in der Pubertät. Die „Normalisierung" radiometrischer Meßgrößen durch das Hüftgelenkwachstum nach abgelaufenem M. Perthes an Hand radiologischer Meßgrößen wie der Sphärizitätszuordnung nach Mose, des Gelenkflächenquotienten, des Radiusquotienten und des Epiphysenquotienten wird von Mose [28] ohne datennähere Angaben erstmalig mitgeteilt.

In dieser Diskriminanzanalyse führt in der Rangfolge der prognostisch verwertbaren radiometrischen Merkmale nach Krankheitsabschluß der Gelenkflächenquotient. Aufgrund der Untersuchungen von Meyer [23] stellt der Gelenkflächenquotient ein Maß für die gesamte gelenkbildende Fläche des Hüftkopfes dar, nicht nur der epiphysären, sondern auch der metaphysären Anteile. Nach Meyer [24] ist der Gelenkflächenquotient der wichtigste prognostische Formfaktor. Der Gelenkflächenquotient erfaßt direkt die Form des betroffenen im Vergleich zum nicht betroffenen Hüftkopf. Er beschreibt die Sphärizität. Eine Größenzunahme des Hüftkopfes beeinflußt die Meßgröße nicht [24]. Die Sphärizität des Hüftkopfes gilt i. allg. als entscheidend für die Langzeitprognose des M. Perthes [1, 5, 7, 8, 10, 21, 24, 28, 30, 39]. Sphärische Hüftköpfe mit einer Schwankungsbreite des Radius bis zu 2 mm im Vergleich zur Norm entwickeln keine Koxarthrose [29]. Nach Engelhardt [9] steht in der Rangfolge der prognostisch verwertbaren Krankheitsmerkmale nach abgeschlossener Reparationsphase die Beurteilung der Sphärizität nach der Mose-Zuordnung an erster Stelle. Dickens u. Menelaus [6] können hingegen die prognostische Bedeutung der Mose-Einteilung nicht nachvollziehen. Für die Beurteilungsvorschrift sind Röntgenaufnahmen in 2 Ebenen erforderlich [27]. In unseren Krankheitsverläufen ist bei knapp 50% der Patienten die Lauenstein-Aufnahme exakt zum Abschluß des Reparationsstadiums nicht vorhanden, so daß uns die Mose-Einteilung zu diesem Zeitpunkt nicht möglich ist.

Die 2. wichtigste Meßgröße der Diskriminanzanalyse ist der Epiphysenquotient, der die krankheitstypische Abflachung der Epiphyse beschreibt [11, 36]. Die Beurteilung des radiologischen Zwischenresultates durch den Epiphysenquotienten fällt im Vergleich zu den übrigen Meßgrößen am schlechtesten aus

[15, 21, 24]. Der Quotient erlaubt beim sphärischen Hüftkopf die Abgrenzung des normal geformten vom abgeflachten Subtyp [19, 27]. Die Abgrenzung erscheint aber entgegen ursprünglichen Annahmen aufgrund einer Langzeituntersuchung von Mose [28] ohne praktischen prognostischen Wert.

Der von Rösch u. Stock [32] eingeführte Verplumpungsquotient beschreibt die Verkürzung und Verbreiterung von Hüftkopf und Schenkelhals. Der Vorteil des Verplumpungsquotienten im Vergleich zum von Heyman u. Herndon [15] beschriebenen und von Engelhardt [9] untersuchten Kopf-Hals-Quotienten liegt darin, daß zu seiner Konstruktion nicht die häufig schwer zu identifizierende Linea intertrochanterica benötigt wird. Der Verplumpungsquotient belegt in dieser Untersuchung, von Ausnahmen abgesehen, nur geringe pathologische Veränderungen am Hüftkopf und Schenkelhals. Der Kopf-Hals-Quotient hat nach Engelhardt [9] keinen Einfluß auf das Endresultat.

Der von Busse et al. [3] zur Beurteilung der Hüftdysplasie eingeführte Hüftwert wird bereits zur Beurteilung von Therapieergebnissen beim M. Perthes verwendet [25, 31, 35]. Die Untersuchung des Hüftwerts zeigt im Vergleich zu den anderen radiologischen Parametern einen großen Anteil schlecht beurteilter Hüftgelenke. So werden etwa 40 % unserer Patienten einem schlechten oder sogar sehr schlechtem Hüftwert zugeordnet. Ähnliche Befunde werden von Milachowski et al. [25], Rau [31] sowie Schulitz u. Dustmann [35] mitgeteilt. Milachowski et al. [25] beschreiben eine gute Übereinstimmung zwischen pathologischen Hüftwerten und pathologischen Epiphysenindizes, Rau [31] zu pathologischen Gesamtquotienten nach Heyman und Herndon. Die erarbeitete Korrelationsmatrix bestätigt dies auch für die übrigen Meßgrößen.

Wie in der Diskriminanzanalyse von Engelhardt [9] und Saito et al. [33] ist der Radiusquotient von prognostischer Bedeutung. Der nach Mose [28] leicht zu erfassende Parameter gibt über die Beschreibung der Coxa magna hinaus die laterale Extrusion des Hüftkopfes über den Hüftpfannenrand wieder und damit im Seitenvergleich indirekt des Hüftkopf-Pfannen-Verhältnisses.

Die zahlenmäßige Erfassung des Pfannenquotienten belegt nur geringe Formabweichungen der Hüftpfanne. Wie bei Engelhardt [9] sind die ermittelten Pfannentiefen auch bei den später arthrotischen Gelenken normal. Obgleich nach der Diskriminanzanalyse der Quotient prognostisch von Bedeutung ist, bleibt nach Engelhardt [9] zweifelhaft, ob dem Pfannenindex eine praktische prognostische Bedeutung zukommt.

Mit dem Pfannen-Kopf-Quotienten ist eine statistische Trennung der arthrosebetroffenen von der arthrosefreien Patientengruppe nicht möglich. Die Disproportion von Kopf und Pfanne gilt als Risikofaktor für die Entstehung einer späteren Koxarthrose [4, 9, 12, 13, 20, 33]. Unser Befund resultiert wahrscheinlich aus dem Umstand, daß eine wesentliche pathologische Extrusion des Hüftkopfes bei den untersuchten Krankheitsverläufen durch therapeutische Maßnahmen im Sinne der Containmenttheorie von Salter [34] unterbleibt [13].

Die Überprüfung der Individualprognose aufgrund der nach der Diskriminanzanalyse relevanten Daten belegt mit einer korrekten Einordnung von 83,3 % eine hohe Validität der prognostischen Faktoren.

Literatur

1. Brotherton BJ, Mc Kibbin B (1977) Perthes' disease treated by prolonged recumbency and femoral head containment: a long-term appraisal. J Bone Joint Surg [Br] 59:8-14
2. Brückl R, Tönnis D (1979) Zum Wachstum des jugendlichen Hüftgelenkes. Arch Orthop Trauma Surg 93:149-159
3. Busse J, Gasteiger W, Tönnis D (1972) Eine neue Methode zur röntgenologischen Beurteilung des Hüftgelenkes – Der Hüftwert. Arch Orthop Unfallchir 72:1-9
4. Catterall A (ed) (1982) Legg-Calvé-Perthes' disease. Churchill Livingstone, Edinburgh London Melbourne New York
5. Danielsson LG (1965) Late results of Perthes' disease. Acta Orthop Scand 36:70-81
6. Dickens DRV, Menelaus MB (1978) The assessment of prognosis in Perthes' disease. J Bone Joint Surg [Br] 60:189-194
7. Eaton GO (1967) Lont term results of treatment in coxa plana. A follow-up study of eighty-eight patients. J Bone Joint Surg [Am] 49:1031-1042
8. Edgren W (1965) Coxa plana. Acta Orthop Scand (Suppl) 84:34-111
9. Engelhardt P (1985) Die Spätprognose des Morbus Perthes: Welche Faktoren bestimmen das Arthroserisiko? Z Orthop 123:168-181
10. Evans DL (1958) Legg-Calvé-Perthes disease: a study of late results. J Bone Joint Surg [Br] 40:168-181
11. Eyre Brook AL (1936) Osteochondrosis coxae juveniles or Perthes disease: The results of treatment by traction in recumbency. J Bone Joint Surg 24:166-182
12. Gallagher JM, Weiner DS, Cook AJ (1983) When is arthrography indicated in Legg-Calvé-Perthes disease? J Bone Joint Surg [Am] 65:900-905
13. Green NE, Beauchamp RD, Griffin PP (1981) Epiphyseal extrusion as a prognostic index in Legg-Calvé-Perthes disease. Long-term-follow up of thirty-six patients. J Bone Joint Surg [Am] 63:900-905
14. Hackenbroch M sen (ed) (1943) Die Arthrosis deformans der Hüfte. Grundlagen und Behandlung. Thieme, Leipzig
15. Heyman CH, Herndon CH (1950) Legg-Perthes-disease. A method for the measurement of the roentgenographic result. J Bone Joint Surg [Am] 32:767-778
16. Hirohashi K (1980) Perthes' disease. A classification based on the extent of epiphyseal and metaphyseal involvment. Internat Orthop (SICOT) 4:47-55
17. Kahmi E, MacEwen GD (1975) Treatment of Legg-Calvé-Perthes disease. Prognostic value of Catterall's classification. J Bone Joint Surg [Am] 57:651-654
18. Karbowski A (im Druck) Wachstumsvorgänge am koxalen Femurende nach abgelaufenem Morbus Perthes
19. Katz JF (1957) Legg-Calvé-Perthes disease: results of treatment. Clin Orthop Relat Res 10:61-69
20. Katz JF, Siffert RS (1975) Capital necrosis, metaphyseal cyst and subluxation in coxa plana. Clin Orthop Relat Res 106:75-85
21. Lauritzen J (1975) Legg-Calvé-Perthes disease, a comparative study. Acta Orthop Scand [Suppl] 159
22. Lloyd-Roberts GC, Catterall A, Salamon PA (1976) A controlled study of the indications for and the results of femoral osteotomy in Perthes' disease. J Bone Joint [Br] 58:31-36
23. Meyer J (1966) Treatment of Legg-Calvé-Perthes disease. Acta Orthop Scand [Suppl] 86
24. Meyer J (1977) Legg-Calvé-Perthes disease, radiological results of treatment and their late clinical consequences. Acta Orthop Scand [Suppl] 167

25. Milachowski KA, Meister G, Rosemeyer B (1987) Behandlungsergebnisse der Varisierungsosteotomie bei Morbus Perthes unter Berücksichtigung des Hüftwertes. Z Orthop 125:405–412
26. Mintowt-Czyz W, Taylor K (1983) Indication for weight relief and containment in the treatment of Perthes' disease. Acta Orthop Scand 54:439–445
27. Mose K (ed) (1964) Legg-Calvé-Perthes disease, a comparative among three methods of conservative treatment. Universitetsforlaget, Arhus
28. Mose K, Hjorth L, Ulfeldt M, Christensen ER, Jensen A (1977) Legg-Calvé-Perthes disease, the late occurence of coxarthrosis. Acta Orthop Scand [Suppl] 169
29. Mose K (1980) Methods of measuring in Legg-Calvé-Perthes disease with special regard to the prognosis. Clin Orthop Relat Res 150:103–109
30. Ratliff AHC (1967) Perthes' disease. A study of thirty-four hips observed for thirty years. J Bone Joint Surg [Br] 49:102–107
31. Rau D (1981) Vergleichende Untersuchungen zweier Behandlungsverfahren des Morbus Perthes. Orthop Praxis 17:1030–1037
32. Rösch H, Stock D (1976) Morbus Perthes – Ergebnisse der konservativen Therapie. Z Orthop 114:53–60
33. Saito S, Takaoka K, Ono K, Minobe Y, Inoue A (1985) Residual deformities related to arthrotic change after Perthes' disease. A long term follow-up of fifty-one cases. Arch Orthop Trauma Surg 104:7–14
34. Salter RB (1980) Legg-Perthes' disease: the scientific basis for the methods of treatment and their indications. Clin Orthop 150:8–11
35. Schulitz KP, Dustmann HO (1981) Bringt die operative Therapie bessere Ergebnisse als die konservative Behandlung? Orthop Praxis 17:1020–1025
36. Sjövall H (1942) Zur Frage der Behandlung der Coxa plana mit besonderer Berücksichtigung des Primärerfolges bei konservativer Ruhigstellung. Acta Orthop Scand 13:324–353
37. Snyder CR (1975) Legg-Perthes disease in the young hip-does it necessarily do well? J Bone Joint Surg [Am] 57:751–759
38. Sommerville EW (1971) Perthes' disease of the hip. J Bone Joint Surg [Br] 53:639–649
39. Steinhauser E (1971) Spätergebnisse der perthesschen Krankheit. Z Orthop 107:558–576
40. Stulberg SD, Cordell LD, Harris WH, Ramsey PL, MacEwen CD (1975) Unrecognized childhood hip disease: a major cause of idiopathic osteoarthritis of the hip. In: The hip. Mosby, St. Louis, pp 212–228
41. Stulberg SD, Cooperman DR, Wallenstein R (1981) The natural history of Legg-Calvé-Perthes disease. J Bone Joint Surg [Am] 63:1095–1108
42. Tönnis D (Hrsg) (1984) Die angeborene Hüftdysplasie und Hüftluxation im Kindes- und Erwachsenenalter. Springer, Berlin Heidelberg New York Tokyo

Hüftpfannenveränderungen bei Morbus Perthes

R. Schleberger[1], E. M. Schneider[1] und U. Witzel[2]

[1] Orthopädische Klinik, Ruhr-Universität Bochum, St.-Josef-Hospital, Gudrunstr. 56, D-4630 Bochum
[2] Institut für Konstruktionstechnik II, Ruhr-Universität Bochum, D-4630 Bochum

Einleitung

Die Literatur zum Wesen der aseptischen Hüftkopfnekrose des Kindes (M. Perthes) ist kaum überschaubar, ebenso kontrovers wie die Ätiologiediskussion sind die therapeutischen Schemata oder Prinzipien, unter denen das Prinzip „Containment", d. h. Erhalt der Überdachung des Hüftkopfes, konsistent, aber nicht allgemein anerkannt ist. Containment wird konservativ erreicht durch Abduktionsorthesen, operativ durch intertrochantäre Umstellung oder die Salter-Beckenosteotomie; die Frage der Entlastung wird kontrovers behandelt.

Ätiologisch wird mehrheitlich das Konzept des 2. Insults – einer mindestens 2maligen avaskulären Schädigung des Hüftkopfes herangezogen [12]. Experimentell ist der Ätiologie im Tierversuch nicht einfach beizukommen.

Unter den Ätiologievorschlägen findet sich nur Jansens Mitteilung von 1923 [13] über eine ursächliche Bedeutung der sich abflachenden Hüftpfanne beim M. Perthes.

Veränderungen der Wachstumsfugen sind beschrieben, u. a. Gefäßabklemmungen durch Knorpelanteile in der Kopfepiphyse. Die Irregularitäten in der Y-Fuge und dem Pfannendach sind konstant [5].

Vorwiegend betroffen sind Jungen, vom Alter her zunehmend jüngere Kinder. Sonstige Assoziationen ähneln denen der Hüftdysplasie, v. a. eine negative: weitgehende Unbekanntheit der Erkrankung bei der schwarzen Bevölkerung.

Die Wachstumseigenschaften der Y-Fuge sind wenig bekannt, lediglich generelles Verhalten mit Gefäß- und O_2-Spannungsadaptation für schnellere Wachstumsprozesse ist von anderen Wachstumsfugen bekannt [4, 9]. Man nimmt eine Eigensteuerung nach Bedarf an.

Die Y-Fuge und der Kopf werden vor dem Erkrankungsalter über die Kopfgefäße wechselhaft zu $1/5 - 1/3$ maximal versorgt. Es gibt je eine gefäßführende und gefäßlose Periode des Pfannenbandes fetal. Zur Geburt führt das Pfannenband Gefäße, die im 4. Lebensmonat nicht mehr und erst mit dem 4. bis 6. Lebensjahr wieder Funktion haben.

Physiologische Veränderungen der Hüftpfanne finden beginnend im mittleren Prädilektionsalter des Morbus Perthes statt mit der Vertiefung der

Hüftpfanne zur sog. Prominenz, die von der Protrusion abzugrenzen ist [11]. Eine Prominenz findet sich im Alter von 11 Jahren bei über 90% der Hüften und bildet sich danach wieder zurück.

Wachstumsrückstand im Skelettalter ist eine übereinstimmend festgestellte Assoziation [6, 8], die aber von den Untersuchern uneinheitlich peripher und/oder am Becken gefunden wurde. Normwerte für Beckenmaße finden sich bei Pieper u. Jürgens [15].

Material und Methode

Der Verfasser hat zur Objektivierung der Veränderungen an der Hüftpfanne, die wir pathomechanisch zumindest bezüglich der Krankheitsdauer für bedeutsam halten, einen Winkel eingeführt, dessen einer Schenkel durch die Mittelsenkrechte des ausreichend validierten ACM-Winkel [10] gebildet wird und dessen anderer eine Verlängerung des geraden Abschnitts der inneren Begrenzung des Os innominatum oberhalb der nasenförmigen Verbreiterungsschuppe der inneren Y-Fuge darstellt (Abb. 1a). Wir nennen ihn Innominatum-Kegel-Winkel.

Dieser Winkel kann nach unseren Vorstellungen ein Maß für die Belastung der Hüftpfanne durch den Hüftkopf geben: Valgische, laterale Belastung sollte das Os innominatum verschmälern, zentrierte kaudal verbreitern. Dies ergibt

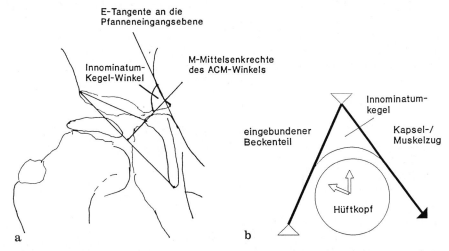

Abb. 1 a. Winkel zwischen der M-Strecke des ACM-Winkels und E, der Tangente an die Pfanneneingangsebene oberhalb der Y-Fuge. **b** Schematische Vorstellung zum Innominatumkegel. Auf den eingebundenen Beckenteil (Lagersymbol *Dreieck oben* und *unten*) wird durch die Sicherungsstruktur Kapsel/Muskulatur (*rechts*, Symbol Zug: *geschlossener Pfeil*) über den Hüftkopf eine Kraft (zentrale Vektoren, nach links physiologisch, nach oben pathologisch) ausgeübt, die bei wachsender Y-Fuge die Überdachung durch die Pfanne bestimmt und je nach Größe der einzelnen Vektoren den Innominatumkegel modifiziert

im Pfannendach einen spitzeren oder breiteren Kegel der Belastung (Abb. 1 b; vgl. Vergleichsspannungen der FE-Rechnung, Abb. 5 und 6 c) mit Remodellierungskonsequenz im Sinne der Imhäuser-Pfannenprominenz oder im Gegensinne in der zur Frage stehenden Prädilektionszeit.

Dieser Winkel wurde bei 52 Perthes-Kindern mit 71 erkrankten Hüften bestimmt. Als Kontrollgruppe wurden die entsprechenden Winkel von 32 hüftgesunden Kindern herangezogen. Die Winkel wurden, sofern zunehmend pathologisch, für die geringste und die größte Catterall-Gruppierung eines jeden Krankheitsverlaufs bestimmt.

Für die Rechnung mit dem von Häger nach der Literatur [1, 2, 7, 16, 17] geschriebenen „Finite-Elemente Programm" wurde eine Hüftmodell generiert, das die wesentlichen Knorpelareale der Y-Fuge, den Gelenkknorpel und seine knöcherne Absicherung und die Kapselstrukturen innerhalb der weiteren anatomischen Merkmale eines Frontalschnitts durch die Hüfte zeigt (Abb. 5, 6). Zur Überprüfung der Rechnung wurde ein Hüftmodell für die spannungsoptische Untersuchung gefertigt (Abb. 7), das als wesentliches Merkmal das Pfannendach als Abstützung des Hüftkopfes benutzt und nicht über den unteren Teil der Pfanne Last in das Becken leiten kann.

Ergebnisse

Die Winkelmessungen der Perthes-Hüften ergaben die Zahlen der Abb. 2–4. Zum Vergleich sind die Werte der Kontrollgruppe und der gesunden Seite der Perthes-Kinder enthalten. Die Abb. 2 beschreibt die Hüftpfannen über den ACM-Winkel nach Idelberger u. Frank [10]. Die Abb. 3 vergleicht die ACM-Winkel innerhalb der zunehmenden Hüftkopfpathologie der Catterall-Gruppen. Die Abb. 4 beschreibt über den Innominatum-Kegel-Winkel die Veränderungen des als Metaphysenanalogon ansprechbaren Pfannendachs im Bereich

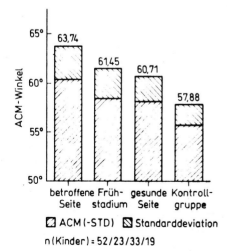

Abb. 2. ACM-Winkel beim M. Perthes. Vergleich mit einem gesunden Kollektiv und mit der gesunden Gegenseite. Der *obere* Teil der Säulen gibt den Wert der einfachen Standardabweichung an. Größere Winkel beschreiben größere Pathologie

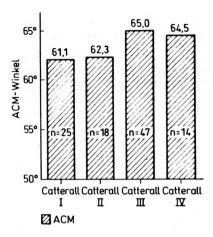

Abb. 3. Vergleich der ACM-Winkel in den Stadien der Erkrankung (Gruppierung nach Catterall)

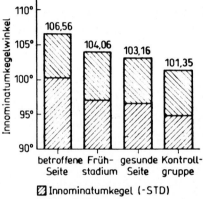

Abb. 4. Innominatumkegelwinkel beim M.Perthes, Vergleich mit einem gesunden Kollektiv und mit der gesunden Gegenseite. Der *obere* Teil der Säulen gibt die einfache Standardabweichung an. Größere Winkel beschreiben größere Pathologie

Abb. 5 a–c. FE-Modell des pathologischen Pfannengrundbefundes der Schließung der Y-Fuge beim M. Perthes. **a** Modellgenerierung: Das Hüftmodell ist mit Os innominatum links generiert, Kugelgelenkkomplex mit knöcherner subchondraler Abstützung im Erkerbereich zentral, Y-Fuge zentral unten, Kapselstrukturen und Muskulatur mit Vorspannungen (*Pfeile*) oben und Femur links. Der Beckenteil ist gelagert (*Dreiecke mit Strich unter der Basis*), die Belastung erfolgt über das Femur (*2 geschlossene Pfeile*). **b** Berechnung der Spannungsvektoren (Geschlossene Fuge): Scharen axialer Vektoren laufen durch den Pfannengrund und Pfannenerker und vereinen sich spitzzipflig im Os innominatum (vgl. auch Abb. 1b). **c** Vergleichsspannungen (geschlossene Fuge): Hohe Vergleichsspannungen in der Rechnung finden sich im Pfannengrund und im Pfannenerker (*Insert*) dabei ist bemerkenswert, daß das Modell mit geschlossener Y-Fuge höhere Spannungen am Erker reduziert (vgl. Abb. 6c)

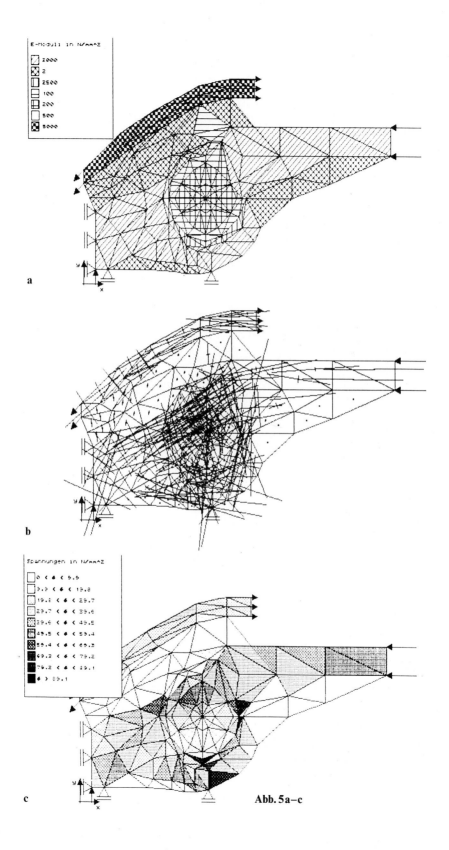

Abb. 5a–c

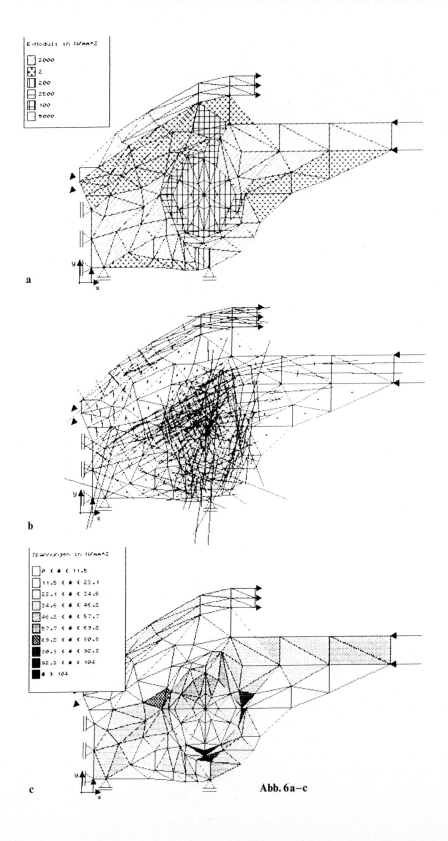

Abb. 6a–c

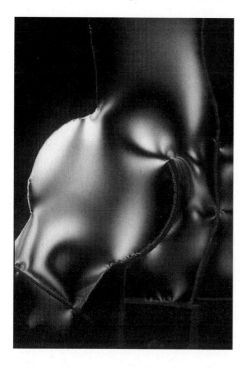

Abb. 7. Spannungsoptische Darstellung der pathologischen Belastung der Proximalen Hüftpfanne unter den Bedingungen des M. Perthes: Das spannungsoptische Modell mit den gleichen Bedingungen der FE-Modelle (Lastreduktion auf das Pfannendach im Perthes-Fall) bestätigt die hohe Lastkonzentration am Pfannenerker. Die Simulation erfolgte durch die Spaltbildung im kaudalen Pol der Pfanne bei Belassung der Materialkontinuität im Pfannendach zwischen Hüftkopf und Beckenteil. Im λ-förmigen Modell sind Schenkelhals (*links*), Sitzbein (*rechts*, jeweils unten) und Darmbein (*oben*) unter Kompression gesetzt

des Os innominatum, dabei entsprechen die Frühmanifestationen den Catterall-Gruppen 1 und 2.

Die FE-Rechnungen werden in den Abb. 5 und 6 dargestellt. Die Modellgenerierung berücksichtigt das Phänomen, daß sich bei erkrankten Hüften die Y-Fuge schon früh schließt und sich nach Ausheilung wieder öffnet.

Die Abb. 5 zeigt das Rechenmodell mit geschlossener, die Abb. 6 das mit offener Y-Fuge. Eine geschlossene Y-Fuge imitiert die initial wie persistierend über den Erkrankungsverlauf bestehende Pathologie. Sie bedingt vermehrte Lastleitung über den Beckenring und Entlastung des Pfannenerkers sowohl in der Rechnung der Spannungsvektoren (vgl. Abb. 5 und 6b) als auch in der Reduktion der Vergleichsspannungen im Erkerbereich unter Erhöhung derselben im Pfannengrund und in der Y-Fuge (vgl. Abb. 5 und 6c).

Die Abb. 7 zeigt die spannungsoptische Darstellung der Pathologie der Perthes-Pfanne. Bilder und Rechnungen sprechen für eine fast ausschließliche Belastung der Hüftpfanne über das Pfannen*dach*. Diese Situation wurde simuliert durch den in das Modell eingebrachten Spalt, der die Kontinuität des Materials in den kaudalen Pfannenabschnitten unterbricht und die Belastung durch das Pfannendach führt.

Abb. 6a–c. Gleiches FE-Modell, jedoch mit offener Y-Fuge. **a** Modellgenerierung, **b** Berechnung der Spannungsvektoren (offene Fuge), **c** Vergleichsspannungen (offene Fuge)

Diskussion

Die Winkelmessungen an Hüftpfanne und Pfannendach mit Os innominatum ergeben für den ACM-Winkel (Abb. 2), daß sich die Pfanne mit zunehmender Pathologie vom Hüftgesunden über die gesunde Seite, das Initialstadium bis zum Vollbild des M. Perthes abflacht. Da der ACM-Winkel ausreichend validiert ist, kann dies als gesicherte Hüftpfannenveränderung angesehen und dieser Abflachungen Anteil an der Lateralisation des Hüftkopfes zugeschrieben werden. Dies verschlimmert bzw. unterhält unter dem von uns betrachteten Aspekt die Belastung des nekrotischen Hüftkopfes durch Reduktion der lastübertragenden Fläche. Der vom Autor inaugurierte Innominatum-Kegel-Winkel (Abb. 1a) ist durch seine Konstruktion über die Mittelsenkrechte des ACM-Winkels wenig durch die Pfannentiefe, im wesentlichen durch die Kegelform des Os innominatum, des Hüftmetaphysoids, und zwar durch dessen beckenringseitige Breite beeinflußt. Eigene Überprüfungen des Winkels an Beckenpräparaten zeigen nicht tolerable Fehlmessungen bei Drehfehlern des Beckens. Die durch diesen Winkel erfaßbaren Pfannenveränderungen (Abb. 4) zeigen ebenfalls eine Abstufung der Pathologie von Hüftgesunden über die gesunde Seite Betroffener, das Initialstadium hin zum Vollbild. Wird der ACM-Winkel in den Catterall-Gruppen verglichen (Abb. 3), so zeigen die niedrigen Gruppen I und II gleichförmig geringere, die höheren III und IV starke Pfannenpathologie, deshalb erfolgte die Einteilung der Abb. 4 nur nach Früh- und Spätstadien ohne Unterscheidung jeder einzelnen Catterall-Gruppe.

Beschreibend bedeutet dies, daß die physiologische Pfanne ausreichend tief ist, das Becken über die gesamte Pfanne, auch ihre kaudalen Abschnitte gleichmäßig (über den Hüftkopf) zu belasten. Der Pathologiefall liegt dann darin, daß die kaudalen Abschnitte von der Lasteinleitung in das Becken ausgenommen sind. Statt dessen findet sich eine Konzentration der Lasteinleitung im proximalen Pfannendach. Daraus resultiert eine Umwandlung des Os innominatum zu einem schmalbasigeren, spitzeren Kegel, der die Überdachung des kranken Hüftkopfes weiter verringert.

Die FE-Rechnungen stützen diese Sicht. Sie zeigen die kegelartig über dem Os innominatum zusammenlaufenden Spannungsvektorenbündel (Abb. 5, 6b), deren Verlauf als formativer Reiz für die Ausbildung des Os innominatum und der Pfannenregion im Beckenverbund angesehen werden kann. Die in ihrem zentralen beckenseitigen Schenkel integrierte Y-Fuge wird durch die axiale Belastung zur Materialproduktion für das Os innominatum stimuliert. Der Vergleich der Spannungen in der Y-Fuge und am Erker (s. Abb. 5, 6c), zeigt für den Fall größerer Pathologie, der als (Teil)schließung der Y-Fuge angenommen wurde, eine Umkehr der Spannungshöhe in den Werten an Pfannenerker und in der Y-Fuge. Das bedeutet, daß der Pathologiefall hoher lokaler Spannung am Erker durch Schließung der Y-Fuge im Selbstheilungssinne der Erkrankung abgemildert werden kann. Die rechnerische Information über höhere Spannungen in der Wachstumsfuge als Folge hoher lateraler Spannungen kann darüber hinaus als Reiz zu deren Beseitigung durch vermehrte Materialproduktion in der Y-Fuge interpretiert werden. Dies ist sowohl als Selbstheilungsmechanismus der pathologischen Pfannenüberdachung als auch als generelle Stimulation zur Anpassung der Hüftpfanne an die jeweilige Hüftkopfgröße im Wachstum zu verstehen und sinnvoll im Physiologie- wie im Pathologiefall.

Das spannungsoptische Bild (Abb. 7) des Pathologiefalls stützt die FE-Rechnungen durch Darstellung der hohen Streßkonzentration im Erkerbereich, wenn die Grundannahme auf das Pfannendach reduzierter Lastübertragungsfläche im frühen oder späten Perthes-Fall stimmt. Diese Annahme wird aber qualitativ durch die wiederkehrenden Befunde in der Zweidimensionalität des Röntgenbildes gestützt, eine dreidimensionale Quantifizierung fehlt bisher. Der Gegenschluß scheint nachgewiesen, daß die Generierung von Modellen nach einem typischen Perthes-Bild Fehlbelastungen des Pfannendachs rechnerisch und spannungsoptisch ergibt. Die Graduierung der Pathologie kann rechnerisch nachvollzogen werden.

Schlußfolgerungen

Die empirischen Kenntnisse über die aseptische Hüftkopfnekrose führten zum Behandlungskonzept des Containment. Darunter ist die Erhaltung der Überdachung mit konservativen oder operativen Methoden zu verstehen. Der von uns dargestellte Aspekt zeigt den Pathomechanismus der Pfanne, dem in der älteren Literatur schon einmal grundsätzliche ätiologische Bedeutung mit dem Blick auf das Sitzbein und die Pfannenabflachung [13] zugeschrieben wurde.

Unsere Untersuchungen können keine Aussage über das Primum movens machen, jedoch zeigen, daß diese Pfannenveränderungen schon im Frühbild der Erkrankung anatomisch radiologisch angetroffen werden. Wir möchten annehmen, daß damit im Verlauf der Hüftentwicklung bei bekannter Retardierung der Skelettreife zumindest eine Risikogruppe (Abb. 8) für die Erkrankung

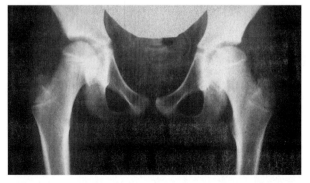

Abb. 8. Risikohüfte mit schmalen Os innominatum: Beckenübersicht eines hüftgesunden Kindes mit schmalem Os innominatum, dessen Vorstellung wegen Coxa saltans erfolgte

umrissen werden kann. Diese wird vermutlich rekrutiert aus Hüften mit schmalbasig ausgeprägtem Os innominatum, die in der Normentwicklung zeitlich vor der von Imhäuser [11] gezeigten Pfannenprominenz mit breitem Metaphysoid/Os innominatum angetroffen werden kann. Tatsächlich betrifft die Prädilektion auch überwiegend diese Altersgruppe.

Für den weiteren Verlauf nach Beginn der Erkrankung zeigen die gemessene Anatomie des Os innominatum und der Hüftpfanne sowie die darauf basierenden Rechnungen und das spannungsoptische Modell einsinnige Veränderungen, die das Pfannendach auch analog der akzeptierten pathologischen Einteilung der Stadien des Morbus Perthes auf der Basis des bisher immer betrachteten Hüftkopfes von der Pathologie als wesentlich betroffen ausweisen.

Messungen und Rechnungen unterstützen auch das Behandlungsprinzip des Containments und können den Sinn der Salter-Beckenosteotomie aufzeigen. Sie zeigen auch, daß orthograde „Hüftentlastung" im Splint – über die geringen Möglichkeiten der Entlastung haben Messungen an künstlichen Hüften Vorstellungen erbracht [3] – lediglich ein Überlassen der Erkrankung den aufgezeigten Selbstheilungskräften bedeutet.

Zusammenfassung

Messungen eines die kegelförmige Ausprägung des Os innominatum beschreibenden Winkels ergeben dem Grad der Pathologie des Hüftkopfes (Catterall-Gruppierung) konforme Hüftpfannenveränderungen bei Perthes-Kindern. Die pathologische Hüftpfanne unterscheidet sich von der eines Normkollektivs und von der gesunden Seite. Die gefundenen Veränderungen werden mit der Finiten-Elemente-Methode berechnet, die Rechnungen anhand spannungsoptischer Untersuchungen überprüft. Pathomechanisch wirksam ist danach eine Reduktion der lastübertragenden Fläche der Hüftpfanne von ihrer Gesamtheit auf die Fläche des Pfannendachs allein. Dies hat Remodellierungskonsequenzen für eine spitzere Ausprägung des Os innominatum und temporäre Veränderungen der Y-Fuge. Die Veränderungen der Y-Fuge sind vermutlich die zugrundeliegenden Anpassungsvorgänge an jedes Hüftkopfwachstum und damit biomechanisch auch sinnvoll für Selbstheilungsprozesse. Zum zweiten findet so das empirisch gefundene Behandlungskonzept des Containment eine rechnerische Basis.

Literatur

1. Bathe KJ (1986) Finite-Elemente Methode. Springer, Berlin Heidelberg New York Tokyo
2. Belytschko T, Kulak RF (1972) A finite element method for solid enclosing an inviscid, incompressible fluid. J Appl Mech 40:609
3. Bergmann G, Rohlmann A, Graichen F (1989) In vivo Messung der Hüftgelenkbelastung 1. Teil: Krankengymnastik. Z Orthop 127:672–679

4. Brighton CT, Ray RD (1969) In vitro epiphyseal Plate Growth under various oxygen tensions. J Bone Joint Surg [Am] 51:802
5. Catterall A (1982) Legg-Calvé-Perthes' disease. Churchill Livingstone, Edinburgh London Melbourne New York
6. Fisher RL (1972) An epidemiological study of Legg-Calvé-Perthes' disease. J Bone Joint Surg [Am] 54:769–778
7. Gawehn W (1986) Finite Elemente Methode. Vieweg, Braunschweig Wiesbaden
8. Girdany BR, Osman MZ (1968) Longitudinal growth and skeletal maturation in Perthes disease. Radiol Clin North Am 6:245–251
9. Harris WR (1968) The effect of Rickets – and of procedures known to stimulate growth – on the blood supply to epiphysial plates. J Bone Joint Surg [Br] 50:435
10. Idelberger KH, Frank H (1952) Über eine Methode zur Bestimmung des Pfannendachwinkels bei Jugendlichen und Erwachsenen. Z Orthop 82:571
11. Imhäuser G (1951) Die physiologische intrapelvine Vorragung des Hüftpfannenbodens. Z Orthop 81:161–179
12. Unoue A, Freeman MAR, Vernon-Roberts B (1976) The pathogenesis of Perthes' disease. J Bone Joint Surg [Br] 58:746
13. Jansen M (1923) On Coxa plana and its causation. J Bone Joint Surg 5:265
14. Jansen M (1929) The large brain, the wide pelvic girdle and the outstanding number of hip abnormalities. J Bone Joint Surg 11:461
15. Pieper U, Jürgens HW Anthropometrische Untersuchungen zu Bau und Funktion des kindlichen Körpers. Bundesanstalt für Arbeitsschutz und Unfallforschung, Ba Nr. 178
16. Schwarz HR (1981) Fortran-Programme zur Methode der Finiten Elemente. Teubner, Stuttgart
17. Schwarz HR (1984) Methode der Finiten Elemente. Teubner, Stuttgart
18. Wynne-Davis R, Gormley J (1978) The etiology of Perthes disease. J Bone Joint Surg [Br] 60:6–14

Die konservative Behandlung des Morbus Perthes

M. Hövel, F. Chicote-Campos und R. Venbrocks

Orthopädische Universitätsklinik Essen, Hufelandstr. 55, D-4300 Essen

Von 1969–1985 wurden in der Orthopädischen Universitätsklinik Essen unter Leitung von Chicote-Campos 142 Patienten mit einseitigem Morbus Perthes konservativ behandelt [3]. Von diesen konnten 114 im Durchschnitt 6,75 Jahre nach Behandlungsabschluß klinisch und röntgenologisch nachuntersucht werden.

Das Durchschnittsalter bei Diagnosestellung lag bei 6 Jahren und 2 Monaten. Das Alter reichte von 1,5 bis 12,25 Jahre. Das Geschlechtsverhältnis männlich zu weiblich war 3:1. Linke Hüften waren zu 56,1, rechte zu 43,9% befallen.

Die prozentuale Verteilung in den einzelnen Stadien zum Zeitpunkt der Diagnose – soweit zuteilbar – zeigt Tabelle 1.

Zur Entlastung des Hüftgelenks erhalten die Patienten einen Becken-Bein-Gips (BBG) nach Imhäuser [7], im Reparationsstadium und wenn aus anderen Gründen der BBG nicht toleriert wird, eine Thomas-Schiene. Der BBG nach Imhäuser wird in 30° Abduktion, 30° Flexion und 30° Außendrehung angelegt, also in der physiologischen Entlastungsstellung. In dieser Stellung sind Gelenkkapsel und periartikuläre Muskelgruppen weitgehend entspannt. Der intraartikuläre Druck ist damit am geringsten. Die Kapselarterien werden maximal durchblutet. Nur mit BBG nach Imhäuser [7] wurden 34, nur mit Thomas-Schiene 15, zuerst mit BBG und anschließend mit Thomas-Schiene 53, in umgekehrter Reihenfolge zuerst Thomas-Schiene, dann BBG 10 Patienten behandelt.

Die durchschnittliche konservative Behandlungszeit bei unseren Perthes-Patienten betrug 2,25 Jahre. Die Klassifizierung unserer funktionellen und röntgenologischen Nachuntersuchungsergebnisse erfolgte nach den in der Literatur gängigen Kriterien:

Bewertung der funktionellen Ergebnisse

In der Tabelle 2 ist die Bewertung der funktionellen Ergebnisse mit den Kriterien der Klassifizierung aufgelistet. Diese Klassifizierung erfolgte in Anlehnung an Ferguson u. Howerth [4]. Gute und mäßige Funktionsergebnisse fanden sich in 86,0%.

Tabelle 1. Stadium des Morbus Perthes zum Zeitpunkt der Diagnose (n = 108)

Stadium	Anteil der Patienten [%]
I. Initialstadium	13,0
II. Kondensationsstadium	51,8
III. Fragmentationsstadium	29,6
IV. Reparationsstadium	5,6

Tabelle 2. Bewertung der funktionellen Ergebnisse nach konservativer Therapie des M. Perthes

Ergebnis	n	[%]
Gut Keine Beschwerden Kein Hinken Beckentiefstand bis 1 cm Bewegungseinschränkung bis max. 30% in einer Ebene	66	57,9
Mäßig Nur gelegentliche Beschwerden oder bis 30% Bewegungseinschränkung in zwei Ebenen Kein Hinken Beckentiefstand bis 1,5 cm	32	28,1
Schlecht Regelmäßig Beschwerden Mehr als 30% Bewegungseinschränkung Hinken Beckentiefstand über 1,5 cm	16	14,0

Radiologische Bewertung anhand des Komprehensivquotienten nach Heyman u. Herndon [6]

Als radiologisches Bewertungskriterium nach Heyman u. Herndon [6] dient das arithmetische Mittel aus Epiphysen-, Kopfhals-, Pfannen- und Pfannenkopfquotienten. Wie in Tabelle 3 aufgeführt, fanden sich sehr gute, gute und befriedigende Ergebnisse bei 87,7% der Patienten.

Bewertung nach Lauritzen [8] und Meyer [9]

Die Ergebnisbewertung nach Lauritzen [8] und Meyer [9] berücksichtigt die vorhandene oder fehlende Sphärizität. Die Kriterien der Kategorieeinteilung und die Ergebnisse sind in Tabelle 4 nachzulesen. Insgesamt konnten 70,2% den Kategorien 1 und 2 zugeordnet werden.

Tabelle 3. Radiologische Bewertung anhand des Komprehensivquotienten $\left(\dfrac{\text{EQu} + \text{KHQu} + \text{PQu} + \text{PKQu}}{4}\right)$ nach Heyman u. Herndon [5]

		n	%
Sehr gut:	über 90%	30	26,3
Gut:	80–90%	46	40,4
Befriedigend:	70–80%	24	21,0
Schlecht:	60–70%	14	12,4
Sehr schlecht:	unter 60%	–	–

Tabelle 4. Radiologische Bewertung nach Lauritzen und Meyer

Kategorie		n	%
1	Normal sphärisch Epiphysenquotient >60% Gelenkoberflächenquotient >85% Radiusquotient <115%	56	49,1
2	Pathologisch sphärisch Sphärisch, mindestens ein Quotient pathologisch	24	21,1
3	Nicht sphärisch	34	29,8

Tabelle 5. Radiologische Bewertung nach Bauer u. Jünger [1]

Ergebnis	n	%
Sehr gut	36	31,6
Gut	18	15,8
Befriedigend	34	29,8
Schlecht	46	22,8

Bewertung nach Bauer und Jünger [1]

In der Einteilung nach Bauer und Jünger [1] wird außer Quotienten und Sphärizität noch das Kongruenzverhalten berücksichtigt. Die Ergebnisse sind in Tabelle 5 aufgeführt. In 77,2% fanden sich sehr gute, gute und befriedigende Ergebnisse.

In den einzelnen Gruppen nach Catterall [2] fand sich kein durchgängiger Zusammenhang zwischen dem Behandlungsergebnis und der Gruppenzugehörigkeit nach Catterall. Es tat sich lediglich in Catterall-Gruppe I die Tendenz zu guten, in Catterall-Gruppe IV die Tendenz zu schlechteren Behandlungsergebnissen auf.

Die ebenfalls von Catterall [2] angegebenen „Head-at-risk-Zeichen" stehen in unserem Patientengut mit Ausnahme der lateralen Subluxation in keinem Zusammenhang mit den späteren Ausheilungsergebnissen. Zahlreiche gute Ergebnisse fanden sich mit 3 oder mehr „Head-at-risk-Zeichen". Bei sämtlichen schlecht bewerteten Resultaten fand sich mit einer Ausnahme dagegen eine laterale Subluxation, was für eine hohe prognostische Wertigkeit dieses Zeichens spricht.

Durch unsere klinischen und radiologischen Nachuntersuchungen konnten wir belegen, daß der Morbus Perthes bei vor dem 6. Lebensjahr erkrankten Kindern günstiger ausheilt als bei älteren Kindern. Die Ergebnisse waren nicht vom Behandlungsmodus, dem Stadium bei Diagnosestellung und dem Geschlecht abhängig.

Prognosebestimmend waren somit
1. das Alter bei der Diagnosestellung,
2. die laterale Subluxation,
3. die Catterall-Gruppen I und IV mit günstiger bzw. ungünstiger Prognose.

In mehreren Fällen fand sich bei einer radiologisch schlechten Bewertung ein erstaunlich gutes funktionelles Resultat, während umgekehrt schlechte funktionelle fast immer mit schlechten radiologischen Ergebnissen korrelieren. Hinsichtlich der Prognose eines Hüftgelenks dürfte das funktionelle Resultat eher zweitrangig sein, während röntgenologisch nachgewiesene Abweichungen in Form und Kongruenz als „präarthrotische Deformität" nach Hackenbroch [5] eine ungünstige prognostische Bedeutung haben.

Bei dem Vergleich der Ergebnisse der einzelnen Methoden fällt auf, daß zwischen dem Bewertungsverfahren nach Lauritzen [8] und Meyer [9] und dem nach Bauer u. Jünger [1] große Übereinstimmung besteht. Vergleicht man die Ergebnisse nach der Methode von Bauer u. Jünger [1] mit denen der Bewertung nach Heyman u. Herndon [6], stellt man im Bereich der sehr gut eingestuften Hüftgelenke ebenfalls eine Übereinstimmung fest. Bei den schlechten Ergebnissen dagegen gehen die beiden Methoden weniger konform, da die Hälfte der nach Heyman u. Herndon [6] als befriedigend bezeichneten nach Bauer u. Jünger [1] als schlechte Ergebnisse eingestuft werden müssen.

Literatur

1. Bauer R, Jünger H (1974) Die intertrochantäre Varisations-Osteotomie zur Behandlung des M. Perthes. Arch Orthop Unfallchir 79:187
2. Catterall A (1971) The natural history of Perthes' disease. J Bone Joint Surg [Br] 53:37
3. Chicote-Campos F, Hupfauer W, Drerup S (1977) Die konservative Behandlung bei Morbus Perthes. Z Orthop 115:490
4. Ferguson AN, Howorth MB (1934) Coxa plana and related conditions at the hip. J Bone Joint Surg 16:781
5. Hackenbroch M (1961) Die degenerativen Erkrankungen des Hüftgelenks. In: Holmann G, Hackenbroch M, Lindemann K (Hrsg) Handbuch der Orthopädie. Bd IV/1. Thieme, Stuttgart, S 463
6. Heyman CH, Herndon CH (1950) Legg-Perthes disease. A method for the measurement of the roentgenographic result. J Bone Joint Surg [Am] 32:767

7. Imhäuser G (1970) Behandlung der Perthesschen Erkrankung mit Fixierung in Entlastungsstellung. Z Orthop 107:553
8. Lauritzen J (1975) Legg-Calvé-Perthes disease, a comparative study. Acta Orthop Scand (Suppl) 159
9. Meyer J (1977) Legg-Calvé-Perthes disease, radiological results of treatment and their late clinical consequences. Acta Orthop Scand (Suppl) 167
10. Perthes G (1910) Über Arthritis deformans juvenilis. Dtsch Z Chir 107:111
11. Salter RB (1980) Legg-Perthes disease: The scientific basis for the methods of treatment and their indications. Clin Orthop 150:8
12. Schlegel KF (1967) Verkürzung der Behandlung des Morbus Perthes durch neuere konservative und operative Maßnahmen. Langenbecks Arch Klin Chir 319:436

Die Varisationsosteotomie als Behandlungsmethode des Morbus Perthes

J. Haist[1], J. Grimm[1] und H. P. Higer[2]

[1] Orthopädische Universitätsklinik Mainz, Hangenbeckstr. 1, D-6500 Mainz
[2] Deutsche Klinik für Diagnostik Wiesbaden, Abteilung MR-Tomographie, Aukammallee 33, D-6200 Wiesbaden

Einleitung

Eine Vielzahl von Autoren wie Axer [1], Witt u. Hördegen [26], Bauer u. Jünger [3], Bauer [4], Kaufmann et al. [19] und Jani [17] berichten über die Vorteile einer operativen im Vergleich zu einer konservativen Behandlung des Morbus Perthes. Weiterhin besteht jedoch eine kontroverse Diskussion über die Vorteile der Operation beim Morbus Perthes [4, 5, 10, 12, 15, 16].

An der Orthopädischen Universitätsklinik Mainz wird seit 1972 in den fortgeschrittenen Catterall-Stadien II–IV die Varisationsosteotomie durchgeführt. Dies gilt auch bei Vorliegen der sog. Risikofaktoren („head-at-risk-signs").

Zur Überprüfung der Ergebnisse mit der Varisationsosteotomie wurden 37 Hüftgelenke bei 35 Patienten aus den letzten 16 Jahren nachuntersucht und klinisch, röntgenologisch und MR-tomographisch ausgewertet.

Patientengut und Methodik

In den Jahren 1972–1988 wurden bei 72 Kindern wegen Morbus Perthes 80 Hüftgelenke operiert. Zur Nachuntersuchung konnten 35 Patienten mit 37 Varisierungsosteotomien erfaßt werden.

Alle Patienten wurden zunächst konservativ für die Dauer von 3–8 Monaten mit verschiedenen Schienenapparaten, entweder mit dem Mainzer Hüftentlastungsapparat oder dem Thomas-Bügel behandelt. Zeigte sich im weiteren radiologischen Verlauf eine Änderung der Catterall-Stadien oder ein Hinzutreten von Risikofaktoren, so erfolgte die Varisationsosteotomie, anderenfalls wurde weiter konservativ behandelt.

Unter den 35 Patienten waren 9 Mädchen und 26 Jungen, so daß sich ein Verhältnis Mädchen:Jungen von 1:2,9 ergibt.

Bezüglich der Lokalisation zeigte sich kein signifikanter Unterschied: 18mal war das rechte und 19mal das linke Hüftgelenk betroffen.

Das Alter der Patienten bei der Operation lag zwischen 2,5 und 10,3 Jahren, das Durchschnittsalter bei 6,1 Jahren (Abb. 1).

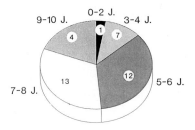

Abb. 1. Alter beim Operationszeitpunkt (n = 37)

Tabelle 1. Verteilung der Röntgenstadien (n = 37)

	n
I. Initialstadium	1
Ia. frühe Initialphase	
Ib. späte Initialphase	
II. Florides Stadium	33
IIa. Sklerosierungsstadium	
IIb. Fragmentationsstadium	
IIc. Osteolysestadium	
III. Regenerationsstadium	2
IV. Endstadium	1

34 von 35 Patienten befanden sich im typischen „Perthes-Alter" zwischen dem 2. und dem 9. Lebensjahr [2].

Die präoperativ vorliegenden Krankheitsstadien wurden nach Waldenström [25] sowie nach Catterall [7] unterschieden.

Entsprechend der Einteilung nach Waldenström (Tabelle 1) konnte die Mehrheit der erkrankten Hüftgelenke, nämlich 33 von 37, dem Stadium 2 zugeordnet werden.

Entsprechend der Einteilung nach Catterall (Abb. 2) befanden sich 18 Hüften im Stadium IV, 14 Hüften im Stadium III und 2 Hüften im Stadium I. Dabei fand sich das Catterall-Stadium unabhängig vom Alter des Patienten.

Neben der Einteilung in Gruppen werden von Catteral [7] radiologische Parameter angegeben, die als Störfaktoren („head-at-risk-signs") die Prognose zusätzlich verschlechtern. Bei allen untersuchten Hüften (n = 37) fand sich eine Lateralisation des Hüftkopfes, bei 30 Hüften konnten metaphysäre Veränderungen festgestellt werden. In 18 Fällen traten lateral Ossifikationen und in 15 Fällen das sog. „Gagesign", eine V-förmige Aussparung am lateralen Kopfpol infolge einer lokalen Osteoporose auf (Abb. 3).

19 Hüftgelenke hatten 4 und mehr, 18 Hüften weniger als 3 Risikofaktoren.

Die bei der Nachuntersuchung erhobenen klinischen Daten wurden nach den Klassifizierungen von Renckhoff [21] (Tabelle 2) sowie Ferguson u. Howorth [14] (Tabelle 3) aufgeschlüsselt. Zusätzlich bewerteten die Patienten ihr momentanes Zustandsbild subjektiv.

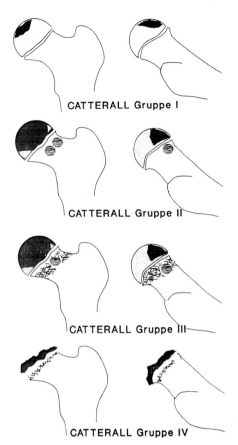

Abb. 2. Schematische Darstellung der Nekrosestadien nach Catterall

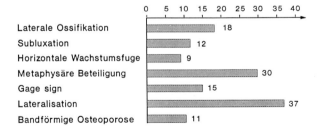

Abb. 3. Häufigkeit der Head-at-risk-signs beim M. Perthes (n = 37)

Tabelle 2. Beinverkürzung (Klassifikation nach Renckhoff [21])

I	Keine Beinverkürzung
II	Beinverkürzung bis 1 cm
III	Beinverkürzung bis 3 cm
IV	Beinverkürzung mehr als 3 cm

Tabelle 3. Bewegungsindex (Klassifikation nach Ferguson und Howorth [14])

Sehr gut	Uneingeschränkte Beweglichkeit
Gut	Einschränkung der Beweglichkeit bis zu 50% in einer Richtung (Abduktion oder Adduktion oder Rotation)
Mäßig	Einschränkung der Beweglichkeit in 2 Ebenen oder Aufhebung in einer Ebene
Schlecht	Darüber hinausgehende Einschränkungen

Tabelle 4. Arthrosegrad (Klassifikation der Arthrose im Röntgenbild nach Busse et al. [6])

0	Keine Arthrosezeichen
I	Gelenkspalt normal weit, geringe Abflachung des Hüftkopfes
II	Gelenkspalt verschmälert, leichte Sklerosierung, Hüftkopf deutlich pilzförmig deformiert
III	Gelenkspalt weitgehend aufgehoben, Sklerosierung der Pfanne mit Zystenbildung, komplette Entrundung des Hüftkopfes

Die Aufschlüsselung der Ergebnisse der Beinlängenmessungen nach Renckhoff [21] ergab bei 15 Patienten keine Differenz, bei 10 Patienten betrug die Differenz bis zu 1 cm, bei 10 Patienten lag sie zwischen 1 und 3 cm. Kein Patient konnte in die Gruppe 4 eingeordnet werden.

Die Prüfung der Beweglichkeit nach Ferguson u. Howorth [14] ergab, daß 18 Hüften ein sehr gutes Bewegungsausmaß, 13 Hüften ein gutes und nur 2 Hüften ein schlechtes Bewegungsausmaß aufwiesen.

Bei der subjektiven Bewertung des eigenen Zustandbildes beurteilten 17 Patienten ihr postoperatives Ergebnis als sehr gut und 12 als gut.

Die radiologische Auswertung erfolgte nach den von Catterall [7] angegebenen Kriterien sowie nach der Klassifikation des Arthrosegrades von Busse et al. [6]. (Tabelle 4; Abb. 4, 5). Bezogen auf das Alter fanden sich mehrheitlich gute Ergebnisse bei den Patienten, die vor dem 6. Lebensjahr der Operation zugeführt worden waren, relativ unabhängig von der Anzahl der Risikofaktoren (Abb. 6–9). Befriedigende Ergebnisse wurden vorwiegend bei älteren Patienten erzielt, wobei sich hier eine gewisse Abhängigkeit von auftretenden Risikofaktoren zeigte (Tabelle 5). Die schlechten Resultate waren durchweg bei den Patienten zu verzeichnen, bei denen der Operationszeitpunkt deutlich über dem 6. Lebensjahr lag.

Bei 13 Patienten wurde im Rahmen der postoperativen Nachuntersuchung ein MR-Tomogramm durchgeführt. Die normale kindliche Epiphyse weist aufgrund ihres hohen Anteils an Fettmark ein ausgesprochen helles Signal im T1-gewichteten Bild auf. Die frische aseptische juvenile epiphysäre Nekrose zeigt sich in einer umschriebenen bis ausgedehnten Signalminderung im T1-gewichteten Bild. Der hyaline Knorpel läßt sich mit einer höheren Signalintensität abbilden. Im Stadium der Regeneration kommt es zum Wiederauftreten

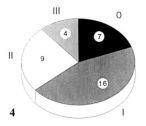 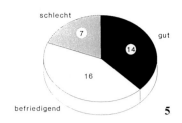

Abb. 4. Klassifikation der Arthrose im Röntgenbild (n = 37). (Nach Busse et al. [6])

Abb. 5. Postoperative Einteilung nach Catterall [7] (n = 37)

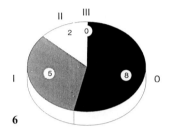 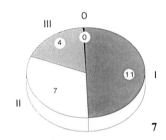

Abb. 6. Arthrosegrad nach Busse et al. [6] (bis 6 Jahre (n = 15)

Abb. 7. Arthrosegrad nach Busse et al. [6] (älter als 6 Jahre) (n = 22)

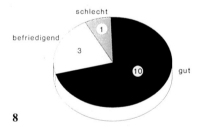 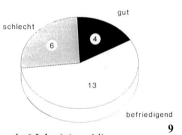

Abb. 8. Postoperative Einteilung nach Catterall (jünger als 6 Jahre) (n = 14)

Abb. 9. Postoperative Einteilung nach Catterall (älter als 6 Jahre) (n = 23)

des physiologischen Fettmarksignals, unabhängig von einer evtl. bestehenden Höhenminderung der Epiphyse.

MR-tomographisch lassen sich bindegewebige oder nicht revitalisierte Bezirke als lokale Signalminderungen erfassen. Dennoch kann bei unregelmäßig konfiguriertem Wiederaufbau der Epiphyse die Kongruenz des Gelenks mit erhaltener Knorpelschicht und -dicke gegeben sein. Somit kann die gelegentlich im Röntgenbild imponierende „Osteochondrosis dissecans" MR-tomographisch exakt differenziert und ausgeschlossen werden (Abb. 10, 11).

Tabelle 5. Postoperative Beurteilung nach Catterall

	Alter		Risikofaktoren	
	Bis 6 Jahre [n]	Älter als 6 Jahre [n]	Bis 3 [n]	Mehr als 3 [n]
Gut	10	4	7	7
Befriedigend	3	13	6	10
Schlecht	1	6	5	1

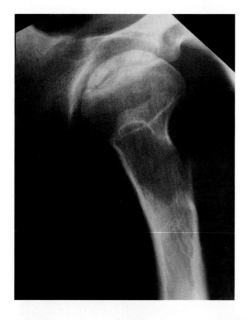

Abb. 10. „Pseudoosteochondrosis dissecans" im Nativbild

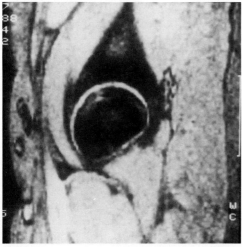

Abb. 11. Nachweis des homogenen Knorpelüberzuges im Kernspintomogramm

Tabelle 6. NMR-tomographische Beurteilungskriterien

Gut	Homogenes Knorpelsignal, normale Knorpeldicke, im T_1-g-Bild physiologisches Fettmarksignal, gute chondrale Gelenkkongruenz
Befriedigend	Unregelmäßige Knorpelhöhe, fokale Signalminderung in der Epiphyse als Zeichen einer unvollständigen Reossifikation, Kongruenz weitgehend ausreichend
Schlecht	Ausgeprägte Knorpeldefekte, unvollständiges Fettmarksignal in der Epiphyse, Gelenkinkongruenz

Tabelle 7. Postoperative Beurteilung mit NMR

	Alter		Risikofaktoren	
	Bis 6 Jahre [n]	Älter als 6 Jahre [n]	Bis 3 [n]	Mehr als 3 [n]
Gut	4	4	4	4
Befriedigend	1	2	2	1
Schlecht	0	2	2	0

Weitere MR-tomographische Kriterien sind Knorpelbeschaffenheit und -dicke, Kongruenz der knorpeligen Gelenkflächen sowie das Vorliegen von knorpeligen und knöchernen Defekten (Tabelle 6).

Es zeigte sich in Abhängigkeit vom Alter, daß gute Ergebnisse vorwiegend in der Altersgruppe unter 6 Jahren zu erzielen waren; die befriedigenden und schlechten Ergebnisse waren bei den älteren Patienten zu finden (Tabelle 7). Dies sollte jedoch unter der Einschränkung des kleinen Patientenkollektivs gelten.

Diskussion

Die Therapie des Morbus Perthes ist ebenso wie seine Ätiologie immer noch Gegenstand kontroverser Diskussionen. Es finden sich sowohl bei rein konservativer als auch bei rein operativer Therapie gute Langzeitergebnisse [5, 8, 9, 12, 15–17, 19, 20].

Die tierexperimentelle Basis zur therapeutischen Wirksamkeit der Varisationsosteotomie beim Morbus Perthes stellte Salter [23] mit dem Beweis, daß avaskulärer Knochen primär gleich hart und belastungsfähig ist wie gut durchbluteter Knochen. Die Deformität während der Reossifikation des epiphysären Kernes findet sich in der avaskulären, knorpeligen Region der Epiphyse.

Grundvoraussetzung für eine rasche Belastbarkeit der betroffenen Hüfte ist das Containment, die optimale Überdachung und Zentrierung des Hüftkopfes.

Wie auch von vielen anderen Autoren berichtet [3, 9, 11, 17, 19], so wird auch an der Orthopädischen Universitätsklinik Mainz die Varisationsosteotomie bei Patienten im Catterall-Stadium II–IV und/oder mit „head-at-risksigns", insbesondere der Lateralisation, mit gutem Erfolg durchgeführt.

Im Vergleich mit größeren Studien [3, 9, 17, 19, 20] konnten auch in unserer eigenen Nachuntersuchung gute Resultate der Varisationsosteotomie dokumentiert werden. So fanden wir entsprechend dem klinischen Bewertungsindex nach Renckhoff [21] sowie Ferguson u. Howorth [14] in 84%, bei der subjektiven Bewertung durch die Patienten selbst in 83%, sehr gute und gute Resultate. Ein schlechtes Ergebnis muß mit der Einschränkung zur Kenntnis genommen werden, daß diese Patientin 4 Jahre nach der Varisation ein Polytrauma mit multiplen Frakturen der unteren Extremitäten erlitt.

In Übereinstimmung mit der Literatur konnten auch wir den Einfluß des Alters der Patienten auf das Langzeitergebnis feststellen. So fanden sich überwiegend gute Resultat bei Patienten, die vor dem 6. Lebensjahr operiert wurden, befriedigende und schlechte radiologische Ergebnisse mehrheitlich bei später operierten Hüften.

Im Gegensatz zu anderen Arbeiten [19, 20] konnten wir keine signifikante Korrelation der Langzeitergebnisse mit dem präoperativ vorliegenden Catterall-Stadium finden.

Die röntgenologische Auswertung der vorhandenen Röntgenaufnahmen nach Catterall [7] sowie Busse et al. [6] 2–16 Jahre postoperativ zeigte in 60% keine bzw. nur leichte Arthrosezeichen. Bei $1/4$ der Fälle war bereits eine deutliche präarthrotische Deformierung des Hüftkopfes nachweisbar. 4 Hüften zeigten eine fortgeschrittene Arthose, wobei alle diese Hüften allerdings deutlich nach dem 6. Lebensjahr der Operation zugeführt worden waren. Diese Ergebnisse decken sich mit denen von Milachowski et al. [20].

Generell stellt sich jedoch das Problem, daß die Ergebnisse, die bei konservativer Behandlung der unter 6jährigen erzielt werden, ebenfalls in über 70% sehr gut und gut sind [13, 19, 22, 24].

Mit zunehmendem Alter verschlechtern sich die Behandlungsergebnisse des Morbus Perthes mit der Varisationsosteotomie. Insbesondere unter Berücksichtigung des Arthrosegrades nach Catterall [7] sowie Busse et al. [6] und der kernspintomographischen Befunde finden wir jedoch auch bei den Patienten, die nach dem 6. Lebensjahr operiert wurden, in über 70% noch gute und befriedigende Ergebnisse. Dies konnten wir auch in anderen Arbeiten finden [3, 9, 17]. Dagegen stehen rund 40% gute und befriedigende Ergebnisse bei konservativ behandelten Fällen [9, 17].

Die Aufschlüsselung der Ergebnisse entsprechend den Risikofaktoren zeigte, daß sich bei Einstellung der „head-at-risk-signs" die Langzeitresultate signifikant verschlechtern.

Entsprechend den gewonnenen Ergebnissen geben auch wir die Empfehlung, alle Kinder unter dem 6. Lebensjahr zunächst konservativ zu behandeln, während die älteren gleich der Operation zugeführt werden sollten. Stellen sich bei den jüngeren, konservativ behandelten Patienten, Risikofaktoren ein, bei einem schweren radiologischen Verlauf mit Änderung des Catterall-Stadiums, so sollten auch diese Kinder operativ behandelt werden.

Zusammenfassung

Bei 35 Patienten mit 37 erkrankten Hüftgelenken, die in den Jahren 1972–1988 mit einer Varisierungsosteotomie behandelt wurden, konnte eine postoperative klinische und radiologische Nachuntersuchung durchgeführt werden.

Es zeigte sich, daß sowohl die klinischen als auch die radiologischen Ergebnisse durchweg gut bis zufriedenstellend waren. Die besten Ergebnisse zeigten sich bei Patienten, die vor dem 6. Lebensjahr erkrankten und operiert wurden, unabhängig vom Grad des Nekrosestadiums. Bei den Patienten, die deutlich nach dem 6. Lebensjahr operiert wurden, waren die Ergebnisse signifikant schlechter.

Klinische Parameter wurden den Klassifikationen nach Renckhoff [21] sowie nach Ferguson u. Howorth [14] zugeordnet. Die Beurteilung der röntgenologischen Daten erfolgte nach dem Bewertungsschema von Catterall [7] sowie von Busse et al. [6].

Bei 13 Patienten konnte anläßlich der Nachuntersuchung eine MR-Tomographie durchgeführt werden. Die hieraus erzielten Befunde bezüglich knorpeliger Defekte und Kongruenz der chondralen Gelenkflächen korrelierten mit den klinischen und konventionell radiologisch gewonnenen Daten.

Literatur

1. Axer A (1965) Subtrochanteric osteotomy in the treatment of Perthes disease. J Bone Joint Surg [Br] 47:489
2. Batory I (1981) Die Entstehung und Bedeutung der latenten, ischämischen Phase als ätiologischer Faktor des Morbus Perthes. Z Orthop 119:277
3. Bauer R, Jünger H (1974) Die intertrochantere Varisationsosteotomie zur Behandlung des Morbus Perthes. Arch Orthop Unfallchir 79:187
4. Bauer R (1977) Intertrochantere Osteotomie beim Morbus Perthes. Z Orthop 115:494
5. Bette H (1958) Beobachtungen und Ergebnisse bei der konservativen und operativen Therapie des Morbus Perthes. Z Orthop 92:74
6. Busse J, Gassteiger W, Tönnis D (1972) Eine Methode zur röntgenologischen Beurteilung eines Hüftgelenkes – Der Hüftwert. Arch Orthop Unfallchir 72:1
7. Catterall A (1971) The natural history of Perthes disease. J Bone Joint Surg [Br] 53:37
8. Catterall A (1982) Current problems in Orthopedics: Legg-Calve-Perthes disease. Churchill Livingstone, Edinburgh London Melbourne New York
9. Dahmen G, Hinzmann J, Wessels A (1984) Einfluß verschiedener Kriterien auf Verlauf und Therapieergebnisse des Morbus Perthes. Z Orthop 122:700
10. Dickens D, Menelaus M (1978) The assessment of prognosis in Perthes disease. J Bone Joint Surg [Br] 60:189
11. Dustmann H, Schultiz K (1981) Ätiopathogenese des Morbus Perthes. Orthop Praxis 17:957
12. Eichler J (1981) Die orthopädische Behandlung des Morbus Perthes. Orthop Praxis 17:991

13. Eulert J, Gekeler J (1979) Zur operativen Behandlung der Perthesschen Erkrankung. Orthop Praxis 15:300
14. Ferguson A, Howorth M (1934) Coxa plana andrelated conditions at the hip. J Bone Joint Surg [Am] 16:781
15. Haag M, Reichelt A (1981) Klinische und röntgenologische Ergebnisse nach konservativer Behandlung der Perthesschen Erkrankung. Orthop Praxis 17:1015
16. Hertel E, Strümper R (1981) Die Behandlung des Morbus Perthes mit dem Dreibeingips. Orthop Praxis 17:1011
17. Jani L (1982) Resultate der Perthesbehandlung bei drei verschiedenen Behandlungsverfahren. Orthopäde 11:13
18. Kaufmann L, Scheurer H (1979) 10-Jahres Resultate der konservativen Behandlung beim Morbus Perthes. Orthopäde 8:56
19. Kaufmann L, Loehr J, Razavi H (1982) Die Varisationsosteotomie beim Morbus Perthes. Orthopäde 11:11
20. Milachowski KA, Meister G, Rosemeyer B (1987) Behandlungsergebnisse der Varisationsosteotomie bei Morbus Perthes unter Berücksichtigung des Hüftwertes. Z Orthop 125:405
21. Renckhoff D (1975) Langzeituntersuchungen nach Perthescher Erkrankung unter Berücksichtigung klinischer, röntgenologischer und soziologischer Befunde. Dissertation, Hamburg
22. Rösch H, Stock D (1976) Morbus Perthes – Ergebnisse der konservativen Therapie. Z Orthop 114:53
23. Salter RB (1973) Legg-Perthes disease. Part III. Treatment by innominate osteotomy instructional course lectures. Mosby, St. Louis, pp 270 (The American Academy of Orthopaedic Surgeons, vol 22)
24. Siguda P, Rieth A (1979) Die konservative Behandlung des Morbus Perthes. Orthop Praxis 15:295
25. Waldenström H (1922) The definite form of the coxa plana. Acta Radiol 384
26. Witt AN, Hördegen KM (1971) Erfahrungen mit der intertrochanteren Varisierungsosteotomie bei der Legg-Calve-Perthesschen Erkrankung. Arch Orthop Unfall Chir 70:32

Die operative Behandlung des Morbus Perthes

M. Hövel, F. Chicote-Campos† und R. Venbrocks
Orthopädische Universitätsklinik Essen, Hufelandstr. 55, D-4300 Essen

An der Orthopädischen Universitätsklinik Essen wird die Indikation zur Operation beim Morbus Perthes sehr streng nur auf solche röntgenologische Fälle eingeengt, bei denen sich der Femurkopf exzentrisch entwickelt, also nach lateral bzw. anterolateral aus der Hüftpfanne extrudiert. Der hierdurch subluxiert stehende Epiphysenteil hat keine Chance zur Rehabilitierung. Druckschädigungen durch den Pfannenerker sind die Folge. Der extrudierte Epiphysenteil bildet sich zurück, es resultiert letztlich ein Scharniergelenk. Durchgeführt wird bei allen operativ angegebenen Perthes-Patienten eine intertrochantäre Varisierungsosteotomie ggf. mit Derotation.

In der Zeit von 1969–1987 wurde an der Orthopädischen Universitätsklinik Essen bei 38 Patienten mit einer Perthes-Erkrankung eine Varisierung durchgeführt. Von den 38 operierten Patienten wurden 12 sofort nach Diagnosestellung ohne konservative Vorbehandlung operiert. Die restlichen Kinder wurden zunächst konservativ vorbehandelt und erst zum Zeitpunkt der sich ausbildenden Extrusion des Femurkopfes operativ angegangen. Zum Zeitpunkt der Operation befanden sich 26 Patienten im Fragmentationsstadium, 10 im Kondensationsstadium und 2 im Initialstadium.

Die konservative Vorbehandlung betrug im Mittel 16,2 Monate, die kürzeste Vorbehandlung dauerte 1 Monat, die längste 36 Monate. Die postoperative Nachbehandlung bestand in einer Entlastung des betroffenen Gelenks mit einer Thomas-Schiene. Die mittlere Entlastungszeit betrug postoperativ 15 Monate, die kürzeste 4 Monate, die längste 35 Monate.

Das Durchschnittsalter der Patienten betrug bei Diagnosestellung 7,8 Jahre, der jüngste Patient war 2 Jahre und 9 Monate alt, der älteste 15 Jahre. Am Operationstermin war das durchschnittliche Lebensalter 9,2 Jahre.

Der durchschnittliche Zeitraum von Behandlungsende bis zum Nachuntersuchungstermin betrug 4 Jahre und 3 Monate. Es wurden 5mal mehr Jungen als Mädchen operiert.

Die Auswertung erfolgte nach denselben klinischen funktionellen Gesichtspunkten und radiologischen Kriterien, wie sie bereits im Beitrag über die konservative Perthes-Therapie dargestellt wurden (S. 341).

Tabelle 1. Bewertung der funktionellen Ergebnisse nach Operation bei Morbus Perthes

Ergebnis	n	[%]
Gut Keine Beschwerden Kein Hinken Beckentiefstand bis 1 cm Bewegungseinschränkung bis max. 30% in einer Ebene	14	36,8
Mäßig Nur gelegentliche Beschwerden oder bis 30% Bewegungseinschränkung in 2 Ebenen Kein Hinken Beckentiefstand bis 1,5 cm	10	26,4
Schlecht Regelmäßig Beschwerden Mehr als 30% Einschränkung Hinken Beckentiefstand über 1,5 cm	14	36,8

Tabelle 2. Radiologische Bewertung anhand des Komprehensivquotienten $\left(\dfrac{EQu + KHQu + PQu + PKQu}{4}\right)$ nach Heyman u. Herndon [5]

		n	%
Sehr gut:	über 90%	8	21,1
Gut:	80–90%	12	31,6
Befriedigend:	70–80%	4	10,5
Schlecht:	60–70%	8	21,1
Sehr schlecht:	unter 60%	6	15,8

Funktionelles Bewertungsschema

Aus der Tabelle 1 ist ersichtlich, daß sich nur bei 63,2% ein gutes oder mäßiges Funktionsergebnis zeigte. Bei 3 Patienten mit sonst guter Hüftgelenkbeweglichkeit bedingte ein hinkender Gang die Zuordnung zur schlechteren Gruppe.

Radiologische Bewertungsschema nach Heyman und Herndon [6]

Nach dieser Bewertung (Tabelle 2) konnten durch Operationen in 63,2% der Fälle sehr gute, gute und befriedigende Ergebnisse erzielt werden. Es zeigte sich hier ein Überwiegen der sehr guten und guten Ergebnisse bei den sofort operierten Patienten.

Tabelle 3. Radiologische Bewertung nach Lauritzen und Meyer nach Operation bei Morbus Perthes

Kategorie		n	%
1	Normal sphärisch Epiphysenquotient >60% Gelenkoberflächenquotient >85% Radiusquotient <115%	8	21,1
2	Pathologisch sphärisch Sphärisch, mindestens ein Quotient pathologisch	14	36,8
3	Nicht sphärisch	16	42,1

Tabelle 4. Radiologische Bewertung nach Bauer u. Jünger [1] nach Operation bei Morbus Perthes

Ergebnis	n	%
Sehr gut	4	10,5
Gut	12	31,6
Befriedigend	4	10,5
Schlecht	18	47,4

Bewertung nach Lauritzen [8] und Meyer [9]

Bei Berücksichtigung der Sphärizität des Femurkopfes in der Ergebnisbewertung nach Lauritzen [8] und Meyer [9] ergaben sich in 57,9% der Kategorie I und II zuzuordnende Ergebnisse (Tabelle 3).

Bewertungsklassifikation nach Bauer und Jünger [1]

Zieht man die Kongruenzkriterien nach Bauer und Jünger [1] hinzu, lassen sich bei unseren operativ behandelten Patienten in 52,6% sehr gute, gute und befriedigende Ergebnisse feststellen, in 47,4% jedoch schlechte Ergebnisse (Tabelle 4).

Die vor dem 6. Lebensjahr erkrankten und operierten Kinder zeigen sowohl ein besseres funktionelles als auch ein besseres radiologisches Ausheilungsergebnis. Die sofort operierten Patienten haben mehr sehr gute und gute Ergebnisse als die zunächst konservativ vorbehandelten Kinder. Das Erkrankungsstadium bei Diagnosestellung bzw. zum Operationszeitpunkt hat keinen auffälligen Einfluß auf das radiologisch bewertete Endergebnis.

Vergleicht man die Ergebnisse der operativen Therapie mit den konservativen Therapieergebnissen (s. Beitrag S. 341) (Tabelle 5), so zeigen sich schlechtere Ergebnisse nach der Operation sowohl gemäß funktionellen als auch radiologischen Bewertungskriterien.

Tabelle 5. Vergleich der Ergebnisse (gut und mäßig in %) der konservativen und operativen Therapie

	Konservativ	Operativ
Bewertung nach Funktion	86,0	63,2
Radiologische Bewertung nach		
– Heyman u. Herndon [6]	87,7	63,2
– Lauritzen u. Meyer [8, 9]	70,2	57,9
– Bauer u. Jünger [1]	77,2	52,6

Die schlechteren Ergebnisse nach der operativen Therapie sind natürlich begründet durch die vorgenommene negative Selektion. Wir möchten betonen, daß wir unabhängig vom Stadium keine Operationsindikation sehen, wenn der Femurkopf in der Pfanne zentriert ist. Wir sehen keinen Bedarf für eine großzügigere Handhabung der Drehvarisierung. Denn der Morbus Perthes ist nicht ein Problem der Zentrierung und der pathologischen Gelenkstellung, sondern des Femurkopfes. Der Femurkopf ist in aller Regel phantastisch zentriert. Nur dann ist eine Varisierung indiziert, wenn es im Verlauf der Perthes-Krankheit zu einer zunehmenden Gelenkfehlstellung kommt. Dann aber sollte die Osteotomie auch umgehend v. a. bei älteren Kindern durchgeführt werden.

Literatur

1. Bauer R, Jünger H (1974) Die intertrochantäre Varisations-Osteotomie zur Behandlung des M. Perthes. Arch Orthop Unfallchir 79:187
2. Catterall A (1971) The natural history of Perthes' disease. J Bone Joint Surg [Br] 53:37
3. Chicote-Campos F, Hupfauer W, Drerup S (1977) Die konservative Behandlung bei Morbus Perthes. Z Orthop 115:490
4. Ferguson AN, Howorth MB (1934) Coxa plana and related conditions at the hip. J Bone Joint Surg 16:781
5. Hackenbroch M (1961) Die degenerativen Erkrankungen des Hüftgelenks. In: Hohmann G, Hackenbroch M, Lindemann K (Hrsg) Handbuch der Orthopädie, Bd IV/1. Thieme, Stuttgart, S 463
6. Heyman CH, Herndon CH (1950) Legg-Perthes disease. A method for the measurement of the roentgenographic result. J Bone Joint Surg [Am] 32:767
7. Imhäuser G (1970) Behandlung der Perthesschen Erkrankung mit Fixierung in Entlastungsstellung. Z Orthop 107:553
8. Lauritzen J (1975) Legg-Calvé-Perthes disease, a comparative study. Acta Orthop Scand (Suppl) 159
9. Meyer J (1977) Legg-Calvé-Perthes disease, radiological results of treatment and their late clinical consequences. Acta Orthop Scand (Suppl) 167
10. Perthes G (1910) Über Arthritis deformans juvenilis. Dtsch Z Chir 107:111
11. Salter RB (1980) Legg-Perthes disease: The scintific basis for the methods of treatment and their indications. Clin Orthop 150:8
12. Schlegel KF (1967) Verkürzung der Behandlung des Morbus Perthes durch neuere konservative und operative Maßnahmen. Langenbecks Arch Klin Clir 319:436

Die intertrochantäre Varisationsosteotomie in der Behandlung des Morbus Perthes

G. U. Exner

Orthopädische Universitätsklinik Balgrist, Forchstr. 340, CH-8008 Zürich

Einleitung

Beim Morbus Perthes erstrecken sich die Umbauvorgänge über viele Jahre, so daß in den meisten Fällen eine endgültige Aussage über das Langzeitresultat erst bei Wachstumsabschluß möglich ist. Aufgrund der Erfahrungen an der Orthopädischen Universitätsklinik Balgrist, Zürich konnten die Resultate von Patienten, die „klassisch" mit Entlastung durch Bettruhe und Thomas-Bügel behandelt wurden, mit solchen, die eine intertrochantäre Varisation erhielten, nach Wachstumsabschluß verglichen werden.

Da ein Teil der Ergebnisse unserer Nachkontrollen bereits publiziert wurde [4, 5] und die erweiterten Zahlen keine neuen Aspekte bedeuten, sollen unter Verweis auf die genannten Publikationen [4, 5] nur die wichtigsten Fakten dargestellt werden.

Krankengut

Zwischen 1970 und 1975 wurden die Patienten mit neu diagnostiziertem Morbus Perthes nahezu insgesamt mittels intertrochantärer Varisationsosteotomie behandelt, so daß hier praktisch keine Selektion nach Schweregrad des Hüftkopfbefalls oder Alter der Patienten getroffen wurde. Im Zeitraum vor 1970 war die Standardbehandlung zunächst Bettruhe und später Mobilisierung im Thomas-Bügel; nur in Einzelfällen wurden operative Eingriffe (intertrochantäre Osteotomien, Beckenosteotomie nach Chiari) vorgenommen, wenn im Verlauf der Krankheit hierdurch eine Verbesserung der Hüftkopfzentrierung erhofft wurde.

In die Analyse wurden alle 32 Patienten aufgenommen, bei denen bis 1975 bei einseitigem (um mit der Gegenseite vergleichen zu können) Morbus Perthes eine Varisationsosteotomie vorgenommen worden war; das Ausmaß der Varisation mit intertrochantärer Keilentnahme lag zwischen 20° und 30°, im Mittel bei 25°. Als Vergleichsgruppe wurden aus dem Archiv zufällig 41 Patienten mit einseitigem Morbus Perthes ausgewählt, die vor 1970 nicht operativ behandelt worden waren. In beiden Gruppen konnten je 30 Patienten über den Wachstumsabschluß hinaus kontrolliert werden. Das Ausmaß des

Hüftkopfbefalls nach Catterall war bei beiden Gruppen gleich. Da bei Patienten der Catterall-Gruppen I und II die Ergebnisse unabhängig von der Behandlung gleich (gut) waren, sollen im folgenden nur Patienten der Gruppen III und IV betrachtet werden.

Resultate bei Wachstumsabschluß

Es konnten je 20 Patienten der Catterall-Gruppen III und IV nachkontrolliert werden. Das Erkrankungsalter war in beiden Patientengruppen gleich verteilt.

Die Ergebnisse wurden aufgrund der Analyse der Röntgenbilder wie auch der klinischen Befunde beurteilt. Als Parameter wurden herangezogen:
- Kopfradiusdifferenz (erkrankte vs. gesunde Seite) und Mose-Index [7],
- Kongruenzgrad (nach [1]),
- Arthrosegrad (nach [1]),
- CE-Winkel (nach [8]),
- Hüftwert (nach [2]),
- Beinlängendifferenz,
- Trochanterhochstand.

Wenn man alle diejenigen Patienten zusammenstellt, die unauffällige Befunde bei Wachstumsabschluß aufwiesen (Kopfradiusdifferenz gesunde-kranke Seite unter 1 mm, Mose-Index unter 1 mm, Kongruenz einwandfrei, keine Beschwerden, Hüftwertdifferenz gesunde-kranke Seite <10), so ist beachtenswert, daß 14 Patienten in der mittels Varisation behandelten Gruppe zu finden sind, während in der Kontrollgruppe nur 7 Patienten derartige Normalbefunde aufwiesen. Unter den übrigen 6 Patienten der operierten Gruppe betrug die Kopfradiusdifferenz zwischen gesunder und erkrankter Seite maximal 4 mm (n = 3), während in der nicht operativ behandelten Gruppe bei 4 Patienten Unterschiede zwischen 6 und 8 mm zu beobachten waren. Ferner fand sich ein Kongruenzgrad III (n = 3) nur in der nicht operativ behandelten Gruppe.

Die Beinlängendifferenz war mit durchschnittlich 4 mm Beinverkürzung der erkrankten Seite in operierter wie nicht operierter Gruppe gleich, während die operierte Gruppe durchschnittlich einen Trochanterhochstand von 12 mm (allerdings ohne Trendelenburg-Hinken) aufwies.

Diskussion

Die unterschiedlichen Behandlungsresultate beider Patientengruppen haben uns an sich überrascht, da wir aufgrund der Erfahrungsbeobachtungen keine wesentlichen Differenzen erwartet hatten.

Wir möchten dennoch in der Interpretation der Ergebnisse zur Vorsicht mahnen. Zunächst muß betont werden, daß es sich um den Vergleich von 2 Behandlungen handelt (Bettruhe und Thomas-Bügel gegenüber Varisation). Aufgrund historischer Entwicklungen ist die Wirksamkeit der Behandlung mittels Bettruhe und „Entlastung" im Thomas-Bügel im Vergleich zu reiner Nichtbehandlung immer als gegeben angenommen worden. Es sind uns jedoch keine schlüssigen Beweise bekannt, daß die Behandlung mit Bettruhe und Thomas-Bügel wirksam ist oder nicht sogar schlechter, als gar nichts zu tun. Ob der Thomas-Bügel wirklich das Hüftgelenk entlastet oder nicht gar durch einen lateralisierenden Schub ungünstige mechanische Einflüsse wirksam werden, muß zumindest offen bleiben. Jedenfalls scheinen zumindest Behelfe, die das „Containment" durch Einstellung in Abduktion bzw. Innenrotation verbessern, günstigere Resultate aufzuweisen [3, 6]. Es müßten deshalb die Resultate nach operativer Behandlung auch mit denen nach adäquater nicht operativer Containmenttherapie verglichen werden.

Nachdem ein beachtlicher Anteil der Patienten auch ohne operativen Eingriff später normale Hüftgelenke aufwies, stellt sich ferner die Frage, wie man die Indikation zur Operation gezielter stellen könnte, um dort den Eingriff zu ersparen, wo er an sich überflüssig gewesen wäre.

Wir verfahren derzeit so, daß für Patienten mit geringen Risiken (weniger als hälftiger Hüftkopfbefall im Röntgenbild, keine wesentliche Ergußbildung im Ultraschall, eindeutig präpubertär) Sportabstinenz bei sonst normaler Aktivität empfohlen und der Verlauf beobachtet wird. Stellen sich Bewegungseinschränkung, meist mit stärkerer Ergußbildung und Lateralisation des Hüftkopfes ein, wird der Patient unter assistierten Bewegungsübungen durch Bettruhe entlastet und nach Abklingen dieser Symptome mit einem das Containment sichernden Behelf wieder mobilisiert. Zeigen sich Dezentrierung des Hüftkopfes und laterale oder ventrale Einbrüche (Röntgen und MRT), sind operative Eingriffe indiziert, wenn durch diese eine Entlastung oder Verbesserung der Hüftkopfeinfassung (Varisations-, Flexionsosteotomie oder ggf. auch Beckenosteotomie nach Chiari) erwartet werden kann. Entsprechend werten wir die operativen Maßnahmen bei Morbus Perthes weniger im Sinne der direkten Behandlung der Erkrankung als der Verminderung der durch die Erkrankung verursachten präarthrotischen Deformität. Aufgrund unserer bisherigen Beobachtungen erlaubt die im MRT erkennbare Ausdehnung des Hüftkopfbefalls bei Erkrankungsbeginn keine prognostischen Aussagen; die dynamische Entwicklung des MRT-Bildes über Monate dürfte jedoch auch für die Operationsindikation von Bedeutung werden.

Literatur

1. Bauer R, Kerschbaumer F (1975) Ergebnisse der Beckenosteotomie nach Chiari. Arch Orthop Trauma Surg 81:301–314
2. Busse J, Gasteiger W, Toennis D (1972) Eine neue Methode zur roentgenologischen Beurteilung eines Hüftgelenkes – der Hüftwert. Arch Orthop Trauma Surg 72:1–9
3. Cooperman DR, Stulberg D (1986) Ambulatory containment treatment in Perthes' disease. Clin Orthop 203:289–300
4. Exner GU, Meyer C (1990) Morbus Perthes: Langzeitresultate nach intertrochanterer Varisationsosteotomie im Vergleich zur Behandlung mit Liegekur und Thomasbügel. In: Debrunner AM (Hrsg) Langzeitresultate in der Orthopädie. Enke, Stuttgart, S 360–363

5. Exner GU, Schreiber A (1990) Intertrochantere Varisationsosteotomie bei M. Perthes – Langzeitresultate im Vergleich zur Behandlung ausschließlich mit Liegekur und Entlastung im Thomasbügel. In: Willert HG, Pieper HG (Hrsg) Korrektureingriffe am wachsenden Skelett. Springer, Berlin Heidelberg New York Tokyo, S 252–260
6. Mintowt-Czyz W, Tayton K (1983) Indication for weight relief and containment in the treatment of Perthes' disease. Acta Orthop Scand 54:439–445
7. Mose K, Hjorth L, Ulfeldt M, Christensen ER, Jensen A (1977) Legg-Calve-Perthes disease. The late occurence of coxarthrosis. Acta Orthop Scand [Suppl] 169
8. Wiberg G (1944) Pfannendachplastik bei Dysplasia acetabuli, Subluxatio und Luxatio coxae unter besonderer Berücksichtigung der Entwicklung des oberen Pfannenrandes. Arch Orthop Trauma Surg 43:314–369

Ergebnisse der differenzierten Therapie des Morbus Legg-Calvé-Perthes

U. Werland, H.-U. Bittighofer und L. Jani

Orthopädische Klinik des Klinikums Mannheim der Universität Heidelberg, Meerfeldstraße 69, D-6800 Mannheim 1

Einleitung

Wenn man bedenkt, daß bei der Perthes-Erkrankung auch ohne Behandlung ein gutes Ergebnis resultieren kann, wenn man weiter berücksichtigt, daß z. B. von Stulberg et al. [7] über 80 % gute Spätergebnisse mit einer Minimalbehandlung durch Absatzerhöhung auf der Gegenseite und das vorübergehende Benutzen von Gehstützen mitgeteilt werden und wenn darüber hinaus in vielen Studien keine wesentliche Überlegenheit des operativen Vorgehens nachgewiesen werden konnte, so muß die Frage erlaubt sein, ob ein starres Therapiekonzept, z. B. mit operativem Vorgehen bei allen Patienten, dieser Erkrankung gerecht werden kann.

Therapiekonzept

Zur Behandlung des Morbus Perthes wird bekanntlich eine Vielzahl von Therapieverfahren angewendet, und mehr als einmal stießen wir bei unserer Nachuntersuchung auch auf den Einsatz nicht etablierter Methoden wie die Magnetfeldtherapie oder gar eine Elektrodenbehandlung durch den Heilpraktiker mit Erfolgskontrolle durch Irisdiagnostik. Daß bei der zuvor erwähnten Zahl von günstigen Spontanverläufen auch mit diesen Methoden gute Ergebnisse erzielt werden können, nimmt nicht Wunder.

Unser derzeitiges Therapiekonzept wird seit 1982 befolgt und beruht auf der langjährigen Erfahrung mit dieser Krankheit [2, 3].

Danach werden Kinder, die bei Krankheitsbeginn unter 6 Jahre alt sind, in der Regel konservativ behandelt, es sei denn, auftretende Risikofaktoren mit zunehmender Subluxation des Kopfes erfordern eine tiefere Einstellung in die Pfanne mit Varisationsosteotomie. Die konservative Behandlung umfaßt immer eine intensive Krankengymnastik zur Erhaltung oder Verbesserung der Beweglichkeit.

Eine Thomas-Schiene wird nicht obligat und wenn, dann nicht für einen allzu langen Zeitraum – etwa 1 Jahr – verordnet. Gerade bei den kleinen Patienten sehen wir ihre Aufgabe mehr als Aktivitätskorrektiv denn als

Entlastungsorthese. Unter diesem Gesichtspunkt wird ein stundenweises Tragen bevorzugt, z. B. wenn die Kinder unbeaufsichtigt sind.

Kinder über 6 Jahre werden tendenziell frühzeitig operativ behandelt, außer es ist sicher erkennbar, daß nur ein kleiner Teil der Kopfepiphyse von der Nekrose betroffen ist. Gerade im Initialstadium läßt sich jedoch hierüber mit dem Nativröntgenbild nicht immer Klarheit gewinnen.

Voraussetzung für die Operation ist immer eine ausreichende Beweglichkeit des Gelenks, ggf. wird präoperativ eine intensive Physiotherapie, auch mit Extension, durchgeführt.

Die Beckenosteomie nach Chiari kommt unserer Ansicht nach nur bei älteren Kindern ab etwa 10 Jahren mit Lateralisation eines schon deformierten Kopfes in Betracht.

Patientengut

Für unsere Untersuchung wurden die Krankenberichte aller 87 Kinder, die in den Jahren 1978–1988 in der orthopädischen Klinik Mannheim der Universität Heidelberg stationär wegen eines M. Perthes behandelt wurden, aufgearbeitet.

Das durchschnittliche Alter bei Krankheitsbeginn lag bei 6 Jahren. Die Zahl von 69 Knaben zu 18 Mädchen entspricht einem Verhältnis von 3,8:1. Die rechte Seite war dabei etwas häufiger betroffen.

Der Altersgipfel bei Krankheitsbeginn lag um das 6. Lebensjahr (Abb. 1), wobei die meisten Hüften in der Catterall-Gruppe 3 einzuordnen waren (Abb. 2).

67 Hüftgelenke von 58 Patienten waren radiologisch und klinisch über den Krankheitsverlauf hinweg ausreichend dokumentiert und konnten nachuntersucht werden.

Bei 6 Hüftgelenken erfolgte nur eine krankengymnastische oder auch gar keine Behandlung. Hier handelte es sich oft um die weniger betroffene 2. Seite.

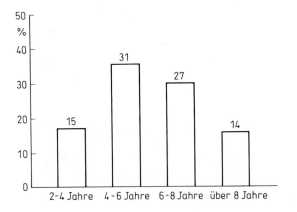

Abb. 1. Altersverteilung der Morbus-Perthes-Patienten bei Krankheitsbeginn (n = 87)

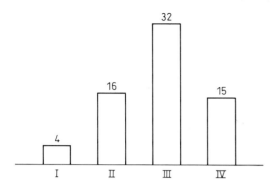

Abb. 2. Einteilung der Stadien nach Catterall (67 Hüften von 58 Patienten)

24 Hüften wurden mit Entlastung durch eine Thomas-Schiene, bei älteren Kindern gelegentlich auch mit Gehstützen therapiert.

Bei 33 Hüftgelenken wurde eine Varisierung und in 4 Fällen eine Chiari-Osteotomie durchgeführt.

Gelegentlich wurden bei einem Patienten mit doppelseitigem Befall 2 unterschiedliche Verfahren angewendet, wie z. B. eine Varisierung rechts und eine Chiari-Osteotomie links.

Insgesamt wurden 45% der Gelenke konservativ und 55% operativ behandelt. Die relativ hohe Zahl operierter Patienten erklärt sich zum einen aus dem Umstand, daß nur stationär behandelte Patienten erfaßt wurden und 2. dadurch, daß in die Untersuchung auch Patienten aus den Jahren 1978–1982 eingingen, bei denen die Indikation zur Operation großzügiger gestellt worden war.

Entsprechend unserem Therapiekonzept lag der Altersdurchschnitt in der konservativen Gruppe mit 5 Jahren gegenüber 6 Jahren und 8 Monaten in der operativen Gruppe deutlich niedriger.

Der durchschnittliche Schweregrad in der Catterall-Einteilung unterschied sich dabei mit einem Wert von 3,1 in der konservativen Gruppe und von 2,9 in der operativen Gruppe nicht wesentlich. In beiden Gruppen waren alle Catterall-Grade vertreten.

Die Dauer der Entlastung reichte von 3–43 Monaten mit einem Mittel von 19 Monaten, wobei die meisten sehr lange dauernden Entlastungen nicht unserer Empfehlung entsprachen – wir bevorzugen in der Regel, wie bereits erwähnt, eine kürzere Phase der Orthesenversorgung.

Ergebnisse

Bei unserer Nachuntersuchung beurteilten wir das radiologische Ergebnis mit der Sphärizitätsmessung nach Mose [5] und durch die Einteilung der Hüftkopfform in Stulberg-Klassen. Beurteilt werden konnten somit nur Hüften, bei denen bei der Nachuntersuchung das Wachstumsstadium abgeschlossen oder zumindest nahezu abgeschlossen war.

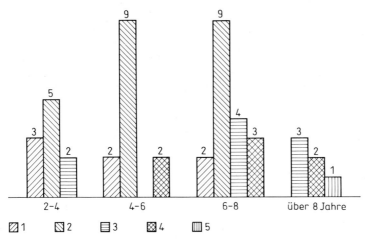

Abb. 3. Zusammenhang zwischen Endzustand nach Morbus Perthes (Einteilung nach Stulberg [7]) und Erkrankungsalter

Stulberg et al. [7] zeigten in ihrer Arbeit, daß Gelenke der Klassen I und II, die er auch als sphärisch kongruente Gelenke zusammenfaßte, kein erhöhtes Risiko für die spätere Entwicklung einer Koxarthrose aufwiesen. Die asphärisch kongruenten Gelenke der Klassen III und IV entwickelten eine leichte Koxarthrose in höheren Lebensjahren und nur bei der asphärisch inkongruenten Klasse V ist mit einer Arthrose bereits im frühen Erwachsenenalter zu rechnen.

Betrachtet man zunächst das Gesamtkollektiv, so bestätigt sich die Erkenntnis, daß das Endresultat entscheidend vom Alter des Patienten abhängt (Abb. 3).

Unter 4 Jahren resultierte in der Regel ein Stulberg-Grad I oder II, gelegentlich auch III. In der Gruppe von 4–6 Jahren taucht vereinzelt bereits Stulberg-Grad IV auf, aber die Mehrzahl der Hüften endet in der Klasse II. Im Alter von 6–8 Jahren verschiebt sich der Schwerpunkt dann etwas zu den höheren Stulberg-Klassen, und bei den über 8jährigen finden wir bereits keine Ergebnisse besser als Klasse III.

Eine ähnliche Staffelung ergibt sich, wenn man den erreichten Stulberg-Grad auf die Catterall-Gruppe bezieht (Abb. 4). Mit höherem Catterall-Grad nimmt die Zahl der schlechteren Resultate zu, aber auch bei Hüften der Catterall-Gruppe IV finden wir noch Patienten mit Stulberg-Grad I, hier handelt es sich allerdings immer um sehr junge Patienten.

Da Ausnahmen die Regel bestätigen, suchten wir nach dem jüngsten Patienten mit einem schlechten Resultat. Es handelt sich hierbei um einen Jungen, der bei Krankheitsbeginn 4 Jahre und 8 Monate alt war, in der Catterall-Gruppe IV lag und 3 von 5 Risikofaktoren aufwies. Er wurde zunächst mit langer Entlastung behandelt, später wurde wegen zunehmender Subluxation eine Chiari-Osteotomie erforderlich.

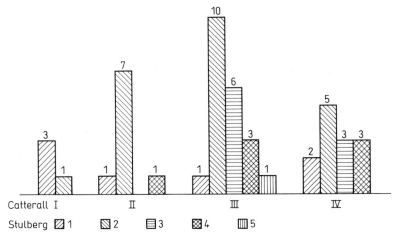

Abb. 4. Ergebnisse in Stulberg-Graden bezogen auf die Einteilung nach Catterall [1]

Der älteste Patient mit einem befriedigenden Resultat war bei Krankheitsbeginn bereits 11,5 Jahre alt und wies einen Catterall-Grad III mit 2 von 5 Risikofaktoren auf. Die Varisierung erfolgte mit 11 Jahren und 11 Monaten und das Resultat bei Wachstumsabschluß wurde mit Stulberg-Grad III beurteilt.

Zur Überprüfung unseres Therapiekonzepts verglichen wir nun die Gruppe der Varisierten mit den konservativ behandelten Hüften, jeweils getrennt nach Alter bei Krankheitsbeginn unter und über 6 Jahre.

Bei den unter 6jährigen fand sich nach Varisierung in der Stulberg-Klassifikation immer ein sehr gutes Resultat und auch in der konservativen Gruppe fanden sich bis auf die zuvor bereits erwähnte Ausnahme ebenfalls gute Resultate mit über 80% Hüften in den Stulberg-Klassen I oder II (Abb. 5a).

Es liegt somit der Schluß nahe, daß bei 80% der operierten Hüften ein ähnliches Resultat auch mit konservativer Therapie hätte erreicht werden können.

Wie bereits erwähnt, waren die Ergebnisse bei den älteren Kindern insgesamt schlechter (Abb. 5b).

Nach der Varisierung fanden sich jedoch immerhin fast in der Hälfte der Fälle gute Resultate bezüglich der Stulberg-Klassifizierung.

In der konservativen Gruppe waren die Resultate dabei geringfügig schlechter, mit einer Verschiebung des Schwerpunkts von Klasse I und II nach Klasse III und IV, wobei die Differenzen aufgrund der geringen Fallzahlen jedoch statistisch nicht signifikant sind.

Ein ähnliches Bild ergibt sich bei der Auswertung nach Mose (Abb. 6). Auch hier ist das Ergebnis in der Gruppe unter 6 Jahren in beiden Behandlungsgruppen deutlich besser.

Für die Indikationsstellung zu einem Therapieverfahren müssen auch die Komplikationen berücksichtigt werden.

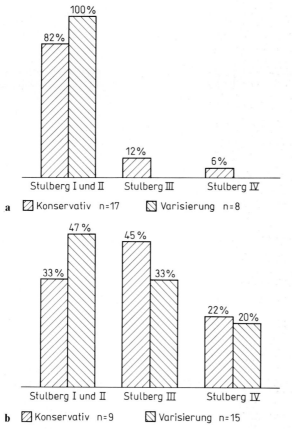

Abb. 5a,b. Vergleich der Ergebnisse von Varisierung und konservativer Therapie nach Stulberg. **a** In der Altersklasse unter 6 Jahren, **b** in der Altersklasse über 6 Jahren

Hier sind bei den Varisierungen eine vollständig zurückgebildet Neuropraxie des N. ischiadicus und eine zu starke Varisierung mit Ausbildung einer ausgeprägten Coxa vara zu erwähnen, die sich jedoch im weiteren Verlauf wieder teilweise aufrichtete.

Schlußfolgerung

Aus dem von uns untersuchten Material lassen sich folgende Schlußfolgerungen ziehen:
1. In den Catterall-Gruppen I und II, entsprechend der Salter-Klassifikation A kann in der Regel unabhängig von der Behandlung mit einem gutem Ergebnis gerechnet werden.
   Das Problem liegt hierbei in der Schwierigkeit, eine entsprechende Einteilung in der Frühphase der Erkrankung vornehmen zu können.

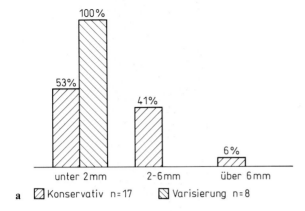

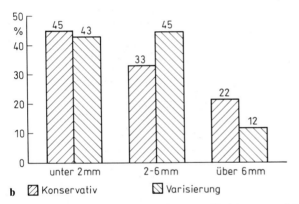

Abb. 6a, b. Vergleich der Ergebnisse von Varisierung und konservativer Therapie mittels Messung nach Mose. **a** Altersgruppe unter 6 Jahren, **b** Altersgruppe über 6 Jahren

2. Bei Krankheitsbeginn unter 6 Jahren ist das radiologische Endresultat fast immer gut, sowohl bei operativer als auch bei konservativer Therapie.
3. Bei Krankheitsbeginn über 6 Jahren ist das radiologische Endresultat im Durchschnitt deutlich schlechter und dabei in der varisierten Gruppe geringfügig besser als bei konservativer Behandlung.

Ein Patentrezept für die Behandlung des Morbus Perthes kann es nicht geben. Die Entscheidung über die jeweilige Therapieform muß unserer Ansicht nach für jeden Einzelfall individuell getroffen werden, wobei die von vielen Autoren bestätigte Erkenntnis, daß bei jüngeren Kindern eher eine günstige Verlaufsform vorherrscht, in unsere therapeutischen Überlegungen miteinfließen muß.

In den Entscheidungsprozeß, ob man die gerade im Kindergartenalter noch weniger belastenden konservativen Maßnahmen empfiehlt oder ob man operativ vorgeht, müssen neben den dargelegten Faktoren wie Alter, Schweregrad und Risikofaktoren auch psychologische und soziale Aspekte miteinbezogen werden.

Auch die zu erwartende Therapiecompliance und das nach unserer Untersuchung allerdings geringe Operationsrisiko müssen hierbei berücksichtigt werden.

Wenn nach primär konservativ behandelter oder erst spät im Endstadium entdeckter Erkrankung ein zunächst noch ungünstiges Ergebnis vorliegt, kann immer noch mit einer Varisierungsosteotomie die Kopfeinstellung und mit der Chiari-Osteotomie die Überdachung verbessert werden.

Literatur

1. Catterall A (1971) The natural history of Perthes' disease. J Bone Joint Surg [Br] 53:37–53
2. Jani L (1981) Konservative oder operative Behandlung beim Morbus Perthes? (Ergebnisse unterschiedlicher Behandlungsverfahren). Orthop Praxis 12:1026–1029
3. Jani L (1982) Resultate der Perthesbehandlung bei drei unterschiedlichen Behandlungsverfahren. Orthopäde 11:13–17
4. Lloyd-Roberts GC, Catterall A, Salamom PB (1976) A controlled study of the indications for and the results of femoral osteotomy in Perthes' disease. J Bone Joint Surg [Br] 58/1:31–36
5. Mose K, Hjorth L, Ulfeldt M, Chirstensen ER, Jensen A (1977) Legg-Calvé-Perthes disease. The late occurence of coxarthrosis. Acta Orthop Scand [Suppl] 169
6. Salter RB, Thompson GH (1984) Legg-Calvé-Perthes disease. J Bone Joint Surg [Am] 66/4:479–489
7. Stulberg SD, Cooperman DR, Wallenstein R: (1981) The natural history of Legg-Calvé-Perthes disease. J Bone Joint Surg [Am] 63/7:1095–1108

Vergleichende Ergebnisse bei konservativer und operativer Behandlung der juvenilen Hüftkopfnekrose

E. Schmitt, J. Heisel und H. Mittelmeier

Orthopädische Universitätsklinik Homburg/Saar, D-6650 Homburg/Saar

Einleitung

Die Osteochondrosis coxae juvenilis führt unbehandelt oft zur Coxa plana, Extrusion und Subluxation des Hüftkopfes aus der Pfanne sowie Schenkelhalsverkürzung mit scheinbarer Coxa vara. Dies bedeutet aus biomechanischen Gründen eine sog. präarthrotische Deformität mit evtl. frühzeitiger sekundärer Koxarthrose. Deshalb sollte das Behandlungsziel darin bestehen, die im Laufe der primären Erkrankung auftretende Hüftgelenksdeformität möglichst zu verhüten.

Die konservative Behandlung durch Entlastung (Abduktions-Extensions-Gipsverband, Thomas-Splint) kann bei konsequenter Entlastung hinsichtlich des Wiederaufbaus einer runden Kopfepiphyse zu befriedigenden Ergebnissen führen. Durch die Entlastung ergibt sich jedoch teilweise auch eine ungünstige Coxa-valga-antetorta-luxans-Stellung [7].

Zur operativen Behandlung der Perthes-Erkrankung wurden mehrere Operationsmethoden angegeben wie Knochenbohrung [3, 9, 10, 21], Knochenbolzung [4, 19, 22] und Epiphysennagelung [5, 17]. Es wurde über unterschiedliche Ergebnisse berichtet, teilweise kam es jedoch zur Verschlechterung der Nekrose und Schädigung der Epiphysenfuge mit Wachstumsstillstand.

Bei der Coxa valga luxans im Rahmen der Hüftdysplasie wurde von Bernbeck 1949 [2] die intertrochantäre Varisierungs-Derotations-Osteotomie zur Erzielung besserer Gelenkkongruenz und Verhütung der drohenden Luxation bzw. Reluxation angegeben. Müller hat 1957 [14] auch besonders auf die günstige Behandlungsmöglichkeit der Perthes-Erkrankung mittels intertrochantärer Varisierungs-Derotations-Osteotomie hingewiesen. Auch Schmitt-Heilbronn [18] konnte im Krankengut der Orthopädischen Universitätsklinik Berlin durch die intertrochantäre Varisierungs-Derotations-Osteotomie insbesondere auch bei Kopfnekrosen nach konservativer Luxationsbehandlung (Luxations-Perthes) erfreuliche Ergebnisse mit beschleunigtem Wiederaufbau der Epiphyse zeigen. Heuschert [7] hat an der Orthopädischen Universitätsklinik Berlin die konservativen Perthes-Fälle nachuntersucht und konnte aufgrund exakter röntgenologischer Auswertung von 36 Fällen mit dem umfassenden Quotienten von Herndorn u. Heymann [6] zeigen, daß mit der konservativen Behandlung in 78% ausgezeichnete und gute Ergebnisse erzielt werden konnten.

Eigene Erfahrungen

An der Orthopädischen Universitätsklinik Homburg besteht seit 1964 zur Therapie des Morbus Perthes eine grundsätzlich konservative Einstellung, wobei jedoch auf die früher unter Witt in Berlin übliche langfristige stationäre Behandlung mit Rollen-Extensions-Gipsverband verzichtet und nur ein Thomas-Splint gegeben wird. Bei den Fällen mit schwerer Kopfnekrose und insbesondere zunehmender Extrusion des Hüftkopfes mit Gefahr einer Eindellung der Hüftkopfepiphyse am Pfannenerker wurde jedoch entweder gleich primär oder während des weiteren Verlaufs eine intertrochantäre Varisierungs-Derotations-Osteotomie durchgeführt, wobei das Ziel der intertrochantären Femurosteotomie darin besteht, die im Zuge der Erkrankung und Entlastung aufgerichtete und den Pfannenkontakt teilweise verlierende Epiphyse der Hüftgelenkpfanne wieder ideal gegenüberzustellen, so daß die Pfanne als hemisphärische Modellform für einen gut gerundeten Wiederaufbau der Kopfepiphyse wirkt [12]. Dadurch sollten die häufig drohenden Dellenbildungen der Epiphyse am Pfannenrand vermieden werden, wobei auch nach den biomechanischen Studien von Pauwels [16] eine biomechanische Entlastung der Hüfte und speziell der Epiphyse erwartet wurde (Abb. 1). Außerdem war noch eine Anregung der Durchblutung und Regeneration durch die Osteotomie selbst zu erhoffen (Nissen-Effekt).

Zur Osteosynthese der Osteotomie verwenden wir eine 90°-Autokompressionswinkelplatte nach Mittelmeier, wobei bei Spätfällen mit schwerer Epiphysenschädigung (Wachstumsstörung) der Platteneinschlag oberhalb der basalen Apophysenfuge erfolgt, um einen Apophyseodeseeffekt zu erreichen [12].

Postoperativ wird die Hüfte vorsorglich im Becken-Bein-Fuß-(BBF-)-Gips ruhiggestellt, da die Kinder in diesem jüngeren Alter die operierte Hüfte meist nicht entlasten können. Aufgrund der übungsstabilen Osteosynthese ist es jedoch möglich, daß sich die Kinder nach Aufschneiden des Gipses ventral aufsetzen können, wodurch einer Muskel- und Skelettatrophie vorgebeugt wird. Die Gipsbehandlung dauert i. allg. 6 Wochen, wobei nach Röntgenkontrolle in der Regel sofort die Übungsbehandlung und Gehschulung erfolgt.

Die Entlastung mit dem Thomas-Splint wird danach so lange weitergeführt, bis die spätere Röntgenkontrolle, insbesondere auch die Lauenstein-Aufnahme eine weitgehende Wiederherstellung der Epiphysenstruktur ergibt (ca. 1–2 Jahre); nach dieser Zeit erfolgt dann auch die Metallentfernung.

Kasuistik

An der Orthopädischen Universitätsklinik Homburg/Saar wurden von 1964–1988 insgesamt 158 Kinder bei Morbus Perthes operiert, davon 14 beidseitig, so daß also insgesamt 172 Operationen durchgeführt wurden.

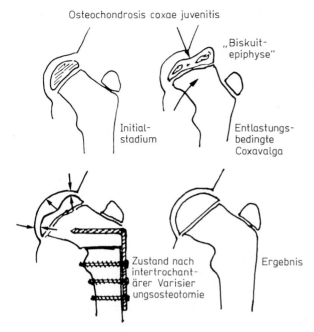

Abb. 1. „Biskuitform" bedingt durch Eindellung der Epiphyse am Pfannenerker bei entlastungsbedingter Coxa valga und Extrusionstendenz. Durch die intertrochantäre Varisierungsosteotomie wird der Kopf wieder gut in der Pfanne zentriert, so daß es zu einem idealen Wiederaufbau der Kopfepiphyse unter dem Schutz der Pfanne als Modellform kommt. Die Osteosynthese wird bei starker Epiphysenabplattung und Schenkelhalsverkürzung mit Autokompressionswinkelplatten ohne Unterstellung durchgeführt, um den Schenkelhals zu verlängern [13]

Die Geschlechtsverteilung zeigt ein eindeutiges Überwiegen der Jungen mit 129 Fällen (81,6%) gegenüber den Mädchen mit 29 Fällen (18,4%).

Bei der Seitverteilung war die linke Seite mit 85 Fällen (53,8%) gering bevorzugt.

Die Altersverteilung ergab einen Häufigkeitsgipfel im 5. Lebensjahr (Abb. 2).

Im Rahmen einer von Mittelmeier betreuten Dissertation hat Wenders [23] das stationäre Krankengut unserer Klinik bei Morbus Perthes aus den Jahren 1965–1975 einer epikritischen Ergebnisauswertung im Hinblick auf den Effekt der intertrochantären Femurosteotomie unterzogen. Es konnten 55 operativ behandelte Kinder nachuntersucht werden, auf die sich die nachfolgenden Ergebnisse beziehen. Das Intervall zwischen Krankheitsbeginn bzw. Diagnosestellung einerseits und Operation andererseits betrug zwischen einem Monat und 36 Monaten, durchschnittlich 10,8 Monate. Das Lebensalter zum Zeitpunkt der Operation lag zwischen 2,5 und 13,5 Jahren. Das Geschlechtsverhältnis männlich und weiblich betrug 3:1. Die Varisierung erfolgte zwischen 10 und 35°, bei 90% zwischen 20° und 30°, im Durchschnitt um 25°. Bei 52% der operierten Patienten war eine zusätzliche Derotation indiziert.

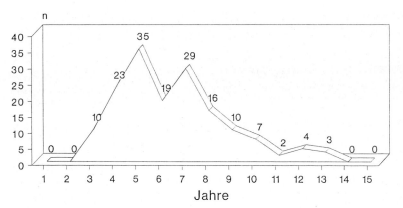

Abb. 2. Altersverteilung der von 1964–1988 operierten 158 Kinder bei Morbus Perthes mit 172 intertrochantären Varisierungsosteotomien

Der stationäre Aufenthalt betrug i. allg. 2 Wochen, später dann nochmals 1 Woche zur Gipsabnahme und Gehschulung sowie nach ca. 1 Jahr nochmals für einige Tage zur Metallentfernung, durchschnittlich insgesamt 3½ Wochen.

Der postoperative Beobachtungszeitraum lag zwischen einem Jahr und 11 Jahren. In Übereinstimmung mit Hördegen u. Witt [8] konnte festgestellt werden, daß nach der Osteotomie i. allg. ein wesentlich schnellerer Wiederaufbau der Hüftkopfepiphyse erfolgt, wenngleich dieselbe teilweise 1 Jahr postoperativ noch nicht abgeschlossen war. Spätere Nachuntersuchungen der von Wenders [23] nur kurzfristig beobachteten Behandlungsfälle aus der letzten Zeit ergaben jedoch, daß auch bei diesen Fällen die Rekonstruktion fast ausnahmslos wie bei den langfristig beobachteten Fällen verlief.

Die Ergebnisauswertung erstreckte sich sowohl auf das klinische Bild als auch auf die Röntgenuntersuchungen (Abb. 3), wobei sowohl die Hüftkopfstruktur und Gelenkkongruenz in Anlehnung an den Nekrosekongruenzstatus von Tönnis u. Kuhlmann [20] sowie Hördegen u. Witt [8] beurteilt wurden, als auch eine exakte Ausmessung der Hüftanatomie nach Herndorn u. Heymann [6] erfolgte.

Bei den operativ behandelten Fällen gaben 51 von 55 Patienten (93%) ihr subjektives Befinden mit gut und nur 4 Patienten (7%) mit befriedigend an. Die Hüftbeweglichkeit war bei 39 Patienten (71%) völlig frei und bei 16 Patienten (29%) leicht eingeschränkt.

Bezüglich der Beinlänge bestand bei 24 Patienten (44%) eine unbedeutende Differenz unter 0,5 cm, 22 Patienten (40%) zeigten eine Differenz zwischen 0,5 und 1,5 cm, welche mit Absatzerhöhung ausgeglichen werden konnte. 9 Kinder (16%) wiesen eine noch stärkere Beinverkürzung zwischen 1,5 und 3 cm auf.

Die Beinverkürzung erklärt sich durch die auf die Grunderkrankung zurückzuführende Wachstumsschädigung an der Epiphysenfuge und nur zum geringen Teil durch die Varisierungsosteotomie. Letzteres wird v. a. durch den

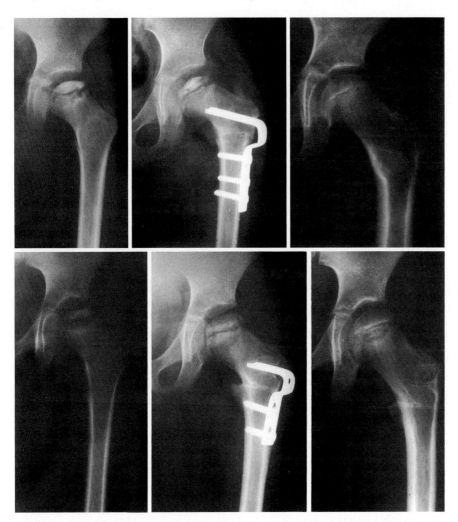

Abb. 3. Morbus Perthes bei einem 5jährigen (*oben*) und einem 4jährigen Jungen (*unten*). Nach zunächst konservativer Behandlung erfolgte jeweils eine intertrochantäre Varisierungsosteotomie mit übungsstabiler Osteosynthese durch 90°-Autokompressionswinkelplatten. Es kam postoperativ zu einem raschen Wiederaufbau der Hüftkopfepiphyse bei guter Kopfzentrierung. Die Metallentfernung wurde bereits durchgeführt. Beide Hüftgelenke ergaben bei der klinischen Nachuntersuchung einen unauffälligen Befund ohne Bewegungseinschränkung

hohen Anteil der Patienten bewiesen, bei denen keine nennenswerte Beinlängendifferenz festgestellt wurde. Die durch die Varisierung bedingte Verkürzung wird von diesen Fällen offenbar durch den operativ bedingten Wachstumsschub ausgeglichen [13].

Die Kongruenz der Hüftkopfstrukturen zeigt röntgenologisch in Anlehnung an die Schemata von Tönnis u. Kuhlmann [20] sowie Hördegen u. Witt [8] eine wesentliche Besserung. Bei 62% der operierten Fälle konnte ein Nekrose-Kongruenz-Stadium von 0,1 festgestellt werden mit der Bewertung „ausgezeichnet". Bei 33% ergab sich das Stadium I,1 (gut); nur 5% fielen auf das Stadium I,2 (befriedigend). Nach diesem Bewertungsschema fanden sich also bei insgesamt 95% der operierten Hüften sehr gute und gute Gelenkverhältnisse, wobei zu berücksichtigen ist, daß ein Großteil der Fälle präoperativ dem Stadium II,2 bis III,3 zugeordnet werden mußte. Nach der Klassifikation von Herndorn u. Heymann [6] betrug der umfassende Quotient bei 11 Fällen über 97% (ausgezeichnet), bei 26 Fällen zwischen 96 und 90% sehr gut, bei 15 Fällen zwischen 89 und 80 (gut) und bei 3 Fällen unter 80% (befriedigend). Im Vergleich zur Ausgangssituation wurde hierbei eine durchschnittliche Verbesserung um 16,69% mit einer Standardabweichung von 5,38% erreicht. Der Streubereich $\pm \sigma$ lag zwischen 11,31 und 22,07%. Oberhalb der unteren Grenze des Streubereichs lagen 88,46% der Hüften, bei 11,54% der operierten Kinder erreichte man eine geringe Verbesserung des umfassenden Quotienten unter 11%.

Es zeigte sich, daß das Ergebnis entscheidend von der Ausgangssituation (Ausgangsquotient) und vom Operationsalter abhängt. Bei sehr schweren Nekrosen, insbesondere mit Schädigung der Wachstumsfugen und relativem Trochanterhochstand, war das Ergebnis durchschnittlich schlechter, desgleichen bei älteren Patienten. Wir sind der Auffassung, daß diese guten Ergebnisse maßgeblich auch von der unterstützenden Nachbehandlung im Thomas-Splint abhängen, weswegen wir weiterhin Gebrauch davon machen.

Bei den 9 konservativ behandelten Kindern, bei denen lediglich Entlastung mit dem Thomas-Splint erfolgte, war eine Verbesserung der röntgenologischen Hilfskriterien nur bei knapp der Hälfte der Fälle zu beobachten und die Behandlungszeit wesentlich verzögert, so daß der Splint teilweise bis zu 4 Jahren getragen werden mußte.

Während bei der operativen Intervention stets eine Verbesserung des umfassenden Endquotienten festgestellt wurde, hatten bei der konservativen Therapie 62,5% der Fälle eine Verschlechterung des Quotienten aufzuweisen.

Aufgrund unserer Erfahrungen erscheint es empfehlenswert, obwohl die konservative Behandlung mit dem Thomas-Splint in leichteren Fällen weiterhin ihre Berechtigung hat, bei einer Verschlechterung des Hüftbefundes die Patienten unbedingt mit einer intertrochantären Varisierungsosteotomie zu versorgen, wodurch die sonst drohenden schweren Folgezustände des M. Perthes im Sinne der Coxa plana und der Biskuitepiphyse mit zentraler Eindellung im Pfannenerkerbereich vermieden werden können. Des weiteren ergibt sich bei der operativen Therapie auch eine raschere Rekonstruktion und damit Verkürzung der Behandlungszeit. Dies scheint wünschenswert, da sich die Kinder durch den Thomas-Splint zweifellos belastet fühlen und in ihrer allgemeinen, insbesondere auch sportlichen Entwicklung beeinträchtigt werden.

Literatur

1. Bernbeck R (1947) Untersuchungen zur Pathologie und Ätiologie der Perthes'schen Krankheit. Verh Dtsch Orthop Ges 36:241–251
2. Bernbeck R (1949) Kritisches zum Perthesproblem der Hüfte. Arch Orthop Chir 44:445
3. Bozsan EJ (1934) A new treatment of intracapsular fractures of the neck of the femur and Legg-Calvé-Perthes disease. J Bone Joint Surg 16:75
4. Ehricht HG (1959) Beitrag zur Behandlung der Perthes'schen Erkrankung im Schenkelhalsbereich. Beitr Orthop Traumatol 6:435
5. Hauberg N, Matthias H (1952) Unsere bisherigen Erfahrungen in der Behandlung der Perthes'schen Erkrankung mit der Schenkelhalsnagelung nach Pitzen. Z Orthop 82:436
6. Herndorn CH, Heymann CH (1950) Legg-Perthes disease. A method for the measurement of the roentgenographic result. J Bone Joint Surg [Am] 32:767–778
7. Heuschert M (1964) Beitrag zur Behandlung der Osteochondritis coxae juvenilis (Perthes). Inaug. Diss., Berlin
8. Hördegen KM, Witt A (1971) Erfahrungen mit der intertrochantären Varisierungsosteotomie bei der Legg-Calvé Perthes'schen Erkrankung. Arch Orthop Unfallchir 70:320–339
9. Howorth MB (1948) Coxa plana. J Bone Joint Surg [Am] 39:601
10. Kienzle L (1953) Die Behandlung der Coxa vara epiphysaria und der Perthes'schen Erkrankung durch die Beck'sche Bohrung. Z Orthop 83:270
11. Mittelmeier H (1977) Die intertrochantäre Osteotomie zur Behandlung der Osteochondrosis juvenilis coxae (Perthes) unter Verwendung der Osteosynthese mit Aukompressionsplatten.
    Symposyum mundial de cirugia pediatrica que celebreramos, Juli 1977, Barcelona
12. Mittelmeier H, Schmitt O (1981) Die Trochanterapophyseodese zur Behandlung der Coxa vara epiphysaria. Orthop Prax 3:241
13. Mittelmeier H, Biehl G, Nizard M (1981) Behandlung der Osteochondrosis juvenilis coxae (Perthes) mittels intertrochantärer Femurosteotomie. Orthop Prax 12:1041
14. Müller ME (1957) Die hüftnahen Femurosteotomien. Thieme, Stuttgart
15. Müller ME (1971) Die hüftnahen Femurosteotomien, 2. Aufl. Thieme, Stuttgart
16. Pauwels F (1951) Des affections de la hanche d'origine mécanique et de leur traitement pour l'ostéotomie d'adduction. Rev Orthop 37:22–30
17. Pitzen P (1951) Beschleunigung der Heilung von aseptischen Knochennekrosen im koxalen Femurende durch Nagelung. Z Orthop 81:7
18. Schmitt-Heilbronn M (1963) Frühergebnisse der intertrochantären Femurosteotomie bei der Dysplasia coxae luxans. Inaug. Diss., Berlin
19. Stupnicki A (1951) Zur operativen Behandlung der Perthes'schen Krankheit mit Bohrung und Bolzung. Z Orthop 81:272–280
20. Tönnis D, Kuhlmann GP (1969) Untersuchungen über die Häufigkeit von Hüftkopfnekrosen bei Spreizhosenbehandlung und verschiedenen konservativen Behandlungsmethoden der angeborenen Hüftdysplasie und Hüftluxation. Z Orthop 106:651–672
21. Vervat D (1949) Die Behandlung der Perthes'schen Krankheit durch Anbohren des Caput femoris. Ned Tijdschr Geneeskd 150
22. Wagner H (1959) Zur Operationstechnik der Schenkelhalsbolzung bei der Epiphysenlösung und der Perthes'schen Krankheit. Z Orthop 91:108
23. Wenders M (1978) Zur intertrochantären Varisierungsosteotomie bei der Perthes'schen Krankheit. Epikritische Auswertung der Operationsergebnisse. Inaug. Diss., Homburg

Teil VIII
Therapie der Hüftkopfnekrose

Die Behandlung der idiopathischen Hüftkopfnekrose mit vaskularisiertem Fibulaspantransplantat – Bilanz einer 7jährigen Erfahrung

H. Judet, J. Judet, A. Gilbert und R. Garcia

Clinique Jouvenet, 6, square Jouvenet, F-75016 Paris

Seit ihrer ersten Beschreibung, die wohl König im Jahre 1888 zuzuordnen ist, hat die idiopathische Hüftkopfnekrose Anlaß zu zahlreichen chirurgischen Behandlungsversuchen gegeben. Die Ätiologie dieser Affektion ist trotz zahlreicher Untersuchungen – zuletzt von Arlet und Ficat, Glimscher und Kenzora noch unzureichend geklärt, hingegen wurde der natürliche Verlauf gut von Lequesne beschrieben. Wenn auch die größere Anzahl an stabilen Formen mit langsamer und über lange Zeit gut tolerierter Entwicklung überwiegt, so bilden die ausgeprägten und schnell invalidisierenden Formen, die v. a. junge Patienten und meist bilateral befallen, keine Ausnahme. Gerade die Letztgenannten gaben unter den Chirurgen Anlaß, Lösungen zu suchen, von denen jede einzelne bis zum heutigen Tag vollkommen unzureichend erschien.

Die Mittel des mechanischen Eingriffs zielen darauf ab, den Sequester der Abstützzone zu entziehen: sei es durch eine Becherbildung oder durch Osteotomien, lauter Eingriffe, die ihre Begrenzung im Ausmaß der Sequester finden. Die Mittel einer direkten Beeinflussung des Sequesters mit dem Ziel, gesunden Knochen oder Gefäße oder beides in die Nekrosezone zu bringen, sind seit sehr langer Zeit im Gebrauch. Jedoch zielte ihr Prinzip darauf ab, entweder die Sequesterzone zu verstärken oder den toten Knochen zu revaskularisieren (Meyers benutzte dazu das hintere gestielte Transplantat von Judet, Hori führte ein Gefäß unmittelbar in die Nekrosezone ein). Unsere seit 1978 entwickelte Technik beruht auf einer anderen Konzeption, nämlich auf der vollständigen Unterdrückung des nekrotischen Knochens sowie auf seinem Ersatz durch autogenen Spongiosaknochen, der noch Verbindung aufweist zu einem vaskularisierten knöchernen Transplantat. Dabei wird übrigens der prinzipiell sehr lange Zeit gesunde Knorpel während des natürlichen Verlaufes der Krankheit sorgsam erhalten, um die Transplantatzone zu umschließen. Dieser Bericht umfaßt die 7jährige Erfahrung mit dieser Methode.

Krankengut und Methodik

Seit 1978 wurden 85 Hüften mit idiopathischer Hüftkopfnekrose operiert. 72 verfügen über eine Nachbeobachtungszeit von mehr als 1 Jahr, ein Intervall, das als minimale Zeit zu einer ausreichenden Bewertung der postoperativen Entwicklung erforderlich schien. 68 Patienten wurden nachbeobachtet und nachkontrolliert während der letzten 6 Monate. Die mittlere Nachbeobachtungszeit beträgt 3 Jahre. Die ältesten Krankengeschichten verfügen über eine 7jährige Nachbeobachtung. Das durchschnittliche Alter beträgt 35 Jahre (20 – 60 Jahre). Unter den 43 männlichen und 17 weiblichen Patienten fand sich 8mal ein bilateraler Befall, davon war nur einmal das weibliche Geschlecht betroffen. Die Operationstechnik hat sich mit der Zeit etwas verändert, jedoch bleiben die wesentlichen Merkmale die folgenden:

Lagerung auf dem Operationstisch; simultane Aktivität durch 2 Teams; Isolierung eines Fibulasegmentes von durchschnittlich 6–8 cm Länge aus dem mittleren Drittel mit einem Gefäßstiel aus der A. fibularis und der V. fibularis; Hüftzugang nach Smith-Petersen; Darstellung der A. circumflexa anterior und möglichst distal Durchtrennung dieses Gefäßes; vordere Luxation des Hüftkopfes; Inzision des Umfanges des osteokartilaginären Fragmentes, das nach innen abgekippt wird; totale Exzision des nekrotischen Knochens; Bildung eines Lappens mit einer Öffnung, hergestellt mit der Schere, die vom Femurkopf bis zur externen Kortikalis des Trochanter major reicht. Diese Öffnung muß ausreichend weit sein, um das Fiburalistransplantat mit seinen Gefäßen ohne Kompression durchtreten zu lassen. Ein kleines Fenster wird an der Vorderseite des Halses gebildet zur Aufnahme der Fibularisgefäße. Entnahme von Spongiosamaterial aus der Crista iliaca anterior, das um das Fibularistransplantat angelagert wird. Reposition des osteokartilaginären Anteiles, der mit Naht auf sich selbst verschlossen wird; vorsichtige Reposition des Hüftkopfes; Anastomisierung mit den Vasa circumflexa anteriora und den Gefäßen des Fibularistransplantats mittels Mikroskop; Extension über 21 Tage und Entlastung für 6 Monate.

Ergebnisse

Unter den postoperativen Komplikationen finden sich eine Infektion und 2 thromboembolische Geschehen. Bei 68 Hüften, die nachkontrolliert wurden, fanden sich 18 Frühkomplikationen (25%) während der ersten 18 postoperativen Monate. In allen Fällen wurde eine Totalprothese eingesetzt. Die verbleibenden 50 Hüften wurden anläßlich der Nachkontrollen mit der Bewertung nach Merle d'Aubigne-Postel beurteilt. Insgesamt ergaben sich 35 gute und sehr gute Resultate (18–15), 9 befriedigende (14), 6 schlechte (unter 14). Unter Berücksichtigung der 25% Frühkomplikationen resultierten 52% gute und sehr gute Resultate bei diesen 68 operierten Hüften. Die Korrelierung der Resultate mit der Krankheitsdauer zeigt, daß die Mißerfolge jenseits des 40. Lebensjahres deutlich ansteigen: unter 40 Jahren gab es 20% Mißerfolge, 40–60 Jahre 43%, über 50 Jahre 50% Mißerfolge.

Der Vergleich zwischen klinischem Resultat und präoperativem radiologischem Nekrosestadium (Klassifikation nach Marcus u. Enneking) erlaubt die folgenden Resultate: Im Stadium II gab es 78% gute und sehr gute Resultate, im Stadium III 75% gute und sehr gute Resultate, im Stadium IV 60% gute und sehr gute Resultate, im Stadium V 50% gute und sehr gute Resultate.

Diskussion

Die Bilanz mag enttäuschend scheinen, wenn man die Gesamtzahl an guten Resultaten von nur 50% berücksichtigt. Dieses Resultat zieht nur eben gleich mit anderen mehr klassischen Techniken, d.h. Osteotomie oder angepaßte „Cupule". Man muß jedoch dabei berücksichtigen, daß unsere Indikationen v.a. im Anfang unserer Erfahrung sehr weit gestellt wurden, d.h. auch radiologische Stadien betrafen, die sehr weit fortgeschritten waren und dies bei sehr alten Patienten. Dieser Überblick erlaubt eine präzisere Definition derjenigen Formen, die am besten dieser Art der Chirurgie zugänglich sind. Wenn man die Indikation auf Stadium II und III nach Marcus u. Enneking und auf Patienten, die jünger als 40 Jahre sind, d.h. die am häufigsten betroffen sind und für die sich scheinbar ein konservatives Vorgehen besonders empfiehlt, dann erreichen unsere Resultate etwa 80%. Darüber hinaus scheinen 2 Punkte besonders wesentlich, die die positive Seite dieser Methode unterstreichen:
1. Beschränkt man sich auf die Stadien II und III, so beeinflußt das Oberflächen- und Tiefenausmaß der Nekrose nicht die Ergebnisse. Sie bleiben gut, selbst im Falle von sehr ausgedehnten Nekrosen, die üblicherweise Kontraindikationen für die Osteotomie und die „Cupule" darstellen.
2. Die Qualität der anatomischen Wiederherstellung des Hüftkopfes mit gutem Resultat bewirkt, daß einige tatsächlich als geheilt von der Nekrose gelten können. Es muß allerdings die Nachbeobachtungsfrist zur Bestätigung dieser Heilung, die die Erkrankten besser vor einer arthrotischen Verschlechterung in den nachfolgenden Jahren schützt, als unzureichend gelten. Es bleibt also für den Augenblick nur die Hoffnung.

Schlußfolgerungen

Diese Operation ist weit davon entfernt, das Problem aller idiopathischen Hüftkopfnekrosen zu lösen. Bei bereits sehr fortgeschrittener Form mit eingestauchtem Sequester und beginnender Arthrose ist der Anteil der Mißerfolge so hoch, daß der Eingriff in diesem Stadium verlassen wurde. Hingegen erbringt das Verfahren in jenen Fällen, in denen die Rundung des Kopfes gut erhalten und der Knorpel trotz Abscherung noch gesund ist, ungeachtet der Ausdehnung der breiten und tiefen Läsion – und das macht die wesentliche Bedeutung aus – in mehr als ⅔ der Fälle ein gutes Resultat und bedingt seine Rechtfertigung um so mehr, als mehrheitlich die Patienten sehr jung und die übrigen vorgeschlagenen Therapiemaßnahmen oft enttäuschend sind. Die Qualität der Rekonstruktion verschiedener Hüftköpfe läßt für die Zukunft Gutes erhoffen.

Revaskularisierende Operationsverfahren bei der Hüftkopfnekrose und Schenkelhalspseudarthrose des Erwachsenen unter besonderer Berücksichtigung gefäßgestielter Beckenspäne

G. Schwetlick[1], U. Weber[1] und V. Klingmüller[2]

[1] Orthopädische Universitätsklinik der Freien Universität Berlin im Oskar-Helene-Heim, Clayallee 229, D-1000 Berlin 33
[2] Röntgenabteilung Pädiatrie des Medizinischen Zentrums für Radiologie der Justus Liebig Universität Gießen, Feulgenstr. 12, D-6300 Gießen

Einleitung

Vollkommen neuartige Therapiekonzepte haben sich durch den Einsatz gefäßgestielter Knochenspäne zur Therapie osteonekrotischer Areale bei der Hüftkopfnekrose und Schenkelhalspseudarthrose eröffnet. Innovativ sind diese Behandlungsschemata durch den Versuch, nekrotische Knochenareale durch primär vitales Knochengewebe zu ersetzen. Daß dieser Wunsch schon vor Einführung mikrochirurgischer Operationstechniken vorhanden war, ist daran erkennbar, daß bereits vor über 40 Jahren muskelgestielte Knochenspäne in unterschiedlichen Modifikationen zur Therapie der Hüftkopfnekrose verwendet wurden [31] (Abb. 1).

Getrennt werden müssen von den muskelgestielten die gefäßgestielten Knochenspäne. Unter den gefäßgestielten Spänen bieten sich v. a. die Beckenspäne an. Ganz grundsätzlich sind die gefäßgestielten, in den Hüftkopf

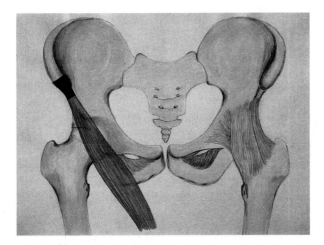

Abb. 1. M.-sartorius-gestielter Knochenspan; das entnommene Knochenareal ist *dunkel* markiert

Th. Stuhler (Ed.)
Hüftkopfnekrose
© Springer-Verlag Berlin Heidelberg 1991

verlagerten Späne den muskelgestielten Spänen bei weitem überlegen, da mit einer konstanten Blutversorgung gefäßgestielter Beckenspäne gerechnet werden kann. Mit speziellen angiographischen Untersuchungstechniken konnte nachgewiesen werden, daß es zu einer Integration des gefäßgestielten Spans in das ersatzschwache Transplantatlager bei der Hüftkopfnekrose sowie der Schenkelhalspseudarthrose kommt [26]. Bei dem invalidisierenden Charakter sowie der in vielen Fällen gegebenen Doppelseitigkeit der Erkrankung und in Anbetracht des oftmals niedrigen Erkrankungsalters ist der operative Aufwand revaskularisierender Eingriffe durchaus gerechtfertigt. Dieses gilt insbesondere deshalb, weil als Alternative oftmals nur der totalendoprothetische Ersatz des Hüftgelenks in Frage kommt.

Material und Methode

Eine präoperative Angiographie der spanversorgenden Gefäße der von uns verwendeten Beckenspäne ist in jedem Fall vorgenommen worden. Hierdurch konnten die variantenreichen Gefäßverläufe präoperativ geklärt, Gefäßanomalien aufgedeckt und v.a. die operationstechnisch wichtigen Ursprungsverhältnisse dargestellt werden (Abb. 2–4). Die spezielle Angiographietechnik mit 30° kontralateral angehobenen Becken ergibt Vorteile hinsichtlich der Abbildungsqualität und erleichtert die Interpretation des angiographischen Bildes [20, 26].

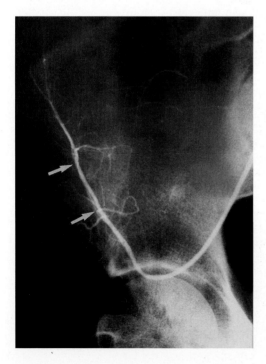

Abb. 2. Superselektive Angiographie der rechten A. circumflexa ilium profunda (*Pfeile*). Hoher Abgang aus der A. femoralis. Durch kontralaterale Anhebung des Beckens um 30° verbesserte Abbildungsverhältnisse

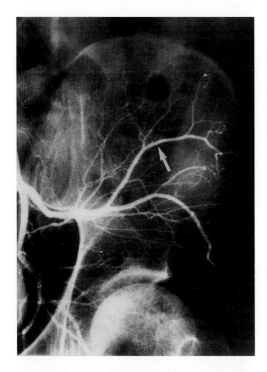

Abb. 3. Angiographie der A. glutaea superior mit ihrem R. profundus (*Pfeil*)

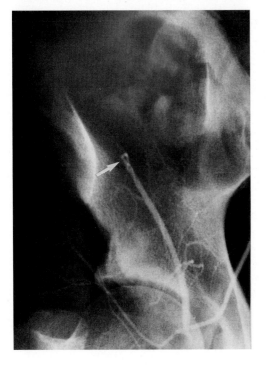

Abb. 4. Kompletter Kontrastmittelstop in der rechten A. circumflexa ilium profunda (*Pfeil*). Bei einem solchen Befund ist die Verlagerung dieses Gefäßes nicht sinnvoll

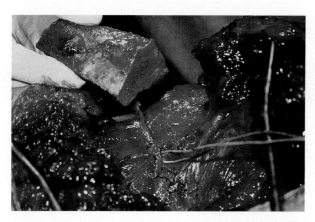

Abb. 5. Gefäßgestielter Beckenspan, intraoperativer Situs. Wichtig ist die Präparation des arteriellen und venösen Schenkels

Mittlerweile wurden 58 revaskularisierende Eingriffe bei Hüftkopfnekrose und/oder Schenkelhalspseudarthrose vorgenommen. In allen Fällen wurde ein gefäßgestielter Beckenspan implantiert, der entweder durch die A. circumflexa ilium profunda [12] oder durch den R. profundus der A. glutaea superior [27] versorgt wird.

Das Operationsprinzip beider Eingriffe besteht darin, daß das nekrotische Hüftkopfareal ausgeräumt wird und ein gefäßgestielter Knochenspan nach Schaffung eines Lagerbettes in die Defektzone des Hüftkopfes bzw. in das Schenkelhalspseudarthroseareal verlagert wird.

Dabei wird der mediale Beckenspan nach Präparation und Schenkelhalsperforation mit seinem arteriellen und venösen Gefäßstamm von ventral in den Hüftkopf vorgeschoben. Der laterale Beckenspan wird im Gegensatz zum ersteren nach dorsaler Schenkelhalsperforation in den Femurkopf vorgeschoben (Abb. 5).

Unter anderem ergeben sich aus dieser Vorgehensweise schon unterschiedliche Indikationen für die Auswahl der zur Verfügung stehenden Beckenspäne:
1. M.-tensor-fascial-latae-Span [22]
2. M.-glutaeus-medius-Span [31]
3. M.-quadratus-femoris-Span [18, 34]
4. M.-iliopsoas-Span [7]
5. M.-sartorius-Span [1, 35]

In einem Teil der Fälle wurde die Implantation des medialen Beckenspans mit einer intertrochantären Umstellungsosteotomie verbunden. In speziellen Fällen wurde der Beckenspan kontralateral gehoben und eine arterielle und venöse Mikroanastomose zur A. circumflexa femoris lateralis hergestellt.

Der in der Regel durch Inkongruenzen zwischen Span und ausgeräumter Nekrosehöhle entstehende Defekt wird mit autologer Spongiosa aufgefüllt (Abb. 6).

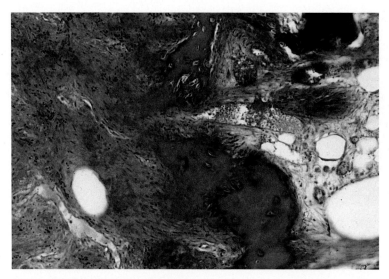

Abb. 6. übergangsbereich vom gefäßgestielten Span zur angelagerten autologen Spongiosa beim Schaf. Spanseite rechts und Grenzzonenbereich links mit Fibrose und beginnender Knochenneubildung. Goldner, Vergr. 160:1

Postoperativ bleiben die Patienten für 12 Tage immobilisiert. Folgendes Nachbehandlungsschema wenden wir dabei nach Implantation des medialen Beckenspans (A. circumflexa ilium profunda) in den Hüftkopf an:
Postoperativ Lagerung des operierten Hüftgelenks in 20° Beugung und 10° Innenrotation. Wichtig ist u.a. die postoperative Funktionskontrolle des N. femoralis. Ab 5. Tag wird die Beugung des Hüftgelenks bis 40° durchgeführt.
Am 12. Tag nach der Operation erfolgt die Mobilisierung unter Zuhilfenahme von 2 Unterarmgehstützen mit touchierendem Bodenkontakt. Bis zur 4. Woche 90° Beugung des Hüftgelenks ohne Zwangshaltung in dieser Position. Danach ist die freie Beugung des Hüftgelenks zulässig.
Insgesamt halten wir eine Entlastung des operierten Hüftkopfes für 6-9 Monate für notwendig, da es durch Ausräumung der Nekrose zunächst zu einer Reduzierung der mechanischen Belastbarkeit des Femurkopfes kommt. Der laterale Beckenspan (R. profundus der A. glutaea superior) wird nach Implantation in den Hüftkopf wie folgt nachbehandelt:
Postoperative Lagerung des operierten Beins in Streckung und leichter Außenrotation des Hüftgelenks in Keeler-Schiene. Ab dem 1. postoperativen Tag isometrische Anspannungsübungen unter Einschluß der Glutäalmuskulatur.
5. Tag: Beübung des Hüftgelenks in 25° Beugung unter Vermeidung der Innenrotation.
12. Tag: Mobilisieren des Patienten mit 2 Unterarmgehstützen unter touchierender Belastung von 5 kg. Beugung des Hüftgelenks bis 40°.

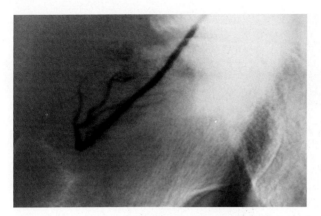

Abb. 7. Hervorragende Zirkulation in einer in den rechten Hüftkopf verlagerten A. circumflexa ilium profunda 3 Monate postoperativ

4. Woche: Beugung des Hüftgelenks bis 90°. Wie beim medialen Span Röntgenkontrolle nach 3, 6 und 9 Monaten. Entlastung der operierten Extremität für 6–9 Monate entsprechend dem röntgenologischen Befund.

Ein Faszienlogensyndrom sowie eine Femoralisparese traten postoperativ nicht auf [19], ebenso kein septischer Verlauf.

Bei der postoperativen Angiographie in selektiver bzw. superselektiver Technik 3 Monate postoperativ zeigten sich 49 Späne perfundiert (Abb. 7). Bei einer Reihe von Spänen konnte anhand der venösen Phase der Angiographie auf eine Integration des Spans in das ersatzschwache Spanlagergebiet geschlossen werden (Abb. 8). Auch bei „Regional-stress-Angiographien" konnte in der Mehrzahl der Fälle eine ungehinderte Zirkulation im spanversorgenden Gefäßsystem festgestellt werden.

Die Patienten wurden anhand des Bewertungsschemas von Willert [33] und Merle d'Aubigne et al. [21] nachuntersucht. Dabei werden u. a. Hüftgelenksbeweglichkeit, Gehfähigkeit und Schmerzen kontrolliert. In der Patientengruppe mit dem längsten Verlauf von 21–45 Monaten postoperativ ergab sich für das klinische Gesamtbild eine Verschlechterung in 6,7%, ein unveränderter Zustand in 20% und eine Verbesserung in 73,3% [25]. Röntgenologisch zeigte sich in 26,7% ein verschlechtertes und in 73,3% ein gleichbleibendes Ergebnis (nach der Ficat-Klassifikation).

Diskussion

1908 berichtete Payr über muskelgestielte Brustwandlappen zum osteoplastischen Ersatz nach Kieferresektion, und Codivilla [6] machte 1910 den erfolgreichen Versuch der Versorgung einer subtrochantären Femurpseudarthrose mit einem muskelgestielten Span, welcher aus der Crista iliaca

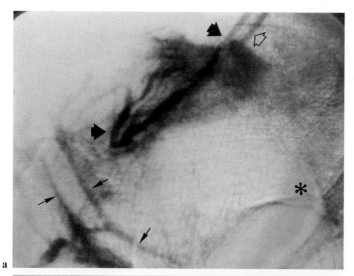
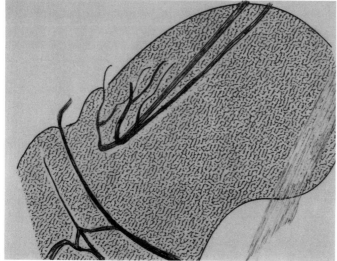

Abb. 8a, b. Venöse Phase einer superselektiven Angiographie eines in den rechten Hüftkopf verlagerten gefäßgestielten Beckenspans. **a** Elektronische Subtraktion mit Farbdifferenzbildherstellung zur Verdeutlichung der arteriellen und venösen Phase. Die *geschlossenen Pfeile* markieren den arteriellen Zufluß zum Span. Der venöse Abfluß aus dem hypervaskularisierten Spanlagergebiet geschieht über die V. circumflexa ilium profunda (*offener Pfeil*) und die V. circumflexa femors medialis und lateralis (*kleine Pfeile*). Die A. femoralis ist mit *Sternchen* markiert, **b** Schemazeichnung

entnommen war [23]. Schon vor nahezu 40 Jahren wurde das Prinzip der direkten Revaskularisierung osteonekrotischer Areale im Hüftkopf angestrebt [31]. Durch die Tatsache, daß mikrochirurgische Operationstechniken zu dieser Zeit und auch später in der Orthopädie nicht etabliert waren, war bei diesen operativen Versuchsansätzen nur die Verlagerung von muskelgestielten Knochenspänen in den Hüftkopf möglich. Implantiert wurden diese Späne unter der Vorstellung, daß der Knochenspan durch die anhängende Muskulatur ernährt wird. Es sollte erreicht werden, daß Osteozyten und Osteoblasten im Knochenspan überleben, ohne daß ein Austausch im Sinne des schleichenden Ersatzes notwendig ist [2, 32]. Experimentelle Untersuchungen z. B. bei Hunden ergaben, daß auch eine gewisse Blutzirkulation devaskularisierter Hüftköpfe erreicht werden konnte [10].

Unter den muskelgestielten Spänen hatte der von Judet [18] angegebene M.-quadratus-femoris-Span die größte Bedeutung. Chacha [5] beurteilt die Möglichkeit einer Revaskularisierung durch diesen Span als fraglich, und Garden [13] sieht die Bedeutung dieses muskelgestielten Spans weniger in einer möglichen Revaskularisierung als in der Auffüllung des posterioren inferioren Defekts bei der dislozierten subkapitalen Femurfraktur. Belastet ist der M.-quadratus-Span durch die dorsale Einbringung des Spans mit der erheblichen Gefahr der Verletzung des R. profundus der A. circumflexa femoris medialis [4].

Gerade wegen der desolaten Zirkulation bei der Femurkopfnekrose müssen die Endausläufer der A. circumflexa femoris medialis jedoch unter allen Umständen erhalten bleiben. Eine Gefährdung dieses wesentlichen hüftkopfernährenden Zirkulationssystems sollte vermieden werden, da das Gefäß im Lig. teres nur eine untergeordnete Bedeutung für die Hüftkopfernährung hat und zudem oftmals aufgrund seines Gefäßdurchmessers angiographisch nicht dargestellt werden kann (Abb. 9). Somit könnte selbst bei präoperativer Angiographie nicht zweifelsfrei geklärt werden, ob eine zumindest minimale Blutzirkulation über das Lig. teres aufrecht erhalten werden kann.

Die Einführung mikrochirurgischer Operationstechniken erlaubte es, eine ganze Anzahl von vaskulär gestielten Knochenspänen mit sicherer Zirkulation zu erarbeiten. Taylor u. Watson [30] berichteten über die Hebung vaskulär gestielter, zunächst osteokutaner Beckenlappen mit potentem knöchernem Anteil, welcher durch die A. circumflexa ilium profunda versorgt wird. Taylor wies auch auf die Prinzipien der Hebung des gefäßgestielten Fibulaspans hin [29].

Durch die Einführung dieser gefäßgestielten Knochenspäne wurde auch eine neue Ära in der Therapie der Hüftkopfnekrose eingeleitet.

Judet et al. [17] versorgten Hüftkopfnekrosen mit der vaskulär gestielten (Peronealarterie und -vene) Fibula, wobei eine Mikroanastomose zur A. circumflexa femoris lateralis notwendig ist.

Die beiden gefäßgestielten Os-ilium-Späne (A. circumflexa ilium profunda und R. profundus der A. glutaea superior) weisen zur Versorgung der Hüftkopfnekrose eine Reihe von Vorteilen auf. Eine mikrovaskuläre Anastomose des arteriellen sowie venösen Schenkels wie beim Fibulaspan ist nicht

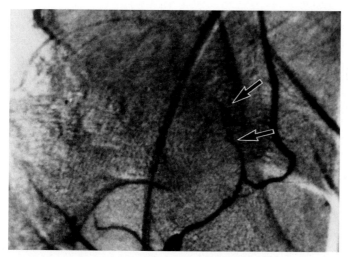

Abb. 9. Angiographie der Arterie des Lig. teres (*Pfeile*)

notwendig. Ganz u. Büchler [12] halten die dicke Kortikalis des Fibulaspans für nicht gut geeignet, die Revaskularisierung des nekrotischen Hüftkopfes einzuleiten.

Mit der A. circumflexa ilium profunda steht ein Gefäß mit einem erheblichen Durchmesser von im Mittel 2,87 ± 0,49 mm zur Verfügung, und Bitter et al. [3] konnten in allen untersuchten Fällen die A. circumflexa ilium profunda als das den Beckenkamm versorgende Gefäß nachweisen. Auch der obere tiefe Ast der A. glutaea superior verfügt über einen erheblichen Durchmesser von im Mittel 2,89 mm (1,5–5 mm) [15]. Die Grenzschicht zwischen Darmbeinschaufel und Darmbeinkamm wird dabei von diesem Gefäß versorgt [28].

Anhand unserer Untersuchungen konnte nachgewiesen werden, daß in einem hohen Prozentsatz bei Verwendung der hier angegebenen Beckenspäne

Tabelle 1. Revaskularisierende Eingriffe bei Hüftkopfnekrose (HKN)

A. Späne ohne Notwendigkeit der arteriellen und venösen Mikroanastomose
1. Gefäßgestielter medialer Beckenspan. A. circumflexa ilium profunda [12].
2. Gefäßgestielter lateraler Beckenspan. R. profundus der A. glutaea superior [25, 27].

B. Späne mit arterieller und venöser Mikroanastomose
1. Medialer Beckenspan (A. circumflexa ilium profunda) mit arterieller oder venöser Mikroanastomose z. B. zur A. circumflexa femoris lateralis oder zur A. glutaea inferior und dem jeweiligen venösen Schenkel.
2. Lateraler Beckenspan (R. profundus der A. glutaea superior) mit arterieller und venöser Mikroanastomose zur A. circumflexa femoris lateralis oder zur A. glutaea inferior und Begleitvene.
3. Fibulaspan mit arterieller und venöser Mikroanastomose zur A. circumflexa femoris lateralis oder zur A. glutaea inferior [11, 17].

Tabelle 2. Therapie der HKN und Schenkelhalspseudarthrose unter Einschluß revaskularisierender Operationsverfahren (Stadieneinteilung nach Ficat [9])

Stadium I:
Markraumdekompression nach MRT-Einführung weniger zur Diagnostik, sondern hauptsächlich zur Therapie, FEB [9, 16].

Stadium II:
Gefäßgestielter medialer oder lateraler Beckenspan [12, 25, 27]

Stadium III:
- Ohne ausgeprägten segmentalen Einbruch der Kalotte: Gefäßgestielter medialer oder lateraler Beckenspan und/oder intertrochantäre Umstellungsosteotomie
- Mit ausgeprägten segmentalen Einbruch der Kalotte: Intertrochantäre Umstellungsosteotomie oder Totalendoprothese

Stadium IV:
Totalendoprothese

Tabelle 3. Kontraindikation für die Verlagerung des medialen gefäßgestielten Beckenspans in den Hüftkopf

Affektion der Leistenlymphknoten, z. B. nach Radiatio
oder
Lymphknotendissektion.
Aneurysma der A. iliaca externa bzw. der A. femoralis

Kontraindikation für die Verlagerung des lateralen gefäßgestielten Beckenspans in den Hüftkopf
  Spondylolisthesis Grad 3 und 4 im Segment L5/S1

zur Therapie der Hüftkopfnekrose und avitalen Schenkelhalspseudarthrose mit einer ungehinderten Zirkulation im Gefäßstiel gerechnet werden kann. Selektive Angiographietechniken erleichtern die präoperative Planung und sind zur postoperativen Erfolgskontrolle unumgänglich. Eine differenzierte Indikationsstellung gilt für beide gefäßgestielte Beckenspäne (Tabellen 1, 2).

Die klinischen Nachuntersuchungsergebnisse zeigen, daß den Patienten in einem hohen Prozentsatz die Schmerzen durch revaskularisierende Eingriffe genommen werden können, und in der überwiegenden Zahl der Fälle konnte nachgewiesen werden, daß mit einer ungehinderten Zirkulation der in den Hüftkopf verlagerten Späne gerechnet werden kann. Es kann aufgrund unserer Nachuntersuchungsergebnisse nicht damit gerechnet werden, daß segmental eingebrochene Hüftköpfe durch die Einbringung gefäßgestielter Beckenspäne in eine kongruente gerundete Hüftkopfkontur überführt werden können. Hieraus ergibt sich die Begrenzung für die Indikationsstellung revaskularisierender Eingriffe bei der Hüftkopfnekrose auf bestimmte Erkrankungsstadien (Tabelle 3).

Literatur

1. Baksi DP (1983) Treatment of posttraumatic avascular necrosis of the femoral head by multiple drilling and muscle-pedicle bone grafting. J Bone Joint Surg [Br] 65:268
2. Barth A (1895) Histologische Untersuchungen über Knochenimplantationen. Beitr Pathol Anat 17:65
3. Bitter K, Schlesinger S, Westermann J (1983) The iliac bone or osteocutaneous transplant pedicled to the deep circumflex iliac artery. Clinical application. J Max Fac Surg 11:241
4. Calandruccio RA, Anderson WE (1980) Post-fracture avascular necrosis of the femoral head. Clin Orthop 152:49
5. Chacha PB (1984) Vascularised pedicular bone grafts. Int Orthop 8:117
6. Codivilla A (1910) Über die Behandlung der Pseudarthrosen und der ausgedehnten diaphysären Continuitätstrennungen. Arch Klin Chir 92:452
7. Day B, Shim SS, Leung G (1984) The iliopsoas muscle pedicle bone graft. Clin Orthop 191:262
8. Ficat P (1971) Resultats therapeutiques du forage-biopsie dans les osteonecroses femoro-capitales primitives. Rev Rhum Mal Osteoartic 38:269
9. Ficat P (1980) Vasculäre Besonderheiten der Osteonecrose. Orthopäde 9:238
10. Frankel CJ, Derian PS (1962) The introduction of subcapital femoral circulation by means of an autogenous muscle pedicle. Surg Gynecol Obstet 115:473
11. Fujimaki A, Yamauchi Y (1983) Vascularized fibular grafting for treatment of aseptic necrosis of the femoral head. Microsurgery 4:17
12. Ganz R, Büchler V (1983) Overview of attempts to revitalize the dead head in aseptic necrosis of the femoral head-osteotomy and revascularisation. In: Hungerford DS (ed) The hip. Proc. 11th Open Scientific Meeting of the Hip Society. Mosby, St. Louis, p 296
13. Garden RS (1964) Stability and union in subcapital fractures of the femur. J Bone Joint Surg [Br] 46:630
14. Huang GK, Liu ZZ, Shen YL, Hu RQ, Miao H, Yin ZY (1980) Microvascular free transfer of iliac bone, based on the deep circumflex iliac vessels. J Microsurg 2:113
15. Huang GK, Hu RQ, Miao H, Yin ZY, Lan TD, Pan GP (1985) Microvascular free transfer of iliac bone, based on the deep superior branches of the superior gluteal vessels. Plast Reconstr Surg 75:68
16. Hungerford DS (1980) Knochenmarksdruck, Venographie und zentrale Knochenmarksentlastung bei der ischämischen Nekrose des Hüftkopfes. Orthopädie 9:245
17. Judet H, Judet J, Gilbert A (1981) Vascular microsurgery in arthopadics. Int Orthop 5:61
18. Judet R (1962) Traitement des fractures du col du femur par greffe pediculee. Acta Orthop Scand 32:421
19. Klammer A (1983) Fascienlogensyndrom der Iliakus-Psoas-Loge. Z Orthop 121:298
20. Klingmüller V, Schwetlick G, Schorn B (1987) Angiographische Therapiekontrolle der mit einem gefäßgestielten Beckenspan versorgten Hüftkopfnekrose. Fortschr Röntgenstr 146:196
21. Merlé d'Aubigné R, Postel M, Mazabrand A, Massias P, Gueguen J (1965) Idiopathic necrosis of the femoral head in adults. J Bone Joint Surg [Br] 47:612
22. Palazzi C, Xicoy J (1975) The pediculate bone graft as treatment for the aseptic necrosis of the femoral head. Unfallchirurg 83:115
23. Payr E (1908) Über osteoplastischen Ersatz nach Kieferresektion durch Rippenstücke mittels gestielter Brustwandlappen oder freier Transplantation. Zentralbl Chir 36:1065
24. Schwetlick G, Klingmüller V (1988) Welche Bedeutung hat die superselektive Angiographie des Hüftgelenkes bei der Hüftkopfnekrose des Erwachsenen vor und nach Versorgung mit dem gefäßgestielten Beckenspan? Handchirurgie 4:171
25. Schwetlick G, Weber U (1990) Der gefäßgestielte mediale Beckenspan als Transplantat bei der Hüftkopfnekrose und Schenkelhalspseudarthrose des Erwachsenen. Operat Orthop Traumatol (in Druck)
26. Schwetlick G, Weber U, Klingmüller V (1987) Die Hüftkopfnekrose des Erwachsenen. Medwelt 38:1475

27. Schwetlick G, Weber U, Klingmüller V, Sparmann M (1990) Der gefäßgestielte Arteria glutea-superior-Beckenspan. Ein neues Konzept zur Revaskularisierung der Hüftkopfnekrose des Erwachsenen. Unfallchirurgie 16:57
28. Sklarek J, Kaiser E (1988) Die Blutversorgung des Darmbeines als Grundlage für freie Knochentransplantate des Beckenkammes. Unfallchirurg 91:234
29. Taylor GI (1977) Microvascular free bone transfer. Orthop Clin North Am 8:425
30. Taylor GI, Watson N (1975) One-stage repair of compound leg defects with free, revascularized flaps of groin skin and iliac bone. Plast Reconstr Surg 61:494
31. Venable CS, Stuck WG (1946) Muscle flap transplant for the relief of painful monarticular arthritis (aseptic necrosis) of the hip. Ann Surg 123:641
32. Weiland AJ (1981) Vascularized free bone transplants. J Bone Joint Surg [Am] 63:166
33. Willert HG, Sarfert G (1975) Die Behandlung segmentaler, ischämischer Hüftkopfnekrosen mit der intertrochantären Flexionsosteotomie. Z Orthop 113:974
34. Wittebol P (1969) The results obtained with a pedicled bone graft according to the method of Judet in the treatment of medial fractures of the femoral neck. Arch Chir Neerl 21:169
35. Xunyuan D, Minxin J (1986) Zwei variante Behandlungsmethoden dislozierter Schenkelhalsfrakturen. Chirurg 57:340

Erhaltung des Hüftkopfes durch gefäßgestielte Beckentransplantate – Vergleich zu anderen Operationstechniken

W. Schaub, F. Kerschbaumer und H. Friedrich

Abteilung für Rheumaorthopädie, Orthopädische Universitätsklinik „Friedrichsheim", Marienburgerstr. 2, D-6000 Frankfurt

Zur Ätiologie und Epidemiologie der Hüftkopfnekrose wurde schon ausführlich berichtet. Als Risikogruppe finden auch wir in unserer Klientel eine typische Verteilung.

In der Absicht, diese schwerwiegende Präarthrose in ihrer Auswirkung auf Lebens- und Arbeitsqualität zu beeinflussen, wurde bisher an unserer Klinik zur Verbesserung der mechanischen Belastungssituation eine Flexionsosteotomie angestrebt. Zur Reduktion des intramedullären Druckes wird dieser Eingriff bei uns durch eine Kapsulotomie des Gelenks und/oder durch eine Stanzung der Nekrosezone ergänzt. Die präoperative Planung beinhaltet die Durchführung von Röntgenaufnahmen in der Technik nach Schneider [10]. Die Gruppe der letzten 50 konsekutiv derart behandelten Patienten dient als unser Vergleichskollektiv.

Der Ausgangspunkt zur Differentialindikation der Behandlung war die Vorstellung, die Hüftkopfnekrose ähnlich wie andere Osteonekrosen – z. B. an Femurkondylen oder Sprungbein – zu behandeln. Dort hat sich eine antero- bzw. retrograde Ausräumung des nekrotischen Bezirks bewährt. Teilweise wird hierbei noch intakter Knorpel türflügelartig eröffnet, um die subchondrale Lamelle auszuräumen und durch freie Spongiosaunterfütterung ein Einsinken zu verhindern. Mechanische Belastungsmomente bleiben an Knie- und Sprunggelenk – bis auf die generell postoperativ notwendige Entlastung – unberücksichtigt.

Durch die Arbeiten von Hori [5], Ganz [3], Baksi [1] und Weiland et al. [13] wurde der positive Einfluß der gefäßanschlußbedingten nutritiven Besserversorgung des Nekrosebezirks herausgearbeitet. Generell wird seit dem Beginn der mikrochirurgischen Ära der Vorteil von vaskularisierten Knochentransplantaten herausgestellt [4, 11, 12].

Als vorteilbringende Elemente in der Behandlung von idiopathischen oder erworbenen Hüftkopfnekrosen sind bekannt:
1. Frühdiagnostik im Stadium I oder II
2. Markraumdekompression (Stanzung/Kapsulotomie)
3. Revitalisierung (Gefäßanschluß)
4. Lastminimierung (Osteotomie? Flexion/Sugioka)
5. Beseitigung von Risikofaktoren (Kortison, Alkohol, Fett- und Stoffwechselstörung)

Bei der Auswahl unseres Kollektivs zur Beckenkammtransplantation haben wir uns zunächst auf Fälle konzentriert, bei denen eine Erhaltung des Hüftkopfes durch andere Verfahren fraglich schien und bereits eine relative Indikation zum endoprothetischen Ersatz bestand (Stadien III und IV nach Ficat [2]). Erst später wurden auch Patienten im Stadium II derart operativ versorgt.

Von Oktober 1988 bis Dezember 1989 wurden 25 Patienten durch Transplantation eines gefäßgestielten kortikospongiösen Beckenkammspans therapiert. Grundlage war die Überlegung, den nekrotisch veränderten Knochen durch Verbesserung des endossalen Stoffwechsels mit Nährstoffen anzureichern. Nach Möglichkeit sollte auch ein femoraler Knorpeleinbruch mit segmentaler Niveauverschiebung der Gelenkoberfläche angehoben und mit „gesundem" Knochengewebe unterfüttert werden. In Fällen mit einer bereits bestehenden irreversiblen Chondromalazie wurde der Knorpeldefekt ausgeräumt und mit Lyodura gedeckt.

In allen Fällen wurde der Beckenkammspan im Versorgungsgebiet der A. circumflexa ilium profunda gehoben. Das Design des Transplantats wurde im Verlauf der Serie von einem dem Beckenkamm parallelen Verlauf nach vertikal hierzu geändert. Hierdurch wurde der in den Femurkopf versenkte Anteil der Muskulatur reduziert, ohne erkennbar die Hämodynamik zu beeinflussen. Der arterielle End-zu-End- (später End-zu-Seit-) -Anschluß erfolgte in mikrochirurgischer Technik mit Einzelknopfnähten, analog die venöse Anastomose. Der Gefäßanschluß zur A. circumflexa femoris lateralis und deren Ästen war bei großer Lagekonstanz regelmäßig möglich. Lediglich der Gefäßdurchmesser schwankte zwischen 0,8 und 2,0 mm.

Bei allen Beckenkammtransplantaten wurde nach konventioneller Röntgendiagnostik auch eine digitale Subtraktionsangiographie (DSA) des Versorgungsgebiets angefertigt. Zur Bestimmung der Nekrosegröße und deren räumlicher Lage dienten CT und NMR.

Als operativer Zugang wurde ein modifizierter Judet-Schnitt verwendet, hierbei war insbesondere der N. cutaneus femoris zu schonen. Nach H-förmiger Kapsulotomie kann unter Ausnutzung der Beweglichkeit ein großes Knorpelareal des Kopfes eingesehen werden. Nur bei ausgedehnter Chondroosteonekrose wurde der Hüftkopf luxiert. Üblicherweise wurde in maximaler Außenrotation von einer ventrolateralen Schenkelhalstrepanation in der Ausdehnung von 1,5 × 2 cm die bestehende Nekrose ausgeräumt. Hierdurch entstand ein pilzförmiger subchondraler Defekt. Nach Impaktierung von frei gewonnener Spongiosa zur Füllung der Randdefekte wurde der Transplantationskeil fest in der ehemaligen Nekrosehöhle verankert. Danach wurde die Mikroanastomose durchgeführt (Abb. 1 – 3).

Anfänglich erfolgte eine postoperative Thromboseprophylaxe mit 24000 I. E. Liquemin/Tag. Nach 3 – jeweils am 2. postoperativen Tag aufgetretenen – großen Hämatomen mit notwendigen Revisionen und 2maliger Infektbildung sind wir zu der üblichen Low-dose-Heparinisierung übergegangen.

Die anfänglich durchgeführte Bettruhe postoperativ für 72 h wurde aus dem gleichen Grund durch Frühmobilisation ersetzt. Entlastung des operierten

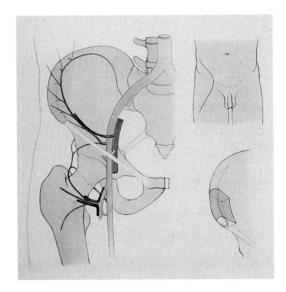

Abb. 1. Darstellung von Zugang, Gefäßversorgung und Transplantatentnahme am Beckenkamm

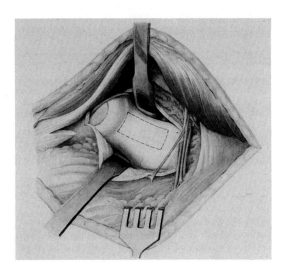

Abb. 2. Anterolateraler Aspekt des Hüftgelenkes mit Darstellung der Schenkelhalstrepanation und der A. circumflexa femoris lateralis mit Begleitvenen

Beines war für 3 Monate postoperativ selbstverständlich. Die zunehmende Gebrauchsschulung richtete sich nach funktionellen, subjektiven und röntgenologischen Kriterien.

Im generellen Überblick unseres Kollektivs läßt sich aufgrund des mit 9 Monaten durchschnittlich kurzen Nachuntersuchungszeitraumes bisher keine prospektive Aussage treffen. Die Quote der gravierenden Komplikationen in Höhe von 28% ist u. E. auf die anfängliche Operationsdauer (bis 7,5 h) und Probleme mit der postoperativen Thromboseprophylaxe zurückzuführen. Seit Umstellung auf Low-dose-Heparinisierung (ab 8/89) stellten sich keine

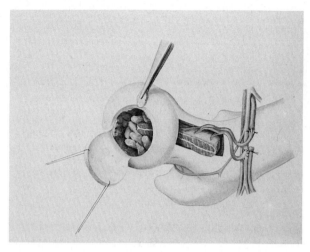

Abb. 3. Transplantat nach Gefäßanastomose in situ. Femurkopf luxiert, Nekrose mit freier Spongiosa unterfüttert

Tabelle 1. Diagnosen bei Indikation zum Beckenkammtransplantat

Diagnose	n
Hüftkopfnekrose	22
Schenkelhalsnekrose	2
Posttraumatisch 1	
Nach Epiphyseolyse 1	
Talusnekrose	1
Gesamt	25

postoperativen Hämatombildungen mehr ein und es war nur noch eine Beinvenenthrombose nachweisbar. Die durchschnittliche Operationsdauer liegt derzeit bei 3,5–4 h.

Das Kollektiv, nach Diagnosen geordnet, ist in Tabelle 1 dargestellt, in Tabelle 2 die Klassifikation nach Ficat. Abbildung 4 zeigt die Zuordnung der mit Transplantat bzw. Osteotomie behandelten Patienten zu den Stadien nach Ficat. 10 Patienten (45%) hatten zum Untersuchungszeitpunkt eine beidseitige Nekrose des Femurkopfes, wobei Gegenstand der Untersuchung nur die durch ein Transplantat behandelte Seite war.

Die 21 männlichen und 4 weiblichen Patienten rangierten im Altersbereich von 14–54 Jahren, der Mittelwert war 41 und der Median 42 Jahre.

Der mittlere Nachuntersuchungszeitraum betrug 9 Monate mit einer Spannweite von 2–16 Monaten.

Die Komplikationen sind in Tabelle 3 aufgeführt.

Tabelle 2. Klassifikation nach Ficat, radiologische Kriterien

Stadium	Gelenkspalt	Kopfkontur	Kopfkern
I	Normal	Sphärisch	Vereinzelt Verschattungen
II	Normal	Sphärisch	Randsklerose und Verdichtung
III	Normal bis verschmälert	Entrundet, evtl. Stufe	Sequestrierung
IV	Verschmälert	Kompression	Destruktion

Tabelle 3. Komplikationen bei gefäßgestielten Beckentransplantaten (n = 25)

Komplikation	n	%
Hämatome (subfaszial)	4	16
Davon Infekt:		
oberflächlich 2		
tief 2		
Bein- und Beckenvenenthrombose	3	12
Transplantatversagen	7	28
Endoprothese implantiert bzw. projektiert		

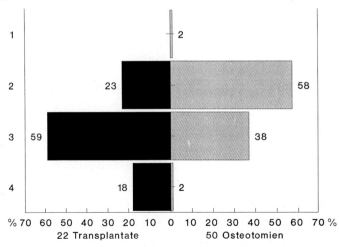

Abb. 4. Stadieneinteilung der Kollektive (Osteotomien/Transplantate) nach Ficat vor Operation

Tabelle 4. Komplikationen nach Osteotomien (n = 50)

Komplikation	n	%
Bein- und Beckenvenenthrombose	4	8
Davon Lungenembolie 1		
Sekundärkoxarthrose	20	40
Davon TEP nach durchschnittlich		
22 Monaten (6–33 Monaten)	9	18
Pseudarthrosen	2	4
Implantatbruch 1		

Bei progredienter Verschlechterung wurde im Untersuchungszeitraum bei 8 Patienten eine zementfreie Hüftprothese implantiert bzw. projektiert (8/24 = 33,3%). Hiervon sind 4 Patienten im Stadium IV und 4 Patienten im Stadium III der Nekrose.

Als radiologischer Nebenbefund bestand eine Tendenz zur Verkalkung im Bereich des Pfannendaches und im Verlauf des M. tensor fasciae latae, was auf den ventralen Zugang und die großflächige Ablösung der Muskulatur zurückgeführt wird.

Im Vergleichskollektiv der Flexionsosteotomien lag das Altersspektrum zwischen 22 und 64 Jahren mit einem Mittelwert von 45,4 Jahren. Es handelte sich um 41 männliche (82%) und 9 weibliche Patienten (18%).

Der Nachuntersuchungszeitraum betrug 5–72 Monate, durchschnittlich 33,5 Monate.

Die Komplikationen der Osteotomie zeigt Tabelle 4. Alle Betroffenen waren im Stadium III nach Ficat bei Flexionsosteotomie. Den Befund nach Ficat bei Indikationsstellung zur Flexionsosteotomie von 50 konsekutiven Patienten zeigt Abb. 4. Bei 17 Patienten (34%) bestand eine beidseitige Nekrose. Bewertet wurde jeweils die zunächst operierte Seite.

Die Abb. 5 zeigt das subjektive Befinden der Patienten vor und nach der Operation im Vergleich zwischen Transplantat und Osteotomie.

Ergänzend wurde der Eingriff 29mal zufriedenstellend und 18mal als nicht verbessernd benannt (3 Antworten fehlen).

Der weite Spielraum unterschiedlicher Verläufe bei gleicher radiologischer und klinischer Ausgangssituation soll an 2 Fallbeispielen erläutert werden:

1. Bei einem 37jährigen Patienten wurde die Diagnose einer beidseitigen Hüftkopfnekrose im Stadium 2 nach Ficat im Oktober 1988 gestellt. Die operative Versorgung erfolgte 4 Monate später bei einer einzeitigen Operation im Sinne der gefäßgestielten Beckenkammtransplantation rechts und der Stanzung und Fourage des linken Hüftkopfes mit freier Spongiosaplastik. Bei der Nachuntersuchung nach 1 Jahr bestand ein deutlich gebessertes Beschwerdebild beidseits mit geringer Wetterfühligkeit im linken Hüftgelenk. Die durchgeführte 3-Phasen-Skelettszintigraphie in Pinholetechnik bestätigte eine seitengleiche Perfusion beider Hüftköpfe.
2. Bei einem 43jährigen Kaufmann erfolgte Diagnosestellung einer beidseitigen Hüftkopfnekrose im Stadium 2 nach Ficat im April 1988. Da aus beruflichen Gründen keine sofortige Therapie erfolgte, verschlechterte sich der Befund bis zur Wiedervorstellung 1 Jahr später in das Stadium 3 nach Ficat. Die durchgeführte Transplantation mit Gefäßanastomose

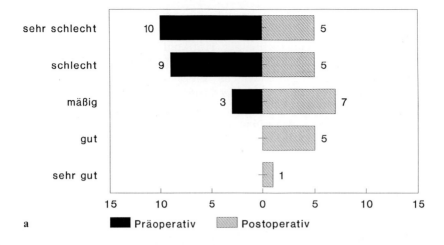

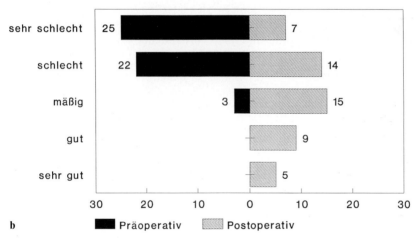

Abb. 5 a, b. Subjektive Bewertung der Kollektive (Osteotomie/Transplantate) vor und nach Operation

führte nur während der Entlastungsphase zur Beschwerdebesserung. Bald trat eine klinische und radiologische Verschlechterung im Sinne der Gelenkspaltverschmälerung und zunehmendem Belastungsschmerz mit Bewegungseinschränkung ein. 8 Monate nach Erstoperation wurde erneut unter „Zeitdruck" des Patienten eine konfektionierte, zementfreie Totalendoprothese im rechten Hüftgelenk implantiert.

Die histologische Aufarbeitung des resezierten Hüftkopfes bestätigte eine nahezu vollständige Chondrolyse des Gelenkes. Ein breiter sklerotischer Nekrosesaum lag subchondral, teilweise mit noch erkennbaren Defekten, die dem Fräsdurchmesser bei der Operation entsprachen. Der transplantierte Knochenspan war vollständig eingebaut und zeigte in den weniger belasteten Arealen einen fibrösen Umbau und nur an einer Stelle eine Nekrose.

Neben der Sorgfältigkeit beim operativen Vorgehen – bei der eine peinlich genaue und in der Regel umfangreiche Nekroseausräumung zu erfolgen hat – sind für die natürliche Geschichte der Hüftkopfnekrose multifaktorielle Ursachen zu berücksichtigen. Die vielzitierte Compliance der Patienten soll aber nicht darüber hinwegtäuschen, im Einzelfall das Für und Wider genauestens abzuwägen und Erfolgschancen zur Verbesserung der Lebensqualität kritisch einzuschätzen. Bei richtiger Indikation stellt die technisch anspruchsvolle Beckenkammtransplantation mit Gefäßanastomose eine Erweiterung und in Zukunft wohl auch eine Verbesserung der therapeutischen Möglichkeiten dar.

Zusammenfassung

Die Transplantation gefäßgestielter Beckentransplantate in den nekrotischen Hüftkopf führt durch die ausgedehnte Nekroseausräumung zu einer Markraumentlastung und spontanen Beschwerdebesserung.

Regelhaft kommt es im Stadium III nach Ficat zu einem stabilen ossären Verbund zwischen Transplantat und noch vorhandener Femurkopfspongiosa.

Bei ausgedehnter Nekrose und Deformierung des Hüftkopfes gelingt eine Reintegration chondrolytischen Gelenkknorpels in den Nährstoffkreislauf nicht.

Ob im Stadium II nach FICAT bei Beckenkammtransplantaten dauerhaft eine Verbesserung der Präarthrose ermöglicht werden kann, bleibt aufgrund der geringen Fallzahl und des kurzen Nachuntersuchungszeitraums aus unseren Ergebnissen unbeantwortet.

Weitere Untersuchungen insbesondere zur Kontrolle der Anastomosen und des weiteren Schicksals der Transplantatperfusion sind erforderlich.

Literatur

1. Baksi DP (1983) Treatment of posttraumatic avascular necrosis of the femoral head by multiple drilling and muscle-pedicle bone grafting. J Bone Joint Surg [Br] 65:268–273
2. Ficat P (1980) Vaskuläre Besonderheiten der Osteonekrose. Orthopäde 9:238:244
3. Ganz R (1989) Pedicled autograft and osteotomy in revascularization of the femoral head. In: Aebi M, Regazzoni P (eds) Bone transplantation. Springer, Berlin Heidelberg New York, pp 241–244
4. Goldberg KM, Stevenson S (1987) Natural history of autografts and allografts. Clin Orthop 225:5–16
5. Hori Y (1980) Revitalisierung des osteonekrotischen Hüftkopfes durch Gefäßbündel-Transplantation. Orthopäde 9:255–259
6. Hungerford DS (1980) Knochenmarksdruck, Venographie und zentrale Knochenmarksentlastung bei der ischämischen Nekrose des Hüftkopfes. Orthopäde 9:245–254
7. Kotz R (1980) Die transtrochantere ventrale Rotationsosteotomie nach Sugioka zur Behandlung der Femurkopfnekrose. Orthopäde 9:260–264
8. Marcus ND, Enneking WF, Massam RA (1973) The silent hip in idiopathic aseptic necrosis. J Bone Joint Surg [Am] 55:1351–1366

9. Meyers MH et al. (1983) Fresh autogenous grafts and osteochondral allografts for the treatment of segmental collapse in osteonecrosis of the hip. Clin Orthop 174:107–112
10. Schneider R (1970) Radiologische Funktionsdiagnostik zur Planung der intertrochanteren Osteotomie. Verh Schweiz Ges Orthop 131
11. Shaffer JW et al. (1987) Fate of vascularized and nonvascularized autografts. Clin Orthop 225:3–16
12. Sowa DT, Weiland AJ (1987) Clinical applications of vascularized bone autografts. Orthop Clin North Am 18:257–272
13. Weiland AJ, Moore JR, Daniel RK (1983) Vascularized bone autografts – experience with 41 cases. Clin Orthop 174:87
14. Willert H-G, Buchhorn G, Zichner L (1980) Ergebnisse der Flexionsosteotomie bei der segmentalen Hüftkopfnekrose des Erwachsenen. Orthopäde 9:278–289

Ergebnisse mit intertrochantärer Osteotomie und Revaskularisation bei der partiellen Femurkopfnekrose des Erwachsenen

K. Lippuner, S. Engler*, U. Büchler und R. Ganz

Universitätsklinik für Orthopädie, Inselspital, CH-3010 Bern
* (U. Büchler): Abteilung für Handchirurgie, Inselspital, CH-3010 Bern

Einleitung

Revaskularisationsverfahren werden seit Mitte der 40er Jahre zur Behandlung der partiellen Femurkopfnekrose erprobt. Stuck u. Hinchey [22] leisteten 1944 Pionierarbeit auf dem Gebiet der Knochenrevaskularisation. Ihre bei Hunden implantierten Muskelstiele aus den Mm. vastus lateralis und glutaeus medius in den Hüftkopf oder den Schenkelhals hatten das Einwachsen von Gefäßen aus dem Perimysium in den umgebenden Knochen zur Folge. Erst 18 Jahre später, 1962, gingen Frankel u. Derian [6] einen Schritt weiter. Sie bewiesen am Hundemodell, daß experimentelle, durch Schenkelhalsfraktur und Gefäßligatur provozierte Femurkopfnekrosen mit Hilfe eines zusätzlich zur Osteosynthese in den Schenkelhals implantierten, gestielten Muskelimplantats in 16 von 18 Fällen verhindert werden konnten. Im selben Jahr noch setzte R. Judet [13] klinisch einen am M. quadratus femoris gestielten Trochanterspan zur Prophylaxe von Femurkopfnekrose und Pseudarthrose nach Schenkelhalsfrakturen ein. Ihre eigene experimentelle Basis für die Revaskularisation von nekrotischem Knochen durch den muskelgestielten Trochanterspan veröffentlichten Judet et al. [14] 4 Jahre später, 1966. Die Methode erweckte großes Interesse und wurde in der Folge von mehreren Autoren unverändert übernommen und prophylaktisch nach Schenkelhalsfrakturen oder therapeutisch bei manifester Femurkopfnekrose eingesetzt [2, 15, 17]. Variationen wurden von Meyers et al. [18], Palazzi u. Xicoy [19], Arlet u. Ficat [1] und Baksi [2] beschrieben. Die Resultate wurden von Autor zu Autor recht unterschiedlich bewertet, i. allg. konnten gute Resultate jedoch nur in sehr frühen Stadien der Nekrose [15, 17, 19] und bei posttraumatischen Femurkopfnekrosen [2] beobachtet werden.

Eine von den muskelgestielten Knochentransplantaten grundlegend verschiedene Revaskularisationstechnik entwickelten Boyd u. Ault 1965 [3]. Ihre experimentell in den Femurkopf geleiteten Femoralarterien bei Hunden zeigten arteriographisch über längere Zeit einen erhaltenen Blutfluß. Die weiterführenden Experimente von Hori [9] bewiesen, daß Gefäßsprossen vom adventitiellen Zirkulationssystem des Gefäßstiels, also von den Vasa vasorum aus, in die Gefäßkanäle des Femurkopfes einwachsen. Hori beobachtete außerdem, daß sich reine Arterienimplantate am isolierten Knochen rasch wieder verschließen und somit wenig zur Revitalisierung von nekrotischem Knochen beitragen können. Diesen Sachverhalt führte er auf den ungenügenden venösen Blutabfluß zurück, weswegen er dann auch arteriovenöse Gefäßbündel aus den aufsteigenden Ästen der Vasa circumflexa femoris laterales in den Femurkopf implantierte. 1981 berichtete Hori über eine Serie von 39 nach der geschilderten Methode operierte Patienten [10]. Die kurzfristigen Resultate wurden als „zufriedenstellend" bezeichnet, ohne daß der Autor eine Aufstellung der Ergebnisse bekanntgab.

1981 veröffentlichte die Gruppe um H. Judet [11] mikrochirurgische Techniken, um den nekrotischen Femurkopf zu revaskularisieren und zu stabilisieren. Die anspruchsvolle Methode besteht im Einbringen eines freien Fibulatransplantates in die Nekrosezone. Ein solches war erstmals 1975 von Taylor u. Daniel [24] bei einer Unterschenkeltrümmerfraktur zur Überbrückung des Knochendefekts eingesetzt worden. Die Vasa nutritia des Transplantats werden bei der Technik von Judet et al. [11] mit den Vasa circumflexa anteriores am Schenkelhals anastomosiert. Gleichzeitig wird der Nekrosesektor ausgeräumt und mit freier Spongiosa aufgefüllt.

Alle bisher genannten Therapieverfahren haben den Nachteil, daß der zu revaskularisierende Teil des Femurkopfes nach der Operation, sei es mit reinen Gefäßimplantaten oder vaskularisierten Knochenspänen, nach wie vor in der Hauptbelastungszone des gelenktragenden Anteils des Femurkopfes liegt. Da die Revaskularisation ein zeitbeanspruchender Prozeß ist, kommt es in der Folge häufig zu einer weiteren Deformation des Femurkopfes.

Ganz u. Büchler [8] führten deshalb seit 1978 die Revaskularisation, wann immer möglich, zusammen mit einer Umstellungsosteotomie durch, welche die mechanische Entlastung des nekrotischen Sektors durch Herausdrehen desselben aus der Hauptbelastungszone zum Ziel hat. Über diese Methode und die damit erreichten Resultate soll hier berichtet werden.

Krankengut

45 Hüften von 38 Patienten mit partieller Femurkopfnekrose, bei denen die Operation mindestens 1 Jahr zurücklag, wurden von uns nachkontrolliert. Die mittlere Nachbeobachtungszeit betrug 32 Monate (12-84 Monate). Die Altersverteilung der Patienten bei Operation ist in Abb. 1 dargestellt. Das Geschlechtsverhältnis betrug 34 Männer gegenüber 4 Frauen (8,5:1). Über ätiologische Faktoren unseres Krankengutes gibt Abb. 2 Auskunft. Beachtenswert ist das Überwiegen von alkohol- und kortikosteroidbedingten Nekrosen. In 7 Fällen war die Patientenanamnese bezüglich ätiologisch bedeutsamer Faktoren und Ereignisse völlig bland.

Die radiologische Klassifizierung der Hüften wurde gemäß Arlet u. Ficat [1] vorgenommen. Dementsprechend gehörten 33 Hüften präoperativ dem Stadium III, 12 Hüften dem Stadium II an (s. auch Abb. 9). In diesen beiden Stadien war für uns zunächst die Indikation für das kombinierte Prozedere gegeben. In ⅔ der Fälle überschritt der Nekrosesektor im sagittalen Röntgen-

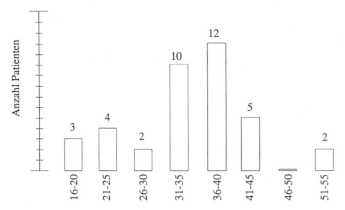

Abb. 1. Altersverteilung der Patienten bei Operation. Die Altersgruppe zwischen 30 und 40 Jahren ist am häufigsten vertreten. Das Durchschnittsalter beträgt 34 Jahre (15–52 Jahre), (n = 38)

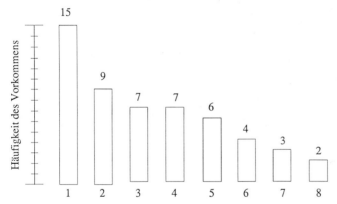

Abb. 2. Ätiologie und assoziierte Leiden. *1* Äthylabusus, *2* Steroide, *3* idiopathisch, *4* Trauma, *5* Hyperlipidämie, *6* Hyperurikämie, *7* andere (1 Barotrauma, 1 Diabetes, 1 Perthes), *8* ionisierende Strahlen, (n = 38)

bild die 100°-Marke. Die heute bei uns routinemäßig durchgeführte präoperative 3D-Rekonstruktion aufgrund von CT-Schnitten [25] stand für dieses Patientengut noch nicht zur Verfügung.

Operationsmethoden

Von den Revaskularisationsverfahren wurde bei 5 Hüften die Methode nach Hori [10] angewandt, bei 1 Hüfte wurde das Verfahren modifiziert und ein gefäßgestielter Trochanterspan eingesetzt. Eine weitere Version stellt die mikrochirurgisch konstruierte arteriovenöse Schlinge dar, die in einem Fall in den Femurkopf implantiert wurde. Die technische Aufwendigkeit der Hori-Methode [10] und die anatomische Variabilität, die sich beim Präparieren eines gefäßgestielten Trochanterspans ergab, veranlaßte zur Suche nach einem konstanteren, gefäßgestielten Knochenblock. Der Crista-iliaca-Span, ernährt durch die Vasa circumflexa ilium profunda, bot sich als geeignetes Transplantat an. Die Methode [8] gelangte bei 38 Hüften des vorliegenden Patientenkollektivs zur Anwendung.

Einer gleichzeitigen intertrochantären Osteotomie wurden 43 Hüften unterzogen – in 2 Fällen erschien diese Maßnahme aufgrund des fortgeschrittenen Einbruchs bzw. der vollständigen Dissektion eines osteochondralen Fragments nicht mehr sinnvoll. Bei 37 Hüften wurde eine Flexionsosteotomie, mehrheitlich kombiniert mit einer geringfügigen Adduktion durchgeführt. Bei 4 Hüften erfolgte angesichts der ausgesprochen dorsokranial gelegenen Nekrose und der intakten vorderen Femurkopfkontur auf den Spezialaufnahmen nach Schneider [20] eine Extensionsosteotomie. Einmal wurde die Revaskularisation bei extrem ausgedehnter Nekrose mit einer Rotationsosteotomie nach Sugioka [23] kombiniert. Schließlich erhielt 1 Patient nach posttraumatischer Varusfehlstellung eine Abduktionsosteotomie.

Operationstechnik (Abb. 3a–c)

In der 1. Phase des Eingriffs wird der Knochenblock aus der Crista iliaca gewonnen. Er basiert auf der Gefäßachse der A. und V. circumflexa ilium profunda. Obschon es mehrere Normvarianten in der Anlage dieser Gefäßachse gibt, ist die Arkade entlang der Crista iliaca, zwischen den Ursprüngen von M. iliacus und M. transversus abdominis, relativ konstant vorhanden und versorgt den Knochenspan mit multiplen segmentalen Perforansästen. Der vaskularisierte Knochenblock ist nach Trimmen gewöhnlich 6 cm lang und mißt 1,0 · 1,0 cm im Querschnitt. Gefäßstiel und Knochenblock zusammen haben eine Länge bis 16 cm.

Die 2. Phase der Operation stellt die intertrochantäre Osteotomie mit dem Ziel, einen gesunden Kalottenanteil in die Belastungszone hineinzudrehen, dar. Das Korrekturausmaß erfolgt gemäß der präoperativen Planung anhand der Becken-a.-p.-, Faux-Profil- und Konturaufnahmen. Mehrheitlich handelt es sich um eine Flexion von 40–50° und eine Adduktion von 10–15°. Seit 1980 wird routinemäßig zusätzlich der Trochanter osteotomiert (Abb. 3a). Dies erlaubt eine größere Rotationsfähigkeit des Femurkopfes bei gleichzeitiger Senkung des mechanischen Druckes auf der anterosuperioren Kopfoberfläche. Zusätzlich kann eine Optimierung der Hüftabduktoren vorgenommen werden. Die Osteotomie wird schließlich mit einer Rechtwinkelplatte mit 15-mm-Bogen und 60-mm-Klinge stabilisiert (Abb. 3b).

In der 3. Phase wird der Beckenspan in die Nekrose eingebracht. Hierzu wird ventral am Schenkelhals, dicht an der Grenze zum Knorpel, ein Fenster gemeißelt, von dem aus ein Tunnel mit 12 mm Durchmesser in die Nekrosezone bis dicht unter den Knorpel gebohrt wird. Der gestielte Beckenspan wird dann

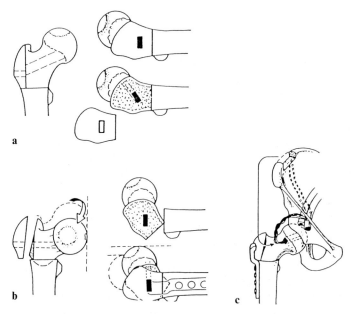

Abb. 3a–c. Technik der Osteotomie und Revaskularisation. **a** Trochanterosteotomie. Anlegen des Klingenkanals im großen Trochanter in neutraler Ausrichtung für die Rechtwinkelplatte. Osteotomie des Trochanter major. Flexion des Klingenkanals im Schenkelhals im geplanten Umstellungswinkel unter Berücksichtigung der erwünschten Adduktion. **b** Kurze Keilresektion aus dem lateralen Schenkelhals entsprechend der durchgeführten Adduktion. Horizontale intertrochantäre Osteotomie ohne Keilresektion. Auffädeln des großen Trochanter auf die Plattenklinge und Einstoßen derselben in den Klingenkanal des Schenkelhalses. Ausrichten des Plattenschafts parallel zur Schaftachse des Femur. **c** Nach Fixation der Osteotomie erfolgt das Anlegen eines Kanals vom anterioren Schenkelhalskortex in den Nekrosesektor. Spannungsfreie Implantation des gestielten iliakalen Knochenspans, der ventral des M. rectus femoris vorbeigeführt wird.
Mit freundlicher Genehmigung von Ganz u. Jakob [8]

durch eine digital geschaffene Lücke ventral des M. rectus femoris in den Osteotomiezugang gebracht und dort ohne Spannung des Gefäßstiels in den Tunnel vorgeschoben (Abb. 3c).

Die Nachbehandlung ist standardisiert. Nach 2 Tagen Bettruhe beginnt die sukzessive Mobilisierung, bis das Gehen an 2 Stöcken unter Teilbelastung von maximal 15 kg erlernt ist. Spezielle Beachtung wird der Wiedererlangung der Extensionsfähigkeit der operierten Hüfte geschenkt, ebenso wird die Innenrotation der Hüfte besonders trainiert. Die Hospitalisationsdauer beträgt in der Regel 14 Tage. Die Teilbelastung wird während 3–6 Monaten beibehalten. 6 Wochen nach der Operation beginnt das Training der Abduktorenmuskulatur, da zu diesem Zeitpunkt der Trochanter major genügend konsolidiert ist. Eine erste Röntgenkontrolle wird gewöhnlich nach 12 Wochen durchgeführt.

Komplikationen

Einmal riß intraoperativ der Knochenspan am Gefäßstiel ab, so daß letzterer in Analogie zur Methode von Hori [9, 10] an einen Spongiosabröckel fixiert und in den Hüftkopf implantiert wurde. 3mal war der Eingriff von einem postoperativen Hämatom gefolgt, das jedoch ohne Zusatzeingriff abheilte. Einmal machte eine Phlebothrombose des Unterschenkels der operierten Seite eine erneute Hospitalisation notwendig. 2 Klingenlockerungen führten zu Reoperationen, die im Einbringen einer Schraube durch das Plattenknie bestanden. Eine verzögerte Heilung bedurfte keines weiteren Eingriffs. Eine Nachvarisation nach der Sugioka-Osteotomie erforderte eine valgisierende Reosteosynthese. Schließlich mußte in einem Fall wegen schmerzhafter artikulärer Fehlstellung eine Arthrodese durchgeführt werden.

Klinische Resultate

35 Patienten bzw. 42 Hüften wurden von uns klinisch nachuntersucht. Von einem Patienten, der vor der aktuellen Nachkontrolle an einem Bronchuskarzinom verstorben war, standen zu wenig detaillierte Daten der vorgängigen Kontrollen zur Verfügung. Eine im Ausland wohnhafte Patientin erschien nicht zur Nachkontrolle. Den bereits erwähnten Patienten mit versteifter Hüfte unterzogen wir nicht der klinischen Examination. Die durchschnittliche Nachbeobachtungszeit betrug 32 Monate (12–84 Monate).

Die Evaluation der klinischen Befunde wurde gemäß dem Schema von Merle d'Aubigné [16] in der von Charnley [4] modifizierten Form vorgenommen, nach welcher die 3 Parameter Schmerz, Beweglichkeit und Gehfähigkeit mit je maximal 6 Punkten benotet werden. Auf den Abb. 4–7 werden die aktuellen klinischen Daten denjenigen vor Operation gegenübergestellt.

Mehr als 83 % der nachkontrollierten Hüften waren klinisch sehr gut bis befriedigend (Abb. 4). Nach präoperativem Stadium differenziert, ergaben sich für das Stadium II 90 % und für das Stadium III 65 % sehr gute und gute

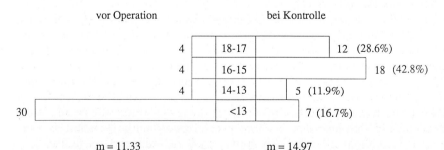

Abb. 4. Klinische Gesamtwertung nach Merle d'Aubigné [16] modifiziert nach Charnley [4] vor Operation und bei Kontrolle. *18–17* sehr gut, *16–15* gut, *14–13* befriedigend, < *13* unbefriedigend

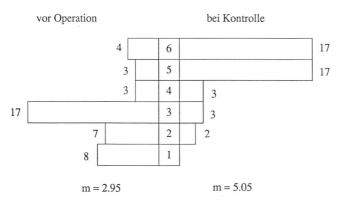

Abb. 5. Schmerz vor Operation und bei Kontrolle. *6* keine Schmerzen, *5* gelegentliche, leichtgradige Schmerzen, *4* Schmerzen, die nach längerer Belastung auftreten, in Ruhe jedoch rasch wieder abklingen, *3* erträgliche Schmerzen, die eine limitierte Aktivität erlauben, *2* starke Schmerzen bei Belastung, so daß körperliche Aktivität unmöglich, *1* Spontanschmerz, schlafraubend

Resultate. Als unbefriedigend wurden lediglich 7 Hüften taxiert. 6 davon waren präoperativ bereits im Stadium III. Alle betreffenden Patienten wiesen einen Alkoholabusus als ätiologischen Faktor in der Anamnese auf. Die Besserung des klinischen Gesamtzustands macht im Durchschnitt annähernd 4 Punkte der Bewertungsskala aus (Abb. 4).

Der Schmerz, Hauptmotiv für die Arztkonsultation, erfuhr durch die Operation eine wesentliche Verbesserung (Abb. 5), waren doch bei der aktuellen Kontrolle 34 von 42 Hüften (81 %) schmerzfrei oder nur noch gelegentlich leicht schmerzhaft, gegenüber 7 Hüften (16,7 %) vor der Operation. Spontanschmerz wurde bei der Nachkontrolle von keinem der Patienten mehr angegeben. Aus den durchschnittlichen Schmerznoten vor Operation und bei Nachkontrolle errechnet sich eine Verbesserung um 2,1 Punkte.

Die Beweglichkeit des Hüftgelenks, als Summe aller Bewegungsamplituden bewertet, erfuhr durch die Operation keinen signifikanten Gewinn (Abb. 6). 14 Hüften zeigten eine Verbesserung der Gesamtbewegungsamplitude, 9 eine Verschlechterung und 19 blieben stationär. Während sich die Bereiche Außen- und Innenrotation, Ab- und Adduktion wahrscheinlich als Folge der Schmerzabnahme günstig entwickelten, erlitten Flexion und Extension osteotomiebedingt leichtgradige Einbußen. Diese waren bei Hüften mit Trochanterosteotomie weniger häufig und weniger ausgeprägt. Von 42 Hüften zeigten anläßlich der Nachkontrolle 6 ein deutliches und 14 ein leichtes Trendelenburg-Zeichen. Ein deutliches Duchenne-Hinken lag bei 7 Hüften, ein diskretes bei 12 Hüften vor. Auch hierbei schnitten die Hüften mit Trochanterosteotomie besser ab.

Die Gehfähigkeit setzt sich naturgemäß aus den bisher diskutierten Kriterien zusammen. Vor der Operation erlaubten 9 Hüften einen normalen Gang, bei Nachkontrolle waren es 21 Hüften, die den betreffenden Patienten einen zeitlich und streckenmäßig unlimitierten Gang ohne Stock ermöglichten

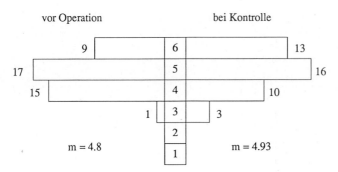

Abb. 6. Hüftbeweglichkeit vor Operation und bei Kontrolle (Summe aller Bewegungsamplituden). *6* > 210°, *5* 210°–161°, *4* 160°–101°, *3* 100°–61°, *2* 60°–31°, *1* 30°–0°

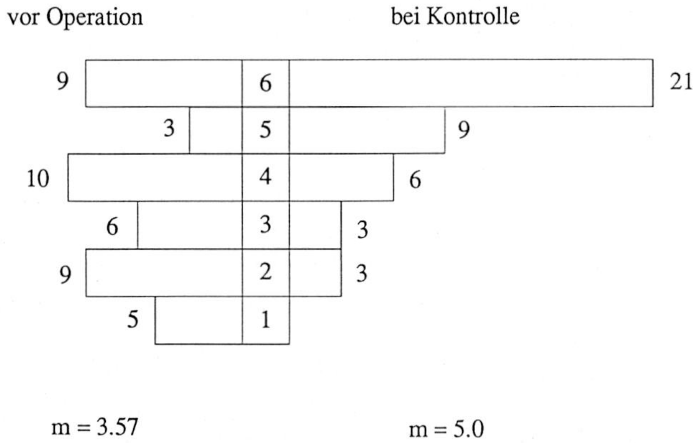

Abb. 7. Gehfähigkeit. *6* normale Gehfunktion, *5* Gehen ohne Stock uneingeschränkt, jedoch leichtes Hinken, *4* Gehen ohne Stock eingeschränkt, mit Stock längere Strecke möglich, mäßiges Hinken, *3* Gehen ohne Stock schwierig, auch mit Gehhilfe limitiert, ausgeprägtes Hinken, *2* Gehen ohne Stock eben noch möglich, auch mit Stock stark limitiert, *1* bettlägerig, evtl. wenige Schritte mit beidseitiger Gehhilfe

(Abb. 7). Der Durchschnittliche Gewinn macht knapp 1,5 Punkte der Skala aus.

Die subjektive Beurteilung des aktuellen Hüftzustandes durch die Patienten ist in Tabelle 1 wiedergegeben: In 85,7% wurde die operierte Hüfte als optimal oder als deutlich besser gegenüber vor der Operation klassiert. Nur 3 Patienten (7,2%) gaben eine Verschlechterung an.

Bei 33 Patienten unseres Krankengutes konnten genaue Angaben über die Arbeitsfähigkeit vor Operation und zum Zeitpunkt der aktuellen Nachkontrolle ermittelt werden (Abb. 8). Von diesen waren bei der Nachkontrolle 15 wieder voll erwerbsfähig, 3 arbeiteten zu 75%, 9 zu 50% und 1 zu 30%. Von den 5 Patienten, die zum Zeitpunkt der Kontrolle nicht erwerbsfähig waren, befanden sich 2 in Umschulung, und 1 Patient war aus anderen Gründen erwerbsunfähig.

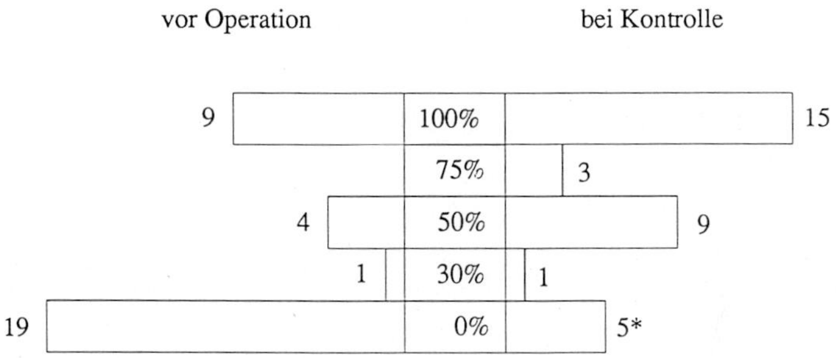

vor Operation   bei Kontrolle

```
 9 |    100%    | 15
                 75%   | 3 |
   4 |   50%   | 9
      | 1 | 30% | 1 |
19 |           0%          | 5* |
```

Abb. 8. Erwerbsfähigkeit vor Operation und bei Kontrolle. Von den 5 bei Kontrolle erwerbsunfähigen Patienten befanden sich 2 in Umschulung, einer war aus anderen Gründen arbeitsunfähig

Tabelle 1. Subjektive Beurteilung des Hüftzustands durch die Patienten (n = 42)

Beurteilung	n	%
Optimal	11	26,2
Deutlich besser	25	59,5
Wenig besser	1	2,4
Unverändert	2	4,7
Schlechter	3	7,2

Radiologischer Verlauf

Der radiologische Verlauf konnte bei allen 45 Hüften ausgewertet werden. Aus Abb. 9 geht hervor, daß in der Nachbeobachtungszeit der Zustand bei 36 Hüften (80%) stabil blieb (Abb. 10), während das Leiden bei 9 Hüften (10%) fortschritt: 1 Hüftkopf flachte sich nach der Operation vermehrt ab, 2 Hüftköpfe mit präoperativem Stadium II erlitten einen Einbruch und verschoben sich somit in das Stadium III. 6 Hüften mit präoperativem Stadium III

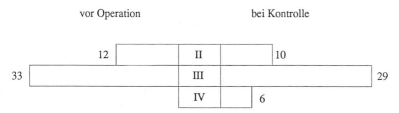

Abb. 9. Radiologische Stadien vor Operation und bei Kontrolle. 2 Hüftköpfe mit präoperativem Stadium II erlitten einen Einbruch und verschoben sich somit in das Stadium III. 6 Hüften mit Stadium III entwickelten radiologische Zeichen der Arthrose und fielen in das Stadium IV

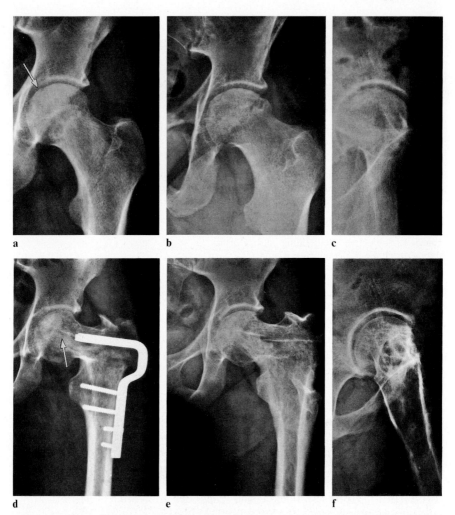

Abb. 10a–f. Röntgenverlauf bei einem 24jährigen Patienten mit steroidbedingter Hüftkopfnekrose. **a–c** Präoperativer Röntgenbefund mit ausgedehnter Nekrose Stadium III (**a** Einbruch in der Kopfkalotte *Pfeil*). **d** a.-p.-Bild wenige Wochen nach Flexions-Adduktions-Osteotomie und Revaskularisation (*Pfeil* gut sichtbarer gefäßgestielter Beckenkammspan). **e,f** 5 Jahre nach Operation: Gut erhaltenes Hüftgelenk. Im gelenktragenden Anteil des Femurkopfes ist kein Einbruch mehr sichtbar, der Span erscheint integriert

zeigten zum Zeitpunkt der Nachkontrolle neuaufgetretene deutliche Arthrosezeichen und wurden daher in das Stadium IV eingeteilt.

In den seitlichen Röntgenkontrollen war zu erkennen, daß aufgrund der Ausdehnung ein vollständiges Herausdrehen der Nekrose aus der Belastungszone in weniger als der Hälfte der Fälle möglich war.

Die radiologischen Befunde korrelierten z. T. recht eng mit den klinischen Resultaten. So wiesen Hüften ohne Einbruch der Kopfkalotte mit durchschnittlich 16,5 Punkten ein wesentlich besseres klinisches Resultat auf als Hüften mit eingebrochener Kalotte, die bei Nachkontrolle durchschnittlich 15,2 Punkte erreichten. Einen ungenügenden Durchschnitt erreichten mit 11,1 Punkten Hüften im Stadium IV.

Computertomographie

25 Hüften konnten nach Metallentfernung untersucht werden. Dabei waren bei 4 von 5 Hüften im Stadium II und bei 13 von 20 Hüften im Stadium III Anhaltspunkte für eine Integration des implantierten Spans nachzuweisen. Zystische Veränderungen im Bereich der Nekrose bzw. des Spans wurden in 17 Fällen beobachtet. Anhaltspunkte für Konsolidierungen der subchondralen Frakturen im Stadium III konnten nicht nachgewiesen werden.

Histologie

Bei einer der schlechtesten, inzwischen mit einer Totalprothese versorgten Hüften konnten wir aufgrund der histologischen Untersuchung des explantierten Femurkopfes den Revaskularisationswert des gestielten Spans abschätzen. Wie ein Knochendünnschliff aus dem erwähnten Präparat (Abb. 11) veranschaulicht, kann sich der Span weitgehend in das umgebende Knochengewebe des Transplantatlagers integrieren.

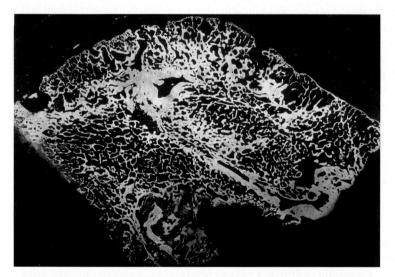

Abb. 11. Knochendünnschliff. Das Präparat stammt aus einer der schlechtesten inzwischen mit TEP versorgten Hüfte unserer Serie. Auf der Mikroradiographie des 0.09 mm dünnen Schliffs ist die Weichteilzunge des Spans noch deutlich erkennbar, im übrigen ist das Transplantat recht gut in das umgebende Trabekelwerk integriert

Diskussion

Nachdem unsere Behandlungsergebnisse der partiellen Femurkopfnekrose mit autologer Spongiosaplastik in Kombination mit einer intertrochantären Flexionsosteotomie nicht unbedingt befriedigten [7], entschlossen wir uns, die verbesserte Osteotomie mit einem Revaskularisationsverfahren zu kombinieren [8]. Die anatomische Inkonstanz sowie der operationstechnische Aufwand vieler obengenannter Methoden, führten nach anatomischen Studien zum gefäßgestielten Beckenkammspan, basierend auf den Vasa circumflexa ilium profunda. Die Resultate mit dieser Technik verglichen mit der Serie mit Osteotomie und freier Spongiosaplastik [7] zeigen insbesondere im radiologischen Verlauf eine Verbesserung. In 80% der Fälle kam es zu einer Stabilisation des kopfdeformierenden Prozesses gegenüber 64% bei der freien Spongiosaplastik. Eine Aufschlüsselung der Resultate unserer neuen Serie nach präoperativem Nekrosestadium ergibt 90% sehr gute und gute klinische Resultate für Hüften im Stadium II sowie 65% gute und sehr gute Resultate für das Stadium III.

Im Vergleich dazu berichten H. Judet et al. [12] mit ihrer Technik eines freien vaskularisierten Fibulatransplantats 1989 über 78% bzw. 75% gute Resultate für die Markus-Stadien II bzw. III (entsprechend dem Ficat-Stadium II) sowie 60% gute Resultate für Hüften im Stadium IV (entsprechend Ficat-Stadium III) und schließlich weniger als 50% gute Resultate für Stadium V (Ficat IV). Palazzi u. Xicoy [19] erklärten einen am M. tensor fasciae latae gestielten Crista-iliaca-Span als Methode der Wahl bei Frühstadien der Femurkopfnekrose. Nur 1 von 16 Patienten zeigte nach dieser Methode ein schlechtes Resultat, wobei jedoch keine Angaben über die durchschnittliche Beobachtungsdauer gemacht werden. Lee u. Rehmatullah [15] empfehlen den am M. quadratus femoris gestielten Trochanterspan nach R. Judet [13] bereits für das Stadium der „silent hip". 7 der 10 operierten Hüften blieben bei einer Beobachtungszeit von durchschnittlich 42,4 Monaten asymptomatisch, 3 entwickelten eine manifeste Nekrose. Eine gewöhnliche Core-Biopsie hätte möglicherweise in einem solchen Stadium der Nekrose gleich gute Resultate bei bedeutend geringerer Morbidität geliefert [5]. Baksi [2] operierte 29 Patienten mit posttraumatischer Femurkopfnekrose, wobei vorwiegend der muskelgestielte Trochanterspan nach R. Judet (21mal), daneben aber auch M.-glutaeus-medius-gestielte Trochanterspäne (6mal) sowie M.-sartorius-gestielte Beckenkammspäne (2mal) zur Anwendung gelangten. Bei Beobachtungszeiträumen von 22–64 Monaten imponieren Baksis Resultate als recht gut. Die angewandten klinischen Maßstäbe sind jedoch kaum mit den unsrigen vergleichbar, zudem sind die radiologischen Kriterien nicht erläutert. Über recht gute Kurzzeitresultate mit unserer Methode konnten Schwetlick et al. [21] berichten, die den gefäßgestielten Beckenkammspan 16mal ohne und 7mal mit Osteotomie einsetzten. Mittels superselektiver Angiographie konnten diese Autoren 3 Monate postoperativ bei 18 der 23 Hüftgelenke eine ungehinderte Perfusion der verlagerten A. circumflexa ilium profunda sowie verschiedene venöse Abflußwege dokumentieren.

Die schlechtesten klinischen und radiologischen Resultate unserer Serie fanden wir bei Fällen mit vollständig losen osteochondralen Fragmenten. Wir folgern daraus, daß solche Hüften nicht mehr „konservativ" operiert werden sollten. Um osteochondrale Fragmente präoperativ zu eruieren, führen wir heute bei allen Hüften im Stadium III ein präoperatives CT durch.

Das kombinierte Verfahren mit Osteotomie und Revaskularisation erweist sich bei Nekrosen des Stadium II als effizient. Bei Hüften im Stadium III, die erhaltenswert sind, beschränken wir uns in Zukunft auf die alleinige Osteotomie.

Zusammenfassung

Die Kombination von Osteotomie und Revaskularisation zur Behandlung der partiellen Femurkopfnekrose wurde von Ganz u. Büchler erstmals 1978 erprobt [8]. Damit sollten die Ergebnisse der mechanischen Entlastung des nekrotischen Sektors durch intertrochantäre Flexionsosteotomie [7] in Verbindung mit einer Revaskularisierung der Nekrosezone mittels gefäßgestieltem Beckenkammspan auf der Basis der Vasa circumflexa ilium profunda [8] optimiert werden.

Wir berichten über Resultate mit dieser kombinierten Methode bei 45 Hüften von 38 Patienten. Die durchschnittliche Nachbeobachtungszeit betrug 32 Monate. Klinisch wurden 71 % der Hüften als sehr gut oder gut bewertet. Bei den Hüften mit präoperativem Stadium II nach Arlet u. Ficat [1] machte der Anteil guter und sehr guter Ergebnisse sogar 90 % aus. Subjektiv wurden 85,7 % der Hüften als optimal oder deutlich verbessert beurteilt. In 80 % der Fälle konnte radiologisch eine Stabilisation des Zustands nachgewiesen werden. Computertomogramme bei 25 metallfreien Hüften zeigten in 68 % Anhaltspunkte für eine Spanintegration.

Wir wenden heute die technisch anspruchsvolle Kombination von Osteotomie und Revaskularisation nur noch bei Hüften im Nekrosestadium II an, da bei Stadium-III-Hüften der Vorteil gegenüber der alleinigen Osteotomie nicht evident ist. Ausgeschlossen von gelenkerhaltenden Operationen werden Hüften mit disseziertem osteochondralem Fragment, welches durch eine präoperative CT-Untersuchung verifiziert werden kann.

Literatur

1. Arlet J, Ficat P (1977) Ischémie et nécrose osseuses. Masson, Paris
2. Baksi DP (1983) Treatment of post-traumatic avascular necrosis of the femoral head by multiple drilling and muscle-pedicle bone grafting. J Bone Joint Surg [Br] 65:268
3. Boyd RJ, Ault LL (1965) An experimental study of vascular implantation into the femoral head. Surg Gynecol Obstet 121:1009
4. Charnley J (1968) The long-term results of low friction arthroplasty of the hip performed as a primary intervention. J Bone Joint Surg [Br] 54:67
5. Ficat RP (1985) Idiopathic bone necrosis of the femoral head. Early diagnosis and treatment. J Bone Joint Surg [Br] 67:3

6. Frankel CJ, Derian PS (1962) The introduction of subcapital femoral circulation by means of an autogenous muscle pedicle. Surg Gynecol Obstet 115:473
7. Ganz R, Jakob RP (1980) Partielle avaskuläre Hüftkopfnekrose: Flexionsosteotomie und Spongiosaplastik. Orthopäde 9:265
8. Ganz R, Büchler U (1983) Overview of attempts to revitalize the dead head in aseptic necrosis of the femoral head – osteotomy and revascularization. In: Hungerford DS (ed) The hip. Mosby, St. Louis Toronto, p 296
9. Hori Y (1973) Blood vessel transplantation to bone, the first report. J Jpn Orthop Assoc 47:252
10. Hory Y (1980) Revitalisierung des osteonekrotischen Hüftkopfes durch Gefäßbündel-Transplantation. Orthopäde 9:255
11. Judet H, Judet J, Gilbert A (1981) Vascular microsurgery in orthopaedics. Int Orthop 5:61
12. Judet H, Judet J, Gilbert A (1989) Treatment of idiopathic osteonecrosis of the femoral head by free vascularized peroneal graft. In: Aebi M, Regazzoni P (eds) Bone transplantation. Springer, Berlin Heidelberg New York Tokyo, p 258
13. Judet R (1962) Traitement des fractures du col du femur par greffe pédiculée. Acta Orthop Scand 32:421
14. Judet R, Judet J, Launois B, Gubler JP (1966) Essai de révascularisation expérimentale de la tête fémorale. Rev Chir Orthop 52:277
15. Lee CK, Rehmatullah N (1981) Muscle-pedicle bone graft and cancellous bone graft for the silent hip of idiopathic ischemic necrosis of the femoral head in adults. Clin Orthop 158:185
16. Merle d'Aubigné R (1970) Cotation chiffrée de la fonction de la hanche. Rev Chir Orthop 56:481
17. Meyers MH (1978) The treatment of osteonecrosis of the hip with fresh osteochondral allografts and with the muscle pedicle graft technique. Clin Orthop 130:202
18. Meyers MH, Harvey JP, Moore TM (1973) Treatment of displaced subcapital and transcervical fractures of the femoral neck by muscle pedicle graft and internal fixation: a preliminary report on 150 cases. J Bone Joint Surg [Am] 55:257
19. Palazzi C, Xicoy J (1975) The pediculate bone graft as treatment for the aseptic necrosis of the femoral head. Arch Orthop Unfallchir 83:115
20. Schneider R (1970) Radiologische Funktionsdiagnostik zur Planung der intertrochantären Osteotomie. Schweiz Ges Orthop 131
21. Schwetlick G, Rettig H, Klingmüller V (1988) Der gefäßgestielte Beckenspan zur Therapie der Hüftkopfnekrose des Erwachsenen, klinische und angiographische Ergebnisse. Z Orthop 126:500
22. Stuck WG, Hinchey JJ (1944) Experimentally increased blood supply to the head and neck of the femur. Surg Gynecol Obstet 78:160
23. Sugioka Y (1978) Transtrochanteric anterior rotational osteotomy of the femoral head in the treatment of osteonecrosis affecting the hip: A new osteotomy operation. Clin Orthop 130:191
24. Taylor GI, Daniel RK (1975) The anatomy of several free flap donor sites. Plast Reconstr Surg 56:243
25. Wespe R, Wallin A, Klaue K, Ganz R, Schneider E (1990) 3-D Rekonstruktion zur präoperativen Evaluation der Hüftkopfnekrose. Vortrag am Symposium für Hüftkopfnekrose, Nürnberg, 1.–3. März 1990

MRT – kontrollierter Verlauf von Knochenmarködemen des Hüftkopfes nach Entlastungsbohrung

S. Hofmann[1], A. Engel[1], A. Neuhold[3], K. Leder[2], J. Kramer[4], H. P. Kutschera[1] und H. Plenk[5]

[1] Orthopädische Universitätsklinik Wien, A-1090 Wien
[2] Orthopädisches Spital, Speising, A-1130 Wien
[3] Institut für bildgebende Diagnostik, Rudolfinerhaus, A-1190 Wien
[4] Bereich MR (Kerspinresonanz) an der Universitätsklinik für Radiodiagnostik, A-1090 Wien
[5] Knochenlabor des Histol-Embryol. Institut, Uni-Wien, A-1090 Wien

Die Ätiologie und Pathogenese der idiopathischen Hüftkopfnekrose (HKN) ist bis heute nicht gesichert [7, 15]. Diagnostik und Therapie dieser den Hüftkopf zerstörenden Erkrankung haben sich in den letzten Jahren grundlegend geändert. Zahlreiche Untersuchungen haben die hohe Spezifität und Sensitivität der MRT bei der Früherkennung der HKN bestätigt [5, 10, 19, 25, 31]. Gleichzeitig hat sich die Hüftkopfentlastungsbohrung als kopferhaltende Therapieform bei den Frühformen der HKN bewährt [7, 15, 16, 30]. Andere Arbeitsgruppen konnten jedoch bei kleineren Untersuchungskollektiven diese guten Ergebnisse nicht bestätigen [4, 13, 29].

Der therapeutische Ansatz der Entlastungsbohrung ist die akute Druckentlastung des geschlossenen Kompartimentsystems im Hüftkopf. Entsprechend erhöhte intraossäre Druckwerte bei histologisch gesicherten HKN wurden von mehreren Autoren mit der funktionellen Knochenuntersuchung nach Ficat nachgewiesen [2, 7, 15, 27, 31].

In den meisten Fällen von HKN zeigt die MRT die typischen Nekrosezeichen mit keil- oder linsenförmigen subchondralen Knochenmarkarealen mit verringerter Signalintensität in den koronaren T1-gewichteten Bildern [11, 23, 24]. Die pathognomonischen Zeichen der HKN erkennt man nur in den T2-gewichteten Bildern. Hier zeigt sich eine hypointense reaktive Randzone, die das eigentliche Nekroseareal umgibt. Dieses weist eine wechselnde Signalintensität (Typ A–D nach Mitchell) auf [23]. In der Mehrzahl der Fälle ist ein Gelenkerguß sichtbar, dessen Ausmaß mit Grad 0–3 quantifiziert werden kann [21]. Als wichtiges Merkmal für die Differentialdiagnose gegenüber anderen Markraumveränderungen erweist sich in den T2-gewichteten Bildern eine Linie mit hyperintensem Signal innerhalb der reaktiven Randzone, die sich gut vom Restnekroseareal abhebt. Dieses „double ligne sign" gilt als pathognomonisch für die Hüftkopfnekrose und tritt in ungefähr 80% der Fälle auf [5, 23, 24].

In letzter Zeit berichteten mehrere Autoren über diffuse hypointense Signalveränderungen in den T1-gewichteten Bildern, die in denselben Arealen in den T2-gewichteten Bildern ein isointenses oder hyperintenses Signal zeigen (Typ C nach Mitchell). Keiner dieser Fälle hatte jedoch die typischen MRT-Zeichen der HKN [3, 9, 32, 33]. Alle Autoren nehmen als Ursache für dieses

Signalverhalten eine Vermehrung der Flüssigkeit im Knochenmark im Sinne eines Knochenmarködems an.

Wir berichten in dieser Arbeit über den MRT-kontrollierten klinischen Verlauf von 12 Fällen, die wir wegen eines Knochenmarködems im MRT einer Entlastungsbohrung des Hüftkopfes unterzogen haben.

Patienten und Methode

Im Zeitraum von 1986–1989 wurde bei 11 Patienten (12 Hüftgelenke) mit dem klinischen Verdacht einer HKN und negativem oder unspezifischem Nativröntgen mit dem MRT ein Knochenmarködem ohne die typischen Zeichen der HKN gefunden. Alle Patienten waren Männer mit einem Durchschnittsalter von 45 Jahren (39–55 Jahre). Keiner der 11 Patienten hatte eine mit der HKN definitiv assoziierte Grundkrankheit [15] oder erhielt eine Kortisontherapie. Bei 9 Patienten lagen jedoch 1 oder mehrere der Risikofaktoren Alkoholabusus, Hyperlipoproteinämie, Hyperurikämie, Hypertonie oder Nikotinkonsum vor (Tabelle 1).

Bei allen Patienten wurden bei der Erstuntersuchung und bei der letzten Kontrolluntersuchung eine klinische Stadieneinteilung nach dem Harris-Schema, Standardnativröntgen (a.-p., axial und teilweise Schneider-Aufnahmen) sowie MRT-Untersuchungen mit T1- und T2-gewichteten Bildern in koronarer, axialer und teilweise sagittaler Schnittführung durchgeführt. Die radiologische Stadieneinteilung erfolgte nach Steinberg et al. [30], die MRT-Klassifikation nach Mitchell et al. [23] (Tabelle 1).

Die MRT-Untersuchungen wurden mit einer 0,5-Tesla-Anlage (Gyroscan, Philips) sowie teilweise mit einer 1,5-Tesla-Anlage (Magnetom, Siemens) mit einer Körperspule durchgeführt. In einigen Fällen kam eine Oberflächenspule zur Anwendung. Die T1-Gewichtung erfolgte mit 4 Messungen [Relaxationszeit (TR) 550–700 ms und Echozeit (TE) 15–30 ms], die T2-Gewichtung mit 2 Messungen (TR 2000–2500 und TE 50–100) bei einer Schichtdicke von 3–5 mm und 0,5 mm Intervall und einer Bildmatrix von 256 × 256 mm.

Als zusätzliche Untersuchungen erfolgten Knochenszintigraphien mit ^{99m}Tc (Methylendiphosphonat) bei 7 Hüften. Bei 6 Hüftgelenken wurde die funktionelle Knochenuntersuchung (functional exploration of bones: FEB) nach Ficat [7] durchgeführt.

Alle 12 Hüftgelenke wurden innerhalb von 14 Tagen nach der Diagnosestellung mit der MRT einer Entlastungsbohrung des Hüftkopfes unterzogen. In 10 Fällen wurde eine histologische Aufarbeitung des gewonnenen Materials durchgeführt.

Ergebnisse

Bei allen 12 Hüftgelenken bestand bei der Erstuntersuchung ein Knochenmarködem. In den T1-gewichteten Bildern zeigte sich eine homogene Signalminde-

MRT – kontrollierter Verlauf von Knochenödemen des Hüftkopfes

Tabelle 1. Zusammenstellung der Patientendaten vor und nach Entlastungsbohrung

Patient	Alter [Jahre]	Lokalisation	Gegenseite	Risikofaktoren	Anamnesedauer [Monate]	Beobachtungszeit [Monate]	Klinik[a] prä	Klinik[a] post	Röntgen[b] prä	Röntgen[b] post	MRT[c] prä	MRT[c] post
B.J.	39	Links	Negativ	Positiv	4	18	64	96	II	IIIA	FÖ E3	NE-D E1
V.J.	43	Rechts	Negativ	Negativ	5	20	35	100	I	I	Ö E2	N E0
U.K.	50	Rechts	Negativ	Positiv	3	35	40	96	I	I	Ö E2	N E0
Z.E.	40	Rechts	Negativ	Positiv	3	24	45	100	I	I	Ö E2	N E0
T.G.	48	Rechts	Negativ	Positiv	2	26	22	96	II	I	Ö E3	N E0
F.E.	51	Rechts	Negativ	Positiv	6	18	55	100	I	I	Ö E3	N E0
S.Z.	55	Links	Positiv	Positiv	2	13	47	96	I	I	Ö E2	N E0
G.B.	41	Links	Negativ	Positiv	5	5	30	100	II	I	Ö E2	N E0
M.W.	47	Links	Negativ	Positiv	4	7	74	100	I	I	Ö E2	N E0
R.J.	41	Links	Positiv	Positiv	3	34	71	100	I	I	Ö E3	N E0
R.J.	41	Rechts	Positiv	Positiv	1	5	63	100	I	I	Ö E3	N E2
E.W.	45	Links	Negativ	Negativ	6	19	25	96	II	IVB	FÖ E3	NE-A E3

[a] Harris-Punkte vor (*prä*) und bei Abschlußuntersuchung (*post*).
[b] Radiologisches Stadium nach Steinberg vor (*prä*) und bei Abschlußuntersuchung (*post*).
[c] MRT-Klassifikation vor (*prä*) und bei Abschlußuntersuchung (*post*). *Ö* Ödem, *FO* fokales Ödem, *NE-A/D* Nekrose Typ A/D, E_n Erguß (n = 0–3 Grad), *N* normales Signalverhalten.

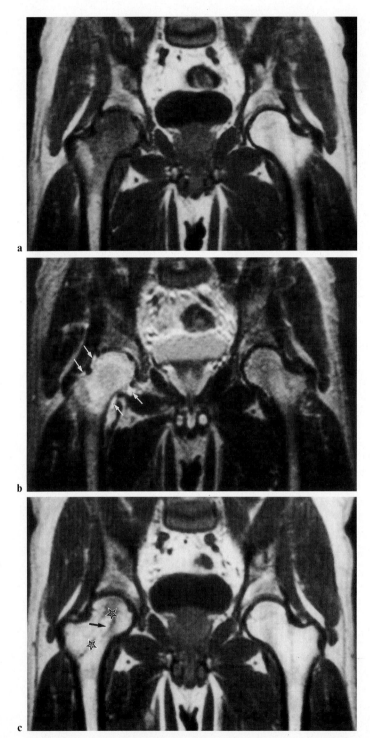

Abb. 1a–c

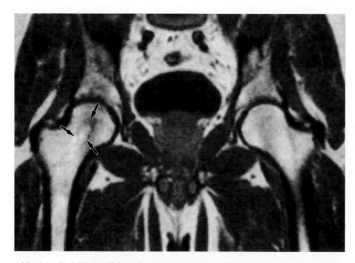

Abb. 1d

Abb. 1a–d. MRT-Bilder, koronare Schnittführung. Patient Z.E. (s. Tabelle 1); starke Dauerschmerzen im rechten Hüftgelenk seit 3 Monaten. **a** Im T1-gewichteten Bild homogene Signalminderung des rechten Hüftkopfes bis in die intertrochantäre Region reichend; Weichteile und Azetabulum unauffällig. Hüftkopfform erhalten; **b** im T2-gewichteten Bild homogenes, hyperintenses Signal im Bereich der T1-gewichteten Signalminderung, gut gegen Restmark abgrenzbar, keine reaktive Randzone, Gelenkerguß 3. Grades (*weiße Pfeile*); **c** 6 Monate nach Bohrung im T1-gewichteten Bild deutliche Signalzunahme im gesamten Kopfbereich mit Ausnahme des Bohrkanals, dieser mit hypointensen (*weißes Sternchen*) und hyperintensen (*schwarzer Pfeil*) Anteilen, keine Kopfabflachung, Patient beschwerdefrei; **d** 24 Monate nach Bohrung im T1-gewichteten Bild normales Signalverhalten im rechten Hüftkopf, der Bohrkanal im zentralen Abschnitt noch immer erkennbar (*schwarze Pfeile*), Patient beschwerdefrei

rung in unterschiedlicher kraniokaudaler Ausdehnung. Betroffen waren der Hüftkopf, der Schenkelhals, die intertrochantäre Region und in 1 Fall auch das Azetabulum (s. Tabelle 1). Die Signalminderungen waren hypointens im Vergleich zum subkutanen Fettgewebe und gegen das normale Knochenmark gut abgegrenzt. Diese Areale mit den Signalminderungen zeigten in den T2-gewichteten Bildern isointenses oder hyperintenses Signalverhalten im Vergleich zum normalen Knochenmark. 6 Hüftgelenke hatten einen Gelenkerguß 2. Grades, weitere 6 einen Gelenkerguß 3. Grades (Tabelle 1). Keiner der 12 Fälle wies die typischen MRT-Zeichen der HKN auf (Abb. 1).

Bei einem Patienten (S.Z., s. Tabelle 1) war die kontralaterale Hüfte zum Zeitpunkt der Erstuntersuchung bereits vor 2 Jahren wegen einer röntgenologisch gesicherten HKN gebohrt worden. Bei einem anderen Patienten (R.J., s. Tabelle 1) trat während der Beobachtungszeit nach 28 Monaten ein Knochenmarködem an der unbehandelten Gegenseite auf, die zum Zeitpunkt der Erstuntersuchung sowohl klinisch als auch im MRT völlig unauffällig gewesen war.

Bei 2 Hüftgelenken (B.J. und E.W., Tabelle 1) wies das Knochenmarködem eine atypische Lokalisation in Form einer linsenförmigen, subchondralen

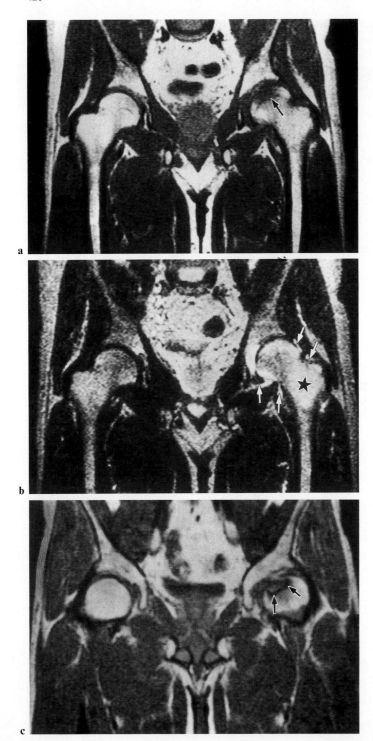

Abb. 2a–c

Läsion auf, die sich konkav gegen das Restmark abgrenzte. Wegen Lokalisation, Größe und Art des hypointensen Areals erinnerte das Bild an einen Typ-C-Defekt nach Mitchell, dem nur die reaktive Randzone fehlte. Wir haben diese Veränderungen als „fokales Ödem" bezeichnet (Abb. 2).

Die durchschnittliche Beschwerdedauer vor Diagnosestellung lag bei 4 Monaten (1–6 Monate). Die klinische Erstuntersuchung nach dem Harris-Schema ergab bei 2 Hüftgelenken einen mäßigen (70–79 Punkte) und bei 10 einen schlechten (unter 70 Punkte) Ausgangswert. Die radiologische Stadieneinteilung nach Steinberg et al. [30] ergab bei 8 Hüftgelenken das Stadium I und bei 4 Hüftgelenken das Stadium II. In 4 Fällen konnten wir nicht zwischen Stadium 0 und I unterscheiden, da keine Knochenszintigraphie vorlag.

Die histologische Aufarbeitung des Materials von 10 Bohrzylindern ergab je einmal einen Typ I und 3mal Typ II, in den restlichen 6 Fällen einen Typ III nach Ficat. Alle 7 durchgeführten Szintigraphien waren positiv. Das Aktivitätsanreicherungsareal entsprach im wesentlichen der Ausdehnung des Knochenmarködems im MRT. Alle 6 durchgeführten funktionellen Knochenuntersuchungen zeigten pathologische Druckwerte und positive Venographien.

Alle Patienten waren unmittelbar nach der Entlastungsbohrung beschwerdefrei. Postoperativ konnten keine Komplikationen beobachtet werden. Lediglich 2 Patienten hatten nach der 6 Wochen dauernden Entlastungsphase leichte Beschwerden bei körperlicher Belastung.

Die Abschlußuntersuchung aller 12 Hüftgelenke erfolgte nach durchschnittlich 19 Monaten (5–31 Monate). 10 Hüftgelenke zeigten in der MRT ein völlig normales Signalverhalten. In keinem dieser Fälle war noch ein Erguß erkennbar. Der Bohrkanal war in allen Fällen umgebaut, in 7 Fällen jedoch noch deutlich sichtbar (Abb. 1 und 3).

2 Hüftgelenke (B.J. und E.W.) entwickelten während der Beobachtungszeit das typische MRT-Bild einer HKN. Bei beiden Fällen handelte es sich um die „fokalen Ödeme" der Erstuntersuchung (Abb. 2).

Radiologisch blieben die 8 Hüftgelenke des Stadiums I in demselben Stadium. Von den 4 Hüftgelenken des Stadiums II verbesserten sich 2 zum Stadium I. Die 2 restlichen Fälle des Stadiums II betrafen die beiden fokalen Ödeme, von denen eines sich in ein Stadium III A und das andere in ein Stadium IV B verschlechterte.

Abb. 2a–c. MRT-Bilder, koronare Schnittführung. Patient E.W. (Tabelle 1); starke Dauerschmerzen seit 6 Monaten, Knochenszintigraphie und funktionelle Knochenuntersuchung (FEB) positiv, histomorphologisch Typ III. **a** Im T1-gewichteten Bild homogene, linsenförmige, subchondrale Signalminderung des linken Hüftkopfes, der Defekt reicht bis zur Epiphysenfuge (*schwarzer Pfeil*), fleckförmiges, isointenses Signal im Schenkelhals und der intertrochantären Region, Weichteile und Azetabulum unauffällig, Hüftkopfform erhalten; **b** im T2-gewichteten Bild inhomogene Signalanreicherung des subchondralen Defekts (Typ C nach Mitchell), fleckförmige Signalanreicherung im Schenkelhals und der intertrochantären Region als Reste eines Begleitödems – *schwarzes Sternchen*, Gelenkerguß 3. Grades (*weiße Pfeile*); **c** 19 Monate nach Bohrung im T1-gewichteten Bild ein typischer Typ-A-Defekt nach Mitchell mit reaktiver Randzone (*schwarze Pfeile*), Verdacht auf Kalotteneinbruch in diesem ventralen Kopfabschnitt, der radiologisch bestätigt ist, Patient hat bei Belastung Schmerzen

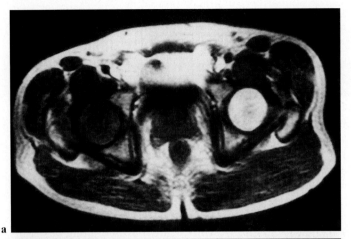

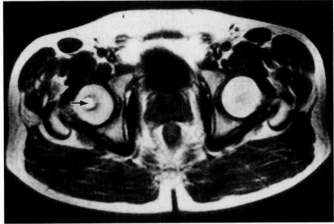

Abb. 3a und b. MRT-Bilder, axiale Schnittführung. Patient T.G. (Tabelle 1); starke Dauerschmerzen seit 2 Monaten, Knochenszintigraphie und funktionelle Knochenuntersuchung (FEB) positiv, histomorphologisch Typ III. **a** Im T1-gewichteten Bild im gesamten rechten Hüftkopf eine homogene Signalminderung, Hüftkopfform erhalten; **b** 3 Monate nach Bohrung normales, seitengleiches Signalverhalten, die zentrale Lage des Bohrkanals mit hyperintensem Signal ist gut erkennbar (*schwarzer Pfeil*), Patient beschwerdefrei

Klinisch zeigten alle betroffenen Hüftgelenke eine deutliche Verbesserung im Harris-Schema. Von den 2 Hüftgelenken mit mäßigem Ergebnis (70–79 Punkte) bei der Erstuntersuchung wurde eine beschwerdefrei (100 Punkte) und eine ausgezeichnet (mehr als 90 Punkte). Von den 10 Hüftgelenken mit schlechtem Ergebnis bei der Erstuntersuchung (weniger als 70 Punkte) hatten bei der Abschlußuntersuchung 6 ein ausgezeichnetes Ergebnis (mehr als 90 Punkte) und 4 waren beschwerdefrei (100 Punkte). Der durchschnittliche Punktewert war von 48 (schlecht) auf 98 (ausgezeichnet) gestiegen (Tabelle 1).

Diskussion

Ohne Therapie führt die HKN nach 12–24 Monaten zu einem Einbruch des betroffenen Hüftkopfes [18]. Der „point of no return" für eine gelenkerhaltende Therapie stellt aber das Einbrechen der Kopfkalotte dar [7]. Nachdem es sich vorwiegend um Patienten mittleren Alters handelt, die in über 50% der Fälle eine HKN in beiden Hüften entwickeln [7, 15, 31], kommt der gelenkerhaltenden Therapie in der Langzeitprognose eine entscheidende Bedeutung zu. Für die erfolgreiche Entlastungsbohrung ist die frühzeitige Erkennung der HKN das Kriterium [7, 10, 15, 30].

Die unspezifische Klinik eignet sich nur für eine Verdachtsdiagnose der HKN. Solange es noch zu keinen Trabekeleinbrüchen oder knöchernen Reparaturmechanismen gekommen ist, bleiben das Nativröntgen und die Computertomographie unauffällig oder unspezifisch [8]. Die Szintigraphie ist zur Erkennung von Frühformen der HKN geeignet. Sie zeigt aber im Vergleich zur MRT eine niedrigere Sensitivität und Spezifität [2, 5, 25, 31]. Die funktionelle Knochenuntersuchung (FEB) – bestehend aus Knochenmarkdruckmessung, Streßtest und Knochenmarkvenographie [7, 15] – ist in der Früherkennung nach unseren Ergebnissen der MRT gleichwertig. Robinson et al. [27] berichten jedoch im direkten Vergleich MRT/FEB bei 23 HKN eine höhere Sensitivität und Spezifität für die MRT.

Das typische Signalverhalten eines Knochenmarködems im Hüftkopf wird von einer Gruppe als „transient bone marrow edema syndrom" [33], von anderen Gruppen als „transiente Osteoporose" [3, 9, 12] bezeichnet. Allen Gruppen gemeinsam ist, daß sie das Knochenmarködem für eine transiente Erscheinung halten, die sich spontan nach 6–12 Monaten zurückbildet. Die „transiente Osteoporose" ist ein radiologischer Begriff, der aus einer Zeit stammt, in der bei unspezifischen Hüftschmerzen ausschließlich Nativröntgenaufnahmen und die Szintigraphie zur Verfügung standen [14]. Die transiente Osteoporose wurde auch in bezug zur Sudeck-Atrophie [17] und zum letzten Trimenon der Schwangerschaft [6] gebracht.

Andere Autoren beschreiben typische Knochenmarködeme im MRT im Zusammenhang mit der HKN, ohne sich näher auf die Diskussion „transiente Osteoporose" oder „Frühform der HKN" einzulassen [5, 10, 24, 26]. Turner et al. gehen in ihrer Arbeit ausführlich auf diese Problematik ein und beweisen anhand von 6 Hüftgelenken mit typischem Knochenmarködem im MRT, daß es sich dabei um HKN handelt [32]. Mitchell wiederum glaubt, daß diese 6 Fälle eine Subgruppe der HKN darstellen [20].

Nach unseren eigenen Erfahrungen mit der MRT bei der HKN seit 1986 sind wir der Meinung von Turner. Die in dieser Arbeit beschriebenen 12 Fälle eines Knochenmarködem stellen aber unserer Ansicht nach keine Subgruppe, sondern das Initialstadium der HKN dar, bei dem es noch nicht zu den typischen Veränderungen der HKN im MRT gekommen ist. Die beiden Fälle mit dem „fokalen Ödem", die nach der Bohrung die typischen Zeichen der HKN entwickelt haben, könnten eine Übergangsform in der pathophysiologischen Entwicklungsreihe der HKN vom diffusen Knochenmarködem zur

Nekrose darstellen. Diese Ansicht steht im Einklang mit den histomorphologischen Untersuchungen von Rutishauser et al. [28] und Glimcher u. Kenzora [8].

Eine Reihe von Hinweisen deutet darauf hin, daß es sich bei dieser Gruppe der Knochenmarködeme um eine Frühform der HKN handelt. Histologisch fanden wir ausschließlich die typischen Veränderungen der HKN. In den 9 Fällen mit Typ II und III gilt das Vorliegen einer HKN als bewiesen [7]. Der von Turner et al. beschriebene Fall [32], bei dem es während der Beobachtungszeit auf der gesunden Gegenseite zur Ausbildung eines Knochenmarködems und in der Folge zu einer HKN gekommen ist, beweist den Zusammenhang zwischen Knochenmarködem und HKN. Auch der von uns beobachtete Fall, bei dem es bei histologisch gesicherter HKN der einen Seite, nach einer Latenzzeit von 2 Jahren auf der Gegenseite zu einem Knochenmarködem gekommen ist, stellt einen weiteren Hinweis für den Zusammenhang zwischen Knochenmarködem und HKN dar. Mitchell et al. [24] beschreiben 3 Fälle mit typischen HKN-Zeichen im MRT mit einem Begleitödem, das in Signalverhalten und Ausdehnung unseren Knochenmarködem entspricht. Nach der Entlastungsbohrung sind die Begleitödeme verschwunden, die Nekroseareale blieben jedoch unverändert. Dies beweist das Nebeneinander von Knochenmarködem und HKN und bestätigt auch unsere Erfahrung, daß mit der Entlastungsbohrung das Knochenmarködem verschwindet, eine bereits vorhandene Nekrosezone jedoch nicht beeinflußt werden kann.

Das klinische Ergebnis der Entlastungsbohrung ist ausgezeichnet. Selbst die 2 Patienten mit dem „fokalen Ödem" und einer radiologischen und MRT-Progression waren nach einer Beobachtungszeit von 18 bzw. 19 Monaten in ihren täglichen Aktivitäten kaum behindert und verspürten nur bei körperlicher Belastung fallweise Schmerzen. Die anderen 10 Hüftgelenke zeigen im MRT ein völlig normales Bild und sind klinisch beschwerdefrei oder haben lediglich fallweise leichte Schmerzen bei körperlicher Anstrengung. Die Nativröntgenaufnahmen dieser Patienten bestätigen die fehlende Progression bzw. die Restitution.

Obwohl die Ursache der HKN und die Pathogenese des Knochenmarködems noch nicht völlig geklärt sind und die Beweisführung, daß es sich beim Knochenmarködem um eine Frühform der HKN handelt, noch lückenhaft ist, sind wir der Auffassung, daß ein diffuses Knochenmarködem im Hüftkopf auch ohne die typischen Zeichen der HKN gebohrt werden sollte. Die Gefahr, daß sich während der langen konservativen Behandlungszeit eine HKN mit Kopfeinbruch entwickelt, steht in keinem Verhältnis zu dem kleinen Eingriff mit minimalem perioperativem Risiko [7, 15, 30]. Eine völlige Ausheilung des Knochenmarködems durch die Entlastungsbohrung scheint möglich. Die Patienten sind zudem in der Regel nach dem Eingriff schlagartig beschwerdefrei [7, 15]. Der Zusammenhang zwischen Schmerzen und erhöhtem intraossärem Druck wurde von Arnoldi et al. [1] nachgewiesen. Nach einer Entlastungsphase von 6 Wochen können die Patienten wieder ihrem Beruf nachgehen. Die dramatische Verkürzung der durchschnittlichen Beschwerdedauer bei der operativen Behandlung gegenüber der konservativen Vorgehensweise rechtfertigt zusätzlich die Hüftkopfentlastungsbohrung bei Vorliegen eines Knochenmarködems.

Literatur

1. Arnoldi C, Lemperg R, Linderholm H (1975) Intraosseous hypertension and pain in the knee. J Bone Joint Surg [Br] 57:360
2. Beltran J, Herman L, Burk J et al. (1988) Femoral head avascular necrosis: MR Imaging with clinical-pathologic and radionuclide correlation. Radiology 166:215–2201
3. Bloem J (1988) Transient osteoporosis of the hip: MR Imaging. Radiology 167:753–755
4. Camp J, Colwell C (1986) Core decompression of the femoral head for osteonecrosis. J Bone Joint Surg [Am] 68:1313–1319
5. Coleman B, Kressel H, Dalinka M, Scheibler M, Burk L, Cohen E (1988) Radiographically negative avascular necrosis: Detection with MR Imaging. Radiology 168:525–528
6. Curtiss P, Kincaid W (1959) Transitory demineralization of the hip in pregnancy. J Bone Joint Surg [Am] 41:1327–1333
7. Ficat R (1985) Idiopathic bone necrosis of the femoral head: early diagnosis and treatment. J Bone Joint Surg [Br] 67:3–9
8. Glimcher M, Kenzora J (1979) The biology of osteonecrosis of the human femoral head and its clinical implications: II The pathological changes in the femoral head as an organ and in the hip joint. Clin Orthop 139:283–312
9. Grimm J, Higer H, Heine J (1990) Zur Diagnostik der transitorischen Osteoporose der Hüfte und deren Darstellbarkeit in der MR-Tomographie. Z Orthop 128:6–15
10. Hauzeur J, Pasteels J, Schoutens A, Hinsenkamp M, Appelboom T, Chochrad I, Perlmutter N (1989) The diagnostic value of magnetic resonance imaging in non-traumatic osteonecrosis of the femoral head. J Bone Joint Surg [Am] 71:641–649
11. Heuck A, Reiser M, Rupp N, Lehner K, Erlemann R (1987) Die Darstellung der Femurkopfnekrose in der MR-Tomographie. Fortschr Röntgenstr 146:191–195
12. Higer H, Grimm J, Pedrosa P, Apel R, Bandilla K (1989) Transitorische Osteoporose oder Femurkopfnekrose? Frühdiagnose mit der MRT. Fortschr Röntgenstr 150:407–412
13. Hopson C, Siverhus S (1988) Ischemic necrosis of the femoral head – treatment by core decompression. J Bone Joint Surg [Am] 70:1048–1051
14. Hunder G, Kelly P (1968) Roentgenologic transient osteoporosis of the hip: A clinical syndrome? Ann Intern Med 68/3:539–552
15. Hungerford D (ed) (1979) Bone marrow pressure, venography, and core decompression in ischemic necrosis of the femoral head. In: The hip: proceedings of the Seventh Open Scientific Meeting of the Hip Society. Mosby, St. Louis, pp 218–237
16. Hungerford D (1988) Correspondence. J Bone Joint Surg [Am] 70:474
17. Lequesne M (1968) Transient osteoporosis of the hip – a nontraumatic variety of Sudeck's atrophy. Ann Rheum Dis 27:463–471
18. Marcus N, Enneking W, Massam R (1973) The silent hip in idiopathic aseptic necrosis. J Bone Joint Surg [Am] 55:1351
19. Markisz J, Knowles J, Altchek D, Schneider R, Whalen J, Cahill P (1987) Segmental patterns of avascular necrosis of the femoral heads: Early detection with MR Imaging. Radiology 162:717–720
20. Mitchell D (1989) Using MR Imaging to probe the pathophysiology of osteonecrosis. Radiology 171:25–26
21. Mitchell D, Rao V, Dalinka M et al. (1986) MRI of joint fluid in the normal and ischemic hip. AJR 146:1215–1218
22. Mitchell D, Kressel H, Arger P, Dalinka M, Spritzer C, Steinberg M (1986) Avascular necrosis of the femoral head: Morphologic assessment by MR Imaging, with CT correlation. Radiology 161:739–742

23. Mitchell D, Rao V, Dalinka M et al. (1987) Femoral head avascular necrosis: Correlation of MR Imaging, radiographic staging, radionuclide imaging, and clinical findings. Radiology 162:709–715
24. Mitchell D, Steinberg M, Dalinka M, Rao V, Fallon M, Kressel H (1989) Magnetic resonance of the ischemic hip: Alterations within the osteonecrotic, viable, and reactive zones. Clin Orthop 244:60–77
25. Mitchell M, Kundel H, Steinberg M, Kressel H, Alavi A, Axel L (1986) Avascular necrosis of the hip: Comparison of MR, CT, and szintigraphy. AJR 147:67–71
26. Rao V, Fishman M, Mitchell D et al. (1986) Painful sickle cell crisis: Bone marrow patterns observed with MR Imaging. Radiology 161:211–215
27. Robinson H, Hartleben P, Lund G, Schreiman J (1989) Evaluation of magnetic resonance imaging in the diagnosis of osteonecrosis of the femoral head. J Bone Joint Surg [Am] 71:650–663
28. Rutishauser E, Rohner A, Held D (1960) Experimentelle Untersuchungen über die Wirkung der Ischämie auf den Knochen und das Mark. Virchows Arch Pathol Anat 333:101–1188
29. Seiler J, Christie M, Homra L (1989) Correlation of the findings of magnetic resonance imaging with those of bone biopsy in patients who have stage-I or II ischemic necrosis of the femoral head. J Bone Joint Surg [Am] 71:28–32
30. Steinberg M, Brighton C, Hayken G, Tooze S, Steinberg D (1984) Early results in the treatment of avascular necrosis of the femoral head with electrical stimulation. Orthop Clin North Am 15:163–175
31. Stulberg B, Levine M, Bauer T, Belhobek G, Pflanze W, Feiglin D, Roth A (1989) Multimodality approach to osteonecrosis of the femoral head. Clin Orthop 240:181–193
32. Turner D, Templeton A, Selzer P, Rosenberg A, Petasnick J (1989) Femoral capital osteonecrosis: MR finding of diffuse marrow abnormalities without focal lesions. Radiology 171:135–140
33. Wilson A, Murphy W, Hardy D, Totty W (1988) Transient osteoporosis: Transient bone marrow edema? Radiology 167:757–760

Elektrostimulation der Hüftkopfnekrose bei Erwachsenen

M. Kuhn und V. Goymann

Orthopädische Abteilung, Krankenhaus St. Josef, Bergstr. 6–12, D-5600 Wuppertal

Elektrostimulation

Der Leitgedanke zur Elektrostimulation des Knochens beruht auf Beobachtungen von Yassuda und Fukada, daß mechanische Kräfte wie Druck und Zug auch an der Zelle in elektrische Energie umgewandelt werden – dies wird als Piezoeffekt der Zelle bezeichnet [4, 14].

Wenngleich die detaillierte Darstellung aller elektrischen Reaktionen in Knochen z. Z. noch nicht möglich ist, so fallen doch deutliche Schwankungen der Summenpotentiale auf. Es konnte gezeigt werden, daß schnelle Knochendeformationen auf der feuchten kortikalen Oberfläche pH-Änderungen bei geringem Stromfluß bewirken [7].

Neben der pH-Änderung wird durch Polarisation die Ionenkonzentration geändert (H_3PO_4 etc.).

Umgekehrt wurde daraus geschlossen, daß die Zuführung elektrischer Potentiale von außen die Funktion der Knochenzelle beeinflußt. Ciesynski u. Idzikowski [3] vermuten, daß verstärkte Oxidation, verursacht durch den Verlust an Elektronen, zu einer Beschleunigung der knöchernen Verfestigung führt. Ciesynski vertritt die Theorie, daß mittels elektrischer positiver Polarisation eine Knochenregenerations- und Knochenwachstumsstimulierung und mittels elektrisch negativer Polarisation die Behandlung einer Osteomyelitis möglich sind [2]. Experimentell ließ sich zeigen, daß die Knochenneubildung im Bereich des negativen Pols (Kathode) zunimmt und im Bereich des positiven Pols (Anode) abnimmt [1].

In der klinischen Anwendung kommen zur Stimulation im wesentlichen 4 unterschiedliche Verfahren in Frage:
– Gepulster Gleichstrom mit positiver Polarität
– Kontinuierlicher Gleichstrom
– Elektromagnetisches Feld mit Induktor
– Elektromagnetisches Feld ohne Induktor

Bei dem Verfahren von Kraus u. Lechner [8, 9] bewirkt das von außen aufgebaute Magnetfeld durch eine in den Bereich des Knochendefekts implantierte Sekundärspule die Umwandlung von magnetischer in elektrische Energie.

Dem gepulsten Gleichstrom werden von Zichner Vorteile zugesprochen. Er vermutet, daß es bei diesem Verfahren zu einer gesteigerten Bereitstellung von Kalziumionen und ausgeprägter Vaskularisation kommt [15].

Die Implantation des Stimulators mit gepulstem oder kontinuierlichem Gleichstrom wie auch die elektromagnetisch induzierte Elektrostimulation sind invasive Verfahren. Der Vorteil des Gleichstromstimulators ist die kontinuierliche Wirkungsmöglichkeit – also 24 h täglich – in ansonsten völliger körperlicher Unabhängigkeit von einem Zusatzgerät, wie z. B. einer Magnetfeldspule, d. h. es besteht völlig Mobilität des Patienten.

Im Gegensatz dazu läßt sich das externe elektromagnetische Feld im Idealfall höchstens mehrere Stunden täglich applizieren; der Patient ist ingesamt für mehrere Monate – denn über diesen Zeitraum läuft die Therapie – zeitlich gebunden. Außerdem wird dieses Verfahren von einigen Autoren kritisiert, da erhebliche Schwankungen der Magnetfeldwirkung auftreten können. Allein die technische Überprüfung zahlreicher Geräte zeigte in vielen Fällen unzureichende physikalische Parameter. Nur wenige Hersteller bieten Geräte an, die die gewünschte niedrige Frequenz leisten [6, 13].

Klinische Beobachtung der Elektrostimulation

Bei uns wurde vorwiegend der Frankfurter Knochenstimulator (gepulster Gleichstrom) und in einzelnen Fällen das Magnetodyn-Verfahren (magnetisch induzierte Elektrostimulation) verwandt. Die Indikation war auf die Stadien I–III (nach Catterall) eingeschränkt.

Das Initialstadium wurde in nur einem Einzelfall gesehen. Meist erfolgte die Aufnahme im Fragmentations- oder Reparationsstadium. Patienten mit dem radiologischen Zeichen eines Spätstadiums oder einer sekundären Koxarthrose bleiben bei dieser Studie unberücksichtigt denn hier wurde in vielen Fällen primär eine endoprothetische Versorgung vorgenommen.

Eine Korrelation zwischen subjektivem Beschwerdebild und Röntgenbefund bestand in seltenen Fällen.

Von 1985–1989 wurden 20 Patienten – ausschließlich Männer – mit einem Elektrostimulator versorgt. 4 Patienten hatten eine doppelseitige Hüftkopfnekrose – somit konnten 24 Elektrostimulatoren implantiert werden.

Das Alter der Patienten lag zwischen 30 und 57 Jahren (im Durchschnitt 44 Jahre).

Bei 18 Patienten beträgt der Beobachtungszeitraum 1–4 Jahre, bei 2 Patienten ist keine Aussage zum Verlauf möglich (Wohnungswechsel). 14 Patienten befinden sich in regelmäßiger Betreuung bis zum heutigen Tag, so daß hier eine Zwischenbeurteilung möglich ist.

Bisher mußten davon nur 2 Patienten endoprothetisch versorgt werden; 1 Patient nach 13 Monaten und 1 Patient nach 3 Monaten wegen fortgeschrittener Sekundärarthrose bzw. Hüftkopfeinbruch.

Bei weiteren 5 Patienten steht nach einer bisherigen Behandlungszeit von 12–38 Monaten (Durchschnitt 27 Monate) der alloplastische Ersatz zur

Diskussion, wobei in allen 5 Fällen postoperativ eine erhebliche Schmerzlinderung zu verzeichnen war, die mit der Zeit nachgelassen hat.
11 Patienten (4 davon doppelseitig) sind weiterhin nahezu völlig beschwerdefrei. Die Behandlungszeit beträgt bis jetzt 6–56 Monate (Durchschnitt 21,8 Monate).

Spezifische Komplikationen

Als spezifische Komplikationen mit dem Frankfurter Knochenstimulator sind in 5 Fällen innerhalb der ersten 3 Monate Elektrodenbrüche festgestellt worden – sowohl bei den flexiblen als auch bei den endständig starren Elektroden.
   In einem Fall entwickelte sich eine lokale Myositis um den außerhalb des Knochen liegenden Anteil der Kathode. Dies ist als Ausdruck der stimulierenden Wirkung auf die Knochenumbaubildung zu werden.

Beurteilung

Abschließend kann also gesagt werden, daß in 22 Fällen der weitere Verlauf nach Implantation eines Elektrostimulators zu beurteilen war.
   Bei 2 Patienten erfolgte nach 3 bzw. 13 Monaten eine endoprothetische Versorgung des Hüftgelenks – hier lag wohl eine überzogene Indikationsstellung für den Elektrostimulator vor.
   In den übrigen 20 Fällen war eine deutliche Beschwerdelinderung bzw. Beschwerdefreiheit für ca. 2 Jahre zu verzeichnen. Darunter befinden sich 11 Patienten (4 doppelseitig), bei denen das schmerzfreie Intervall mit Belastungsfähigkeit weiterhin anhält.
   Aufgrund dieser positiven Ergebnisse halten wir die Implantation eines Elektrostimulators als verhältnismäßig wenig belastenden, gelenkerhaltenden Eingriff für geeignet, bei Patienten mit einer Hüftkopfnekrose in den Stadien I–III eine deutliche Beschwerdelinderung zu erreichen. Andere alternative operative Verfahren, wie z.B. Umstellungsosteotomien oder gefäßgestielte Knochentransplantate, weisen keine signifikant verbesserten Ergebnisse auf – sie sind jedoch vergleichsweise aufwendig. Sie können ein erhöhtes Risiko darstellen und sind gelegentlich dafür verantwortlich, daß bei späterer endoprothetischer Versorgung das Einbringen des Schafts im Bereich der fest verheilten Osteotomie erschwert ist.

Zusammenfassung

Unter der Vorstellung, Patienten mit einer Hüftkopfnekrose – zumeist junge Patienten – durch einen gelenkerhaltenden Eingriff für einige Zeit Beschwerdefreiheit oder zumindest Linderung zu verschaffen und die Versorgung mit einem Kunstgelenk möglicherweise um Jahre hinauszuschieben, haben wir in ausgesuchten Fällen eine Elektrostimulation des Knochens im Bereich des Nekrosebezirks vorgenommen.

Literatur

1. Basset CAL, Pawluk RJ (1972) Electrical behaviour of cartilage during loading. Science 178:982–983
2. Cieszynski T (1978) Achievements and discrepancies in understanding bone Electric – Phenomena. In: Burny F, Herbst E, Hinsenkamp M (eds) Electric stimulation of bone growth and repair. Springer, Berlin Heidelberg New York
3. Cieszynski T, Idzikowski A (1974) Electric and spectral charcacteristics of some stainless steel surgical implants. Mat Med Polona 18:1–4
4. Fukuda E, Yasuda I (1957) On the piezoelectric effect of bone. J Phys Soc Japan 12:1158–1162
5. Góymann V, Thümler P (1980) Piezo-Elektrizität und Knochenbruchheilung. Med Orthop Techn 100:147–150
6. Hiss E, Hassenpflug J (1982) Untersuchungen zur elektrischen Funktion von Geräten für die Magnetfeld-Therapie. In: Hackenbroch MH, Refior H-J, Jäger M (Hrsg) Osteogenese und Knochenwachstum Thieme, Stuttgart, S 72
7. Ives DJG, Janz G (1961) Reference electrodes. Academic Press, New York
8. Kraus W, Lechner F (1972) Die Heilung von Pseudarthrosen und Spontanfrakturen durch strukturbildende elektrodynamische Potentiale. MMW 114:1814
9. Lechner F, Ascherl R (1978) Grundlagen und Klinik der elektrodynamischen Feldtherapie bei Knochenbruchheilung. Med Orth Techn 98:43
10. Meyers M (1988) Osteonecrosis of the femoral head. Pathogenesis and ling-term results of treatment. Clin Orthop 231:51–61
11. Steinberg M, Brighton ICT (1984) Treatment of avascular necrosis of the femoral head by combination of bone grafting, decompression, and electrical stimulation. Clin Orthop Relat Res 186:137–153
12. Steinberg M, Brighton ICT (1985) Electrical stimulation in the treatment of osteonecrosis of the femoral head – a 1-year follow – up. Orthop Clin North Am 16:747–756
13. Wollast R, Hinsenkamp M, Burny F (1978) Physiochemical effect of an electric potential on bone growth. In: Burny F, Herbst E, Hinsenkamp M (eds) Electric stimulation of bone growth and repair. Springer, Berlin Heidelberg New York, p 29
14. Yassuda I (1954) On piezzoelectric activity of bone. Jap Orthop Soc 28:267
15. Zichner L (1984) Elektrostimulation des Knochens. Eine tierexperimentelle und klinische Studie. Enke, Stuttgart (Bücherei des Orthopäden, Bd 42)

Zur Effektivität der Behandlung der Hüftkopfnekrose mit pulsierenden Magnetfeldern

J. Breitenfelder und A. Othman

Orthopädische Klinik des St. Vincenz-Hospitals, D-3492 Brakel/Westfalen

Einleitung

Die Magnetfeldtherapie ist wohl eine der ältesten Formen der physikalischen Behandlung überhaupt, wobei deren Einsatz bis in die Zeit vor Christus zurückverfolgt werden kann.

Die lange Zeit andauernde Zurückhaltung der Medizin gegenüber dieser Behandlungsmethode ist auf den sog. Mesmerismus zurückzuführen. Mesmer war ein Theologe und Arzt aus Deutschland, der im 18. Jahrhundert mit sog. Wunderheilungen in Wien und Paris von sich reden machte und den Magnetismus im Bereich der Medizin stark in Mißkredit brachte.

Interessant in diesem Zusammenhang ist die Tatsache, daß im Jahre 1869 durch Smith die ersten Patente für Magnetfeldgeräte angemeldet wurden (Abb. 1).

Der Indikationsbereich der Anwendung von pulsierenden Magnetfeldern in der Medizin hat in den 70er Jahren eine erhebliche Ausweitung erfahren, wobei dieser Trend allerdings im Laufe der letzten Jahre wieder rückläufig ist.

Die Ursache hierfür ist die experimentell nachgewiesene durchblutungsfördernde Wirkung pulsierender Magnetfelder und die starke Erhöhung des

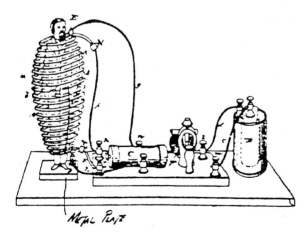

Abb. 1. Magnetfeld von E. Smith (1869)

Th. Stuhler (Ed.)
Hüftkopfnekrose
© Springer-Verlag Berlin Heidelberg 1991

Sauerstoffpartialdrucks im Gewebe, worauf v.a. die Arbeitsgruppe um Warnke [7, 8] hingewiesen hat.

Objektiviert werden kann dieses Phänomen der nachgewiesenen Durchblutungsvermehrung durch die Thermographie (Abb. 2a–c).

Bedingt durch den Wirkungsmechanismus des pulsierenden Magnetfeldes werden die vielen Krankheiten zugrundeliegenden Veränderungen der Grenzflächenpotentiale, des Kolloidzustandes und des Ionisationsgrades der Gewebe durch die im raschen Wechsel den Körper durchdringenden magnetischen Feldlinien nachhaltig beeinflußt. Kraus [5] sowie Kraus u. Lechner [6] sprechen in diesem Zusammenhang von elektrischen Funktionspotentialen, und zwar jenen des Bindegewebes, die bei elastischer Deformation seiner axialsymmetrischen, kristallinen Struktur entstehen. Ihre räumlichen und zeitlichen Proportionen erwiesen sich nach Kraus u. Lechner [6] als eine konforme elektrische „Abbildung" der mechanischen Spannungen des funktionierenden Gewebes im Sinne des piezoelektrischen Effektes (P. Curie und E. Fukada, zit. nach [5]). Demnach äußert sich die formerhaltende Funktion des Bindegewebes in Schwingungen seiner Struktur, die mechanisch und elektrisch hervorgerufen werden können. Im Knochen wird nach Kraus u. Lechner [6] hierbei dieser mechanisch-elektrischen Wechselwirkung die Kontrolle über die Mineralisation der kollagenen Matrix übertragen. Die Synthese einer mineralisierbaren Matrix leisten die Bindegewebezellen in der Peripherie der Gefäße. Die Energie hierfür beziehen die Zellen aus der mitochondrialen Oxidation (ATP).

Basierend auf diesen Untersuchungen sowie auf der Theorie von Kraus u. Lechner [4] müßte sich somit die Therapie mit pulsierenden Magnetfeldern auch für die Behandlung der aseptischen Hüftkopfnekrose eignen.

Zur Anwendung der Magnetfeldtherapie

Es stehen 2 Gerätetypen zur Verfügung, bei denen die Magnetfeldtherapie rein exogen wirksam wird, so einmal das elec-System (Abb. 3) und andererseits das System nach Kraus und Lechner (Abb. 4), wobei bei dem zuletzt genannten System die elektrischen Spannungen und Ströme im Gewebe – ohne perkutane Verbindung – durch Magnetfeldinduktion eines mit dem Osteosyntheseteil implantierten elektromagnetischen Übertragers entstehen; dieser entspricht nach Aufbau und Wirkungsweise der Sekundärinduktivität eines Transformators. Eine weitgeöffnete Stromspule außerhalb des Gewebes – der sog. Feldapplikator – bildet dazu die Primärinduktivität. Die sinusförmigen Wechselströme des Funktionsgenerators „Magnetodyn" erzeugen im Feldapplikator langsam schwingende Magnetfelder, die ungehindert Weichteile und Knochen sowie jeden Textil- oder Gipsverband durchdringen.

Bezogen auf die Problematik der Hüftkopfnekrose kommt diesem System sicherlich die größere Bedeutung zu (Tabelle 1).

Zur Effektivität der Behandlung der Hüftkopfnekrose 441

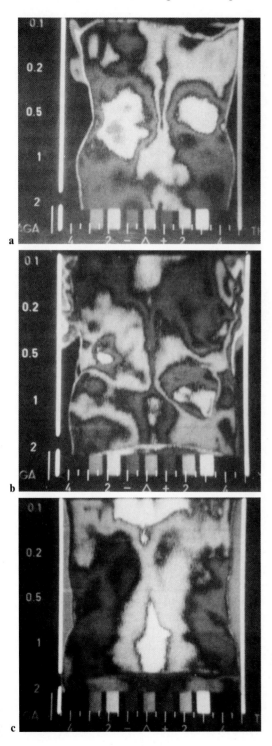

Abb. 2a–c. Thermographischer Nachweis der Wirkungsweise der Magnetfeldtherapie, **a** vor der Magnetfeldtherapie, **b** Situation nach einer Behandlung von 1 Minute, **c** nach drei Minuten Magnetfeldtherapie

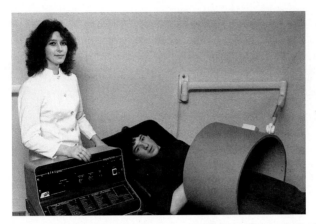

Abb. 3. Magnetfeldgerät Elec-System der Firma elmatron GmbH, Wandersmann Str. 68, 6200 Wiesbaden-Erbenheim

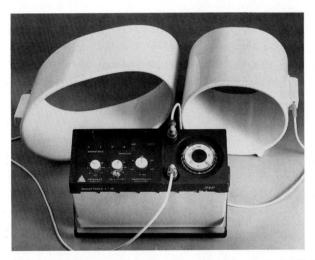

Abb. 4. Magnetfeldgerät System Kraus und Lechner, Institut für Medizinische Physik Augusten-Str. 41, 8000 München 2

Tabelle 1. Stadieneinteilung der idiopathischen Hüftkopfnekrose nach Ficat

Stadium	Befunde
0	Keine Symptome (= silent hip)
I	Leistenschmerz, geringe Bewegungseinschränkung (Abduktion, Innenrotation), Röntgenbild o.B.
II	Erste Röntgenveränderungen, Sklerosierung, Zystenbildung im Hüftkopf
III	Sequestrierung des Knorpels
IV	Zusammenbruch des Hüftkopfes

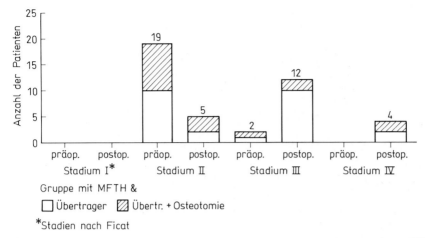

Abb. 5. Schematische Darstellung des Behandlungsverlaufs der nachuntersuchten Fälle

Tabelle 2. Dosierungsschema der MFTH für die HKN beim System Kraus-Lechner

	Frequenz	Intensität	Behandlungszeit täglich
Ab 3. Tag p.o.	6 Hz	60 Gauss	3×60 min
Ab 7. Tag p.o.	12 Hz	60 Gauss	3×90 min
Ab 14. Tag p.o.	22 Hz	60 Gauss	3×120 min

Material und Methode

Vom 01. 01. 1983–31. 12. 1988 wurden in unserer Klinik 15 Patienten mit insgesamt 21 Hüftkopfnekrosen der Stadien II und III nach Ficat (Abb. 5 u. Tabelle 2) operativ behandelt, wobei bei 11 Hüftgelenken ausschließlich die Implantation eines Magnetfeldübertragers und die konsekutive Magnetfeldtherapie nach Kraus und Lechner durchgeführt worden war. Bei 10 Hüften erfolgte eine Kombinationstherapie in Form einer intertrochantären varisierenden und flektierenden Osteotomie mit gleichzeitiger Implantation eines Magnetfeldübertragers.

Es handelte sich ausschließlich um männliche Patienten mit einem Durchschnittsalter von 37,4 Jahren.

Untersuchungsergebnisse

Alle 15 Patienten mit insgesamt 21 Hüftkopfnekrosen wurden jetzt einer Nachbeurteilung unterzogen. Hierbei zeigte sich, daß es in 4 Fällen trotz durchgeführter operativer Maßnahmen zum Zwecke der Sanierung der Hüftkopfnekrose zur Ausbildung eines Stadiums IV nach Ficat gekommen war, weswegen die Implantation zementloser Totalendoprothesen erfolgte. 12 Hüften hatten sich vom Stadium II hin zum Stadium III nach Ficat entwickelt.

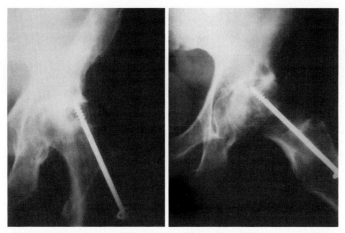

Abb. 6. Radiologisches Beispiel für die Entwicklung eines Zusammenbruchs des Hüftkopfes (Stadium IV nach Ficat) trotz Implantation eines Magnetfeldübertragers und Einleitung einer Magnetfeldtherapie mit dem Kraus-Lechner-System

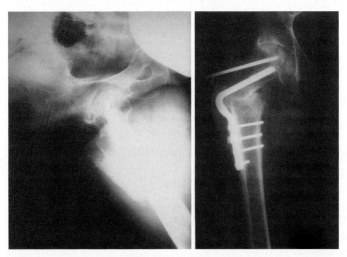

Abb. 7. Radiologisches Beispiel für die Entwicklung eines Stadium III nach Ficat vom Stadium II aus, trotz durchgeführter intertrochanterer varisierender und flektierender Osteotomie, Implantation eines Magnetfeldübertragers und Einleitung einer Magnetfeldtherapie mit dem Kraus-Lechner-System

5 Hüften zeigten geringgradige Kriterien einer Stabilisierung im Stadium II nach Ficat (Abb. 6–8).

Eine gravierende Differenz der Ergebnisse zwischen ausschließlicher Magnetfeldtherapie unter Verwendung eines intrakorporal implantierten Übertragers sowie der Kombinationstherapie mit gleichzeitig durchgeführter intertrochantärer varisierender und flektierender Osteotomie ergab sich in unserem Krankengut nicht.

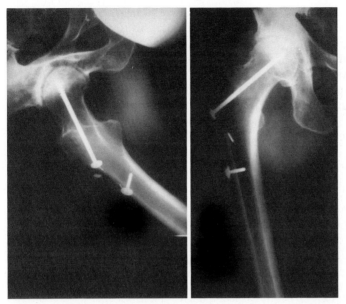

Fig. 8. Radiologisches Beispiel einer Stabilisierung im Stadium II nach Ficat nach Implantation eines Magnetfeldübertragers und Einleitung einer Magnetfeldtherapie mit dem Kraus-Lechner-System

Beurteilung

Versucht man die eingangs gestellte Frage nach der Effektivität der Behandlung der aseptischen Hüftkopfnekrose mit pulsierenden Magnetfeldern zu beantworten, so muß man zu dem Ergebnis kommen, daß radiologisch gravierende Verbesserungen der Situation, d. h. der Stabilität der Hüftkopfnekrose, nicht zu erwarten sind, und zwar weder bei isolierter Anwendung des Kraus-Lechner-Systems noch in der Kombination mit stellungsverbessernden Operationen der Hüftkopfnekrose im Sinne von intertrochantären varisierenden und flektierenden Osteotomien.

Auffällig war jedoch, daß trotz deutlicher Zunahme der nekrotischen Veränderungen im Röntgenbild bei 10 Hüften eine vorübergehende subjektive Besserung der Schmerzhaftigkeit eruiert werden konnte, die u. E. auf die eingangs beschriebene und durch die Thermographie nachgewiesene Durchblutungsvermehrung, v. a. der periartikulären Strukturen, zurückgeführt werden kann, wodurch die begleitenden insertionstendinotischen Veränderungen positiv beeinflußt werden.

Zusammenfassung

Anhand eines Kollektivs von 15 Patienten mit insgesamt 21 aseptischen Hüftkopfnekrosen wird versucht, die Frage nach der Effektivität der Behandlung dieser Veränderungen mit pulsierenden Magnetfeldern zu beantworten.

Die kritische Analyse der Behandlungsergebnisse zeigt, daß gravierende, radiologisch faßbare Stabilisierungsvorgänge weder bei isolierter Magnetfeldtherapie unter Verwendung eines intrakorporal implantierten Magnetfeldübertragers noch in der Kombination mit stellungsverbessernden intertrochantären Osteotomien zu erreichen sind. Unabhängig vom radiologischen Befund sind jedoch in vereinzelten Fällen vorübergehend Reduzierungen der Schmerzhaftigkeit nachzuweisen.

Literatur

1. Breitenfelder J, Yücel M, Alioglu I (1985) Zur Magnetfeldtherapie der Arthrosis deformans. Orthop Praxis XI:643–648
2. Curie P (1976) Zitiert bei Kraus W
3. Fichtner M (1981) Magnetfeldtherapie in der Praxis, Therapieanleitung für das ELEC-System. 6209 Heidenrod 1 – Kemel (3. vollst. überarb. Aufl.)
4. Fukada E (1976) Zitiert bei Kraus W
5. Kraus W (1976) Hinweise zur Therapie mit elektrischen und magnetischen Funktionspotentialen des Systems Kraus, Therapieanleitung des Instituts für medizinische Physik. Werner Kraus, Augustenstr. 41/Rückgebäude in 8000 München 2
6. Kraus W, Lechner F (1973) Die Regeneration von Knochengewebe mit langsam alternierenden elektrischen und magnetischen Potentialen (Kongreßbericht). Langenbecks Arch Chir 334:939
7. Warnke U (1980) Grundlagen zu magnetisch induzierten physiologischen Effekten. Therapiewoche 30:4609–4616
8. Warnke U (1980) Heilung mit Hilfe magnetischer Energie? Umschau 9:283–285

Hüftkopfnekrose nach Flexionsosteotomie und Forage

W. Gördes und S. Mitzschke
Orthopädische Abteilung am Krankenhaus der Barmherzigen Brüder, Romanstr. 93, D-8000 München 19

Auch am Beispiel der Hüftkopfnekrose zeigt sich deutlich, daß eine nicht ganz klare Ätiologie oder ein multifaktorielles Geschehen einer Erkrankung eine Reihe von operativen Praktiken zustande kommen läßt, um der um so klareren Pathogenese mit meist ungünstiger Prognose Einhalt zu gebieten oder sie mindestens zu verzögern.

Im wesentlichen macht sich eine umschriebene Zirkulationsstörung bemerkbar, die nur in den Frühstadien durch einen stark erhöhten intraossären Markraumdruck gekennzeichnet ist [1, 6]. Folgerichtig wird dieser durch eine zylindrische Markraumbiopsie gesenkt, was in Langzeitergebnissen von Ficat [2] in durchschnittlich über 9 Jahren bis zu über 89% sehr gute und gute klinische und über 78% sehr gute und gute radiologische Ergebnisse zeitigt.

Einheitlich ist bei allen angebotenen Verfahren zur Erhaltung des Hüftgelenks festzustellen, daß die sog. Frühstadien – wie auch immer man sie klassifiziert – wohl langjährige Erfolge aufweisen, die Spätstadien indessen mit radiologisch manifesten Zeichen der Nekrose wesentlich von der Ausdehnung des Nekroseherdes (Nekrosewinkel) abhängig sind [10].

Wäre die operative Behandlung für das Frühstadium der Hüftkopfnekrose mit noch kleinem Herd also wünschenswert, so erscheint in der Klinik gewöhnlich der Patient mit fortgeschrittenen Veränderungen. Handelt es sich dann noch um den jungen oder mittelalten Erwachsenen, so sind die Alternativen der Behandlung doch erheblich begrenzt, sieht man von dem vorzeitigen Einsatz einer Alloarthroplastik einmal ab. Konservativ bestehen in Anbetracht des schicksalhaften Verlaufs der Erkrankung keine Möglichkeiten. – Als derzeit wohl universellster Eingriff zum Erhalt des betroffenen Gelenks gilt die intertrochantäre Osteotomie. Sie ist ohne Zweifel der einfachen subchondralen Spongiosaplastik überlegen, bietet sie doch allein schon durch Flexion des Hüftkopfes ein Herausdrehen des Nekroseherdes, eine Verbesserung der Kongruenz des Gelenks durch Lastaufnahme erhaltener dorsaler Kopfanteile und einen varisierenden Effekt mit Detonisierung der Abduktoren durch Höhertreten des dorsalen Trochantermassivs. Zusätzlich kann eine subchondrale Forage (Bohrung) mit Spongiosaplastik die Stabilität des Kopfes erhöhen, zumal sie mit der operativ bewirkten Entlastung des durchblutungsschwachen Bezirks bessere Einheilungschancen erfährt.

Patientengut und operatives Verfahren

Innerhalb der letzten 7 Jahre wurden 19 Patienten (5 weibliche und 14 männliche) mit 21 Gelenken operiert. Das Durchschnittsalter betrug 38,6 Jahre. Von diesen Patienten konnten 12 mit 14 Gelenken zwischen 1 und 7 Jahre (durchschnittlich 3,2 Jahre) nach Operation genau verfolgt werden.

Sie wurden sämtlich mit Flexionsosteotomien, Kapsulotomien, subchondraler Forage und Spongiosaplastik behandelt. Nur in einem Fall wurde wegen der hochgradigen Kopfdeformierung von der Spongiosaplastik Abstand genommen. (Demgegenüber stehen 24 Patienten mit 24 Gelenken im Alter von durchschnittlich 57 Jahren, die wegen Hüftkopfnekrose primär mit einer Totalendoprothese versorgt worden sind.) Die Flexionsosteotomien wurden u.a. nach zuvor durchgeführten Konturaufnahmen [9] geplant.

Nachuntersuchung und Ergebnisse

Die klinische Untersuchung mit Bewertung nach dem Harris-Score als Ausdruck der prä- und postoperativen Belastbarkeit erwies sich als brauchbare Methode. Die radiologische Auswertung erfolgte unter Berücksichtigung der Stadien nach Marcus et al. [7]. Die Ergebnisse zeigen im Falle des positiven Verlaufs eine stetige Besserung des klinischen und subjektiven Befundes, während die negativen Verläufe sich postoperativ überhaupt nicht erholt haben und innerhalb von 1–6 Jahren (6 Patienten) in eine Totalendoprothese überführt werden mußten (Abb. 1). Bis auf einen Fall war die Ausgangssituation im Rahmen des Harris-Score nahezu gleich.

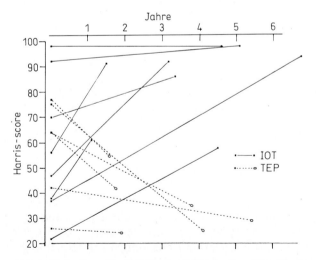

Abb. 1. Verlauf von Ergebnissen nach intertrochantären Flexionsosteotomien (*IOT*) (Nachuntersuchungszeit *NU*; Totalendoprothese *TEP*)

Die Überlebenskurve (Abb. 2) gibt noch einmal die Gesamtheit der durchgeführten intertrochantären Osteotomien und den Verlauf einzelner Fälle zur TEP hin wieder.

Nachdem natürlich die Gründe für das Versagen verfolgt werden sollten, wurde der präoperative Nekrosegrad und -winkel in Relation zum Harris-Score untersucht (Abb. 3): Hier ließ sich nun keine ganz eindeutige Beziehung herstellen. Der Nekrosegrad nach Marcus et al. [7] ergibt wohl eine Häufung der schlechten Verläufe um den Grad IV, aber gleichzeitig auch der guten Verläufe. – Der präoperative Nekrosewinkel scheint dagegen seine Grenze um 200° zu haben; es liegt allerdings nur 1 Fall jenseits davon vor (Abb. 4).

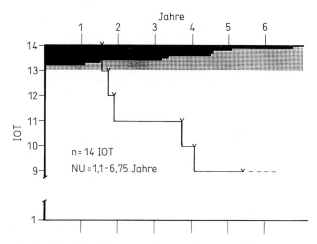

Abb. 2. Überlebenskurve von intertrochantären Flexionsosteotomien

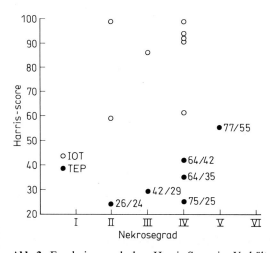

Abb. 3. Ergebnisse nach dem Harris-Score im Verhältnis zum präoperativen Nekrosegrad

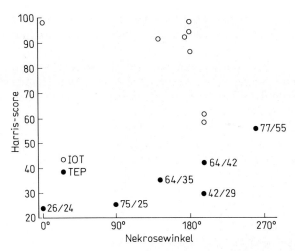

Abb. 4. Ergebnisse nach dem Harris-Score im Verhältnis zum präoperativen Nekrosewinkel

Kasuistik

Der Patient U. L. wurde im Alter von 43 und 44 Jahren wegen kortisonbedingter beiderseitiger Hüftkopfnekrosen operiert. Es handelte sich um ein Stadium II rechts und IV links. Nach 5jährigem Verlauf verblieb das rechte Gelenk im Stadium II, das linke verbesserte sich auf das Stadium III. Unabhängig davon kam es beiderseits zu einer diskreten Arthrose. Der Patient ist unter vollem körperlichem Einsatz wieder belastbar (Abb. 5).

Schlußfolgerung

Im Falle der Hüftkopfnekrose geschieht ein rekonstruktiver Eingriff immer in der Hoffnung, den schicksalhaften Verlauf umzulenken. In der Regel wird der Erfahrene jedoch davon ausgehen, hier nur einen Kompromiß schließen und bestenfalls einige Jahre Aufschub erreichen zu können. Bietet die umlagernde intertrochantäre Osteotomie im Falle der Koxarthrose unter korrekter Indikation und Durchführung im Verlauf von 10 Jahren für jedes 2. Gelenk die Notwendigkeit weiterer Maßnahmen [9], üblicherweise der Totalendoprothese, so hat man das im nekrotisch verfallenen Gelenk um so eher zu erwarten. War bislang die Frühdiagnose der Hüftkopfnekrose mittels konventioneller Röntgenmethoden praktisch nicht zu stellen, so haben die Computertomographie und entschieden besser die Kernspintomographie mit hoher Sensitivität von 96,2% und Spezifität von 98,1% die Situation verbessert [4]. Dennoch kommt derzeit noch überwiegend die fortgeschrittene Hüftkopfnekrose zur Behandlung, für die sich unter Berücksichtigung des jugendlichen Alters die flektieren-

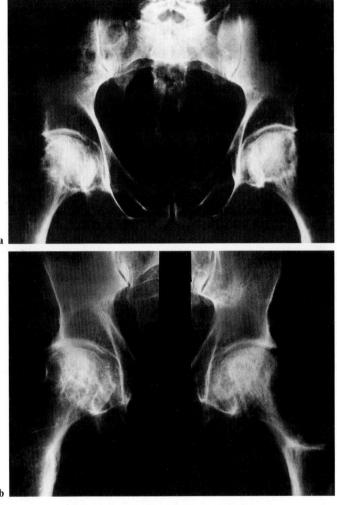

Abb. 5a, b. Patient U. L. **a** Hüftkopfnekrose beiderseits, rechts II., links IV. Grades, **b** Verlauf nach 5 (*rechts*) und 4 Jahren (*links*)

de intertrochantäre Osteotomie als Methode der Wahl anbietet [5, 8, 10, 12].

Im Falle der manifesten Nekrose ist eine Revaskularisation nicht mehr möglich, da sich mit der Knochenbälkchenfraktur durch die mechanische Belastung eine pseudoarthrotische Situation ergibt. Die Gefäße können dann infolge der mechanischen Irritation nicht mehr vordringen [11]. Somit besteht für die subchondrale Spongiosaplastik, ergänzend zur Flexionsosteotomie [3], nur eine gute Einheilungschance unter den osteotomiebedingten mechanischen Veränderungen.

Zusammenfassung

Anhand eines Patientenguts von jüngeren Erwachsenen werden die Ergebnisse der Flexionsosteotomie mit Kapsulotomie und subchondraler Forage sowie Spongiosaplastik bei forgeschrittenen Stadien der Hüftkopfnekrose aufgezeigt. In einer Nachuntersuchungszeit von 7 Jahren (durchschnittlich 3,2 Jahre) fallen von 14 operierten Gelenken 6 der Totalendoprothese anheim. Entsprechend der Erkrankung mit ungünstiger Prognose ist dieser Verlauf nicht ungewöhnlich. Dennoch bietet die flektierende intertrochantäre Osteotomie für diese Patienten eine gewisse Chance, da Alternativen sonst nicht zur Verfügung stehen.

Literatur

1. Ficat P (1980) Vasculäre Besonderheiten der Osteonekrose. Orthopäde 9:238
2. Ficat RP (1985) Idiopathic bone necrosis of the femoral head. Early diagnosis and treatment. J Bone Joint Surg [Br] 67:3
3. Ganz R, Jakob RP (1980) Partielle avaskuläre Hüftkopfnekrose: Flexionsosteotomie und Spongiosaplastik. Orthopäde 9:265
4. Grimm J, Hopf C, Higer H-P (1989) Die Femurkopfnekrose – Diagnostik und morphologische Analyse mittels Röntgen, Szintigraphie, Computertomographie und Magnetresonanztomographie . Z Orthop 127:680
5. Heisel J, Mittelmeier H, Schwarz B (1984) Gelenkerhaltende Operationsverfahren bei der idiopathischen Hüftkopfnekrose. Z Orthop 122:705
6. Hungerford DS (1980) Knochenmarksdruck, Venographie und zentrale Knochenmarksentlastung bei der ischämischen Nekrose des Hüftkopfes. Orthopädie 9:245
7. Marcus ND, Enneking WF, Massam RA (1973) The silent hip in idiopathic aseptic necrosis. J Bone Joint Surg [Am] 55:1351
8. Reichelt A, Riedl K (1977) Differentialindikation zur operativen Behandlung der idiopathsichen Hüftkopfnekrose. Z Orthop 115:482
9. Schneider R (1979) Die intertrochantere Osteotomie bei Coxarthrose. Springer, Berlin Heidelberg New York
10. Wagner H, Zeiler G (1980) Idiopathische Hüftkopfnekrose. Ergebnisse der intertrochantern Osteotomie und der Schalenprothese. Orthopäde 9:290
11. Willert H-G (1981) Pathogenese und Klinik der spontanen Knochennekrosen. Orthopäde 10:19
12. Willert H-G, Sarfert D (1975) Die Behandlung segmentaler, ischämischer Hüftkopfnekrosen mit der intertrochanteren Flexionsosteotomie. Z Orthop 113:974

Erfahrungen mit der dorsalen muskelgestielten Spanverpflanzung zur Behandlung der idiopathischen Hüftkopfnekrose

H. H. Matthiaß

Klinik und Poliklinik für Allgemeine Orthopädie, Universität Münster, D-4400 Münster

Die Behandlung der idiopathischen Hüftkopfnekrose wird nach wie vor widersprüchlich beurteilt. Heute gilt der totale Hüftgelenkersatz als die Methode mit der größten Erfolgschance. Aber dies ist auch eine Methode mit Risiken und erheblichen Indikationsbegrenzungen. Sie ist überwiegend Menschen im Alter von über 60 Jahren vorbehalten. Jüngeren Menschen mit normaler Lebenserwartung sollte die Möglichkeit der Erhaltung des Hüftkopfes über einen längeren Zeitraum gegeben werden. Jedoch gibt es auch bei den dafür einzusetzenden Methoden spezifische Indikationen. Bei der Beurteilung der Indikation spielt die Pathogenese eine wesentliche Rolle. Was löst die Schmerzen aus? Wir wissen, daß den Schmerzen in vielen Fällen eine lange schmerzlose Periode („silent stage") vorangeht. Manche Beobachtungen weisen darauf hin, daß das pathogenetische Geschehen prozeßhaft verläuft. Frühere Berichte über histologische Befunde bei frühen Stadien der avaskulären Nekrose (Shiobara et al., 1976; Ficat und Arlet, 1980) haben Hinweise auf eine intramedulläre Blutung beschrieben. Obwohl das allgemein bekannt ist, ist es kaum präzise beschrieben, beobachtet oder untersucht worden. Bei einer Studie von Saito et al. (1987) war es der am häufigsten festgestellte Befund.

Hämosiderin, ein Hinweis auf alte Blutungen, wurde in 15 von 16 Präparaten gefunden, obwohl in keinem Fall vor der Untersuchung irgendeine invasive Prozedur vorgenommen wurde. Mikrofrakturen der Trabekel wurden nur bei ⅓ der Präparate gefunden. Sie waren kaum als Ursache einer solchen Blutung anzusehen. Diese ist gewöhnlich die primäre Läsion in der stillen Phase der avaskulären Nekrose. Seit man weiß, daß die Mikrozirkulation innerhalb der Trabekel von der Zirkulation im Markraum abhängt, ist klar, daß eine intramedulläre Blutung eine Störung der Blutversorgung der Trabekel bedeutet. Sowohl die tomographischen Untersuchungen als auch die örtlichen Befunde zeigen eine enge Beziehung zwischen intramedullärer Blutung, Nekrose der Trabekel und Knochenmarknekrose. Der Nachweis multipler hämorrhagischer Herde und ihrer Verteilung innerhalb des Markraums zeigt, daß hämorrhagische Episoden wiederholt und an verschiedenen Orten auftreten können.

Der Pathomechanismus der intramedullären Blutungen ist noch unklar. Die Histologie der Blutgefäße zeigt eine Zerstörung der Gefäßwand und Reste obturierter Blutgefäße. Derartige Blutungen können z. B. durch hohe Dosen von Steroiden ausgelöst werden (Frenkel, 1972; Smith und Hirst, 1979; Oxlund, 1984). Da frische hämorrhagische Herde und ihre verstreuten Reste bei gleichen Präparaten gefunden worden waren, können sie als die Ursache sowohl der primären als auch der später auftretenden Nekrosen angesehen werden. Das erklärt den gleichzeitigen Befund frischer Blutungen bei gleichzeitigen Reparaturvorgängen (Merle d'Aubigne et al., 1965; Catto, 1976; Glimcher und Kenzora, 1979a,b), die Gegenwart lokaler nekrotischer Veränderungen und die wiederholten Nekrosen des Reparationsgewebes (Inoue und Ono, 1979).

Die intramedulläre Blutung kann zunächst eine schmale nekrotische Läsion bewirken, die lokalisiert bleiben und auch komplett wiederhergestellt werden kann. Wenn hämorrhagische Episoden wiederholt auftreten und ausgedehnter sind, wird die nekrotische Läsion größer und führt zu einem totalen Befall des Femurkopfes. Es scheint sehr wahrscheinlich, daß es ein kritisches Ausmaß oder eine bestimmte Zahl dieser Episoden gibt, bevor es zu einer totalen progressiven Nekrose kommt.

Warum hat der Femurkopf die größte Häufigkeit idiopathischer avaskulärer Nekrosen? Derartige hämorrhagische Episoden können wahrscheinlich überall im Körper auftreten, besonders im Knochenmark. Aber im Femurkopf werden derartige Ereignisse verstärkt durch mechanische Belastung. Es kann sein, daß die hämorrhagischen Episoden nur die primäre Phase sind und daß die mechanische Belastung Sekundärfaktor ist, der zu wiederholten Blutungen und ihren Folgen führen kann.

Wir schließen daraus, daß multifokale und multiphasische Episoden intramedullärer Blutungen im Femurkopf während der stillen Phase der avaskulären Nekrose vorkommen und daß derartige vaskuläre Störungen ein wichtiger Bestandteil der Pathogenese und der Prognose sind.

Die Indikation zu operativen Maßnahmen muß sich deshalb nach dem Ausmaß des Fortschreitens des Prozesses richten. Zur Erfolgsbewertung ist die Klassifikation des Ausgangsbefundes von großer Bedeutung. Wir verwenden dazu die Einteilung von Marcus u. Enneking (1973) (Tabelle 1).

Tabelle 1. Stadieneinteilung der aseptischen Hüftkopfnekrosen (Nach Marcus u. Enneking)

Stadium	Klinisch	Röntgenuntersuchung	Makroskopische Form
I	Asymptomatisch	Feinfleckige Verdichtungsherde	Normal
II	Asymptomatisch	Demarkierter Infarkt	Normal
III	Beginnender Schmerz	Halbmondzeichen	Leichte Kompression
IV	Belastungsschmerz	Lateraler Einbruch der Infarktzone	Osteochondrales Fragment
V	Belastungsschmerz	Abflachung	Abgetrenntes osteochondrales Fragment
VI	Ruheschmerz	Fortgeschrittene Arthrose	Kollaps des Femurkopfes

Weiterhin müssen das Alter, die körperliche Aktivität und die bestehenden Begleiterkrankungen beachtet werden.

Das Ziel der Therapie ist die Erhaltung oder Wiedergewinnung der Form des Femurkopfes oder sein Ersatz.

Erfassen wir den Prozeß in der Silent period ohne schon bestehende Deformierung des Kopfes, so erscheint die Revaskularisierung die Methode der Wahl.

Die Revaskularisation muß zu einem Zeitpunkt einsetzen, in dem die Struktur des Knochens noch den mechanischen Belastungen widerstehen kann. Wenn eine Infraktion und Deformierung schon eingetreten sind, kann die Revaskularisierung nicht mehr das angestrebte Ziel erreichen. Es sind Zweifel daran geäußert worden, ob die Revaskularisation anzustreben ist. Glimcher u. Kenzora (1978) haben beobachtet, daß die Veränderungen im Hüftkopf *Folge* der Revaskularisation sind, und der Abbau der Knochenzellen des Kopfes Folge der Revaskularisation ist. Das ist sicher korrekt, nur kann man schwer den von Glimcher gezogenen Konsequenzen folgen, wonach die *Verhütung der Revaskularisation* den Heilungsprozeß fördern soll.

Ich bin der Auffassung, daß die Revaskularisation zwar den Abbauprozeß fördert, aber dadurch die Voraussetzung für den Aufbau neuen Knochens schafft. Deshalb erscheinen mir nach wie vor Versuche zur Verbesserung der Vaskularisation angezeigt. Eine ganze Reihe von Methoden hat dieses Ziel:
- die Beck-Bohrung oder die Stanzung,
- der muskelgestielte Knochenspan (Judet, 1962; Merle d'Aubigne),
- gefäßgestielte Späne (Boyd, 1965),
- die Gefäßverpflanzung (Leung, 1984; Chacha, 1984).

Wir haben seit 1981 bei ausgewählten Fällen das von Judet (1962), Meyers et al. (1972) und anderen vorgeschlagene Verfahren des dorsalen muskelgestielten Spans aus dem Trochanter major angewendet. Das Verfahren wurde ursprünglich zur Behandlung von Schenkelhalsfrakturen eingesetzt. Merle d'Aubigne, ebenso wie Ghormley (1931) haben ein ähnliches Verfahren für die Hüftgelenkversteifung angegeben, das wir früher angewendet haben. Baksi (1983) hat die Verwendung des Verfahrens bei der Hüftkopfnekrose vorgeschlagen. Der Span wird von der hinteren Fläche des Trochanter major mit dem Ansatz des M. quadratus femoris entnommen. Die Operation wird anhand eines Falls im Stadium II/III dargestellt. Der Patient hat seit 1 Jahr Hüftbeschwerden. Das NMR zeigt ein Halbmondzeichen.

Methodik

In Seitenlage wird mit einer Schnittführung nach Moore das Hüftgelenk von dorsal freigelegt. Danach wird der M. quadratus femoris dargestellt und von der Spitze des Trochanters eine Knochenleiste bis unterhalb des M.-quadratus-Ansatzes abgemeißelt. Dieser gestielte Span wird vorsichtig zurückgeklappt. Wir überzeugen uns, daß die Durchblutung erhalten ist. Dann wird die Kapsel doppel-T-förmig eröffnet und der Schenkelhals dorsal freigelegt. In den

Schenkelhals wird nun ein rechteckiges Fenster eingemeißelt. Jetzt wird eine Knochenstanze bis zur Kopfnekrose unter Bildverstärkerkontrolle eingebracht. Wir können jetzt die wahre Ausdehnung des Nekroseherdes in kraniokaudaler Richtung erkennen. Dann wird nach innen wie außen, wie vorne und hinten eine Kugelkopffräse eingebracht und der gesamte nekrotische Anteil des Knochens bis zur subchondralen Schicht entfernt. Kontrolle der Ausräumung durch Kaltlicht. Danach wird der muskelgestielte Span zurechtgeschnitten, so daß er mühelos und ohne Verdrehung in den Kopf eingebracht werden kann. Dann wird er wieder zurückgezogen, und der übrige Hohlraum wird mit frischer Spongiosa aus dem Beckenkamm locker aufgefüllt. Schließlich wird der Span endgültig eingebracht und mit 1 – 2 Navikulareschrauben mit kurzem Gewinde fixiert. Nach dem Wundverschluß kommt das Bein in eine Liegeschale mit Fixierung in Außenrotation oder in einen Becken-Bein-Gips für 3 Wochen. Danach wird für 12 Wochen eine Teilbelastung mit 10 kg und aktiven Bewegungsübungen erlaubt.

Wir haben von 1981 – 1989 15 Patienten nach diesem Verfahren operiert.

Das Durchschnittsalter betrug 30,5 Jahre (14 – 43). 66% der Patienten waren männlichen Geschlechts. Die durchschnittliche Beobachtungszeit betrug 3,5 Jahre (0,4 – 8,4). Die Nachuntersuchungen sind noch nicht ganz abgeschlossen. In einer Fragebogenaktion bezeichneten 9 Patienten das Ergebnis als gut und sehr gut, d. h. sie waren schmerzfrei oder hatten nur ganz geringe Schmerzen und keine wesentlichen Bewegungseinschränkungen. 3 Patienten bezeichneten das Ergebnis als befriedigend und 3 als unbefriedigend.

Beispiele

Der Patient S.R., geb. 25. 10. 45, hatte seit 1985 Schmerzen in der rechten Hüfte. Bei ihm lag eine Hypercholesterinämie vor. Am 23. 8. 86 wurde der muskelgestielte Span implantiert. Der Patient ist bei der Nachuntersuchung Anfang 1990 beschwerdefrei und kann uneingeschränkt gehen. Er möchte wieder Sport betreiben und ist voll berufsfähig.

Der Patient G.H. ist am 4. 11. 63 geboren. Hüftbeschwerden hatte er seit 1985 nach einer Glomerulonephritis. Die Operation wurde links am 12. 1. 87 durchgeführt. Links ist er beschwerdefrei. Auf der rechten, nicht operierten Seite hat er deutliche Beschwerden. Er ist zur weiteren Operation vorgemerkt.

Die Patientin B.G., geb. 7. 9. 40, hat seit 1981 Hüftbeschwerden links. Am 2. 8. 83 wurde die muskelgestielte Spanverpflanzung vorgenommen. Die Patientin ist schmerzfrei und kann bis zu 2 h gehen. Sie betreibt Gymnastik und ist als Hausfrau uneingeschränkt tätig.

Einen ausgesprochenen Mißerfolg hatten wir bei der Patientin R.U., geb. 28. 9. 47. Sie hatte seit 1979 Hüftbeschwerden rechts. 1981 wurde rechts die gestielte Spanverpflanzung vorgenommen. Sie behielt aber Beschwerden und hat später rechts und links je eine Totalendoprothese bekommen.

Auch der folgende Fall ist wohl als Mißerfolg zu buchen: Die Patientin Sch.W. ist am 5. 8. 74 geboren. Sie erlitt eine Epiphysenlösung, die auswärts reponiert und mit Steinmann-Nägeln fixiert wurde. Es kam zu einer Totalnekrose des Hüftkopfes. Am 5. 1. 88 wurde eine muskelgestielte Spanverpflanzung vorgenommen. Das Ergebnis war wenig befriedigend. Es gelang nicht, den Defekt aufzufüllen. Wir haben dann 7 Monate später eine Operation nach Sugioka vorgenommen. Am 2. 11. 89 wurden die Schrauben entfernt. Bei der Nachuntersuchung am 20. 2. 89 war die Patientin beschwerdefrei. Sie benutzte keinen Handstock mehr und zeigte ein normales Bewegungsausmaß.

Zweifellos war die Indikation in diesem Fall überzogen. Mit der Operation nach Sugioka wurde mehr erreicht. Trotzdem war vielleicht die vorangegangene Spanverpflanzung nicht überflüssig, insofern, als sie eine bessere Vaskularisation des Hüftkopfes bewirkt hat.

Die Konsequenz aus dieser Erfahrung ist, daß die muskelgestielte Spanverpflanzung evtl. auch in Kombination mit einer Umstellungsosteotomie vorgenommen werden sollte.

Generell ergibt sich aus unseren zweifellos noch sehr geringen Erfahrungen, daß bei frühen Stadien der Hüftkopfnekrose in der Silent period die muskelgestielte dorsale Spanverpflanzung ihren Indikationsbereich hat. Es lassen sich dadurch langfristige Remissionen erzielen. Wir sind der Meinung, daß das Verfahren auch weiterhin bei jüngeren Menschen bei früher Diagnose in den Phasen I und II eingesetzt werden sollte.

Bemerkenswert an der Beobachtung der von uns mitgeteilten Fälle ist die rasch eintretende Beschwerdefreiheit, auch bei langjähriger Schmerzanamnese. Dies spricht dafür, daß ein wesentlicher Bestandteil der Wirkung der Operation auch in der Druckentlastung des Hüftkopfes liegen dürfte.

Man kann diese Mitteilung zweifellos als einen vorläufigen Bericht ansehen, anderweitige Mitteilungen aber, z. B. von Meyers mit 139 Fällen (1980) und Baksi (1983), lassen dieses Vorgehen als erwägenswert erscheinen.

Die operative Behandlung der idiopathischen Hüftkopfnekrose

H. van den Boom[1] und C. Melzer[2]

[1] Orthopädische Klinik der Medizinischen Hochschule Hannover und Klinik III im Annastift e.V., Heimchenstr. 1–7, D-3000 Hannover 61
[2] Orthopädische Klinik der Justus-Liebig-Universität, Paul-Meimberg-Str. 3, D-6300 Gießen

Einleitung

Die zur Behandlung der Femurkopfnekrose in Frage kommenden operativen Maßnahmen lassen sich in 3 große Gruppen unterteilen:
– Gelenkerhaltende Operationen
– Alloarthroplastiken
– Arthrodesen

An gelenkerhaltenden operativen Maßnahmen stehen zur Verfügung:
– das Anbohren des Nekroseherdes [11],
– die zentrale Markraumdekompression [2],
– die Gefäßbündeltransplantation [4],
– die subchondrale Spongiosaplastik [11],
– freie oder gestielte Knochentransplantation [6, 8],
– Umstellungsosteotomien [8, 9].

Die 5 erstgenannten Verfahren zielen auf eine Verbesserung der Durchblutungssituation des Hüftkopfes bzw. einen Ersatz des nekrotischen Bereichs durch vitales Knochenmaterial. Sie sind jedoch nur erfolgversprechend, wenn die Oberflächenkontur des Hüftkopfes erhalten ist, d.h. entsprechend der Einteilung nach Arlet u. Ficat [1] ein Stadium I oder II vorliegt.

Im Stadium III besteht per definitionem bereits radiologisch eine Unterbrechung der Hüftkopfkontur und damit eine Gelenkinkongruenz, die durch die obengenannten Verfahren nicht zu beheben ist.

In diesen Fällen ist eine Umstellungsosteotomie mit dem Ziel, das Nekroseareal aus der Belastungszone herauszuziehen, angezeigt [5, 7, 14].

In der Literatur [9–11, 13] werden unterschiedliche hüftgelenknahe Femurosteotomien, häufig auch in dreidimensionaler Ausführung, empfohlen: die intertrochantäre Varisierungs-, Aufrichtungs- oder Flexionsosteotomie, die doppelte intertrochantäre Rotationsosteotomie und die transtrochantäre Rotationsosteotomie.

Die Osteotomien lassen sich nicht nur untereinander, sondern auch mit anderen Verfahren wie Herdanbohrung, Spongiosa- oder Knochenspanplastik kombinieren [3].

Die Alloarthroplastik bei Femurkopfnekrosen ist nur im Stadium III bei ausgedehnten Nekroseherden, im Stadium IV und beim Versagen gelenkerhaltender operativer Maßnahmen indiziert. In Anbetracht des oft jungen Alters der Patienten bieten sich zementfrei implantierbare Systeme an [5].

Die Indikation zur Arthrodese wird unter heutigen Bedingungen und bei den Fortschritten der Alloarthroplastik nur noch in Ausnahmefällen gestellt.

Material und Methoden

In der Zeit von April 1980 bis April 1988 wurden an der Orthopädischen Klinik der Medizinischen Hochschule Hannover 80 Patienten mit Femurkopfnekrosen operativ versorgt. Im Durchschnitt 4,5 Jahre postoperativ konnten 66 Patienten nachuntersucht werden. Das entspricht einer Wiederfindungsrate von 82,5%. 4 Patienten waren zwischenzeitlich verstorben.

Zum Zeitpunkt der Operation waren die 67 männlichen und 13 weiblichen Patienten zwischen 19 und 79 Jahre (im Mittel 41,7 Jahre) alt. 38mal war die rechte, 25mal die linke, und 17mal waren beide Seiten betroffen. Insgesamt 102 operative Eingriffe, davon 48 intertrochantäre Osteotomien, 50 Alloarthroplastiken, 3 subchondrale Spongiosaplastiken und in 1 Fall die Anbohrung des Nekroseherdes als alleinige Maßnahme wurden durchgeführt.

Bei den hüftgelenknahen Osteotomien handelte es sich 26mal um Flexions-, 15mal um Varisierungs- und 7mal um Medialisierungsosteotomien.

An Komplikationen beobachteten wir in dieser Gruppe 3 Pseudarthrosen und 2 Plattenausrisse. Weiterhin kam es in je 1 Fall zum Auftreten eines tiefen Infekts und zur klinischen Manifestation einer Thrombose.

Bei den Alloarthroplastiken überwiegen die zementfrei implantierten mit 45 gegenüber nur 5 zementierten Totalendoprothesen. Die Patienten mit Endoprothesen waren zum Zeitpunkt der Operation im Durchschnitt 9 Jahre älter als die Patienten mit intertrochantären Osteotomien.

Die sekundäre Versorgung mit einer Hüfttotalendoprothese (TEP) war bei fast jedem 4. Patienten nach vorausgegangener Osteotomie erforderlich. An Komplikationen traten bei den Totalendoprothesen 2 Femurfissuren bei zementfreier Implantation, 1 Trochanter-major-Abriß, 1 reversible N.-femoralis-Parese, 1 Hämatom, welches operativ ausgeräumt werden mußte, 1 Pfannenlockerung und 1 tiefer Infekt auf.

Um eine prä- und postoperative Beurteilung nach einheitlichen Kriterien vornehmen zu können, wurde ein in unserer Klinik gebräuchlicher 100 Punkte umfassender subjektiver Hüftscore angewandt (Tabelle 1). Neben der subjektiven Bewertung durch die Patienten erfolgte auch eine standardisierte klinische Untersuchung unter Heranziehung eines ebenfalls 100 Punkte umfassenden Scores (sog. objektiver Score) (Tabelle 2).

Tabelle 1. Subjektiver Hüftscore für die prä- und postoperative Beurteilung der Hüftfunktion

Kriterium	Punkte
Schmerz	30
Gehstrecke	20
Treppensteigen	15
Strümpfe anziehen	15
Gehhilfe	10
Sportfähigkeit	10
Gesamt	100

Tabelle 2. Klinische Bewertungskriterien zur Beurteilung der prä- und postoperativen Hüftfunktion

Kriterium	Punkte
Gangbild	15
Trendelenburg-Zeichen	12
Kontrakturen	15
Beinlängendifferenz	6
Muskulatur	10
Schmerzangabe bei Untersuchung	12
Funktion	30
Gesamt	100

Ergebnisse

Da die Indikation zur hüftgelenknahen Operation oder Alloarthroplastik in Abhängigkeit vom klinischen Beschwerdebild und dem Krankheitsstadium gestellt wurde, zeigt sich bei den Endoprothesen verständlicherweise eine größere Differenz im Vergleich der prä- und postoperativen Scorewerte gegenüber den intertrochantären Osteotomien. Im Endergebnis wird bei den Endoprothesen ein um lediglich 7 Punkte besseres Resultat erzielt (Abb. 1).

Beim Vergleich der Flexions- mit den Varisierungsosteotomien ergibt sich ein um 9 Punkte besseres Ergebnis für die Varisierungen.

In der klinischen Bewertung liegt durchschnittlich 4,5 Jahre postoperativ bei den Osteotomien der erreichte Wert 4 Punkte unter dem Ausgangswert. Bei den Endoprothesen ist eine Zunahme von 65 Punkten präoperativ auf 90 postoperativ zu verzeichnen (Abb. 2).

Die Varisierungsosteotomien führen ebenso wie im subjektiven Score auch in der klinischen Bewertung zu einem besseren Ergebnis.

In der Gesamtbewertung, einer aus subjektiver und klinischer Beurteilung zusammengesetzten 200-Punkte-Skala, erfahren die Endoprothesen einen

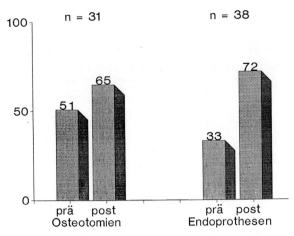

Abb. 1. Vergleich der Ergebnisse im subjektiven Score nach Osteotomien bzw. Endoprothesen

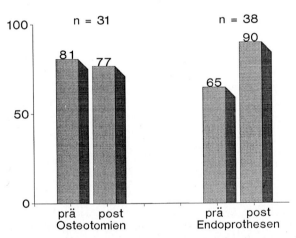

Abb. 2. Vergleich der Ergebnisse nach Osteotomien bzw. Endoprothesen mit klinischen Kriterien

deutlichen Punktezuwachs bei einem schlechteren präoperativen Ausgangswert. Die Osteotomien erzielen demgegenüber einen Zuwachs lediglich um 10 Score-Einheiten und liegen im Endergebnis mit 20 Einheiten unterhalb des Ergebnisses der Endoprothesen (Abb. 3). Auch in der Gesamtbewertung schneiden die Varisierungsosteotomien wiederum besser ab als die Flexionsosteotomien.

Röntgenologisch lag zum Zeitpunkt der Implantation einer Hüft-TEP in 39 Fällen ein Stadium IV und in 11 Fällen ein Stadium III mit ausgedehnten Nekrosearealen vor. Sekundäre Alloarthroplastiken wurden nur im Stadium IV durchgeführt.

Umstellungsosteotomien wurden 32mal im Stadium II sowie 16mal im Stadium III durchgeführt. Für die Flexionsosteotomien zeigte sich, daß von 17 Hüften im Stadium II postoperativ 4 unverändert blieben, während 6 in das Stadium III und 7 in das Stadium IV übergingen. In 75% der Fälle konnte also ein Fortschreiten der Erkrankung nicht verhindert werden.

In 6 von 7 Fällen, die im Stadium III operiert worden waren, kam es im weiteren Verlauf zur Ausbildung einer Arthrose.

Ein ähnliches Bild bietet sich bei den Varisierungsosteotomien; hier verschlechterten sich 6 von 8 Hüften des Stadiums II (je 3 zum Stadium III und IV) und 4 von 7 des Stadiums III.

Bei der Untersuchung der sozialen Konsequenzen für die Patienten zeigte sich, daß 6 von 21 Patienten (28%) mit ein- oder beidseitiger Umstellungsosteotomie zum Zeitpunkt der Nachuntersuchung berentet waren, 5 Patienten waren nach Umschulung wieder arbeitsfähig.

Im Vergleich dazu waren 20 von 35 Patienten (57%) mit Hüftendoprothese vorzeitig berentet, 3 hatten nach Umschulung eine neue Tätigkeit aufgenommen. Bei dieser Betrachtung ist natürlich zu berücksichtigen, daß das Durchschnittsalter dieses Kollektivs bei Operation um 9 Jahre über dem der 1. Gruppe lag.

Diskussion

Im Zentrum der therapeutischen Überlegungen zur Behandlung der idiopathischen Hüftkopfnekrose stehen sich die Alternativen gelenkerhaltender Operationen und tolalendoprothetischer Ersatz gegenüber.

Unsere bisherigen Ergebnisse zeigen, daß durch Umstellungen am koxalen Femurende im Durchschnitt subjektiv eine Besserung der Beschwerdesymptomatik zu erzielen ist, allerdings mit nach klinischen Kriterien weitgehend unveränderten Werten.

Radiologisch konnte immerhin in 48% der Fälle bislang die Ausbildung einer Arthrose verhindert werden. Auch bei Betrachtung der sozialen Aspekte sprechen die Ergebnisse für die gelenkerhaltenden Maßnahmen.

Im Stadium II und III der Hüftkopfnekrose bleiben daher die Umstellungsosteotomien am koxalen Femurende eine Methode der Wahl, auch wenn man damit rechnen muß, daß ein bestimmter Prozentsatz der Patienten eine Arthrose entwickelt und evtl. sekundär mit einer Alloarthroplastik versorgt werden muß. Bei anatomisch verändertem Femurschaft bzw. Schenkelhals bietet sich in einer solchen Situation die Verwendung einer Individualprothese an.

Zusammenfassung

Es wird über 80 Patienten mit idiopathischer Femurkopfnekrose berichtet, die im Zeitraum von April 1980–April 1988 operativ versorgt wurden. Insgesamt

102 operative Eingriffe wurden durchgeführt, davon 48 intertrochantäre Osteotomien, 50 Alloarthroplastiken, 3 subchondrale Spongiosaplastiken und eine Anbohrung des Nekroseherdes. In 12 Fällen (23,5%) war nach gelenkerhaltender Operation die sekundäre Implantation einer Endoprothese erforderlich. Bei einem mittleren Nachbeobachtungszeitraum von 4,5 Jahren schnitten in einer subjektiven Beurteilung die Totalendoprothesen im Durchschnitt nur gering besser ab als die Umstellungsosteotomien, die klinische Nachuntersuchung brachte jedoch ein deutlich besseres Ergebnis für die Alloarthroplastik. Im Stadium II und III der Hüftkopfnekrose bleiben die Umstellungsosteotomien eine Methode der Wahl, auch wenn in manchen Fällen die Entwicklung einer Arthrose nicht wesentlich aufgeschoben werden kann.

Literatur

1. Arlet J, Ficat P (1968) Diagnostic de l'osteo-nécrose femoro-capitale primitive au stade I. Rev Chir Orthop 54:637–648
2. Ficat P (1980) Vasculäre Besonderheiten der Osteonekrose. Orthopäde 9:238–244
3. Ganz R, Jakob RP (1980) Partielle avasculäre Hüftkopfnekrose. Flexionsosteotomie und Spongiosaplastik. Orthopäde 9:265–277
4. Hori Y (1980) Revitalisierung des osteonekrotischen Hüftkopfes durch Gefäßbündeltransplantation. Orthopäde 9:255–259
5. Lambiris E, Groher W, Rißmann S (1985) Idiopathische Hüftkopfnekrose und Endoprothetik. Z Orthop 123:660–661
6. Lee CK, Rehmatullah N (1981) Muscle-pedicle bone graft and cancellous graft for the „silent hip" of idiopathic ischemic necrosis of the femoral head in adults. Clin Orthop 158:185–194
7. Salis-Soglio G, Frh v Ruff C (1988) Die idiopathische Hüftkopfnekrose des Erwachsenen. Ergebnisse der operativen Therapie. Z Orthop 126:492–499
8. Schwetlick G, Rettig H, Klingenmüller V (1988) Der gefäßgestielte Beckenspan zur Therapie der Hüftkopfnekrosen des Erwachsenen. Z Orthop 126:500–507
9. Serre H, Simon L (1961) L'ostéonécrose primitive de la tête fémorale chez l'adulte. Acta Rheum Scand 7:265–286
10. Sugioka K (1978) Transtrochanteric anterior rotation osteotomy of the femoral head in the treatment of osteonecrosis affecting the hip. Clin Orthop 130:191–201
11. Wagner H (1968) Ätiologie, Pathogenese, Klinik und Therapie der idiopathischen Hüftkopfnekrose. Verh Dtsch Orthop Ges 54:224–235
12. Wagner H, Zeiler G (1980) Idiopathische Hüftkopfnekrose. Ergebnisse der intertrochanteren Osteotomie und der Schalenprothese. Orthopäde 9:290–310
13. Willert H-G, Sarfert D (1975) Die Behandlung segmentaler, ischämischer Hüftkopfnekrosen mit der intertrochantären Flexionsosteotomie. Z Orthop 113:974–994
14. Zeiler G, Wagner H (1982) Die Behandlung der Hüftkopfnekrose mit der intertrochanteren Flexions-, Valgisations-, Rotationsosteotomie. Orthop Praxis 18:859–860

Indikation, Technik und Ergebnisse der intertrochantären Osteotomie bei der segmentalen Hüftkopfnekrose

M. Wagner und W. Baur

Orthopädische Klinik Wichernhaus, Rummelsberg, D-8501 Schwarzenbruck/Nürnberg

Einleitung

Über die genauen Ursachen der segmentalen Hüftkopfnekrose herrscht weiterhin Unklarheit [4]. Gefäßverschlüsse in der Endstrombahn des Hüftkopfes führen zu einer Nekrose des kranioventralen Segments des Hüftkopfes.

Bei vielen Patienten werden Stoffwechselprobleme, Alkoholismus oder eine Kortisontherapie als prädisponierende Faktoren beobachtet. Hauptsächlich betroffen sind jüngere Männer. Bei der unbehandelten Hüftkopfnekrose tritt eine Erweichung des nekrotischen Knochensegments ein, welches unter dem Druck des Pfannenrandes mitsamt dem Gelenkknorpel eingedellt wird. Mit dem Einbruch der Gelenkfläche tritt gleichzeitig eine Lateralisation des Hüftkopfes ein, wodurch der Gelenkschluß verloren geht und schmerzhafte Bewegungsstörungen auftreten, die die fortschreitende Deformierung des Hüftgelenks einleiten.

In den meisten Fällen liegt der nekrotische Bezirk im kranioventralen Segment des Hüftkopfes. Bei Beugung des Hüftgelenks kann der Limbus zwischen dem Pfannenrand und dem Rand des eingebrochenen Hüftkopfherdes eingeklemmt werden. Hierdurch wird ein chronischer Reizzustand mit Synovialitis und Ergußbildung hervorgerufen.

Indikation

Das Ziel der intertrochantären Osteotomie besteht darin, den nekrotischen Bezirk aus dem Zentrum der Belastung herauszudrehen. Es ist nicht erforderlich, den nekrotischen Herd vollständig aus dem Hüftgelenk herauszubewegen [6], es kommt vielmehr darauf an, daß im Zenit des Gelenks ein intakter Hüftkopfbezirk steht.

Eine intertrochantäre Osteotomie ist nur dann wirksam, wenn am Hüftkopf noch ausreichend große vitale Gelenkflächenanteile zur Verfügung stehen.

Bei der heutigen Leistungsfähigkeit der Endoprothetik wird man sich bei Patienten, die älter als 50 Jahre sind, eher zum Gelenkersatz entschließen.

Das Stadium der Nekrose läßt sich nach der Einteilung von Ficat u. Arlet [1] beurteilen; dieses Schema ermöglicht aber keine Aussage über die Größe des betroffenen Bezirks. Das Ausmaß der Nekrose wird besser mit dem Nekrosewinkel definiert: Mit dem Ischiometer werden in 2 Ebenen, im a.-p.-Röntgenbild und in der Lauenstein-Projektion, die Winkel der herdbegrenzenden Radien gemessen und die Werte addiert [2].

Von früheren Untersuchungen ist bekannt, daß Nekrosewinkel von über 200° mit der intertrochantären Osteotomie meistens nicht erfolgreich behandelt werden können [6].

Die Valgisation und Flexion des Schenkelhalses dreht den nekrotischen Bezirk unter dem vorderen Pfannenrand hervor. Die Flexion hat gleichzeitig einen Varisationseffekt und eine Beinverkürzung zur Folge, deshalb sollte sie mit der Valgisation kombiniert werden. Durch die Flexion darf andererseits keine Beugekontraktur des Hüftgelenks herbeigeführt werden, daher darf die Beweglichkeit des Gelenks präoperativ, wie bei allen intertrochantären Osteotomien, nicht zu stark eingeschränkt sein.

Reicht die Nekrose nicht weit nach lateral, was nur in seltenen Fällen vorkommt, kann durch eine Varisationsosteotomie das nekrotische Hüftkopfsegment vollständig unter den knöchernen Pfannenrand bewegt werden und es verbleibt dennoch gesunder Knochen im Zenit des Hüftgelenks.

Das relative Höhertreten des Trochanter major entspannt die pelvitrochantäre Muskulatur, daher ist in einigen Fällen eine zusätzliche Trochanterversetzung notwendig.

Technik

Mit der präoperativen Planung kann überprüft werden, ob die gewünschte Korrektur mit der geplanten Osteotomie erreicht werden kann.

In Rückenlage des Patienten wird intraoperativ eine Beinlängenmessung im Bildwandler durchgeführt. Der Pfannenerker und die Fossa intercondylaris werden markiert und der Abstand dieser beiden Punkte gemessen.

Anschließend erfolgt die Darstellung über einen anterolateralen Zugang mit Ablösung des M. vastus lateralis. Die vordere Kapsel des Hüftgelenks wird eröffnet und reseziert. Der nekrotische Bezirk wird in maximaler Streckung des Gelenks überprüft, bei Bedarf kann eine Revision des nekrotischen Herdes oder die Entfernung von freien Gelenkkörpern vorgenommen werden. Das sehr straffe Lig. iliofemorale verhindert die vollständige Streckung des Hüftgelenks nach der flektierenden Osteotomie, deshalb muß es bei einer Flexionsosteotomie in jedem Fall reseziert werden.

Mit dem Plattensitzinstrument wird das Klingenlager angelegt und damit das Ausmaß der Korrektur festgelegt. Spätere Veränderungen des Klingenlagers sind technisch schwierig und gefährden die Stabilität der Osteosynthese.

Nach der leichten Lockerung des Plattensitzinstruments wird mit der oszillierenden Säge unter dem Schutz von Hohmann-Hebeln die intertrochantäre Valgisations-Flexions-Osteotomie [3, 5] angelegt. In den meisten Fällen ist

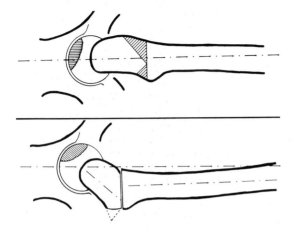

Abb. 1. Schematische Zeichnung der intertrochantären Flexionsosteotomie, das nekrotische Segment wird aus dem Zenit der Belastung herausgedreht

eine Valgisation von 10–15° und eine Flexion von 30–35° ausreichend (Abb. 1). Zur Osteosynthese haben wir in den letzten Jahren bei der Valgisations-Flexions-Osteotomie die AO-Kondylenplatte verwendet. Bei der Valgisation ist eine Lateralisation des distalen Fragments erwünscht, außerdem läßt sich gegenüber der Rechtwinkelplatte eine zusätzliche Spongiosaschraube verankern. Durch die Medialisierung mit der Rechtwinkelplatte wird eine spätere Prothesenversorgung erschwert.

Nach der Reposition der Fragmente und dem Spannen der Platte wird eine erneute Beinlängenmessung durchgeführt, um eine Beinverlängerung zu verhindern. Durch Entnahme einer Knochenscheibe an der Osteotomiestelle wird die ursprüngliche Femurlänge erhalten.

Die Überlänge des operierten Beines ist nicht nur für den Patienten störend, sie führt auch zu einer Erhöhung des intraartikulären Druckes und kann damit den Erfolg der Osteotomie gefährden.

Die bei der Osteotomie gewonnenen Spongiosaspäne werden an die Osteotomiestelle angelagert. Beim Wundverschluß muß auf die exakte Reinsertion des M. vastus lateralis geachtet werden, der ausreichend weit dorsal refixiert werden muß.

Nach Entfernung der Redon-Drainagen wird der Patient mobilisiert und nach etwa 14 Tagen aus der stationären Behandlung entlassen. Bis zur Röntgenkontrolle nach 8 Wochen führt der Patient eine Teilbelastung von 15–20 kg unter Zuhilfenahme von 2 Unterarmgehstützen durch. Je nach Konsolidierung der Osteotomie wird dann die Belastung gesteigert.

Ergebnisse

Von 1968–1989 wurden an der Orthopädischen Klinik Wichernhaus, Rummelsberg, 162 intertrochantäre Osteotomien bei 144 Patienten mit segmentaler Hüftkopfnekrose durchgeführt. 90 Patienten mit 106 intertrochantären Osteotomien konnten mindestens 4 Jahre postoperativ klinisch und röntgenologisch kontrolliert werden.

Die durchschnittliche Nachuntersuchungszeit betrug 8,4 Jahre, der längste Verlauf konnte 20,2 Jahre beobachtet werden. 84 Patienten waren männlich, 6 Patienten weiblich. Bei 16 Männern wurde eine doppelseitige Osteotomie durchgeführt.

Der jüngste Patient war zum Zeitpunkt der Operation 18,8 Jahre alt, der älteste 69,2 Jahre, das mittlere Alter 40,8 Jahre. 80mal wurde eine Valgisations-Flexions-Osteotomie, 14mal eine Varisations- bzw. Varisations-Flexions-Osteotomie und 12mal eine reine Flexionsosteotomie durchgeführt.

Bei 48 Patienten ließ sich kein typischer Risikofaktor für eine Hüftkopfnekrose finden (Tabelle 1), bei den restlichen 42 wurden hauptsächlich die Hyperurikämie und der Alkoholabusus mit der Nekrose in Zusammenhang gebracht, wobei zahlreiche Patienten mehrere Risikofaktoren aufwiesen.

Bei der Bestimmung des Nekrosegrades nach Ficat u. Arlet [1] konnten überwiegend Stadien III und IV angetroffen werden, ein Stadium I wurde in keinem Fall operiert (Tabelle 2). Die Grade II und III waren im Durchschnitt über den gleichen Zeitraum beschwerdefrei. Deutlich kürzer ist der Erfolg der Osteotomie im Stadium IV.

Zwischen der Ausdehnung der Nekrose und der Wirkung der Osteotomie besteht ein klarer Zusammenhang. Bei Nekrosewinkeln von unter 150° sind die Patienten im Mittel 8,6 Jahre schmerzfrei, bei Winkeln von über 250° treten

Tabelle 1. Risikofaktoren für segmentale Hüftkopfnekrose (90 Patienten), mehrere Risikofaktoren möglich

	n
Keine gefunden	48
Hyperurikämie	33
Alkoholabusus	20
Leberschaden	10
Kortisontherapie	4
Diabetes mellitus	3
Fettstoffwechselstörung	2
Posttraumatisch	1

Tabelle 2. Stadien der osteotomierten Hüftkopfnekrosen nach Ficat (N = 106)

Stadium	n
I	0
II	12
III	60
IV	34

Tabelle 3. Beschwerdefreiheit nach Osteotomie (n = 106)

Stadium	n	Jahre
II	12	7,3
III	60	7,4
IV	34	6,1

Nekrosewinkel [°]	n	Jahre
< 150	13	8,6
< 200	43	7,0
< 250	41	6,9
> 250	9	4,6

durchschnittlich schon 4,6 Jahre postoperativ erneut Beschwerden auf (Tabelle 3).

Eine Totalprothese nach intertrochantärer Osteotomie wurde bei 16 Patienten (18%) eingesetzt, diese waren im Durchschnitt durch die Osteotomie 5 Jahre beschwerdefrei, in 1 Fall mußte wegen einer überzogenen Indikation 2,3 Jahre nach der Osteotomie eine Prothese implantiert werden. Viele Patienten hatten aber mit gelegentlichen, belastungsabhängigen Beschwerden kein Bedürfnis nach einem weiteren operativen Vorgehen.

Betrachtet man die unbefriedigenden Ergebnisse, bei denen die Patienten nie eine Linderung ihrer Beschwerden verspürten, so wurde in 4 Fällen bei zu großer Ausdehnung der Nekrose eine Osteotomie durchgeführt, in 2 Fällen erfolgte eine Überkorrektur, in 1 Fall eine Beinverlängerung um 2 cm, in einem weiteren Fall war wegen einer Pseudarthrose eine Reosteosynthese notwendig.

Teilt man diese 8 nicht gebesserten Fälle nach Ficat u. Arlet [1] ein, so fallen 5 Patienten (62%) in die Gruppe IV und 3 (38%) in die Gruppe III.

Bei weiteren 6 Patienten wurde eine verzögerte Konsolidierung beobachtet, eine Reosteosynthese war nicht notwendig und nach verlängerter Teilbelastung des operierten Beines und fester knöcherner Durchbauung trat Beschwerdefreiheit ein.

In 2 Fällen machte eine Wundinfektion eine operative Revision notwendig. Zu lebensbedrohlichen Komplikationen oder Nerven-Gefäß-Schädigungen ist es nie gekommen. In keinem Fall wurde von den operierten Patienten eine Verschlechterung ihres Zustandes angegeben.

Bei der postoperativen Nachuntersuchung bestand eine Korrelation zwischen den radiologischen Veränderungen und der Beschwerdefreiheit. Mit der Verschmälerung des Gelenkspalts nimmt die Belastbarkeit des Hüftgelenks ab und es entwickelt sich über viele Jahre eine Koxarthrose (Abb. 2, 3).

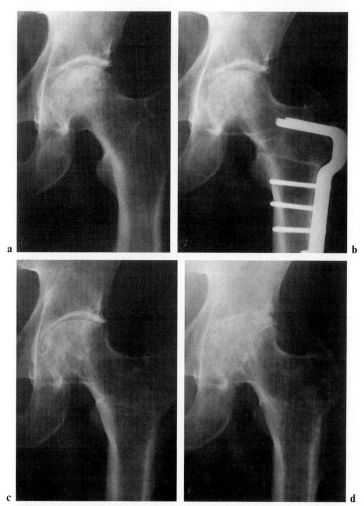

Abb. 2a–d. Intertrochantäre Flexions-Valgisations-Osteotomie. **a** 33jähriger Landwirt; segmentale Hüftkopfnekrose beidseits bei Diabetes mellitus und Hyperurikämie; **b** 1 Jahr nach intertrochantärer Flexions-Valgisations-Osteotomie mit 10°-Valgisation und 35°-Flexion; **c** 7 Jahre postoperativ sind die Gelenkkörper noch sphärisch konfiguriert, der röntgenologische Gelenkspalt verschmälert, der Patient ist beschwerdefrei; **d** 12 Jahre nach Osteotomie ist eine weitere Progredienz der Arthrose zu beobachten. Der Patient klagt seit 3 Jahren über belastungsabhängige Beschwerden, er geht weiterhin seinem Beruf nach

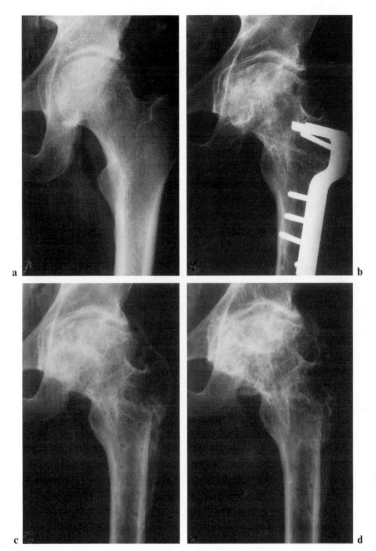

Abb. 3a–d. Intertrochantäre Flexions-Varisations-Osteotomie. 29jähriger Mann mit doppelseitiger idiopathischer segmentaler Hüftkopfnekrose. **a** Röntgenbild der linken Hüfte präoperativ, der nekrotische Bezirk hat sich deutlich demarkiert; **b** 3 Jahre nach einer Osteotomie mit 10°-Varisation und 50°-Flexion ist der Gelenkspalt weit; **c** 9 Jahre nach der Osteotomie ist der Patient leistungsfähig. Er berichtet über gelegentliche belastungsabhängige Beschwerden; **d** 17 Jahre postoperativ haben die arthrotischen Veränderungen zugenommen, die Beweglichkeit des linken Hüftgelenks ist eingeschränkt, über erhebliche Beschwerden berichtet der Patient nicht

Diskussion

Mit der intertrochantären Osteotomie wird man bei guter Indikation, exakter präoperativer Planung und korrekt durchgeführter Technik bei Nekrosewinkeln von unter 200° und nicht sehr weit fortgeschrittener Gelenkdestruktion ein gutes Ergebnis über 8–10 Jahre, in Einzelfällen deutlich darüber, erzielen können. Dies wird auch durch die niedrige Rate an Totalprothesenimplantationen nach intertrochantären Osteotomien belegt.

Sind im Röntgenbild arthrotische Veränderungen, wie Gelenkspaltverschmälerung, Osteophytenbildung, eine beginnende Subluxation oder Kopfeinbruch erkennbar, sind weniger gute Ergebnisse zu erwarten.

Eine im Verlauf entstehende Koxarthrose kann bei jungen Patienten möglicherweise wieder mit einer Osteotomie behandelt werden.

Die Indikation zur intertrochantären Osteotomie sollte bei Patienten unter 50 Jahren gestellt werden, bei älteren Patienten wird man sich zum Gelenkersatz entschließen.

Bei einem jungen Patienten, der das entsprechende Verständnis aufbringt, wird man sich bei ausgedehnten Nekrosen gelegentlich trotzdem zu einer Osteotomie entschließen, da auch bei diesen Fällen teilweise spektakuläre Ergebnisse zu beobachten sind.

Die intertrochantäre Osteotomie erschwert durch die Verschiebung der Fragmente die spätere Totalprothesenimplantation. Das Einführen des Prothesenschaftes kann durch die Flexionskomponente oder die Medialisierung des Femurschaftes erheblich erschwert werden. Die Knochennarben im Femur behindern das Einführen der Formraspeln auch bei geringer intertrochantärer Verschiebung.

Die Wahl des Operationszeitpunktes kann schwierig sein. Die Osteotomie soll nicht so lange hinausgezögert werden, bis schwere Sekundärveränderungen aufgetreten sind, andererseits muß das Ausmaß der Nekrose sicher beurteilt werden, d.h. die Demarkation des nekrotischen Herdes muß im Röntgenbild klar dargestellt sein.

Eine verfrühte Osteotomie bei einem Herd, dessen Größe nicht sicher bestimmbar ist, wird möglicherweise zu einem schlechten Ergebnis führen.

Eine Hilfe bietet die Kernspintomographie, bei der das endgültige Ausmaß der Nekrose schon sehr früh zu erkennen ist.

Das Ergebnis der intertrochantären Osteotomie ist nicht in jedem Fall vorhersehbar, der Patient muß das operierte Bein relativ lang entlasten, das Osteosynthesematerial muß entfernt werden. Schneller beschwerdefrei wird der Patient mit der Totalendoprothese, die aber nur wenige Rückzugsmöglichkeiten offenläßt.

Zusammenfassung

Die intertrochantäre Osteotomie bewegt das nekrotische Hüftkopfsegment aus dem Zentrum der Belastung und vermeidet dadurch die Impression der

Gelenkfläche. Bei jungen Patienten, die keine sehr ausgedehnte Nekrose und keine wesentliche Arthrose aufweisen, wird man für viele Jahre einen beschwerdearmen oder beschwerdefreien Zeitraum beobachten. Bei richtiger Indikation, Planung und Technik kann man mit großer Treffsicherheit gute Ergebnisse erzielen und das Einsetzen einer Totalprothese um viele Jahre verschieben.

Bei Komplikationen bestehen gute Rückzugsmöglichkeiten. Beim älteren Patienten, bei ausgedehnten doppelseitigen Befunden und bei Patienten mit mangelhafter Kooperation wird man der Prothesenversorgung den Vorzug geben.

Literatur

1. Ficat P, Arlet J (1977) Ischémie et nécrose osseuses. Masson, Paris New York Barcelon Milan
2. Kerboul M et al. (1974) The conservative surgical treatment of idiopatic aseptic necrosis of the femoral head. J Bone Joint Surg [Br] 56:291
3. Schneider R (1979) Die intertrochantere Osteotomie bei Coxarthrose. Springer, Berlin Heidelberg New York
4. Spencer JD et al. (1986) Early avascular necrosis of the femoral head. J Bone Joint Surg [Br] 68:414
5. Wagner H (1977) Prinzipien der Korrekturosteotomie am Bein. Orthopäde 6:145
6. Wagner H, Zeiler G (1980) Idiopathische Hüftkopfnekrose. Orthopäde 9:290

Ergebnisse gelenkerhaltender Operationen bei der Hüftkopfnekrose des Erwachsenen

J. Grifka, R. Rädel und R. Schleberger

Orthopädische Universitätsklinik im St. Josef-Hospital, Gudrunstr. 36, D-4630 Bochum

Problematik

Für die Behandlung der Femurkopfnekrose werden unterschiedliche Operationsverfahren angegeben. Eine direkte Revaskularisation wird über gefäßgestielte Transplantate in mikrochirurgischer Operationstechnik durchgeführt [10, 23]. Reine lokale Nekroseausräumungen und Spongiosplastiken, wie diese von Ficat [3] angegeben wurden, werden verschiedentlich ungünstig beurteilt [28]. Üblicherweise wird vergleichbar dem Vorgehen bei Koxarthrose eine intertrochantäre Osteotomie durchgeführt, um das Nekroseareal aus der Belastungszone herauszudrehen. Wegen der unzureichenden Revaskularisierung des nekrotischen Segments bei Umstellungsosteotomie wird eine zusätzliche autologe Spongiosaplastik empfohlen [5, 29].

Eine prinzipielle Problematik der intertrochantären Osteotomie bei Femurkopfnekrose liegt in der deutlich erhöhten Komplikationsrate [8, 12, 22], aufgrund derer sich ebenso Befürworter einer bevorzugten endoprothetischen Versorgung bei Femurkopfnekrosen finden [9].

Für die Entscheidung zwischen einem lokalen Vorgehen und den Techniken der intertrochantären Osteotomie ist die Ausprägung der Osteonekrose entscheidend.

Röntgenologische Einteilung

Bei der Stadieneinteilung nach Ficat und Arlet können erst im Stadium II diskrete Veränderungen im Röntgenbild festgestellt werden [17], die allerdings unspezifisch sind und leicht übersehen werden können (Tabelle 1). Die röntgenologischen Zeichen der Strukturveränderung sind erst dann als auffällig zu erkennen, wenn die Knochenmarkveränderung entsprechend ausgeprägt ist. Da der betroffene kranioventrale Hüftkopfbereich von vorderem und hinterem Pfannenrand überdeckt ist, ist die Diagnose zusätzlich erschwert [11]. Fortgeschrittene Destruktionen (Stadium III–IV) sind röntgenologisch gut darstellbar (Abb. 1a–c).

Der Einsatz der Szintigraphie zur Früherkennung [16] ist nur bedingt hilfreich, da auch unter Anwendung mit anschließendem SPECT [24] nur ein

Tabelle 1. Stadieneinteilung der Femurkopfnekrose unter Berücksichtigung der Angaben von Ficat [3, 4], Grimm et al. [7], Hungerford [11], Kahl et al. [13], Lang et al. [14], Meyers [17], Mitchell et al. [20], und Schwetlick et al. [23]

Stadium	Morphologische Veränderung	Röntgen	Szintigraphie
0 (Präklinisch)	Initiales Marködem	Ohne Befund	Ohne Befund
I (Präradiologisch)	Unregelmäßige Fettzellenverteilung Knochenmark auf Kosten hämatopoetischer Zellen Osteozytenkaryolyse Leere Osteozytenhöhlen	Ohne Befund	Verminderte Aktivität „cold defect"
II	Hyper- wie hypotrophe Trabekel, Fibrosierung, Kapillarsprossung Reaktive Hyperämie des angrenzenden Knochenmarks Nekroseresorption und Geflechtknochenanlagerung	Fleckenförmige Porose, Sklerose, teils auch Zystenbildung, Gelenkspalt und Kopfkontur ohne Befund Betonung der Randstrukturen des Femurkopfes und des Adam-Bogens	Vermehrte Speicherung Veränderungen der Asterisk
III	Mikrofrakturen, Knochenmehlbildung, Knorpeleinbruch, Dissekation, Sequestrierung	Gelenkspalt ohne Befund oder verbreitet Hüftkontur eingebrochen, „Eierschalenphänomen" bei subchondraler Fraktur Sequestrierung	Vermehrte Speicherung
IV	Osteophytenbildung	Gelenkspalt schmal, abgeflachter, zusammengebrochener Hüftkopf	Mäßiggradig vermehrte

unspezifischer Hinweis auf Veränderungen im zellulären Bereich gegeben werden kann [7]. Zusätzliche Schwierigkeiten der szintigraphischen Auswertung bestehen bei gleichzeitiger Erkrankung der anderen Hüfte oder durch Artefakte durch die Harnblase.

Auch im CT lassen sich keine spezifischen Veränderungen für die Femurkopfnekrose darstellen, da die Verplumpung des Asterisk altersbedingt

CT	MRI	
	T_1-gewichtet	T_2-gewichtet
Ohne Befund	Reduzierte Signalintensität	Ohne Befund
Ohne Befund	Reduzierte Signalintensität	Ohne Befund
Rarefikationen mit Substanzverlusten bzw. Spongioasklerosen		„double line sign"
Demarkierung, Frakturzeichen	Fraktur und Granulationserscheinungen nicht klar abzugrenzen	Hüftgelenkerguß

(zunehmendes Alter sowie jugendliches Alter) oder individuell als Normvariante auftreten kann [2, 7].

Die Kernspintomographie stellt die beginnenden morphologischen Veränderungen der Femurkopfnekrose im T1-gewichteten Bild durch eine Signalverminderung dar, bevor diese nach Fortschreiten der Veränderung röntgenologisch verifiziert werden können. Sensibilität und Spezifität werden i. allg. als

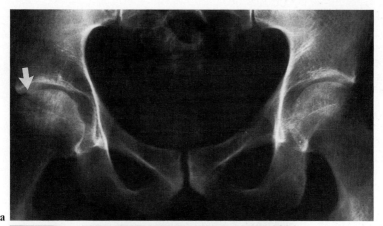
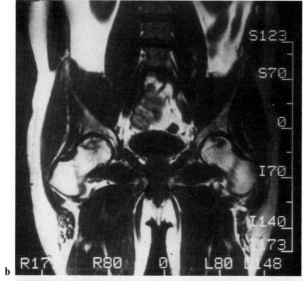
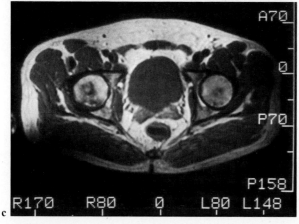

Abb. 1a–c

relativ hoch angegeben [15, 18, 19, 21, 25, 26]. Differentialdiagnostisch müssen Knochenmarkveränderungen anderer Genese berücksichtigt sowie eine transiente Osteoporose abgegrenzt werden, bei der kein segmentaler Nekrosebezirk vorliegt, sondern diffuse Veränderungen über Femurkopf und Schenkelhals auftreten [6].

Wegen der Möglichkeit der Früherkennung der Femurkopfnekrose im Kernspintomogramm hat dieses Verfahren im sog. präradiologischen Stadium die wichtigste Bedeutung für eine Entscheidung zur lokalen Nekroseausräumung und Spongiosaplastik, wenn ein gutes Containment gegeben ist.

Material und Methode

In Abhängigkeit vom Ausprägungsgrad der Femurkopfnekrose sind 2 verschiedene operative Vorgehensweisen gewählt worden. Zum einen handelt es sich um ein Kolletiv von 60 Patienten, bei denen zwischen 1980 und 1985 bei einer idiopathischen Femurkopfnekrose im Stadium II–IV nach Ficat eine intertrochantäre Umstellungsosteotomie mit Nekroseausräumung und Spongiosaplastik durchgeführt wurde, zum anderen um 7 Patienten, bei denen seit 1988 im präradiologischen Stadium (Stadium I) eine lokale Ausräumung des nekrotischen Herdes und Spongiosaplastik ohne Umstellungsosteotomie vorgenommen wurde.

Nach durchschnittlich 2,7 Jahren konnten die 60 Patienten (55 Männer, 5 Frauen), bei denen 73 Hüftgelenke intertrochantär umgestellt worden waren, nachuntersucht werden. Das Durchschnittsalter zum Operationszeitpunkt betrug 37,2 Jahre. 55 Hüften wurden flektiert und valgisiert, 18 Hüften wurden flektiert und/oder varisiert. Entscheidend hierfür war jeweils die Erzielung eines guten Containments und damit eine Verbesserung der Belastungsverhältnisse. Bis auf wenige Ausnahmen war zusätzlich eine lokale Nekroseausräumung und Spongiosaplastik durchgeführt worden.

Nach durchschnittlich 6,8 Jahren wurde bei diesem Kollektiv eine nochmalige ausführliche Befragung zum postoperativen Ergebnis und zur subjektiven Zufriedenheit durchgeführt. Hierbei konnten 46 Patienten (43 Männer, 3 Frauen) mit 56 ursprünglich umgestellten intertrochantären Hüftgelenken erfaßt werden. Von den ursprünglich 60 Patienten waren 9 nicht mehr zu erreichen, 3 lehnten weitere Auskünfte ab und bei 2 Patienten konnte wegen Multimorbidität keine verläßliche Bewertung vorgenommen werden.

Seit 1988 wurde bei 7 Patienten (6 Männer, 1 Frau; Durchschnittsalter bei Operation: 39,0 Jahre) mit einer Femurkopfnekrose Stadium I, wie diese kernspintomographisch nachgewiesen und histologisch bestätigt wurde, eine

---

Abb. 1a–c. 34jähriger Patient mit **a** röntgenologisch manifester Femurkopfnekrose rechts mit Einbruch der Kopfkontur (*Pfeil*), links klinische Symptomatik ohne röntgenologische Manifestation, **b,c** Kernspintomogramme mit Darstellung des osteonekrotischen Areals links. Es erfolgte die gleichzeitige Versorgung mit intertrochantärer Osteotomie und Spongiosaplastik rechts und Nekroseausräumung und Spongiosaplastik links

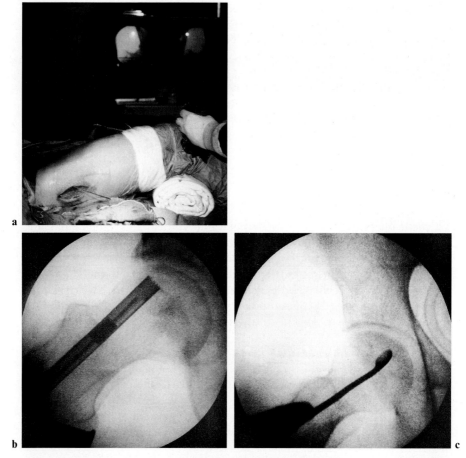

Abb. 2a. Positionierung des Kirschner-Drahtes zur Nekroseanbohrung unter Bildwandlerkontrolle. **b** intraoperatives Kontrollbild der Kirschner-Draht-geführten Fräsung, **c** Ausräumen des kernspintomographisch dargestellten Nekroseareals mit dem scharfen Löffel

lokale Nekroseausräumung und Spongiosaplastik durchgeführt (Abb. 1a–c). Bei 3 Patienten konnte die Nachkontrolle mittlerweile über mehr als 24 Monate verfolgt werden.

Im operativen Vorgehen wurde der kernspintomographisch dargestellte Herd mit einem Kirschner-Draht unter Bildwandlerkontrolle angebohrt. Mit Fräsen, die in einer inneren Führung den Kirschner-Draht aufnehmen, wurde bis zum Herd aufgebohrt und unter intraoperativer Bildwandlerkontrolle der subkortikale Nekrosebezirk mit dem scharfen Löffel ausgeräumt (Abb. 2a–c). Die anschließende Spongiosaplastik wurde aus der Trochanterregion oder aus dem Beckenkamm entnommen.

Ergebnisse und Diskussion

In der präoperativen Zuordnung des Osteonekrosestadiums nach Ficat und Arlet wurden 39 Hüften dem Stadium II, 27 dem Stadium III und 7 dem Stadium IV zugeordnet. Bei der Nachuntersuchung, durchschnittlich 2,7 Jahre postoperativ, war der Grad der Deformierung des Hüftgelenks in 42 Fällen dem Stadium II vergleichbar, in 10 dem Stadium III und in 8 dem Stadium IV (Tabelle 2). Bei 13 intertrochantären Osteotomien hatte zwischenzeitlich eine Versorgung mit einer Totalendoprothese vorgenommen werden müssen. Dabei läßt sich keine Zuordnung des Stadiums der Osteonekrose zur Häufigkeit der Endoprothesenversorgung erkennen. Röntgenologisch zeigten sich sowohl fortschreitende Destruktionen als auch deutliche Konsolidierungen mit Verbesserung der Belastungssituation nach Umstellungsosteotomie. Betrachtet man die röntgenologische Gegenüberstellung des präoperativen Osteonekrosestadiums und der postoperativen Pfannen- und Kopfkonturbeurteilung, so ergibt sich unter der Berücksichtigung der 13 Totalendoprothesen eine Verschlechterung in 14 Fällen, entsprechend 19%.

Die Korrelation der radiologischen Ausheilung mit der klinischen Schmerzhaftigkeit zeigte bei den 42 Hüften im Stadium II 23mal subjektive Schmerzfreiheit und 15mal tolerablen Schmerz (Tabelle 3). Im Stadium III überwiegt die Zahl der Hüften mit tolerabler Schmerzhaftigkeit. Entgegen den Erwartungen findet sich im Stadium IV in 2 Fällen eine völlige Schmerzlosig-

Tabelle 2. Zuordnung der knöchernen Veränderungen entsprechend der Einteilung nach Ficat präoperativ sowie bei der Nachuntersuchung (n = 73)

Stadium	Präoperativ [n]	Bei Nachuntersuchung (2,7 Jahre postoperativ) [n]
II	39	42
III	27	10
IV	7	8
		13 TEP

Tabelle 3. Zuordnung der Schmerzausprägung zu den röntgenologischen Verhältnissen bei Nachuntersuchung

Stadium	Schmerz kein [n]	leicht/mäßig [n]	stark [n]
II	23	15	4
III	1	8	1
IV	2	4	2
			13 TEP

keit und in 4 Fällen eine tolerable Schmerzausprägung. In der Gesamtbeurteilung sind somit 53 (72,6%) Osteotomien als subjektiv gut und zufriedenstellend zu bewerten.

Vom funktionellen Ergebnis her fand sich in 15 Fällen eine völlig freie Beweglichkeit des Hüftgelenks. 32 Patienten klagten über eine tolerable, nicht funktionsmindernde Bewegungseinschränkung, bei 13 war die Beugung auf weniger als 80° eingeschränkt bzw. eine Beugekontraktur von 20° und mehr vorzufinden. 5 Patienten konnten weniger als 100 m gehen, 1 Patient war völlig auf das Haus beschränkt. Bei dieser Bewertung sind die 13 endoprothetisch versorgten Hüftgelenke nicht berücksichtigt.

Die Komplikationsrate der Umstellungsosteotomie bei Femurkopfnekrose muß als vergleichbar hoch angesehen werden. Bei 6 Fällen der 73 nachkontrollierten Osteotomien fanden sich Pseudarthrosen, die revidiert werden mußten. In 7 Fällen war eine verzögerte Konsolidierung der Osteotomie zu beobachten.

Die Beurteilung der radiologischen Ausheilung kann mit dem funktionellen Bild und dem Befinden des Patienten nicht in Einklang gebracht werden. Es findet sich eine deutliche Diskrepanz zwischen teilweise fortgeschrittenen, sekundär arthrotischen Veränderungen und relativer Beschwerdefreiheit.

Bei der Nachbefragung, durchschnittlich 6,8 Jahre postoperativ, waren von den ursprünglich 56 intertrochantären Osteotomien mittlerweile 16 totalendoprothetisch versorgt und in 5 Fällen war eine Prothesenimplantation geplant. Bei 35 der 56 intertrochantären Osteotomien (62,5%) bestand die intertrochantäre Osteotomie weiterhin als Dauerversorgung. 24 dieser 35 Osteotomien (69%) erreichten im Mathis-Score (max. 68 Punkte) eine Punktzahl von 50 und mehr.

Somit zeigt sich, daß sich die Anzahl der totalendoprothetischen Versorgungen nach intertrochantärer Osteotomie in Grenzen hält.

Die Einschränkungen im Mathis-Score zeigten sich insbesondere in der Kategorie „auf und nieder". So hatten von den 46 befragten Patienten 16 eine Einschränkung beim „Aufstehen vom Sessel oder Sofa". 15 beim „Hinsetzen auf Sessel oder Sofa", 14 beim „in die Kniebeuge gehen", 18 beim „Wiederhochkommen".

Mit der Darstellungsmöglichkeit der Veränderungen der Femurkopfnekrose im sog. präradiologischen Stadium nach Ficat sind die diagnostischen Voraussetzungen für die Erkennung im Frühstadium verbessert und die Minimierung des operativen Vorgehens ist naheliegend. So wurden seit 1988 in 7 Fällen einer Femurkopfosteonekrose Stadium I eine lokale Nekroseausräumung und Spongiosaplastik ohne intertrochantäre Osteotomie durchgeführt. Das präoperative symptomatische Intervall lag zwischen 8 und 14 Wochen. Der kernspintomographische Hinweis auf das Vorliegen einer Femurkopfnekrose konnte histologisch verifiziert werden. In allen Fällen wurde unmittelbar postoperativ eine Schmerzerleichterung im Hüftgelenk angegeben.

Die 1. Kernspintomographiekontrolle im Zeitraum von 6 Wochen– 3 Monaten postoperativ zeigte bereits Zeichen einer Revitalisierung des Herdes. In einer Folgekontrolle ca. 10 Monate postoperativ war der Herd nicht

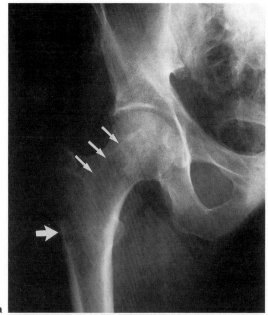

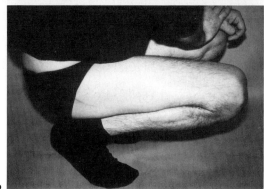

Abb. 3a. Postoperative Röntgenkontrolle nach lokaler Nekroseausräumung und Spongiosaplastik. Das Kortikalisfenster ist refixiert (*dicker Pfeil*), der Bohrkanal ist durch die verminderte Darstellung der Spongiosastruktur zu erkennen (*dünne Pfeile*), **b** freie Beweglichkeit 3 Monate nach lokaler Nekroseausräumung und Spongiosaplastik

mehr zu erkennen. Bei allen Patienten lag eine freie Beweglichkeit vor. Das Hüftgelenk konnte beschwerdefrei belastet werden.

Es wurden keinerlei Schmerzmedikamente genommen. Die Gehstrecke wurde als unbegrenzt mit einer Dauer von mehr als 1 h angegeben. Das Gangbild war normal und beide Hüften seitengleich frei beweglich. Eine Einschränkung der Belastbarkeit lag nicht vor (Abb. 3a, b).

Wenngleich wegen der kleinen Fallzahl nur mit Vorsicht Schlüsse gezogen werden können, so ist doch der postoperative Behandlungsverlauf als erfolgreich zu werten. Dieser Verlauf entspricht den Ergebnissen der experimentellen Studie von Dahners u. Hillsgrove [1], die nach Anbohrung eine schnelle Revaskularisation und einen vollständigen Knochenaufbau in allen Fällen fanden. Das gewählte Vorgehen ist mit der mechanischen Vorstellung von Ficat [4] und Hungerford [11] in Einklang zu bringen, die den erhöhten intramedullären Druck als maßgeblich für das Fortschreiten der Nekrose ansehen, über die Dekompressionsoperation eine Entlastung bewirken und darin die Grundlage für die Ausheilung sehen.

Für die Abwägung des operativen Verfahrens ist zweifellos das vorliegende Stadium der Osteonekrose entscheidend. Angesichts des Verlaufs der von uns dokumentierten Einzelfälle, sehen wir uns ermutigt, im Stadium I der Femurkopfnekrose nach Ficat das im Kernspintomogramm nachzuweisen ist den beschriebenen Minimaleingriff vorzunehmen. Großkalibrige Hohlfräsen, die einen großen Teil des spongiösen Schenkelhalsquerschnitts entfernen und damit zu einer Durchblutungsverminderung im Inneren des Schenkelhalses führen [27] sind für das Vorgehen nicht erforderlich. Dem Patienten kann durch diesen frühzeitigen Minimaleingriff die intertrochantäre Umstellungsosteotomie erspart werden und eine restitutio ad integrum ist möglich.

Konsequenz

Bei einer zufriedenstellenden Versorgung mit intertrochantärer Osteotomie in 62,5 % der Fälle über mehr als 6 Jahre ist dieser gelenkerhaltenden Operationstechnik der Vorzug zu geben. Bei der Betroffenengruppe v. a. im mittleren Lebensalter wird die drohende Hüftendoprothesenversorgung über Jahre vermieden. Auch im röntgenologischen Verlauf ist eine deutliche Besserung der Hüftgelenksverhältnisse festzustellen. Die Umstellungsosteotomie zielt stets auf eine Verbesserung der Belastungsverhältnisse. Ziel ist ein gutes Containment und ein Herausdrehen des Nekroseherdes aus der Belastungszone. Selbst bei radiologisch ungünstig erscheinenden Verläufen zeigen sich teilweise klinisch zufriedenstellende Ergebnisse.

Durch die Möglichkeit der Erfassung der Femurkopfnekrose im präradiologischen Stadium nach Ficat mittels Kernspintomographie ist eine lokale Nekroseausräumung und Spongiosaplastik ohne Umstellungsosteotomie möglich. Die demonstrierten Fälle belegen die Revitalisierung des versorgten Nekroseareals. Bei Nachweis einer Femurkopfnekrose im Frühstadium empfiehlt sich aufgrund der aufgezeigten klinischen und radiologischen Verläufe der Minimaleingriff in Form der Nekroseausräumung und Spongiosaplastik. Weitere Nachuntersuchungsergebnisse an einer größeren Zahl stehen noch aus.

Zusammenfassung

Es werden die Ergebnisse zweier verschiedener Kollektive aufgeführt.

60 Patienten mit 73 intertrochantären Osteotomien, die zwischen 1980 und 1985 vorgenommen wurden, wurden durchschnittlich 2,7 Jahre postoperativ nachuntersucht. Dabei fanden sich auch bei röntgenologisch fortschreitenden arthrotischen Veränderungen gute funktionelle Ergebnisse mit subjektiver

Beschwerdefreiheit. In 13 Fällen war zwischenzeitlich die Versorgung mit einer Totalendoprothese des Hüftgelenks durchgeführt worden.

In einer Nachbefragung, 6,8 Jahre postoperativ, konnten 46 Patienten mit 56 ursprünglichen intertrochantären Osteotomien erfaßt werden. Bei 35 umgestellten Hüftgelenken (62,5 %) bestand subjektive Zufriedenheit mit dem Umstellungsergebnis. 24 dieser 35 Osteotomien (69 %) erreichten im Mathis-Score eine Punktzahl von 50 und mehr.

Durch die Erkennung der Femurkopfnekrose im präradiologischen Stadium nach Ficat mittels Kernspintomographie konnten seit 1988 bei 7 Patienten lokale Nekroseausräumungen und Spongiosaplastiken durchgeführt werden. Bei kernspintomographischen Nachkontrollen fand sich eine schnelle Revitalisierung des Herdes. Die Patienten zeigten eine freie Beweglichkeit des Hüftgelenks und konnten beschwerdefrei belasten.

Angesichts dieser Ergebnisse werden gelenkerhaltende Operationen bei der Femurkopfnekrose befürwortet. Für die Beurteilung des lokalen Vorgehens im Stadium I nach Ficat bedarf es noch größerer Operationszahlen. Die anfänglichen Ergebnisse ermutigen zur Fortführung der aufgezeigten Behandlungsmethode.

Literatur

1. Dahners LE, Hillsgrove DC (1989) The effects of drilling on revascularization and new bone formation in canine femoral heads with avascular necrosis. J Orthop Trauma 3:309–312
2. Diehlmann W (1987) Gelenke, Wirbelverbindungen, 3. Aufl. Thieme, Stuttgart
3. Ficat P (1980) Vasculäre Besonderheiten der Osteonekrose. Orthopäde 9:238–244
4. Ficat RP (1985) Idiopathic bone necrosis of the femoral head. J Bone Joint Surg [Br] 67:3–9
5. Ganz R, Jakob RP (1980) Partielle avaskuläre Hüftkopfnekrose: Flexionsosteotomie und Spongiosaplastik. Orthopäde 9:265–277
6. Glas K, Krause R, Obletter N, Held P (1989) Die transitorische Hüftosteoporose in der Magnetresonanztomographie. Z Orthop 127:302–307
7. Grimm J, Hopf C, Higer HP (1989) Die Femurkopfnekrose. Z Orthop 127:680–690
8. Heisel J, Schmitt E (1988) Ursache und Behandlungsmöglichkeit von Fehlschlägen nach intertrochantärer Valgisations- Flexionsosteotomie bei Hüftkopfnekrose. Orthop Praxis 752–760
9. Heisel J, Mittelmeier H, Schwarz B (1984) Gelenkerhaltende Operationsverfahren bei der idiopathischen Hüftkopfnekrose. Z Orthop 122:705–715
10. Hori Y (1980) Revitalisierung des osteonekrotischen Hüftkopfes durch Gefäßbündel-Transplantation. Orthopäde 9:255–259
11. Hungerford DS (1980) Knochenmarksdruck, Venographie und zentrale Knochenmarksentlastung bei der ischiämischen Nekrose des Hüftkopfes. Orthopäde 9:245–254
12. Jacobs MA, Hungerford DS, Krackow KA (1989) Intertrochanteric osteotomy for avascular necrosis of the femoral head. J Bone Joint Surg [Br] 71:200–204
13. Kahl N, Böhm E, Arcq M (1988) Die idiopathische Hüftkopfnekrose des Erwachsenen – Verknüpfung klinischer und pathologisch-anatomischer Befunde. Z Orthop 126:487–491
14. Lang P, Jergesen HE, Genant HK, Moseley ME, Schulte-Mönting J (1989) Magnetic Resonance Imaging of the ischemic femoral head in bigs. Clin Orthop Relat Res 244:272–279

15. Markisz A, Knowles RJR, Altchek DW, Schneider R, Whalen JP, Cahill PT (1987) Segmental patterns of avascular necrosis of the femoral head: Early detection with MR Imaging. Radiology 162:717–720
16. Mau H (1982) Entstehung und Frühdiagnostik der idiopathischen Hüftkopfnekrose Erwachsener. Orthop Praxis 751–758
17. Meyers MH (1988) Osteonecrosis of the femoral head. Clin Orthop 231:51–61
18. Miller IL, Savory CG, Polly DW, Graham GD, McCabe JM, Callaghan JJ (1989) Femoral head osteonecrosis. Clin Orthop Relat Res 247:152–162
19. Mitchell MD, Kundel HL, Steinberg ME, Kressel HY, Alavi A, Axel L (1986) Avascular necrosis of the hip. AJR 147:67–71
20. Mitchell DG, Steinberg ME, Dalinka MK, Rao VM, Fallon MF, Kressel HY (1989) Magnetic Resonance Imaging of the ischemic hip. Clin Orthop Relat Res 244:60–77
21. Robinson HJ, Hartleben PD, Lund G, Schreiman J (1989) Evaluation of Magnetic Resonance Imaging in the diagnosis of osteonecrosis of the femoral head. J Bone Joint Surg [Am] 71:650–663
22. Schleberger R, Rädel R (1988) Gelenkerhaltende Operationen bei der Hüftkopfnekrose. Orthop Praxis 750:751
23. Schwetlick G, Rettig H, Kingmüller V (1988) Der gefäßgestielte Beckenspan zur Therapie der Hüftkopfnekrose des Erwachsenen. Z Orthop 126:500–507
24. Sciuk J, Schober O (1989) Nuklearmedizinische Diagnostik von Hüftgelenkserkrankungen im Erwachsenenalter. Radiologe 29:492–500
25. Stulberger BN, Leine M, Bauer TW, Belhobek GH, Pflanze W, Feiglin DHI, Roth AI (1989) Multimodality approach to osteonecrosis of the femoral head. Clin Orthop Relat Res 240:181–192
26. Takatori Y, Kamogawa M, Kobubo T, Nakamura T, Ninomiya S, Yoshikawa K, Kawahara H (1987) Magnetic resonance imaging and histopathology in femoral head necrosis. Acta Orthop Scand 58:499–503
27. Wagner H (1968) Die idiopathische Hüftnekrose des Erwachsenen – Ätiologie, Pathogenese, Klinik u. Therapie der idiopathischen Hüftkopfnekrose. Verh Dtsch Orthop Ges 54:224–235
28. Wagner H, Zeiler G (1980) Idiopathische Hüftkopfnekrose. Orthopäde 9:290–310
29. Willert HG, Buchhorn G, Zichner L (1980) Ergebnisse der Flexionsosteotomie bei der segmentalen Hüftkopfnekrose des Erwachsenen. Orthopäde 9:278–289

Korrekturosteotomien und Hüftkopfstanzen bei Hüftkopfnekrosen – Verlaufskontrollen – Langzeitergebnisse

W. Steinleitner, B. Wiegand und M. Herzberger

Orthopädische Klinik St. Vincentius Krankenhaus, Steinhäuserstr. 18, D-7500 Karlsruhe 1

Die aseptische Hüftkopfnekrose betrifft die partielle oder vollständige Destruktion des Hüftkopfes. Unterschiedliche Ursachen werden für die Entstehung dieser Erkrankung angeschuldigt. Diskutiert werden neben vaskulären und konstitutionellen auch metabolische Störungen. Abzugrenzen hiervon ist die durch einen Unfall verursachte posttraumatische HKN [7].

Die Hüftkopfnekrose ist ein Krankheitsbild, das in den letzten 20 Jahren zugenommen hat und vorwiegend jüngere schwerarbeitende Männer befällt. Das besondere dieser Erkrankung ist, daß sie im Anfangsstadium klinisch stumm ist; selbst wenn Beschwerden auftreten, sind sie meist gering und nur von kurzer Dauer. Röntgenaufnahmen der betroffenen Gelenke sind in diesem Stadium unauffällig.

Einleitung

In den Jahren 1969–1988 wurden an der Orthopädischen Klinik des St. Vincentius-Krankenhauses Karlsruhe über 200 Personen wegen einer Hüftkopfnekrose operativ behandelt. Der überwiegende Teil wurde primär mit einer Hüftendoprothese versorgt.

Berichtet wird über die Nachuntersuchungsergebnisse des Patientenkollektivs, welches primär durch eine Umkehrstanze oder eine Umstellungsoperation bzw. durch die Kombination beider Verfahren versorgt wurde.

Im Zeitraum von 1969–1988 wurden 75 Personen an 98 Hüften operiert. 53 ehemalige Patienten sandten uns den vor der klinischen Untersuchung verschickten Fragebogen zurück, welcher Angaben zur persönlichen, beruflichen und sportlichen Situation beinhaltete. 34 Personen, 29 Männer und 5 Frauen konnten wir klinisch und radiologisch nachuntersuchen, 11 waren zwischenzeitlich verstorben.

Durch die Studie sollte das weitere Schicksal der operierten Hüftgelenke nachuntersucht werden. Die Studie sollte retrospektiv veranschaulichen, unter welchen Vorraussetzungen es noch sinnvoll ist, eine gelenkerhaltende Operation durchzuführen.

Präoperative radiologische Beurteilung

Die Einteilung erfolgte nach der von Arlet u. Ficat [1] angegebenen Stadieneinteilung 0–IV.

Im Stadium I dem präradiologischen Stadium ist das Röntgenbild unauffällig oder zeigt eventuell nur eine geringgradige Osteoporose. In diesem Stadium ist es entscheidend, die Diagnose HKN zu berücksichtigen.

Im Stadium II finden sich Strukturveränderungen der Spongiosa mit diffuser, fleckiger Porose, Sklerose oder gemischt als fleckige Sklerose. Gelenkspalt und Kopfkontur sind normal.

Im Stadium III bleibt der Gelenkspalt erhalten, die Hüftkopfkontur ist jedoch unterbrochen. Es kommt zur Fragmentbildung.

Im Stadium IV ist der Gelenkspalt flach oder aufgehoben. Es findet sich eine partielle oder vollständige Destruktion des Hüftkopfes.

Präoperative radiologische Befunde

Radiologisch gehörten 1 Hüfte dem Stadium I, 14 dem Stadium II und 27 dem Stadium III an.

Operative Interventionen

Die Indikation zur Stanzung (Umkehrzylinder) sahen wir im Stadium I und II als gegeben. Im Stadium III erfolgte vorzugsweise die Umstellungsosteotomie. Im Stadium IV erfolgte primär die hüftendoprothetische Versorgung.

18mal führten wir eine Stanzung (mit Umkehrzylinder) durch, 22mal Umstellungsosteotomien, 11mal intertrochantäre flektierende-valgisierende Umstellungsosteotomien, 5mal eine flektierende-varisierende Korrektur und 6mal nur Flexionsosteotomien, 2mal führten wir eine Umstellungsosteotomie mit Stanzung durch.

Postoperativ mußten die Patienten für 3 Monate das betreffende Bein entlasten, so daß die mittlere Nachbehandlungsdauer bis zur Vollbelastung 3,8 Monate betrug.

Die klinisch erhobenen Daten wurden in einem standardisierten Nachuntersuchungsbogen vermerkt. Die Auswertung erfolgte nach der Einteilung von Merle d'Aubigne [6].

Nachuntersuchungsergebnisse

1989 konnten 34 ehemalige Patienten, die mit gelenkerhaltenden Eingriffen versorgt worden waren, nachuntersucht werden. In 8 Fällen erfolgte ein doppelseitiger gelenkerhaltender Eingriff (3mal doppelseitige Stanzung und 5mal doppelseitige Umstellungsosteotomie). Je 21mal war die rechte bzw. linke Hüfte betroffen.

Das präoperative Durchschnittsalter betrug 43,65 Jahre, das postoperative 52,35 Jahre, im Mittel waren 9,7 Jahre zwischen Operation und Nachuntersuchung vergangen.

Nach Auswertung unserer Krankenakten fiel auf, daß 3 Erkrankungen, die als begünstigende Faktoren zur Entstehung einer HKN angesehen werden, im Vordergrund standen 1. Hyperurikämie (12), 2. Alkoholabusus (12) und 3. Nikotinabusus (11).

Radiologische Befunde (Einteilung nach Arlet u. Ficat [1]) bei der Nachuntersuchung

Radiologisch gehörten 3 Hüften dem Stadium I (sie rekrutierten sich aus der Stanzengruppe), 9 dem Stadium II (6mal Stanzengruppe und 3mal Umstellungsgruppe), 10 dem Stadium III (4mal Stanzengruppe und 6mal Umstellungsgruppe) und 4 dem Stadium IV (1mal aus der Stanzengruppe) an. 16 Hüften mußten mit einer Endoprothese versorgt werden. Die hüftendoprothetische Versorgung erfolgte im Mittel nach 6,7 Jahren, wobei sich der überwiegende Anteil (13) aus dem Stadium III (Umstellungsgruppe) rekrutierte.

6 Patienten arbeiten weiter in ihrem alten Beruf, 4 können ihn mit gewissen Einschränkungen durchführen, 7 haben einen Arbeitsplatzwechsel hinter sich, 17 wurden berentet bzw. waren schon berentet.

Nach Auswertung unserer Fragebögen zeigte sich, daß immerhin noch 7 Nachuntersuchte ihrem alten Sport nachgehen können (4mal Stanzgruppe und 3mal Umstellungsgruppe), 5 haben die Sportart gewechselt (4mal Stanzgruppe und 1mal Umstellungsgruppe), 10 mußten ihre sportlichen Aktivitäten aufgeben (2mal Stanzgruppe und 8mal Umstellungsgruppe) und 12 betrieben zuvor auch keinen Sport (5mal Stanzgruppe und 7mal Umstellungsgruppe).

Subjektiv äußerten 7 operativ versorgte Patienten weitgehende Beschwerdefreiheit, 19 bezeichneten ihren Zustand als gebessert, 11 als unverändert und 5 als verschlechtert. Hierzu sei erwähnt, daß 11 der 16 endoprothetisch versorgten weitgehend schmerzfrei sind bzw. ihren Zustand als gebessert sehen. 2 geben nach Implantation Beschwerden an, 3 stehen zur Wechseloperation an.

Die klinische Untersuchung wurde nach dem Schema von Merle d'Aubigne [6] ausgewertet. Es berücksichtigt die Parameter Schmerz, Gehfähigkeit und Beweglichkeit bezogen auf das Hüftgelenk. Jeder dieser 3 Parameter wird einem Punktschlüssel mit 1 als dem schlechtesten Wert und 6 als dem besten zugeordnet.

Die Auswertung nach Umsetzung in das Schema von Merle d'Aubigne ergab nach Zusammenfassung der Kriterien:

		Präoperativ	Postoperativ
Schmerz	0 =	(2,88)	(5,04)
Motilität	0 =	(5,73)	(5,38)
Gang	0 =	(4,23)	(5,15)

für Personen die nicht mit einer Hüftendoprothese versorgt sind.

Für die hüftendoprothetisch versorgten Patienten stellt sich die Situation wie folgt dar

		Präoperativ	Postoperativ
Schmerz	0 =	(2,82)	(5,00)
Motilität	0 =	(5,00)	(5,13)
Gang	0 =	(4,18)	(4,63)

Schlußfolgerung

Unsere Nachuntersuchungen konnten zeigen, daß eine Abhängigkeit zwischen der Diagnose dieser Erkrankung in einem frühen Stadium und postoperativer Überlebenszeit des betroffenen Hüftgelenks besteht. Für die Prognose einer gelenkerhaltenden Versorgung ist die durch CT, NMR und radiologische Verfahren festgestellte präoperative Ausdehnung des Nekrosebezirks von entscheidender Bedeutung. Hervorzuheben ist die NMR, da durch dieses neuartige Verfahren bereits im Stadium I eine HKN zu diagnostizieren ist.

Patienten, die dem Stadium II, in wenigen Fällen auch dem Stadium III angehörten und nur durch eine Stanzung (Umkehrzylinder) versorgt wurden, zeigten vorwiegend gute Resultate, nur 3 [Stadium II (1) und Stadium III (2)] mußten mit einer Hüftendoprothese versorgt werden. Der Grund liegt nach Untersuchungen von Ficat [2] in einer Dekompression des Markraums. Ungünstigere Ergebnisse wiesen die Hüftgelenke auf, die dem Stadium III angehörten und durch Umstellungsosteotomien versorgt wurden. Dennoch sollte bei einer mittleren Überlebenszeit der umgestellten Hüftgelenke von 6,7 Jahren bis zum endoprothetischen Ersatz zunächst dieser Weg begangen werden. Die Patienten sollten im Aufklärungsgespräch besonders bei radiologischen Veränderungen im Stadium III auf die Erfolgschancen, wobei es in unserem Krankengut große individuelle Schwankungen gab, hingewiesen werden.

Bemerkenswert ist auch die Tatsache, daß 15 Personen weiter in einem Beruf tätig sind und immerhin noch 12 Personen einer Sportart nachgehen. Unseres Erachtens ist es gerechtfertigt, Patienten einen gelenkerhaltenden Eingriff am betroffenen Hüftgelenk im Stadium I–III anzuraten, da im Stadium I und größtenteils II ein Fortschreiten der Erkrankung verhindert werden kann. Wird in diesen Stadien (I und II) nicht operativ interveniert, kann es zur Katastrophe kommen, wie Arbeiten von Ficat [2], Marcus [5] und Hungerford [3, 4] belegen können. Im Stadium III kann meistens die HKN nicht gestoppt, zumindest aber der endoprothetische Ersatz hinausgezögert werden.

Zusammenfassend läßt sich sagen, daß die Bedeutung der Hüftkopfnekrose darin liegt, sie als solche frühzeitig, möglichst vor dem Auftreten radiologischer Veränderungen zu erkennen und sie einer adäquaten operativen Therapie zuzuführen.

Literatur

1. Arlet J, Ficat P (1968) Diagnostic de l'osteonecrose femo-capitale au stade I. Rev Chir Orthop 54:637
2. Ficat P et al. (1971) Resultats therapeutiques du forage biopsie dans les osteonecroses femo-capitales primitives (100 cas). Rev Rhum 38:269
3. Hungerford DS (1975) Early diagnosis of ischemic necrosis of the femoral head. John Hopkins Med J 137:270
4. Hungeford DS (1978) Alcohol associated ischemic necrosis of the femoral head. Clin Orthop 130:144
5. Marcus ND, Enneking WF, Massam RA (1973) The silent hip in idiopathic aseptic necrosis. J Bone Joint Surg [Am] 55:1351
6. Merle D'Aubigne R et al. (1965) Idiopathic necrosis of the femoral head in adults. J Bone Joint Surg [Br] 41:612
7. Reichelt A (1969) Die idiopathische Hüftkopfnekrose. Z Orthop 106:273

Planung und Vorgehen bei operativ erhaltenden Maßnahmen in der Therapie der Hüftkopfnekrose

M. Kunz

Orthopädische Klinik der St.-Elisabeth-Klinik, Kapuzinerstr. 4, D-6630 Saarlouis

Die operative Behandlung der idiopathischen Hüftkopfnekrose stellt uns noch immer vor große Probleme in der Festlegung der zu ergreifenden Maßnahmen. In der Literatur sind in den letzten 20 Jahren nicht wenige Verfahren beschrieben, die ein gelenkerhaltendes operatives Konzept beinhalten. Dabei handelt es sich im wesentlichen um Korrekturosteotomien in verschiedenen Ebenen und das Ausräumen der Nekrosezone oder Anbohren der betroffenen Hüftkopfbezirke. Die Erfahrungen reichen bis zur gefäßgestielten Knochentransplantation.

Trotz der aufwendigen Verfahren muß doch in vielen Fällen nach relativ kurzer Zeit das Hüftgelenk wegen der anhaltenden Beschwerden durch eine Totalendoprothese ersetzt werden.

Unsere Erfahrung mit verschiedenen Umstellungsosteotomien in den Jahren 1975–1984 zeigt, daß in fast 50% der Fälle schon nach 2–5 Jahren die Implantation einer Totalendoprothese erfolgen mußte.

Da die Umstellungsosteotomie kein kleiner Eingriff ist und häufig schon nach kurzer Zeit der totalendoprothetische Ersatz des Hüftgelenks erfolgen muß, stellt dieses Vorgehen für die Patienten eine nicht unerhebliche Belastung dar. Insbesondere wenn man bedenkt, daß nach Literaturangaben die komplizierten mehrdimensionalen intertrochantären Umstellungsosteotomien mit einer erheblichen Komplikationsrate behaftet sind. Abgesehen von den Infektionsraten sind Plattenausbrüche und Pseudoarthroseraten bis zu 20% beschrieben. Dies bedeutet für die betroffenen Patienten häufig eine mehrfache Reintervention im Bereich der Osteotomie, wobei dann in vielen Fällen der Hüftkopf nur kurzfristig erhalten werden kann.

Seit 1985 haben wir daher unsere Konzeption in der Therapie der Hüftkopfnekrose geändert und versucht, klarere Kriterien zu schaffen, um dem Patienten einen mehrjährigen Leidensweg zu ersparen oder diesen zumindest zu verkürzen.

Durch die Einführung der Computertomographie und der Kernspintomographie ist es heute möglich, genauere Vorstellungen über die Ausdehnung der Nekrose im Hüftkopf zu erhalten.

Zunächst liegen von den Hüftgelenken normalerweiser Nativröntgenaufnahmen vor. Wir streben an, daß zumindest eine Hüftübersicht in Mittelstellung, also in korrekter Rotationsstellung der Beine, vorhanden ist. Weiterhin eine seitliche Aufnahme sowie ggf. die modifizierte Röntgenaufnahme nach

Schneider [4], die in vielen Fällen relativ gut erkennen läßt, wie groß die Nekrosezone bzw. der Kopfeinbruch ist. Die Ausdehnung der Nekrose wird in der Literatur in verschiedene Stadien eingeteilt. Meistens werden 4 Stadien gewählt. Die beiden ersten Stadien sind dadurch gekennzeichnet, daß ein Kopfeinbruch mit Stufenbildung der Hüftkopfbegrenzung noch nicht stattgefunden hat. Beim Stadium III und IV finden sich bereits ausgedehntere Nekrosen mit Stufenbildung, Sequesterbildung sowie schließlich Arthrose.

Noch vor 3 Jahren haben wir nach Nativröntgenaufnahmen bei Verdacht auf Hüftkopfnekrose zunächst eine Knochenszintigraphie und Computertomographie durchgeführt. Die Knochenszintigraphie führt jedoch meist zu keinen wesentlichen neuen Erkenntnissen, zumal sie in Frühstadien noch negativ sein kann. Die Computertomographie der Hüftgelenke läßt hingegen schon in früheren Stadien die ungefähre Ausdehnung, mit Größe der Nekrose- und Sklerosierungszone sowie einen Kopfeinbruch erkennen.

Durch Einführung der Kernspintomographie hat sich in der Diagnostik eine entscheidende Verbesserung ergeben. Wir können nun bereits in Frühstadien, selbst wenn röntgenologisch noch keine Veränderungen zu erkennen sind, eine Hüftkopfnekrose nachweisen. Die Bilder zeigen uns schon frühzeitig die in dieser Größe nicht vermutete Ausdehnung der Nekrosezone. Weiterhin finden sich bereits häufig Zeichen einer Beteiligung der Gegenseite, die klinisch noch überhaupt nicht relevant ist.

Somit nimmt die Kernspintomographie einen zentralen Platz in der Diagnostik der Hüftkopfnekrose ein. Weiterhin ist sie auch gut geeignet zur Planung des notwendigen operativen Eingriffs.

Die Kernspintomographie hat in unserer Klinik praktisch vollständig die nicht mehr obligaten Untersuchungen wie Knochenszintigraphie und Computertomographie abgelöst. Kritisch zu betrachten sind hier die entstehenden Kosten. Die Entscheidung, ob bei Hüftbeschwerden ohne röntgenologische Kriterien daher eine Kernspintomographie durchgeführt wird, gehört somit in die Kompetenz eines erfahrenen Orthopäden.

Die Ultraschalluntersuchung der Hüftgelenke hat sich ebenfalls als zusätzliches Kriterium, insbesondere beim schnellen Durchchecken einer Hüfte bewährt. Hierbei können Hüftgelenkergüsse erkannt werden, ohne den Patienten durch aufwendige und kostspielige Untersuchungen zu belasten.

Als invasives Verfahren spielt zwischenzeitlich auch die Hüftarthroskopie eine zunehmende Rolle. Dabei wird die Arthroskopie aber erst durchgeführt, wenn die Entscheidung zur Operation gefallen ist. Hierbei gibt die Arthroskopie letzte Aufschlüsse über den Zustand des Hüftgelenks, insbesondere können ausgedehnte Knorpeleinbrüche am Hüftkopf festgestellt werden. Die Arthroskopie wird dabei dem sanierenden Eingriff direkt vorgeschaltet. Gegebenenfalls wird aufgrund des Arthroskopiebefundes die Konzeption, ob Umstellungsosteotomie oder Spongiosaplastik, noch geändert.

Das operative Vorgehen läßt in unserer Klinik im wesentlichen 3 große Wege erkennen. Wir führen Spongiosaplastiken, Umstellungsosteotomien oder den totalendoprothetischen Ersatz der Hüfte je nach Stadium der Nekrose durch. Gefäßgestielte Transplantationen sind uns nicht möglich. Weiterhin haben wir die reine Anbohrung und Druckentlastung des Hüftkopfes verlassen.

An Korrekturosteotomien führen wir im wesentlichen die kombinierte Flexionsosteotomie mit Valgisierung des Hüftkopfes durch. Das angestrebte Ziel ist, den Nekrosebezirk aus der Hauptbelastungszone im Hüftgelenk auszuschwenken. Hierbei spielen die zuvor durchgeführten diagnostischen Verfahren einschließlich der Arthroskopie eine zentrale Rolle. Die Arthroskopie hat uns in den letzten Jahren gezeigt, daß die zuvor theoretisch festgestellte Möglichkeit der Entlastung der Nekrosezone in vielen Fällen nur unzureichend möglich ist. Wir stellen daher die Indikation zur Flexion und Valgisierung heute eher kritischer als vor einigen Jahren. Ein Hauptargument zu dieser Haltung ist auch die Erschwerung einer zukünftigen Operation. Es hat sich gezeigt, daß die Osteotomien, insbesondere bei starker Flexion und Valgisierung ggf. mit Unterstellung des Hüftkopfes die Implantation einer Totalendoprothese doch erheblich erschweren. Die Operationszeiten werden bei der Protheseimplantation verlängert. Komplikationen mit Schaftbrüchen sind hierbei nicht selten.

Aufgrund dieser Erfahrungen präferieren wir in den letzten Jahren im Stadium I und II die Operation ohne Osteotomie. Zunächst wird die Arthroskopie des Hüftgelenks durchgeführt. Hierbei kann der Erguß abgelassen und eine Entlastung der Kapsel erreicht werden. Die Beurteilung der Knorpelverhältnisse am Hüftkopf wird möglich. Bei erfolgversprechender Sanierungsmöglichkeit durch Spongiosaplastik erfolgt in gleicher Sitzung durch einen Bohrkanal vom Trochanter major her die Herdausräumung der Nekrose. Wichtig ist dabei die Durchbrechung der Sklerosierungszone, die dreidimensional sehr ausgedehnt sein kann. Eine Bildwandlerkontrolle ist daher intraoperativ unumgänglich. Gleichzeitig kann durch das Arthroskop die Operation gut kontrolliert werden, so daß keine zusätzlichen Schäden im Hüftgelenk gesetzt werden. Anschließend erfolgt die autologe Spongiosaplastik, wobei wir Spongiosa aus dem Schienbeinkopf zusammen mit Fibrinkleber verwenden.

Postoperativ wird das Hüftgelenk für 3 Monate mit Gehstützen entlastet. Die Operation selbst stellt für den Patienten im Vergleich zur Umstellungsosteotomie den deutlich kleineren Eingriff dar. Die Operationszeiten sind erheblich verkürzt. Wesentliche Blutungen treten nicht auf. Die Gefahr einer Pseudarthrose oder eines Klingenausbruchs besteht ebenfalls nicht. Die Patienten sind postoperativ sehr schnell mobil und können frühzeitig aus der stationären Behandlung entlassen werden.

Ein wesentlicher Vorteil dieser Operation ist schließlich, daß bei weiterem Fortschreiten der Nekrose und zunehmenden Beschwerden des Patienten der totalendoprothetische Ersatz durch eine selbsthaftende Prothese nicht zusätzlich erschwert wird.

Nach dieser Konzeption haben wir in den letzten 5 Jahren seit 1985 54 Patienten mit Hüftkopfnekrosen operiert. Es handelte sich dabei in allen Fällen um Männer. Die Patienten waren zwischen 27 und 59 Jahre alt. Jeweils 21 Fälle fanden sich in den Altersgruppen 40–49 sowie 50–59 Jahre.

Die Verteilung der durchgeführten Operationen zeigt ein eindeutiges Überwiegen des totalendoprothetischen Ersatzes. Durch die verfeinerten Diagnosen sind wir eher dazu übergegangen, frühzeitig den alloplastischen Hüftgelenkersatz mittels selbsthaftender Prothese vorzunehmen. Gerade die Kernspintomographie sowie die Arthroskopie haben doch Aufschluß darüber gegeben, daß der Hüftkopf häufig stärker zerstört ist, als ursprünglich angenommen.

Die hohe Zahl von 35 Totalendoprothesen ist auch dadurch zu erklären, daß ⅓ der Patienten bereits in früheren Jahren vor 1985 durch eine Umstellungsosteotomie versorgt worden waren. Aufgrund unserer Kriterien ist somit die Flexions-Valgisierungs-Osteotomie auf den letzten Platz der operativen Möglichkeiten zurückgefallen. Das Verhältnis hat sich im Vergleich zu früher eindeutig umgedreht.

Von den nach diesen Kriterien durchgeführten hüftgelenkerhaltenden Operationen wurde bei insgesamt 8 Umstellungsosteotomien zwischenzeitlich bei 2 Patienten ebenfalls der totalendoprothetische Ersatz des Hüftgelenks erforderlich. Es handelt sich um Patienten, die 3 und 4 Jahre zuvor operiert worden waren. Bei den Patienten mit Spongiosaplastik des Hüftkopfes wurde bisher noch bei keinem der totalendoprothetische Ersatz des Hüftgelenks erforderlich. Dies heißt jedoch nicht, daß die Spongiosaplastik ein Fortschreiten der Hüftkopfnekrose bisher verhindert hat. Die Verlaufskontrollen zeigen insbesondere röntgenologisch bei 5 der 11 Patienten eine weiterbestehende Nekrose. Wir können hier die Angaben aus der Literatur bestätigen, daß das klinische Bild des Patienten in den meisten Fällen anders aussieht. Die Patienten können ihr Gelenk voll belasten ohne wesentliche Schmerzangabe.

Aufgrund der doch relativ geringen Anzahl der Fälle wollen wir dieses oben dargestellte Verfahren in keinem Fall als repräsentativ herausstellen. Die Konzeption hat sich jedoch durch die Erfahrung der letzten Jahre für uns als gangbar herausgestellt. Insbesondere wollen wir eine Belastung des Patienten durch mehrfache Operationen, die schließlich doch nur eine Verlängerung des Leidensweges darstellen, vermeiden. Wir präferieren daher den relativ kleinen Eingriff der Nekroseausräumung mit Spongiosaplastik nach Arthroskopie. Bei großen Nekrosen mit Kopfeinbruch wird jedoch in den meisten Fällen nur noch der zementfreie Ersatz des Hüftgelenks übrigbleiben.

Literatur

1. Heisel J, Schmitt E (1988) Ursache und Behandlungsmöglichkeit von Fehlschlägen nach intertrochantärer Valgisations-Flexionsosteomie bei Hüftkopfnekrose. Orthop Prax 12:752
2. Heisel J, Mittelmeier H, Schwarz B (1989) Gelenkerhaltende Operationsverfahren bei der idiopathischen Hüftkopfnekrose. Z Orthop 122:705
3. Schleberger R, Rädel R (1988) Gelenkerhaltende Operationen bei Hüftkopfnekrose. Orthop Prax 12:750
4. Schneider R (1970) Radiologische Funktionsdiagnostik zur Planung der intertrochanteren Osteotomie. Schweiz Ges Orthop 131

Die operative Behandlung der idiopathischen Hüftkopfnekrose des Erwachsenen – Klinische und radiologische Diskrepanzen

P. Tichy und G. v. Salis-Soglio

Orthopädische Klinik der Medizinischen Universität zu Lübeck, Ratzeburger Allee 160, D-2400 Lübeck

An der Orthopädischen Universitätsklinik in Lübeck wurden in den Jahren 1974–1986 bei 37 Patienten 46 idiopathische Hüftkopfnekrosen operativ behandelt. Es handelte sich ausschließlich um männliche Patienten, bei denen in 51,3% beidseits eine Hüftkopfnekrose nachzuweisen war. Das Durchschnittsalter zum Zeitpunkt der Operation betrug 41,1 Jahre.

Die operativen Maßnahmen bestanden aus:
- 3 Spongiosaauffüllungen,
- 16 Umstellungsosteotomien,
- 27 Endoprothesen (21 TEP, 6 Wagner-Cups).

Dieses Patientenkollektiv wurde 1986 und erneut 1990 klinisch und radiologisch nachuntersucht. Im Folgenden werden die klinischen Verläufe den erhobenen radiologischen Befunden gegenübergestellt.

Von den 16 Patienten mit primären Umstellungsosteotomien konnten 1986 15 Männer (durchschnittlich 4 Jahre postoperativ) nachuntersucht werden. Dabei ergab sich folgende klinische Beurteilung:
- schmerzfrei oder schmerzgelindert: 75%,
- in der Beweglichkeit gebessert oder zumindest gleich: 76%,
- in der subjektiven Einschätzung der Lebenssituation gebessert: 92%.

Im Gegensatz zu diesen guten klinischen Ergebnissen hatten sich die radiologischen Befunde insgesamt deutlich verschlechtert (Abb. 1). Im Vergleich zu den präoperativen Befunden (5 Patienten im Stadium II nach Ficat und 10 Patienten im Stadium III) waren im Durchschnitt 4 Jahre später nur 2 Patienten im Stadium II verblieben, 6 Patienten befanden sich im Stadium III und 7 Patienten hatten sich bis zum Stadium IV verschlechtert. Von diesen wiederum waren zum Zeitpunkt der Nachuntersuchung bereits 3 Patienten mit einer Hüfttotalendoprothese versorgt.

Von den 21 Patienten mit primärer Totalendoprothesenversorgung konnten im Jahre 1986 17 Männer nachuntersucht werden (durchschnittlich 4 Jahre postoperativ).

Dabei ergab sich folgende klinische Beurteilung:
- schmerzfrei oder -gelindert: 79%,
- in der Beweglichkeit gebessert oder gleich: 63%,
- in der subjektiven Einschätzung der Lebenssituation gebessert: 82%.

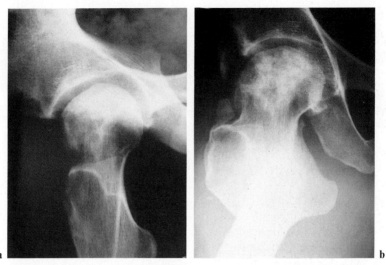

Abb. 1a. 29jähriger Patient, präoperativ frühes Stadium III, **b** 5 Jahre nach Umstellungsosteotomie und Spongiosaauffüllung

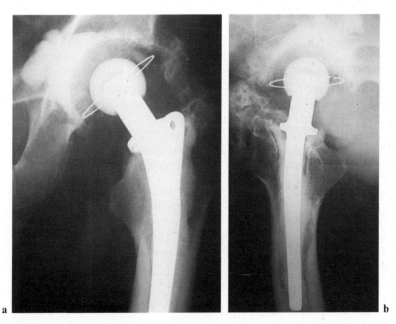

Abb. 2a. 44jähriger Patient, 3 Monate postoperativ und **b** 10 Jahre später

Die operative Behandlung der idiopathischen Hüftkopfnekrose 499

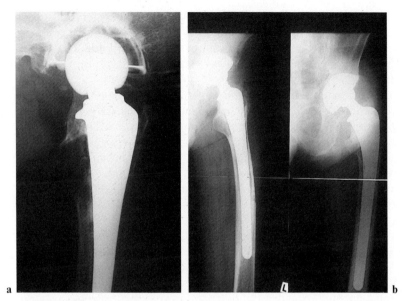

Abb. 3a. Lockerungsbefund 7 Jahre nach Primärimplantation, **b** individuell angefertigte zementfreie Wechselprothese

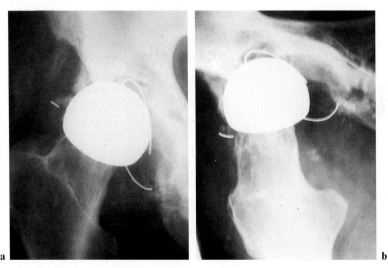

Abb. 4a. 65jähriger Patient, 10,5 Jahre nach Implantation, **b** gleicher Patient, Lauenstein-Aufnahme

Auf den radiologischen Kontrollaufnahmen waren nur 53% der künstlichen Hüftgelenke ohne pathologischen Befund. 29% zeigten periartikuläre Verknöcherungen z.T. erheblichen Ausmaßes. Bei 6% waren radiologische Lockerungszeichen zu erkennen und bei 12% war bereits ein Endoprothesenwechsel vorgenommen worden (Abb. 2).

Von den 6 Patienten, die primär mit einer Wagner-Cup versorgt worden waren, konnten 1986 5 Männer nachuntersucht werden (durchschnittliche Implantationszeit 8 Jahre). Keiner dieser Patienten war schmerzfrei oder schmerzgelindert. Bei 2 Patienten entsprach der Bewegungsumfang dem präoperativen Befund. 1 Patient fühlte sich trotz verbliebener Schmerzen subjektiv besser als vor der Operation.

Die Röntgenaufnahmen zeigten in einem Fall eine Wagner-Cup-Endoprothese ohne pathologischen Befund. In 2 weiteren Fällen fanden sich gleichzeitig Lockerungszeichen sowie periartikuläre Verknöcherungen. Bei 2 Patienten war mittlerweile wegen eines abgerutschten Kopfimplantats der Wechsel auf eine Totalendoprothese vorgenommen worden. 1990 konnten aus dem gesamten Patientenkollektiv 16 Patienten noch einmal untersucht werden (durchschnittlich 8 Jahre nach dem Primäreingriff).

Bei 2 von 5 nachuntersuchten Patienten mit primärer Umstellungsosteotomie zeigte sich klinisch und radiologisch ein günstiger Befund. Sie befanden sich unverändert im Stadium II bzw. III der Hüftkopfnekrose und hatten eine freie Beweglichkeit des Hüftgelenks, es bestanden keine Schmerzen und die Gehstrecke war nicht eingeschränkt. Die 3 anderen Patienten waren zwischenzeitlich mit einer Totalendoprothese versorgt worden.

Von 11 nachuntersuchten Patienten mit primärer Endoprothesenversorgung waren weiterhin 7 schmerzfrei oder schmerzgelindert, 9 Patienten in der Beweglichkeit besser oder zumindest gleich und 8 Patienten in der subjektiven Gesamtbeurteilung im Vergleich zur präoperativen Situation zufrieden.

Die Röntgenkontrollen dagegen zeigten nur in 6 Fällen keinen pathologischen Befund. In einem Fall fanden sich periartikuläre Verknöcherungen, in einem weiteren Fall Zeichen der Implantatlockerung. 3 Totalendoprothesen waren zwischenzeitlich wegen Lockerung gewechselt worden. Bei diesen traten in einem Fall erneut periartikuläre Verknöcherungen auf, bei einem weiteren boten sich erneut Lockerungszeichen (Abb. 3).

Von den 6 Patienten, die primär mit Wagner-Cup versorgt waren, konnten 1990 noch einmal 4 Männer (durchschnittlich 12 Jahre nach der Implantation) untersucht werden. 3 dieser Patienten sind mittlerweile mit einer Totalendoprothese versorgt. Der 4. Patient ist noch Träger der Wagner-Cup und mit dem klinischen Befund zufrieden. Die Röntgenaufnahmen zeigen jedoch eine ausgeprägte Lockerung mit Dislokation der Pfanne (Abb. 4).

Schlußfolgerungen

1. Sowohl bei Umstellungsosteotomien als auch bei Totalendoprothesen sind die klinischen Ergebnisse deutlich besser, als es die radiologischen Befunde erwarten lassen.

2. Patienten mit endoprothetischer Versorgung zeigen hohe Komplikationsraten in Form von periartikulären Verknöcherungen und vorzeitigen Implantatlockerungen.
3. Insbesondere unter Berücksichtigung der befriedigenden klinischen Resultate ist die Umstellungsosteotomie im Stadium II und III der Erkrankung weiterhin Therapie der Wahl. Dabei findet besondere Berücksichtigung der Aspekt, daß der Zeitpunkt der endoprothetischen Versorgung deutlich aufgeschoben werden kann.

Ist die Umstellungsosteotomie bei fortgeschrittener Femurkopfnekrose noch vertretbar?

P. Thümler und L. Wiesner

Orthopädische Abteilung, St. Vinzenz-Krankenhaus, Schloßstr. 85, D-4000 Düsseldorf-Derendorf

Auch nach vielfältigen Deutungsversuchen und Anwendung neuer Untersuchungstechniken muß festgestellt werden, daß die Ursachen der sog. idiopathischen Femurkopfnekrose nicht oder noch nicht ausreichend geklärt sind. Ob eine Abgrenzung der idiopathischen von den symptomatischen Formen möglich ist, kann ebenfalls nicht eindeutig beantwortet werden, da nur ein Teil der Patienten mit Stoffwechselstörungen, pathologischen Leberwerten, Alkoholismus und anderen, ursächlich verantwortlich gemachten Erkrankungen das Schicksal dieser ischämisch bedingten Osteonekrose erleidet. Neben den rheologischen Veränderungen spielen wahrscheinlich besonders belastungsbedingte prädisponierende Faktoren eine zusätzliche Rolle. In vielen Publikationen wird auf den Wert der sog. radiologischen Frühzeichen für Diagnose und Therapie hingewiesen. Stahl et al. konnten eine Klassifizierung und Stadieneinteilung vornehmen, die ebenso wie die Einteilung von Marcus eine deutliche Hilfe für die Operationsentscheidung darstellen.

Solange die Form des Femurkopfes noch weitgehend erhalten ist, sind die Voraussetzungen für eine gelenkerhaltende Operation günstig. Das Stadium VI stellt sicher keine vertretbare Indikation für einen rekonstruktiven Eingriff mehr dar.

Wichtiger noch als die Frage, ob auch beim Kopfeinbruch mit radiologisch sichtbarer Stufenbildung eine Operation erfolgreich sein kann, ist die Forderung nach einer Frühdiagnostik, wenn immer möglich, noch vor dem radiologisch sichtbaren Stadium. Hier stellt die Kernspintomographie eine wichtige Untersuchungsmethode dar.

Unter den gelenkerhaltenden Operationen kommen den Umstellungsosteotomien eine besondere Bedeutung zu, denn sie sind nicht nur in der Lage, die Nekrosebezirke aus dem Hauptbelastungsbereich zu drehen, sondern sie bewirken auch durch muskuläre Entlastung eine Minderung der Beschwerden. Zusätzliche Maßnahmen können den Revitalisierungsprozeß unterstützen.

Wir führen in der Regel eine intertrochantäre Flexions-Valgisierungs-Derotations-Osteotomie durch. Dabei wird der Nekroseherd von der Osteotomieregion kürettiert und mit Eigenspongiosa aus dem entnommenen Keil aufgefüllt. Eine bedeutsame Rolle spielt die muskuläre Entspannung hinsichtlich einer positiven Schmerzbeeinflussung durch entsprechende Keilentnahme.

Eine Umstellungsosteotomie ist bei Nekrosen im Stadium III sicherlich die Methode der Wahl und kann auch bei kleineren Einbrüchen über Jahre Schmerzlinderung und Gehfähigkeit erhalten. Bei ausgedehnten Nekroseherden mit großen Nekrosewinkeln läßt sich der betroffene Bezirk durch eine Umstellungsosteotomie nur unzureichend aus der Belastungszone bringen. Wenn auch eine gewisse Revitalisierung möglich ist, kann die Deformierung des Kopfes und die durch Inkongruenz entstehende Sekundärarthrose nicht mehr wesentlich beeinflußt werden.

Bei aller Zurückhaltung gegenüber dem künstlichen Gelenkersatz besonders im Hinblick auf die befallene Altersgruppe, müssen wir bei der Indikation zur Umstellungsosteotomie im Stadium IV und V nicht nur mögliche Operationsrisiken, sondern auch sozial-medizinische Faktoren berücksichtigen.

Lange Rehabilitationszeiten mit oft monatelanger Entlastung der operierten Seite erzwingen Probleme der Arbeitsplatzsicherung und fördern frühzeitige Berentung.

Bei Doppelseitigkeit der unterschiedlichen Stadien ist eine entsprechende postoperative Entlastung nicht möglich.

Die Aussage, daß auch im fortgeschrittenen Stadium der Hüftkopfnekrose *sehr oft* durch wiederherstellende Operationen die Hüftgelenke über 10 Jahre funktionstüchtig erhalten werden können, kann mit unseren Zahlen nicht bestätigt werden.

Eigene Untersuchungen

An der Orthopädischen Abteilung des St. Vinzenz-Krankenhauses in Düsseldorf konnten Röntgenbilder von Patienten aus den Jahren 1984–1988 mit idiopathischer Femurkopfnekrose ausgewertet werden. Diese Patienten wurden entsprechend nachuntersucht. Lediglich die Patienten wurden radiologisch und klinisch in die Untersuchung aufgenommen, bei denen eine Operation im Stadium IV–VI durchgeführt worden war.

So konnten bei insgesamt 30 Patienten 36 Gelenke radiologisch und klinisch nachgeprüft werden.

Nach durchschnittlich 2,4 Jahren mußten 5 Totalendoprothesen nach Umstellungsosteotomien im Stadium IV der Nekrose und nach 1,6 Jahren 3 künstliche Hüftgelenkersatzoperationen nach Umstellung im Stadium V durchgeführt werden.

Im Stadium VI wurde immer primär eine Totalendoprothesenoperation vorgenommen.

Bei 16 Patienten lag ein doppelseitiger Befall vor, wobei 22 Hüftgelenke das Stadium IV–VI aufwiesen. 10 Gelenke wurden im Stadium I–III behandelt. Diese Fälle blieben bei der Auflistung unberücksichtigt. Das Durchschnittsalter der Patienten betrug 41,7 Jahre. Es handelte sich um 24 Männer und 6 Frauen.

Die klinischen Untersuchungen ergaben keine wesentlichen Unterschiede. Es war jedoch eine gewisse Tendenz zur negativen Seite bei der vorher schon durchgeführten Umstellungsoperation und nachfolgender Totalendoprothesenoperation bei 8 Patienten nachzuweisen. Die 6 noch verbliebenen Umstellungsosteotomien beziehen sich auf 5 Gelenke im Stadium IV und ein Gelenk im Stadium V.

Wie auch schon in publizierten Untersuchungen festgestellt, finden sich vermehrt periartikuläre Ossifikationen bei Operationen wegen idiopathischer Femurkopfnekrose. So fanden wir bei 21 zementierten Totalendoprothesen insgesamt 4mal häufiger periartikuläre Ossifikationen. Noch höher war der prozentuale Anteil bei den Patienten, bei denen eine Totalendoprothese nach Umstellungsoperationen vorgenommen werden mußte.

Wegen der veränderten Verhältnisse der Umstellungsosteotomie im proximalen Femurende verwenden wir bei zementfreier und bei zementierter Technik die computergestützt hergestellte Totalendoprothese. Im Fall der zementfreien Implantation kommt eine Totalendoprothese mit Hydroxylapatitkeramikbeschichtung zur Anwendung.

Femurkopfnekrosen des jungen Erwachsenen: Bringt die Flexionsosteotomie Vorteile gegenüber einer primären Hüftendoprothese?

A. Perrenoud, G. U. Exner und A. Schreiber

Orthopädische Universitätsklinik Balgrist, Forchstr. 340, CH-8008 Zürich

Einleitung

Trotz der bedeutenden Fortschritte [1–6] in der prothetischen Versorgung des Hüftgelenks sollte die Behandlung der Femurkopfnekrosen junger Erwachsener erlauben, das Hüftgelenk zu erhalten und eine Hüftarthroplastik so lange wie nur möglich hinauszuschieben. Von den verschiedenen therapeutischen Möglichkeiten ist die intertrochantäre Osteotomie aufgrund ihrer Resultate oftmals umstritten. Die retrospektive Analyse unserer Patienten betrachtet v. a. die berufliche Situation in bezug auf Arbeitsunfähigkeit, Umschulung, Invalidität, um unter diesen Aspekten Vor- und Nachteile der intertrochantären Osteotomie im Vergleich zur Hüfttotalendoprothese zu beleuchten.

Kasuistik

Zwischen 1972 und 1988 wurden bei 40 Patienten unter 45 Jahren 49 Hüften wegen idiopathischer Femurkopfnekrose (ohne Femurkopfnekrosen nach Trauma, Dysplasie und Nierentransplantation) an der Orthopädischen Universitätsklinik Balgrist operiert. Nach Ausschluß von 8 Arthrodesen und 2 Osteotomien nach Sugioka [6] bleiben 39 operierte Hüften bei 30 Patienten, davon 24 Männer und 6 Frauen (Altersdurchschnitt 36 Jahrem 16 Fälle mit beidseitiger Femurkopfnekrose). Folgende Osteotomien wurden durchgeführt: 10mal reine Flexionsosteotomie (30–40°), 4mal Flexion mit zusätzlicher Varisation, 2mal Flexion und Valgisation, 1mal reine Varisation. Zusätzliche chirurgische Eingriffe im Sinne einer Coredekompression oder Spongiosaplastik wurden nicht durchgeführt. Sämtliche Totalendoprothesen wurden zementfrei implantiert, wobei in einem Fall eine Druckscheibenprothese bevorzugt wurde. Die meisten Fälle wurden im Stadium II und III nach Ficat [1] operiert, einige jedoch befanden sich im Stadium IV. Die überblickte durchschnittliche postoperative Verlaufszeit beträgt 6 $^{2}/_{12}$ Jahre bei den Osteotomien (20 Monate – 14 Jahre) und 3 $^{4}/_{12}$ Jahre bei den Endoprothesen (3 Monate – 6 $^{9}/_{12}$ Jahre). Dieser Unterschied zeigt die Tendenz zur vermehrten prothetischen Versorgung vorwiegend bei Fällen, die uns in fortgeschrittenen Nekrosestadien zugewiesen werden.

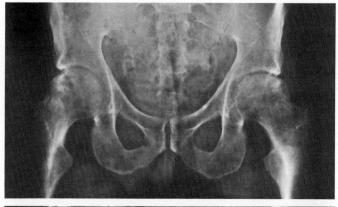
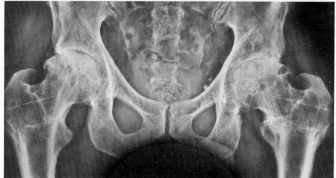

Abb. 1a, b. A.C. P. 197 431: **a** Januar 1976: Präoperatives Röntgenbild, **b** Januar 1990: Verlauf 13 und 14 Jahre nach beidseitiger Umstellungsosteotomie

Fall Nr. 1 A.C., P. 197 431 (Abb. 1). Es handelt sich hier um einen 1942 geborenen Patienten mit beidseitigen Hüftkopfnekrosen (Abb. 1 a). 1976 wurde links eine Osteotomie durchgeführt, 1977 rechts. Damit arbeitet dieser frühere Elektromonteur zu 100% in der Elektronikbranche, wobei 75% der Arbeit im Stehen und Gehen erledigt werden. Er beklagt nur geringgradige belastungsabhängige Hüftschmerzen linksbetont. Heute (Abb. 1 b), 13 und 14 Jahre nach beidseitiger Osteotomie, ist dieser Patient zufrieden und voll arbeitsfähig trotz einer präoperativ relativ ausgedehnten, beidseitigen Nekrose.

Resultate

In Anbetracht der relativ kleinen Fallzahl möchten wir typische Verläufe mit Beispielen illustrieren. Aus dem Schema in Abb. 4 können die Informationen für das gesamte Krankengut herausgelesen werden.

In unserem Patientengut wurden die durchschnittliche Entlastungsdauer, die Arbeitsfähigkeit und die Notwendigkeit einer Umschulung nach Osteotomien oder nach Endoprothesen verglichen. Interessant daran ist, daß die Entlastungsdauer (16,8 Monate) und die Häufigkeit der Umschulung (56%) nach Osteotomien deutlich erhöht sind, im Vergleich zu den Endoprothesen

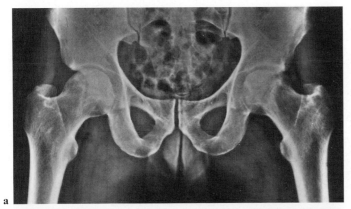

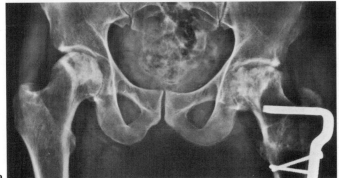

Abb. 2a, b. P.C. P.278 650: **a** Oktober 1980: Präoperatives Röntgenbild, **b** Dezember 1989: Verlauf 9 Jahre nach Flexionsosteotomie links

Fall Nr. 2 P.C. P.278 650 (Abb. 2). Bei diesem Kellner wurde mit 41 Jahren eine Flexionsosteotomie links durchgeführt aufgrund einer ausgedehnten, wahrscheinlich schon beidseitigen Nekrosen. Der Patient blieb 1 Jahr lang 100% arbeitsunfähig und sprach nicht mehr in unserer Sprechstunde vor. Bei einer Nachkontrolle Ende 1989 (Abb. 2b) bekundete er leichte Hüftschmerzen sowie eine gewisse Einschränkung der Beweglichkeit, seine berufliche Tätigkeit als Kellner übte er jedoch uneingeschränkt aus. Dieser Fall zeigt uns einen 9jährigen Verlauf nach Osteotomie einer ausgedehnten Nekrose links im Stadium III sowie den spontanen Verlauf einer Nekrose rechts, welche nie behandelt wurde. Die sklerotische Komponente dieser Nekrosen hat sicher zum subjektiv guten Verlauf beigetragen.

(7,5 Monate und 18%). Die 100%ige Arbeitsunfähigkeit zeigt aber keinen bedeutenden Unterschied (17,3 und 15 Monate).

Die berufliche Situation unserer Patienten ist in Abb. 4 dargestellt.

Diskussion

Wir möchten mit der Analyse unseres Patientengutes einige uns wichtig erscheinende Punkte für die primäre Versorgung der Femurkopfnekrose darstellen.

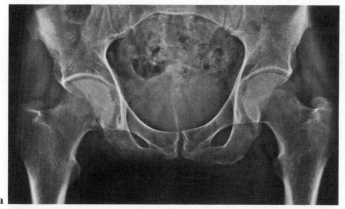

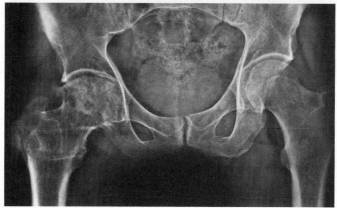

Abb. 3a, b. L. S. P. 284 016: **a** August 1981: Röntgenbefund bei der Diagnose, **b** Dezember 1989: Verlauf 4,5 Jahre nach Flexionsosteotomie rechts

Fall Nr. 3 L. S. P. 284 016 (Abb. 3). Die Diagnose einer Femurkopfnekrose rechts wurde bei diesem Patienten im Alter von 30 Jahren gestellt (Abb. 3a). Nach Entlastung mit 2 Stöcken während 3,5 Jahren sowie zahlreichen Perioden mit Arbeitsunfähigkeit, musste 1985 eine Osteotomie durchgeführt werden. In der Folge mehr als 3jährige Entlastung an 2 Stöcken und insgesamt 4,5 Jahre volle Arbeitsunfähigkeit. Heute (Abb. 3b) arbeitet dieser 39jährige Patient zu 50% sitzend in einem Fotolabor, er erhält eine halbe IV-Rente. Er leidet an permanenten Schmerzen trotz einer radiologisch nur mäßigen Koxarthrose.

- Die meisten Fälle wurden uns im Stadium II oder III nach Ficat vorgestellt, wobei die Indikation zur Osteotomie oft nur noch eine Grenzindikation war. Frühere diagnostische oder therapeutische Maßnahmen hätten uns breitere konservativ-operative Möglichkeiten geboten.
- Eine einseitige, wenig ausgedehnte Nekrose eines Frühstadiums sowie fehlende Risikofaktoren haben eine bessere Prognose. Unsere Fälle 1 und 2 mit einem Verlauf von 9–14 Jahren zeigen aber, daß auch bei ausgedehnten und beidseitigen Nekrosen sicher noch deutliche Erfolgschancen bestehen. Bei erheblicher Diskrepanz zwischen dem radiologischen und klinischen

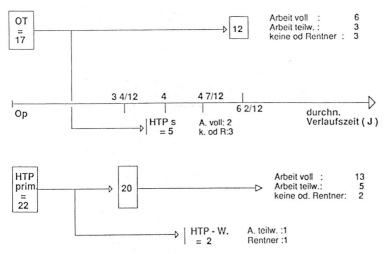

Abb. 4. Berufliche Situation der Patienten nach Osteotomie (*OT*) bzw. Hüfttotalprothese (*HTP*)

Befund müssen wir skeptisch sein, da ein zerstörtes Gelenk früher oder später immer symptomatisch werden dürfte. Einige Fälle scheinen aber auch das Gegenteil zu beweisen, wobei nur durch die Implantation einer Hüfttotalendoprothese der Patient beschwerdefrei wurde, trotz einer eher kleinen Nekrosezone und einer rein sitzenden beruflichten Tätigkeit.
- Bei einigen Patienten haben die gewählten Korrekturwinkel die Nekrose wahrscheinlich nur ungenügend entlasten können. Als zusätzliche Abklärungsmethode sollten uns heute die Magnetresonanz oder die 3D-Rekonstruktion erlauben, die Ausdehnung der Nekrose genauer zu beurteilen und die optimalen Korrekturwinkel zu wählen.
- Trotz längerer Entlastungsdauer und Arbeitsunfähigkeit sowie häufigeren Umschulungen waren nach Osteotomien mehr Patienten nicht mehr arbeitsfähig oder Rentner als nach Prothesenversorgung. Dies wird nicht nur durch die kürzere Beobachtungszeit nach Endoprothesen, sondern auch durch die Zuverlässigkeit der zementfreien Endoprothesen und den psychologischen Einfluß dieser modernen Technik auf den Patienten erklärt.

Schlußfolgerung

Nach der Analyse unseres Patientengutes sind wir der Meinung, daß die intertrochantäre Umstellungsosteotomie gute Resultate aufweisen kann und bei differenzierter Indikation ihren Stellenwert behalten sollte. Diese jungen Patienten müssen aber einen relativ hohen Preis dafür bezahlen (d.h. Entlastungsdauer, Arbeitsunfähigkeit, Umschulung, Mißerfolgsrisiko). Eine optimale psychologische und soziale Unterstützung sollte ihnen jedoch helfen, diese Nachteile zu akzeptieren und ihre Kooperation in der Nachbehandlung zu verbessern.

Literatur

1. Ficat RP (1985) Idiopathic bone necrosis of the femoral head. Early diagnosis and treatment. J Bone Joint Surg [Br] 67:3-9
2. Ganz R, Jakob RP (1980) Partielle avaskuläre Hüftkopfnekrose: Flexionsosteotomie und Spongiosaplastik. Orthopäde 9:265-277
3. Jacobs MA, Hungerford DS, Krackow KA (1989) Intertrochanteric osteotomy for avascular necrosis of the femoral head. J Bone Joint Surg [Br] 71:200-204
4. Maistrelli G, Fusco U, Avai A, Bombelli R (1988) Osteonecrosis of the hip treated by intertrochanteric osteotomy. J Bone Joint Surg [Br] 70:761-766
5. Simonnet JH, Aubaniac JM, Vedel F, Groulier P (1984) L'ostéotomie intertrochantérienne de flexion dans les ostéonécroses aseptiques de la tête fémorale de l'adulte: à propos de 52 cas. Rev Chir Orthop 70:219-229
6. Sugioka (1978) Clin Orthop 130:191-201
7. Willert HG, Buchhorn G, Zichner L (1980) Ergebnisse der Flexionsosteotomie bei der segmentalen Hüftkopfnekrose des Erwachsenen. Orthopäde 9:278-289

Grenzindikation Hüftosteotomie/endoprothetischer Gelenkersatz bei Hüftkopfnekrose unter Berücksichtigung der Ergebnisse einer Nachuntersuchung

D. Stock

Orthopädische Klinik Melverode, Leipziger Str. 24, D-3300 Braunschweig

Zunächst sei festgestellt, daß wir bei Hüftkopfnekrosen immer dann einen gelenkerhaltenden Eingriff durchführen, wenn eine reale Chance für ein verwundern. Deren wenn auch geringe Versagerquote ist uns aber für die in der im Hinblick auf das in den letzten Jahren mit Endoprothesen erreichte verwundern. Deren, wenn auch geringe Versagerquote ist uns aber für die in der Regel relativ jungen von Hüftkopfnekrose betroffenen Patienten immer noch zu hoch, um nicht alle Möglichkeiten gelenkerhaltender Verfahren auszuschöpfen, obwohl wir bei der Indikationsstellung zur Endoprothese großzügiger geworden sind.

Die unterschiedlichsten Operationsverfahren haben das gleiche Ziel und das heißt, wenigstens anhaltende Linderung der Beschwerden zu bringen. Zu den Hüftarthrodesen sei festgestellt, daß sie selten gute Ergebnisse brachten, wohl weil der lokal gestörte Stoffwechsel Pseudarthrosen provoziert und auch Überlastungsbeschwerden benachbarter Gelenke auf Dauer unabdingbar sind. Spongiosaunterfütterung und Spanbolzung allein durchgeführt gelten ebenfalls als wenig effektiv.

Schon Anfang der 70er Jahre berichteten Willert et al. [8, 9] von einer Regeneration der Hüftgelenke nach intertrochantärer Osteotomie, was sie 1975 und 1980 bestätigten. Das war für verschiedene Gruppen, so auch für uns, der Anlaß, in verstärktem Maß Hüftosteotomien einzusetzen. Dabei wurde das Verfahren von Sugioka miteinbezogen, über dessen unsichere Erfolge mehrfach berichtet wurde. Wegen der guten Ergebnisse mit der dreidimensionalen Osteotomie setzen wir dieses Verfahren seit 1980 als Standardmethode ein, wenn die zu erläuternden Vorbedingungen gegeben sind.

Wir fühlen uns dazu nicht nur aufgrund eigener Beobachtungen berechtigt, denen ein Krankengut von 1,3% der jährlich insgesamt 3500 Eingriffe unserer Klinik zugrundeliegt. Seit 1976 haben wir nur noch eine Hüftarthrodese bei Hüftkopfnekrose durchgeführt. Die bis dahin bevorzugte herkömmliche Endoprothetik wurde fast völlig aufgegeben. Sie bleibt nur den bilateralen Fällen vorbehalten.

Das Eingehen auf Ätiologie und Pathogenese der Hüftkopfnekrose würde zu Wiederholungen führen. Soviel sei aber festgestellt, daß die multifaktorielle Ausgangslage sicherlich ein Grund für die inkonstanten Operationserfolge ist. In unserem Patientenkollektiv war dabei die Häufigkeit von Übergewicht,

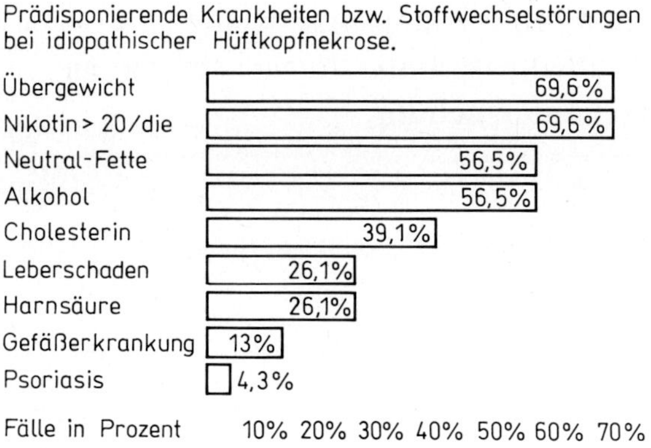

Prädisponierende Krankheiten bzw. Stoffwechselstörungen
bei idiopathischer Hüftkopfnekrose.

Übergewicht	69,6%
Nikotin > 20/die	69,6%
Neutral-Fette	56,5%
Alkohol	56,5%
Cholesterin	39,1%
Leberschaden	26,1%
Harnsäure	26,1%
Gefäßerkrankung	13%
Psoriasis	4,3%

Fälle in Prozent   10% 20% 30% 40% 50% 60% 70%

Abb. 1. Risikofaktoren bei den von Hüftkopfnekrosen Betroffenen

Nikotinabusus, Alkoholabusus, Stoffwechselstörungen, Leberschäden und Harnsäureerhöhungen auffallend. 56% unserer Patienten hatten mehr als 3 dieser Risikofaktoren, Patienten mit den schlechtesten Ergebnissen hatten im Durchschnitt 6–7 (Abb. 1). Für die Annahme, daß vermehrte mechanische Belastung ein begünstigender Faktor der Hüftkopfnekrose sei, spricht auch einiges:

Die Patienten gingen überwiegend einer schweren körperlichen Arbeit nach, beinahe die Hälfte trieb über einen längeren Zeitraum Sport. Mehrere Patienten erlitten vor Beginn der Symptomatik Hüft-, wenn auch Bagatelltraumen. Diese Punkte sind u. E. wesentlich bei der Frage „Endoprothese oder Umstellungsosteotomie?". Wichtig ist aber auch der Therapiebeginn. Wohl bedingt durch die relative Seltenheit der Hüftkopfnekrose und die oft uncharakteristischen Symptome zu Erkrankungsbeginn wird die Diagnose häufig erst in fortgeschrittenem Stadium gestellt. Die Hälfte unserer Kontrollgruppe befand sich zum Zeitpunkt der Operation im prognostisch ungünstigen Stadium III. Die Ergebnisse zeigen aber auch eine Abhängigkeit des Therapieerfolges vom präoperativ festgestellten röntgenologischen Stadium. Schlechtere röntgenologische Operationsergebnisse korrelieren mit einem präoperativ fortgeschrittenen Röntgenstadium. So war bei 28% der Patienten, die sich präoperativ im Stadium III befanden, eine Verschlechterung des postoperativen Röntgenbefundes festzustellen. Für die Patienten im präoperativen Stadium II a trifft das nicht zu. Im Stadium II b fand sich dann wieder eine Verschlechterungsquote von 11%. Das läßt die Aussage zu, daß selbst im fortgeschrittenen Stadium noch gute Therapieerfolge zu erzielen sind. Wir stellten weiterhin fest, daß das Röntgenstadium und die Nekrosegröße nicht mit dem subjektiven Befund korrelieren. Auch das wurde von anderen Autoren [8, 9] beobachtet. In Wertung und Abwägung von Vor- und Nachteilen der verschiedenen Operationsmethoden wie Endoprothese, Schalenprothese, Rotationsosteotomie und Bolzung bestätigt unsere Nachuntersuchung einmal mehr die Richtigkeit der Entscheidung zugunsten der dreidimensionalen Osteotomie, zumal der Schwierigkeitsgrad der Operation für einen geübten

Operateur gut zu bewältigen, und damit das Verfahren als Standardeingriff geeignet ist. Hinzu kommt dabei das Argument, daß die Erhaltung des Gelenks für die häufig jungen Patienten wichtig ist, weil u. U. notwendig werdende weitere Operationen nicht übermäßig erschwert oder unmöglich werden. Das bringt einen wichtigen Vorteil gegenüber den anderen Verfahren.

In der Literatur wird der Therapieerfolg der 3D-Osteotomie mit dem Ausmaß der korrekturbedingten Flexion und Varisation bzw. Valgisation in Verbindung gebracht. Im Widerspruch zu den klinischen Ergebnissen haben Elsässer et al. [1] errechnet, daß die Verschiebungsmöglichkeiten des Nekroseherdes aus der Hauptbelastungszone nur um maximal 1,3 cm möglich sei. Außerdem ergaben ihre Berechnungen, daß Kombinationen von Korrekturen die Tendenz hätten, sich aufzuheben, d. h. den Betrag der Verschiebung zu verkleinern. Dieser Überlegung stehen unsere Ergebnisse und die der anderen Autoren entgegen:

65% der Patienten zeigen eine Verbesserung des Röntgenbefundes, 17% konstante Verhältnisse. Es zeigt sich aber auch der Vorteil einer flexiblen Anwendung von Varisation und Valgisation gegenüber der generellen Anwendung der Varisation/Flexion.

Die oft diskutierte Abhängigkeit des Operationserfolges von der Größe der Nekrose stellt sich bei unseren Patienten wie folgt dar:

Bei Nekroseherdern bis 120° verschlechterte sich der röntgenologische Befund bei 11%, bei Nekrosewinkeln über 120° bei 50% der Patienten. Die postoperativen Ergebnisse hängen also von der Nekrosegröße ab. Wenn man bedenkt, daß die Frühdiagnose für den Nekrosewinkel von Bedeutung ist, wird die Frühdiagnose, aber auch die Frühtherapie mittels dreidimensionaler Osteotomie wünschenswert. Es ist erstaunlich, wie wenig Einfluß das Ausmaß der Flexionskorrektur auf eine Beugekontraktur der Hüfte hat. Als entscheidend wichtiger für das postoperative Bewegungsausmaß erwies sich der präoperative Befund, ein weiterer wichtiger Punkt für die rechtzeitige Indikationsstellung. Dabei dürfte in Zukunft die Kernspintomographie hilfreich sein. Für den Langzeiterfolg der Operation erwies sich aber ebenso die konsequente mehrmonatige postoperative Entlastung von entscheidender Bedeutung, was voraussetzt, daß der Patient kooperativ ist. Das war in unserem Kollektiv, in dem sich einige Alkoholiker befanden, nicht immer der Fall.

Daß richtig indizierte gelenkerhaltende Eingriffe Chancen für das Gelenk bringen, bestätigen die Röntgenbilder. Bis auf einen Fall trat eine Konsolidierung und Regeneration der Nekrosezonen während der ersten 12 Monate ein. Eine zunehmende Nekroseimpression trat nur in einem Fall auf. 62% der Patienten zeigten einen verbesserten Röntgenbefund. Wenn man unterstellt, daß sich das Schicksal der Hüftkopfnekrose im 1. postoperativen Jahr entscheidet und regenerierende Umbauvorgänge nach 1 Jahr nicht mehr erfolgen, kommt diesen positiven Ergebnissen einige Bedeutung zu. Unter Beachtung aller Indikationskriterien hat sich also bei uns die dreidimensionale Hüftosteotomie in der Behandlung der Hüftkopfnekrose bewährt. Bei nicht gegebener Indikation zur Osteotomie implantieren wir zementfreie Keramikendoprothesen.

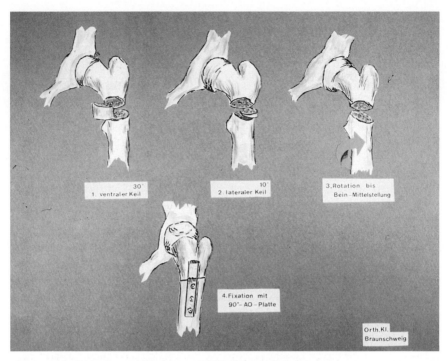

Abb. 2. Technik der intertrochantären „3D-Hüftosteotomie"

Eine Indikation zur Hüftosteotomie besteht in Abhängigkeit vom Ausmaß der Sekundärarthrose, des Nekrosewinkels, der präoperativen Beweglichkeit, des Alters und der Kooperationsbereitschaft. Wir sehen einen Nekrosewinkel bis 120° mittels dreidimensionaler Osteotomie als operabel an, es sei denn, die Sekundärarthrose ist zu weit fortgeschritten, dadurch Streckung und Beugung schlechter als 10/0/90°. Die Abduktionsmöglichkeit sollte 10° betragen. Nur so lassen sich postoperative Fehlstellungen vermeiden. Die Lokalisation des Nekroseherdes entscheidet, ob eine Valgisation oder Varisation durchgeführt wird. Grundsätzlich bevorzugen wir die Valgisation von 10°, um die mit der Flexion verbundene Varisation auszugleichen und um einen Trochanterhochstand und eine Glutäalinsuffizienz zu vermeiden. Hinzu kommt meist eine Flexion von 30° (Abb. 2). Im übrigen sollte eine Rotationskorrektur bis zur Mittelstellung des Beines erfolgen, um die statische Belastung des Knie- und Sprunggelenks im Rahmen der Scharnierbewegungen zu optimieren. Abhängig von der Herdgröße wird die Operation nach Herdausräumung mit einer Spongiosaplastik kombiniert, womit gleichzeitig eine zentrale Markraumdekompression verbunden ist. Beweglichkeit und Nekroseherd überprüfen wir durch präoperative Röntgenkontrollen (Beckenübersicht, Schneider-Status). Die Kernspintomographie sollte bei unklaren Fällen unbedingt in der Frühphase mit einbezogen werden. Zur Stabilisierung der Osteotomie verwenden wir AO-Winkelplatten.

Bei der zementlosen Frialithüftendoprothese stellt sich die Frage: Warum zementlos und warum Keramik/Keramikgleitpartner? Wenn schon bei relativ jungen Patienten Gelenke durch Endoprothesen ersetzt werden müssen, sollten Faktoren, die die Funktionsstabilität der Endoprothese begrenzen, soweit als möglich ausgeschaltet werden. Die zementlose Verankerung vermeidet den durch Dauerschwingbelastung gefährdeten Knochenzement. Weil die gebräuchlichen Knochenzemente nicht imstande sind, eine langzeitige Fixation des Implantats zu gewährleisten, begannen in den 70er Jahren Arbeiten an verbesserten Zementen und Zementiertechniken sowie an zementfreien Verankerungen. Das Frialitsystem liegt in der total zementfreien Version seit 1983 vor. Die Werkstoffpaarung Keramik/Keramik ist in ihren Materialeigenschaften bisher unerreicht. Benzmann (persönliche Mitteilung) berichtete allerdings im November 1989 auf dem Braunschweiger Symposium über Arbeiten von Krupp an einer in den Eigenschaften der Keramik nahekommenden Metallegierung. Die Keramik besitzt neben guten physikalischen Eigenschaften ideale Voraussetzungen für einen Knochenersatzwerkstoff aufgrund der Biokompatibilität. Die wenigen Abriebpartikel, die während der Einlaufphase bei Keramik/Keramikgleitpartnern entstehen, verursachen keine Fremdköperreaktion. Als Folge der Bipolarität des Al_2O_3-Gitters bildet sich an der Oberfläche der Keramik kurz nach der Implantation eine dünne Schicht organischer Substanzen, die eine Maskierung der Keramik gegen Abstoßung und eine Selbstschmierung bewirken. Die Al_2O_3-Keramiken deutscher Herkunft zeichnen sich durch besonders hohe Reinheit, kleine mittlere Korngröße, homogene Korngrößenverteilung und hohe Dichte aus. Das garantiert die Oberflächenhärte und Güte. Die Härte der Frialitkeramik beträgt 2300 Vickers-Einheiten. Sie ist 10mal härter als rostfreier Stahl und 5mal härter als eine Chrom-Kobalt-Molybdän-Legierung. Die Oberflächen sind hochglanzpoliert und besitzen eine maximale Oberflächenrauhigkeit von 0,02 µm. Dadurch ist das Verschleiß- und Reibverhalten soweit verbessert, daß die Verschleißrate gegenüber Normwerten von 0,01 mm^3/h auf 0,0008 mm^3/h reduziert werden konnte. Der Reibungswiderstand Keramik gegen Keramik entspricht dem des menschlichen Gelenks. Er ist gegenüber der Metallpolyäthylenpaarung um $1/3$ niedriger und unterschreitet den einer Polyäthylen-Keramikpaarung um die Hälfte. Keramikkugel-Keramikpfannenpaarungen zeigen gegenüber der konventionellen Metallkugel-Polyäthylenpfanne eine Verringerung der Verschleißrate auf $1/25$. Das trifft aber nur bei Verwendung einwandfreier Werkstoffe und engstmöglicher Werkstoleranzen der Artikulationspartner zu.

Die gelegentlich angesprochenen Dämpfungsnachteile einer Keramikkombination können vernachlässigt werden, da die Energie der Stoßwelle zum größten Teil von Knochen-Knorpel-Schichten des Fußes, des Kniegelenks sowie des Ober- und Unterschenkels absorbiert werden. Die heutige Keramikgeneration bringt eine höhere Biegebruchbelastbarkeit. Diese reicht aber immer noch nicht für die Belastungen am Femurschaft aus, weswegen wir beim Frialitmodell auf Titan auswichen. Wir verwenden seit 1983 ein Keramik-Keramik-Titan-Verbundimplantat und seit 5 Jahren eine modifizierte Pfanne

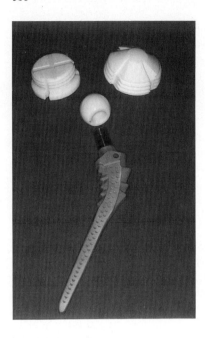

Abb. 3. Das zementfrei zu implantierende Frialit-Hüftimplantat. Bei den Keramikpfannen liegt die seit 1974 erprobte und bewährte Version und seit 1983 eine sphärische Variante mit selbstschneidendem Gewinde vor. Beide sind für die Artikulation mit einem 32er Keramikkopf konstruiert, in dem unterschiedliche Halslängen eingearbeitet sind. Über einen Klemmkonus erfolgt die Koppelung mit dem Titanstufenschaft

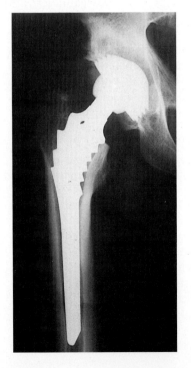

Abb. 4. Das Frialitimplantat im Röntgensitus

mit selbstschneidendem Gewinde, die die Implantation vereinfachte (Abb. 3). Das Design berücksichtigt anatomische und biomechanische Gegebenheiten (Abb. 4). Beim Implantieren wird nur wenig tragfähiger Knochen aufgeopfert. Übliche Implantationskomplikationen sind Schaftsprengungen, die zu Lasten des Instrumentariums gehen. Es wird deswegen überarbeitet.

Aktuelle, mittelfristige Ergebnisse im subjektiven Patientenurteil lauten nur in 14% „mäßig" und „schlecht". Wir fanden bei der Nachuntersuchung 7% Schaftlockerungen. Bei der Hälfte der Schaftlockerungen ergab sich als Grund ein zu klein dimensioniertes Schaftimplantat, bei der anderen Hälfte fanden wir keine Erklärung. Zu materialseitigem Versagen kam es weder bei der Keramik noch beim Titan. Wir sehen aufgrund der Nachuntersuchung Verbesserungsmöglichkeiten in folgenden Punkten:
- Optimierung der proximalen Lasteinleitung am Schaft durch Strukturverfeinerungen,
- Beschichtung des Titanschafts mit Hydroxylapatit, um auch Nachteile von seiten des in die Diskussion gekommenen TiO_2 zu vermeiden und obendrein in eine optimierte knöcherne Integration zu gewährleisten.

Literatur

1. Elsässer U, Walker N, Winkler W (1967) Die Stellung des Femurkopfes bei der intertrochanteren Osteotomie. Z Orthop 114:8–17
2. Freeman MAR (1980) ICLH-Cuparthroplastic bei der vaskulären Hüftkopfnekrose. Orthopäde 9:311–313
3. Kotz R (1980) Die transtrochantere ventrale Rotationsosteotomie nach Sugioka zur Behandlung der Hüftkopfnekrose. Orthopäde 9:260–264
4. Kummer B (1985) Kraftfluß Prothese Femur. Anpassungs- und Überlastungsreaktionen des Knochens. In: Maaz B, Menge M (Hrsg) Aktueller Stand der zementfreien Endoprothetik. Thieme, Stuttgart
5. Reichelt A (1982) Die operative Therapie der idiopathischen Hüftkopfnekrose. Vortrag 30. Jahrestagung der Südd. Orthop. 1982 Baden-Baden
6. Stock D, Heimke G (1984) Clinical applications of ceramic osseo- or soft tissue-integrated implants. Orthop Ceramic Implants 4
7. Stock D, Gottstein J, Griss P, Winter M, Heimke G, Büsing CM (1983) Experimentelle Ergebnisse an Stufenschäften aus Titan für Hüftendoprothesen. Z Orthop 121:640–645
8. Willert HG, Sarfert D (1975) Die Behandlung segmentaler ischämischer Hüftkopfnekrosen mit der intertrochanteren Flexionsosteotomie. Z Orthop 113:974–994
9. Willert HG, Buchhorn G, Zichner L (1980) Ergebnisse der Flexionsosteotomie bei der segmentalen Hüftkopfnekrose des Erwachsenen. Orthopäde 9:278–289

Operative Differentialtherapie der Hüftkopfnekrose bezüglich intertrochantärer Flexions-Valgisierungs-Osteotomie und Endoprothetik

J. Heisel, E. Schmitt und A. Bergmann
Orthopädische Universitäts- und Poliklinik, D-6650 Homburg/Saar

Einleitende Vorbemerkungen und operatives Vorgehen

Die meist bei Männern im mittleren Lebensalter vorkommende idiopathische partielle Hüftkopfnekrose im Sinne eines kranioventralliegenden anämischen Knocheninfarkts beruht auf einer isolierten Durchblutungsstörung der A. circumflexa medialis bzw. einer ossären Mikrozirkulationsstörung. Empirisch-katamnestische Studien belegen ätiologisch prädisponierende Faktoren wie Diabetes mellitus, chronischen Leberparenchymschaden, Alkohol- und Nikotinabusus, Hyperurikämie und Hypercholesterinämie. Während die Röntgenaufnahmen in der akuten Frühphase der Erkrankung oft stumm sind, gelingt es, durch MRT bzw. Computertomographie das Ausmaß der Nekrose exakt zu erfassen. Im Spätstadium wird dann aufgrund des Zusammensinterns der spongiösen Hüftkopfstruktur mit nachfolgendem Einbruch der darüberliegenden Gelenkknorpelbeläge die sekundäre Koxarthrose eingeleitet [10, 11, 14, 17].

Da eine kausale Therapie dieser Erkrankung bisher nicht möglich erscheint und konservative Behandlungsmaßnahmen meist versagen, sollte bei frühzeitiger Diagnosesicherung ein gelenkerhaltendes operatives Vorgehen überlegt werden. Ziel dieser Maßnahme muß es ein, den geschädigten Knochenbezirk zu entlasten und ihn aus der Hauptbelastungszone beim Gehakt herauszudrehen. Unter diesem Gesichtspunkt führen wir, in Abhängigkeit vom Stadium der Erkrankung und von der Ausdehnung des Nekrosebezirks nach dorsal, eine intertrochantäre Flexionsosteotomie (25–40°) durch; eine zusätzliche Valgisierungskomponente von 10–15° gleicht den Varisierungseffekt der Flexion aus. Durch eine zusätzliche, kontrakturmindernde ventrale T-förmige Kapsulotomie unter Schonung der Zona orbicularis wird eine intraoperative Herdinspektion ermöglicht. Mit einer retrograden, vom Schenkelhals ausgehenden, mehrfachen Herdanbohrung wird die Randsklerose der Osteonekrose durchbrochen und ihre Revaskularisierung angestrebt [1, 4, 5, 12, 13, 15, 16].

Reicht der Nekrosebezirk zu weit nach dorsal hinaus, hat sich intraoperativ der Gelenkknorpel über dem Nekrosebezirk bereits schollig abgelöst oder ist er erheblich eingesunken, liegen evtl. sogar fortgeschrittene sekundärarthrotische Veränderungen der Hüftpfanne vor und besteht klinisch eine ausgeprägte Funktionsbehinderung des Gelenks (Beugekontraktur!), so kommt als Differentialtherapie der künstliche Hüftgelenkersatz in Frage.

Eigene Erfahrungen

Intertrochantäre Korrekturosteotomie

Zwischen 1976 und 1988 wurden an der Orthopädischen Universitäts- und Poliklinik, 6650 Homburg/Saar bei 79 Patienten mit idiopathischer partieller Hüftkopfnekrose insgesamt 88 intertrochantäre Korrekturosteotomien durchgeführt. Bezüglich der Geschlechtsverteilung ergibt sich ein deutliches Überwiegen der Männer. In etwa der Hälfte der Fälle waren beide Hüftköpfe vom Leiden, allerdings in meist unterschiedlichem Stadium, betroffen; insgesamt wurden jedoch nur 9mal zweizeitig bilaterale gelenkerhaltende Eingriffe vorgenommen. Die meisten Patienten standen zum Operationszeitpunkt zwischen dem 30. und 50. Lebensjahr, das durchschnittliche Operationsalter errechnete sich auf 39,5 Jahre (s. Tabelle 1 und Abb. 1).

In den meisten Fällen wurde die intertrochantäre Flexion mit einer gleichzeitigen Valgisierung kombiniert, nur bei präoperativ erheblicher Abweichung des CCD-Winkels von der Norm wurde neben der Flexion varisierend korrigiert (s. Tabelle 2). 69mal wurde zur Herdinspektion und zur Verbesserung der eingeschränkten Bewegungsfunktion eine ventrale T-förmige Kapsulotomie vorgenommen. 59mal wurde der nekrotische Femurkopfbezirk von der Schenkelhalsregion aus retrograd angebohrt. Nur in 3 Fällen wurde die Nekrose ausgeräumt und der Defekt mit Beckenkammspongiosa aufgefüttert. In 4 Fällen mit erheblichen Kontrakturen waren zusätzliche Tenotomien (M. iliopsoas, Adduktoren) erforderlich.

Im Hinblick auf postoperative Komplikationen sind 3 tiefe Wundinfektionen festzuhalten, die jedoch alle nach operativer Revision mit Wunddébride-

Tabelle 1. Kasuistik (1976–1988)

Gesamtfallzahl	79 Patienten	(88 Operationen)
Geschlechtsverteilung		
Männer	73	(81 Operationen)
Frauen	6	(7 Operationen)
Seitenverteilung		
nur linksseitig	42	
nur rechtsseitig	28	
bilateral (zweizeitig)	9	
Operationsalter (durchschnittlich)		
gesamt	39,5 Jahre	
Männer	44,0 Jahre	
Frauen	37,1 Jahre	

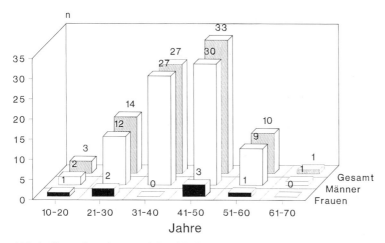

Abb. 1. Operationsalters- und Geschlechtsverteilung unseres Krankengutes mit intertrochantärer Umstellungsosteotomie bei idiopathischer Hüftkopfnekrose (n = 88)

Tabelle 2. Art der intertrochantären Korrekturosteotomie (n = 88)

Korrektur	n
Reine Flexion	4
Flexion-Valgisierung	71
Flexion-Valgisierung-Derotation	2
Flexion-Varisierung	8
Flexion-Varisierung-Derotation	2
Reine Valgisierung	1

ment, Einlegen einer Spül-Saug-Drainage sowie gezielter antibiotischer Abdeckung ausheilten. 4mal kam es mit Beginn der Belastungsphase des operierten Beins zu einem Plattenausbruch, 3mal zu einer Pseudarthrosenausbildung des Osteotomiespalts. Alle 7 Patienten wurden mit gutem Erfolg nachoperiert (Reosteosynthese mit Spongiosaplastik). Eine evidente tiefe Beinvenenthrombose wurde nicht verzeichnet.

Mit Abschluß einer Patientenerhebung am 31. 12. 1989 im Rahmen einer Nachuntersuchung war das einliegende Osteosynthesematerial in 54 Fällen zwischenzeitlich bei korrekter Osteotomieheilung entfernt worden. Im Rahmen dieses operativen Eingriffs wurde bei deutlicher Funktionsbehinderung 4mal eine (erneute) ventrale Kapsulotomie des Hüftgelenks durchgeführt, 2mal wurden bewegungsbehindernde periartikuläre Ossifikationen entfernt. Bei insgesamt 19 Patienten mußte, meist nach einem Intervall von 2–3 Jahren, aufgrund fortgeschrittener sekundärarthrotischer Veränderungen der alloarthroplastische Hüftgelenkersatz (meist mit zementfreier Autophor-Endoprothese) durchgeführt werden (s. Tabelle 3).

Im Lauf des Kalenderjahrs 1989 wurden bei insgesamt 61 Patienten anhand eines klinischen Erhebungsbogens die mittelfristigen subjektiven Ergebnisse erfragt. Die 19 Fälle mit in der Zwischenzeit erfolgtem künstlichen Hüftgelenkersatz wurden als Fehlschläge des gelenkerhaltenden operativen Eingriffs gewertet. 9 Patienten standen nicht mehr in rezenter klinischer Kontrolle. Von den befragten Patienten wurde zum Zeitpunkt der letzten Befunderhebung nur 37mal von einer bislang anhaltenden deutlichen Beschwerdebesserung durch den gelenkerhaltenden operativen Eingriff berichtet; 24mal wurde angegeben, daß die intertrochantäre Korrekturosteotomie nur eine vorübergehende subjektive Besserung erbracht habe (s. Tabelle 4).

Röntgenologische Verlaufsbeobachtungen (letzte Nachuntersuchung im Jahre 1987 [2, 4, 5] belegten nur in sehr wenigen Fällen eine Restitution des nekrotischen Knochenbezirks. In einer Reihe von Fällen konnte eine weitere Zunahme sekundärer Hüftaufbrauchserscheinungen verhindert werden. Bei Patienten, die nur von einer vorübergehenden Beschwerdebesserung durch die Operation berichteten, hatten die röntgenologischen Gelenkdestruktionen

Tabelle 3. Intervall Osteotomie – Endoprothese (n = 19)

Intervall [Monate]	n
< 6	1
< 12	2
< 18	1
< 24	4
< 36	6
< 48	2
> 48	3

Tabelle 4. Verlaufsbeobachtungen des eigenen Krankengutes (n = 88)

Operations-jahr	n	Subjektiv bleibend gut	Subjektiv nur vorübergehend gut	Zwischenzeitlich TEP durchgeführt	Außer Kontrolle
1976	2	1	–	1	–
1977	4	1	2	–	1
1978	5	2	1	2	–
1979	7	2	3	–	2
1980	4	2	1	–	1
1981	6	2	3	1	–
1982	14	4	3	7	–
1983	8	3	2	3	–
1984	18	10	6	3	–
1985	6	3	1	1	1
1986	7	3	1	1	3
1987	6	3	1	1	1
1988	1	1	–	–	–
Gesamt	88	37	24	19	9

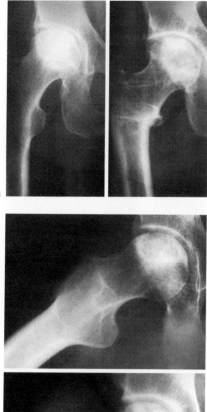
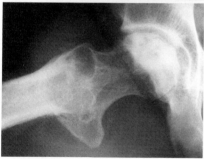

Abb. 2a, b. Röntgenologische Verlaufskontrolle. Patient N. J., geb. 1943. Ausgedehnte, jedoch in der Lauenstein-Aufnahme nicht sehr weit nach dorsal reichende partielle Hüftkopfnekrose rechts. 4 Jahre nach intertrochantärer Korrekturosteotomie durch Flexion und Valgisierung nur geringfügiges Voranschreiten der Kopfdestruktion. Der Patient ist subjektiv weitgehend zufrieden. 4jähriger Verlauf **a** im a.-p.-Strahlengang, **b** im Lauenstein-Strahlengang

teilweise drastisch zugenommen, dies um so mehr, je weiter der Nekrosebezirk präoperativ über den Zenit des Hüftkopfes nach dorsal reichte und dann durch den knöchernen Korrektureingriff nur unzureichend aus der Hauptbelastungszone herausgedreht werden konnte (s. Abb. 2–4).

Endoprothetischer Gelenkersatz

Im 5jährigen Zeitraum von 1983–1987 wurde bei 9 Patienten (8 Männer, 1 Frau) mit fortgeschrittener Hüftkopfnekrose, aber noch gut erhaltenen Azetabulum ohne wesentliche sekundärarthrotische Veränderungen eine

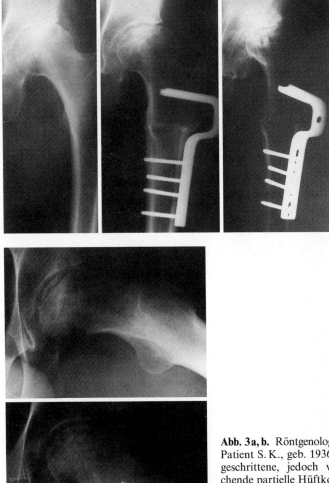

Abb. 3a, b. Röntgenologische Verlaufskontrolle. Patient S. K., geb. 1936. Nicht sehr weit fortgeschrittene, jedoch weit nach dorsal reichende partielle Hüftkopfnekrose links. Nach flektierender und valgisierender Umstellungsosteotomie nur ungenügende Herdentlastung erreicht, bereits nach einem Jahr deutliche Zunahme der Hüftkopfdestruktion. Weitere 7 Jahre später schwere Koxarthrose mit hochgradigem klinischem Schmerzbild. **a** 8jähriger Verlauf im a.-p.-Strahlengang, **b** 1jähriger Verlauf im Lauenstein-Strahlengang

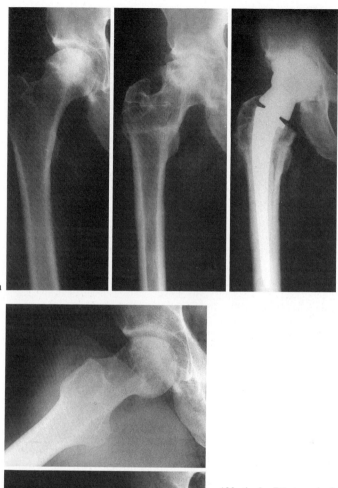

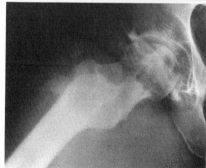

Abb. 4a, b. Röntgenologische Verlaufskontrolle. Patient H. E., geb. 1926. Mäßig fortgeschrittene, deutlich nach dorsal reichende partielle Hüftkopfnekrose rechts. Durch (sparsame) intertrochantäre Flexion und Valgisierung nur ungenügende Herdentlastung mit rasch progredienter, zystisch-sklerotischer Femurkopfdestruktion und Notwendigkeit des künstlichen Hüftgelenkersatzes nach knapp 2,5 Jahren. **a** 3jähriger Verlauf im a.-p.-Strahlengang, **b** 2,5jähriger Verlauf im Lauenstein-Strahlengang

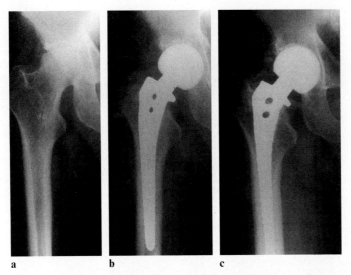

Abb. 5a–c. Röntgenologische Verlaufskontrolle. Patient G. R., geb. 1946. **a** Präoperativer Ausgangsbefund mit erheblicher partieller Hüftkopfnekrose rechts bei beginnendem Zusammensintern des Hüftkopfes. **b** 6 Wochen nach Implantation einer zementfreien Femurkopfteilendoprothese (Autophor). **c** 2 Jahre und 4 Monate nach alloarthroplastischem Ersatz nahezu völlige Aufhebung des ehemaligen Gelenkspalts mit erheblicher Belastungsschmerzhaftigkeit und Funktionsbehinderung. Indikation zur Pfannennachimplantation

(meist zementfreie) Keramikfemurteilendoprothese implantiert, bei der eine auf der Stielkomponente aufgesetzte dicke Keramikkugel direkt mit dem natürlichen Azetabulum kontaktierte.

Der postoperative Verlauf war bei diesem Krankengut jedoch eher ungünstig, in 4 Fällen von Patienten im mittleren Lebensalter war nach nur 3- bis 4jährigem Verlauf eine erhebliche Verschmälerung des Hüftgelenkspalts feststellbar, was zu starken lokalen Schmerzbildern („Azetabulitis") führte und dann zur operativen Revision mit Nachimplantation einer zementfreien Keramikschraubpfanne zwang [3, 7–9] (s. Abb. 5).

Bei etwa 8–10% des Gesamtkrankengutes unserer Klinik der Jahre 1974–1989 mit mittlerweile nahezu 3.000 Fällen mit primärer Implantation einer zementfreien (Autophor) oder zementierbaren (Xenophor) Keramikhüfttotalendoprothese lautete die präoperative Diagnose auf idiopathische Hüftkopfnekrose [6, 8, 9].

Eine gesonderte Nachuntersuchung dieses Teilkrankengutes ist bisher nicht erfolgt, weswegen nur allgemeine mittelfristige Nachuntersuchungsergebnisse der Hüftalloarthroplastik mit derartigen Endoprothesen wiedergegeben werden können [9]. Die Versagerquote aufgrund aseptischer Auslockerung der Pfannenkomponente beläuft sich bei diesem Krankengut auf etwa 1–2%, die des zementfreien, lediglich makroprofilierten Prothesenstiels Autophor II (1976–1984) auf 10–11%, die des zusätzlich mikrostrukturierten verbesserten Stieltyps Autophor 900 S auf 1–2% (s. Abb. 6).

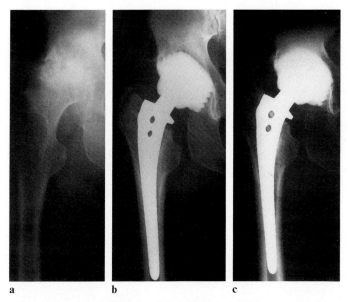

a b c

Abb. 6a–c. Röntgenologische Verlaufskontrolle. Patient B. P., geb. 1947. **a** Präoperativer Ausgangsbefund mit schwerer partieller Hüftkopfnekrose und bereits deutlich zusammengesintertem, in leichter Subluxationsstellung stehenden Femurkopf rechts. Hochgradiges Schmerzbild, nahezu völlige Aufhebung der Beweglichkeit. **b** 8 Tage nach totalalloarthroplastischem Hüftgelenkersatz mit zementfreier Keramikendoprothese (Autophor). **c** 2 Jahre nach dem operativen Eingriff feste knöcherne Integration des künstlichen Gelenks in idealer Stellung. Patient völlig beschwerdefrei, keinerlei Funktionsbehinderung im Hüftgelenk

Schlußfolgerungen

Die Prognose eines gelenkerhaltenden operativen Vorgehens bei idiopathischer partieller Hüftkopfnekrose wird ganz wesentlich vom präoperativen Stadium der Erkrankung, v. a. aber von der lokalen Ausdehnung des destruierten Knochenbezirks bestimmt. Reicht die Nekrose in der Lauenstein-Aufnahme mehr als 10° über den Zenit des Hüftkopfes nach dorsal hinaus, so kann sie durch eine Flexion von maximal 40° nur unzureichend aus der Hauptbelastungszone herausgedreht werden. Beim Gehakt erfährt das Bein in der Auftrittsphase bei gebeugtem Hüftgelenk keine wesentliche Druckentlastung, was dann die rasche Progredienz der Hüftkopfdestruktion einleitet.

Die relativ hohe postoperative Komplikationsrate im Hinblick auf Plattenausbruch bzw. Pseudarthrosenausbildung beruht auf der Schwierigkeit, bei einer dimensionalen Osteotomie im intertrochantären Bereich formäquivalente Knochenkontaktflächen zu schaffen. Zur Vermeidung einer spongiösen Einstauchung mit anschließendem Korrekturverlust sollte intraoperativ auf einen möglichst bündigen medioventralen Kortikaliskontakt geachtet werden. Unter Berücksichtigung der Hüftkopfschädigung sollte die betroffene Extremität auch über die Osteotomieheilung hinaus noch einige Wochen länger entlastet werden.

Die mittelfristige Versagerquote eines gelenkerhaltenden Vorgehens bei idiopathischer Hüftkopfnekrose ist nach unseren Erfahrungen mit etwa 50% zu veranschlagen. Eine eindeutige präoperative Abklärung mit Röntgenaufnahmen in Lauenstein-Stellung, auch durch Computer- und v. a. kernspintomographische Untersuchungen vermögen im Einzelfall differentialtherapeutische Entscheidungshilfen im Hinblick auf einen künstlichen Hüftgelenkersatz darzustellen. Hier sollte bei dem meist jungen Kranken aufgrund bisher vorliegender Verlaufsbeobachtungen die Implantation einer zementfreien Alloplastik bevorzugt und auf den Einbau einer Femurteilprothese verzichtet werden.

Literatur

1. Dreyer J, Schumacher G (1972) Operationen bei idiopathischen Hüftkopfnekrosen. Z Orthop 110:477
2. Heisel J, Schmitt E (1988) Ursache und Behandlungsmöglichkeiten von Fehlschlägen nach intertrochanterer Valgisations-Flexionsosteotomie bei Hüftkopfnekrose. Orthop Prax 24:752
3. Heisel J, Schmitt E (1990) Ergebnisse des Hüftgelenkersatzes mit Keramik-Teilendoprothesen. Aktuel Traumatol 20:129
4. Heisel J, Mittelmeier H, Schwarz B (1984) Gelenkerhaltende Operationsverfahren bei der idiopathischen Hüftkopfnekrose. Z Orthop 122:705
5. Heisel J, Mittelmeier H, Schwarz B, Schmitt E (1985) Partielle idiopathische Hüftkopfnekrose: Flexionsosteotomie oder alloarthroplastischer Gelenkersatz? Z Orthop 123:661
6. Mittelmeier H (1974) Zementlose Verankerung von Endoprothesen nach dem Tragrippenprinzip. Z Orthop 112:27
7. Mittelmeier H, Heisel J (1984) Hüftgelenkersatz mit Keramik-Teilprothesen. Orthop Prax 20:656
8. Mittelmeier H, Heisel J (Hrsg) (1986) 10 Jahre Erfahrung mit Keramik-Hüftendoprothesen. ML-Verlag, Uelzen, Orthopädie und orthopädische Grenzgebiete, Bd 12
9. Mittelmeier H, Schmitt E, Heisel J (1990) Langzeiterfahrungen mit Keramik-Hüftprothesen. IV. Symposium zementfreie Totalendoprothesen des Hüftgelenkes, Stuttgart (im Druck)
10. Niethard FU, Puhl W (1978) Langzeitbeobachtungen bei der idiopathischen Hüftkopfnekrose Erwachsener. Z Orthop 116:93
11. Reichelt A (1969) Die idiopathische Hüftkopfnekrose. Z Orthop 106:273
12. Schneider R (1979) Die intertrochantäre Osteotomie bei Koxarthrose. Springer, Berlin Heidelberg New York
13. Wagner H (1968) Ätiologie, Pathogenese, Klinik und Therapie der idiopathischen Hüftkopfnekrose. Verh Dtsch Orthop Ges 54:224
14. Weil KH (1981) Segmental idiopathic necrosis of the femoral head. Springer, Berlin Heidelberg New York Tokyo
15. Willert HG, Sarfert D (1974) Operative Behandlung der segmentalen Hüftkopfnekrose. Z Orthop 112:694
16. Willert HG, Sarfert D (1975) Die Behandlung segmentaler, ischämischer Hüftkopfnekrosen mit der intertrochantären Flexionsosteotomie. Z Orthop 113:974
17. Zinn WM (1971) Idiopathic ischemic necrosis of the femoral head in adults. Thieme, Stuttgart

Teil IX
Grundlagen zementfreier Hüftprothesen

Reaktion des Knochens auf Implantate

R. K. Schenk
Pathophysiologisches Institut der Universität Bern, CH-3010 Bern

Einleitung

Mit der Einführung des Knochenzements wurde es möglich, Prothesen bereits bei der Implantation so fest im Knochen zu verankern, daß über Jahre hinaus eine ausreichende Belastungsstabilität gewährleistet bleibt. Die Gewebereaktion an der Grenzfläche zwischen Zement und Knochen spielt für die Stabilisierung kaum eine Rolle. Sie tritt erst mit zunehmender Liegezeit im Rahmen der Implantatlockerung wieder in den Vordergrund.

Ganz anders liegen die Verhältnisse beim nicht zementierten Implantat. Aus anatomischen und konstruktiven Gründen ist es ausgeschlossen, bereits bei der Implantation einen der Zementiertechnik vergleichbaren Formschluß zwischen Knochen und Prothese zu erreichen. Die operativ erzeugte Primärstabilität beruht auf relativ wenigen, umschriebenen Knochenkontaktflächen, die erst in der anschließenden Phase der sekundären Stabilisierung durch Knochenneubildung und Knochenumbau in einen voll belastbaren Verbund umgestaltet werden. Die Voraussetzungen und einige Beispiele für den Erfolg dieser knöchernen Einheilung wurden aufgrund von histologischen Untersuchungen aus Experimenten und ausgewählten Beispielen menschlicher Autopsien demonstriert.

Gewebereaktion auf Fremdkörper

Die Grenzfläche zwischen Gewebe und Implantat stellt die erste Verteidigungslinie des Organismus gegenüber dem Fremdmaterial dar. Die Gewebereaktion wird auf der einen Seite geprägt durch die Gewebeverträglichkeit (Biokompatibilität) des Fremdkörpers, auf der anderen Seite durch die mechanische Situation. Voraussetzung für ein direktes Aufwachsen des Knochens („bone ongrowth") auf die Implantatoberfläche sind bioinerte Materialien und mechanische Ruhe. Diese Bedingungen werden erfüllt durch verschiedene Metalle und Keramiken, und durch eine auf Formschluß und Preßsitz beruhende Primärstabilität.

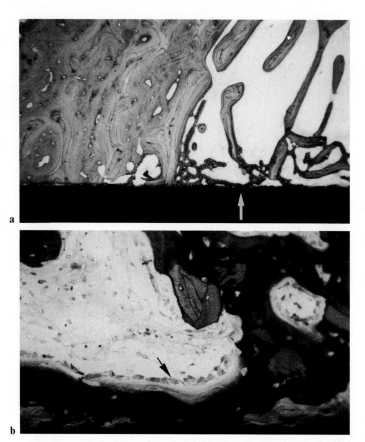

Abb. 1a, b. Aufwachsen des Knochens auf einen Probekörper aus Titan mit grobgestrahlter Oberfläche. Tibiametaphyse eines Zwergschweins, Liegezeit 10 Tage (Experiment von Dr. med. dent. Daniel Buser). **a** Ausgehend von der endostalen Kortikalisoberfläche und den ans Implantatbett grenzenden Trabekelresten hat sich ein Gerüst aus Faserknochen gebildet, das mit der Titanoberfläche in Kontakt getreten ist (Vergr. 24:1). **b** Die in **a** mit einem *weißen Pfeil* bezeichnete Stelle zeigt bei stärkerer Vergrößerung die direkte Knochenablagerung auf die Titanoberfläche. Die *Pfeilspitze* deutet auf die Osteoblasten (Vergr. 180:1)

Abb. 2a–c. Beginnender Einbau und Durchbau eines Sulmesh-Titangitters. Press-fit-Pfanne (nach Morscher [4]) bei einer 82jährigen, 33 Tage post operationem verstorbenen Patientin. **a** Feine Trabekel aus Faserknochen (*dunkler angefärbt*) beginnen die Spalte zwischen Implantatbett und Metall zu füllen und dringen auch in tiefere Maschen vor (Vergr. 24:1). **b** Eine direkte oder primäre Ossifikation verlangt stabile Verhältnisse, die durch den Preßsitz gewährleistet sind. Der durch das Einpressen geschaffene primäre Knochenkontakt geht mit lokalen Destruktionen der Bälkchen einher, die durch einen intensiven Knochenanbau repariert werden (Vergr. 48:1). **c** An einzelnen Stellen gelingt ein Brückenschlag zwischen Implantatbett und Metalloberfläche durch direkten Knochenanbau auf das Titan (Vergr. 110:1)

Reaktion des Knochens auf Implantate

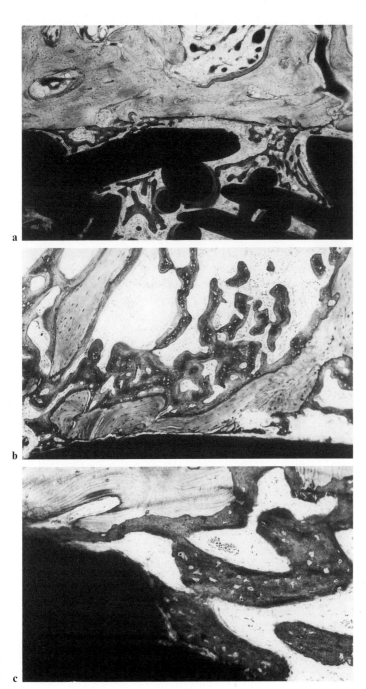

Abb. 2a–c

Voraussetzungen für eine Osseointegration

Unter Osseointegration [1] versteht man eine Verankerung von Implantaten mit direktem Knochenkontakt und nachfolgender funktioneller Anpassung der Knochenstruktur an die Belastungsverhältnisse. Die Osseointegration ist an eine ganze Reihe von Voraussetzungen gebunden.

Nur bioinerte Materialien, wie rostfreier Stahl und insbesondere Titan, werden direkt mit neugebildetem Knochen belegt (Abb. 1). Diese Knochenfreundlichkeit oder „Osteophilie" kann durch weitere Faktoren verbessert werden. Dazu gehört die Rauhigkeit der Oberfläche, wie sie durch Sandstrahlen oder Plasmabeschichtung erzeugt werden kann. Das so entstandene Mikrorelief scheint das Fremdmaterial für den Knochenanbau attraktiver zu machen, vergrößert ohne Zweifel auch den Widerstand gegen Scherkräfte und ermöglicht bis zu einem gewissen Grad die Haftung von verschiedenen Komponenten der Interzellularsubstanz.

Eine echte, auf chemischer Bindung beruhende Haftung („bonding", stoffschlüssiger Knochenanbau) zwischen Implantat und Gewebe weisen aber nur die als bioaktiv bezeichneten Stoffe auf, zu denen insbesondere die Kalziumphosphatkeramik gehört. Durch Apatitbeschichtung lassen sich in der Tat auch weniger gewebefreundliche Stoffe, z. B. Polymere, für das Anhaften des Knochens geeignet machen [3]. Auch bei Titanimplantaten wird die Apatitbeschichtung geprüft. Problematisch ist immer noch die Haftfestigkeit solcher Schichten und ihre Resistenz gegen eine zelluläre, insbesondere osteoklastische Resorption.

Auch das Makrorelief der Implantatoberfläche spielt für die Güte einer knöchernen Verankerung eine Rolle. Auf diesem Gebiet werden verschiedene Wege beschritten, für die sich der Begriff poröse Beschichtung („porous coating") eingebürgert hat. Diese sollen nicht nur ein Aufwachsen, sondern einen Durchbau der angebotenen Hohlräume mit Knochengewebe ermöglichen („bone ingrowth"). Als Beispiele für eine gelungene Osseointegration wurden histologische Befunde am Fiber metal [2] und am Titandrahtgeflecht (Sulmesh) einer Press-fit-Pfanne (Abb. 2) demonstriert.

Histologische Untersuchungen an Autopsiepräparaten von knöchern eingeheilten Hüftprothesen

Mit speziellen Schneide- und Schleifverfahren und geeigneten Färbemethoden ist es möglich, Prothesen aus Metall oder Kunststoff zusammen mit dem umgebenden Gewebe zu verarbeiten und präzise mikroskopische Informationen über die an der Grenzfläche ablaufenden Reaktionen zu gewinnen [6]. Demonstriert wurden 2 Femurprothesen, die aus dem ersten postoperativen Halbjahr stammen und die Knochenreaktion dokumentieren, durch die die übungsstabile Primärstabilität zu einer belastungsstabilen Sekundärstabilität aus- und umgebaut wird [5, 7].

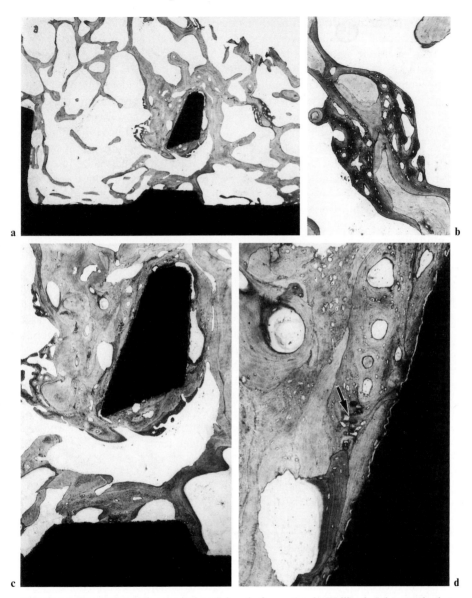

Abb. 3a–d. Knochenreaktion um eine Schraubpfanne (nach Weill), 2 Jahre nach der Operation (Revision wegen chronischen Infekts). **a** Mit Spongiosa ausgefüllte Gewindegänge, multiple trabekuläre Abstützung mit direktem Knochenkontakt. Die Kerbe am Ende einer Gewindeflanke ist mit Knochen ausgefüllt (Vergr. 24:1). **b** Eines der Abstütztrabekel hat – vermutlich durch eine vor kurzem eingetretene Überbelastung – eine Mikrofraktur erlitten. Sie ist durch Bildung eines Minikallus aus Faserknochen bereits wieder konsolidiert (Vergr. 70:1). **c** Gewindegang mit Kerbe. Ausgedehnte Knochenkontaktstellen entlang der gesamten Titanoberfläche (Vergr. 24:1). **d** Ausschnitt aus der linken Fläche des angeschnittenen Gewindes. Die Schrumpfung bei der Einbettung hat zur Bildung eines feinen Spaltes geführt. Die Kontur des Knochens ist vollständig kongruent zum Relief des grobgestrahlten Titans. In dem durch Umbau entstandenen Lamellenknochens sind nur noch wenige Reste von Faserknochen eingeschlossen (Vergr. 88:1)

Ein knöcherner Einbau im Sinne einer Osseointegration konnte auch an einer Schraubpfanne (nach Weill) bestätigt werden. Dieses in Abb. 3 gezeigte Implantat mußte nach 2 Jahren Liegezeit wegen eines chronischen Infekts gewechselt werden. Die Untersuchung beschränkte sich naturgemäß auf Knochenreste, die bei der Entnahme an der Titanoberfläche haften blieben. Dies bedeutet eine positive Selektion, von der man nicht annehmen kann, daß sie für die gesamte Ausdehnung der Implantatoberfläche repräsentativ ist. Der in Abb. 3 gezeigte Ausschnitt enthält aber einige aufschlußreiche Einzelheiten. Die beiden Gewindegänge sind von neu gebildeter Spongiosa ausgefüllt (Abb. 3a). Diese steht mit der korundgestrahlten Titanoberfläche in ausgedehntem, direktem Kontakt (Abb. 3c, d). Der in der Anfangsphase gebildete Faserknochen (vgl. Abb. 1 und 2) ist im Zuge des Umbaus durch reifen Lamellenknochen ersetzt worden. Diesen positiven Aspekten steht eine Beobachtung gegenüber, welche auf ein grundsätzliches Problem hindeutet. In unmittelbarer Nähe zu den einwandfrei integrierten Gewindegängen ist eine Mikrofraktur aufgetreten, die durch einen „Minikallus" stabilisiert wird (Abb. 3b). Sie könnte darauf beruhen, daß das sehr steife, metallische Implantat in ein Trabekelgerüst integriert ist, das unter Belastung eine gewisse elastische Deformation erfährt. Dies dürfte zu lokalen Spannungsspitzen führen, denen nicht alle Trabekel gewachsen sind. Damit soll angedeutet werden, wie wichtig eine auf die Phase des knöchernen Einbaus folgende funktionelle Anpassung für eine definitive Stabilisierung ist.

Beobachtungen an autoptisch gewonnenen Einzelfällen werden immer fragmentarisch sein und es ist fraglich, ob sich die in dieser Demonstration gezeigten, überwiegend positiven Befunde als allgemeingültig bestätigen lassen. Dennoch geben sie einen Eindruck von den Leistungen, welche die reaktive Knochenbildung nach einer zementfreien Implantation für die definitive Stabilisierung einer Prothese erbringen kann.

Literatur

1. Albrektsson T, Branemark PI, Hansson HA, Lindström J (1981) Osseointegrated titanium implants. Acta Orthop Scand 52:155–170
2. Galante J, Rostoker W, Lueck R, Ray RD (1971) Sintered fiber metal composite as a basis for attachment of implants to bone. J Bone Joint Surg [Am] 53:101–114
3. Herren Th, Remagen W, Schenk R (1987) Histologie der Implantat-Knochengrenze bei tementierten und nicht-zementierten Endoprothesen. Orthopäde 16:239–251
4. Morscher E (1987) Erfahrungen, Anforderungen und Entwicklung von zementfreien Hüftendoprothesen. Orthopäde 16:185–196
5. Schenk RK, Wehrli U (1989) Zur Reaktion des Knochens auf eine zement-freie SL-Femur-Revisionsprothese. Histologische Befunde an einem fünfeinhalb Monate post operationem gewonnenen Autopsiepräparat. Orthopäde 18:454–462
6. Schenk RK, Olah AJ, Herrmann W (1984) Preparation of calcified tissues for light microscopy. In: Dickson GR (ed) Methods of calcified tissue preparation. Elsevier, Amsterdam, pp 1–56
7. Spotorno L, Schenk RK, Dietschi C, Romagnoli S, Mumenthaler A (1987) Unsere Erfahrungen mit nicht-zementierten Prothesen. Orthopäde 16:225–238

Konstruktion und Oberflächengestaltung zementfrei implantierbarer Hüftgelenkprothesen

R. Thull

Abteilung für Experimentelle Zahnmedizin der Klinik und Polikliniken für Zahn-, Mund- und Kieferkrankheiten, Julius-Maximilians Universität Würzburg, Pleicherwall 2, D-8700 Würzburg

Einleitung

Die Implantation künstlicher Gelenksysteme stellt einen unverzichtbaren Bestandteil funktionserhaltender Maßnahmen in der orthopädischen Chirurgie dar. Die Versorgung des Hüftgelenks steht zahlenmäßig im Vordergrund.

Eine primär formschlüssige Verankerung von Hüftgelenkschaft und -pfanne läßt sich durch Einzementieren in das präparierte Knochenlager mit Methylmethacrylatzement erreichen. Die bisher unbefriedigende Langzeitstabilität der Verbindung geht auf die mechanische Zerstörung der, zumindest in der Schichtdicke, stark inhomogenen Zementschicht bei hohen, lokal auftretenden Kräften zurück. Dennoch bleibt diese Fixierungstechnik, nach vorübergehender Zurückhaltung, eine wichtige Alternative zur zementfreien Implantation. Hierfür spricht die Vielzahl von Systemen, die nach 8–11 Jahren weitgehend problemlos funktionieren [4, 6, 9].

Dennoch stellt der Verbund zwischen Implantat und Implantatlager ein verbesserungswürdiges und verbesserungsfähiges System dar. Fortschritte sind insbesondere für jüngere Patienten wünschenswert, bei denen sich durch höhere, v. a. dynamische Belastungen, in Verbindung mit der Degradation des Zements, Implantate häufiger lockern als bei älteren Patienten.

Zementfreie Prothesen

Im Vergleich zu zementierten künstlichen Hüftgelenksystemen zeigen zementlos eingebrachte Komponenten eine primär unvollkommene Formschlüssigkeit bei i. a. ausgeprägterer intraoperativer Knochendestruktion durch „Passendmachen" des Implantatlagers.

Die Verbindung von Implantat und Knochen erfolgt zunächst nur durch mechanische Verklemmung und erst sekundär durch einen formschlüssigen Verbund, falls eine Einschneidung durch Knochen oder zumindest Bindegewebe erfolgt [6, 13]. Die Konstruktion im Detail und Oberflächeneigenschaften des verwendeten Biomaterials gewinnen daher für zementfrei eingebrachte Implantate an Bedeutung.

Der primären Verankerung dienen unterschiedliche Verfahren: die Oberflächenvergrößerung, das „Setzholzprinzip" durch Einbringung kragenloser Schäfte mit gering strukturierter Oberfläche, der S-förmige Schaft, wobei diejenigen kragenloser Prothesen eine geringere Strukturierung aufweisen als solche mit Kragen, sowie der sog. individuelle, „anatomische" Schaft.

Ebenso groß wie die Bandbreite der Kopf-Schaft-Prothesen ist die der implantierbaren Pfannen. Die Varianz entsteht aus der Konstruktion und aus unterschiedlichen Fixierungstechniken. Neben der Querschnittsform, die zylindrisch, konisch, halbrund oder sphärisch sein kann, gibt es unterschiedliche Verfahren der Primärfixierungen: die Einschraubpfanne mit verschiedenen Gewinden, die Klemmpfanne mit über die Außenform hinausragenden Formteilen zur Erhöhung der Rotationsstabilität sowie die mit Schrauben fixierte Pfanne.

Ein wesentlicher Schwachpunkt von Kopf-Schaft-Prothese und Pfanne sind deren, im Vergleich zur Flexibilität des Knochens, starre Fixierungselemente, die primär zu Relativbewegungen an der Implantat-Knochen-Grenze und mittelfristig zum Knochenabbau führen.

Biomechanik des Implantatlagers

Sowohl das Azetabulum als auch das proximale Femur verformen sich unter Lasteinleitung bei der Funktion [1]. Der Umfang der bei jedem Schritt reversiblen Formanpassung ändert sich mit zunehmender Belastung, also z. B. vom beidbeinigen Stehen zum Gehen oder vom Laufen zum Springen.

Pfanne

Das Azetabulum wird unter Belastung aus seiner von kaudal nach kranial längsovalen in eine annähernd kreisförmige Konfiguration umgeformt. Im Zentrum des Pfannendachs und am oberen Pfannenrand bleibt hierbei, dank der subchondralen Knochenverdichtung, ein umschriebener Pfannenabschnitt weitgehend formstabil. Die beiden Flanken der Facies lunata führen eine flügelartige Ausweichbewegung nach ventral und dorsal aus, und die Enden der knorpelbelegten Gelenkflächen beiderseits der Incisura acetabuli erfahren eine pulsierende Verkürzung in Richtung auf das Pfannenzentrum.

Die Entwicklung von künstlichen Pfannen der letzten Jahre auf der Basis von Metallschalen zylindrischer, konischer oder sphärischer Form, mit oder ohne zentrale Perforation behindern wegen ihrer hohen Steifigkeit die Deformation des Beckens bei der Lasteinleitung und erzwingen Relativbewegungen an den Kontaktflächen.

Einige Versuche, flexible Pfannen zu gestalten, liegen bereits vor. Reine Polyäthylenpfannen, deren Kontaktflächen zum Knochen mit mehrschichtigen Drahtnetzen oder gesinterten Drahtgeflechten versehen sind, können sich in allen Richtungen zum Prothesenrand hin in gleichem Umfang verformen.

Die durch 6 radiäre Einschnitte auf der gesamten Zirkumferenz gleichmäßig elastisch gestaltete CLS-Expansionspfanne wird ihre Möglichkeiten zu einer physiologischen Anpassung, insbesondere bei strukturellen Knochenschäden im Pfannendach unter Beweis stellen müssen. Die einzelne Einsägung des Atlas-Acetabula-Cup auf einen zentralen Schalendefekt hin, bringt nur eine geringe Deformationsfähigkeit des Pfannenträgers. Die Deformation wird darüber hinaus durch 4 Verankerungszapfen behindert. Teilelastisch ist auch der Spreizring der Balgrist-Pfanne. Die von Holz beschriebene Pfannenverankerung über trabekulär orientierte Pfeilersysteme könnte vielleicht eine Alternative für Substanzdefekte beim Prothesenwechsel darstellen.

Kopf-Schaft-Prothese

Bei den Prothesenschäften hat die Entwicklung der letzten 20 Jahre zwar zu immer neuen Varianten hinsichtlich Länge, Schaftquerschnitt, Formgebung und Oberflächenstruktur geführt, bezüglich ihrer Biegesteifigkeit sind aber alle Entwicklungen in etwa vergleichbar [2, 7, 12]; der in diesem Zusammenhang eingeführte Hinweis auf den niedrigen Elastizitätsmodul der Titanschmiedelegierungen ändert nichts Grundsätzliches an dieser Tatsache.

Die Relativbewegung an den Kontaktflächen der Schäfte ist ähnlich der Situation an der Pfanne um so größer, je ausgeprägter die Differenz der elastischen Deformation des Knochens und des Implantats ausfällt. Eine Abhängigkeit besteht zum Durchmesser des Knochenrohrs, zur Dicke der Knochenrinde und zur mechanischen Festigkeit der Struktur, also auch zum Grad der Mineralisation.

Die Relativbewegung nimmt ebenfalls zu, wenn die tragende Achse des Implantats von der des Knochens abweicht, und wenn die Länge des Prothesenschafts zunimmt. Selbstverständlich bleibt auch hier die Abhängigkeit von der Größe der eingeleiteten Kraft und der Form und der Länge des Schenkelhalses erhalten.

Der sehr rigide, mehr oder weniger gerade Metallschaft der Prothese verklemmt sich unter Vorspannung an den Krümmungen des Oberschenkelknochenrohrs an wenigen, eng umschriebenen Flächenabschnitten. Der Kraftfluß zwischen Implantat und Knochen bleibt damit zunächst auf diese beschränkt. Die Vorspannung in der proximalen Schaftregion geht verloren, wenn durch Relativbewegungen eine Knochenresorption mit Bindegewebsinterposition eintritt. Verbleiben wenigstens 3 Kraftflußzonen im mittleren und distalen Schaftabschnitt, kann die klinische Stabilität gewährleistet sein. Dennoch bleibt die für den Langzeiteinsatz ungünstige Versteifung des kortikalen Knochenrohrs durch den starren Metallschaft.

Physiologisch flexible Implantate

Das vorgestellte Prothesensystem besteht aus einer metallischen Kopf-Schaft-Prothese mit Spiralschaft (Spiralschaftprothese) und einem anisotrop flexiblen

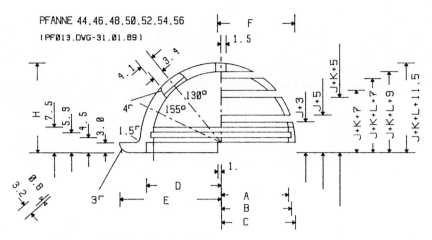

Abb. 1. Anisotrop flexible Hüftgelenkspfanne

metallischen Pfannenträger mit Polyäthyleneinsatz (anisotrop flexible Pfanne) [11, 14].

Anisotrop flexible Pfanne

Die Pfanne paßt sich an Deformationen des Beckens bei funktionellen Belastungen an. Die Kraft am Azetabulum des Hüftgelenks wird überwiegend über die kortikale Abdeckung des Pfannendachs und über die Schenkel der Facies lunatae in Richtung auf das Os ilium nach kranial und ventral geleitet. Der metallische Pfannenträger ist daher im kranialen Bereich dickwandig und starr ausgelegt, während auf der gegenüberliegenden, kaudalen Seite eine definierte Flexibilität durch die offene, dünnwandig ausgelegte Rippenkonstruktion erreicht wird (Abb. 1).

Die Fixierung des metallischen Trägers im Becken erfolgt durch Spongiosaschrauben im hochbelasteten kranialen Bereich. Die Einschraubrichtungen lassen sich, durch geeignete Auslegung der Schraubenlöcher, in einem weiten Winkelbereich variieren. Damit kann jede einzelne Schraube den anatomischen Verhältnissen entsprechend positioniert werden.

Der metallische Pfannenträger hat innen und außen eine halbkugelförmige Geometrie. Die Flexibilität im kaudalen Pfannenbereich wird durch Einsägungen, parallel zur Pfanneneingangsebene, erreicht. Die Einsägungen reichen bis zu einer Ebene, die die Achse der inneren Halbkugel enthält und die Pfanne in den kranialen belasteten und kaudalen unbelasteten Bereich teilt. Die sich ergebenden Rippen, und nur diese, werden schließlich von kaudal, senkrecht zur Pfanneneingangsebene aufgesägt. Die Elastizität läßt sich durch die Rippenbreite variieren.

Die Polyäthylenpfanne hat im wesentlichen die von anderen Pfannensystemen mit metallischem Träger bekannten Eigenschaften.

Konstruktion und Oberflächengestaltung 543

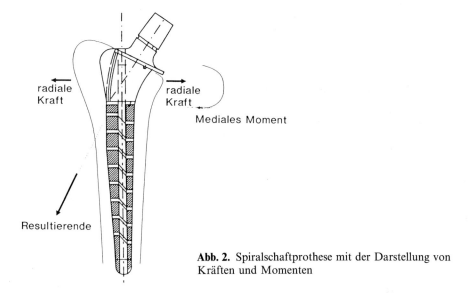

Abb. 2. Spiralschaftprothese mit der Darstellung von Kräften und Momenten

Spiralschaftprothese

Die Spiralschaftprothese weist als wesentliches Merkmal einen flexiblen, an die mechanischen Knocheneigenschaften angepaßten Schaft auf. Der Schaft ist spiralartig konstruiert. Windungssteigung, „Wickelverhältnis" und „Werkstoffmasse" in den Windungen ergeben sich aus Berechnungen des elastischen Verhaltens einer Zug- oder Druckfeder. Eingestellt wird eine Flexibilität, die näherungsweise der eines kortikalen Knochens gleicher äußerer Abmessungen entspricht (Abb. 2). Der sich dem natürlichen Femur flexibel anpassende Schaft macht die Fertigung von links-rechts-unterschiedlichen Prothesen überflüssig.

Die Spirale beginnt medial, um den zwangsläufig vorhandenen, wenngleich abgerundeten Anfang der Einsägung, nur auf Druck zu belasten. Der im oberen Teil hohe Materialanteil gewährleistet eine kontinuierliche Abnahme der Steifigkeit zum flexibleren distalen Abschnitt. Ein Abknicken der Spirale im Anschluß an das Formstück wird damit verhindert. Der Schaft läuft, sich distal leicht konisch verjüngend, in einem kurzen, zylindrischen Endteil aus.

Die Flexibilität der Schaftspirale ist auf die des proximalen Femur abgestimmt. Als Vergleichselement dient ein den Spongiosaraum ausfüllender Platzhalter mit den mechanischen Eigenschaften des kortikalen Knochens. Die Abstimmung erfolgt über die Biegesteifigkeit (Abb. 3). Wichtigste Einflußgröße ist der Außendurchmesser d, der mit der 4. Potenz in die Rechnung eingeht.

Das benutzte Berechnungsverfahren für die Knicklast einer Schraubenfeder geht ebenfalls auf die Theorie des Balkens zurück. Die Behandlung der Federausknickung berücksichtigt das Auftreten von Schubverformung und die

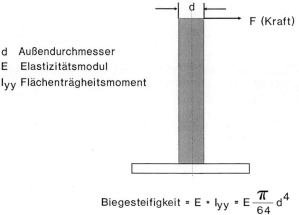

Abb. 3. Biegesteifigkeit eines zylindrischen kortikalen Knochens, d Außendurchmesser, E Elastizitätsmodul, I_{yy} Flächenträgheitsmoment

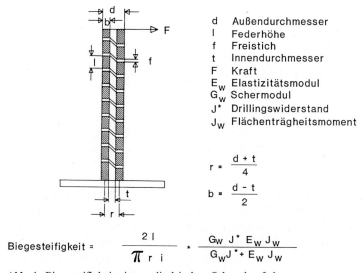

Abb. 4. Biegesteifigkeit einer zylindrischen Schraubenfeder

Änderung der Federlänge unter Belastung. Die wesentliche Einflußgröße für die Biegesteifigkeit ist die Steigung der Spirale, die sich aus der Stabhöhe e und dem Freistich f zusammensetzt (Abb. 4). Die Spirale ist asymmetrisch um die Durchgangsbohrung angeordnet mit dem Sinn, die laterale Federkonstante gegenüber der medialen zu erhöhen, um eine Auskknickung des Gelenks aus dem Femur durch die in Funktion lateral auftretenden Zugkräfte zu verhindern. Die medialen Druckkräfte werden durch die Auflage des Kragens auf dem Trochanter minor kompensiert.

Das proximale Prothesenende ist so konstruiert, daß es die Primärstabilität der Prothese im Knochen sicherstellt. Das Formteil hat einen, in Näherung rechteckigen Querschnitt, mit einer medial halbkreisförmigen Abrundung und 2 Flügeln auf der lateralen Seite. Zur Unterstützung der knöchernen Integration des Implantats wird das Formteil mit (Ti, Zr) O beschichtet.

Die Kragenplatte der Kopf-Schaft-Prothese weist gegen die Horizontale eine vergleichsweise geringe Neigung von 25° auf. Daraus ergibt sich eine hochgelegene Resektionsfläche am Adam-Bogen und eine geringe medialwärts gerichtete Schubbeanspruchung. Der Schenkelhals mit dem Kopfkonus ist nach medial verlagert. Damit wird ein unveränderter Abstand des Oberschenkelschafts zur Körperlängsachse eingehalten.

Biomechanische Tests

Die biomechanischen Tests von Spiralschaftprothese und anisotrop flexibler Pfanne erfolgen mit Hilfe einer Universalprüfmaschine der Firma MTS, die die Simulation von Wechselbelastungen mit unterschiedlichen zeitlichen Abläufen zuläßt.

Die Implantate werden in Leichenfemora oder Rinderbecken eingebracht. Durch Normierung, der mit Hilfe der Dehnungsmeßstreifentechnik gemessenen Verformung vor und nach Implantation, lassen sich weitgehend anatomieunabhängige Ergebnisse für die Beeinflussung der Biomechanik durch die Implantate gewinnen.

Anisotrop flexible Pfanne

Die Messung der Knochendehnungen an den tragenden Strukturen des Beckens wurde an einem Rinderbecken aufgenommen [5]. Die Dehnungsmeßstreifen (DMS) werden folgendermaßen plaziert: DMS 1: R. superior des Os pubis, DMS 2: vorderer Pfannenrand an der Eminentia iliopectinea, DMS 3: Os ilium, außen am Becken, DMS 4: Pfannendach Pars ossis ilei im kleinen Becken, DMS 5: Pfannendach Pars ossis ischii im kleinen Becken.

DMS 1–3 werden ca. 3 cm vom Azetabulum entfernt in Richtung der leitenden Knochenstruktur (z. B. R. superior des Os pubis) angebracht. DMS 4 und 5 liegen auf der Rückseite des Azetabulums, innen im kleinen Becken. Um auch hier eine differenzierte Aussage über die Kraftverhältnisse treffen zu können, standen die Meßrichtungen der DMS 4 und 5 senkrecht aufeinander, wobei die Richtung durch eine Parallele zur Linea arcuata gegeben war.

Die normierten Dehnungsänderungen in Abb. 5 sind als Maßzahlen für die Belastungsänderung im Knochen nach Protheseimplantation zu verstehen. Die mit der anisotrop flexiblen Pfanne gemessenen Dehnungsänderungen sind vergleichsweise gering und bestätigen die Erwartungen an ein physiologisch und biomechanisch adaptiertes Implantat.

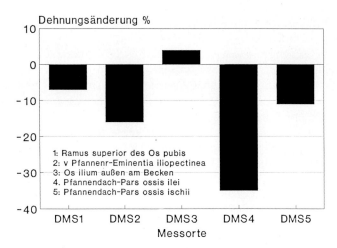

Abb. 5. Dehnungen am Becken nach Implantation der anisotrop flexiblen Pfanne. Die Werte sind auf das unversorgte Becken normiert

Spiralschaftprothese

Die resultierende Kraft R auf den Hüftkopf (Abb. 2) führt zu einem „medialen Moment", das den Schaft und den Knochen auf Biegung belastet. Hinzu kommen die Kraftkomponente in Richtung der Knochenachse und eine Scherkraftkomponente parallel zur Resektionsfläche. Die sich distal verjüngende Schaftform führt zu keinen wesentlichen Kräften in radialer Richtung, da die in Richtung der Knochenachse wirkende Kraftkomponente über den Kragen direkt ins Knochenrohr eingeleitet wird; der Prothesenschaft bleibt in Achsenrichtung weitgehend kräftefrei.

Infolge der Anatomie des proximalen Femurs entsteht zusätzlich zum „medialen Moment" ein Moment um die Knochenlängsachse, das den Schaft im Knochenrohr zu tordieren versucht. Die Konstruktion hat zum Ziel, dieses Moment vollständig vom Schaft zum Knochen, d. h. schlupffrei, zu übertragen, um rotationsbedingte Lockerungen auszuschließen.

Die Instrumentierung des proximalen Leichenfemurs erfolgt mit Dehnungsmeßstreifen: DMS 1 (ventrale Rotation) und DMS 2 (dorsale Rotation) geben die Dehnungen auf dem proximalen Umfang an, wobei die Differenz zwischen den Meßwerten ein Maß für die implantatabhängige Änderung der auf das proximale Femur wirkenden Rotationskräfte ist. DMS 2 (medial, proximal) registriert die medial auftretende Stauchung, während DMS 4 (lateral, proximal) die Dehnung auf der lateralen Knochenseite wiedergibt. Die distal der Prothesenspitze auftretende Dehnung wird mit Hilfe von DMS 5 (lateral, distal) aufgenommen.

Das Präparat wird entsprechend dem „Normfemur" in ein Aufnahmewerkzeug einzementiert, in die Universalprüfmaschine eingesetzt und zunehmend mit Kräften bis 300 N belastet.

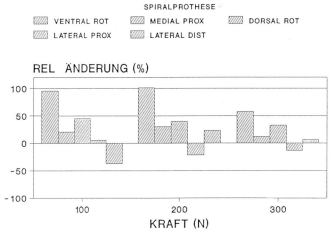

Abb. 6. Dehnungen am proximalen Femur nach Implantation der Spiralschaftprothese. Die Werte sind auf den unversorgten Knochen bezogen

Beim Test werden, wie bei der biomechanischen Prüfung der Pfanne, die Dehnungen auf diejenigen vor Implantation bezogen. In einer 1. Messung erfolgt die Aufnahme der Dehnungen des natürlichen Knochens, in einer 2. Messung die Aufnahme nach Implantatversorgung. Die Quotientenbildung beider Werte ergibt eine implantatbezogene Größe, die von der individuellen Anatomie des Knochens weitgehend unabhängig ist.

Die Ergebnisse für die Spiralschaftprothese zeigt Abb. 6. Die auf das natürliche Femur normierten Dehnungen nach Versorgung nehmen mit steigender Belastung ab. Ursache dürfte das zunehmend formschlüssige Aufsitzen der Prothese auf der Resektionsfläche und damit eine verbesserte Krafteinleitung in den Knochen sein.

Die Dehnungen für DMS 1–DMS 4 sind nicht vollständig unabhängig voneinander. Eine medial auftretende Stauchung (2. Balken von links) zieht Dehnungen sowohl auf dem proximalen Umfang (1. und 3. Balken) als auch auf der lateralen Seite nach sich (4. Balken). Die verschieden hohen Meßwerte von DMS 1 und DMS 3 lassen auf das, vom Implantat auf den Knochen übertragene, Drehmoment um die Knochenachse schließen, das aus der, nach Implantation geänderten, biomechanischen Situation resultiert.

Die Dehnung lateral, distal der Prothesenspitze zeigt einen signifikant niedrigeren Wert als er sich mit einer Starrschaftprothese einstellt, die in das gleiche Präparat eingebracht wurde (Abb. 7). Die Spiralschaftprothese verhindert, anders als die starre Prothese, die „Stress Protection" im Bereich des proximalen Femurs. Insbesondere bleibt der laterale Knochen physiologisch belastet.

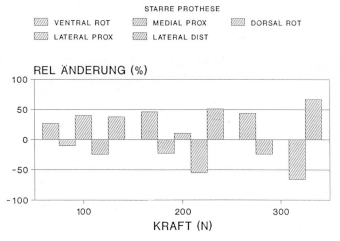

Abb. 7. Dehnungen am proximalen Femur nach Implantation einer Prothese mit starrem Schaft. Die Werte sind auf den unversorgten Knochen bezogen

Werkstoffe in flexiblen Implantaten

In orthopädischen Implantaten werden Metalle, überwiegend Legierungen auf Kobalt- und Titanbasis [10], und Polymere, v. a. hochdichtes Polyäthylen und Silikonkautschuk, eingesetzt. Da die Fixierungselemente im künstlichen Hüftgelenkersatz überwiegend aus Metall und in neuerer Zeit aus Titan und Titanlegierungen bestehen, sei im Rahmen der Übersicht nur auf diese Werkstoffe eingegangen.

Titan und Titanlegierungen als osteophile Werkstoffe

Das an den Wurzeln von Zahnimplantaten beobachtete Heranwachsen von Knochenzellen an die Werkstoffoberfläche ohne bindegewebige Zwischenschicht setzt eine mechanisch unversehrte Oxidschicht auf Titan oder den Titanlegierungen voraus. Die Oxidschichten unterscheiden sich von den Passivschichten auf Eisenbasis- oder Kobaltbasislegierungen. Letztere sind elektrisch leitend, während Titanbasiswerkstoffe, wie alle Ventilmetalle, zu denen auch Tantal, Niob und Zirkon sowie deren klinisch anwendbare Legierungen gehören, halbleitende bis nichtleitende Oxidschichten im Körperelektrolyt durch Passivierung bilden.

Die Abb. 8 stellt die Phasengrenze zwischen einer oxidischen Passivschicht auf einem Ventilmetall oder auch Hydroxylapatit und dem Körperelektrolyten dar. Passivschicht und Elektrolyt setzen sich ins Gleichgewicht. Das Gleichgewicht ist durch eine Raumladungsschicht im Elektrolyten und eine, dem Betrag nach gleich große, Raumladungsschicht in der Passivschicht gekennzeichnet. Die beiden Raumladungsschichten weisen unterschiedliche Vorzeichen auf.

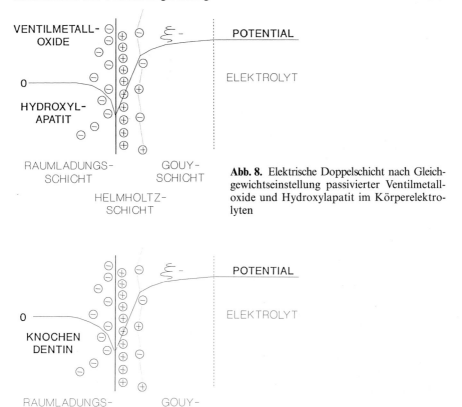

Abb. 8. Elektrische Doppelschicht nach Gleichgewichtseinstellung passivierter Ventilmetalloxide und Hydroxylapatit im Körperelektrolyten

Abb. 9. Elektrische Doppelschicht nach Gleichgewichtseinstellung an Knochen- und Dentinoberflächen im Körperelektrolyten

Dies entspricht qualitativ dem Zustand der Phasengrenze zwischen Knochen oder Dentin und dem Körperelektrolyten (Abb. 9). Es liegt nahe, die bei Metallen bisher nur bei Titan beobachtete Eigenschaft der Knochenintegration den halbleitenden Eigenschaften des Ventilmetalloxids zuzuschreiben.

In den schwachen elektrischen Feldern des oberflächennahen Elektrolyten wechselwirken Biomoleküle mit der Implantatoberfläche v. a. nach thermodynamischen Gesetzmäßigkeiten. Die wichtigste besteht darin, daß Adsorptionen nur dann stattfinden, wenn die Adsorptionsenthalpie, wie bei hydrophilen Oberflächen, negativ ist oder die Unordnung des Systems zunimmt. Bei schwachen Bindungskräften zwischen Protein und Metalloberfläche bleibt die Konformation des Makromoleküls erhalten; eine geschlossene Hülle nativer Proteine maskiert das Implantat für das Gewebe soweit, daß keine Antigenreaktion erfolgt und sich das Implantat bindegewebelos integrieren kann.

Als Voraussetzung für den Ablauf des Mechanismus muß sich ein homogenes Oxid auf dem Implantat mit definierten, halbleitenden Eigenschaften bilden. Solche Oberflächen entstehen nur in mechanischer Ruhe, wie unter idealen Bedingungen, z. B. bei der 2zeitigen Einbringung von Zahnimplantaten in den Kiefer. Bei mechanischer Belastung, etwa im Bereich des Hüft- und Kniegelenks sind Idealbedingungen nicht zu erwarten, wie klinische Beispiele belegen.

Scherkräfte zerstören partiell die Passivschicht. Passivschichtdefekte entstehen auch durch elektrische Durchschläge [3], wie sie als Folge von Lokalelementen bei elektrisch gering leitenden Schichten auftreten können. So verursachen bereits Potentialdifferenzen in der Größenordnung von 100 mV an anodischen Überzügen, mit einer typischen Dicke von 20 nm, Feldstärken von $5 \cdot 10^6$ V/m. Nach Defekten liegt das Metall kurzfristig aktiv dem Gewebe an. Dennoch entstehen, trotz schneller Repassivierung im Bereich der mechanisch entfernten Oxidschicht, Korrosionsprodukte, die sich bei Titan- und Titanlegierungen als unlöslicher Niederschlag im Gewebe akkumulieren und die häufig beobachtete Schwarzfärbung in der Implantatumgebung verursachen. Die Repassivierung erfolgt durch schnelle Bildung des primären, monomolekularen Oxids und den hierzu vergleichsweise langsamen Aufbau der Passivschicht bis zur Gleichgewichtsdicke. Die Gesamtzeit liegt im Sekundenbereich und hängt stark von den Repassivierungsbedingungen ab. Ungünstig sind geringe Elektrolytschichtdicken zwischen Implantat und Gewebe mit einer hierdurch behinderten Sauerstoffdiffusion, ein invivo häufig anzutreffender Zustand.

Die nach mechanischer Aktivierung vorliegende Oberfläche ähnelt der von Metallen auf Eisen- oder Kobaltbasis. Die den Halbleiter charakterisierende Raumladungsschicht entfällt. Es resultieren i. a. höhere Potentialgradienten in der Raumladungsschicht des Elektrolyten mit der Folge, auf Biomoleküle des extrazellulären Elektrolyten stärkere elektrostatische Kräfte auszuüben. Der Anteil nativ bleibender biologischer Makromoleküle nach Adsorption nimmt ab. Die elektrische Leitfähigkeit der Oberfläche in Verbindung mit der Ambivalenz von Proteinmolekülen (Abb. 10) macht Konformationsänderun-

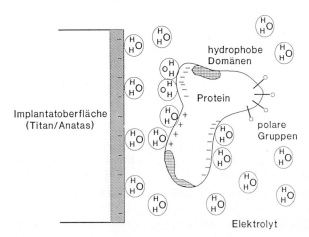

Abb. 10. Im Körperelektrolyten solvatisiertes Protein mit Bereichen unterschiedlicher Attraktion an die Implantatoberfläche

gen an Oberflächen von Ventilmetallen und deren Legierungen, die Scherkräften ausgesetzt sind, wahrscheinlich.

Dies unterstreicht die Bedeutung der Implantatoberfläche, um eine bindegewebslose Integration des Implantats in das Gewebe zu erreichen. So lassen sich an Titanoberflächen sowohl das native Heranwachsen von Zellen als auch bindegewebige Membranen unterschiedlicher Dicke beobachten, abhängig davon, ob die Passivschicht durch Scherkräfte entfernt wird oder in mechanischer Ruhe erhalten bleibt. Hieraus läßt sich das Postulat ableiten, daß auch elektrische Ladungen auf Implantatoberflächen, wie sie bei nichtleitenden Werkstoffen im Körperelektrolyten entstehen, zu stärkeren, bis zur Konformationsänderung reichenden, Wechselwirkungen mit Makromolekülen führen können.

Oberflächenmodifikationen von Titanwerkstoffen

Das im Vergleich zu Eisen- und Kobaltbasislegierungen ungünstige Verschleißverhalten von Titanwerkstoffen hat zunächst deren Anwendung für Gleitflächen von Gelenkprothesen verhindert. So werden für Hüftgelenkendoprothesen Köpfe aus Aluminiumoxidkeramik oder der CoCrMo-Gußlegierung benutzt. Um diese Einschränkungen zu überwinden, werden die Oberflächen von Titanwerkstoffen durch Beschichtungen modifiziert.

Härtung der Oberfläche

Ein früher Versuch bestand in der Aufhärtung der Oberfläche, etwa bei TiAl5Fe2,5 durch eine halbstündige Wärmebehandlung mit anschließendem Abschrecken in Paraffin. Wenngleich sich die Oberflächen mit diesem Verfahren härten lassen, so sind die resultierenden Reibmomente zu Polyäthylen im Vergleich zur Aluminiumoxidkeramik 3mal so hoch. Das Ergebnis läßt sich noch durch eine der Härtung folgende Oberflächenpolitur verbessern [15]. Etwa gleiche Ergebnisse können mit einer Induktionshärtung erreicht werden.

Oberflächenbeschichtung

Bessere Ergebnisse werden durch eine Hartstoffbeschichtung artikulierender Oberflächen von Titanwerkstoffen erreicht. Zu der für die Körperverträglichkeit wichtigen Werkstoffoberfläche muß jedoch die Grenzfläche zum Substrat berücksichtigt werden. Für die Schicht müssen Bruch- und Ermüdungsfestigkeit sowie die Härte anwendungsgerecht eingestellt werden. Die Haftfestigkeit auf dem Substrat wird durch Adhäsion, Schicht-Substrat-Reaktionen und thermische Ausdehnungskoeffizienten bestimmt. Nicht zuletzt muß die Schichtzusammensetzung und deren Reaktionsfähigkeit mit dem Körperelektrolyten den Anforderungen an körperverträgliche Oberflächen gerecht werden. Mechanisch einfachere Schichten lassen sich aufsputtern, indem der nach

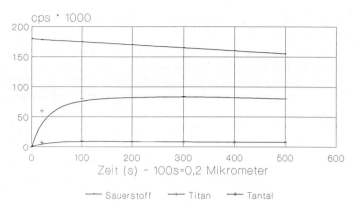

Abb. 11. Zusammensetzung einer (Ti,Ta)O-Schicht auf Titan

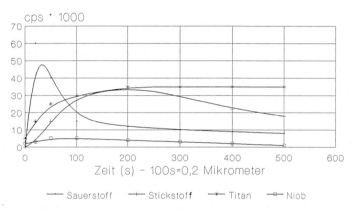

Abb. 12. Zusammensetzung einer (Ti,Nb)ON-Schicht auf Titan

Aufschmelzen eines Legierungstargets im Vakuum entstehende Dampf nach Reaktion mit einem, im Rezipienten befindlichen Gas, in Richtung auf das Substrat beschleunigt und dort niedergeschlagen wird. Erheblich höhere Festigkeiten lassen sich mit Hilfe von PVD- (Physical-vapor-deposition) Verfahren herstellen [8]. Die Zusammensetzung einer so hergestellten Schicht, zunächst auf Stahl, zeigt Abb. 11, analysiert mit Hilfe des SNMS-(Sekundärneutralmassenspektrometrie-) Verfahrens. Die (Ti,Zr)O-Schicht weist eine über die Dicke von $d = 6\,\mu m$ erwünschte konstante Zusammensetzung der Elemente Ti, Zr und O auf. Die Schicht wird bereits auf Verankerungsschäfte orthopädischer Gelenkimplantate und auf die Wurzeln von Zahnimplantaten aufgebracht, um die Integration der Implantate, unabhängig von mechanischen Oberflächenzerstörungen, zu verbessern.

Noch höhere mechanische Festigkeiten zeigt eine (Ti,Nb) ON-Schicht, die in einem Zweistufenverfahren für die Modifizierung von artikulierenden Flächen von Hüftgelenkskugeln und Kniegelenkschlitten aus Titanlegierungen ausgelegt ist (Abb. 12). Die Schicht wird im Hochvakuum unter extremen

Reinheitsbedingungen und mit nachfolgender chemischer Konditionierung zur Erhöhung der Langzeitstabilität hergestellt.

Die Beschichtungen werden in einer Zusammenarbeit zwischen Universität und Industrie für die Anwendung im biologischen Milieu entwickelt.

Zusammenfassung

Gelenkimplantate weisen eine unphysiologische Starrheit auf, die postoperativ zu einer unerwünschten Entlastung des proximalen Femur und zu einer Überlastung des Knochens distal der Prothesenspitze führt. Liegen Ent- und Überlastung außerhalb des Toleranzbereichs, resultiert ein Knochenabbau mit der Gefahr der Lockerung. Mit der Werkstoffauswahl allein ist es bisher nicht gelungen, die mechanischen Eigenschaften der Verankerungselemente denen des Implantatlagers nachzubilden.

Eine Lösung kann das vorgestellte Spiralkonzept für den Schaft und die federelastischen, kaudalen Spangen für die Pfanne darstellen. Trotz Flexibilität halten die Verankerungselemente den Belastungen in den Standardtests stand. Ein Grund hierfür ist die Aufteilung der in Funktion eingeleiteten Kräfte zwischen Implantatlager und Implantat. Die Konstruktionselemente für Pfanne und Schaft sind so gestaltet, daß sich die Flexibilität der Verankerungenselemente in weiten Bereichen einstellen läßt.

Titan und Titanlegierungen haben sich in orthopädischen und dentalen Implantaten bewährt. Probleme mit dem Verschleißverhalten im Kontakt mit Polyäthylen in Gelenkprothesen können bei Anwendungen, die eine Substitution der Gleitflächen durch andere Werkstoffe, etwa Keramik oder verschleißfeste Gußlegierungen auf Kobaltbasis, nicht zulassen, durch großflächige Konstruktionen, besser jedoch durch Modifikation der Oberflächen überwunden werden. Die Zukunft wird im Bereich des Funktionsersatzes für das Kniegelenk bei Legierungen auf Titanbasis liegen, die auf der Oberfläche durch Hartstoffschichten an den jeweiligen Anwendungszweck angepaßt sind. Schon heute können Schichtsysteme angegeben werden, die eine hohe Verschleißfestigkeit artikulierender Oberflächen sicherstellen oder die Integration des Implantats in das Gewebe begünstigen. Gleiche Eigenschaften lassen sich auch bei Metallen auf Eisen- und Kobaltbasis erreichen, wenn die Durchbruchfestigkeit der Beschichtungen, durch Untersuchungen der Korrosionsfestigkeit sichergestellt wird.

Literatur

1. Brinckmann P, Hoefert H, Jongen HT, Polster J (1974) Die Biomechanik des Hüftgelenks. Orthopädie 3:104–118
2. Claes L, Dürselen L, Mathys jun R, Mathys sen R (1986) Die Bedeutung der Prothesenstabilität für die Beanspruchung des proximalen Femur. In: Optimierung der elastischen Eigenschaften von Implantaten, temporären und definiten. DVM, Deutscher Verband für Materialprüfung e.V.

3. Dyer CK, Leach JSL (1978) Breakdown and efficiency of anodic oxide growth on Titanium. J Electrochem Soc 125:1032–1038
4. Gebauer D, Hager H, Breier S (1983) Untersuchungen zur Belastbarkeit der Knochen-Knochenzement-Grenze bei Gelenkendoprothesen. Biomed Techn 28:192–195
5. Herzog T (1990) Biomechanische Grundlagen eines Rekonstruktionsmodells für Wechseloperationen an der Hüftpfanne. Habilitationsschrift
6. Morscher E (1987) Erfahrungen, Anforderungen und Entwicklung von zementfreien Hüftendoprothesen. Orthopädie 16:185–196
7. Muhr G, Stockhusen H, Müller O (1976) Die Hüftarthroplastik mit isoelastischen Totalprothesen im Tierexperiment. Arch Orthop Unfallchir 86:115–128
8. Repenning D, Thull R (1990) Verschleißfeste Implantatoberflächen durch Hartstoff-Beschichtungen. Symposiumband der Orthopädischen Fachklinik, Krankenhaus Mörsenbroich-Rath GmbH, Düsseldorf-Kaiserswerth
9. Rohlmann A, Mössner U, Hess G, Bergmann G, Kölbel R (1982) Die Beanspruchung von Femur, Zement und Implantat nach der Implantation einer Hüftendoprothese. Biomed Techn 27:291–302
10. Semlitsch M (1983) Metallische Implantatwerkstoffe für zementierte und zementfrei verankerte Hüftendoprothesen. In: Morscher E (Hrsg) Die zementlose Fixation von Hüftendoprothesen. Springer, Berlin Heidelberg New York Tokyo, S 58–69
11. Thull R, Zeiler G (1989) Hüftgelenksersatz mit physiologisch flexiblen Komponenten. Biomed Techn (Ergänzungsband) 34:169–170
12. Tümmler HP, Stallforth H, Ungethüm M (1986) Biomechanische Überlegungen zur Elastizität von im Knochen verankerten Hüftendoprothesen. In: Optimierung der elastischen Eigenschaften von Implantaten, temporären und definitiven. DVM, Deutscher Verband für Materialprüfung e.V.
13. Ungethüm M, Blömer W (1983) Technologie der zementfreien Hüftendoprothetik. In: Morscher E (Hrsg) Die zementlose Fixation von Hüftendoprothesen. Springer, Berlin Heidelberg New York Tokyo, S 1–26
14. Zeiler G, Thull R (1989) Mechanische Tests und erste Erfahrungen mit einem physiologisch flexiblen Prothesensystem für das Hüftgelenk. Biomed Techn (Ergänzungsband) 34:171–172
15. Zwicker U, Etzdd U, Moser T (1984) Abrasive properties of oxide layers on TiAe5Fe2,5 in contact with high density polyethylene. Ti'84 Science and Technology, 6. Tütjering (eds) p 1343

Biomechanische Aspekte plasmagespritzter Oberflächenbeschichtungen zur zementfreien Prothesenverankerung

W. Winkler-Gniewek, U. Fink und H. Stallforth

Aesculap AG, F + E Bereich, Möhringerstr. 125, D-7200 Tuttlingen

Das Plasmaspritzverfahren hat sich insbesondere für die Beschichtung von Prothesen aus Titanlegierungen zur zementfreien Verankerung durchgesetzt [1–3, 7, 16]. Aus sicherheitstechnischen Aspekten gibt es z. Z. kein Alternativverfahren, um die Ermüdungseigenschaften dieser besonders körperverträglichen und elastischen Werkstoffvariante zu erhalten [17] (Abb. 1). Tierexperimentell oder klinisch eingesetzte Beschichtungen reichen von einer porösen Reintitanschicht (Abb. 2) bis hin zu einer quasi dichten, reinen Hydroxylapatitschicht (HA-Schicht) (Abb. 3) oder einer Kombination von beiden Schichttypen. Im folgenden soll ein Vergleich der biomechanischen Leistung der verschiedenen Schichttypen anhand von In-vitro-Tests sowie von In-vivo-Tierexperimenten angestellt werden, wobei den Spritzbedingungen neben den Materialeigenschaften der Spritzschicht eine besondere Bedeutung zukommt.

Zum Verständnis soll zunächst die Plasmaspritztechnik kurz erläutert werden (Abb. 4). Zwischen 2 wassergekühlten Elektroden wird ein Lichtbogen erzeugt, welcher ein zugeführtes Gas sehr stark erwärmt, teilweise ionisiert und so in eine Plasmaflamme umwandelt. Gastemperaturen von über 20000 °C werden realisiert. Die Folge ist eine enorme Volumenausdehnung der Gase, welche mit hoher Geschwindigkeit die düsenförmige Anode verlassen. Es wird mit Hilfe eines Trägergases Pulver injiziert. Sofort erfolgt eine starke Beschleunigung der Pulverpartikel, welche aufschmelzen, dabei homogenisieren und mit hoher kinetischer Energie auf der Substratoberfläche aufprallen. Für die Schichtstruktur und ihre Qualität entscheidend ist dabei der Aufschmelzgrad aller Spritzpulverpartikel und die hohe Abkühlgeschwindigkeit. Davon hängen u. a. entscheidend die Porosität und der Zusammenhalt der Schichtlagen sowie die Haftung auf dem beschichteten Körper ab.

Daneben spielt die Vorbehandlung der Oberfläche in Zusammenhang mit der umgebenden Atmosphäre eine große Rolle. Durch das Spritzen in Vakuum (VPS) wird eine hervorragende Haftung gegenüber dem Spritzen in Atmosphäre (APS) erzielt. Theoretisch ist die Schichtdicke nach oben nicht limitiert. Praktisch aber führen unterschiedliche Ausdehnungskoeffizienten und Elastizitäts-(E-)Module bei verschiedenartigen Materialien (Tabelle 1) neben der Oberflächenvorbereitung zu einer Abnahme der Haftfestigkeit als Funktion der Schichtdicke (Abb. 5). So fällt die Schichthaftfestigkeit bei einer reinen HA-Schicht des Typs Osprovit ab ca. 300 µm unter 40 MPa [3]. Dünne

Th. Stuhler (Ed.)
Hüftkopfnekrose
© Springer-Verlag Berlin Heidelberg 1991

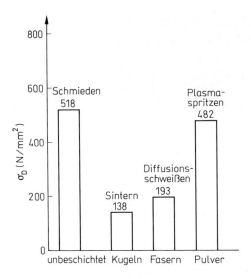

Abb. 1. Einfluß der Beschichtungsart auf die Dauerfestigkeit der Schmiedelegierung TiAlV nach ISO 5832/3 [17]

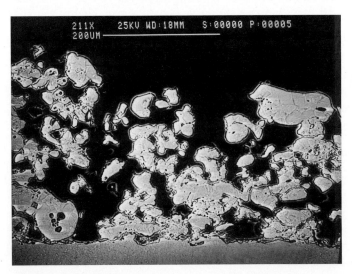

Abb. 2. Poröse PLASMAPORE-Schicht im Querschliff [16]

Schichten in der Größenordnung von 50 µm liefern die höchsten Werte [7], wobei die Aufbereitung der Metalloberfläche eine erhebliche Rolle spielt [10, 15]. Beim Messen der Haftung von metallischen Beschichtungen mit der gleichen Methode ist zu bedenken, daß die meisten Kleber als Vermittler zwischen Prüfstempel und Schicht vor dem Erreichen der Haftfestigkeit der Schicht versagen. Eine Abzug- oder Abscherfestigkeit der Schicht ist z. B. bei einer porösen Reintitanbeschichtung des Typs PLASMAPORE mit einer

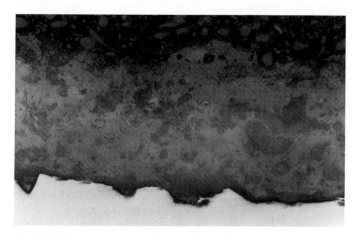

Abb. 3. Dichte Osprovit-Schicht im Querschliff [3]

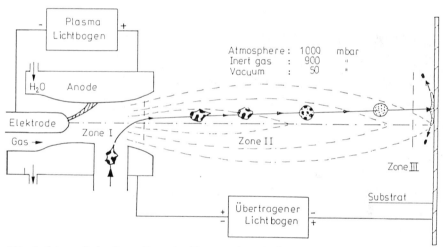

Abb. 4. Schematische Darstellung der Plasmaspritztechnik

Schichtdicke um 300 µm quantitativ nicht bestimmbar, zumal der Kleber in die Poren eindringt.

Die Bewertung der Haftung ist in diesem Fall nur qualitativ möglich. Hierzu wurde ein Biegetest herangezogen, wobei ein beschichteter Blechstreifen über einen Biegedorn bis 180° gebogen wird. Der Winkel, bei dem erste Risse sichtbar werden, ist ein Maß für die Haftung (Abb. 6). Dieser Test wurde zur Optimierung der Spritzparameter herangezogen. Da Abplatzungen mit einer Lockerung der Prothese gleichzusetzen sind, wurde Wert darauf gelegt, daß unter keinen Umständen ein Schaden bis zu einem Biegewinkel von 180° auftritt. Selbst bei über der ganzen Länge beschichteten Prothesen konnten

Tabelle 1. Unterschiedliche Werkstoffeigenschaften verschiedener Biomaterialien

	Elastizitäts- modul [N/mm^2]	Zug- festigkeit [N/mm^2]	Ausdehnungs- koeffizient [10^{-6} K^{-1}]
Keramik			
HA (Sintern)	34 500–103 510	60,9–193,2	6,5–11,6
HA (HIP)	62 800	46,0	15,0
Metalle			
Ti	108 000	450	9,4
Ti Al V	106 000	860	9,5
Co Cr Mo	220 000	665	15,6
Knochen			
Kortikalis	17 000	100	–
Spongiosa	1 000	10	–

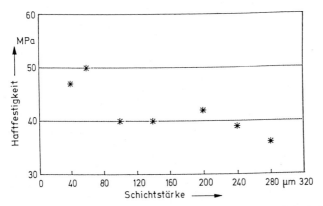

Abb. 5. Abhängigkeit der Haftfestigkeit von der Schichtdicke bei Osprovit [3]

unter simulierten extremen Körperbelastungen, wie im Fall einer distalen Verkeilung bis zum Prothesenbruch, bei der Titanschicht keine Abplatzungen erzielt werden. Vergleichsweise platzen HA-Schichten besonders unter Druckbeanspruchung frühzeitig ab (Abb. 7).

Die Anlagerung von Knochen an die Beschichtung und daraus resultierende Bindungskräfte als Funktion der Zeit sind letztendlich für die Güte und Dauer der Verankerung entscheidend und können im Tierversuch abgeschätzt werden. In den meisten Fällen werden Zylinderimplantate transversal in der Femurkortikalis von Hunden, Schafen oder z. T. Ziegen eingesetzt [1, 2, 5–7, 11, 12, 15]. Neben histologischen Untersuchungen wird die Scherfestigkeit durch Herausdrücken der Implantate als Funktion der Einwachszeit ermittelt (Abb. 8). Bedingt durch meist rauhe Oberflächen ist hier zu berücksichtigen, daß die Reibung einen erheblichen Anteil der Scherfestigkeit ausmacht, so daß

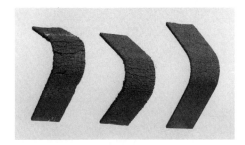

Abb. 6. Optimierung der Haftung im Biegetest bei PLASMAPORE

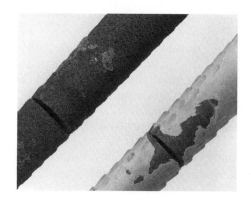

Abb. 7. Vergleich der Haftung zwischen PLASMAPORE und Osprovit bei distaler Verkeilung des Schaftes nach Ermüdungsbelastung

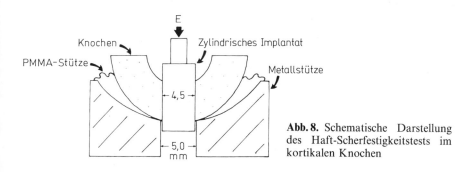

Abb. 8. Schematische Darstellung des Haft-Scherfestigkeitstests im kortikalen Knochen

eine Unterscheidung zwischen mechanischen und chemischen Kräften v. a. bei bioaktiven Beschichtungen erschwert wird. Von besonderer Bedeutung ist vielmehr das Einwachsverhalten von Knochen in einer Beschichtung im spongiösen Knochengewebe, wobei die erzielbaren Haftkräfte unter Zugbeanspruchung zwischen Knochen und Implantat die interessanten Meßgrößen darstellen.

In einem veränderten Tierversuchsmodell werden daher zylindrische Prüfkörper in das distale Femur von Chinchillakaninchen implantiert und für die Zugfestigkeitsprüfung entsprechend präpariert [8, 14] (Abb. 9). Um den

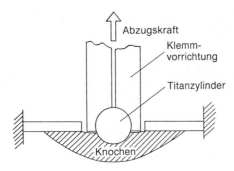

Abb. 9. Schematische Darstellung des Haft-Zugfestigkeitstests im spongiösen Knochen [8]

Einfluß der Rauhigkeit am Anteil der Zugfestigkeit abzuschätzen, wurden neben den 2 interessanten Schichttypen, nämlich einer porösen Reintitanschicht und einer dichten, reinen HA-Schicht, unterschiedliche Oberflächenzustände von glatt bis rauh in die Versuchsführung miteinbezogen.

So läßt sich nachweisen, daß bei einer metallischen Oberfläche aus dichtem Titan die Haftzugfestigkeit zwischen spongiösem Knochen und dem Metall praktisch 0 ist, unabhängig davon, ob die Oberfläche glatt mit einer Rauhtiefe um 1 µm oder rauh mit einer Rauhtiefe kleiner 20 µm gestaltet wird (Abb. 10a, b). Histologisch läßt sich ein konzentrischer Rahmen aus trabekulärem Knochen mit wenigen Kontaktpunkten zur Oberfläche nachweisen. Das Implantat wird gewissermaßen abgekapselt. Erst mit einer Rauhtiefe um 40 µm können nennenswerte Haftkräfte von maximal 1,8 N/mm^2 gemessen werden.

Bei einer porösen Beschichtung, hier mit einer Rauhtiefe von 100 µm gekennzeichnet, wird eine deutliche Zugkraft von 5,5 N/mm^2 im Mittel gemessen. Der Verbund zwischen umgebendem Knochen und Implantat ist teilweise derartig fest, daß auf der Implantatoberfläche Knochen an einzelnen Arealen verbleibt. Histologisch läßt sich eine pfeilerförmige Anordnung der Trabekel ohne konzentrischen Rahmen mit direkter Abstützung in die poröse Struktur der Oberfläche nachweisen. Die mechanischen Kräfte werden hier durch das Implantat hindurch geleitet. Das Implantat wird biomechanisch integriert (Abb. 11).

Bei einer keramischen Oberfläche aus reinem HA ist das Verhalten verschieden. Hier läßt sich bereits bei einer glatten Ausführung mit einer Rauhtiefe von 0,5 µm eine pfeilerförmige Anordnung der Trabekel mit partiellem Knochenrahmen, d. h. ein intermediäres Verhalten des Kraftflusses um das Implantat, nachweisen. Eine deutliche Zugkraft liegt bereits bei den glatten Implantaten vor und erreicht maximal einen Mittelwert von 2,8 N/mm^2 nach 168 Tagen. Bei der Betrachtung des Implantatlagers nach Lösen des Implantatgewebeverbundes sind einzelne Inseln von HA sichtbar. Hier ist es offensichtlich zu einem Abriß innerhalb des HA gekommen. Mit zunehmender Rauhigkeit, z. B. von 20 µm, nimmt die Zugfestigkeit eher ab, was auf eine mechanische Schwächung der Keramik zurückzuführen ist. Bei einer Beschichtung mit einer Rauhigkeit von 50 µm fand aufgrund mangelnder Haftung ein

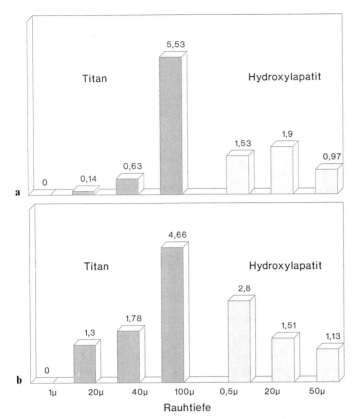

Abb. 10 a, b. Abhängigkeit der Haftzugfestigkeit von der Rauhigkeit und vom Material nach **a** 84 Tagen, **b** 168 Tagen Implantation im spongiösen Knochen [8]

Abheben der gesamten Schicht statt, bevor die maximale Haft-Zugfestigkeit zwischen Knochen und Schicht gemessen werden konnte (Abb. 12).

Diese Ergebnisse erlauben bereits, den Schluß zu ziehen, daß eine dichte HA-Keramikoberfläche gegenüber einer glatten oder aufgerauhten dichten Metalloberfläche im Hinblick auf eine zementlose Verankerung überlegen ist [2, 8]. Es sieht so aus, als ob ein chemischer oder biologischer Verbund mit HA vorliegen würde, der mit Metall nicht entsteht. Gleichzeitig geht aber daraus hervor, daß eine alleinige dichte HA-Beschichtung gegenüber einer porösen metallischen Beschichtung hinsichtlich der Biomechanik keinen Vorteil bringt. In der Tat werden durch poröse Beschichtungen höhere Verankerungskräfte durch mechanischen Verbund um mindestens das Doppelte erzielt [1, 8]. Außerdem wird eine höhere Sicherheit gegenüber dem Ablösen der Schicht oder Schichtanteilen gewährleistet [8, 14, 15].

Ob eine Kombination beider Beschichtungsarten, nämlich eine Überlagerung von HA auf einer porösen metallischen Beschichtung, hypothetisch zu noch

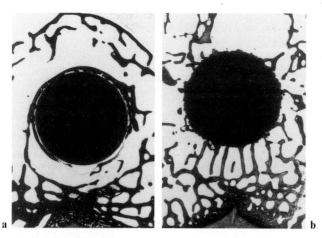

Abb. 11 a, b. Knochengewebereaktion nach 84 Tagen bei glatter und poröser Titanoberfläche im histologischen Schnitt [8]

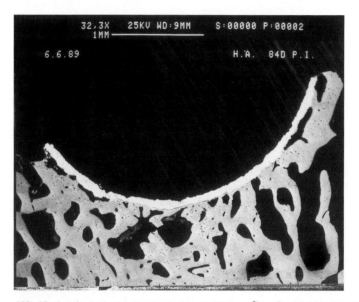

Abb. 12. Implantatbett mit abgehobener Hydroxylapatitschicht nach der Haft-Zugfestigkeitsprüfung im REM

höheren Verankerungskräften und/oder schnellerem Anwachsverhalten führt, wurde in den letzten Jahren von mehreren Autoren untersucht [1, 11, 12]. Die Ergebnisse aus der Literatur sind allerdings z. Z. nur anhand von Scherfestigkeitsmessungen in kompakten Knochen zu bewerten. Dabei zeigt sich einstimmig, daß die maximal erreichbare Scherfestigkeit in Anwesenheit einer porösen Beschichtung durch Überlagerung von HA nicht erhöht werden kann (Tabel-

Biomechanische Aspekte plasmagespritzter Oberflächenbeschichtungen 563

Tabelle 2. Haft-Scherfestigkeit von Titanimplantaten mit poröser Oberfläche im Vergleich zu einer zusätzlichen Beschichtung mit Hydroxylapatit [1]

Wochen in situ	Unbeschichtetes poröses Titan		HA-beschichtetes poröses Titan		p
	[MPa]	n	[MPa]	n	
3	7.75 ± 2.84	14	7.52 ± 2.44	14	0.9
6	12.60 ± 1.95	14	14.19 ± 3.99	14	0.2
12	18.15 ± 4.58	16	17.92 ± 5.46	17	0.9

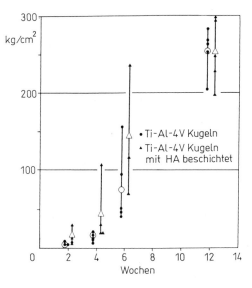

Abb 13. Einfluß einer überlagerten Hydroxylapatitbeschichtung auf das Knocheneinwachsen in einer porösen Titanoberfläche anhand von Haft-Scherfestigkeitsmessungen [12]

le 2). Lediglich scheint die Anwachsgeschwindigkeit in den ersten Wochen durch HA erhöht zu werden, was einen klinischen Vorteil bedeuten würde (Abb. 13). Dennoch muß mit dem Risiko einer Resorption des HA mit entsprechendem Festigkeitsverlust gerechnet werden, wie es zuletzt in verschiedenen Tierversuchen beobachtet wurde [4, 8, 9, 10, 13]. Verantwortlich hierfür können strukturelle Faktoren wie Porosität, Kristallinität und Fremdphasen gemacht werden. Diese Fragen können heute dennoch nicht abschließend beantwortet werden und sollten Gegenstand weiterer tierexperimenteller Untersuchungen sein, bevor ein klinischer Einsatz befürwortet werden kann.

Literatur

1. Cook SD, Thomas KA, Kay JF, Jarcho M (1988) Hydroxylapatite – Coated Porous Titanium for use as an orthopaedic biologic attachment system. Clin Orthop Relat Res 230:303–312

2. Cook SD, Thomas KA, Kay JF, Jarcho M (1988) Hydroxylapatite – Coated Titanium for orthopaedic implant applications. Clin Ortho Relat Res 232:225–243
3. Dörre E (1989) Hydroxylapatitkeramik-Beschichtungen für Verankerungsteile von Hüftgelenkprothesen (Technische Aspekte). Biomed Techn 34:46–52
4. Eggli PS, Mueller W, Schenk RK (1987) The role of pore size on bone ingrowth and implant substitution in hydroxylapatite and tricalcium phosphate ceramics; a histological and morphometric study in rabbits. In: Pirroferrato A, Marchetti PG, Ravaglioli A, Lee AJC (eds) Biomaterials and clinical applications. Elsevier Science Publishers, Amsterdam
5. Geesink R, de Groot K, Klein C (1987) Chemical implant fixation using Hydroxyl-Apatite Coatings. Clin Orthop Relat Res 225:147–170
6. Geesink R, de Groot K, Klein C (1988) Bonding of bone to Apatite-Coated implants. Bone Joint Surg [Br] 70/1:17–22
7. de Groot K, Geesink R, Klein C, Serekian P (1987) Plasma sprayed coatings of hydroxylapatite. J Biomed Mat Res 21:1375–1381
8. Gross U, Voigt C, Knarse W, Müller-Mai C, Kinne R, Fritz T, Fuhrmann G (1989) Verbesserung der Langzeitstabilität von Endoprothesen: Messung biologischer Wirkungsgrößen am Interface oberflächenaktiver Implantatmaterialien. BMFT Förderungskennzeichen 01 VG 8603
9. Jarcho M (1981) Calcium phosphate ceramics as hard tissue prosthetics. Clin Orthop Relat Res 157:259–278
10. Kay JF, Jarcho M, Logan G, Lin ST (1986) The structure and properties of hydroxylapatite coatings on metal. The 12th Annual Meeting of the Society for Biomaterials, Minneapolis – St. Paul, Minnesota, U.S.A.
11. Oonishi H, Miyamoto S, Kohda A, Ishimaru H, Tsuji E (1987) Hydroxylapatite coating on Ti and Al_2O_3-studies on the biological fixation. In: Pizzoferrato A, Marchetti PG, Ravaglioli A, Lee AJC (eds) Biomaterials and clinical applications. Elsevier Science Publishers, Amsterdam
12. Oonishi H, Yamamoto M, Ishimaru H, Tsuji E, Kushitani S, Aono M, Ukon Y (1989) The effect of hydroxylapatite coating on bone growth into porous Titanium alloy implants. Bone Joint Surg [Br] 71/2:213–216
13. Orth J, Griss P, Wilke A, Falkenburg J (1990) Tierexperimentelle Beobachtungen zur Frage der Resorbierbarkeit von Hydroxylapatitbeschichtungen auf Dauerimplantate. XII. Münchner Symposium für experimentelle Orthopädie
14. Schmitz HJ, Gross U, Kinne R, Fuhrmann G, Strunz V (1987) Der Einfluß unterschiedlicher Oberflächenstrukturierung alloplastischer Implantate auf das histologische und Zugfestigkeitsverhalten des Interface. 8. Vortragsreihe des DVM-Arbeitskreises Implantate Berlin
15. Thomas KA, Kay JF, Cook SD, Jarcho M (1987) The effect of surface macrotexture and hydroxylapatite coating on the mechanical strengths and histologic profiles of titanium implant materials. J Biomed Mater Res 21:1395–1414
16. Winkler-Gniewek W, Stallforth H, Ungethüm M (1987) Die Plasmapore-Beschichtung von Gelenkendoprothesen – Ein neues Konzept. 8. Vortragsreihe des DVM-Arbeitskreises Implantate Berlin
17. Winkler-Gniewek W, Stallforth H, Ungethüm M (1989) Der Einsatz von porösen Beschichtungen zur Optimierung der Verankerung von Metallprothesen im Knochen. In: Ondracek G (Hrsg) Symposium Verbundwerkstoffe, Stoffverbunde, Konstanz, Bd 2: Medizin. DGM Informationsgesellschaft

Primärstabilität zementierter und zementfreier Hüftprothesen

E. Schneider[1], P. Giraud[1], U. Schönenberger[1], J. Eulenberger[1], D. Wyder[1], W. Seelig[2], F. Schläpfer[1] und W. Frick[3]

[1] M. E. Müller-Institut für Biomechanik, Universität Bern, CH-3008 Bern
[2] Orthopädische Universitätsklinik, Felix Platter-Spital, CH-4031 Basel
[3] Protek AG, CH-3008 Bern

Einleitung

Bei der Behandlung der Femurkopfnekrose stellt der endoprothetische Ersatz eine attraktive therapeutische Möglichkeit dar. Allerdings muß den Vorteilen wie kurze Entlastungsdauer und frühe Beschwerdefreiheit die hohe und frühzeitige Lockerungsrate gegenübergestellt werden [5]. Diese Rate hängt wohl weniger von der Ätiologie der Osteonekrose ab als vielmehr vom geringeren Alter der Patienten und der damit einhergehenden höheren Aktivität, die zu einer größeren mechanischen Belastung der Grenzschicht zwischen Implantat und Knochen führt.

Es wird i. allg. davon ausgegangen, daß die in der Grenzschicht zwischen Prothese und Knochen bzw. Zement und Knochen auftretende Relativbewegung für die Verankerung des Implantats wesentlich ist [19]. Dabei muß zwischen initialer (primärer) und später Bewegung unterschieden werden. Die Größe der primären Bewegung an der Implantat- oder Zementoberfläche bestimmt im wesentlichen die Art des sich während des Heilungsvorgangs bildenden periprothetischen Gewebes, sei dies eine solide knöcherne Verankerung oder eine fibröse Zwischenschicht mit entsprechender Struktur und Dicke. Die späte Bewegung ergibt sich aus den funktionellen Belastungen, der spezifischen Prothesengeometrie und den zu diesem Zeitpunkt vorhandenen mechanischen Eigenschaften in der Grenzzone. Auch in dieser Phase sind Umbauvorgänge möglich, deren Abläufe und Wirkungen [27] aber noch weiterer Abklärung bedürfen. Die Notwendigkeit einer operativen Revision hängt davon ab, ob primär oder nach erfolgter Setzbewegung wiederum ein stabiler Implantatsitz erreicht wird oder ob die Migration progredient und der Patient symptomatisch sind. Die Bewegungen an der Grenzschicht können bei Frakturierung des Zements oder des Knochens und bei Auftreten von Partikeln [18] zu Resorption und anschließender Lockerung führen.

Unter der Stabilität der Prothese wird hier das Inverse ihrer Bewegung verstanden. Eine Prothese ist also um so stabiler, je geringer die Bewegung in der Grenzschicht ist. Diese Stabilität läßt sich nicht durch eine einzige Größe beschreiben. Man benötigt dazu die 6 unabhängigen Größen der allgemeinen Kinemate (3 Transplationen, 3 Rotationen). Da es sich bei den heute verwendeten Implantaten v. a. im Bereich der Hüftpfanne nicht um starre, sondern um deformierbare Körper handelt, genügen auch 6 Größen nicht zur Beschreibung der Bewegung zwischen Implantat und Knochen. Statt der Festkörperbewegung muß deshalb die an der Grenzschicht auftretende Relativbewegung an spezifischen Orten gemessen werden. Dabei ist zu beachten, daß sich nicht nur das Implantat, sondern auch der Knochen unter der Last deformiert, v. a. in Bereichen mit größeren Anteilen von Spongiosa. Die oft recht komplizierte Geometrie der Prothesen, z. B. mit Rillen und Löchern, sowie die sich mit fortschreitender Heilung verändernden morphologischen [20] und mechanischen Eigenschaften des umgebenden Knochens [29] führen dazu, daß die für die Heilung entscheidenden Relativbewegungen zwischen Implantat und Knochen von einer Vielzahl von Einflußgrößen abhängig sind. Die gleichzeitige Erfassung der wesentlichen Relativbewegungen und möglichst vieler der Einflußgrößen im Experiment führt deshalb zu einem bedeutenden Aufwand.

Es wäre sicher wünschenswert, die Größe und Veränderung der Primärstabilität von zementierten oder zementfreien Hüftprothesen direkt beim Tier oder Menschen messen zu können. Zur Zeit besteht dafür aber keine geeignete Methode. Bei den bisherigen Untersuchungen handelt es sich durchwegs um Laboruntersuchungen an künstlichem [14], menschlichem [6, 12] oder tierischem [9] Knochenmaterial. Die vielen beim Schaft verwendeten Methoden unterscheiden sich v. a. in bezug auf die Art und Größe der Belastung. Diese erfolgt entweder als einzelne vertikale Kraft in Richtung der Prothesenlängsachse [4], als vertikale Kraft in physiologischer Richtung zwischen 9° [28] und 20° [13], mit zusätzlicher Torsionskomponente [14] oder als reine Torsionsbelastung [1]. Die Belastung erfolgt entweder statisch [26], nach einer Serie von Vorbelastungen [28] oder dynamisch [21, 22].

Bei der Messung der Primärstabilität der Hüftpfanne ist es wichtig, daß die Deformation des Beckens und ggf. des Implantats berücksichtigt wird. Bisher publizierte Arbeiten verwendeten meistens nur die Pfanne und den unmittelbar umliegenden Knochenblock [10, 25]. Dieser Verbund wurde in einer (versteifenden) Halterung eingegossen, mittels einer Kugel belastet und die resultierende Bewegung gemessen.

Konventionelle Röntgenaufnahmen werden zur klinischen Diagnose der Lockerung bzw. Migration herangezogen, aber die Variabilität der Aufnahmeparameter auch bei standardisierter Patientenlagerung, sowie die Schwierigkeiten bei der Lokalisierung von anatomischen räumlichen Referenzpunkten machen es unmöglich, die für Mikrobewegungen notwendige Genauigkeit in der Größenordnung von 10–100 µm zu erreichen. Die Methode der Röntgenstereophotogrammetrie ([23], angewandt von [3]) ist bei entsprechendem technischem Aufwand genau genug. Die Schwierigkeit besteht darin, die Messung bei standardisierter Belastung der Hüftprothese durchzuführen. Diese hängt ja nicht nur von der Stellung des Patienten, sondern auch in beträchtlichem Maß von dessen Muskeltonus ab [2]. Eine genaue Analyse der Situation ist nur im In-vitro-Versuch möglich, wo bei bekannter auf die Prothese wirkender Belastung die an kritischen Orten zwischen Implantat und Knochen auftretenden Bewegungen gemessen werden können.

In dieser Arbeit wird unsere Meßmethode zur Bestimmung der Primärstabilität von zementfreien Hüftprothesen dargestellt und dabei die unterschiedlichen Probleme bei der Messung der femoralen bzw. azetabulären Bewegung besprochen. Sie werden ergänzt durch eine Auswahl von Meßergebnissen und eine Übersicht über den Einfluß ausgewählter Designkomponenten auf die primäre Stabilität.

Methode

Unsere Technik zur Messung der Stabilität femoraler Komponenten [21] verwendet die Originalprothesen, die nach den für jeden Schaft spezifischen Vorschriften mit entsprechender Planung und in der korrekten Größe in Humanfemora implantiert werden. Dieses Präparat wird mit einer speziellen Vorrichtung (Abb. 1) auf einer hydraulischen Materialtestanlage montiert. Für die Einleitung der Belastung muß ein Flansch an den Hals der zu testenden Prothese angeschweißt werden. Eine mit 0,5 Hz pulsierende axiale und rotatorische Belastung wird von der Materialtestanlage in der Richtung des Prothesenschafts aufgebracht. Die axiale Lastkomponente wird stufenweise erhöht und beträgt das 1-, 2-, 3- und 4fache Körpergewicht des Spenders während je 600 Zyklen. Die Torsionskomponente weist bei allen 4 Belastungsstufen eine Amplitude von 8 Nm auf. Die Wahl der Belastungsrichtung in der Prothesenlängsachse erfolgte aus 2 Gründen: 1) Axiallast und Torsion sind die

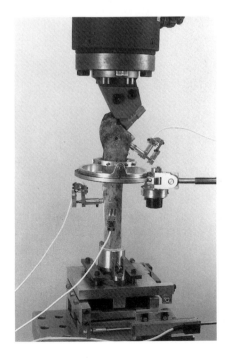

Abb. 1. Experimenteller Aufbau zur Messung der Primärstabilität bei Hüftprothesenschäften [21]

beiden Hauptkomponenten der Belastung, und 2) die Bewegungsmessungen werden zwischen den Implantaten vergleichbar, da die relative Lage zwischen Prothese und Femur bei dieser Anordnung keine Rolle spielt.

Die Bewegungsmessung erfaßt mit verschiedenen Aufnehmern das Einsinken der Prothese in der Hauptbelastungsrichtung (Z), die Verdrehung der Prothese gegenüber dem proximalen Teil des Knochenschafts (R), sowie die Kippung der Prothese in der frontalen und sagittalen Ebene als Verschiebung des distalen Endes des Knochens (X bzw. Y). Da sich die Bewegung unter der pulsierenden Last ebenfalls dynamisch ändert, müssen 2 Bestandteile gesondert betrachtet werden: die mittlere Bewegung und die dynamsiche Bewegung. Die mittlere Bewegung ist die über einen Belastungszyklus gemittelte Lage abzüglich der Lage bei fehlender Belastung. Die dynamische Bewegung ist die Differenz zwischen der Lage bei maximaler und minimaler Belastung in einem Belastungszyklus. Die im folgenden dargestellten Ergebnisse wurden am Ende der 4. Belastungsstufe, also nach 2400 Zyklen gemessen.

Im Rahmen unserer Untersuchungen wurden die folgenden zementfreien Prothesenschäfte vergleichend untersucht (Abb. 4): CLS nach Spotorno (a), SL nach Müller (b), Zweymüller (c), PCA (d) und Profile (e). Von jedem Modell wurden 6 Exemplare gemessen und mit der zementierten Geradschaftprothese nach M. E. Müller als Referenz (r) verglichen.

In unserer Anordnung zur Messung der Primärstabilität von Hüftpfannen wird das ganze Becken verwendet. Die zu testende Pfanne wird mit Originalinstrumenten und der für jedes Implantat spezifischen Vorschrift in einem von Weichteilen befreiten Humanbecken eingesetzt. Das Becken wird anschließend

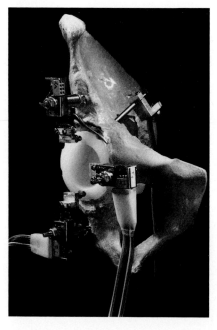

Abb. 2. Lage und Orientierung der Aufnehmer zur Messung der Primärstabilität von Hüftpfannen

in einem speziellen Rahmen über das Sakrum und die Hüftpfanne in der von Pauwels [17] angegebenen und von Bergmann et al. [2] bestätigten Kraftrichtung (16° nach medial, 10° nach vorne) belastet. Die Belastung wird über einen hydraulischen Zylinder bis zu einem Maximalwert von etwa 1,5fachem Körpergewicht manuell erzeugt. Die Bewegungsmessung erfolgt über eine Reihe verschiedener Wegaufnehmer (Abb. 2). Drei gleichartige Aufnehmer erfassen jeweils die 3 orthogonalen Komponenten der Verschiebung (Translation) zwischen Knochen und Hüftpfanne. Diese Aufnehmer werden mit Schrauben an 3 Orten am Becken befestigt. Die Befestigungspunkte (Abb. 3) befinden sich auf der Spina iliaca anterior inferior (Punkt G), auf dem R. superior des Os pubis (Punkt P) und auf dem Tuber ischiadicum (Punkt T). Ein 4. Aufnehmer mißt die Relativbewegung in der Hauptbelastungsrichtung zwischen Dach der Prothese und subchondralem Knochen. Mit einem weiteren Aufnehmer werden schließlich zwischen den Punkten G und P bzw. zwischen T und P zwei spezifische Deformationen des Beckens vor und nach Implantation der Pfanne gemessen. Daraus ergibt sich die Änderung der Beckendeformation durch das Implantat. Die Werte der verschiedenen Verschiebungen werden bei einer Belastung von einfachem Körpergewicht bestimmt, damit die Resultate interindividuell verglichen werden können. Es ist vorgesehen, diese quasistatische Methode später ebenfalls auf dynamische Belastungen zu erweitern.

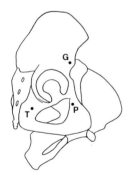

Abb. 3. Lage der Meßpunkte *G*, *T* und *P* auf dem Becken

Bei jedem Becken wird zuerst unter Belastung über den zugehörigen Femurkopf die Deformation des intakten Beckens gemessen. Nach Implantation der Pfanne und Belastung über einen Keramikkopf erfolgt gleichzeitig die Erfassung der Beckendeformation und der Relativbewegungen an der Implantat-Knochen-Grenze. Nach Entfernung des zementfreien Implantats wird auf derselben Seite noch die zementierte Hüftpfanne gemessen. Die Gegenseite wird dazu verwendet, ein anderes zementfreies Implantat zu prüfen. Erste Vorversuche an zementfreien Prothesen betrafen die zementfreie SL-Titanschale nach Müller (t, n = 4), die CLS-Spreizpfanne nach Spotorno (u, n = 2) und die Press-fit-Pfanne nach Morscher (v, n = 2), im Vergleich mit einer zementierten Polyäthylenpfanne nach Müller (s, n = 3).

Resultate

Die verwendete Methodik zur Messung der Primärstabilität hat sich gut bewährt. Sie erlaubt es, die Absolutwerte der gemessenen Bewegungen bei sehr verschiedenen Implantatgeometrien (z. B. gerade, gekrümmte und anatomische Schäfte) zu vergleichen und mit Designkomponenten in Beziehung zu setzen. Bei Messungen am Schaft und im Becken hat sich gezeigt, daß z. T. große Unterschiede zwischen verschiedenen nichtzementierten Prothesentypen bestehen, daß aber insgesamt die kleinsten Bewegungen bei den zementierten Implantaten auftreten. Die dynamischen Belastungen bei der Untersuchung femoraler Komponenten haben die Messung der unmittelbar postoperativen Setzbewegungen ermöglicht und diesbezügliche Unterschiede zwischen verschiedenen Implantattypen aufgezeigt. Einige Beispiele von Meßergebnissen sollen dies verdeutlichen.

Die Abb. 4 zeigt die mittleren Bewegungen des Schafts bezüglich Einsinken (Z) und Rotation (R). Diese Bewegungen charakterisieren die Setzbewegung in vertikaler Richtung bzw. in Rotation. Obwohl die Bewegungen aller Implantate statistisch verschieden von der zementierten Referenz sind, fallen die geringen Z-Werte des Schafts mit Kragen (Abb. 4, b), aber auch jene des

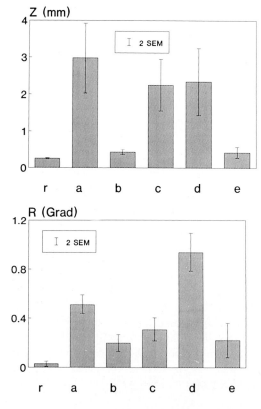

Abb. 4. Mittlere Bewegungen hinsichtlich Einsinken Z (*oben*) und Rotation R (*unten*) bei verschiedenen Prothesenschäften

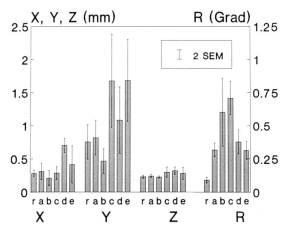

Abb. 5. Dynamische Bewegungen hinsichtlich Einsinken (Z), Rotation (R), sowie Kippen in der frontalen (X) und sagittalen Ebene (Y) bei verschiedenen zementfreien Prothesenschäften (a–e) im Vergleich zur zementierten Referenz (r)

„anatomischen" Implantats (Abb. 4, c) auf. Geringe Rotationstendenz scheint sowohl mit geradschaftigen Implantaten als auch mit anatomischer Passung erreichbar.

Die Abb. 5 stellt die dynamischen Bewegungen der untersuchten Prothesenschäfte dar. Hier findet sich kein Unterschied bezüglich der Vertikalbewegung (Z) zwischen den verschiedenen Schäften, wohl aber bezüglich der Rotation (R). Die Y-Bewegungen in der sagittalen Ebene sind insgesamt etwa doppelt so hoch wie die X-Bewegungen in der frontalen Ebene. Vollständigere Angaben über die untersuchten Prothesenschäfte finden sich in Schneider et al. [21, 22].

Tabelle 1. Beckendeformationen (in µm) beim intakten Becken, bei einer zementierten (s) und 3 nichtzementierten Hüftpfannen (t, u, v)

	Becken intakt	Implantat s	t	u	v
G–P [µm]	−162 ± 12	−165 ± 23	−174 ± 9	−163 ± 2	−163 ± 21
P–T [µm]	−146 ± 20	−157 ± 23	−189 ± 11	−164 ± 20	−190 ± 17

Als Beispiel für Meßergebnisse im Bereich von Hüftpfannen wurde die Oberflächendeformation des Beckens gewählt. In der Tabelle 1 sind diese Deformationen als Änderungen der Abstände zwischen den Punkten G–P bzw. P–T vor und nach erfolgter Implantation zementfreier Hüftpfannen dargestellt. Dabei bedeuten positive Werte größer werdende Abstände zwischen den beiden Punkten, negative Werte entsprechen einer Verkürzung. Der Einsatz von Zement führt zu keiner Reduktion der Bewegung, also Versteifung des azetabulären Beckenbereichs. Bei den hier ausgewählten Implantaten

treten entsprechend den unterschiedlichen Verankerungsprinzipien in einer
Richtung z.T. unterschiedliche Bewegungen auf.

Diskussion

Messungen der Primärstabilität erlauben es, Unterschiede zwischen verschiedenen zementfreien Prothesentypen und den damit verbundenen Verankerungskonzepten mit ihren Einflußgrößen aufzuzeigen. Dazu gehören nicht nur die Geometrie, die Oberfläche und die verschiedenen mechanischen und chemischen Eigenschaften der Prothese, sondern auch die vom Chirurgen beeinflußbaren Größen (z. B. Passung) und der Zustand des vorhandenen Knochenmaterials bzw. der bei der Implantation gesetzte Schaden. Wegen dieser Vielzahl möglicher Einflußgrößen ist es besonders wichtig, daß Vergleiche zwischen verschiedenen Prothesentypen oder parametrische Untersuchungen von Designgrößen einzelner Prothesen auf Grundlage derselben Meßtechnik vorgenommen werden. Da es sich dabei um In-vitro-Versuche handelt, die die biologischen Einflüsse auf die Stabilität während der Heilung nicht berücksichtigen, wird die wahre Migration bestenfalls in der 1. Phase unmittelbar nach der Implantation nachvollzogen. Es ergeben sich aber Hinweise, ob mit dem untersuchten Implantat innerhalb kurzer Zeit ein stabiler Sitz erreicht werden kann.

Verschiedene Untersuchungen haben gezeigt, daß zementierte Prothesen in bezug auf Primärstabilität die besten Ergebnisse zeigen. Dabei spielt die Qualität der Zementierung eine nicht unwesentliche Rolle [24]. Darüber hinaus haben histologische Untersuchungen ergeben, daß auch mittels zementfrei eingesetzter Schäfte eine auf direkter Ossifikation beruhende belastungsstabile Verankerung erreicht werden kann [11, 20]. Voraussetzung dazu ist eine ausreichende lokale Primärstabilität.

Die Ergebnisse von anderen Gruppen zu diesem Thema können unabhängig von einem spezifischen Prothesentyp zusammengefaßt werden. Die Tabelle 2 zeigt die Wirkung einzelner Designparameter auf die Primärstabilität von

Tabelle 2. Designparameter von Prothesenschäften und deren hauptsächliche Wirkung auf die Primärstabilität

Einflußgröße	Literaturangaben	Änderung der Einflußgröße	Wirkung
Schaftlänge	Gustilo et al. 1989 [7]	Länger	Abnehmende Rotation
Kopfauslage	O'Connor et al. 1989 [16]	Größer	Zunehmende Rotation
Implantatpassung	Walker et al. 1987 [26]	Genauer	Abnehmendes Einsinken zunehmende Rotation
Distale Passung	Whiteside u. Easley 1989 [28]; Noble et al. 1989 [15]	Besser	Abnehmende Bewegung
Kragen	Markolf et al. 1980 [13]	Mit	Abnehmendes Einsinken
Oberfläche	Kamaric et al. 1989 [8]	Makrotextur	Abnehmende Bewegung

Prothesenschäften. Dabei ist zu beachten, daß die Wirkung einer Designgröße, die z. B. die Passung im distalen Schaftbereich verändert, wiederum Auswirkungen auf die Stabilität im proximalen Bereich haben kann. Die einzelnen Designgrößen sind also nicht unabhängig voneinander.

Bei der Messung der Primärstabilität von Hüftpfannen hat sich gezeigt, daß die Größenordnung der Beckendeformation vergleichbar zur Relativbewegung zwischen Implantat und Knochen ist und deshalb nicht vernachlässigt werden darf. Die den hier untersuchten Pfannen zugrundeliegenden Verankerungsprinzipien haben offenbar Auswirkungen auf die Beckendeformation. Die z. T. sogar entgegengesetzte Richtung der Relativbewegung könnte dabei im Hinblick auf die hohe Lockerungsrate der Pfannen von Bedeutung sein. Es ist im weiteren zu erwarten, daß der Einsatz dynamischer Belastungen auch bei der Untersuchung von Pfannen zu neuen Erkenntnissen führen wird.

Literatur

1. Bechtold JE, Bianco PT, Gustilo RB, Kyle RF (1989) Rotational stability of uncemented femoral prostheses – the role of stem curvature and length. 35th Annual ORS 380
2. Bergmann G, Graichen F, Rohlmann A (1989) Load directions at hip prostheses measured in vivo. XII Int. Congr. Biomechanics, Los Angeles 44
3. Blaha JD, Nistor L, Kjellstrom U, Selvik G (1989) Thirty-six month results: in vivo measurement of relative motion between an uncemented femoral total hip component and the femur by RSA. 35th Annual ORS 579
4. Charnley J, Kettlewell J (1965) The elimination of slip between prosthesis and femur. J Bone Joint Surg [Br] 47:56–60
5. Cotta H, Puhl W (1979) Alternativoperationen zur Endoprothetik bei idiopathischer Hüftkopfnekrose. Z Orthop 117:436
6. Gebauer D, Refior HJ, Haake M (1989) Micromotions in the primary fixation of cementless femoral stem prostheses. Arch Orthop Trauma Surg 108:300–307
7. Gustilo RB, Bechtold JE, Giacchetto J, Kyle RF (1989) Rationale, experience, and results of long-stem femoral prosthesis. Clin Orthop Relat Res 249:159–168
8. Kamaric E, Noble PC, Alexander JW (1989) The effect of proximal surface texture on the acute stability of cementless fixation. 35th Annual ORS 382
9. Krushell R, Zalenski E, Page A, Bragdon C, O'Connor DO, Jasty M, Harris WH (1989) The role of the distal nonporous portion of the stem in the stability of proximally coated canine femoral implants after bone ingrowth. 35th Annual ORS 404
10. Lachiewicz PF, Suh PB, Gilbert JA (1989) In vitro initial fixation of porous-coated acetabular total hip components. J Arthropl 4/3:201–205
11. Linder L, Carlsson A, Marsal L, Bjursten LM, Branemark P-I (1988) Clinical aspects of osseointegration in joint replacement. J Bone Joint Surg [Br] 70/4:550–555
12. Maloney WJ, Jasty M, Burke DW, O'Connor DO, Zalenski EB, Bragdon C, Harris WH (1989) Biomechanical and histological investigation of cemented total hip arthroplasties. Clin Orthop Relat Res 249:129–140
13. Markolf KL, Amstutz HC, Hirschowitz DL (1980) The effect of calcar contact on femoral component micromovement: A mechanical study. J Bone Joint Surg [Am] 62:1315–1323
14. McKellop H, Ebramzadeh B, Tanner C, Niederer P (1986) Stem-bone micromotion in non-cemented total hip prostheses. Proc 12th Annual Meeting Society for Biomaterials 145
15. Noble PC, Kamaric E, Alexander JW (1989) Distal stem centralization critically affects the acute fixation of cementless femoral stems. 35th Annual ORS 381

16. O'Connor DO, Davey JR, Zalenski E, Burke DW, Harris WH (1989) Femoral component offset: its effect on micromotion in stance and stair climbing loading. 35th Annual ORS 409
17. Pauwels F (1965) Gesammelte Abhandlungen zur funktionellen Anatomie des Bewegungsapparates. Springer, Berlin Heidelberg New York
18. Pazzaglia UE (1990) Pathology of the bone-cement interface in loosening of total hip replacement. Arch Orthop Trauma Surg 109:83–88
19. Pilliar RM, Lee JM, Maniatopoulos C (1986) Observations of the effect of movement on bone ingrowth into porous-surfaced implants. Clin Orthop Relat Res 208:108–113
20. Schenk RK, Wehrli U (1989) Zur Reaktion des Knochens auf eine zementfreie SL-Femur-Revisionsprothese. Orthopäde 18:454–462
21. Schneider E, Eulenberger J, Steiner W, Wyder D, Friedman RJ, Perren SM (1989) Experimental method for the in vitro testing of the initial stability of cementless hip prostheses. J Biomech 22(6/7):735–744
22. Schneider E, Kinast C, Eulenberger J, Wyder D, Eskilsson G, Perren SM (1989) A comparative study of the initial stability of cementless hip prostheses. Clin Orthop Relat Res 248:200–209
23. Selvik G (1989) Roentgen stereophotogrammetry. A method for the study of the kinematics of the skeletal system. Acta Orthop Scand [Suppl] 232:1–51
24. Sugiyama H, Whiteside LA, Kaiser AD (1989) Examination of rotational fixation of the femoral component in total hip arthroplasty. Clin Orthop Relat Res 249:122–128
25. Tooke SM, Nugent PJ, Chotivichit A, Goodman W, Kabo JM (1988) Comparison of in vivo cementless acetabular fixation. Clin Orthop Relat Res 235:253–260
26. Walker PS, Schneeweis D, Murphy S, Nelson P (1987) Strains and micromotions of press-fit femoral stem prostheses. J Biomech 20:693–702
27. Weinans H, Huiskes R, Grootenboer H (1988) Quantitative analysis of bone reactions to relative motions at implant-bone interfaces. 34th Annual ORS 499
28. Whiteside LA, Easley JC (1989) The effect of collar and distal stem fixation on micromotion of the femoral stem in uncemented total hip arthroplasty. Clin Orthop Relat Res 239:145–153
29. Zimmermann MC, Meunier A, Katz JL, Christel P, Sedel L (1989) The evaluation of bone remodeling about orthopaedic implants with ultrasound. J Orthop Res 7:607–611

Die Übertragung der Hüftkraft auf das proximale Femur nach totalem Hüftgelenkersatz*

A. Bettermann[1], T. Görgens[2] und M. Pape[1]

[1] Unfallchirurgische Klinik der Justus-Liebig-Universität Gießen, Klinikstr. 29, D-6300 Gießen
[2] Fachhochschule Gießen-Friedberg, Labor für Biomechanik, D-6300 Gießen

Zum Gedenken an Herrn Prof. Dr. med. H. Ecke

Einleitung

Das durch die zementfreie Implantationstechnik wachsende Interesse an der Schaftgestaltung von Hüftendoprothesen läßt immer neue Form- und Materialvarianten entstehen, ohne daß Klarheit darüber besteht, welchen Kräften der proximale Femurschaft ausgesetzt wird. Um diese Kräfte zu verifizieren, wurden Spannungsanalysen verschiedener Prothesentypen in einem Kunststoffnormfemur (KNF) vorgenommen [9, 12]. Zu Zeiten ausschließlich einzementierter Hüftendoprothesen fand die Schaftgestaltung noch weniger Beachtung, ging man doch davon aus, daß der Knochenzement wie eine Ummantelung der Prothese im Idealfall für einen allseits formschlüssigen Sitz sorgte. Inzwischen ist durch die zunehmende Abkehr vom Zement die Entwicklung bis hin zu „Computerschäften" gediehen, die den idealen Sitz gewährleisten sollen [15]. Die Formgebung des Prothesenschaftes, v. a. im pertrochantären Raum, wird ebenso zahlreich variiert wie der Kragenaufsitz, die verschiedenen Zugankervorrichtungen und Rotationsschutzmaßnahmen. Besondere Fragen werfen die unterschiedlichen Materialien und ihre Oberflächengestaltung auf [6]. Wie aber soll durch die Oberflächenstrukturierung eine Biointegration des Prothesenschafts erfolgen, wenn die durch die Formgebung festgelegten biomechanischen Eigenschaften dieses nicht zulassen?

Von all diesen, in ihrer individuellen Wertigkeit nicht zu unterschätzenden Größen hängt die Krafteinleitung aus der Hüftpfanne über den Prothesenstiel in das proximale Femur ab. Kann in diesem, die Prothese tragenden Knochenabschnitt eine „unphysiologische" Spannungsentwicklung das Auslockern einer zementierten Endoprothese begünstigen oder gar das „Einwachsen" einer zementfrei implantierten Prothese verhindern?

Um dieser so wichtigen Fragestellung näher zu kommen, müssen zunächst die in dieser Region auftretenden Spannungen definiert und quantifiziert werden. Neben den bisher hinlänglich untersuchten Druck- und Zugspannungen und deren Wechselbeziehungen (geringe Beanspruchungsumkehr und dekompensierter Nulldurchgang nach Perren u. Schneider [14]) können jetzt auch die Änderungen der Schubspannungen gemessen werden, was einer

---

* Unterstützt durch die Deutsche Forschungsgemeinschaft.

erheblich erweiterten Spannungsanalyse entspricht, die Auskunft über Qualität und Quantität jener Belastungen gibt, denen das durch die Resektion des Schenkelhalses veränderte biodynamische Gleichgewicht ausgesetzt ist.

Material und Methode

Zwecks allseitiger Reproduzierbarkeit wurde als Prüfkörper für die vorliegenden Untersuchungen ein Kunststoffnormfemur (KNF) aus Glasfasern und Epoxydharz (Kortikalis) auf Polyurethanschaum (Spongiosa) verwendet (Hersteller: Mecron), um für alle Prothesentypen ein identisches Implantatlager zu gewährleisten. Das KNF entspricht in seinen physikalischen Eigenschaften weitgehend dem natürlichen Knochen (s. Abb. 1). Der E-Modul beträgt ca. 14000 N/mm^2. Mit Hilfe spannungsoptischer Vorversuche wurden 16 Meßpunkte festgelegt, und über 3achsige Dehnungsmeßstreifen (R-Rosetten mit 0°-, 45°- und 90°-Achsen) die unter steigender Belastung entstehenden Druck-, Zug- und Schubspannungen an ein Vielstellenmeßgerät (UPM 60/Hottinger) weitergeleitet, das zur Auswertung mit einem computergesteuerten Programm unterstützt wird, dessen wesentliche Grundlage die Gesetzmäßigkeiten des 2achsigen Spannungszustands in der Ebene und des Mohr-Spannungskreises darstellen. Versuchsaufbau und Meßplatz zeigt die Abb. 2.

Die Implantationsqualität wird durch Röntgendarstellung in 2 Ebenen kontrolliert (Abb. 3a, b). Die folgenden Prothesen wurden in die Untersuchung aufgenommen:
- SKT – Endoprothese (Orthoplant),
- P.C.A. – Prothesensystem (Howmedica),
- Endoprothesensystem – Lübeck (S & G),
- Bitrochantäre Prothese (Mecron),
- Zweymüller – Endoprothese (Allopro),
- Stuehmer – Endoprothese (Allopro).

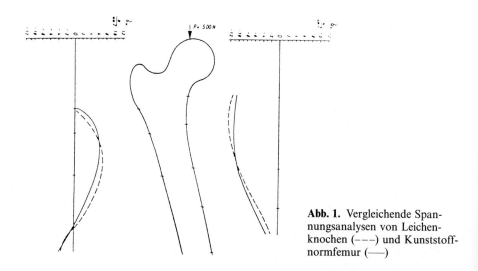

Abb. 1. Vergleichende Spannungsanalysen von Leichenknochen (– – –) und Kunststoffnormfemur (——)

Die Übertragung der Hüftkraft und das proximale Femur 577

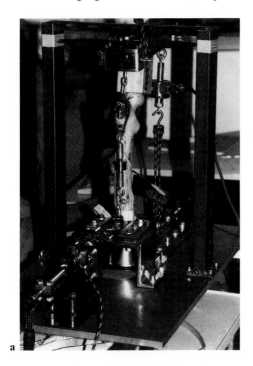

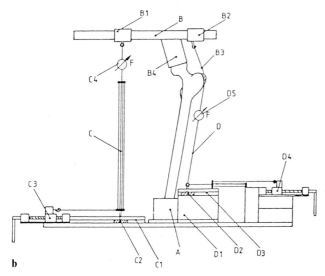

Abb. 2a, b. Schematische Darstellung des Versuchsaufbaus mit mobilem Pfannenteil (Seitenansicht). *A* Stahltopf mit eingegossenem Kunstharzsockel, der den KNF fixiert; *B* in allen Richtungen frei bewegliche Wippe; *B1* Schlitten zur exakten Einstellung der Hebellänge für die Hüftkraft; *B2* Schlitten für die exakte Einstellung der Hebellänge des Trochanterzuges; *B3* Trochanterzügel; *B4* Gelenkpfanne; *C* Flaschenzug für die Hüftkraft; *C1–3* Spannvorrichtung für die Hüftkraft; *C4* Kraftmeßdose für die Hüftkraft (F); *D* Tractus iliotibialis; *D1–4* Spannvorrichtung für den Tractus iliotibialis; *D5* Kraftmeßdose für den Tractus iliotibialis

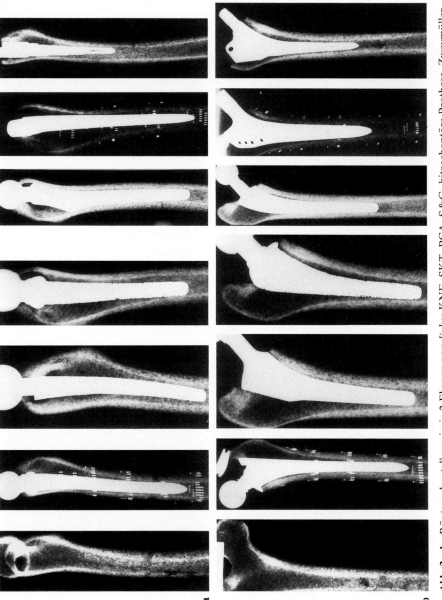

Abb. 3a,b. Röntgendarstellung in je 2 Ebenen von *links*: KNF, SKT, PCA, S&G, bitrochantäre Prothese, Zweymüller-Prothese, Stuehmer-Prothese, SKT und Zweymüller-Prothese machen dabei die Projektion der DMS auf dem KNF und ihre Anordnung in Relation zur Schaftlänge deutlich

Die Übertragung der Hüftkraft und das proximale Femur

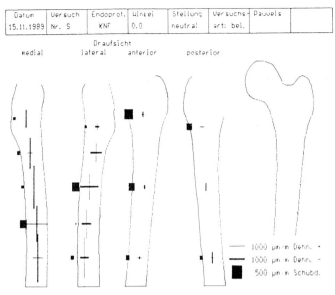

Abb. 4. Spannungsanalyse des KNF

Als Ausgangsbasis und zum Vergleich ist das KNF dargestellt (Abb. 4). Die Belastung erfolgt nach dem Modell des von Pauwels [13] beschriebenen Einbeinstands von 0–1,0 kN in Schritten zu je 200 N, wobei sich die Kräfte wie folgt verhalten:

Kopfresultierende : Trochanterzugkraft : Zuggurtungskraft = 1:0,75:0,56.

Je 5 Meßreihen werden statistisch (Mittelwert $\bar{x}$) ausgewertet und führen zu den abgebildeten Spannungsdiagrammen.

Ergebnisse

Ohne Prothese zeigt der KNF die bekannten Druckspannungen an der Medialseite (dicke Linien in den Abb. 4–10 entsprechen einer Stauchung) und entsprechende Zugspannungen an der Lateralseite (dünne Linien entsprechen der Dehnung). Diese entwickeln sich geradlinig mit steigender Krafteinleitung. Nulldurchgänge (Umkehr von Druck- in Zugspannungen oder umgekehrt) lassen sich nicht beobachten.

Die Schubspannungen (Quadrate neben den jeweiligen Meßstellen entsprechend dem Gleitwinkel) in den Meßpunkten medial 4, lateral 3 und anterior 1 (Zählung jeweils von oben nach unten) sind für das Modell des KNF charakteristisch („Schubspannungsachse"), wie sich in vergleichenden Untersuchungen an 5 stichprobenartig ausgewählten KNF gezeigt hat. Alle Spannungsentwicklungen müssen stets auf das horizontale-vertikale Koordinatensystem des 2achsigen ebenen Spannungszustands bezogen werden.

Von Bedeutung ist darüber hinaus die Verteilung der 3 „Spannungsqualitäten" in ein und demselben Meßpunkt. Die unidirektionale Ausrichtung der Spannungen in bestimmten Knochenabschnitten, wie sie der KNF medial 3 (Druckspannungen), lateral 5 (Zugspannungen) und anterior 1 (Schubspannungen) zeigt, steht Arealen ausgewogener Spannungsentwicklungen gegenüber (medial 4, lateral 3, anterior 3).

Nach Implantation einer SKT-Prothese werden die Spannungen in nahezu allen Meßpunkten geringer (Abb. 5). Grund hierfür ist einerseits das relativ starre Schaftsystem, was ingesamt (jedoch in unterschiedlicher Ausprägung) für alle Prothesentypen gilt, und andererseits die Kombination aus breitem Kragenaufsitz und lateraler Rotationsschutzvorrichtung. Diese deutliche Spannungsreduktion entspricht einer Einsteifung des als Implantatlager dienenden Knochenabschnitts, wobei die Schubspannungen erstaunlicherweise am wenigsten betroffen sind, was mit den flachen Rippen an der Prothesenoberfläche in Zusammenhang stehen kann. Die Veränderungen in der Verteilung der Schubspannungen gegenüber dem KNF läßt auf lokal differierende Kraftübertragungsphänomene schließen.

Der angedeutet anatomisch angeformte Geradschaft der PCA-Endoprothese (Abb. 6) läßt neben der erwähnten für diese Schaftform typischen anterioren Schubspannungsentwicklung (Zeichen der Kraftübertragung durch diaphysäre Verklemmung) die extremste Ausrichtung nahezu reiner Druckspannungen medial und Zugspannungen lateral erkennen. Das Zusammen-

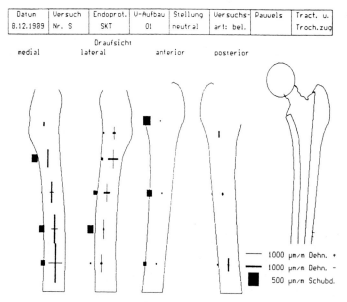

Abb. 5. Spannungsanalyse der SKT-Prothes

ziehen bestimmter Spannungsqualitäten in longitudinal ausgerichteten Knochenregionen kann auf Dauer den natürlichen Auf- und Abbauvorgängen von Knochenstrukturen nicht adäquat sein, wie histomorphologische Untersuchungen an den Grenzschichten zwischen Prothesenschaft und Kortikalisinnenwand bewiesen haben [8]. Fraglich bleibt, ob und inwieweit die zwecks Biointegration veränderte Oberflächenstruktur der Prothese im pertrochantären Raum zu einer Veränderung der Spannungsentwicklungen beiträgt, was erst an Leichenknochen mit länger einsitzender Prothese untersucht werden kann (die bereits vorbereitet werden).

Ähnliches gilt für das Endoprothesenmodell Lübeck, dessen Oberflächengestaltung auf das Einsprossen trabekulärer Knochenstrukturen ausgerichtet ist (Abb. 7). Eine dauerhaft stabile Verankerung des Prothesenschaftes muß jedoch aufgrund der hier in allen „Spannungsqualitäten" deutlich reduzierten Streßentwicklung (hyperprotektives Streßshielding) bezweifelt werden, da die durch die Spannungsreduktion langsam zunehmende Atrophie des knöchernen Köchers ein dauerhaft stabiles Implantatlager nicht gewährleisten kann. Nur wenn es dem einwachsenden Knochen gelingt, den Prothesenschaft so fest zu umschließen, daß die Übertragung der Hüftkraft in das proximale Femur ebenso erfolgt wie vor seiner Implantation, kann eine auch den natürlichen Alterungsprozessen des Knochens standhaltende dauerhafte Belastungsstabilität entstehen. Initial aber ist diese Kraftübertragung keinesfalls „physiologisch", wie die biomechanischen Parameter der hier durchgeführten Untersuchung zeigen konnten.

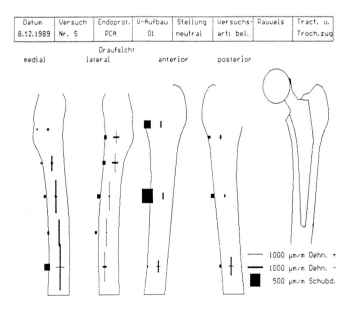

Abb. 6. Spannungsanalyse der PCA-Prothese

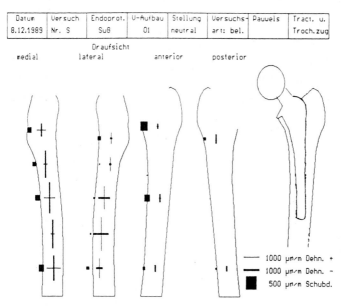

Abb. 7. Spannungsanalyse der S & G-Prothese

Anders stellt sich dieses Phänomen bei der Stuehmer-Endoprothese dar, die eine nahezu identische Spannungsentwicklung im proximalen Femur erkennen läßt wie vor der Implantation (KNF), was zweifelsfrei einer annähernd verlustlosen Kraftübertragung durch die in die Kortikalisinnenwand einschneidenden messerscharfen Rippen entspricht (Abb. 8). Selbst die „Schubspannungsachse" bleibt erhalten, so daß das Verteilungsmuster der Spannungen keinerlei Veränderungen unterworfen wird, die ab einer bestimmten bislang noch unbekannten Größenordnung zu Knochenstrukturveränderungen führen, die das Implantatlager gefährden.

Auch die bitrochantäre Prothese, deren Hauptmerkmal die weitestgehend anatomisch gerechte Ausformung im pertrochantären Bereich ist (große Haftreibung durch größtmöglichen Flächenkontakt – ähnlich wie bei custommade Prothesenschäften), reduziert die Spannungsentwicklungen des KNF vergleichsweise gering, wobei auch die Spannungsverteilung eher dem Muster des KNF entspricht als bei der SKT-Endoprothese (Abb. 9). Auffallend sind die Spannungen im Meßpunkt posterior 3, was einer veränderten Streßbelastung des Femurs im Bereich der Prothesenspitze entspricht. Die relativen Änderungen der einzelnen „Spannungsqualitäten" gegenüber dem Ausgangsmodell sind am ehesten mit dem Prothesenmodell nach Stuehmer vergleichbar – eine Ausnahme bildet lediglich der Meßpunkt medial 1.

Die Zweymüller-Endoprothese (Abb. 10), die zu den reinen Geradschaftprothesen zu zählen ist, verschiebt die Schubspannungen vorwiegend in den anterioren Bereich, was auch bei der PCA-Prothese deutlich wird. Die stärker ausgeprägte Reduktion der Zugspannungen lateral als der Druckspannungen

Die Übertragung der Hüftkraft und das proximale Femur

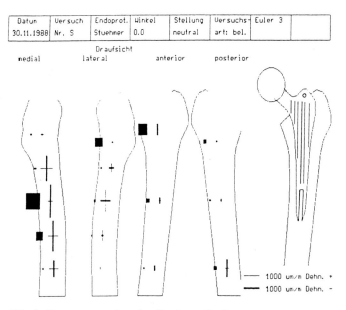

Abb. 8. Spannungsanalyse der Stuehmer-Prothese

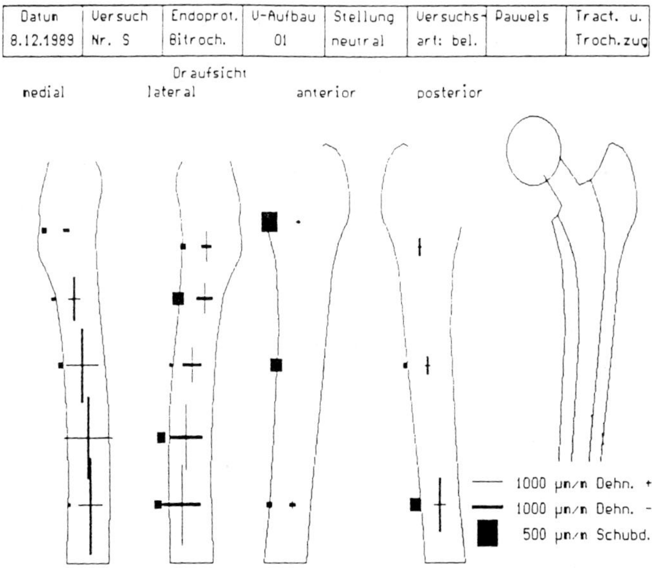

Abb. 9. Spannungsanalyse der bitrochantären Endoprothese

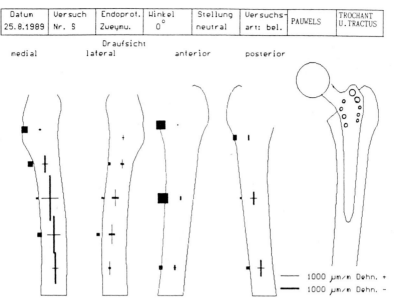

Abb. 10. Spannungsanalyse der Zweymüller-Prothese

medial spricht für die formgerechte Abstützung des unidirektional ausgerichteten Prothesenschaftes an der medialen Kortikalis. Diese Prothese ohne jegliche Verankerung, aber auch ohne anatomische Anpassung findet ihr Widerlager im anterioren Bereich des KNF, was derartigen Prothesenformen entspricht, wie frühere Untersuchungen mit der Müller-Geradschaftprothese gezeigt haben [9]. Die „diaphysäre Verklemmung" als wesentliches stabilisierendes Moment zur Kraftübertragung vernachlässigt den pertrochantären Raum.

Diskussion

Die verschiedenen Prothesentypen zeigen sehr unterschiedliche Spannungsentwicklungen im oberen Femurschaft, wobei als wesentliche Unterscheidungsmerkmale der Kragenaufsitz, die Tragrippenkonstruktion, die anatomische Schaftform und der gerade Schaft zu werten sind. Zweifelsfrei ist die Reduktion aller hier gemessenen Spannungsparameter bei den verschiedenen Prothesensystemen unterschiedlich ausgeprägt, doch sollten die Verteilungsmuster der verschiedenen Spannungsqualitäten im Vergleich zum KNF sorgfältig beachtet werden. Die Umverteilung der physiologischen Streßmomente dürfte der natürliche Knochen nur bis zu einer bestimmten Ausprägung kompensieren können. Alle darüber hinausgehenden Spannungsentwicklungen müssen auf Dauer zu den bekannten Knochenstrukturveränderungen führen [4], was zwangsläufig einer Veränderung des Implantatlagers entspricht, bis dieses der Prothese einen festen Sitz nicht mehr gewährleisten kann.

Literatur

1. Charnley J (1967) Total prosthetic replacement of the hip. Physiotherapy 53:407
2. Claes L, Gerngroß H (1981) Biomechanische Untersuchungen mit Dehnungsmeßstreifen zur Änderung der Beanspruchungsverhältnisse am Oberschenkelknochen nach operativer Versorgung mit Schalenprothesen. Meßtechn Briefe 17/2
3. Delaere O, Dhem A, Bourgois R (1989) Cancellous bone and mechanical strength of the femoral neck. Arch Orthop Trauma Surg 108:72
4. Draenert K, Draenert Y (1983) Möglichkeiten und Grenzen einer zementfreien Verankerung von Endoprothesen. In: Morscher E (Hrsg) Die zementlose Fixation von Hüftendoprothesen. Springer, Berlin Heidelberg New York Tokyo
5. Ducheyne P, Aernoudt E, de Meester P (1987) The mechanical behaviour of porous austenitic stainless steel fibre structures. J Mater Sci 13:2650
6. DVM (1987) Oberflächenstrukturierte Prothesen aus technischer und medizinischer Sicht. 8. Sitzung des DVM-Arbeitskreises Implantate
7. Ecke H, Rehm KE, Quoika P (1986) Ein neues Konzept und neue Implantate zur zementfreien Implantation von Hüftendoprothesen. Hefte Unfallheilkd 181
8. Hahn M, Vogel M, Eckstein F, Pompesius-Kempa M, Delling G (9188) Knochenstrukturveränderungen nach mehrjähriger Hüftgelenksendoprothesen-Implantation. Chirurg 59:782
9. Hofmann D, Ecke H, Nietert M, Langhans M (1987) Vergleichende Spannungsanalyse nach Implantation zementfreier Prothesen. Med Welt 38:1375
10. Huggler AH, Jacob AHC, Schreiber A (1987) Biomechanische Analyse der Lockerung von Femurprothesen. Arch Orthop Trauma Surg 92:261
11. Kohlmann A, Mößner U, Bergmann G, Hees G, Kölbel R (1983) Die Beanspruchung des Femur nach Hüftgelenkersatz. Z Orthop 121:47
12. Kranz C, Ecke H, Ahrens U, Padberg W (1983) Einfluß der Schaftgestaltung auf das Krafteinleitungsverhalten von Hüftendoprothesen in die Kortikalis des Femurs. Biomed Techn 28:309
13. Pauwels F (1965) Gesammelte Abhandlungen zur funktionellen Anatomie des Bewegungsapparates. Springer, Berlin Heidelberg New York
14. Perren SM, Schneider R (1982) Die Totalprothese der Hüfte. In: Burri C, Harder F, Jäger M (Hrsg) Aktuelle Probleme in Chirurgie und Orthopädie, Bd. 24. Huber, Bern Stuttgart Wien
15. Rogge DH, Tscherne H (1987) Zementfreie Hüftprothesen. Hefte Unfallheilkd 183

Teil X
Therapie der Hüftkopfnekrose

Zehnjahresergebnisse bei totaler Hüftprothese nach Judet (Porometall ohne Zement)

H. Judet, J. Judet, M. Siguier, B. Brumpt und H. Ben Hamida

Clinique Jouvenet, 6 Square Jouvenet, F-75016 Paris

Mit der Durchsicht von mehr als 800 Krankengeschichten von totalen Porometall-Hüftprothesen nach R. Rudet wurde beabsichtigt, sowohl die klinischen Resultate zu beurteilen, als auch die mechanischen und biologischen Faktoren mit zu analysieren, die eine Beobachtung über mehr als 10 Jahre herauszustellen erlaubt.

Da derzeit die zementlose Prothetik von neuem ein beträchtliches Interesse unter den Orthopäden der ganzen Welt beansprucht, erschien es uns wesentlich, aus der breiten Erfahrung einen Teil der Erfolgs- und Mißerfolgsursachen abzuleiten und dadurch zur Ausarbeitung von neueren Modellen beitragen und evtl. einige Irrtümer in der Konzeption vermeiden zu können.

Wir konnten auf diese Weise ein sehr unterschiedliches Verhalten von Pfannen- und Femuranteil feststellen. Im Bereich der Pfanne scheint der mechanische Faktor von entscheidender Bedeutung. Die biologische Fixation ist äußerst selten, so daß es zum Erscheinungsbild der späten Lockerung des Implantates nach scheinbar perfekter Fixation mehrere Jahre zuvor kommt. Was den Femuranteil angeht, so kommt es hier häufig zu einer biologischen Fixation, die meist qualitativ ausgezeichnet ist. Immerhin ist auch hier das mechanische Problem nicht ausgeschlossen, u. a. im metaphysären Bereich, in dem die insuffiziente Fixation Ursache zahlreicher Mißerfolge mit Bruch des Implantates war.

Die Qualität der ursprünglichen Fixierung des Implantes spielte ebenso eine bedeutende Rolle. Darüber hinaus unterschied sich das Verhalten des Pfannenanteils in der 1. Serie mit einfachem Einstauchen von dem Vorgehen im 2. Kollektiv mit peripherer Einschraubung.

Die klinischen Resultate waren sämtlich befriedigend während der ersten 5 Jahre. Sie entsprachen Implantaten, die mechanisch korrekt fixiert worden waren. Vom 5. Jahr ab jedoch traten Verschlechterungen häufig auf, und zwar dadurch, daß die mechanische Verbindung der biologischen nicht oder nur unzureichend entsprach. Hingegen blieben die guten Resultate bis zum 10. Jahr und darüber hinaus dann bestehen, wenn die biologische Fixation sich als ausreichend erwies.

Das Prinzip der zementlosen Implantation bleibt für uns vollkommen gültig, jedoch nur unter der Bedingung, daß die initiale mechanische Fixation vollständig und mit einer biologisch ausreichenden Fixation verknüpft war. Eine zementlose Prothese muß derzeit nach unserer Ansicht so konzipiert sein, um beiden Anforderungen zu genügen.

Konzept der isoelastischen Prothesen und RM-Pfannen

R. Mathys

Dr. med. h.c. Rob. Mathys-Stiftung, CH-2544 Bettlach

Einleitung

Die hohe Revisionsrate 3–10 Jahre nach Implantation von Hüftprothesen aus Metall, mit oder ohne Knochenzement zeigt, daß sich die klinischen Ergebnisse trotz angebrachter Verbesserungen an den Prothesen nicht positiv verändert haben.

Konzept

Prothesenstiele aus Metall, auch bei Verwendung von Titan, lassen den elastischen Knochen im Bereich der rigiden Prothesen entarten und fördern damit langfristig auch die Osteoporose.

Diese Feststellungen, die bei Verwendung von rigiden Metallplatten bereits zu Beginn der operativen Knochenbruchbehandlung gemacht wurden (Abb. 1), führten zur Entwicklung von elastischen Gelenkkomponenten in Form eines Verbundsystems aus Kunststoff (Polyazetalharz) und einer Metallarmierung. Durch Untersuchungen im Bereich der Krafteinleitung im proximalen Femur wurden die Deformation des Knochens und der Spannungsverlauf ermittelt, welche die Dimensionierung der Metallarmierung den örtlichen Beanspruchungen entsprechend ermöglichten (Abb. 2).

Nach erfolgreich durchgeführten Tierexperimenten erfolgte bereits im Februar 1970 durch Berthele, Ulm, die Anwendung dieses Prothesenkonzeptes in Form einer Tumorprothese am Oberarm als Knochen- und Gelenkersatz. Heute, nach 20 Jahren, kann bei diesem Fall ein funktionstüchtiger Arm mit stabil knöchern eingebauter Prothese festgestellt werden, was auch die gute Biokompatibilität des Polyazetalharzes bestätigt. Der schöne, kraftflußorientierte Knochenaufbau im Bereich des in der Markhöhle nur mit einer Querschraube verankerten Prothesenstiels bestätigte, daß bei Anwendung einer elastischen Komponente die funktionelle Belastung und dadurch ein natürliches „Knochenremodelling" erhalten werden kann. Von Bedeutung ist dabei, daß der verwendete Kunststoff einen annähernd gleichen Elastizitätsmodul wie der Knochen aufweist. Dadurch kann an der Kontaktfläche zwischen Knochen und Prothesenstiel Relativbewegung vermieden werden.

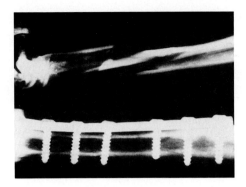

Abb. 1

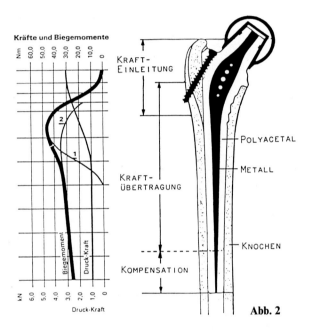

Abb. 2

Bei der entstehenden Deformation unter Last verhalten sich somit der Prothesenstiel und der Knochen isoelastisch.

Femurkomponente

Die Entwicklung des Verbundkonzeptes der Femurprothese erforderte eine längere Entwicklungszeit. 1975 wurden erstmals Femurprothesen mit angepaßter Armierung, vorerst mit einer Stiellänge von nur 140 mm angewendet. Jedoch erst die Prothesenmodelle ab 1981 mit verschiedenen kleinen Formkorrekturen im proximalen Stielbereich und mit einem auf 180 mm verlängerten

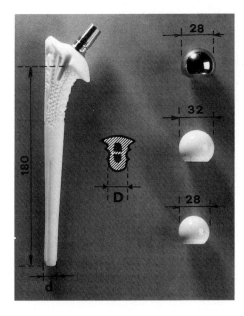

Abb. 3

Stiel erfüllten die vom isoelastischen Konzept erwarteten Eigenschaften in vollem Umfang. Zusätzlich wurde das Modell Isotitan mit Titanarmierung und Normkonus entwickelt, auf welchem Köpfe aus Keramik und CrCo aufgesetzt werden können (Abb. 3).

Insgesamt wurden seit 1977 über 30000 Prothesen der verschiedenen Modelle und Abmessungen implantiert. Erfahrungen haben gezeigt, daß gute Resultate erzielt wurden, wenn ein präziser Sitz und eine sichere primäre Verankerung mit 2 Zugschrauben erfolgte. Der primären stabilen Verankerung ist somit besondere Aufmerksamkeit zu schenken.

Hüftgelenkpfanne

Das Konzept der RM-Pfannen aus Polyäthylen wurde 1975 eingeführt und zeigte von Anfang an gute Resultate. Während die ausnahmslos unbeschichteten Pfannen in den ersten Jahren fast ausschließlich in hoher Ausführung mit einer Inklination von 45° und einer Anteversion von ca. 15° eingesetzt wurden, hat sich in den vergangenen 3 Jahren eine angeschrägte Pfanne, implantiert in Inklination von 30° und 15° Anteversion, als vorteilhafter erwiesen. Der Prothesenkopf wird dadurch um ca. 28% mehr überdeckt, somit wird zusätzlich die Luxationsgefahr reduziert. Bei diesem Pfannentyp wurde zudem das Rotationszentrum nach außen versetzt, wodurch der Bewegungsumfang vergrößert und gleichzeitig die Impingementgefahr reduziert wurden (Abb. 4).

Ebenfalls von besonders großer Bedeutung ist die Verankerung der Pfannen mit mehreren, speziell zu diesem Zweck hergestellten Schrauben (Abb. 5). Die

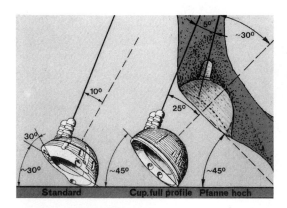

Abb. 4

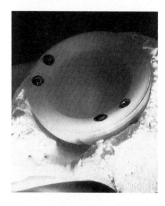

Abb. 5

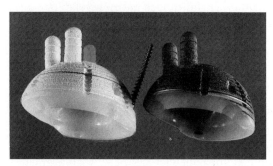

Abb. 6

Langzeitresultate zeigen klar, daß ungenügend oder nicht angeschraubte Pfannen wandern oder sich lockern können.

Durch die Schraubenfixation kann bereits initial, zur Förderung des knöchernen Einbaus, absolute Stabilität erreicht werden, welche auch langfristig notwendig ist und dadurch erhalten werden kann.

1984 wurden 2 Varianten von Pfannenbeschichtungen entwickelt (Abb. 6), die eine mit Hydroxylapatitgranulaten und die andere mit Titanpulver. Mit

Tabelle 1. Anzahl verkaufter isoelastischer RM-Hüftprothesen (*HA* Hydroxylapatit, *Ti* Titan)

Jahr	Schäfte	Pfannen	Pfannen (HA)	Pfannen (Ti)
1975	4	20		
1976	9	45		
1977	28	150		
1978	75	280		
1979	265	550		
1980	721	1150		
1981	1885	2800		
1982	1729	5582		
1983	4183	8657		
1984	4623	9908	142	1
1985	3368	8837	1583	235
1986	4106	7837	2753	1556
1987	3953	5890	3463	2098
1988	4245	4283	4227	3048
1989	(RM + HA) 4344	2632	5744	3791
1990 bis März	1030	209	1606	1065
		58830	19518	11794
Gesamt	34368			90142

Tabelle 2. Komplikationsrate der Hüfttotalendoprothese April 1977–Februar 1990 (Nach Bombelli)

	RM Stems	RM Cups
Femur Stem:		
– Short Model 1975–1980. 130/140 mm	773	uncoated
– Standard Model 1981. 180 mm	1641	uncoated
– Reconstruction Model 1984. 240 mm	273	uncoated
– Isotitan Model 1986	266	coated
Total TP + cephalic prostheses	2953	2750
Complications:		
Replacements: (in Busto Arsizio and other hospitals)		
Total Hip	38	
Total cups	13	
Total stems	5	
Total replacements	56 = 1.89%	
Restabilization of stems:	24 = 0.81%	
Infections:	22 = 0.74%	
Pending for revision:	10 = 0.33%	
Broken stems:	0 = 0.00%	
Unsatisfactory cases in total:	112 = 3.79%	

dieser Art von Beschichtung kann die angestrebte Pfannenelastizität erhalten werden. Die Beschichtung erfolgt mit einer speziell dazu entwickelten Technik, und die Haftung ist zuverlässig. Beim Einsetzen der Pfannen ist einzig darauf zu achten, daß keine Granulate mit Instrumenten ausgebrochen werden.

Röntgenkontrollen nach 3–4 Jahren lassen ein gutes Verhalten von beschichteten Pfannen erkennen. Die Herstellung der unbeschichteten Pfannen wurde deshalb eingestellt.

In 12 Jahren wurden insgesamt über 89 000 Pfannen abgegeben, davon 61 000 ohne Beschichtung, 17 900 mit Hydroxylapatitbeschichtung und 10 700 mit Titanbeschichtung (Tabelle 1). Beide für die Beschichtung verwendeten Werkstoffe sind bioinerte Materialien und es bleibt abzuwarten, ob die eine oder andere Ausführung spezielle Vorteile ergeben wird.

Es kann festgestellt werden, daß bei technisch richtiger Anwendung durchwegs gute bis sehr gute Resultate mit RM-Pfannen erreicht wurden. Bei den Femurprothesen entstanden in den Anfangsjahren 1975–1980 bei der Anwendung von zu kurzen und teils auch zu dünnen Stielen Fehlresultate, da sie bei primär noch ungenügender Fixation nachsanken (Tabelle 2).

Nach den 1980/81 vorgenommenen Modifikationen im Kragenbereich und Verlängerung des Stiels auf 180 mm sind die Resultate durchwegs gut. So bleibt speziell kompakter Knochen dank funktioneller Belastung im ganzen Bereich der isoelastischen Prothese erhalten.

Klinische Erfahrungen mit der isoelastischen RM-Hüftgelenktotalprothese

P. W. Pavlov

St.-Maartens-Kliniek, P.O. Box 9011, NL-6500 GM Nijmegen

Die klinische Serie aus der St.-Martens-Kliniek bezieht sich auf 150 RM-Hüfttotalprothesen, die von 1982–1983 bei uns implantiert wurden. Die Anzahl der Gelenkersatzoperationen liegt bei über 500 pro Jahr, mit steigender Tendenz der Implantation der RM-Prothese von 9% (1982) auf 28% (1988).

Es gibt 2 Gründe, in etwa 1/3 der Gelenkoperationen den Knochenzement nicht mehr zu verwenden, obwohl die zementierte Hüftprothese immer noch eine Methode mit sehr hoher Erfolgsrate ist, und zwar die hohe Komplikationsrate von zementierten Hüftprothesen bei jungen Patienten und die enttäuschenden Ergebnisse nach Revisionsoperationen.

In den frühen 80er Jahren fiel uns das Design der RM-Prothese positiv auf, das durch die Theorie der Isoelastizität und weitere Hypothesen unterstützt wird. Die in dieser Serie benutzte Prothese stammt aus der 2. Generation mit besonderen Eigenschaften: eine nicht ummantelte Azetabulumkomponente, hergestellt aus HDPE, und einer 14 cm langen Femurkomponente, hergestellt aus Polyazetalharz, verstärkt durch einen metallischen Kern (s. auch Beitrag Mathys, S. 591).

Von 104 primären Hüftgelenkersatzoperationen waren 95 für die Studie auswertbar. Es zeigte sich ein Überwiegen der weiblichen Patienten. Das Durchschnittsalter bei der Operation betrug 49 Jahre, die mittlere Nachbeobachtungszeit über 5 Jahre.

Die Diagnose zeigte die normale Verteilung, außer einer großen Zahl von Patienten mit CDH und weiteren 3 ankylosierten Hüften.

Es gab keine tödlichen Komplikationen. Auffällig war eine große Anzahl von Fissuren des Femurschaftes: Nur 2 diaphysäre Frakturen mußten osteosynthetisch versorgt werden, die übrigen 14 Fälle betrafen Haarrisse, die beim Einschlagen des Prothesenschafts auftraten. Sie alle erforderten keine spezielle Therapie. Wir haben den Eindruck, daß der Halt des Prothesenschafts in Fällen mit Haarriß viel besser ist, dennoch versuchen wir routinemäßig nicht, den Femur zu frakturieren, um einen festeren Halt zu bekommen. Zum Zeitpunkt der Studie waren 5 Hüften (5% von 95) schon revidiert worden. Die Instabilität des Prothesenschaftes in 3 Fällen war auf einen insuffizienten primären Halt der Prothese im Femur zurückzuführen. Eine Azetabulumkomponente mußte wegen inkorrekter Position revidiert werden. In 1 Fall kam es durch einen Verkehrsunfall zu einer Femurfraktur unterhalb der Prothese, die osteosynthetisch versorgt werden mußte.

Ergebnisse

Nach der Merle-d'Aubigne-Skala waren 91% ausgezeichnet und sehr gut, nach der Harris-Skala wurden 88% als ausgezeichnet und sehr gut eingeteilt. Die kombinierte mittlere Punktzahl nach Merle d'Aubigne verbesserte sich von 11,4 vor der Operation auf 16,9 Punkte 5 Jahre nach der Operation.

Die mittlere Harris-Punktzahl verbesserte sich von 56 auf 91 Punkte.

Im allgemeinen blieb die durchschnittliche Harris-Punktzahl nach 1–5 Jahren gleich. Bei der Merle-d'Aubigne-Punktzahl kam es zu einem leichten Anstieg nach 1 Jahr, in bezug auf Schmerzlinderung und Verbesserung der Gehfähigkeit.

Die radiologische Beurteilung beinhaltet 4 Parameter: Die Densität des anliegenden Knochens wird topographisch analysiert unter Verwendung der zonalen Verteilung nach De Lee u. Charnley [5] für das Azetabulum und nach Gruen et al. [8] für das Femur. Die Qualität des umgebenden Knochens wird nach der Charnley-Skala mit maximal 3 Punkten beurteilt.

Das Einsinken des Prothesenschaftes wurde an Röntgenbildern ausgemessen. Die Reproduzierbarkeit und Genauigkeit dieser Methode ist ungewiß.

Das Brechen von Implantaten und Schrauben wurde registriert, die heterotropen Ossifikationen wurden nach Brooker et al. [1] beurteilt.

Der subchondrale Knochen in Zone I reagierte äußerst gut gegenüber der Gewichtsverteilung, und die Densität wurde mit 3 Punkten in allen 95 Fällen beurteilt. Die mittlere Punktzahl betrug 7,9 von maximal 9 Punkten.

Der Knochen, der den Prothesenschaft umgibt, erreichte einen Durchschnitt von 18,8 von 21 möglichen Punkten. Die höchste Dichte fand sich in den Zonen 3, 4 und 5, die niedrigste in den Zonen 2 und 7, dazwischen lagen die Zonen 1 und 6. Im allgemeinen zeigte sich kein Hinweis auf eine Atrophie des proximalen Femurs, hervorgerufen durch die sog. „stress protection".

Das Pedestal-Zeichen in Zone 4 sah man in etwa 50% der Fälle. Da das Auftreten dieses Zeichens nicht mit den Lockerungssymptomen korreliert, bleibt seine klinische Relevanz ungewiß.

Das Einsinken des Prothesenschaftes um mehr als 3 mm wurde in 18% gefunden. Postoperative Röntgenaufnahmen des Femurs zeigten, daß der anfängliche Hals-Kalkar-Kontakt nur in 30% der Fälle vollkommen war, teilweise in 19% und überhaupt nicht in 51% der Fälle.

Eine kleine Anzahl von Schrauben war gebrochen, hauptsächlich bei der Fixation der Pfanne. Hier handelt es sich nicht um eine wirkliche Komplikation und es bedeutet nicht eine Lockerung der Pfanne.

Die Revisionschirurgie in unserer Klinik zeigt die übliche graduelle Zunahme. Es zeigt sich bezüglich der Fixation ein deutlicher Trend zur zementfreien Prothese.

In dieser Serie waren 42 Hüften von ursprünglich 46 enthalten. Das Geschlechtsverhältnis ist etwa gleich. Die Patienten waren älter, verglichen mit den 49 Jahren Durchschnittsalter aus der 1. Serie.

In 30 Hüften wurden beide Komponenten revidiert. Eine Teilrevision wurde in 4 Fällen am Femur und in 8 Fällen am Azetabulum durchgeführt.

Spongiosaplastiken wegen großer Knochendefekte wurden 28mal am Azetabulum und 19mal am Femur ausgeführt.

Es gab keine tödlichen Komplikationen. Wieder trat eine signifikante Anzahl von 26 Femurfissuren und -frakturen auf. In etwa 50% wurde eine zusätzliche Osteosynthese durchgeführt. 3 Fälle waren zum Zeitpunkt der Studie revidiert worden, und hier wieder aufgrund insuffizienten Sitzes des Prothesenschaftes.

Die Ergebnisse waren in 79% ausgezeichnet und sehr gut nach Merle d'Aubigne. Nach der Harris-Einteilung zeigten 76% ausgezeichnete und sehr gute Ergebnisse. Auch zeigte sich eine signifikante Verbesserung zwischen 1 und 5 Jahren postoperativ. Dieses Phänomen kann durch die langsame funktionelle Erholung erklärt werden, wegen längerer Entlastungszeit nach Auffüllen von Knochendefekten mit Spongiosa.

Der azetabuläre Knochen erholte sich rasch und baute sich neu auf, hier wieder mit einer maximalen durchschnittlichen Punktzahl von 3 Punkten in Zone I. Der Schaft sank mehr als 3 mm in nur 8% ein. Heterotrope Ossifikationen fanden sich nicht. In 2 Fällen brachen Azetabularschrauben.

Im allgemeinen hat sich die isoelastische RM-Prothese nach 5 Jahren klinischer Erfahrung sehr gut bewährt, und die Ergebnisse der Zielgruppen (junge und aktive Patienten sowie Prothesenwechsel) sind ziemlich erfolgreich.

Die Ergebnisse unterscheiden sich nicht von der einzementierten Prothese. Auf der anderen Seite ist die Häufigkeit von Revisionen wegen Lockerungen in unserer 1. Serie 5% und muß mit den Lockerungsraten zwischen 13 und 22% bei zementierten Prothesen bei jungen Patienten verglichen werden, wie sie von Ranawat et al. [13], Gustilo et al. [9], Dorr et al. [6] und Chandler et al. [3] berichtet werden.

Die Revisionsrate unserer gewechselten Prothesen beträgt 7%. Diese Zahl erscheint äußerst günstig, wenn man sie mit der Fehlerrate von zementierten Revisionen vergleicht, die zwischen 20 und 60% liegt, wie von Pellici et al. [12], Gustilo et al. [9], Hoogland et al. [10], Hunter et al. [11], Dandy u. Theodorus [4] und vielen anderen berichtet.

Zur Zeit ist die 4. Generation der RM-Prothese in Gebrauch. Was hat sich im Lauf der Jahre geändert? Die Pfanne wurde ausgehöhlt und muß mehr horizontal eingesetzt werden. Auf diese Weise wird das Gewicht vornehmlich durch Zone I und Zone II gelenkt.

Aus Gründen der Unsicherheit bezüglich des Verhaltens von HDPE gegenüber Knochen auf lange Sicht, wird die Ummantelung der Pfannen mit Hydroxylapatit oder Titan empfohlen.

Die meisten Änderungen betreffen den Prothesenschaft. Der Metallkern besteht jetzt aus Titan, der Schaft ist länger, der Hals ist dünner geworden.

Um die 1. Fixation des Prothesenschaftes im Femur zu verbessern, wurden Trochanterschrauben mit vollem Gewinde empfohlen. Zuletzt wurde eine spezielle Fräse für den Femurhals eingesetzt, um den Hals-Kalkar-Kontakt zu verbessern. Wie schon erwähnt, fand sich ein schlechter Sitz des Prothesenhalses auf dem Kalkar in etwa der Hälfte der primären Fälle. Jetzt haben wir mit der Verwendung dieser Fräse einen perfekten und vollständigen Hals-Kalkar-Kontakt in mehr als 90% unserer letzten Serie. Bei schlechtem Greifen der Trochanterschrauben wurden diese retrograd eingeführt.

1988 definierte Burstein [2] die Grundanforderungen an nichtzementierte Prothesen. Meines Erachtens gelten diese für jeden künstlichen Gelenkersatz für den Menschen:
1) Die Schmerzlinderung muß ein reguläres Leben ermöglichen mit normaler körperlicher Betätigung.
2) Die Lebensdauer des Implantats sollte aus praktischen Gründen 3–4 Jahrzehnte betragen.
3) Die Kompatibilität des Implantats mit der Ausbildung eines Gleichgewichts in dem biologischen, zusammengesetzten System ist m. E. die wichtigste Forderung an ein künstliches Gelenk. Dieses Gleichgewicht betrifft die Charakteristik der Berührungsfläche genauso wie das umgebende Knochengewebe, muß stabil sein und mit dem übrigen Design übereinstimmen.
4) Zuletzt muß das Design es erlauben, die Prothese zu wechseln, wenn Infektion, Allergie oder mechanische Zerstörung auftreten.

Im Fall der RM-Prothese ist die erste Forderung nach 5 Jahren Follow-up voll erfüllt worden.

Zum jetzigen Zeitpunkt gibt es Erfahrungen mit ungefähr 200 RM-Schulterprothesen, die mehr als 15 Jahre zufriedenstellend beweglich sind. Ungefähr 200 RM-Hüftprothesen funktionieren gut nach 10 Jahren. Trotzdem kann die Antwort auf die Lebensdauer der RM-Prothese erst in der Zukunft gegeben werden.

Die Antwort auf die Frage des biologischen Gleichgewichts ist dieselbe. Die RM-Prothese ist ein nicht poröser, „interference-fit" Typ. Das bedeutet das Vorhandensein von fibrösem Gewebe zwischen Prothese und Knochen. Im Falle der mechanischen Stabilität und Fehlen größerer Bewegungen könnte diese Berührungsfläche ein stabiles und festes Gleichgewicht eingehen und Kräfte übertragen. Ein Beweis einer stabilen Zwischenschicht ist die Neubildung des anliegenden Knochens.

In einer wunderbaren Monographie, erst kürzlich veröffentlicht, behauptet Draenert [7], daß der Versuch, die Isoelastizität des Knochens nachzuahmen, enttäuschte. Draenert spricht ferner über Knochenresorption, Zwischenschicht aus fibrösem Gewebe und in manchen Bereichen Bildung von Knochen mit sehr niedriger Festigkeit.

Wir stimmen seinen Folgerungen nicht zu und verweisen auf ein CT mit gut erneuerten, dichten und reifen Knochen, die der Prothese anliegen.

Früher wurde behauptet, daß die RM-Prothese sehr schwer, wenn überhaupt, vom Femur zu entfernen sei. Das hat sich nicht bestätigt. Da der Verschluß der Prothese in dem kreuzschraffierten proximalen Teil des Schaftes liegt, ist der Polyazetalmantel des Halses, des Kragens und des proximalen Drittels der Prothese zu entfernen und erlaubt einen leichten Wechsel der femoralen Komponente. Die Zerstörung des Polyazetalmantels kann mit jedem Hochgeschwindigkeitsbohrer durchgeführt werden.

Literatur

1. Brooker AF, Bowerman JW, Robinson RA et al. (1983) Ectopic ossification following total hip replacement. J Bone Joint Surg [Am] 55:1629–1632
2. Burstein AH (1988) The uncemented arthroplasty: new rules for design for the femoral component. In: Fitzgerald RH (ed) Non-cemented total hip arthroplasty. Raven, New York, pp 335–338
3. Chandler HP, Reineck FT, Wixson RI et al. (1981) Total hip replacement in patients younger than thirty years old. A five years follow-up study. J Bone Joint Surg [Am] 63:1426–1434
4. Dandy DJ, Theodorus BC (1975) The management of local complications of total hip replacement by the McKee-Farrar technique. J Bone Joint Surg [Br] 57:30
5. DeLee JG, Charnley J (1976) Radiological demarcation of cemented sockets in total hip replacements. Clin Orthop 121:20–32
6. Dorr LD, Takei GK, Conaty JP (1983) Total hip arthroplasties in patients less than forty-five years old. J Bone Joint Surg [Am] 65:474–479
7. Draenert K (1988) Forschung und Fortbildung in der Chirurgie des Bewegungsapparates 2. Zur Praxis der Zementverankerung. Art and Science, München 13
8. Gruen TA, McNeice GM, Amstutz HC (1979) „Modes of failure" of cemented stem-type femoral components. Clin Orthop 141:17–27
9. Gustilo RB, Mendoza RM, Burnham WH (1983) Long term results of total hip arthroplasty in younger groups. Orthopaedics 6:60–69
10. Hoogland T, Razzano CD, Marks KE et al. (1981) Revision of Mueller total hip arthroplasties. Clin Orthop 161:180–185
11. Hunter GA et al. (1979) The results of revision total hip arthroplasty. J Bone Joint Surg [Br] 61:419
12. Pellicci PM, Wilson PD Jr, Sledge CB et al. (1985) Long term results of revision total hip replacement. A follow-up report. J Bone Joint Surg [Am] 67:513–517
13. Ranawat CS, Atkinson RE, Salvati E et al. (1984) Conventional total hip replacements arthroplasty for degenerative joint disease in patients between the ages of forty and sixty years. J Bone Joint Surg [Am] 66:745–752

Fünfjahreserfahrungen mit der SCL-Prothese – eine klinische Studie

G. Lang

Hôpital Chirurgical Orthopedique Stephanie, F-67026 Straßbourg

Eine klinische Studie wird vorgestellt mit Langzeitergebnissen aus der internationalen SCL-Studiengruppe. Insgesamt wurden von März 1982 bis September 1989 4347 Eingriffe vorgenommen. Hier sollen im besonderen nur die Resultate mit einer mittleren Nachbeobachtungszeit (5 Jahre) interessieren, die 1143 Implantationen von März 1982 bis Juni 1985 betreffen.

Zunächst erwähnenswert erscheint die Bedeutung einer präzisen chirurgischen Technik mit Präparation des Femurs durch Fräsen und Gewindeschneider, um den optimalen Durchmesser für den Prothesensitz zu garantieren. Das ideale Ziel besteht in der Schaffung der größtmöglichen Kontaktfläche zwischen Prothese und Kortikalis. Auf diese Weise wird eine primäre Stabilität bei minimaler Knochenresektion (Erhaltung des Femurhalses) erreicht, und dennoch die Prothesenrotation verhindert. Im Falle eines Mißerfolgs ist die Entfernung der Prothese durch Ausdrehen aus dem Gewinde leicht zu bewerkstelligen.

Operationsindikationen waren die primäre oder sekundäre Arthrose unter Bevorzugung des jüngeren Erwachsenenalters, das noch eine gute knöcherne Trophik zeigt. Als Kontraindikationen gelten eine ausgesprochene Enge des Femurs mit unzureichendem Markkanal und die ausgeprägte Osteoporose.

Unter den 1044 Patienten waren 643 Frauen und 401 Männer, deren Durchschnittsalter bei 46,2 Jahren lag, mit einer Spannweite von 41,5 – 73,4 Jahren.

Radiologisch analysiert wurden die Gelenkgeometrie, die Position der Femurprothese und die knöcherne Reaktion.

Klinisch erfaßt wurde das Gangbild und das Ausmaß der Schmerzen. Alle Analysen zeigten ausgezeichnete Ergebnisse.

Die Komplikationen waren hinreichend bekannt. Die detaillierte Analyse ergab bei 1143 Implantaten 36 Mißerfolge. Dies entspricht 3,15% bei einer Nachbeobachtungsfrist von 5 Jahren. Einige dieser Mißerfolge beruhen auf der initialen Unerfahrenheit oder auf einer schlechten Indikationsstellung. Berücksichtigt man die Gesamtzahl der von März 1982 bis September 1989 vorgenommenen Implantationen, so sinkt der Prozentsatz der Mißerfolge auf 1,4.

Die Analyse der 36 Mißerfolge zeigt, daß die Ursache bei einigen in der Prothese selbst, bei anderen v.a. in primärer oder sekundärer Infektion, schlechter Indikationsstellung, schlechter Plazierung oder nicht kompatiblem Durchmesser der Prothese (21 Fälle insgesamt) zu suchen ist. Die Analyse dieser letztgenannten Fälle hat zu einer Modifizierung des Materials geführt: Indikation zur Prothese SCL/S in Fällen von Osteoporose. Indikation zur Prothese SCL/A in Fällen von dicker Kortikalis und engem Medullarkanal.

Zusammenfassend erscheint die Schraubprothese SCL eine exzellente Prothese zu sein unter der Bedingung, daß die Indikation korrekt, die Implantationstechnik gut und die Wahl des Prothesendurchmessers exakt sind.

Merkmale, Erfahrungen und Vorteile des Bicontact-Prothesensystems

H. G. Hermichen, S. Weller und R. Volkmann

Berufsgenossenschaftliche Unfallklinik, Schnarrenbergstr. 95, D-7400 Tübingen

Das Bicontact-Prothesensystem wurde in den Jahren 1984 – 1986 von uns zusammen mit der Firma Aesculap entwickelt und wird in der Berufsgenossenschaftlichen Unfallklinik Tübingen seit Mitte 1987 routinemäßig angewendet. Seitdem wurden bis Dezember 1989 insgesamt 637 Bicontact-Prothesenschäfte implantiert. Hiervon wurden 2/3 zementiert und 1/3 zementlos eingesetzt. Die Pfannenverankerung geschah in der zementlosen Technik mit dem Schraubringmodell „München" oder aber mit einer zementierten Kunststoffpfanne.

In einigen Fällen war eine Pfannenstützschale nach Schneider wegen ungünstiger Verhältnisse am Azetabulum erforderlich.

Mit der Bicontact-Prothese steht ein System für eine entweder zementfreie oder zementierte Implantationstechnik zur Verfügung. Der Prothesenschaft ist kragenlos und flach, wobei Prothesendicken in 1-mm-Abstufung von 11 – 21 mm vorliegen.

In der Entwicklung befinden sich derzeit noch sog. Dysplasieprothesen für ausgewählte Fälle mit ungewöhnlicher Anatomie bei dysplastischen Skelettverhältnissen.

Die Prothese weist im proximalen Anteil beiderseits laterale Verankerungsrippen auf, welche eine bessere intertrochantäre Verankerung sowie eine günstige proximale Krafteinleitung ermöglichen. Die großflächige mediale Abstützung wird durch die beiden lateralen glatten Prothesenflächen unterstützt. Das Konzept beruht hierbei auf einer intertrochantären Verankerung im spongiösen und kortikalen Knochen des Trochanter major sowie im Bereich des Calcar femoris.

Der sog. Rotationsflügel sitzt stabil innerhalb des Massivs des Trochanter major. Dieser muß durch den Rotationsflügel nur unwesentlich eingekerbt werden (Abb. 1a, b).

Ein wesentliches Merkmal der Bicontact-Prothese ist die getrennte Bearbeitung des distalen und proximalen Prothesensitzes mit einem geteilten Raspelsystem. Die Raspelserie für den distalen Markraum wird mit A bezeichnet, die Raspelserie für die proximale Bearbeitung mit B.

Der distale Markraum wird zunächst mit der A-Raspelserie vorbereitet, bis die maximale Prothesengröße festgelegt werden kann. Die Knochenstruktur im proximalen Femur wird dabei noch nicht bearbeitet, da die Raspel in diesem Bereich nicht gezahnt ist (Abb. 2).

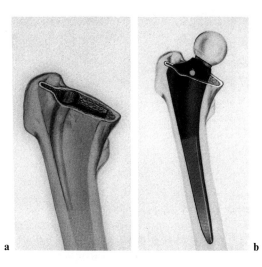

Abb. 1. a Ansicht des proximalen Femurs nach Raspelvorbereitung, **b** die Prothese in situ (schematisch)

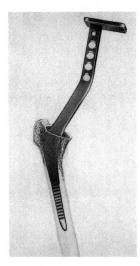

Abb. 2. Raspel A zur Bearbeitung des distalen Femurs

Es findet jedoch bereits im Trochanterbereich eine Verdichtung der Spongiosastrukturen statt. Mit der im oberen Anteil gezahnten Raspelserie B wird der für die Verankerung wichtige proximale Prothesensitz exakt vorbereitet. Durch die bogenförmigen Abstützflächen wird die B-Raspel so geführt, daß eine Varusimplantation des Schaftes vermieden werden kann. Mit der B-Raspel werden folgende Flächen bearbeitet: die mediale Auflage am Calcar femoris, die lateralen Verankerungsrippen sowie die Rotationsflügel (Abb. 3).

Ein wesentlicher Vorteil des geteilten Raspelsystems besteht in der exakten Bearbeitung des proximalen Implantatlagers. Entscheidend ist es, daß beim 1. Raspelvorgang mit der A-Raspel diese exakt in der Längsachse des Femurschaftes eingeführt wird. Ansonsten kann es trotz der Konzeption des

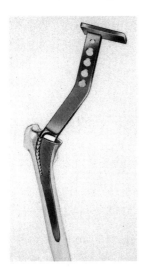

Abb. 3. Raspel B zur Bearbeitung des proximalen Femurs

Prothesenschaftes zu einer Valgus- oder zu einer noch ungünstigeren Varuspositionierung kommen.

Die erreichten Raspelstärken der Serie B bestimmen jetzt die Prothesenschaftgröße. Die erreichte Größe wird nun bei der Verwendung der zementfreien Version gewählt. Im Falle der Einzementierung des Prothesenschaftes wird um eine Raspelgröße zurückgegangen, um eine annähernd allseitige Zementummantelung erreichen zu können.

Bei härterer Spongiosa bzw. bei engen Markräumen ist man gelegentlich gezwungen, die Raspel mehrfach vor- und zurückzuschlagen, um die Knochenspäne auszuwerfen.

Dieses Vor- und Rückführen der Raspel sollte jedoch sehr vorsichtig durchgeführt werden, da ansonsten eine Zerstörung des Spongiosabettes zu erwarten ist. Nur bei anatomisch sehr schnell eng werdenden Markräumen kann man gezwungen sein, den distalen Markraum aufzubohren.

Es könnte sonst zu einem distalen Verkeilungseffekt kommen, obwohl im intertrochantären Bereich noch Platz für eine größere Prothese wäre.

Im übrigen sollte ein gewisser Spielraum im distalen Prothesenabschnitt durchaus angestrebt werden, da die Konzeption dieses Prothesenmodells eine hohe Primärstabilität im intertrochantären Bereich im Sinne des „press-fit" verlangt. Nach Ausschlagen der möglichst großen A-Raspel erfolgt die Bearbeitung des Markraums mit den Raspeln der Serie B.

Hier ist die Beurteilung der Knochenqualität besonders wichtig. Ist der Knochen sehr fest, so sollte beim ersten B-Raspel-Vorgang mit einer mindestens 1 Größe kleineren B-Raspel begonnen werden, als mit Raspel A geendet wurde.

Gelegentlich ist man sogar aufgrund der Knochenverhältnisse gezwungen, um bis zu 3 Größen unter der erreichten A-Größe zu bleiben, da ansonsten beim Schneiden des Rotationsschildes eine hohe Sprengwirkung im intertrochantären Bereich mit Trochanterfraktur auftreten kann.

Wesentlich ist es, daß die entsprechende Raspel genügend tief bis zur Markierung eingeschlagen wird.

Die zementlos implantierte Bicontact-Prothese weist eine mikroporöse Plasmapore-Reintitanbeschichtung auf und unterstützt die proximale Verankerung bei hervorragender Gewebeverträglichkeit. Die ca. 400 µm dicke Beschichtung besitzt zahlreiche offene Poren unterschiedlicher Größe sowohl an der Oberfläche wie auch innerhalb der Schicht, wobei die Porenkollektive zwischen 50 und 200 µm liegen. Die zementiert zu implantierende Prothese weist keine besondere Oberflächenbeschichtung auf.

Das Bicontact-Prothesensystem hat sich uns auch in der endoprothetischen Behandlung der Hüftkopfnekrose bewährt. Die Verankerung der Hüftpfanne kann entweder mit der zementfreien Schraubpfanne, mit der zementierten Pfanne oder aber mit der Abstützschale nach Schneider erfolgen (Abb. 4).

Hier sind besonders die anatomischen Gegebenheiten, das Lebensalter des Patienten wie auch die möglicherweise stattgefunden Voroperationen zu berücksichtigen (Abb. 5).

Die zementlose Schraubpfanne verspricht nur dann eine dauerhafte Verankerung, wenn der Knochen im Pfannenboden genügend kräftig und nicht wesentlich vorgeschädigt ist. Liegt hingegen eine stärkere Osteoporose vor, sollte der zementierten Pfannenimplantation der Vorzug gegeben werden. Nach Azetabulumfrakturen ist häufig die Verwendung eines Schneider-Rings erforderlich, um eine großflächige Abstützung der Pfanne zu erzielen (Abb. 6).

Von den bis Dezember 1989 operierten 637 Patienten lag bei 47 Patienten eine Hüftkopfnekrose vor. Posttraumatische und idiopathische Hüftkopfnekrosen waren etwa gleich häufig mit verschiedenen Voroperationen vertreten. An intraoperativen Komplikationen trat am häufigsten eine Schaftsprengung (3mal) insbesondere in der ersten Zeit nach Einführung des neuen Prothesenmodells aufgrund mangelnder Erfahrung mit dem System auf. Die Ursache hierfür liegt zweifellos in einer etwas zu ungenauen Technik beim Einschlagen der A- und B-Raspel. Ist eine Schaftfraktur aufgetreten, kann diese in den meisten Fällen mit einigen Drahtcerclagen unter Belassung der Prothese fixiert werden. Das Ausheilungsergebnis der Patienten wurde hierdurch nicht beeinträchtigt. Eine präoperative Planung unter Verwendung einer Prothesenschablone ist hier sicher sehr hilfreich.

Gleichzeitig ist darauf hinzuweisen, daß Röntgenaufnahmen des gesamten proximalen Oberschenkels und nicht nur eine Beckenübersichtsaufnahme präoperativ vorliegen sollten.

Das vorsichtige, gelegentlich mehrmalige Einschlagen der Prothesenraspel mit manchmal zusätzlicher Aufbohrung des distalen Markraums muß nochmals betont werden.

Der postoperative Verlauf der mit Prothese versorgten Hüftkopfnekrosen unterschied sich nicht wesentlich vom Verlauf der Patienten mit Koxarthrose. Im Gesamtkollektiv aller bisher implantierten Bicontact-Prothesen hatten wir

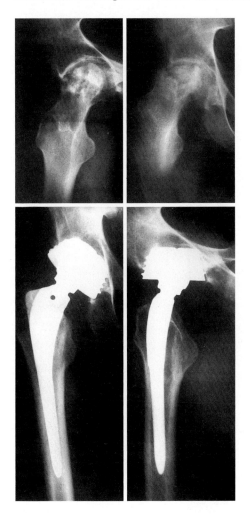

Abb. 4. Zementlos implantierte Bicontact-Prothese bei Hüftkopfnekrose (beachte den Rotationsflügel am proximalen Prothesenende)

eine tiefe Infektion zu verzeichnen, welche inzwischen durch Entfernung der Prothese und Anlegen einer Girdlestone-Situation saniert werden konnte.

Die Realisierung einer gewünschten Beinlänge ist schwierig. Eine notwendige Verlängerung auf der zu operierenden Seite ist durch die aufsteckbaren Köpfe mit 4 verschiedenen Halslängen relativ leicht durchzuführen, während eine beabsichtigte Verkürzung relativ schwierig ist.

Wesentlich erscheint uns daher eine korrekte, ausführliche präoperative Aufklärung des Patienten. Eine Luxationstendenz darf nicht zugunsten einer identischen Beinlänge entstehen.

Beim Vorliegen einer Pfannenprotrusion gilt es zu berücksichtigen, daß ein deutlicher Verlängerungseffekt durch eine wahrscheinlich durchzuführende Pfannenbodenplastik zu erwarten ist.

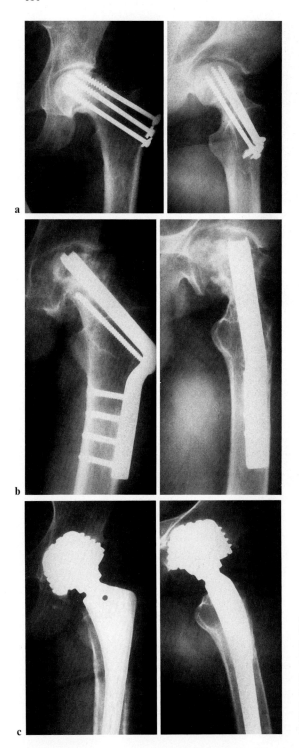

Abb. 5a–c. Mediale Schenkelhalsfraktur.
a Schraubenosteosynthese, beginnende Kopfnekrose und Verdacht auf Pseudarthrose,
b Valgisationsosteotomie, schwere Hüftkopfnekrose,
c Versorgung mit zementlos implantierter Bicontact-Prothese

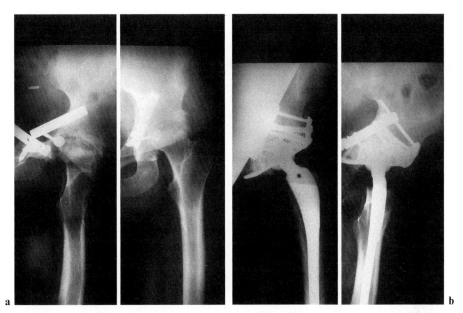

Abb. 6. a Pfannendeformierung und Hüftkopfnekrose nach operativ versorgter Azetabulumfraktur, **b** Pfannenaufbauplastik mit Schneider-Ring, zementierte Hüftpfanne, zementlos implantierter Schaft

Auch die Verwendung des Schneider-Rings bewirkt eine Verlängerung von 0,5–1 cm.

Bei beiseitigen Hüftkopfnekrosen ist es meist möglich, eine identische Beinlänge postoperativ nach Versorgung beider Seiten zu erzielen.

Die Nachuntersuchungsergebnisse der Patienten mit Hüftkopfnekrosen und Koxarthrosen unterscheiden sich 6 Monate nach Implantation nicht wesentlich. Hierbei kommt wiederum zum Ausdruck, daß der Schmerz als Hauptindikation zur Protheseimplantation dienen sollte und das postoperative Gehvermögen wie auch die Besserung der Beweglichkeit etwas in den Hintergrund treten.

Insgesamt gesehen liegt mit dem Bicontact-Prothesensystem ein Programm vor, welches mit dem gleichen Instrumentarium eine zementlose oder zementierte Operationstechnik erlaubt.

In den letzten 2,5 Jahren, in denen wir das System jetzt anwenden, sind unsere Patienten und wir bislang sehr zufrieden. Es bleibt selbstverständlich langfristigen Nachuntersuchungen vorbehalten, eine Aussage über die dauerhafte Verankerung der Prothese und notwendige Wechseloperationen machen zu können.

Grundsätze der zementfreien Verankerung. Klinische Erfahrungen und Ergebnisse mit 800 Standard-Tivaran-Endoprothesen und 150 CAD-Maßendoprothesen der Hüftgelenke

H. Eckhardt

Behandlungszentrum, D-8097 Vogtareuth

Hüftknopfnekrosen treten besonders bei jüngeren Patienten auf. Sind gelenkerhaltende Eingriffe nicht mehr möglich, kommt nur noch die Versorgung mit einer Totalendoprothese in Frage. Nach unserer Meinung sollte diese zementfrei erfolgen, da die Haltbarkeit von zementierten Endoprothesen ab 10 Jahren Standzeit abnimmt und Lockerungen mit erheblichen Substanzverlusten an Schaft und Pfannen unausweichlich sind.

Bei zementfreien Endoprothesen kommt es ebenfalls nach langer Standzeit zu Lockerungen. Diese Lockerungen gehen jedoch mit wesentlich weniger Substanzverlust einher, so daß eine Auswechselungsoperation einer aseptisch gelockerten zementfreien Endoprothese keine allzu großen Schwierigkeiten bereitet.

Lockerungen bei zementfreien Endoprothesen können durch folgende Maßnahmen reduziert werden: Es muß ein tragfähiger Verbund zwischen der Oberfläche der Prothese und dem Knochen angestrebt werden. Um diesen Verbund zu erreichen, müssen folgende Bedingungen erfüllt werden:

Paßform

Die Prothese muß im Femurschaft möglichst großflächig an die Kortikalis-Spongiosa-Grenzen angeschmiegt werden. Hier kommt es am schnellsten und sichersten zu einer kallösen und tragfähigen Verbundschicht.

Primärstabilität

Nur in einem ruhigen Implantatlager kann eine kallöse Einscheidung der Endoprothese erfolgen. Ich erreiche dies am ehesten durch eine konische Form, die in hohem Maße schon durch die Form des proximalen Femurendes vorgegeben wird. Die Prothese muß regelrecht eingekeilt werden.

Rotationsstabilität

Je gerader eine Prothese ist, desto geringer ist ihre Rotationsstabilität. Eine anatomisch geformte Prothese, die sowohl dem Adam-Bogen als auch der

Dorsalkrümmung im proximalen Anteil des Femurs folgt, bietet die größte Rotationsstabilität.

Proximale Verankerung

Der Adam-Bogen ist wunderbar gekrümmt und wartet mit seiner kräftigen proximalen Struktur geradezu auf eine vertikale Belastung. Im distalen Bereich des Femurs finden sich dagegen senkrechte Wände, in denen die Verankerungsstrukturen stärkeren Scherkräften unterworfen sind. Sie können auf Dauer nicht halten.

Bei ausschließlich distaler Verankerung ist zusätzlich mit Resorption durch Streßprotektion im proximalen Anteil zu rechnen. Die Prothese sollte deshalb auch nur im proximalen Anteil eine Oberflächenstruktur haben, die einen knöchernen Verbund ermöglicht.

Vermeidung einer Drucksteigerung

Der Abstand A zwischen Trochanterspitze und Kopfmittelpunkt ist die Länge des Kraftarms der pelvitrochantären Muskulatur. Je kürzer A wird, desto

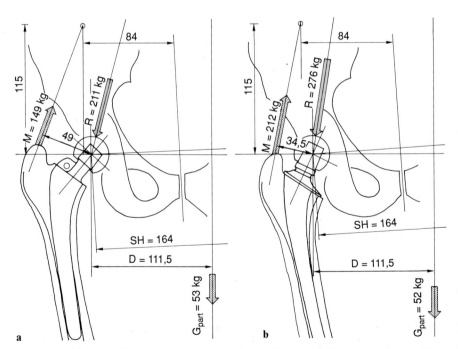

Abb. 1a,b. Druckverhältnisse an einer zementfreien Tivaranprothese (**a**) und einer Link-Prothese (**b**)

Tabelle 1. Verschiedene Belastungsverhältnisse bei gebräuchlichen Prothesen

	M	R	A
Physiologisches Hüftgelenk	149	211	49
Tivaran	149	211	49
Typ CLS Sulzer	164	227	45
MR Mecrofit	172	235	42
Aesculap	181	245	40
Orthoplant	209	273	35
Link, anatomischer Schaft	212	276	35

höher muß der Kraftaufwand der Glutäalmuskulatur werden, um ein Trendelenburg-Hinken zu vermeiden. Dieses Phänomen ist uns seit Pauwels bekannt. Wir korrigieren deshalb seit Jahrzehnten möglichst jede Coxa valga. Ein erhöhter Druck im Hüftgelenk wird nicht toleriert, dennoch werden fast alle Endoprothesen so konzipiert, daß A verkürzt wird. Bei der Tivaran-Prothese haben wir das vermieden und dadurch die natürlichen Hebelarme erhalten (Abb. 1).

Vergleicht man die Ergebnisse, so sprechen die Zahlen für sich (Tabelle 1). Wir glauben, daß die statischen und dynamischen Verhältnisse am proximalen Femurende nicht ungestraft vernachlässigt werden können.

Die Femurkortikalis muß erhalten werden

Die Prothese soll dem Femur angepaßt werden und nicht der Knochen der Prothese. Nur eine ungeschwächte Kortikalis und ein nicht verkürzter Adam-Bogen können eine Prothese auf Dauer fixieren und tolerieren. Nur eine anatomisch geformte Prothese mit Rechts-links-Version und vernünftiger Staffelung der Dicken und Längen erlaubt es, bei Standardschäften ohne Kortikalisverlust zu implantieren.

Kasuistik

B. L. geb. 14.09.43: Seit 1981 Hüftschmerzen, partielle HKN nachgewiesen. 1983 Nekrosenausräumung, Spongiosaplastik, anschließend Magnetfeldbehandlung. Trotzdem fortschreitende Sekundärarthrose und unerträgliches Schmerzbild. 1987 Versorgung mit CAD-Endoprothese.

Kontrolluntersuchung Januar 1990: Völlig beschwerdefrei, voll belastbar, arbeitet ganztags als Geschäftsmann, spielt sogar vorsichtig Tennis – gegen unseren Rat.

S. R., geb. 19.06.34: Seit 1982 partielle HKN bekannt, 9/87 Implantation einer CAD-Maßendoprothese.

Kontrolluntersuchung 12/87 und 2/90: vollständig beschwerdefrei, arbeitet ganztags, frei beweglich, kein Schonhinken.

B. C., geb. 09.10.50, Diabetikerin: 4/88 Arbeitsunfall mit medialer Schenkelhalsfraktur, die zunächst eingekeilt war. Konservativer Behandlungsversuch führte zu keinem guten

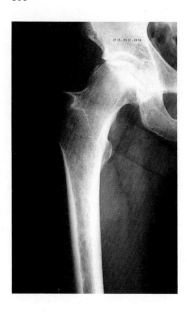

Abb. 2. Beispiel einer Hüftkopfnekrose bei Coxa valga und trompetenförmiger Markhöhle

Ergebnis. HKN und Pseudarthrose. Daraufhin 20.04.89 Versorgung mit CAD-Maßendoprothese.
Letzte Kontrolluntersuchung 2/1990: völlig schmerzfrei, ganztags als Sekretärin arbeitend, frei beweglich, kein Schonhinken.

Diese Fälle sollen demonstrieren, daß mit unseren Tivaran- und Maßendoprothesen praktisch alle Hüften zementfrei befriedigend versorgt werden können (Abb. 2–4). Wir haben inzwischen 800 Tivaran-Endoprothesen und 150 CAD-Maßendoprothesen implantiert. Es kam 2mal zu aseptischen Lockerungen bei den Tivaran-Endoprothesen, weil die Paßform nicht ideal war. Maßendoprothesen wären hier indiziert gewesen. Weiterhin hatten wir 6 Schaftsprengungen, die mit Drahtcerclagen versorgt werden mußten. Bei 2 von diesen Schaftsprengungen kam es zu keiner befriedigenden Stabilisierung. Hier mußte sekundär zementiert werden.

Des weiteren hatten wir 6 septische Lockerungen durch schleichende Infekte. All diese Fälle konnten durch Auswechselungsoperationen mit Debridement und Einbringen von Refobacin-Palacos saniert werden.

Zusammengefaßt können wir aussagen, daß nach 5jähriger Erfahrung mit dem Tivaran-System und den CAD-Endoprothesen die zementfreie Versorgung auch für jüngere Patienten empfohlen werden kann.

CAD-Maßendoprothesen, wenn das proximale Femurende durch Standardprothesen nicht zu versorgen ist

Wenn das proximale Femurende nicht der Form der Standardprothese entspricht, können wir nur zementieren oder eine Prothese nach Computerto-

Grundsätze der zementfreien Verankerung

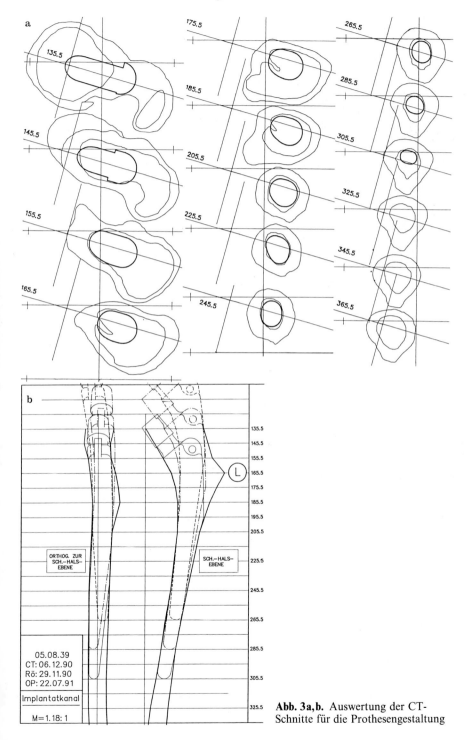

Abb. 3a,b. Auswertung der CT-Schnitte für die Prothesengestaltung

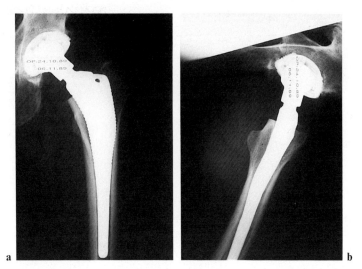

Abb. 4a,b. Implantation der CAD-Maßprothese

mographien anfertigen. Durch CAD-Maßendoprothesen können wir jede Anomalie des proximalen Femurendes berücksichtigen und zementfrei versorgen.

Kasuistik

J. D. geb. 07.07.14: Die Patientin klagte seit 1988 über therapieresistente, starke Schmerzen in der rechten Hüftregion. Nach vergeblichen konservativen Behandlungsversuchen konnte im Mai 1988 eine Hüftkopfnekrose nachgewiesen werden, wahrscheinlich toxisch bedingt (Lindan). Daraufhin am 28.06.88 Implantation einer zementfreien Tivaran-Endoprothese.

Kontrolluntersuchung zuletzt im Juli 1989. Die Patientin ist schmerzfrei, praktisch frei beweglich und voll belastbar.

M. A. geb. 10.06.35: Seit 1982 Hüftkopfnekrose bekannt. Bei uns seit Juli 1988 in Behandlung. Operation im August 1988, Implantation einer zementfreien Tivaran-Endoprothese.

Kontrolluntersuchung im Januar 1990. Nur geringe Restbeschwerden, kein Hinken, sehr gut beweglich.

L. R. geb. 14.07.27: Seit 3 Jahren zunehmende Schmerzen im Hüftgelenk. Therapiebeginn bei uns 09.08.89. Vollbild einer Hüftkopfnekrose. Operation 11/89: Implantation einer zementfreien Tivaran-Endoprothese.

Kontrolluntersuchung im Februar 1990: Völlig beschwerdefrei, gut belastbar, kein Hinken. Sehr gute Paßform der Endoprothese.

M. W. geb. 14.07.31: Schwimmeister, seit 3 Jahren zunehmende Schmerzen am linken Hüftgelenk, fortgeschrittene Hüftkopfnekrose. Operation 8/89: Versorgung mit CAD-Maßendoprothese.

Kontrolluntersuchung Februar 1990: Keine Schmerzen, geht täglich 4 h spazieren, frei beweglich, kein Hinken, voll arbeitsfähig.

Erfahrungen mit der zementfreien Erlanger Hüftprothese

H. Beck

Unfallchirurgische Abteilung, Chirurgische Universitätsklinik, Maximilianplatz,
D-8520 Erlangen

Die Frage, ob ein erforderlicher Hüftgelenkersatz zementiert oder zementfrei erfolgen soll, wird z. Z. immer noch kontrovers diskutiert und die Entscheidung von subjektiven Erfahrungen bestimmt. Die Tatsache, daß – abhängig vom Zustand des Knochenlagers, vom Alter des Patienten, von individueller Verträglichkeit, vom Prothesentyp und von der Einbautechnik – zementierte Prothesen sich lockern und zementfreie Modelle nicht fest werden können, spricht für den sinnvollen und fallabhängigen Einsatz beider Verfahren nebeneinander.

Besonders bei jüngeren Patienten und schlechten Knochenlagerverhältnissen kann dabei auf die zementlose Implantation wohl nicht verzichtet werden.

Wir haben seit 11 Jahren neben der konventionellen Hüftendprothese zementlose Implantationen vorgenommen und uns zunächst aufgrund unserer Erfahrungen mit Nachoperationen für die Verwendung der Judet-Prothese entschieden, weil die eingeklemmte, zylindrische Pfanne weniger lockerungsanfällig ist und ein breiteres Indikationsspektrum bietet als geschraubte Pfannen.

Die feste, primär mechanische Verklemmung muß geduldig und störungsfrei in eine zuverlässige biologische Verwachsung geführt werden, dann bleibt die überwiegende Zahl der einmal eingewachsenen Prothesen erwartungsgemäß auch dauerhaft fest.

Die sekundäre Lockerung ist der Ausnahmefall, den ich bei knapp 800 Judet-Prothesen nur 3mal beobachtet habe. Viel häufiger ergeben sich bei Lockerungen anamnestische Hinweise, daß ein fester Einbau überhaupt nicht erzielt worden ist.

Nachuntersuchungen mehr als 7 Jahre postoperativ zeigten bei 6,6% der Patienten stärkere Beschwerden und nur bei knapp 50% keinerlei Behinderung. In 5% der Fälle waren Nachoperationen bei uns oder in anderen Kliniken erforderlich.

Besonders schwerwiegend waren die aufwendige Technik und intraoperative Komplikationen bei den damals verwendeten Modellen, v. a. Schaftsprengungen. Änderungen in Material und Form sollten die Implantattechnik erleichtern, das Einwachsen beschleunigen und die Einwachsraten erhöhen.

Wir haben deshalb die von Zwicker et al. [1] entwickelte Titan-Aluminium-Eisen-Legierung, die sich durch hohe Biokompatibilität auszeichnet, gewählt und verwenden seit 6 Jahren eine risikoarm einzusetzende, großflächig abgestützte Prothese mit einer im Bedarfsfall vielfach verschraubbaren zylindrischen Klemmpfanne, die rascher und zuverlässiger vom Knochen umwachsen wird und die bessere Funktionsergebnisse bringt. Auch der Kopf besteht hier erstmals aus Titan, das – speziell oberflächenbehandelt – bessere Gleiteigenschaften sowie Abrieb- und Verwitterungsfestigkeit zeigt als selbst Aluminiumoxydkeramik.

Die Pfanne eignet sich zum Einbau in insuffiziente Knochenlager, etwa bei Dysplasie, aber auch bei Osteoporosen, besser als Schraubpfannen, die wohl deshalb, weil sie leichter zu implantieren sind, viel weitere Verbreitung gefunden haben, die sich aber gerade bei Revisionsoperationen oft als unbrauchbar erweisen.

Bei gutem Lager mit vollständiger Umfassung der Pfanne kann durch die zuverlässige Randabstützung auf eine zusätzliche Verschraubung verzichtet werden. Sonst werden zur Verlängerung der rein mechanischen Verklemmungsphase, die gewöhnlich nur mit 2–3 Monaten zu veranschlagen ist, zusätzlich Schrauben im Sitz- und Schambein sowie im Pfannendach verankert.

Bei Dysplasien und Pfannendefekten, die mit Knochenspänen aufgefüttert werden müssen, geben zum Abfangen des Kippmoments weitere Schrauben vom Pfannenboden her den nötigen Halt.

Kongenitale Luxationen, aber auch Prothesenlockerungen mit großen Lagerdefekten eignen sich aber nur schlecht zur Versorgung mit den üblichen zementlosen Pfannentypen. In der notwendigen Spongiosa, blockförmig oder gechipt, sind Schraubpfannen nur unsicher und Klemmpfannen selbst unter zusätzlicher Verschraubung nicht genügend sicher zu verankern. Diese Pfannen neigen dazu, spätestens bei Gewichtsbelastung „wie in Treibsand" nach kranial zu wandern.

Bei extremen Defekten, die oft in einer Girdlestone-Situation enden, verwenden wir nach dem Prinzip der Burchschneider-Abstützschale einen Abstützring, der meist in das Schambein eingespießt und am Darm- sowie Sitzbein angeschraubt, das festgepackte Spongiosalager abdeckt und fixiert. Auf und in diesem Ring wird dann eine auch vom Boden her verschraubbare Pfanne befestigt. Dabei können kompakte Kopfanteile als Knochentransplantat unter das Pfannendach geklemmt werden, in die dann ein gutes Lager einzufräsen ist, das die Abstützung verbessert.

So ist eine relativ hohe primäre Stabilität zu erzielen.

Der Übergang von der zunächst mechanischen Verklemmung oder Verspannung zur endgültigen biologischen Verwachsung erfolgt aber über die Spanplastik nur sehr langsam, und so muß auf jeden Fall lange Zeit entlastet werden: Wir haben dabei frühestens nach 4–6 Monaten vorsichtige Teilbelastung erlaubt. Vollbelastung ist nicht vor 6–8 Monaten zu erzielen. Bis zum vollständigen Umbau eines Spongiosalagers muß wohl mit 1,5–2 Jahren gerechnet werden.

Sonderkonstruktionen auf der Grundlage von Röntgenmeßaufnahmen sind auch bei Defekten nach Lockerung von Schaftkomponenten erforderlich, weil hier die Standardausführung trotz Spongiosaauffütterung nicht die gewünschte breitflächige Abstützung erbringen würde.

Weil aufgrund unzureichender Abstützung ein Nachsinken des Schaftes, das zwar zur Festigung führen kann, aber zur Verkürzung führen muß, möglich ist, sind Sonderschäfte auch zur Verriegelung präpariert. Die distale Verbolzung des Schaftes gewährleistet zuverlässige Sicherung gegen längseinwirkende und gegen Rotationskräfte.

Bei bisher 477 Implantationen dieser Titanprothese kam es in 8 Fällen (1,7%) nicht zum festen Einbau der Prothese (1 Rezidiv nach Infektionswechsel, 1 Femurschaftbruch bei Sturz in der Nachbehandlung und 6mal ungenügende primäre Verklemmung von Pfanne oder Stiel) bei evtl. zu früher Belastungsaufnahme.

Bei der Nachuntersuchung der ersten 237 Fälle (194 Primärimplantate und 43 Prothesenwechsel), die mehr als 3 Jahre zurückliegen zeigten sich fast 80% der Überprüften schmerzfrei bei guter Funktion, wobei die Ergebnisse von Primäroperationen bei ungünstiger Ausgangslage, d. h. Dysplasie, kongenitaler Luxation und Osteoporose, bei denen sicherheitshalber zusätzlich bodenverschraubt wurde oder Abstützringe Verwendung fanden, noch über denen der einfachen Pfannenverankerung lagen, ein Befund, der eher für die komplementäre Verschraubung spricht.

Nach den bisherigen Ergebnissen bieten Material, Form und Oberflächenstruktur der gezeigten Prothese den Grund für verbesserte Einheilungsergebnisse nach zementlosem Einbau, wenngleich Operationszahlen und Beobachtungszeitraum natürlich noch keine endgültigen Vergleiche mit anderen Modellen erlauben.

Literatur

1. Zwicker U, Bühler K, Müller R, Beck H, Schmid HJ, Ferstl J (1980) Mechanical properties and tissue reactions of a titanium alloy for implant material. Titanium 80, Science and Technologie, Aime 505

Die Bedeutung des Schaftdesigns der mit Hydroxylapatit beschichteten Prothese

R. Furlong

GB-London, Harley Street 149

Moore entwickelte die 1. zementfreie Femurgeradschaftprothese. Sie war für die Behandlung der pseudarthrosen Schenkelhalsfrakturen gedacht. Sie wurde von einem Punkt gerade medial der Spitze des Trochanter major eingebracht. In diesem Zusammenhang waren die Ergebnisse ausgezeichnet.

Kurze Zeit später entwickelte Thompson eine Prothese für dieselbe Indikation, die durch die frakturierte Ebene in den Femur eingebracht wurde. Natürlich mußte der Schaft gebogen sein. Diese gebogene Prothese induzierte ein signifikantes Dreh- oder Stützmoment. Zu dieser Zeit gab es keinen Knochenzement, so daß die Thompson-Prothese sich bald lockerte.

Erstaunlicherweise wählte Charnley einige Jahre später den gebogenen Schaft für seinen totalen Hüftgelenkersatz, wobei durch den frisch osteotomierten Schenkelhals eingegangen wurde. Ein ganz unnötiges Drehmoment, der Lockerungsfaktor, wurde eingeführt und für gut geheißen. Müller folgte, und 30 Jahre lang wurde die gebogene Prothese ohne Frage akzeptiert.

Diese Prothesen wurden einzementiert; die klinischen Ergebnisse waren hervorragend, aber von begrenzter Dauer. Nach 10, 12 oder 15 Jahren traten Lockerungen als Ergebnis des Drehmoments auf. Der Prozentsatz der Revisionsoperationen kletterte auf etwa 40%.

Vor 12 Jahren verwies ich auf die Grundprinzipien und entwickelte eine Geradschaftprothese für Zement, um ein Drehmoment so weit wie möglich zu verhindern. Diese funktionierte sehr gut, aber ich fand in einem Fall nach nur 5 Jahren Implantation ein Einsinken, nicht aber eine Varisierung der Prothese.

Ein Glaskorken in einer Flasche brachte mich auf die Idee, da er weder einsinkt, noch rotiert, noch sich abstützt. Ein zylindrischer Schaft, vom metaphysären Bereich durch einen Konus abgeteilt, schien die beste Lösung zu sein, so daß die zylindrische Geradschaftprothese mit Konus hergestellt und benutzt wurde. Der Konus wurde bei Verwendung von Zement so gestaltet, daß er sich in die Öffnung der Markhöhle hineinpreßte und so ein Einsinken verhinderte. Jedoch war bald eine Beschichtung mit Kalziumhydroxylapatit (KHA) möglich, so daß sich das ganze Konzept der Prothesenverankerung änderte. Von jetzt an wurde durch Verwendung der KHA-Beschichtung die Physiologie der Frakturheilung benutzt, um den Sitz der Prothese zu sichern.

Primäre Frakturheilung benötigt auf den ersten Blick 3 Faktoren: Kontakt, Ruhe und Belastung. Das Ergebnis dieses Triples spiegelt sich wider in dem Typ der Knochenbruchheilung, die nach Osteosynthesen mit der AO-DC-Platte auftritt: Komplette Restitution.

Der Steinmann-Nagel-Faktor ist allen Chirurgen bekannt. Es ist immer sehr schwer, die Tibiavorderkante zu durchbohren, wenn eine Extension benötigt wird. Gleich nach Insertion ist es gleichermaßen schwierig, den Nagel zu entfernen. Jedoch kann nach 12 Wochen Extension der Nagel mit Daumen und Zeigefinger entfernt werden. Dieses Phänomen wird Steinmann-Nagel-Faktor genannt, ein Nagel, der fest verankert wurde, lockert sich alleine nur aufgrund der vergangenen Zeit.

Primäre Fixation

Der KHA-beschichtete konisierte Schaft wird in das Femur gehämmert, nachdem ein Bett in der Metaphyse geschaffen wurde, um den Körper der Prothese aufzunehmen, bis sich der Konus in die Öffnung der Markhöhle einpreßt. Auf diese Weise sind Kontakt und Ruhe gewährleistet, und wenn der Patient 3–4 Tage nach der Implantation herumläuft, kommt die Belastung noch hinzu und das Triple ist vollständig.

Sekundäre Fixation

Vom Augenblick der Implantation an, also der primären Fixation, beginnt die nicht merkbare Lockerung. Aber auch vom Beginn der Implantation an beginnt der physiologische Prozeß, ähnlich der primären Frakturheilung, und das Zusammenwachsen zwischen der Beschichtung und dem Knochen schreitet bis nach 12 Wochen fort, bis die Prothese eingewachsen ist. Das ist das Stadium der sekundären Fixation, das lange anhält.

Funktionelle Adaptation

Eine physiologische Verbindung zwischen Schaft und Knochen ist vorher noch nie erreicht worden, und weitere Veränderungen des Knochens folgen mit der Zeit. Roux schrieb über die physiologische Reaktion des traumatisierten Knochens: „In einem belasteten Knochen werden die Knochentrabekel, die in der Richtung der Kompression liegen, mehr komprimiert und entwickeln sich besser. Die Osteoblasten, die in dieser Richtung liegen, werden maximal stimuliert und bilden Knochensubstanz."

Postoperative Röntgenbilder, 1 Jahr nach Implantation, zeigen die Entwicklung und Hypertrophie der unter Kompression stehenden Trabekel. Dies findet sowohl medial als auch lateral an der Konusregion der Prothese statt. Kraft wirkt auch an der Spitze der Prothese, was sich an einer dichten Trabekulation medial und lateral des Prothesenschaftes zeigt.

Klinische Ergebnisse

Obwohl 5000 KHA-beschichtete Prothesen impantiert worden sind, ist die Methode erst seit 6 Jahren in Gebrauch, so daß Ergebnisse bis zu diesem Zeitpunkt keine große Aussagekraft haben. Über Schmerzen im mittleren Oberschenkel wurde bisher noch nicht berichtet. 4 Fälle von Revisionen sind dem Autor bekannt. In 3 Fällen war aufgrund einer leichten, lokalisierten Infektion der Pfanne die Revision notwendig, und jedesmal war der Schaft fest gewesen und wurde nicht entfernt. Die Einzelheiten der Revision sind nicht bekannt, aber es handelte sich nicht um eine Prothesenlockerung.

Zusammenfassung

Der Einsatz der KHA-beschichteten Prothese bedient sich der Physiologie der Frakturheilung, gefolgt von funktioneller Adaptation. Das Konzept zeigt überhaupt keine Relation zu anderen Methoden der Prothesenimplantation. Nach 5 Jahren sind die Ergebnisse hervorragend, aber es wird sich erst in der Zukunft herausstellen, ob die jetzigen hohen Erwartungen sich erfüllen werden.

Erfahrungen mit der zementfreien Titanhüfte SKT unter besonderer Berücksichtigung des mit Hydroxylapatitkeramik (Osprovit) beschichteten Prothesenstiels

G. Biehl

Orthopädische Abteilung, St. Franziskus-Hospital, Schönsteinstr. 63, D-5000 Köln

Im Gesamtkontingent der an unserer Klinik pro Jahr implantierten Hüftgelenktotalendoprothesen beträgt der Anteil zementfreier Implantate knapp 30%. Seit Ende 1985 setzen wir als zementfreie Femurschaftkomponente die von der Firma Orthoplant, Bremen, konzipierte sog. SKT-Hüfte ein.

Das Implantat

Bei der 1985 entwickelten SKT-Hüfte handelt es sich um einen der Anatomie angepaßten Femurschaft aus Schmiedetitan, der, um möglichst allen anatomischen Gegebenheiten gerecht zu werden, in jeweils 4 rechten und linken Schaftstärken von 9–15 mm bei einer Schaftlänge von 180 mm zur Verfügung steht. Die Antekurvation ist in allen Schaftstärken integriert, ebenso der Antetorsionswinkel von 10°. Die Femurkomponente ist über die gesamte Länge konisch gestaltet, ebenso die erhabenen Stege. Die Prothesenoberfläche ist im gesamten Schaftbereich vergrößert durch Mikrostrukturierung, im proximalen Anteil durch Makrostrukturen. Durch den Formschluß soll bei entsprechender Schaftstärke eine gleichmäßige flächenstützende Krafteinleitung erreicht werden.

Die das Implantat umgebende Spongiosa wird durch die anatomische Form und die konischen Stege nicht verletzt, sondern komprimiert. Der proximal lateral gelegene Spezialanker soll durch Auffüllung mit Spongiosa eine zusätzliche Rotationsstabilisierung bewirken.

Angeregt durch die Beobachtung osteotroper Reaktionen, über die Osborn [2] bei der Rekonstruktion von Knochendefekten mit der Hydroxylapatitkeramik (HAK) Osprovit (Formel $Ca_5OH(PO_3)_3$) im Bereich der Kiefer- und Gesichtschirurgie sowie Heise et al. [1] bei bestimmten orthopädischen Indikationen berichteten, suchte man nach Möglichkeiten, den SKT-Titanschaft mit eben dieser Hydroxylapatitkeramik zu beschichten. Das technisch schwierige Beschichtungsproblem wurde durch die Firma Feldmühle AG in Form eines thermischen Spritzverfahrens gelöst und die Sicherheit des so bearbeiteten Implantats durch Überprüfung der Schwinghaltbarkeit der SKT-Osprovit-Schäfte und die Haftfestigkeit der HAK-Beschichtung durch das staatliche Materialprüfungsamt Darmstadt bestätigt. Man erhofft und erwartet durch die Osteotropie der HAK eine epi- und periimplantäre Neubildung von Lamellenknochen, wobei die Knochenneubildung auf der HAK-Grenzfläche in Analogie zur Osteogenese auf natürlichen Knochenoberflächen verläuft. Durch die so entstandene Verbundosteogenese entsteht die angestrebte Kraftschlüssigkeit.

Die SKT-Osprovit-beschichtete Femurprothese steht seit 1987 in den gleichen Dimensionierungen wie der unbeschichtete SKT-Schaft zur Verfügung und wird von uns auch seit dieser Zeit implantiert und im Rahmen eines klinischen Tests überprüft.

Operationstechnik

Die Implantation der SKT- und SKT-Osprovit-Hüfte ist operationstechnisch anspruchsvoll. Wir benutzen den seitlichen Zugang nach Watson Jones. Wegen der besonderen Gestaltung der relativ langschaftigen Prothese und der relativ starken Dimensionierung des proximalen Rotationsankers ist nach der Kopfresektion eine gute Darstellung und Exposition des Trochantermassivs vonnöten. Hierzu ist bei entsprechend kontrakten Verhältnissen mitunter eine sparsame Teildiszision des M. glutaeus medius und Einkerbung des Tractus iliotibialis zu empfehlen. Das Aufarbeiten des Femurmarkraums mit dem anatomieangepaßten Raspelinstrumentarium sollte sorgfältig geschehen, wobei hier wiederum besondere Sorgfalt der Ausarbeitung des Trochantermassivs vor dem Einsatz der Probeprothese gelten sollte.

Als Pfannenimplantat haben wir den SKT-Schaft anfänglich mit der Mittelmeier-Keramikpfanne kombiniert, sind jedoch seit 2 Jahren zu der selbstschneidenden Titanschraubpfanne mit Polyäthyleninlay der Firma Osteo übergegangen.

Kasuistik

An der Orthopädischen Abteilung des St. Franziskus-Hospitals Köln wurden in der Zeit von Ende 1985 bis 1989 390 zementfreie Titanschaftimplantationen vorgenommen, wobei 244 SKT-Schäfte und 146 SKT-Osprovit-Schäfte eingesetzt wurden.

Die Geschlechtsverteilung zeigte mit 59,5% Frauen gegenüber 40,5% Männern ein Überwiegen der weiblichen Patienten.

Im Vergleich über die Jahre zeigt sich, daß seit 1988 die beschichtete Osprovit-Prothese den reinen Titanschaft zunehmend verdrängt hat.

Die Altersverteilung unserer Patienten ergibt einen deutlichen Gipfel im Bereich der Altersgruppen von 45–60 Jahren.

Die Standzeit der SKT-Schäfte beträgt in 20 Fällen immerhin bereits über 4 Jahre, in 100 Fällen zwischen 3 und 4 Jahren, in 66 Fällen zwischen 2 und 3 Jahren, in 49 Fällen zwischen 1 und 2 Jahren sowie in 9 Fällen unter 1 Jahr. Keiner dieser Schäfte mußte bisher revidiert oder entfernt werden.

Die Standzeit der seit 1987 implantierten SKT-Osprovit-Schäfte ist naturgemäß kürzer. 37 Fälle weisen eine Standzeit zwischen 2 und 3 Jahren, 57 Fälle zwischen 1 und 2 Jahren sowie 52 Fälle unter 1 Jahr auf.

Bei den Indikationen überwiegt erwartungsgemäß die Erstimplantation bei Arthrosen (einschließlich Dysplasie, cP, Trauma) in 307 von 390 Fällen. Das relativ hohe Kontingent von 66 Wechseloperationen zeigt, daß wir in Form des SKT- und SKT-Osprovit-Schaftes verstärkt den Weg zur zementfreien Implantation beim Prothesenaustausch suchen. Dieser Trend wird natürlich dadurch bestärkt, daß die Schäfte auch in Form von Speziallangschäften, quasi als Überbrückungsprothese zur Verfügung stehen. Die relativ hohe Zahl von Cupwechseln ergibt sich aus einer regionalen und klinikeigenen Konstellation heraus. Die Standzeiten der Wechselschäfte entsprechen etwa denen der erstimplantierten Prothesen.

Relativ niedrig ist die Anzahl der Hüftkopfnekrosen, die in den letzten 4 Jahren mit einer SKT- oder SKT-Osprovit-Hüfte versorgt wurden. Dabei standen 10 Männern 5 weibliche Patienten gegenüber. Die Altersverteilung erstreckte sich relativ gleichmäßig über die Altersspanne 40-60 Jahre, In 2 Fällen war eine Herdanbohrung und subchondrale Spongiosaplastik ohne Erfolg vorausgegangen. Bei 2 anderen Patienten war der Versuch eines gelenkerhaltenden Eingriffs in Form einer Valgisations-Flexions-Osteotomie durchgeführt worden, was den Patienten immerhin eine Besserung der Beschwerden für 8 bzw. 5 Jahre brachte. In 9 Fällen wurde ein SKT-Schaft implantiert, während die letzten 6% bereits mit der Osprovit-beschichteten Prothese versorgt wurden.

Im Rahmen der 244 SKT-Titanschaftimplantationen wurden folgende intra- und postoperativen Komplikationen registriert:
- 8 Schaftsprengungen – 3mal durch Cerclage versorgt
- 14 nicht operativ therapierbare Schaftfissuren
- 8 Trochanterabrisse
- 13 (5,3%) periartikuläre Ossifikationen – 9mal nach Wechseloperation
- 9 thrombembolische Komplikationen mit einmaliger Lungenembolie
- 1 passagere Femoralisteilparese
- keine Infektionen.

Studie von 90 Osprovit-Schäften

Da uns nach den guten klinischen Erfahrungen mit der SKT-Hüfte v. a. die Osprovit-beschichtete Hüfte im klinischen Test interessierte, haben wir bis Mitte 1989 die ersten 90 Patienten regelmäßig klinisch und röntgenologisch nachuntersucht und die dabei gewonnenen Ergebnisse dokumentiert.

Die Nachuntersuchungszeit erstreckte sich über 3-27 Monate, so daß also von kurz- bis mittelfristigen Ergebnissen gesprochen werden kann.

50 männlichen standen 50 weibliche Patienten gegenüber. Der Altersgipfel lag wie bei dem Gesamtkrankengut aller zementfreien Totalhüften zwischen 48 und 60 Jahren.

Die Auflistung nach Körpergröße ergab ebenso keine Besonderheiten wie die Ermittlung des Körpergewichtes. Das Fehlen eines Trends zur Übergewichtigkeit der Patienten mag durch das relativ junge Patientengut im Rahmen der zementfreien Hüftendoprothese zu erklären sein.

Zu den präoperativen Diagnosen ist die große Häufigkeit von Dysplasiekoxarthrosen mit 40% zu beachten. Es scheint also gerade für die Patienten mit Dysplasien, die sich häufig in gutem Allgemeinzustand befinden, die Verwendung zementfreier Endoprothesen eine Möglichkeit zur Beendigung des langen Leidensdrucks zu bedeuten. Das gleiche gilt für die Hüftkopfnekrosen (idiopathisch, sekundär, Morbus Perthes), deren Anteil an den nachuntersuchten Patienten knapp 9% beträgt.

Bei 50% aller Patienten bestanden keine präoperativen Risikofaktoren, eine Feststellung, die bei einer Analyse des Gesamtkrankengutes einschließlich zementierter Hüftendoprothesen sicherlich nicht mehr zu halten sein dürfte.

72% der Patienten hatten keine Voroperationen, bei 13% war eine Umstellungsosteotomie, bei 8% bereits eine Endoprothesenversorgung, sei es in Form einer Total- oder Cup-Endoprothese vorausgegangen.

Interessant ist auch der Vergleich des prä- und postoperativen Medikamentenverbrauchs (Antiphlogistika, Schmerzmittel, Kortikoide u.ä.). Nahmen präoperativ 53% der Patienten Antiphlogistika, so waren dies postoperativ nur noch 9%, bei den Schmerzmitteln war der Unterschied mit präoperativ 69% zu postoperativ 3% noch deutlicher.

Von überragender Bedeutung ist natürlich die Beeinflussung des Schmerzbildes der Patienten. Während präoperativ 83% der Patienten einen dauernden Schmerz oder schweren belastungsabhängigen Schmerz angaben, waren postoperativ nur noch bei 3 Patienten (2,2%) schwere belastungsabhängige Schmerzen vorhanden. 50% gaben noch einen leichten, belastungsabhängigen Schmerz an, während bereits 39% vollkommen schmerzfrei waren. Dabei beobachteten wir eine kontinuierliche Schmerzreduzierung in den Untersuchungszwischenräumen von 3 Monaten bis zu 2 Jahren.

Auch die vergleichende Betrachtung der Gehleistung ist überzeugend. Konnten präoperativ 24% der Patienten weiter als 1 km gehen, waren dies postoperativ 40%. Präoperativ unbegrenzt gehen konnte nur 1 Patient, postoperativ waren es nach 6 Monaten bereits 39 Patienten.

Entlastendes Gehen mit 2 Unterarmstockstützen wurde in den meisten Fällen für 12 Wochen empfohlen, danach die Benutzung eines Gehstocks für weitere 6–8 Wochen, je nach Muskelsituation. Gerade in diesem Bereich ist jedoch eine sehr große Individualschwankung nicht zu vermeiden. Treppensteigen war präoperativ in 90% der Fälle schwierig, postoperativ in 82% bereits gut möglich.

Strümpfe- und Schuheanziehen war präoperativ 13% der Patienten nicht möglich, postoperativ immer möglich. Bei 68% der Fälle war diese wichtige Verrichtung präoperativ schwierig, in 78% postoperativ gut möglich.

Die Benutzung öffentlicher Verkehrsmittel war präoperativ in 6,7%, postoperativ in 84,4% der Fälle gut möglich.

Auch der durchschnittliche Zuwachs an Beweglichkeit war überzeugend: Die Beugung konnte im Schnitt um 29,6°, die Streckung um 6°, die Abduktion um 11,7°, die Adduktion um 6,1°, die Außenrotation um 13,4° sowie die Innenrotation um 15,8° gesteigert werden.

Bezüglich der implantierten Schaftgrößen ist auffällig, daß in 41% der Fälle die Schaftgröße 9 und in 38% die Schaftgröße 11 mm genügte, um einen guten Formschluß im Femur zu bewirken.

Nur 9mal wurde die Schaftgröße 13 bzw. 2mal der 15er Schaft benötigt. In 40% der Fälle wurde der Schaft exakt bis zum Kragen eingeschlagen, in 36,7% saß der Schaft korrekt bei einer Distanz zwischen Resektionsfläche und Kragen von unter 2 mm. In 23% hatte sich der Schaft etwas zu früh verklemmt und es mußte der Aufsitz mit einer Distanz von über 2 mm mit Spongiosa aufgebaut werden.

Als Pfannen wurden 43 Mittelmeier-Keramikpfannen und 47 Titanschraubpfannen eingesetzt.

An intraoperativen Komplikationen sind 9 Schaftsprengungen und 4 Trochanterabrisse zu registrieren, die jedoch nur 2mal eine Cerclagenversorgung notwendig machten.

Postoperativ waren 79% aller Fälle komplikationslos. Eine Luxation mußte reponiert werden, eine schlecht sitzende Pfanne operativ korrigiert werden. Mobilisierungsschwierigkeiten, z.T. auch internistischer Genese, bestanden bei 8 Patienten.

Wichtig scheint uns die Aussage über die postoperative Beinlänge zu sein. In 80% der Fälle war das Bein länger als vor der Operation, in 14,4% gleich lang. Auf die Möglichkeit des Längerwerdens des Beines um 1–1,5 cm bei der Verwendung des SKT-Schaftes muß der Operateur bei seiner Operationsplanung achten und den Patienten auch entsprechend aufklären.

Die Auswertung der präoperativen Röntgenbilder bezüglich Schenkelhals, Schaftantekurvation und Beschaffung der Femurdiaphysenkortikalis ergab keine Auffälligkeiten. Postoperativ stand der Schaft in 65,6% der Fälle in Femurlängsachse, in 14% leicht varisch und in 20% in leichtem Valgus.

Auch die Beurteilung der Distanz von Kortikalis zu Schaft in Höhe des distalen Drittelpunktes ergab in allen Fällen einen guten Sitz und damit den Nachweis korrekter Implantationstechnik. Das gleiche gilt für die Lagebeziehung der oberen Spitze des Rotationsankers zur Trochanterspitze und die Beziehung der Trochanterspitze zum Kugelkopfmittel.

Die Faux-Profil-Aufnahme ergab in 70 Fällen einen korrekten Schaftsitz in Längsachse und nur 20mal einen leicht schrägen Sitz des Osprovit-Stiels in bezug zur Femurlängsachse.

Von großer Bedeutung war die Frage nach Veränderungen der Schaftstellung in den Röntgennachkontrollen. Die Zahl von 79% unveränderten Schaftstellungen bei Kontrollen bis zu 24 Monaten ist sehr überzeugend. 12 Schäfte waren in Längsachse etwas eingesunken, inzwischen aber verklemmt und gut aufsitzend. Im leichten Varussinn waren 6, im Valgussin 1 Schaft verändert. In keinem dieser Fälle war jedoch ein Lysesaum vorhanden und es bestand auch kein klinisches Korrelat mit dem Hinweis auf eine sich anbahnende Lockerung.

Eine Saumbildung um den Schaft war in 9 Fällen erkennbar (10%), jedoch nur 2mal zunehmend. Die Lokalisation lag immer in der Diaphyse, nur 1mal medial am Kalkar.

Eine zunehmende Kortikalisatrophie wurde nur 1mal beobachtet, dagegen eine Kortikalisverdickung im Schaft in 20% der Fälle.

Deutliche periartikuläre Ossifikationen waren nur in 3 Fällen (3,3%) nachweisbar.

Die qualitative Beschwerdeanalyse ergab bei 52,2% der Patienten keine Beschwerden. 20% gaben einen bursitischen oder tendopathischen Schmerz um die Trochanterregion sowie 27,8% einen Schmerz im Sinne einer Ausstrahlung vom Iliosakralgelenk oder der Lendenwirbelsäule an.

Die Frage nach einem alleinigen und typischen Prothesenschmerz konnte in 37,8% der Fälle völlig verneint werden. 30% Schaftschmerzen sowie 4,4% Prothesenspitzenschmerzen standen 15,6% pfannentypischen Restschmerzen gegenüber. Hier war jedoch ein eindeutiger Trend der Schmerzreduzierung ab dem 6. postoperativen Monat erkennbar.

Auffällig ist noch die relativ hohe Anzahl von Glutäalinsuffizienzen mit einem positiven Trendelburg-Zeichen in 35,6% der Fälle nach 6 Monaten. Allerdings ist auch hier in der Nachkontrolle unter ständiger Übungstherapie eine deutliche Besserung über einen postoperativen Zeitraum von bis zu 2 Jahren zu beobachten. Ein Duchenne-Hinken war nach 6 Monaten bei 53,3% der Patienten überhaupt nicht mehr vorhanden und nur noch bei 8,9% deutlich.

Nur 4 Patienten haben nach der Operation ihren Beruf bzw. ihre Tätigkeit gewechselt.

Die abschließende Ergebnisbeurteilung unterstreicht den positiven Trend und die guten Anfangserfahrungen, die wir mit der Implantation der SKT-Osprovit-beschichteten Titanhüfte gemacht haben. 60% der Patienten waren sehr zufrieden, 33% größtenteils zufrieden und nur 6,7% teilweise zufrieden. Unzufrieden war keiner der nachuntersuchten Patienten. Die 8 Patienten mit Hüftkopfnekrose gehörten alle der Gruppe der sehr zufriedenen Patienten an.

Schlußfolgerungen

Wir glauben, daß die HAK-beschichtete SKT-Endoprothese eine sehr hochwertige Bereicherung der Möglichkeiten der zementfreien Hüftendoprothetik darstellt, die uns ein Mittel in die Hand gibt, ruhigen Gewissens, wenn auch nicht unkritisch, den jungen Patienten mit Dysplasiekoxarthrosen, posttraumatischen Koxarthrosen und Hüftkopfnekrosen zu helfen und auch bereits in jüngeren Jahren den Leidensweg der zunehmend schmerzhaften Hüftarthrose operativ zu beenden. Die kurz- und mittelfristigen Ergebnisse sind ermutigend, jedoch wird es Aufgabe der späteren Überprüfung der Langzeitergebnisse sein, nachzuweisen, daß der hier eingeschlagene Weg der richtige ist und die beschichtete Titanhüfte ihre weitere Einsatzberechtigung haben wird.

Literatur

1. Heise U, Osborn JF, Duve F (1987) Hydroxylapatitkeramik in der Orthopädie als Alternative für den Knochenersatz in schwierigen Situationen – Ein Erfahrungsbericht über 5 Jahre. Int Orthop
2. Osborn JF (1985) Die physiologische Integration von Hydroxylapatitkeramik in das Knochengewebe. Hefte Unfallheilkd 174:101–105

Klinische Ergebnisse des Hydroxylapatit-beschichteten Hüftgelenkersatzes

R. G. T. Geesink

Orthop. Abteilung Akad. Ziekenhaus, NL-Maastricht

Es werden hier die Dreijahresergebnisse der Hydroxylapatit-(HA-)beschichteten Hüftgelenksprothesen vorgestellt. Die HA-beschichtete Hüftprothese wird seit 1986 klinisch angewendet. 40% der proximalen Länge des Titanschafts ist mit HA beschichtet. Die Azetabulumkomponente ist eine Titanschraubpfanne, die mit HA über der äußeren Kugelsphäre beschichtet ist.

Die HA-Beschichtung, die wir klinisch anwenden, weist folgende Eigenschaft auf:
– 50-µm-Beschichtung mit voller Dichte,
– 95% HA-Gehalt mit kristalliner Phase über 70%,
– niedrige Auflösung
– gute Zugfestigkeit und Ermüdungseigenschaften.

Die gegenwärtige Erfahrung umfaßt über 250 Fälle. Wir konzentrieren uns jetzt auf die ersten 100 aufeinanderfolgenden Fälle einer jüngeren Altersgruppe, mit einer minimalen Nachbeobachtungszeit von 2 Jahren und einigen über 3 Jahren. Es gab keine besonderen Kontraindikationen für die Verwendung der HA-beschichteten Prothesen. Das Durchschnittsalter war 54 Jahre, weibliche Patienten waren in der Mehrzahl. 24 Patienten waren jünger als 50 Jahre. Präoperativ wurde hauptsächlich eine Arthrose, AVN oder Prothesenlockerung diagnostiziert. Die Anzahl der Patienten mit beidseitiger Implantation war hoch, ebenso die der Patienten mit zusätzlichen Merkmalen nach Charnley-Klasse C. Zusätzlich waren 23% der weiblichen und 9% der männlichen Patienten adipös.

Sofort nach der Operation war die Prothese voll belastbar, solange die chirurgischen Umstände es zuließen. Dies bedeutete eine Implantation ohne Schaftsprengung. Klinische und radiologische Parameter wurden in einer prospektiven Studie ausgewertet.

Die klinischen Ergebnisse zeigten einige Komplikationen, obwohl keine speziell auf die Fixationsmethode mit HA bezogen werden konnte. Es gab keine Infektionen bei der primären Implantation.

1 Patient starb 11 Monate postoperativ an einem Herzinfarkt mit gut funktionierendem Implantat. Es gab 1 nicht erkannte Fraktur mit normalem postoperativem Röntgenbild. 6 Wochen später zeigte sich eine Kalkarfraktur mit etwas eingesunkenem Prothesenschaft, die folgenlos ausheilte.

2mal mußte reoperiert werden, wobei es sich 1mal um extraartikuläre Ossifikationen handelte, die eine Ankylose hervorriefen. Der ektope Knochen wurde mit gutem Ergebnis exstirpiert.

Bei der 2. Reoperation handelte es sich um rezidivierende Luxationen. Durch einen Wechsel des Pfanneneinsatzes und der Kopfgröße konnten die Luxationen behoben werden. Seitdem ist die Hüfte stabil. Eine Knochenbiopsie während der Operation zeigte guten kortikalen Knochen bis zur Oberfläche des Implantats reichend, obwohl sich dies nur auf die knöcherne Seite der Trennschicht beziehen läßt. Weitere Reoperationen waren in dieser Gruppe der Erstimplantationen nicht notwendig und im besonderen keine Operation wegen einer Prothesenlockerung.

Bei dem klinischen Gesamtergebnis wird der Harris-Hüftpunktwert in Abhängigkeit von der Charnley-Klassifikation gezeigt. Da sich bei ein- oder beidseitigen Implantationen zu keinem Zeitpunkt Unterschiede zeigten, wurden diese zusammengefaßt. Nach 1 Jahr ergab sich ein durchschnittlicher Hüftpunktwert von 98.

Der postoperative Verlauf war normal, jedoch waren Schmerzen bemerkenswert selten. Nach 1 Jahr hatten nur 4% der Patienten bleibende Beschwerden von klinischer Relevanz. Einer dieser Patienten hatte starke Schmerzen im Oberschenkel, die nach 1 Jahr andauern. Die Röntgenbilder zeigten eine gute knöcherne Fixation der Prothesenkomponenten. Das Hinken und der Gebrauch von Gehstützen zeigen ähnliche Ergebnisse. Die Hauptverbesserung erfolgt in den ersten wenigen Monaten und hält bis wenigstens zum Ende des 2. Jahres an. ⅔ der Patienten hinken von Anfang an nicht.

Bei der freien Gehstrecke und beim Treppensteigen zeigen sich vergleichbare Ergebnisse. Im allgemeinen sind fast ⅔ der Patienten schon nach 3 Monaten postoperativ voll mobilisiert und sehr aktiv.

Punktwerte für Sitzen und Schuhebinden haben mehr mit der Flexion der Hüfte zu tun. Einige Fälle mit ektopen Ossifikationen hatten hier frühzeitig Probleme.

Gehen wir über zur Radiologie, so ist das typische Muster des Einwachsens die frühe endostale Knochenanlagerung an der medialen distalen Hälfte des beschichteten Schaftes, wobei der Schaft nur proximal beschichtet ist.

Diese Knochenanwachszeichen treten das 1. Mal zwischen dem 3. und 6. Monat auf, und sind in über 90% der Fälle nach 1 Jahr vorhanden. Dasselbe Phänomen tritt etwas später lateral auf. Zwischen 12 und 24 Monaten breiten sich diese medialen Knochenanlagerungen in etwa der Hälfte der Fälle nach proximal aus.

Nach 1 Jahr zeigen 90% und nach 2 Jahren 97% der Fälle eindeutige Zeichen von endostalem Knochenwachstum gegen den Prothesenschaft, so daß der Schaft knöchern einwächst.

Eine reaktive Sklerosierung zeigt sich regelmäßig um den distalen, nicht beschichteten Teil des Schaftes. Sie beginnt normalerweise an der Schaftspitze nach 6 Monaten, also mit geringer Verzögerung, verglichen mit dem proximalen endostalen Knochenwachstum. Sie findet sich in über 90% der Fälle zwischen distalem Schaft und Knochen höherer Elastizität. Hier besteht keine Korrelation mit irgendeinem klinischen Zeichen. Im Gegenteil, sie entsteht nur durch die kräftige proximale Fixation.

Der Wiederaufbau des Kalkars zeigt sich regelmäßig nach 1 Jahr oder später. Das gewöhnliche Erscheinungsbild zeigt einen abgerundeten Kalkar und minimale kortikale Ausdünnung im oberen 1 cm, die noch während des 1. und 2. Jahres zunimmt. 20% der Fälle zeigen eine deutlichere Ausdünnung und Osteoporose im oberen Anteil des Kalkars. Eine ausgeprägte Entlastungsosteoporose zeigt sich nicht.

Periostale und kortikale Reaktionen treten nur in wenigen Fällen auf. Einige zeigen eine Verdickung der femoralen Kortikalis, gerade distal der Beschichtung, gewöhnlich zusammen mit einer kräftigen Knochenanlagerung um den Schaft. Im allgemeinen trat reaktives Knochenwachstum häufiger mit festem Sitz des Schaftes auf. Es ist auf die enge Kopplung der Kraftübertragung von Knochen auf das Implantat gerichtet und unterstreicht die Wichtigkeit des Schaftdesigns.

Ein Wandern von Prothesenteilen konnte nicht festgestellt werden, auch nicht in einigen zu kleinen oder in Varusstellung implantierten Schäften.

Der Prozentsatz ektopischer Knochenbildung ist mit der Literatur vergleichbar, 11% kombinierter Brooker III und IV. Die niedrigen Grade ektoper Knochenneubildung hatten gewöhnlich einen guten Bewegungsumfang.

Radiologische Veränderungen um die azetabuläre Komponente herum treten viel langsamer auf. Nach 2 Jahren haben gerade die Hälfte der Fälle Zeichen von Knochenverdichtungen in Zone I, gegenüber 25% in Zone III. Manchmal fand sich eine begleitende Osteoporose in der nicht beschichteten Zone II.

Auch sind keine Aufhellungslinien um alle HA-beschichteten Teile der Azetabulumkomponente vorhanden, sogar in Zone III, welche die kritische Fläche bei Schraubpfannen darstellt.

Bei der Auswertung der klinischen Ergebnisse ist die Frage von Interesse, inwieweit die klinischen Ergebnisse mit der Qualität der Fixation der Prothesenkomponenten korreliert. Es gab eine statistisch signifikante Korrelation zwischen dem Ausmaß der endostalen Knochenbildung und dem klinischen Bild der betroffenen Hüfte.

Der durchschnittliche Unterschied der Hüftpunktwerte betrug 4 nach 3 Monaten und 7 Punkte nach 6 und 12 Monaten, hauptsächlich für die Schmerz- und Hinkskala. Die Folgerung für den Prothesenschaft ist klar, eine adäquate knöcherne Fixation verbessert in der Tat das klinische Ergebnis.

Am Azetabulum ist die Korrelation zwischen Einwachsen und klinischem Bild weniger klar. Es gibt jedoch eine andere Vergleichsmöglichkeit, indem wir Röntgenbilder von HA-beschichteten gegen unbeschichtete Schraubpfannen gleicher Bauart aus früheren Serien miteinander vergleichen. Sie zeigen i. allg. Aufhellungslinien um die nichtbeschichteten Pfannen, was auf eine weniger optimale Fixation schließen läßt. Das bloße Hinzufügen einer Hydroxylapatitbeschichtung auf die Schraubpfanne verbesserte die klinischen Ergebnisse und das radiologische Einwachsen in einem statistisch signifikanten Grad. Somit ist die Folgerung für die Azetabulumkomponenten ebenfalls klar, und zwar daß die Hydroxylapatitbeschichtung sowohl Fixation als auch das klinische Bild verbessert.

Wir könnten fragen, ob für diese knöchernen Veränderungen HA verantwortlich ist oder vielleicht ein gutes Implantatdesign? Zu diesem Zweck können wir auch Schäfte ähnlicher Bauart mit und ohne HA-Beschichtung vergleichen. Es besteht kein Zweifel darüber, daß HA-Beschichtung in der Lage ist, knöcherne Fixation dort hervorzurufen, wo wir es gerne hätten, d.h. im proximalen Femur.

Wechsel von zementfreien Prothesen zu zementierten Endoprothesen

G. v. Foerster

Endoklinik, Holstenstr. 2, D-2000 Hamburg 50

Einleitung

Die Frage nach dem Verankerungsprinzip von Gelenkendoprothesen verliert nicht an Aktualität. Zementfreie Hüftgelenkendoprothesen werden als zuverlässige Implantate mit besonders langer Haltbarkeit (Standzeit) dargestellt.

Wir glauben, daß die zementfrei eingesetzten Endoprothesen i. allg. zu optimistisch beurteilt werden (Abb. 1). Über die Zuverlässigkeit des Implantates (primär stabil) liegen bisher nur wenige ungenaue Angaben vor. Für die Dauer der Standzeit gibt es bei den meisten Systemen noch keine ausreichenden Ergebnisse zur Beurteilung.

Zementierte Prothesen unterliegen einer Beobachtungszeit von mehr als 20 Jahren und die Ergebnisse sind als recht gut zu beurteilen, insbesondere dann, wenn man berücksichtigt, daß die Langzeitergebnisse aus der Pionierzeit der Endoprothetik stammen (Abb. 2).

Material und Methoden

Wir haben alle zementfreien Prothesen – auch Hybridformen –, bei denen in den Jahren von 1976–1988 in der ENDO-Klinik eine Austauschoperation vorgenommen wurde, in diese Untersuchung eingeschlossen. Insgesamt wurden 487 Austauschoperationen in diesem Zeitraum durchgeführt (Tabelle 1). Davon wurden 314 komplette TEP-Wechsel durchgeführt, in 108 Fällen wurde nur die Pfanne ausgewechselt und bei 65 Fällen nur der Schaft (Abb. 3). Die erhobenen Befunde wurden auf wenige, eindeutig faßbare Kriterien reduziert und bisher nicht bestimmten zementfreien Prothesensystemen zugeordnet. Eine solche weitergehende Analyse ist bei größer werdender Zahl sicher alsbald möglich.

Die wesentlichen Beobachtungen sind in den folgenden Ergebnissen dargestellt. Die Beurteilung erfolgte nach klinischen Symptomen vor der Austauschoperation und nach den präoperativen Röntgenbildern, verglichen mit den bei der Austauschoperation intraoperativ gefundenen tatsächlichen Verhältnissen (Abb. 4). Die Beurteilung der präoperativen Röntgenbilder erfolgte durch ein Untersuchungsteam.

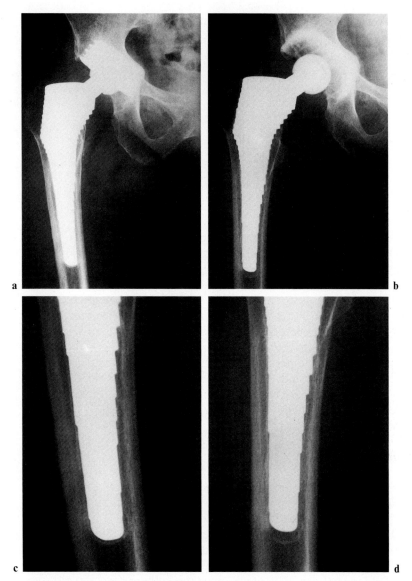

Abb. 1a–d. Zementfreie Prothese, nicht fest. Zunächst Pfannenwechsel, später auch Schaftwechsel. Zeitunterschied **a,c** zu **b,d**: 3 Monate

Tabelle 1. Austausch zementfrei zu zementiert, (1976–1988, n = 487)

Pfanne und Schaft	314
Nur Pfanne	108
Nur Schaft	65

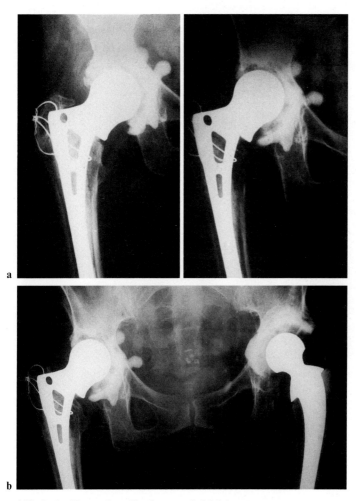

Abb. 2a,b. Zementierte Prothese nach 24 Jahren

Ergebnisse

Es galt, zunächst einmal festzustellen, welcher Zeitabstand zwischen dem ersten zementfreien Implantat und der vorzunehmenden Austauschoperation lag und welches die Ursache war, die zum Endoprothesenwechsel führte.

Bei 50% aller Fälle war der Abstand zwischen der Erstimplantation und der Austauschoperation kürzer als 2 Jahre, bei 50% länger als 2 Jahre (Tabelle 2).

In 42% der Fälle handelte es sich um eine tiefe Infektion, in 58% der Fälle um aseptisch lockere Endoprothesen oder Endoprothesenkomponenten. Weiterhin war die Frage interessant, ob die Patienten zwischen der ersten

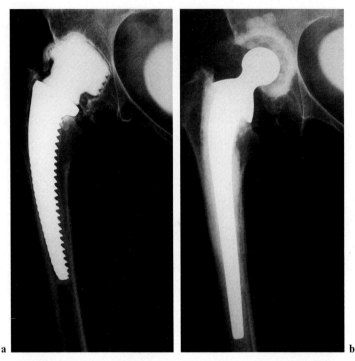

Abb. 3a,b. Zementfreie Prothese, Standzeit 3 Jahre, dann Wechsel zu zementierter Prothese

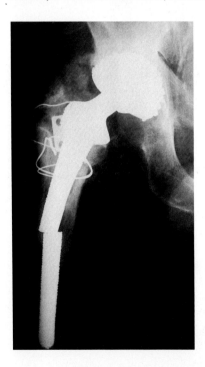

Abb. 4. Prothesenschaftbruch bei nur teilweise festem Sitz

Tabelle 2. Abstand zwischen 1. Implantat und Wechsel

Bis 2 Jahre	50%
Über 2 Jahre	50%

Tabelle 3. Austauschoperation (n = 487), zementfrei zu zementiert

Septisch n = 205	42%
Aseptisch n = 282	58%

Tabelle 4. Beschwerdefreies Intervall zwischen 1. Implantat und Austausch

Nein	77%
Ja	23%

Tabelle 5. Röntgenbefund der zementfreien Prothesen stimmt überein mit intraoperativem Befund der Austauschoperation

Ja	60%
Nein	40%

Implantation und der Austauschoperation eine beschwerdefreie Zeit hatten; in 77% der Fälle war zwischen der Erstimplantation und der Austauschoperation kein beschwerdefreies Intervall, in 23% hatte ein z. T. längeres beschwerdefreies Intervall (bis zu 9 Jahren) bestanden (Tabelle 3).

Auffällig war die deutliche Diskrepanz zwischen Röntgenbefund und intraoperativen Befundfeststellungen. In 60% der Fälle stimmten Röntgenbefund und -diagnose mit dem intraoperativen Befund überein, in immerhin 40% der Fälle gab es sowohl falsch-positive wie auch falsch-negative Befunde (Tabelle 5).

Diskussion

Die Anzahl der Austauschoperationen nimmt erheblich zu, während von 1976–1988 487 Austauschoperationen hier durchgeführt wurden, waren es allein im Jahre 1989 schon annähernd 200. Dies steht in gewissem Gegensatz zu den zumeist hervorragenden Ergebnissen, die berichtet werden. Wir müssen daraus schließen, daß die nicht feste zementfreie Prothese sicher häufiger vorkommt, als berichtet wird. Sie muß somit als frühe Komplikation dieser

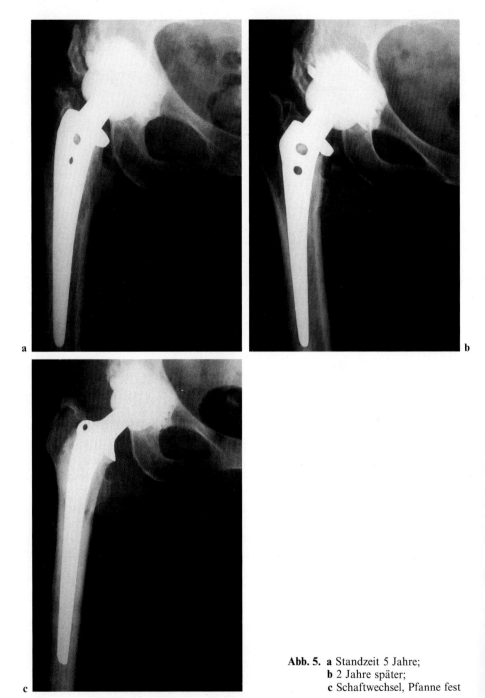

Abb. 5. a Standzeit 5 Jahre;
b 2 Jahre später;
c Schaftwechsel, Pfanne fest

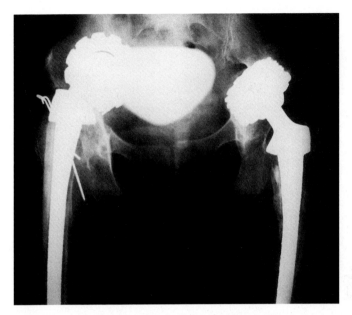

Abb. 6. Pfannenprotrusion rechts. Pfannenemigration links nach 4 Jahren

Prothesensysteme gewertet werden. Die gelockerte zementierte Prothese ist in der Regel eine Spätkomplikation. Die Röntgenbilder von zementfrei implantierten Hüftendoprothesen sind im Hinblick auf den festen Sitz der Endoprothese weniger aussagekräftig als bei zementierten Prothesensystemen; hier ist die Röntgendiagnostik zuverlässiger. Bei zementfreien Systemen nimmt bei der Entscheidung zur Revision bzw. Austauschoperation die klinische Beurteilung einen stärkeren Raum ein.

Bei den Patienten mit beschwerdefreiem Intervall befinden sich auch Fälle mit längerer Standzeit der Prothese, die sich nach mehrjährigem festem Sitz eindeutig gelockert hat und die sich dann genauso verhält wie eine gelockerte zementierte Prothese, z. B. Auswandern der Prothesenspitze, Protrusion der Pfanne mit entsprechenden Substanzverlusten (Abb. 5–7).

Die großen Osteolysen bei gelockerten zementierten Prothesen, die immer als Negativbeispiele angeführt werden, sind immer das Ergebnis von längerer Zeit bestehenden Lockerungen, bei denen es zu Zementzerrüttung und mechanischem Abrieb kommt. Der Austausch von Endoprothesen muß in jedem Falle möglich sein, unabhängig vom Verankerungsprinzip, schon allein im Hinblick auf die tiefe Infektion. Der Schwierigkeitsgrad der Austauschoperation ist sicherlich bei den zementfreien Systemen auch stark designabhängig, hier soll im einzelnen nicht näher darauf eingegangen werden (Abb. 8).

Wichtig ist die Feststellung, daß jede gelockerte Endoprothese so früh wie möglich ausgetauscht werden muß, um weitere Substanzverluste zu beherrschen. Es bleibt festzustellen, daß es offensichtlich eine gewisse Anzahl von zementfrei implantierten Prothesen gibt, die im weiteren Verlauf nicht fest

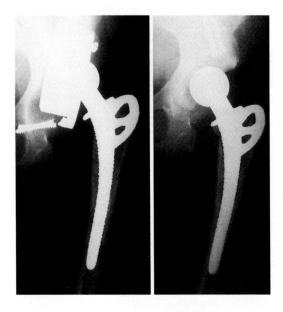

Abb. 7. Pfannenwechsel mit Pfannendachplastik, Schaft fest

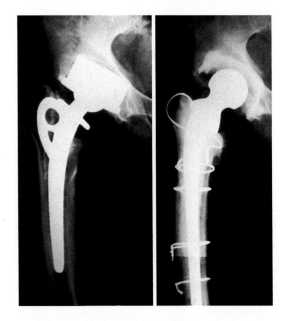

Abb. 8. Tiefe Infektion, Prothese fest, Wechselproblem

werden. Ob hierbei allein operative Fehler oder Mangel an Erfahrung verantwortlich sind, oder ob nicht – was eher anzunehmen ist – die unterschiedliche Beschaffenheit des Knochens mit eine Rolle spielt, wird hoffentlich durch zukünftige Untersuchungen aufgeklärt werden können.

Einwandfrei aussehende Röntgenbilder täuschen offensichtlich über den tatsächlichen Zustand des Implantates und führen so in einer nicht ganz geringen Anzahl zu einer Fehleinschätzung. Die ungeheure Vielzahl verschiedener Designs, der schnelle Wechsel der Generationen zementfreier Systeme und die unterschiedlichen – neuerdings durchgeführten – Beschichtungen zeigen eigentlich deutlich, daß hier eine endgültige Linie noch nicht gefunden wurde und daß die Verlaufskontrollen der meisten Systeme noch nicht lange genug beobachtet werden konnten. Kurz- und mittelfristig gute Ergebnisse, so positiv sie auch sind, haben relativ wenig Aussagekraft. In einem Beobachtungszeitraum von unter 10 Jahren scheinen die Frühkomplikationen der verschiedenen Verankerungsprinzipien eine Rolle zu spielen, die bisher zuwenig beachtet worden sind.

Teil XI
Therapie der Hüftkopfnekrose – Endoprothetik

Zementlose Prothesenimplantation bei Hüftkopfnekrosen – 10jährige Erfahrung

R. Parhofer

Chirurgische Abteilung Stadtkrankenhaus, D-8940 Memmingen

Grundsätzlich sind für die endoprothetische Versorgung einer Hüftkopfnekrose die gleichen Überlegungen und die gleiche Operationstechnik gültig wie bei idiopathischen Koxarthrosen.

Die Verbesserungen in den letzten 10–15 Jahren sowohl im Prothesendesign als auch in der Operationstechnik rechtfertigen eine immer großzügigere Indikation der zementfreien Implantation.

Bei einer zementfreien Implantation müssen Pfanne und Schaft getrennt betrachtet werden.

Im Pfannenbereich gibt es relativ wenig Probleme, weil im Azetabulumbereich sehr günstige Knochenverhältnisse vorliegen.

Wir bevorzugen eine konische Schraubpfanne, die außer einer hervorragenden Primärfixation das geringste Kipprisiko hat.

Wichtig erscheint aber, daß die Pfanne eine genügende Tiefe hat, und daß die einzelnen Gewindegänge weit von einander entfernt und entsprechend hoch sind. Nur so können beim Einschrauben zwischen den Gewindegängen stabile Knochenbrücken aufgebaut werden.

Die Tatsache, daß bei tieferen Pfannenkörpern etwas mehr Knochen weggefräst werden muß, ist nach unserer Erfahrung an über 2000 implantierten Pfannen bei der zementlosen Implantation ohne Bedeutung.

Entscheidend ist aber die größere Kontaktfläche zwischen Pfanne und Knochen, die man dadurch gewinnen kann.

Schraubpfannen können in sehr hart sklerosierten Flächen nur punktförmig verankert werden. Damit kann eine Dauerfixation nicht sicher erreicht werden. Die Sklerosezonen sollten deshalb abgefräst und das so gewonnene Material als Autotransplantat wieder in die Pfanne zum Aufbau der Knochenbrücken zwischen den Gewindegängen eingebracht werden.

Seit Jahren wird bei jeder Implantation die Eindrehkraft, mit der die konische Schraubpfanne verankert werden kann, gemessen.

Der Durchschnittswert bei Primärimplantationen liegt bei 90 Nm. Bei Rheumatikern und bei schweren Protrusionskoxarthrosen liegen die Werte verständlicherweise niedriger. Aber auch hier ist durch das zusätzliche Einbringen von Knochentransplantat eine Primärstabilität zu erreichen.

Von 1494 zementfrei implantierten PM-Pfannen mußten wir 26 auswechseln. Dies entspricht 1,74% der Fälle.

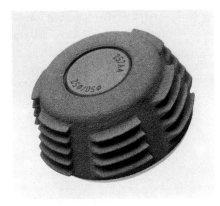

Abb. 1. Mit Plasmapore beschichtete konische Schraubpfanne

Im Moment sind Pfannen in Erprobung, deren Oberfläche mit Plasmapore versehen ist, wie dies bei den Schäften schon seit 1987 der Fall ist. Damit soll ein noch besserer Pfannen-Knochen-Kontakt mit Verzahnung erreicht werden (Abb. 1).

Dies scheint v. a. für Auswechseloperationen günstig, bei denen einerseits eine sehr massive Knochentransplantation notwendig ist, andererseits natürlich eine der Primärimplantation vergleichbare Primärstabilität nicht erreicht werden kann.

Fast alle bei der zementlosen Implantation auftretenden Probleme sind schaftbedingt.

Früher häufig beobachtete Oberschenkelschmerzen waren entweder lockerungsbedingt oder durch eine falsche Krafteinleitung verursacht.

2 Punkte können heute als gesichert gelten:
1. Der Knochen kann mit einer glatten Metalloberfläche keine innige Verbindung eingehen.
2. Die Kraftübertragung muß im intertrochantären Bereich erfolgen.

Zwischen einer glatten Prothesenoberfläche und dem umgebenden Knochen ist praktisch immer eine verschieden stark ausgebildete Bindegewebeschicht vorhanden. Bei guter Paßform des Prothesenschaftes ist dies in den meisten Fällen klinisch symptomlos.

Wird aber bei der Implantation keine Primärstabilität erreicht, dann kann es auf Dauer zu einer verschieden stark ausgeprägten Instabilität des implantierten Schaftes kommen. Dies betrifft v. a. zu dünne Schäfte.

Röntgenologisch läßt sich eine solche Instabilität nach unserer Erfahrung meistens an 3 Punkten deutlich ablesen.
1. Die Kortikalis atrophiert aufgrund der fehlenden bzw. falschen Krafteinleitung.
2. Entlang des Prothesenschaftes zeigt sich eine Verdichtungslinie, die den Bewegungsspielraum der Prothese aufzeigt. Aufgrund der elastizitätsbedingten Pendelbewegungen des Schaftes ist der Abstand dieser Verdichtungslinie im proximalen Bereich gewöhnlich größer als im Spitzenbereich.
3. Die Prothesenspitze ist häufig knöchern eingebaut.

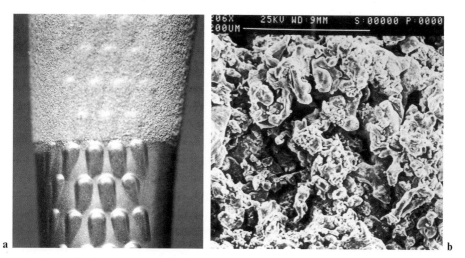

Abb. 2a,b. Die Plasmaporebeschichtung. **a** Makroskopisch im Schaftbereich, **b** rasterelektronenmikroskopische Aufnahme

Tabelle 1. PM-Schaftimplantationen bei Primäroperationen

Zeitraum	Schaftbeschichtung	n	[%]
1980–1987	Ohne Plasmapore	878	
	Davon gewechselt	47	5,35
1987–1989	Mit Plasmapore	420	
	Davon gewechselt	1	0,2

Bei vielen Patienten sind diese Zeichen allerdings vorhanden, ohne daß Beschwerden bestehen.

Wir glauben, daß dies jene Fälle sind, bei denen es nach einer vorübergehenden Instabilität zu einer Adaptation des Knochens gekommen ist.

Die PM-Prothese wurde bereits 1987 mit einer mikroporösen Beschichtung, der sog. Plasmaporebeschichtung, versehen, die eine Porosität von etwa 40% und eine Porengröße zwischen 50 und 200 µm aufweist (Abb. 2).

Wie günstig sich dies auf die Ergebnisse auswirkt, zeigt Tabelle 1. Die notwendige Revisionsrate sank dabei von 5,35 auf 0,2%.

Da die Kraftübertragung im intertrochantären Bereich erfolgen muß, kann der Schaft im diaphysären Raum nur für die Stabilisierung der Prothese dienen. Dieser Punkt scheint allerdings wichtig, weil eine Stabilisierung nur dann erfolgen kann, wenn der Prothesenstiel den Markraum auch wirklich ausfüllt.

Wir bereiten deshalb die Markräume mit starren Bohrern vor. Das damit geschaffene Bett entspricht genau dem Prothesenstiel. Lokale Druckpunkte werden vermieden. Computeraufnahmen zeigen einerseits die gute Lage des Schaftes in einem so vorbereiteten Bett und andererseits, daß hierbei eine zirkuläre Schädigung des Endosts sicher vermieden wird.

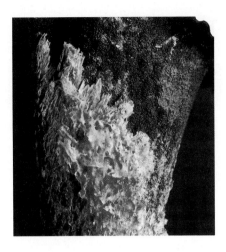

Abb. 3. Inniger Verbund zwischen Knochen und Plasmaporebeschichtung

Flexible Bohrer sind nicht geeignet, weil sich diese der vorhandenen Markhöhle anpassen.

Da Nachuntersuchungen von früher immer wieder gezeigt hatten, daß bei stark gekrümmten Femora durch ein einseitiges Anliegen der Prothesenspitze schmerzhafte Periostreaktionen ausgelöst werden können, wurde 1987 gleichzeitig mit der Plasmaporebeschichtung eine Verkürzung der Schaftlängen um 1 bzw. 2 cm vorgenommen. Seither werden Periostreaktionen an der Spitze nicht mehr beobachtet.

Die Prothesenspitze muß konisch auslaufen, um eine distale Verklemmung zu vermeiden. Die PM-Prothese wurde deshalb bereits 1981 an der Spitze verjüngt.

Die Tatsache, daß die Kraftübertragung im intertrochantären Bereich erfolgen muß, hat verständlicherweise Konsequenzen für das Prothesendesign und v. a. für die Operationstechnik, d.h. es muß hier ein möglichst inniger Kontakt zwischen Knochen und Prothese erfolgen. Dazu stehen grundsätzlich 2 Wege zur Verfügung:
1. die Anpassung der Prothese an den vorhandenen Knochenbereich,
2. die Anpassung des Knochens an die Prothese.

Wir sind der Meinung, daß – natürlich bei guter Paßform der Prothese – die Anpassung des Knochens an die Prothese der einfachere Weg ist. Zusammen mit einer entsprechenden Markraumverbreiterung kann eine den Individualprothesen gleichwertige Paßform erreicht werden.

Durch diese Knochenunterfütterung kann auch die elastizitätsbedingte Schwingung auf ein Minimum reduziert und die Verzahnung des Knochens mit der Plasmaporeschicht sichergestellt werden (Abb. 3).

Seit über 1 Jahr haben wir als Ergänzung für besondere Formen des intertrochantären Raums ein erweitertes Prothesenmodell, welches in etwa 20% der Fälle zum Einsatz kommt.

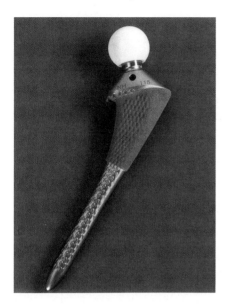

Abb. 4. Im kranialen Teil erweitertes Prothesenmodell

Tabelle 2. Zwischen 1979 und 1989 ohne Zement implantierte Schäfte bzw. Pfannen

Implantattyp		Primär-operationen	Revisions-operationen	Gesamt
Pfanne	Lord	90	30	120
	PM	1493	448	1941
Pfannen gesamt		1583	478	2061
Schaft	Lord	90	30	120
	PM	1298	438	1736
	(davon Plasmapore)	(420)	(141)	(561)
Schäfte gesamt		1388	468	1856

Dieses Modell wurde nach Computerberechnungen an Femurschäften zur Primärimplantation erstellt. Obwohl diese im kranialen Teil erweiterten Prothesen eine den Individualprothesen angenäherte Paßgenauigkeit erreichen, sind die Nachuntersuchungsergebnisse etwa die gleichen wie bei unserer Standardplasmaporeprothese (Abb. 4). Dies scheint die Vermutung zu bestätigen, daß natürlich bei gutem Prothesendesign der Operationstechnik die entscheidende Bedeutung zukommt. Dies ist insbesondere auch aus der notwendigen Revisionshäufigkeit im Schaftbereich ersichtlich, die mit zunehmender Erfahrung stetig abnahm.

Insgesamt wurden bis Ende 1989 2061 Pfannen, davon 1941 PM-Pfannen, sowie 1856 Schäfte, davon 1736 PM-Schäfte, zementfrei implantiert (Tabelle 2).

Bei den 1493 zementfreien Primärimplantationen mit der PM-Prothese handelt es sich in 95 Fällen (6,3%) um eine Kopfnekrose. Von diesen wurde bei 81 (85,3%) der Schaft ohne Zement implantiert und bei 14 (14,7%) mit Zement.

Die Ergebnisse der Femurkopfnekrosen entsprechen verständlicherweise denen der sonstigen zementfreien Implantation.

Abschließend ist festzustellen, daß aufgrund der verbesserten Prothesenmodelle, der größeren Erfahrung und v. a. der verbesserten Operationstechnik heute gerade bei Kopfnekrosen, die meist jüngere Patienten betrifft, eine zementlose Endoprothetik vorzuziehen ist.

Literatur

1. Dietschi C (1978) Zur Problematik des künstlichen Hüftgelenkes. MOT 3
2. Goymann V (1984) Analyse von Schmerzzuständen im Oberschenkelbereich nach zementloser Endoprothetik. Orthop Praxis 5:399–402
3. Kummer B (1984) Die Beanspruchung des Femurs durch implantierte Endoprothesen. Hüftgelenksendoprothetik. Aktueller Stand – Perspektiven. Springer, Berlin Heidelberg New York Tokyo, S 45–53
4. Kummer B (1985) Kraftfluß Prothese – Femur Anpassung- und Überlastungsreaktionen des Knochens. In: Aktueller Stand der zementfreien Hüftendoprothetik. Symposium Düsseldorf. Thieme, Stuttgart New York, S 3–10
5. Parhofer R, Mönch W (1986) Der zementlose alloplastische Ersatz der Hüftpfanne. Der alloplastische Ersatz der Hüftpfanne. Symposium f. experiment. Orthopädie. Thieme, Stuttgart New York, S 151–155
6. Parhofer R, Ungethüm M (1984) Erfahrungen mit der Hüftgelenksendoprothese Modell PM für zementfreie Implantationen. Orthopaedie 6:122
7. Refior HJ, Parhofer R, Ungethüm M, Blömer W (1988) Special problems of cementless fixation of total hip-joint. Endoprosthesis with reference to the PM Type. Arch Orthop Trauma Surg 107:158–171
8. Schnackenburg S (1988) Postoperative Ergebnisse und experimentelle Untersuchungen von zementlos implantierten Hüftendoprothesen-Schäften unter besonderer Berücksichtigung verschiedener Operationstechniken. Dissertation, Medizinische Fakultät der Ludwig-Maximilians-Universität, München
9. Ungethüm M, Blömer W (1986) Zementfreie Hüftgelenkspfannen – Verankerungskonzeption u. technische Kriterien –. VIII Münchner Symposium für experiment. Orthop. Thieme, Stuttgart New York, S 100–104
10. Wessinghage D, Zacher D, Holzhauser P (1984) Die Protrusio acetabuli bei rheumatisch bedingter Koxitis. Aktuel Rheumatol 9:113–118

Das zementfreie Hüftendoprothesensystem bei der Hüftkopfnekrose

A. Engel, S. Hofmann und K. Zweymüller

Orthop. Univ. Klinik Wien, Garnisongasse 13, A-1090 Wien

Die Implantation einer Hüfttotalendoprothese stellt die letzte Konsequenz bei einer fortgeschrittenen Hüftkopfnekrose dar. Da von dieser Erkrankung überwiegend Patienten zwischen dem 30. und 50. Lebensjahr betroffen sind, kommt den Reaktionen des knöchernen Prothesenlagers eine besondere Bedeutung zu. Publikationen über einen Zusammenhang zwischen Grunderkrankung und Prothesenlockerungen liegen über verschiedene zementierte Prothesensysteme vor und weisen unterschiedliche Angaben auf. Einige Autoren [1–3, 5, 6, 8, 9, 12] berichten über eine erhöhte Lockerungsrate, Morscher u. Schmassmann [11] hingegen sehen keinen Unterschied zu der Lockerungsrate bei Totalendoprothesensystemen nach Koxarthrosen.

Basierend auf den seit 1979 an der Orthopädischen Universitätsklinik bestehenden Erfahrungen mit einem zementfreien Titanschmiedeschaft (konischer Geradschaft mit rechteckigem Querschnitt aus der Legierung Ti–6Al–4V) wurden in weiterer Folge Modifikationen durchgeführt, die zur Entwicklung des SL-Schaftes Ti–6Al–7Nb führten [18]. Der Schaft wurde erstmals im August 1986 implantiert und ist durch einen Konus auch im sagittalen Durchmesser sowie einer optimierten Größenabstufung gekennzeichnet [17].

Bereits im jahre 1985 wurde eine zementfreie konische Metal-back-Schraubpfanne (MB-Pfanne) mit einer Oberflächenrauhigkeit von 3–5 µm implantiert, die eine selbstschneidende Primärverankerung erlaubt [17].

Ziel dieser Arbeit war es nachzuweisen, ob einerseits bei bestehender idiopathischer Hüftkopfnekrose bei diesen Systemen Lockerungen auftreten und andererseits, ob im Gegensatz zur idiopathischen Koxarthrose ein geändertes Einbauverhalten des zementfreien Hüftendoprothesensystems vorliegt.

Material und Methode

Beurteilt wurden nur jene Patienten, bei denen zwischen 1986 und 1989 eine idiopathische Hüftkopfnekrose festgestellt und eine zementfreie Hüfttotalendoprothese (SL-Schaft, MB-Pfanne) implantiert wurde. Ausschlußkriterien waren eine kortisoninduzierte Osteonekrose, eine Osteonekrose auf Basis eines Lupus erythematodes, eine Sichelzellenanämie oder ein Morbus Gaucher.

Analysiert wurden die Röntgenbilder nach ½, 1 und nach 2 Jahren bzw. über 2 Jahre entsprechend des Beurteilungsbogens getrennt für Pfanne und Schaft. Dabei wurde auf Spongiosa- oder Kortikaliskontakt, Schaft- und Pfannenposition, Sklerosierung und Beurteilung des Einbaus speziell eingegangen (Abb. 1), entsprechend einer Zoneneinteilung [4, 7, 15, 16].

Zur Festlegung, ob Unterschiede zwischen Patienten mit den Grunderkrankungen Hüftkopfnekrose und primärer Koxarthrose vorhanden sind, wurden die Zweijahresergebnisse gegenübergestellt.

Ergebnisse

Radiologische Verlaufsbeurteilung

In die Untersuchung einbezogen wurden 35 Patienten mit einem Durchschnittsalter von $49{,}4 \pm 12$ Jahre (33 Männer, 2 Frauen), bei denen wegen einer idiopathischen Hüftkopfnekrose eine zementfreie Hüftendoprothese implantiert wurde.

Die postoperative radiologische Verlaufsbeobachtung nach 4–6, 12 und 24 Monaten, erbrachte für den SL-Schaft (a.-p.-Projektion) entsprechend der Zoneneinteilung für die Zonen 3, 4 und 5 einen absoluten Spongiosa- oder Kortikaliskontakt (Abb. 2).

Eine prozentual geringe Abnahme im Verlauf zeichnete sich für die Zonen 1, 2, 6 und 7 ab (Tabelle 1). In der axialen Ebene ergab sich das selbe Bild: 100% Kontakt in den Zonen 10, 11, 12 und eine um durchschnittlich 10–20% verminderte Kontakthäufigkeit in den Zonen 8, 9, 13 und 14.

Das Auftreten von Säumen und Doppelkonturen (Tabelle 2) korrespondierte mit dem Bild des verminderten Spongiosa- oder Kortikaliskontakts.

Markant war auch die Zunahme der Verdickung (Sklerose) über den Untersuchungszeitraum in der Zone 5 (Tabelle 3, Abb. 3).

Die Beurteilung der MB-Pfanne in axialer Ebene erbrachte den Nachweis des Fehlens von Säumen und Doppelkonturen in allen Beurteilungszonen. Die semiquantitative Auswertung des Spongiosa- oder Kortikaliskontaks zeigte eine qualitative Zunahme innerhalb von 24 Monaten (Tabelle 4).

Das Gesamtbeurteilungsergebnis des Einbaus von Schaft und Pfanne weist ein positives Einbauverhalten von beiden Prothesenkomponenten auf (Tabelle 5).

Vergleich von SL-Schaft und MB-Pfanne bei Hüftkopfnekrose und Koxarthrose

Um diesen Vergleich durchzuführen, wurden die Röntgenbilder von 25 Patienten mit einer primären Koxarthrose und von 35 Patienten mit Hüftkopfnekrose ausgewertet und die Ergebnisse miteinander verglichen.

Die Beurteilung von Schaftposition, Spongiosa oder Kortikaliskontakt erbrachte keinen signifikanten Unterschied (Tabelle 6).

Das zementfreie Hüftendoprothesensystem bei der Hüftkopfnekrose

Hüftgelenk-Ersatz **Röntgen-Nachkontrolle**

System ZM/ZM

Follow-up ½ / 1 / 2 / _____ Jahre

ID	Pat.Name:		Pat.-Nr.:	Studien-Nr.
	Geb.Datum:	Seite: li / re	Rtgen-Nr.:	
	Exam.-Dat.:	Untersucher:		

Allgemeine Befunde		Ektopische Verknöcherungen (in Klammern Einteilg.n.Arcq)	Pfannenposition	Schaftposition	Erweiterung Markraum
Osteoporose	Infektzeichen	1 keine	1 unverändert	1 unverändert	1 nein
1 keine	1 nein	2 Knocheninseln (CA I)	2 Migration cranial	2 Varuskippung	2 gering
2 leicht	2 fraglich	3 Spangen, Spalt >1 cm (CA II)	3 Migration medial	3 Valguskippung	3 deutlich
3 mittel	3 ja, latent	4 Spangen, Spalt <1 cm (CA II)	4 zusätzlich gekippt	4 axial eingesunken	
4 schwer	4 ja, akut	5 Knochenkontakt (CA III)	5 nur gekippt	5 gekippt und eingesunken	
		6 Ankylose (CA III)	6	6	

Röntgen Nachkontrolle

a/p

	Säume/Doppelkontur	Spongiosa- oder Kortikaliskontakt	Sklerose (Verdickung)	Spongiosierung (Atrophie)	Dystrophie
Acetab. ohne Befund		nein / ja+ / ja+++	ja+ / ja++ / ja+++	ja+ / ja++ / ja+++	ja+
Rtgen n. beurteilbar	1mm / 2mm / mehr				
Befund Acetabulum: Zone I		I	I	I	I
Zone II		II	II	II	II
Zone III		III	III	III	III
Femur ohne Befund					
Rtgen n. beurteilbar					
Befund Femur: Zone 1		1	1	1	1
Zone 2		2	2	2	2
Zone 3		3	3	3	3
Zone 4		4	4	4	4
Zone 5		5	5	5	5
Zone 6		6	6	6	6
Zone 7		7	7	7	7

axial

	Säume/Doppelkontur	Spongiosa- oder Kortikaliskontakt
Acetab. ohne Befund		nein / ja+ / ja+++
Rtgen n. beurteilbar	1mm / 2mm / mehr	
Befund Acetabulum: Zone IV		IV
Zone V		V
Zone VI		VI
Femur ohne Befund		
Rtgen n. beurteilbar		
Befund Femur: Zone 8		8
Zone 9		9
Zone 10		10
Zone 11		11
Zone 12		12
Zone 13		13
Zone 14		14

Knochenzubau um Prothesenspitze	Trochanter	Einbau generell		Komplikationen	Implantatbrüche
		Pfanne	Schaft		
1 kein	1 unauffällig			1 keine	1 keine
2 leicht	2 disloziert	1 Rtgen nicht beurteilbar 1		2 Fraktur Acetabulum	2 Pfannenschale
3 mittel	3 Pseudarthrose	2 indifferent, Knochen 2 unverändert		3 Fraktur Femur	3 PE-Einsatz
4 stark	4 baut ab			4 (Sub)Luxation Kopf	4 Kugelkopf
	5 aufgelöst	3 zunehmender Einbau 3		5 septische Lockerung	5 Schaft
	6 Ossifikationen	4 Knochenabbau 4		6	6 Zement
	7 Trochanterkappe	5 Implantat wird locker 5			7 Cerclagedrähte
	8	6 Revision angezeigt 6			8

Abb. 1. Modifiziertes Schema für die Röntgennachkontrolle nach Zweymüller für zementfreie Pfannen und Schaftimplantate

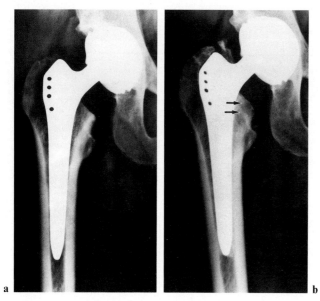

Abb. 2a,b. K. R. männlich, 36 Jahre, a.-p.-Bild, **a** postoperativ. Zustand nach Implantation eines SL-Schafts und MB-Pfanne. **b** 2 Jahre postoperativ. Im Bereich des medialen proximalen Femurendes (Zone 7) ist es zu einer trabekelartigen Strukturverdichtung (*Pfeil*) zwischen Kompakta und Kortikalis gekommen. Strukturverdichtung auch an der Schaftspitze (Zone 4). Ausgezeichneter Spongiosa-Kortikalis-Kontakt in den Zonen 2–7

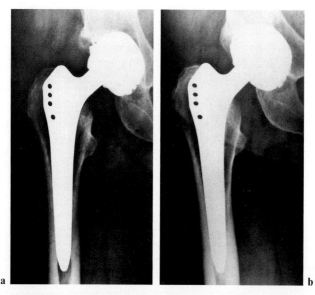

Abb. 3a,b. St. J. weiblich, 64 Jahre, **a** a.-p.-Bild 3 Monate postoperativ. Beginnende kolbenartige Kortikalisverdickung in Zone 5, **b** 27 Monate postoperativ. Ausgeprägte Kortikalisverdickung in Zone 5, minimale Verdickung in der Zone 3

Tabelle 1. Spongiosa-Kortikalis-Kontakt beim SL-Schaft in der a.-p.-Aufnahme

Zone	≈ 4–6 Monate n = 22 [%]	≈ 12 Monate n = 21 [%]	≈ 24 Monate n = 17 [%]
1	81,8	66,7	76,5
2	100	95,2	88,2
3	100	100	100
4	100	100	100
5	100	100	100
6	100	95,2	94,1
7	86,3	85,7	82,3

Tabelle 2. Häufigkeit von Säumen bzw. Doppelkonturen nach SL-Schaftimplantation in der axialen Aufnahme

Zone	≈ 4–6 Monate n = 22 [%]	≈ 12 Monate n = 21 [%]	≈ 24 Monate n = 17 [%]
8	8,3	36,8	18,7
8	0	5,3	6,3
10	0	0	0
11	0	0	0
12	0	0	0
13	8,3	10,5	6,3
14	8,3	10,3	12,5

Tabelle 3. Häufigkeit von Sklerosezeichen in der a.-p.-Aufnahme nach SL-Schaftimplantation

Zone	≈ 4–6 Monate n = 22 [%]	≈ 12 Monate n = 21 [%]	≈ 24 Monate n = 17 [%]
1	0	4,8	0
2	4,6	0	0
3	9,1	4,8	5,9
4	0	0	0
5	22,7	38,1	52,9
6	0	4,8	5,9
7	4,6	4,8	0

Tabelle 4. Spongiosa- bzw. Kortikaliskontakt der MB-Pfanne in der axialen Röntgenaufnahme (Säume bzw. Doppelkonturen in der Zone IV–VI nicht nachweisbar. + mäßig, +++ stark)

Zone	≃ 4–6 Monate n = 22 [%]	≃ 12 Monate n = 21 [%]	≃ 24 Monate n = 17 [%]
IV ≦ +++	16,7 83,3	19,1 80,9	– 100
V + +++	50,4 49,6	38,1 61,9	6,2 93,8
VI + +++	16,7 83,3	14,3 85,7	– 100

Tabelle 5. Verlauf des Einbaus von Schaft und Pfanne

	≈ 4–6 Monate n = 22 [%]	≈ 12 Monate n = 21 [%]	≈ 24 Monate n = 17 [%]
Pfanne			
Indifferent	95,5	57,1	76,5
Zunehmend	4,5	42,9	23,5
Schaft			
Indifferent	77,3	40,0	11,8
Zunehmend	22,7	60,0	88,2

Dies traf auch für die Pfannenposition zu.

Unterschiede ergaben sich hingegen aus der Beurteilung der knöchernen Pfannenüberdachung (HKN: 100%, Koxarthrose: 89%) und aus der Tatsache, daß bei der Hüftkopfnekrose die Lamina interna beim Fräsen in 8,6% der Fälle nicht erreicht wurde. Der Abstand der implantierten MB-Pfanne zum vorgefrästen Pfannenboden zeigte ebenfalls ein unterschiedliches Bild (Tabelle 7) mit besserem Ergebnis bei den HKN-Patienten.

Zum Nachweis von starken Veränderungen nach 2 Jahren mußte das Kollektiv der HKN-Patienten auf 10 Patienten (Durchschnittsalter 57 ± 6 Jahre) eingeengt werden.

Für diesen Nachuntersuchungszeitraum konnte ein deutlicher Unterschied bei den Saum- und Doppelkonturbildungen festgestellt werden; a.-p.-Projektion: HKN 30%, Koxarthrose 43%, axiale Projektion: HKN 20%, Koxarthrose 43%. Die Säume waren jedoch in keinem Fall progredient und beeinflußten das klinische Ergebnis nicht.

Ein signifikanter Unterschied ergab sich auch bei der Feststellung von Ossifikationen (HKN 40%, Koxarthrose 8,7%). Kein Unterschied war hingegen bei der Entwicklung von Verdickungen bzw. Sklerose in der Zone 5

Tabelle 6. Vergleich der Ergebnisse nach SL-Schaftimplantation nach Koxarthrose bzw. Hüftkopfnekrose (HKN)

	Koxarthrose n = 25 [%]	HKN n = 35 [%]
Position		
Neutral	90,5	91,4
Varisch	9,5	8,6
Kortikaliskontakt		
Ideal	85,7	88,6
Mäßig	14,3	11,4

Tabelle 7. Vergleich der Einschraubtiefe der MB-Pfanne bei Koxarthrose bzw. Hüftkopfnekrose (HKN)

Boden-Knochen-Abstand [mm]	Koxarthrose n = 25 [%]	HKN n = 35 [%]
0	50	88,7
1	5,5	2,8
2–3	16,7	2,8
> 3	27,8	5,7

Tabelle 8. Vergleich des Spongiosa- bzw. Kortikaliskontakts der MB-Pfanne bei Koxarthrose und Hüftkopfnekrose (HKN)

Zone		a.-p. Koxarthrose [%]	HKN [%]	Zone	axial Koxarthrose [%]	HKN [%]
I	+	37,5		IV	43,8	
	+++	62,5	100		56,2	100
II	+	62,5	20	V	87,5	10
	+++	37,5	80		12,5	90
III	+	46,2	10	VI	62,5	
	+++		43,8		37,5	100

(HKN 50%, Koxarthrose 47,7%) und beim Spongiosa- oder Kortikaliskontakt (Zone 2–6: 90–100%) festzustellen.

Bei der Pfannenbeurteilung ergab sich ein deutlicher qualitativer Unterschied des Spongiosa- und Kortikaliskontakts zugunsten der HKN (Tabelle 8).

Im Einbauverhalten von Pfanne und Schaft zeigt das System keine unterschiedliche Tendenz (Tabelle 9).

Tabelle 9. Vergleich des Einbauverhaltens von Schaft und Pfanne bei Koxarthrose bzw. Hüftkopfnekrose (HKN)

	Koxarthrose [%]	HKN [%]	
Pfanneneinbau			
Indifferent	18,8	20	nicht signifikant
Zunehmend	81,2	80	
Schafteinbau			
Indifferent	10	10	nicht signifikant
Zunehmend	90	90	

Diskussion

Die retrospektive radiologische Verlaufsbeobachtung über einen Zeitraum von 24 Monaten zeigte, daß bei den Patienten mit HKN die implantierte Totalendoprothese größtenteils einen ausgeprägten Spongiosa- oder Kortikaliskontakt aufweist. Dies steht im Einklang mit der Auswertung von 99 SL-Schäften bei einer Nachuntersuchungszeit von 1,9 Jahren [15] und weist auf eine primäre stabile mechanische Verankerung [10, 13, 17] und auf die gute Knochenintegration der Titanlegierung (Ti–6Al–7Nb) durch körpereigenes Gewebe hin. Der in den Zonen 1, 2, 6 und 7 festgestellte verminderte Spongiosa- oder Kortikaliskontakt und der dadurch vorhandene Bindegewebesaum bzw. die angrenzende „kortikale" Doppelkontur sind z.T. als Präparationsfehler – bedingt durch Änderung der Raspelrichtung oder Kompression der Spongiosa durch die Probeprothese, bzw. durch ein zu tiefes Einschlagen der Raspel bei der Präparation des knöchernen Lagers – anzusehen. Daß darüber hinaus Unterschiede in der Ausbildung der Doppelkontur zwischen Hüftkopfnekrose und Koxarthrose vorhanden sind, könnte als Hinweis auf die Qualität des knöchernen Lagers anzusehen sein, ebenso wie die bei der HKN häufig gefundenen Ossifikationen.

Die Entwicklung einer Sklerose und Verdickung v.a. in Zone 5 ist zeitabhängig und schwankt in der Ausdehnung. Wegen der Form könnten diese Veränderungen als Remodellingmechanismus der Kortikalis auf erhöhte Druckkräfte angesehen werden [15]. Eine unterschiedliche Häufigkeit war und wäre demnach auch nicht zu erwarten.

Die Bedeutung des Knochenlagers im Hinblick auf das Vorhandensein von arthrotischen Veränderungen (Zysten, Sklerosierung) ist nicht entscheidend für die Knochenintegration des Implantats [16]. Trotzdem war auffällig, daß sich die MB-Pfannen bei der Hüftkopfnekrose in ca. 90% bis zum knöchernen Pfannenboden in das vorgeformte Implantatlager eindrehen ließ, im Vergleich zu 50% bei der Koxarthrose. Dies dürfte ein Effekt der verbreiterten subchondralen Sklerosezone bei der Koxarthrose sein, die manchmal zu einem vorzeitigen Festklemmen der Gewindelamellen bzw. zu einer Verkippung der Schraubpfanne führen kann. Aus diesem Grunde wurden die Gewindelamellen schneidfähiger gemacht und der metallene Pfannenboden durchbrochen, um ungewollte Verkippungen des Implantats ausschalten zu können [16]. Die verkippt implantierten oder den vorgefrästen knöchernen Pfannenboden nicht erreichenden Pfannen weisen jedoch keinen Unterschied im Einbauverhalten auf [16].

Da keiner der implantierten Schäfte und keine Pfanne als gelockert eingestuft werden mußten, ist das verwendete zementfreie Hüftendoprothesensystem auch bei Patienten mit einer idiopathischen Hüftkopfnekrose uneingeschränkt anwendbar.

Literatur

1. Callaghan CJC, Salvati EA, Pellici PM, Wilson PD, Ranawat CS (1985) Results of revision for mechanical failure after cemented total hip replacement. J Bone Joint Surg [Am] 67:1074
2. Chandler HP, Reinack FT, Wixson RL et al. (1981) Total hip replacement in patients younger than thirty years old. J Bone Joint Surg [Am] 63:1426
3. Cornell CHN, Salvati EA, Pellicci PM (1985) Long-term follow-up of total hip replacement in patient with osteonecrosis. Orthop Clin North Am 4:757–769
4. DeLee J, Charnley J (1976) Radiological demorcation of cemented sockets in total hip replacement. Clin Orthop 121:20
5. Dorr LD, Taki GK, Conaty JP (1983) Total hip arthroplasties in patients less than forty-five years old. J Bone Joint Surg [Am] 65:474
6. Dutton RO, Amstutz HJ, Thomas BJ et al. (1982) Tharies surface replacement for osteonecrosis of the femoral head. J Bone Joint Surg [Am] 64:1225
7. Gruen TA, McNeice GM, Amstutz HJ (1979) "Modes of failure" of cemented stem-type femoral components. Clin Orthop 141:17
8. Jinnah RH, Amstutz HJ, Tooke SM, Dorey F, Dalseth T (1986) The UCLA experience: A long-term follow up Strichy using survival analysis. Clin Orthop 211:164
9. Kavanagh BF, Ilstrup DM, Fitzgerald RF (1985) Revision total hip arthroplasty. J Bone Joint Surg [Am] 67:517
10. Lintner K, Zweymüller K, Brand G (1986) Tissue reactions to titanium endoprotheses. Autopsy studies in four cases. J Arthropl 1:183–195
11. Morscher E, Schmassmann A (1983) Failures of total hip arthroplasty and probable incidence of revision surgery in the future. Arch Orthop Trauma Surg 101:137
12. Salis-Soglio C, G Freiherr von Ruff C (1988) Die idiopathische Hüftkopfnekrose des Erwachsenen – Ergebnisse der operativen Therapie. Z Orthop 126:492–499
13. Semlitsch M, Staub F, Weber H (1985) Titanium-Aluminium-Niobium alloy, development for biocompatible high-strength surgical implants. Biomed Techn 30:334–339
14. Willert HG, Hauser J, Perner K, Buchhorn GH (1987) Klinische Erfahrungen mit dem zementfreien Hüftendoprothesensystem Zweymüller/Endler seit 1982. In: Refior HJ (Hrsg) Zementfreie Implantation von Hüftgelenksendoprothesen – Standortbestimmung und Tendenzen. Thieme, Stuttgart, S 113
15. Zweymüller K, Samek V (1990) Radiologische Grundphänomene des Titanium-Titanium-Geradschaftes. In: Zweymüller K (Hrsg) 10-Jahre Zweymüller-Hüftendoprothese. Huber, Bern Stuttgart Toronto, S 23–34
16. Zweymüller K, Samek V (1990) Radiologische Erkenntnisse der Titanium-Pfanne. In: Zweymüller K (Hrsg) 10-Jahre Zweymüller-Hüftendoprothese. Huber, Bern Stuttgart Toronto, S 35–47
17. Zweymüller K, Lintner F, Semlitsch M (1988) Biologic fixation of a press-fit titanium hip joint endoprothesis. Clin Orthop Relat Res 235:195–206
18. Zweymüller K, Deckner A, Lintner F, Semlitsch M (1988) Die Weiterentwicklung des zementfreien Systems durch das SL-Schaftprogramm. MOT 108:10–15

Die Behandlung der Hüftkopfnekrose des Erwachsenen mit Endoprothesen mit biologischer Fixation

W. Thomas

Departimento Ortopedico European Hospital, Via Portuense 694, I-00149 Roma

Die vielschichtige Problematik der Hüftkopfnekrose des Erwachsenen stellt eine große Herausforderung an die orthopädische Therapie dar.

4 grundlegende Probleme machen die therapeutischen Überlegungen bei dieser Patientengruppe besonders schwierig:

1. Die betroffenen Hüftgelenke befinden sich oftmals nicht mehr im biologischen Originalzustand, sondern sind bereits sehr häufig durch Voroperationen verändert. Es handelt sich hierbei insbesondere um Stimulationseingriffe, wie Bohrungen oder Transplantatversuche, sowie um korrektive Osteotomien, die gelegentlich monströse Ausmaße angenommen haben.
2. Fast regelmäßig finden wir eine veränderte Knochenbiologie vor, die begründet ist in dem definitiven nekrotischen Umbau, in der häufig sehr ausgeprägten Inaktivitätsatrophie oder in genereller Osteoporose bei Patienten mit Kortisontherapie (sekundäre Kortisonosteonekrose).
3. Bei einem großen Teil der Patienten mit alkoholtoxischer Nekrose kann nicht immer mit konsequenter Nachbehandlungsdisziplin gerechnet werden (Compliance).
4. Die erwachsenen Hüftkopfnekrosepatienten sind fast ausschließlich jüngeren Alters.

Aus den genannten Gründen zielen die differentialtherapeutischen Überlegungen darauf hin, möglichst gelenkerhaltende Maßnahmen durchzuführen. Eine interessante Behandlungsidee war die Stimulation des nekrotisierten Bezirks, etwa durch Magnetfeldtransmitter oder einfach durch Reizbohrungen des Nekroseherdes. Leider haben diese Therapieverfahren nicht zu einem bleibenden Erfolg geführt, da der nekrotische Prozeß im Bereich der Endstrombahn des anterolateralen Hüftkopfteils definitiv ist und nicht wieder rückgängig gemacht werden kann. Auch die Ausräumung der Nekroseherde und Auffüllung mit vitalen Transplantaten hat nicht den erhofften Erfolg gehabt, da die Durchblutung des transplantierten Knochens offensichtlich nur selten erfolgt.

Die Ausschaltung der schmerzhaften Bewegungsfunktion des betroffenen Hüftgelenks durch eine Arthrodese ist gerade bei der Hüftkopfnekrose durch den starken Substanzdefekt technisch problematisch, bringt aber auch bei erfolgreicher Durchführung die bekannten Schwierigkeiten durch die funktionelle Einschränkung. Hinzu kommt, daß die Patienten im Zeitalter der

Endoprothetik, insbesondere in ihrem noch jugendlichen Alter, einen derartigen Therapievorschlag meist nicht akzeptieren.

Sehr häufig ist bei der Hüftkopfnekrose des Erwachsenen eine therapielos abwartende Haltung zu empfehlen, da wir nicht selten eine funktionelle Stabilisierung des nekrotischen Gewebes beobachten, und somit ein erträglicher Zustand für die Patienten entsteht. Stärkere Belastungen müssen allerdings in diesem Zeitraum vermieden werden.

In den meisten Fällen ist der Prozeß allerdings fortschreitend und führt zu einer schmerzhaften Sekundärarthrose mit erheblichen Bewegungsfunktionsstörungen. In diesen Fällen ist u. E. unter Berücksichtigung der oben ausgeführten Problematik die endoprothetische Versorgung des betroffenen Hüftgelenks indiziert. Aus den gleichen Gesichtspunkten befürworten wir eine zementlose Endoprothesenfixation mit offenzelligen Oberflächenstrukturen, weil hierdurch eine dauerstabile Fixierung erreicht werden kann.

Eine zementlose Endoprothesenfixierung muß 2 Bedingungen erfüllen:
1. Sofortige sichere mechanische Fixation,
2. eine dauerstabile Fixation durch vitalen Knocheneinwuchs.

Einfache Vergrößerung der Endoprothesenoberfläche durch unterschiedliche Profilgebungen kann nur die 1. Bedingung der zementlosen Endoprothesenfixation erfüllen.

Zur Erfüllung der 2. Bedingung kann nur eine offenzellige Endoprothesenstruktur dienen.

Die Untersuchungen von Galante, Rostocker und Mitarbeitern haben gezeigt, daß derartige poröse Strukturen offensichtlich eine Osteozyteninvasion provozieren können. Damit sich aber nicht nur einzelne Osteone in den Strukturen ausbreiten können, muß die Oberflächenstruktur eine bestimmte Porengröße besitzen.

Die Arbeit von Krüger et al. [1] an Ileosakralgelenken von Schafen hat gezeigt, daß Metallspongiosa mit einer Trabekelgröße von 0,5–1,5 mm eine gute knöcherne Einheilung provoziert. Ascherl, Hipp und Gradinger haben den gleichen Effekt an Hundeendoprothesen mit spongiöser Metallstruktur nachgewiesen. Um die tatsächlichen Dimensionen des normalen Knochens zu erreichen, besitzt das neuerdings eingeführte ESKA-Korallometall eine Trabekelgröße von 1,5–2,0 mm. Die Eindringtiefe der gegossenen offenzelligen Oberflächenstruktur der Endoprothesen beträgt ca. 5 mm. Ein zusätzlicher Vorteil derartiger offenzelliger Strukturen liegt in der unveränderten Perfusion der Ernährungssubstrate durch das Implantat, so daß der Verankerungsknochen nicht nur von der externen Periostseite her, sondern auch von der inneren diaphysären Seite her unverändert versorgt wird, während durch Zementplomben eine interne Blockierung entsteht.

Für die Versorgung der Hüftkopfnekrose des Erwachsenen benutzen wir ausschließlich Endoprothesen mit derartigen offenzelligen Strukturen.

Aus den obengenannten Gründen der knochenähnlichen Trabekeldimensionierung bevorzugen wir in letzter Zeit das ESKA-Korallometall. Die Hüftendoprothese besteht aus einem sphärischen Metallsockel zum Ersatz des

Azetabulums. In diesem Metallsockel wird ein Polyäthylenteil konisch fixiert. Der femorale Endoprothesenstiel ist zu $^4/_5$ teilstrukturiert und besitzt eine proximale Formabstufung im Sinne der unterschiedlichen Spongiosaqualitäten des proximalen Femurschaftverankerungsbereichs. Auf den Halskonus dieses femoralen Stiels wird ein metallischer oder keramischer Hüftkopf unterschiedlicher Halslänge aufgesetzt. Die Ergebnisse der Versorgung von Hüftkopfnekrosen Erwachsener mit derartigen Hüftendoprothesen zeigen die Möglichkeit einer sehr schnellen Frühmobilisation und gesteigerten Teilbelastung sowie die Zeichen baldiger knöcherner Integration bei den radiologischen Kontrollen.

Unser Nachbehandlungsprogramm verläuft in 3 Phasen:
1. 10tägige klinische Rehabilitation mit dem Ziel der Autonomisierung des Patienten. Hierbei werden der selbständige Gang an 2 Unterarmstützen, die Benutzung des Bades und der Toilette, das selbständige Aufstehen aus dem Bett, sowie Setzen und Aufstehen vom Stuhl und das Treppensteigen erlernt.
2. Am 10. postoperativen Tag wird der Patient nach dem Entfernen der Fäden in Begleitung seiner Krankengymnastin nach Hause entlassen. Dort erfolgt eine Kontrolle der häuslichen Verhältnisse und Einleitung der ambulanten Bewegungstherapie im Hause. Der Patient wird dadurch weiter unabhängig und erreicht schnell einen großen Bewegungsumfang der operierten Hüfte. Zugleich wird in 2tägigem Abstand die Belastung der operierten Hüfte um jeweils 10 kg gesteigert. Bei Erreichen der Vollbelastung geht der Patient nur noch mit einer Unterarmstütze.
3. Die 3. Phase der Rehabilitation beginnt nach etwa 4–6 Wochen, wenn der Patient in der Lage ist, unabhängig seine Wohnung zu verlassen und ein Physiotherapiezentrum aufzusuchen. Das Ziel dieser letzten Phase der Rehabilitation ist die Stärkung der Muskelkraft der hüftumgebenden Muskulatur sowie das Training der hüftumgebenden Regionen (Kniegelenk, Wirbelsäule). Radiologische und klinische Kontrollen des Ergebnisses erfolgen nach 3, 6 und 12 Monaten, danach in jährlichem Abstand.

Kasuistik

In der Zeit von 1982–1986 wurden 294 zementlose Hüftendoprothesen mit offenzelliger Oberflächenstruktur implantiert. 253 der Fälle konnten nachuntersucht werden. Der Nachuntersuchungszeitraum beträgt 3–7 Jahre, im Durchschnitt 4,8 Jahre. Einige Daten der Kasuistik zeigt Tabelle 1.

In der Gesamtkasuistik sind 42 Fälle mit behandelter Hüftkopfnekrose enthalten ($\pm$ 14,2%). Insgesamt ergibt sich die Diagnosenverteilung der Tabelle 2.

Die durchschnittliche postoperative Stockbenutzung betrug 5,3 Monate. Periartikuläre Ossifikationen mit funktionellen Einschränkungen (Grad III) waren ausgesprochen selten. Es ergab sich die Verteilung der Tabelle 3.

Wir haben folgende Komplikationen beobachtet (Tabelle 4).

Tabelle 1. Alters-, Geschlechts- und Seitenverteilung der behandelten Patienten

Alter Männer [Jahre]	Frauen [Jahre]	Geschlecht Männlich n [%]	Weiblich n [%]	Seite Links n	Rechts n
26–85 (Durchschnitt 54)	19–83 (Durschnitt 56)	135 (46)	159 (54)	146	148

Tabelle 2. Diagnosen der behandelten Patienten

Diagnose	n	[%]
Osteoarthrose	94	31,9
Präarthrotische Deformität	73	24,8
Hüftkopfnekrose	42	14,2
Infektion	6	2
Entzündung (c.P.)	17	5,7
Endolockerung zementiert	33	11,2
Altes Trauma	18	6,1
Frisches Trauma	2	0,68
Ankylose	1	0,34
Tumor	4	1,3
Sonstige	4	1,3

Tabelle 3. Periartikuläre Ossifikation nach Endoprothesenimplantation

Grad	n	[%]
0	57	(22,5%)
I	164	(64,8%)
II	27	(10,6%)
III	5	(1,9%)

Es zeigte sich eine erfreulich große Anzahl völliger Streckfähigkeit der Hüftgelenke, während funktionsbehindernde Beugekontrakturen nur selten waren (1mal 40°), (s. Tabelle 5).

Bei der Messung der Flexionsbeweglichkeit der operierten Hüftgelenke ergab sich, daß 75,5% aller Patienten (190 Fälle) mehr als 80° Flexionsmöglichkeit aufwiesen.

Bei der Gesamtbewertung der Operationsergebnisse nach dem Merle-d'Aubigne-Schema ergab sich folgende Verteilung (Tabelle 6).

Bei der vergleichenden Analyse der Ergebnisse innerhalb verschiedener Diagnosengruppen ergab sich, daß die Ergebnisse bei den Hüftkopfnekrosepatienten praktisch identisch waren mit den Ergebnissen des Gesamtkollektivs.

Tabelle 4. Komplikationen nach Endoprothesenimplantation

Komplikation	n
Wunddehiszenz	1
Temporäre Fistel	1
Fersendekubitus	1
Fraktur	1
Luxation (reponierbar)	2
Thrombophlebitis	1
Thrombose	1
Embolie	1
Infektion	3
Aseptische Lockerung	1
Pfannendislokation	1
Pfanneninlaydislokation	1

Tabelle 5. Häufigkeit von Hyperextensions-, Extensions- und Flexionskontrakturen nach Implantation

	Kontraktur [°]	n
Extension	10	8
	5	48
	0	186
Flexion	5	1
	10	9
	40	1

Tabelle 6. Bewertung der Operationsergebnisse nach Merle d'Aubigne

Punkte	n	[%]	Bewertung	n	[%]
18	23	9			
17	43	16,9	Sehr gut	123	48,4
16	57	22,5			
15	48	18,9			
14	37	14,6	Gut	99	39,0
13	14	5,5			
12	17	6,7			
11	7	2,7	Befriedigend	26	10,1
10	2	0,7			
9	5	1,9	Schlecht	5	1,9

Aufgrund unserer Analyse der Problematik von erwachsenen Hüftkopfnekrosepatienten und der von uns mit der zementlosen Endoprothetik erzielten Ergebnisse sind wir der Meinung, daß gerade bei Hüftkopfnekrosepatienten die endoprothetische Versorgung in zementloser Version mit offenzelliger Oberflächenstruktur zur dauerstabilen biologischen Fixation eine wohlbegründete Indikation besitzt.

Literatur

1. Krüger M, Henßge EJ, Sellin D (1985) Gegossene spongiös-metallische Implantate im Tierversuch. Z Orthop 123:962–965

Der zementfreie Hüftgelenkersatz bei Hüftkopfnekrosen mit dem MC-Hüftgelenk

K. Diehl[1], W. Spiethoff[1] und M. Ababneh[2]

[1] Orthopädische Abteilung der Bundesknappschaftklinik, D-6625 Püttlingen/Saar
[2] Jordan-University, Amman, Jordanien

Das MC-Hüftgelenksystem (multiple combination: MC) besteht aus verschiedenen Komponenten. Ihre Variation bei der Zusammenstellung erlaubt eine indikationsgerechte Anpassung des Hüftgelenkersatzes. Dieser umfaßt den zementierten, den zementfreien und auch den hybriden Einsatz bei Erstimplantationen, Wechseloperationen oder den Hüftgelenkersatz bei hüftnahen Oberschenkelfrakturen (Abb. 1).

Das MC-System ist zwischen 1984 und heute in unserer Abteilung über 1000mal in den verschiedenen Formen zum Einsatz gekommen. Bei etwa 250 Gelenkersatzoperationen im Jahr setzen wir heute das MC-Gelenk in 2% zementiert, in 53% in Hybridform (Pfanne zementfrei, Stiel zementiert) und in 45% gänzlich zementfrei ein.

Voroperative Untersuchung

Dieser Beitrag berichtet über die Erfahrungen mit der zementfreien Version des MC-Gelenks. Hierbei haben wir die Patienten aus dem Jahre 1984–1987 nachuntersucht. Von den 237 in diesem Zeitraum operierten Patienten konnten 210 Patienten (84%) nachuntersucht werden.

Die 112 weiblichen und 98 männlichen Patienten waren bei der Nachuntersuchung zwischen 35 und 67, im Durchschnitt 60,1 Jahre alt. Die zum Funktionsverlust führenden Erkrankungen waren überwiegend primäre Koxarthrosen (59%), Hüftdysplasie (12%), chronische Polyarthritis (13%) und idiopathische Hüftkopfnekrosen (7%).

Die funktionelle Störung des betroffenen Hüftgelenks wurde im Score nach Merle d'Aubigne erfaßt und betrug im Mittel 7 von 18 möglichen Punkten. 83% der Patienten benutzten einen Gehstock oder andere Gehhilfen, die schmerzfreie Gehstrecke bzw. -zeit betrug im Mittel 200 m/10 min.

Die häufigsten begleitenden Erkrankungen waren KHK mit Herzinsuffizienz, chronische Polyarthritis, AVK und Diabetes mellitus.

Operatives Vorgehen

Wir wählen in den meisten Fällen den Zugang nach Watson-Jones. Zur Entspannung diszidieren wir immer den Tractus iliotibialis in Höhe des

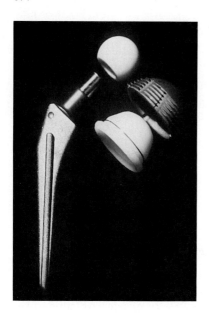

Abb. 1. MC-Hüftgelenksystem in der Explosionsaufnahme. Es besteht aus der Titanmetallschale, dem Polyäthyleninlay sowie dem Titanstiel mit dem Keramikkopf. Der Stiel steht sowohl in Zementierversion als auch in zementfreier Version zur Verfügung

Trochanter minor nach dorsal und lösen die pelvitrochantäre Muskulatur zu ⅔ am Trochanter ab. Nach der Luxation trennen wir bei Außenrotationskontraktur die Außenrotatoren am femoralen Ansatz ab.

Herstellen der autologen Knochenmasse

Der luxierte Hüftkopf wird von allen Weichteilen und mit tangentialen Sägeschnitten sorgfältig von allen Knorpelresten befreit. Erst danach erfolgt die eigentliche Kopf-Hals-Resektion etwa 1,5 Querfinger über dem Trochanter minor.
 Die verbleibenden gesunden Knochenbezirke von Kopf und Hals werden mit dem Meißel zerkleinert und in der Knochenmühle zu einer Knochenspanmasse zermahlen. Diese Knochenmasse wird bei der Implantation der Pfanne und des Stiels reimplantiert und damit in allen Bereichen der Verankerung ein bündiger Kontakt zwischen Implantat und Knochen hergestellt (Abb. 2).

Pfannenimplantation

Nach Entfernen aller Weichteile aus der Pfanne wird der Pfannenboden bis zur Compacta interna, welche unbedingt erhalten wird, zentrisch ausgemeißelt. Das Ausfräsen der Pfanne beginnt mit der kleinsten, sphärischen Pfannenfräse. Das Innere der Pfanne wird nun mit den steigenden Fräsgrößen so ausgeweitet, daß die Pfanneneingangszone zwar von ihrem Knorpelbelag befreit, ihre subchondrale Zone jedoch unbedingt erhalten bleibt (Abb. 3).

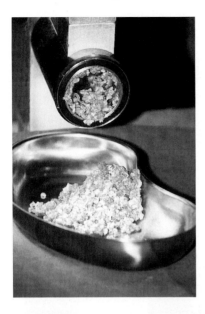

Abb. 2. Herstellung der autologen Knochenmasse aus dem Hüftkopf in der Knochenmühle

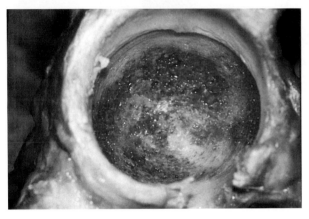

Abb. 3. Ausgefräste Pfanne. Die subchondrale Eingangsebene muß unbedingt erhalten bleiben

Autologe Plastik des Pfannenbodens

In die so vorbereitete Pfanne wird die autologe Knochenmasse aus der Knochenmühle eingebracht und an der Wandung des Pfannenbodens verteilt. Der Pfanneneingangsring bleibt dabei frei, so daß dort eine feste Verankerung der Gewindeflügel der MC-Pfanne möglich ist (Abb. 4).

MC-Pfanne

Die MC-Pfanne besteht zum einen aus einem Titanmantel (TiFeAl-Legierung) und ist zum Becken hin sphärisch geformt. Gewindeflügel erlauben ein festes

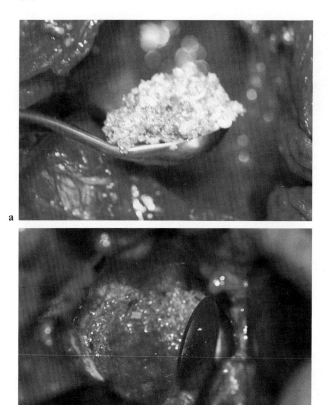

Abb. 4a,b. Die autologe Knochenmasse wird in der ausgefrästen Pfanne verteilt

Eindrehen in das Becken (Abb. 5). Das Innere des Titanmantels ist konisch geformt. In diese konische Form wird, nachdem die Metallschale in das Becken eingedreht ist, das Inlay aus Polyäthylen verschiebefest eingepreßt (Abb. 6). Durch die Innenform der Metallschale und die Außenform des Inlays wird eine verschiebefeste Verbindung beider Pfannenkomponenten erreicht.

Entsprechend den Fräsgrößen stehen verschiedene Pfannengrößen von 44–60 mm Durchmesser zur Verfügung. In der Regel kommen hierbei die Größen 46, 48 und 50 mm zur Anwendung.

Die Pfanne wird in das Becken bis zum festen Anschlag eingedreht. Die zentrale Bohrung der Metallschale der MC-Pfanne erlaubt eine Kontrolle darüber, ob diese fest genug mit ihrem Dorn an die Innenseite der ausgefrästen Hüftpfanne angepreßt wird und damit bündig sitzt (Abb. 7).

Nach Ausspülen der Metallschale wird auf einem Träger das Inlay eingesetzt. Damit ist die Pfannenimplantation beendet (Abb. 8).

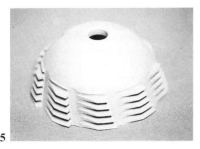 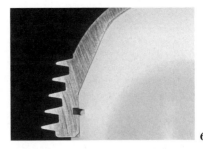

Abb. 5. Titanmantel der zementfreien MC-Pfanne von außen

Abb. 6. MC-Pfanne im Schnittbild: Der Titanmantel besitzt selbstschneidende Gewindeflügel, die zu einer sicheren und festen Verankerung der Pfanne im Becken führen. Das Polyäthyleninlay wird konisch in das Innere der Metallschale verschiebefest eingepreßt

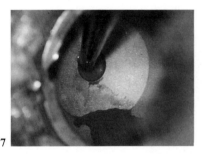 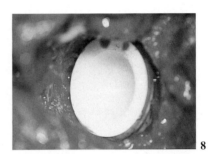

Abb. 7. Die Metallschale der MC-Pfanne ist fest ins Becken eingedreht. Ihr bündiger Sitz wird durch die zentrale Bohrung der Metallschale mittels Pinzette überprüft

Abb. 8. Das Polyäthyleninlay ist in die Metallschale der MC-Pfanne eingebracht

Stielimplantation

Der Oberschenkelstumpf wird nach der Kopf-Hals-Resektion zunächst mit der kleinsten Markraumraspel möglichst lateral, also zur Basis des Trochanter major hin, eröffnet. Die Oberfläche der Raspeln ist so gestaltet, daß die Stielverankerung überwiegend durch Verdrängen der Spongiosa geformt wird (Abb. 9). Die optimale Größe der intramedullären Verankerung zeigt sich bei jener Fräsengröße, welche gerade noch in den Oberschenkel einzubringen ist. Damit ist auch die Größe des einzusetzenden Stiels vorgegeben (Abb. 10).

Autologe Plastik des Oberschenkelraums

Nach dem Ausfräsen wird, wie beim Einsetzen der Pfanne, die in der Knochenmühle gewonnene autologe Spongiosa in den metaphysären Bereich des Oberschenkels eingebracht; sie füllt diesen zunächst locker aus. Danach

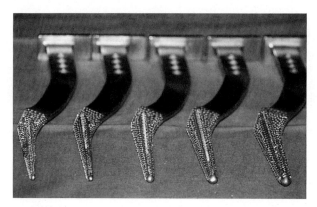

Abb. 9. Die einzelnen aufsteigenden Größen der Fräsen für die zementfreie Implantation des MC-Stiels (für die Zementierversion des MC-Stiels stehen ähnliche, dem Zementstiel angeglichene Fräsen zur Verfügung)

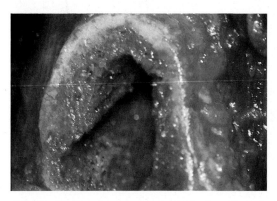

Abb. 10. Die Verankerungszone im hüftnahen Oberschenkel ist ausgefräst. Deutlich zu sehen ist die für die Rotationsstabilität wichtige Querverankerung durch die Seitenflügel

wird die endgültige Markraumverankerung für den MC-Stiel durch die Probestiele in ansteigender Größe geformt. Hierbei wird die zuvor eingebrachte autologe Spongiosa fest in die noch verbliebene Spongiosa des Oberschenkels gepreßt. Damit ist die Verankerung des zementfreien MC-Stiels im Oberschenkel geschaffen (Abb. 11).

MC-Stiel

Der MC-Stiel entspricht dem Geradschaftprinzip und kann sowohl rechts wie links in gleicher Form eingesetzt werden. Er besteht, wie die Pfannenschale, aus Titan (TiFeAl-Legierung). 5 ansteigende Größen erlauben ein Angleichen an die verschiedenen Formen des Markraums. Das bündige Einsetzen zentriert

Der zementfreie Hüftgelenkersatz bei Hüftkopfnekrosen mit dem MC-Hüftgelenk 679

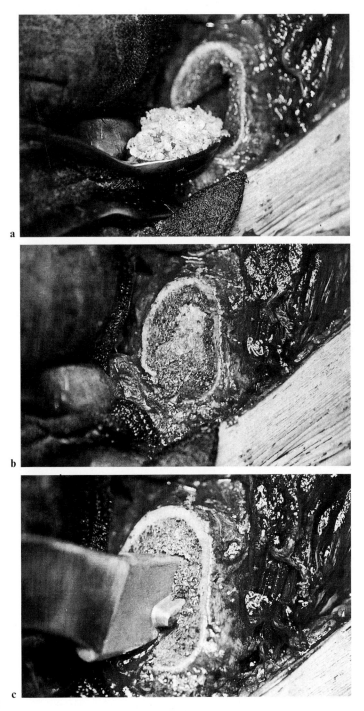

Abb. 11

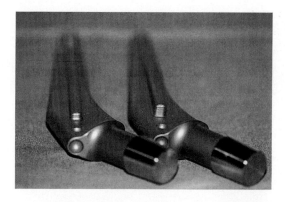

Abb. 12

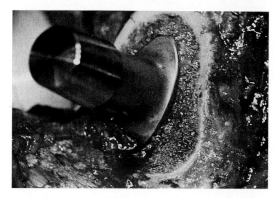

Abb. 13

den Stiel automatisch im Markraum und läßt eine Valgus- oder Varusfehlimplantation kaum zu (Abb. 12).

Die zementfreie Version des Schaftes unterscheidet sich vom Zementschaft durch die Höhe der Seitenflügel, welche bei dieser besonders weit herausragen und eine sichere Rotationsstabilität gewährleisten.

Der Stiel kann zunächst leicht in seine Verankerungszone eingedrückt werden. Seine feste und übungsstabile Verbindung mit dem Oberschenkel wird durch diaphysäres Einklemmen mit dem Einschlaginstrument hergestellt. Die zusätzliche metaphysäre Verankerung kann jetzt noch durch Eintreiben von autologen Spongiosakeilchen zwischen Prothese und Oberschenkel in der Halsresektionsebene optimiert werden. Damit ist die Implantation des Stiels beendet (Abb. 13).

Hüftkopf

Die Standardhüftköpfe bestehen aus der heute allgemein gebräuchlichen Aluminiumkeramik und stehen in 3 Standardhalslängen zur Verfügung.

In Sonderfällen können auch Metallköpfe mit überlangen Hälsen zur Anwendung kommen.

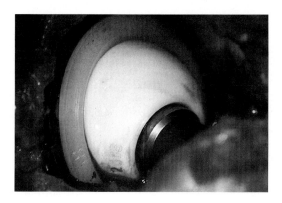

Abb. 14

Zunächst wird der Keramikkopf mit der mittleren Halslänge auf den Konus des MC-Stiels leicht aufgesetzt und die Prothese eingerenkt. Danach wird die Spannung des Hüftgelenks überprüft. Ist diese zu gering, wird der langhalsige, ist sie zu hoch, wird der kurzhalsige Kopf endgültig aufgesetzt. Vor dem endgültigen erneuten Einrenken des MC-Gelenks wird der Hüftkopf mit dem Setzinstrument auf den Konus des Stiels verschiebefest aufgepreßt. Nach Ausspülen des Gelenks wird dieses eingerenkt. Damit ist die Implantation des MC-Hüftgelenks beendet (Abb. 14).

Ergebnisse

Die von uns nachuntersuchten Patienten waren zum Zeitpunkt der Implantation im Durchschnitt 60 Jahre alt. Die Nachuntersuchten wurden zwischen 3 und 6, im Durchschnitt 5 Jahre, nach dem Einsetzen der MC-Prothese untersucht.

Die Mehrzahl der Patienten entlasteten das operierte Hüftgelenk ca. 8 Wochen mit 2 Unterarmstöcken und danach noch einmal 2–3 Wochen mit einem kontralateral getragenen Stock.

Der Score nach Merle d'Aubigne betrug präoperativ im Durchschnitt 7 von 18 Punkten.

87% der Patienten waren nach dem Einsetzen der MC-Prothese zufrieden, unzufrieden waren 7%.

Bei 98,2% der Patienten war die MC-Pfanne röntgenologisch knöchern mit charakteristischen knöchernen Abstützreaktionen und ohne Zwischenzone eingewachsen und zeigte gegenüber frühen postoperativen Aufnahmen keinerlei Positionsveränderungen.

Interponatzonen im distalen Bereich ohne Positionsveränderungen und ohne sonstige Lockerungszeichen fanden wir lediglich bei 1,8% der Patienten vor. Ein Pfannenwechsel wurde in keinem Fall vorgenommen.

Circa 8% der Patienten klagten über Belastungsschmerzen im mittleren Drittel des Oberschenkels, welche röntgenologisch mit kortikaler Auftreibung in Stielhöhe oder mit Positionsänderungen in Form von Einsinken verbunden war. 3,6% der Patienten wurden einer Zweitoperation mit Stielwechsel (zementiert) unterzogen. Wegen der Form des MC-Stiels gelang dieser Wechsel schnell und komplikationslos, wobei meistens die distale Markraumsklerosierung durchbohrt werden mußte. Bei den Revisionsoperationen zeigten sich alle Pfannen fest eingewachsen und konnten belassen werden.

Bei 92% der Patienten waren die Stiele fest eingewachsen. Dementsprechend war die schmerzfreie Gehstrecke wesentlich verbessert.

Auch im Score nach Merle d'Aubigne stiegen die Werte von präoperativ 7 auf postoperativ 15 von 18 Punkten durchschnittlich an.

Periartikuläre Ossifikationen (eingeteilt nach den Stadien nach Brooker) leichter Art, ohne Beeinträchtigung der Belastung und Bewegung (Stadium I und II) fanden wir bei 14% der Patienten, mit leichter Beeinträchtigung (Stadium III) bei 6% und schwere Verkalkungen mit Bewegungseinschränkung fanden wir bei 2%, überwiegend bei Männern, vor.

Diskussion

Von zementierten Endoprothesen des Hüftgelenks wissen wir, daß diese in der überwiegenden Anzahl der Fälle nach der Implantation fest verankert und bald schmerzfrei zu belasten sind. Nonintegrationen, d. h. sog. Frühlockerungen, sind bei dieser Implantationsart selten vorzufinden. Andererseits ist jedoch auch bekannt, daß zementierte Kunstgelenke nicht auf Dauer fest verankert bleiben. So zeigen die meisten dieser Gelenke Lockerungen nach 8–10, in seltenen Fällen nach 15 Jahren. Hierbei entstehen durch die Relativbewegungen zwischen Knochenzement und Implantat bzw. Knochenlager erhebliche Abriebsmengen von Knochenzement, welche zu erheblichen Knochendestruktionen sowohl des Oberschenkels als auch des Beckens führen. Nicht selten betreffen diese Destruktionen dann Patienten in weit fortgeschrittenem Lebensalter, deren biologische Reserven gegen einen erneuten großen und belasteten Eingriff naturgemäß reduziert sind.

Unsere Untersuchungen ergeben, daß die implantierten MC-Hüftgelenke in zementfreier Version bei richtiger Indikationsstellung bei der überwiegenden Anzahl der Patienten fest einwachsen und wie bei zementierten Prothesen gleich belastbar und funktionstüchtig werden.

Besonders die MC-Pfanne zeigt im angegebenen Zeitraum keinerlei Lockerungen und scheint, was die mittelfristige Tragezeit betrifft, zementierten Hüftpfannen gleichwertig.

Bei den MC-Stielen in der zementfreien Version muß mit einer Quote der Nonintegration, d. h. mit einer Frühversagerquote von etwa 7–8% gerechnet werden. Eine Nachoperation ist in diesen Fällen notwendig. Der Wechsel wirft jedoch gerade wegen der Abwesenheit von Knochenzement und dem Fehlen zusätzlicher Knochendestruktionen durch Zementabrieb und durch die konstruktive Form des Stiels keinerlei operative Probleme auf. In den übrigen 93% der Fälle ist jedoch auch der Stiel knöchern integriert und dem zementierten Prothesenstiel ebenfalls gleichwertig.

Ob nun das knöchern integrierte und funktionstüchtige MC-Hüftgelenk eine Dauerlösung darstellt, ist nicht vorauszusehen. Selbst wenn das knöcherne Verankerungslager nach dem gleichen Zeitraum wie bei zementierten Prothesen versagt und die Prothese sich lockern sollte, zeigen uns die Lockerungsfälle der zementfreien MC-Version, daß zusätzliche, die Wechseloperation erschwerende und den Patienten dabei vital gefährdende Knochendefekte durch Zementabrieb nicht vorliegen werden. Den inzwischen älter gewordenen Prothesenträger können wir, wenn überhaupt notwendig, technisch leichter und schonender wieder endoprothetisch versorgen.

Wir sind deshalb der Meinung, daß bei biologisch jüngeren Menschen mit einer langen Lebenserwartung die zementfreie Version des MC-Hüftgelenks empfohlen werden kann.

Erfahrungen mit dem Einsatz zementfreier Endoprothesensysteme zur Behandlung der Hüftkopfnekrose

K. E. Brinkmann

Orthopädisch-Traumatologische Abteilung II des Rehabilitationskrankenhauses Karlsbad-Langensteinbach, D-7516 Karlsbad

Im Rehabilitationskrankenhaus Langensteinbach werden seit 1975 zementfreie Endoprothesen eingesetzt, zunächst als Keramikverbundysteme. Bis zur Entwicklung ausreichend kippstabiler und rotationssicherer Endoprothesenstiele wurde die Schaftkomponente herkömmlich zementiert. Seit 1978 verfügten wir über die zementfrei zu implantierenden makrostrukturierten Wabenstiele von Mittelmeier. Das Prinzip der elastischen Verklemmung in Verbindung mit der Oberflächenvergrößerung war ein wesentlicher Fortschritt auf dem Weg der zementfreien Stielverankerung. Aber auch hier waren Verbesserungen notwendig. Zu viele Patienten klagten in den ersten beiden Jahren über Spannungsschmerzen im Oberschenkel. Nach längerfristiger Belastung über mehrere Jahre beobachteten wir gerade bei jüngeren Patienten Rotationslockerungen und varische Stielverkippungen. Andere zementfreie Systeme wurden deswegen erprobt und wegen vorzeitiger Lockerungen wieder verworfen.

Seit 1985 verwenden wir 2 unterschiedliche Endoprothesenstiele, die unseren Vorstellungen entsprechen. Es handelt sich einerseits um das anatomisch adaptierte Hüftendoprothesensystem „Lübeck" und andererseits um den „Suprakonitan" (SKT) Endoprothesenstiel der Firma Orthoplant.
Gemeinsame Kriterien dieser Systeme sind:
– Anatomisch adaptierte Formgebung
– Flächenstützender Kontakt
– Oberflächenvergrößerung

Der Porometall-Endoprothesenstiel „Lübeck" besteht aus einer CoCrMo-Gußlegierung „Endocast" mit einer offenzelligen metallspongiösen Oberflächenstruktur.
Der SKT-Stiel besteht aus einer Schmiedetitanlegierung mit einer Makrostrukturierung in Form von längsgerichteten konischen Stegen und Oberflächenaufrauhung im proximalen Drittel. Über einen lateralen Anker erfolgt zusätzlich eine Rotationssicherung im Trochanterbereich.
Beiden Endoprothesenstielen gemeinsam ist die anatomisch adaptierte Formgebung, die durch flächenstützenden Kontakt eine gleichmäßige Krafteinleitung in den proximalen Femurschaft bewirkt. Anatomisch adaptiert bedeutet, daß der Stiel den Krümmungen des Markraums folgt und ihn

formschlüssig ausfüllt. Die Endoprothesenstiele sind für die rechte und linke Seite konzipiert und in mehreren Größen lieferbar.

Beim SKT-Stiel erfolgt die individuelle Anpassung an einen anatomisch vorgegebenen CCD-Winkel über einen Adapterkonus mit verschiedenen Winkelgraden. Dadurch werden unerwünschte Beinverlängerungen und Spannungsschmerzen in den Hüftabduktoren ausgeschaltet. Auf Wunsch wird der SKT-Stiel mit Hydroxylapatit beschichtet.

Die Anforderungen an eine korrekte Implantationstechnik sind größer als bei den zementierten Endoprothesenstielen. Beide Stielkomponenten besitzen eine hervorragende mechanische Primärstabilität. Optimale Flächenstützung und Rotationssicherung ermöglichen eine frühe Belastungsaufnahme. Die Dauerbelastbarkeit wird durch das Einwachsen vitalen Knochens in die offenzelligen Metallstrukturen der Lübeck-Prothese bzw. Knochenanwuchs an die Mikrostrukturen der SKT-Prothese gewährleistet. Die experimentell gewonnenen Ergebnisse der Osteoinduktion durch Oberflächenstrukturierung konnten in den letzten Jahren durch klinische Beobachtungen bestätigt werden. Die Schonung des Knochenlagers und die Erhaltung von vitalem Knochen mit guter Vaskularisation rechtfertigen den Einsatz zementfreier Endoprothesensysteme gerade bei jüngeren Patienten mit höherer Lebenserwartung.

Die Nachteile des Knochenzements sind allgemein bekannt und sollen hier nicht erörtert werden. Trotz der entschieden verbesserten Zementiertechnik sind die physikalischen Eigenschaften des PMMA und die dadurch bedingte thermisch-toxische Schädigung des knöchernen Implantatlagers entscheidend für die vorzeitige Lockerung der Endoprothese. Bei Auswechseloperationen finden wir regelmäßig Granulationsgewebe, Zementtrümmer, Osteonekrosen und ausgedehnte osteoklastische Knochendefekte. Die Stabilität der primär eingebrachten Endoprothese wird beim Austausch daher nie mehr erreicht. Das wiederum ist einer der Gründe, warum die zementierte Endoprothese für das höhere Lebensalter reserviert bleibt. In meiner Abteilung werden seit 1984 Hüftendoprothesen nur noch ausnahmsweise zementiert. Eine Altersbeschränkung für die zementfreie Endoprothetik besteht nicht.

Nun leiden jedoch vielfach jüngere Patienten an Hüfterkrankungen, die durch gelenkerhaltende Maßnahmen nicht mehr therapierbar sind. Dazu gehört auch das Krankheitsbild der Hüftkopfnekrose. Nach unseren Erfahrungen sind diese Patienten im Durchschnitt deutlich jünger als 60 Jahre. Bezieht man die posttraumatischen Hüftkopfnekrosen mit ein, liegt der Erkrankungsgipfel um das 40. Lebensjahr.

Material

Im Zeitraum von Januar 1985–Juni 1986 wurden 100 Lübeck-Porometall-Endoprothesenstiele eingesetzt.

Von Juli 1985–Dezember 1988 wurden 102 SKT-Endoprothesenstiele implantiert.

Tabelle 1. Altersverteilung in der Lübeck-Porometall- und der SKT-Studie

Alter [Jahre]	Lübeck-Porometall [%]	SKT [%]
21–30	1	1
31–40	5	7
41–50	19	18
51–60	21	29
61–70	15	17
71–80	17	14
81–90	2	1

Tabelle 2. Indikationen für den Gelenkersatz in den 2 Studien

Indikation	Lübeck-Porometall [%]	SKT [⊂]
Primäre Koxarthrose	18,0	17,1
Dysplasie	43,2	43,9
Hüftkopfnekrose	11,4	13,7
Epiphyseolyse	1,0	1,6
Rheumatoide Arthritis	6,7	3,5
Posttraumatische Arthrose	3,7	5,0
Trauma	4,0	4,2
Endoprothesenwechsel	12,0	11,0

Tabelle 3. Komplikationen nach Implantation der 2 Endoprothesen

Komplikation	Lübeck-Porometall n	SKT n
Lockerung	0	1
Schaftfissur	2	3
Trochanterabriß	3	5
Luxation	4	3
Infektion und Austausch	1	0

Beide Systeme wurden von 2 verschiedenen Personen nachuntersucht und schließlich von einer 3. Person auswertend verglichen.

Für den Azetabulumersatz bevorzugen wir sphärische Pfannen mit Schraubgewinde von verschiedenen Herstellern. In der Kompatibilität der Endoprothesensysteme sehe ich einen großen Vorteil. Implantationsfehler sind seither auch bei unerfahrenen Operateuren ungleich seltener vorgekommen.

In meiner Auswertung beziehe ich mich nur auf die Stielkomponenten. Die wesentlichen Daten bezüglich Alter können Tabelle 1, die Indikation Tabelle 2 und Komplikationen Tabelle 3 entnommen werden.

Ergebnisse

Auffällig war, daß in der SKT-Studie 55% der Patienten das 60. Lebensjahr noch nicht erreicht hatten. Mit 46% ist der Anteil jüngerer Patienten in der Lübeck-Porometall-Studie ebenfalls unverhältnismäßig hoch.

Hüftkopfnekrosen sind mit 13,7% in der SKT-Studie etwas häufiger vertreten als in der Lübeck-Porometall-Studie mit 11,4%. Wie bereits erwähnt, handelt es sich um jüngere Patienten mit einem Erkrankungsgipfel knapp über dem 40. Lebensjahr (Tabelle 2).

Komplikationen

An perioperativen Komplikationen registrierten wir Schaftsprengungen und Trochanterabrisse (s. Tabelle 3). Erstere sind auf das Preßfit der anatomisch adaptierten Endoprothesenstiele zurückzuführen. Dimensionierungsprobleme der Herstellerfirmen, z.B. die Diskrepanz zwischen den Größen von Schaftraspel und Stiel sind mit ursächlich für diese Komplikation. Der erfahrene Operateur hört oder fühlt das beim Einschlagen der Endoprothese und bohrt den Markraum rechtzeitig auf. Trotzdem müssen diese technischen Mängel dringend abgestellt werden.

Trochanterabrisse sind in der Regel ebenfalls als operationstechnische Fehler zu werten.

Eine varische Stiellockerung des SKT-Systems wurde erneut operiert. Sie ist nicht der Endoprothese anzulasten. Die Lockerung eines Porometall-Endoprothesenstiels infolge einer tiefen Infektion konnte durch 2zeitigen Austausch beherrscht werden.

Ektope Verknöcherungen waren nach einer Beobachtung von 2 Jahren mit insgesamt 20% in beiden Vergleichsgruppen unverhältnismäßig häufig. Dabei waren drittgradige Ossifikationen nach ARQU mit 3% in der Lübeck-Gruppe und 3,8% in der SKT-Gruppe gerade noch akzeptabel.

Röntgenkontrollaufnahmen nach 2 Jahren zeigten beim Lübeck-Stiel in a.-p.- und axialer Richtung bei 10% der Patienten Sklerosierungen im Sinne eines Innenköchers im proximalen Drittel. Im distalen Stielanteil beobachteten wir diese Verknöcherungen nur in 3% der Fälle.

In der SKT-Studie waren die Sklerosierungssäume im proximalen Drittel bei 12,6% und im distalen Drittel bei 5,2% nachweisbar. Ein durchgehender Spongiosa- oder Kortikaliskontakt bestand mit Ausnahme der geschilderten Lockerungsfälle bei allen Patienten.

Bei Patienten mit Hüftkopfnekrose waren Angaben über Ruhe- und Belastungsschmerzen in der Trochanterregion und im hüftnahen Oberschenkel ungleich häufiger als bei Vergleichsgruppen anderer Indikationen. Subjektive Beschwerden und klinische Befunde stimmten jedoch selten überein. Die Erklärung hierfür ist einfach.

In unserem Krankengut war die Ursache der Hüftkopfnekrose in erster Linie bedingt durch einen nutritiv-toxischen Leberschaden, meist infolge von

Alkoholabusus. An 2. Stelle standen kortisoninduzierte Nekrosen. Erst an
3. Stelle rangierten Fettstoffwechselstörungen unklarer Genese. Sehr häufig
bestand Übergewicht. Trotz des relativ jungen Erkrankungsalters erschienen
viele Patienten mit meist doppelseitigen Hüftkopfnekrosen vorgealtert. Sie
waren multimorbide. Einige hatten bereits einen Rentenantrag gestellt. Die
subjektiv schlechteren Ergebnisse stehen in Korrelation zu den geschilderten
Mehrfacherkrankungen und unerfüllten Erwartungshaltungen.

Zusammenfassung

Zur Behandlung der Hüftkopfnekrose – es handelt sich durchweg um jüngere
Patienten mit einem Durchschnittsalter knapp über 40 Jahre – hat sich der
Einsatz zementfreier Endoprothesensysteme bei uns bewährt. Als Vorteil der
seit 1985 von uns verwendeten Endoprothesenstiele sehe ich die sichere
mechanische Primärstabilität und die vitale knöcherne Integration zur Gewährleistung der Dauerbelastbarkeit. Als weitere Vorteile sind zu nennen:
- kürzere Operationszeit,
- sichere Primärfixation,
- vitale knöcherne Integration.

Dies möchte ich im Hinblick auf etwaige Auswechselungsoperationen besonders hervorheben.

Die beiden unterschiedlichen Endoprothesensysteme sind bei Patientengruppen mit annähernd gleicher Indikationsstellung eingesetzt worden und
haben sich in einem Beobachtungszeitraum von 2 Jahren und länger bewährt.
Von Langzeitergebnissen kann man noch nicht sprechen.

Perioperative Komplikationen sind z. T. auf die Dimensionierungsvarianten der Herstellerfirmen zurückzuführen. Hier ist Abhilfe notwendig. Implantationstechnische Fehler lassen sich durch exaktes Operieren vermeiden.

Für den operativen Gelenkersatz bei der Hüftkopfnekrose sind beide
Endoprothesenstiele in gleicher Weise geeignet.

Erhaltung des Schenkelhalses bei totalem Hüftgelenkersatz

C. J. K. Bulstrode

Nuffield Orthopaedic Centre, University of Oxford, Headington, Oxford OX3 7LD

Bis vor kurzem war es üblich den Femurkopf und Schenkelhals bei der Implantation einer Hüfttotalendoprothese zu entfernen. Das ist historisch begründet. Als die erste Hüftendoprothese entwickelt wurde, wurde der Prothesenschaft direkt abgeleitet von jenen Prothesen, die bereits für die Behandlung subkapitaler Hüftkopffrakturen gebräuchlich waren. Hier sind der Hüftkopf und Schenkelhals bereits tot. So wurde die Endoprothese derart entwickelt, um beides zu ersetzen. Der Nachteil dieses Vorgehens ist, daß ein großer Teil des Knochens entfernt werden muß und daß die Kontrolle der Rotationsstabilität reduziert wird. Dieses Problem ist besonders wichtig, wenn zementfreie Geradschaftprothesen eingesetzt werden. Die Rotation entsteht aus dem Femurkopf, während andererseits die Rotation aus der Kortikalis des Femurschaftes resultiert. Dies ist ein Faktor, der dem Drehpunkt eine Geradschaftprothese 4mal näher ist.

Es bedeutet, daß jeder Kraft, die aus dem Femurkopf entsteht und versucht, die Femurkomponente im Femur zu drehen, widerstanden werden muß durch eine Kraft, die an der Femurkortikalis wenigstens 4mal stärker für das Implantat sein muß, um stabil zu bleiben. Bis vor kurzem wurde die Rotationsinstabilität der Femurkomponente nicht ernst genommen, bis Untersuchungen von Selvig in Schweden anhand von Stereoradiogrammen zeigten, daß „Rotationsfehler" der Femurkomponente letztlich genauso bedeutungsvoll sind wie „Longitudinalfehler". Die Entfernung des Schenkelhalses ist vorteilhaft, da sie den Zugang zu der Hüftpfanne leichter gestaltet. Sie reduziert die Möglichkeit der Reibung zwischen Schenkelhals und Azetabulum, falls die Hüfttotalprothese nicht exakt in der Achse plaziert wird. Die Erhaltung des Schenkelhalses ist technisch etwas anspruchsvoller, hat aber viele Vorteile für den jüngeren Patienten, besonders für die Implantation einer zementfreien Hüftendoprothese.

Die Vorteile sind folgende:
1. Die axiale Last für die Femurkomponente ist über eine größere Fläche des proximalen Femurs verteilt und hat nun den Vorteil, daß der Kalkar eine größere Last übernimmt.
2. Die Belastung der Femurkomponente wird in das proximale Femurdrittel eingeleitet und reduziert hiermit die distale Femurbelastung sowie die proximale Femurosteoporose.

Die Erhaltung des Femurhalses sorgt für eine sehr intensive Kontrolle für die Rotation, indem eine große Fläche erhalten bleibt, die der Rotation widersteht, ebenso wie der mechanische Vorteil des Schenkelhalses zu dieser Verschiebung zunimmt. Obwohl die Erhaltung des Schenkelhalses nicht die Resorption des Knochens verhindern kann, bedeutet es, daß die Resorption mit so viel mehr Kalkar einsetzt, so daß nur ein geringerer Teil des proximalen Femurs zu einem Problem wird und sich über längere Zeit erstreckt.

Ein abschließender Vorteil der Erhaltung des Schenkelhalses besteht darin, daß es möglich ist, die sog. Shenton-Linie von der oberen Begrenzung des Foramen obturatum über den Schenkelhals hinabzuziehen.

Wenn ein modulares Hüftendoprothesensystem verwendet wird, so ist es möglich, die Halslänge zu bestimmen, sofern man die Shenton-Linie rekonstruiert. Dies garantiert eine korrekte Beinlänge nach Abschluß der Operation.

Bei Erhaltung des Schenkelhalses muß große Sorgfalt darauf verwendet werden, ein eventuelles Reiben zwischen Schenkelhals und Azetabulum zu vermeiden. Dies ereignet sich am häufigsten, sofern das Azetabulum zu hoch lokalisiert ist oder die Femurkomponente nicht zentral im Femur sitzt. Beides sind Fehler, die auf jeden Fall in der Hüftchirurgie vermieden werden sollten.

Abschließend ist festzustellen, daß die Erhaltung des Schenkelhalses große Möglichkeiten für den jüngeren Patienten bietet, die Erhaltung des Knochens bedeutungsvoll ist und zementfreie Implantate verwendet werden.

Die Technik ist etwas anspruchsvoller, aber die Vorteile überwiegen.

Zementfreier Gelenkersatz bei der Hüftkopfnekrose

G. Aldinger[1], W. Küsswetter[2] und S. Sell[2]

[1] Orthopädische Klinik Paulinenhilfe, Forststr. 14–16, D-7000 Stuttgart 1
[2] Orthopädische Universitätsklinik, Hoppe-Seyler-Str. 3, D-7400 Tübingen

Wie jede Indikation zum künstlichen Gelenkersatz, so stellt auch der Ersatz eines nekrotischen Hüftkopfes durch ein künstliches Implantat eine Kapitulation vor diesem – primär biologischen – Problem dar. Das wesentliche Problem beim künstlichen Gelenkersatz liegt in der langfristigen Stabilisierung des Implantates durch den lebenden Knochen und ist damit mit einem Kompromiß vergleichbar. Zwar ist die Kompromißbereitschaft des Knochens ganz allgemein relativ groß, präoperativ kann das Ausmaß dieser Bereitschaft für den einzelnen Fall jedoch nicht immer genügend abgeschätzt werden. Es erscheint deshalb sinnvoll, die zweifelsfreie Autorität des Knochens in der Interaktion mit dem Kunstgelenk anzuerkennen.

Hüftstiel

Je besser sich der Hüftstiel dem letztlich stabilisierenden hüftnahen Oberschenkelköcher anpaßt, desto bessere Ergebnisse können erwartet werden. Diese Binsenweisheit ist freilich schon lange bekannt. Charnley [8] hat deshalb schon in den 60er Jahren den formfüllenden sog. Knochenzement eingeführt. Der erreichte, umfassende Formschluß gab dem standardisierten Hüftstiel den erforderlichen Paßsitz im jeweiligen Knochenköcher. Die Endoprothetik erlebte einen gewaltigen Aufschwung. Die Gründe, warum sich derart zementierte Stiele im Laufe der Jahre dennoch lockerten, lagen weniger in der formfüllenden Funktion als vielmehr – jedoch keineswegs ausschließlich – in den ungünstigen Materialeigenschaften des Zements. Auch bei guter Zementiertechnik kann über eine Mikroinstabilität infolge der Friktionen ein Zementabrieb erfolgen, welcher dann mit den nachfolgenden Osteolysen einen Teufelskreis in Gang setzen und schließlich zu einem Desaster führen kann.

Schon bald wurde der Knochenzement als Sündenbock abgestempelt, und insbesondere für die jüngeren Patienten – und um solche handelt es sich ja bei der Hüftkopfnekrose – die zementfreie Verankerung wiederentdeckt. Die nun rauhen oder porösen Oberflächen imitierten hierbei mehr oder weniger die Oberfläche des Zements.

Das Problem des entsprechenden Paßsitzes des Stiels im Oberschenkelköcher blieb jedoch ungelöst. Eine Unzahl unterschiedlichst geformter Stiele in bis zu 20 Größen unterstreicht diese Tatsache.

Die Variabilität der Natur und ganz besonders die Variabilität des koxalen Femurendes ist eben viel zu groß, als daß dieser Knochenabschnitt durch eine realistische Anzahl vorgefertigter Stiele befriedigend ersetzt werden könnte.

Eine 2. Tatsache – eine weitere Binsenweisheit – kommt noch hinzu: Der Stiel wird im Knochen verankert; allein der Knochen garantiert die Langzeitstabilität. Der Knochen bestimmt also das Schicksal der Prothese, deshalb hat der Knochen auch die Priorität. Der Knochen sollte deshalb so weit als möglich geschont und nicht unnötig durch Aufbohren oder dergleichen geschwächt und geschädigt werden. „Stem to bone, not bone to stem!" daran arbeitet die Arbeitsgruppe um Aldinger [1–7] nun schon seit 1981. Seither hat diese Idee überzeugt, zahlreiche Forschungsgruppen sind weltweit entstanden. Im Herbst 1991 findet bereits der 4. Weltkongreß über „Custom-Made-Prothese" – dieses Mal in San Franzisco – statt.

Methode

Bei einem Radiologen wird nach den Vorgaben des Autors dieser Prothese eine Serie computertomographischer Schnitte hergestellt.

Anhand dieser Daten wird nun computergestützt ein dreidimensionales Modell im Rechner erarbeitet und ein entsprechender, völlig frei nachgeformter Hüftstiel konstruiert. Es handelt sich hierbei also keinesfalls nur um die Anpassung eines Standardmodells, um eine sog. parametrisierte „Custom-Made-Prothesis". Natürlich könnte ein exakter Ausguß des Knochenköchers nicht implantiert werden. Die geometrisch komplexe Ausgestaltung des koxalen Femurköchers und die vorgegebene Implantationsöffnung lassen eine exakte Abformung dieses Köchers, z.B. in der Ausstülpung des kleinen Trochanters, nicht zu. Es muß auch hier der beste Kompromiß gefunden werden. Die entsprechende Software war deshalb das Herzstück an dieser Entwicklung – sie sollte sowohl die Implantierbarkeit und den optimalen Paßsitz, aber auch die Extrahierbarkeit garantieren; letztere ist für eine Endoprothese unverzichtbar, denn ein Kunstgelenk bleibt ein künstliches Gelenk und sollte bei Bedarf ohne größeren Schaden wieder entfernt werden können.

Dieser frei nachgeformte Individualstiel wird schließlich aus einer hochfesten Titanlegierung auf einer computergestützten Fertigungsmaschine hergestellt.

Jeder Verfahrensschritt – von der Computertomographie über die Konstruktion und Produktion bis hin zur Stabilitätstestung – wird von einem aufwendigen computergestützten Qualitätssicherungsprogramm begleitet. Sogar der Implantationsvorgang selbst wird bereits vor der Operation im Computer simuliert; eine Sicherheit für Arzt und Patient gleichermaßen.

Ein besonderer Vorteil dieses Systems liegt auch in der individuellen Positionsmöglichkeit der Keramikkugel, also der Variationsmöglichkeit der

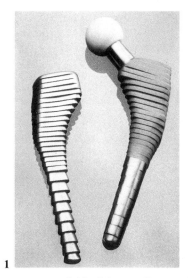 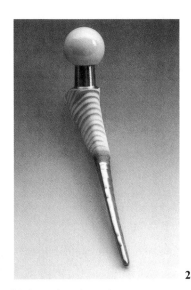

Abb. 1. Individuell hergestellter Prothesenstiel mit zugehöriger Einmalraspel
Abb. 2. Individualstiel mit Hydroxylapatitbeschichtung im proximalen Teil

Richtung und Länge des Schenkelhalses nach anatomischen und/oder therapeutischen Richtlinien. Dies hat sich als sehr vorteilhaft für die frühfunktionelle Stabilität und Mobilität erwiesen.

Das vorgestellte Individualsystem der Hüfte ist äußerst pragmatisch und technisch einfach zu handhaben. Jeder Hüftchirurg kann dieses System anwenden, er bleibt völlig unbehelligt von dem „high tech" dieses Systems. Da das Implantat sich nach dem Knochen richtet, ist ein aufwendiges Spezialinstrumentarium nicht erforderlich: Jedem Stiel ist eine identisch geformte Raspel für den einmaligen Gebrauch beigefügt (s. Abb. 1). Die Verwendung einer Keramikkugel wird empfohlen. Mit der sphärischen, zusätzlich verschraubten Kunstpfanne nach Harris et al. [9] haben wir gute Erfahrungen.

Mit der scheibenähnlich konstruierten Struktur des Stiels im intertrochantären Abschnitt (s. Abb. 1) werden die Vorteile der beiden – in ihrer Wirkung an sich gegensätzlichen – Verankerungsprinzipien ausgenutzt, sowohl der Oberflächenvergrößerung, als auch des Preßsitzes weitgehend glattwandiger Stiele, ohne deren Nachteile in Kauf nehmen zu müssen. Die damit geschaffenen Auflager können auch mit einem System innerer Krägen verglichen werden. Das Implantat stützt sich so zirkumferent linienhaft im intertrochantären stabilen Knochenköcher ab, der dazwischenliegende spongiöse Bereich dient als dämpfende Bettungsschicht.

Dieser Stiel wird wahlweise mit einer proximalen Hydroxylapatitbeschichtung versehen (s. Abb. 2).

In Verbindung mit dem völlig frei nachgeformten Stiel bietet diese Oberfläche einen vielversprechenden, soweit als irgendmöglich physiologi-

Tabelle 1. Der Diagnoseschlüssel spiegelt ein ungünstiges Krankengut wider

Diagnose	[%]
Dysplasiearthrose	42
Idiopathische Arthrose	33
Hüftkopfnekrose	10
Posttraumatische Arthrose	2
Ankylose	2
Osteoradionekrose	2
PcP	2
M. Bechterew	1
Epiphysenlösung	1

Tabelle 2. Gesamtbeurteilung nach Merle d'Aubigne (Modifikation nach Griss)

Punkte	Individuelle Prothesen n	Bewertung	
12	69		
11	11		
10	9		
12–10	89	Sehr gut	
9	4		97%
8	2		sehr gut
7	2		und
9–8	8	Gut	gut
6	1		
Wechsel	2		
6–0	3	Unbefriedigend	

schen Kraftfluß – schon im Bereich des Kalkars – Stufe für Stufe vom Stiel auf den Knochenköcher.

Ergebnisse

Die mittlere Beobachtungszeit der ersten 100 von insgesamt ca. 400 derartigen Individualprothesen betrug 26 Monate. Alle Patienten (100%!) wurden in dieser prospektiven Studie nachuntersucht: Alle unsere Patienten unter 65 Jahren erhielten dieses Implantat. Die Dysplasien und Nekrosen überwogen bei diesen jüngeren Patienten, auch 2 Akylosen wurden wieder mobilisiert (Tabelle 1). Unter diesen ersten 100 Hüften fanden sich auch 2 Fälle nach Nierentransplantationen mit kortisoninduzierten Hüftkopfnekrosen, einmal wurde sogar eine nochmalige Nierentransplantation erforderlich. 3 Patienten standen und stehen noch unter einer immunsuppressiven Therapie. Auch die

Voroperationen (37%) spiegeln ein ungünstiges Krankengut wider. Wenn auch bei der Osteoradionekrose und bei kortisoninduzierten Hüftkopfnekrosen mit schwerer Osteoporose und immunsuppressiver Therapie, wie auch bei den schweren kortisoninduzierten Osteoporosen der Rheumatiker, nicht immer die maximale Zahl von 12 Punkten im Schema nach Merle d'Aubigne, modifiziert nach Griss, zu erlangen war, so konnten die nach dem von Aldinger und Mitarbeitern beschriebenen Verfahren operierten Ergebnisse in 89% mit „sehr gut" und in 8% mit „gut" bewertet werden (Tabelle 2). Bei jüngeren Patienten, bei Patienten mit hoher Lebenserwartung und Problemsituationen hat sich dieses Individualsystem der hüftendoprothetischen Versorgung bewährt.

Es besteht kein Zweifel daran, daß auch standardisierte Stiele dem Problem der Verankerung gerecht werden können. Unzweifelhaft ist jedoch auch, daß einerseits die maßgefertigten Stiele eine größere Sicherheitsreserve besitzen und daß andererseits die knöchernen Reaktionen auf ein Kunstgelenk im Einzelfall präoperativ nur ungenügend abgeschätzt werden können. Die Autoren sehen in dem größeren Sicherheitsbereich dieses Systems – insbesondere für die jüngeren Patienten mit höherer Lebenserwartung – einen wesentlichen Vorteil. Der Nachteil dieses maßgefertigten Stiels liegt im 2- bis 3fach höheren Preis der Einzelfertigung gegenüber der Massenproduktion.

Wenn jedoch die Diversifikation der Normstiele weiter anhält, so wird diese immer auch mit einer weiteren Preiserhöhung verbunden sein. Wenn schließlich die maßgefertigten Stiele vermehr eingesetzt werden, so wird in einigen Jahren der Preisunterschied zwischen Maßfertigung und Standardstiel weiter schrumpfen bzw. verschwinden und damit dem einzigen Gegenargument, dem höheren Preis, den Boden entziehen.

Bei allem technischem Fortschritt und bei aller – zum großen Teil auch berechtigter – Euphorie mit der Endoprothetik sollte dennoch immer erkannt werden, daß auch der beste künstliche Gelenkersatz immer ein künstlicher Ersatz bleibt und vom Körper nie akzeptiert, sondern bestenfalls lebenslang toleriert werden wird.

Literatur

1. Aldinger G (1986) Verankerung und Lockerung von Hüfttotalendoprothesen. Krankenhausarzt 59:871
2. Aldinger G (1986) die Entwicklung der Endoprothetik (Zementtechnik versus zementfreie Techniken). Krankenhausarzt 59:897
3. Aldinger G (1987) Kritische Analyse zementfreier Implantationssysteme. In: Refior HJ (Hrsg) Zementfreie Implantation von Hüftgelenksendoprothesen – Standortbestimmung und Tendenzen. Thieme, Stuttgart, S 181
4. Aldinger G, Kurtz B (1984) Fortschritt in der Endoprothetik durch die Computertomographie? Fortschr Röntgenstr 141:509
5. Aldinger G, Mitzkat K (1986) Der Einfluß der Alterung in der Endoprothetik. Z Orthop 124:392
6. Aldinger G, Fischer A, Kurtz B (1983) Computer assisted manufactoring of individual endoprostheses (Preliminary report). Arch Orthop Trauma Surg 102:31

7. Aldinger G, Fischer A, Kurtz B (1984) Computergestützte Herstellung individuell anatomischer Endoprothesen. Z Orthop 122:733
8. Charnley J (1979) Low friction arthroplasty of the hip. Theory and practice. Springer, Berlin Heidelberg New York
9. Harris WH, Walker PS, White RE (1981) Ingrowth fixation of the acetabular components for Canine total hip replacement. Transaction of the 27th Annual Meeting of the Orthopedic Research Society 6:74

Die Versorgung der Hüftkopfnekrose mit zementfreien Totalendoprothesen: Vergleich des Judet- und des SKT-Systems

U. Maronna

Orthopädische Klinik, Städtisches Krankenhaus, Gotenstr. 6-8, D-6230 Frankfurt/M.-Höchst

Auch wir streben bei der Behandlung der idiopathischen Hüftkopfnekrose die Erhaltung des erkrankten Hüftgelenks an. Jüngere Patienten mit einem Nekrosebefall von ca. ⅓ des Hüftkopfes werden nach Anfertigung von sog. Schneider-Aufnahmen im Flexionssinn umgestellt. Die Ergebnisse sind gut bei jüngeren Patienten unter 50 Jahren mit nicht zu ausgedehnten Nekrosebefunden. Die über 50jährigen haben allerdings eine hohe Versagerquote.

Die lokale, interne Elektrostimulation kommt nur bei kleineren Herden (¼ - ⅓ des Hüftkopfes) in Betracht. Die Zahl der so Behandelten ist bisher gering.

Die oft erheblichen Schmerzen und die massive Funktionseinschränkung zwingen uns zu anderen Therapiemaßnahmen. Auch bei den jüngeren Patienten bleibt dann nur die Implantation einer Hüftgelenkendoprothese. Ist mehr als die Hälfte des Hüftkopfes von der Nekrose betroffen, haben wir primär einen endoprothetischen Ersatz durchgeführt, überwiegend mit einem zementfreien System.

Längere Erfahrungen haben wir mit der Judet-Endoprothese, mit der wir in der Orthopädischen Universitätsklinik, Frankfurt, 1979 starteten. Die Ergebnisse mit der SKT-Prothese sind Frühresultate von längstens 2,5 Jahren Dauer.

Judet-Endoprothese

Zwischen Mai 1979 und Dezember 1984 wurden 342 Judet-Endoprothesen implantiert. Den Hauptanteil bildeten die Dysplasiekoxarthrosen mit 31,9%. Immerhin haben die Hüftkopfnekrosen einen Anteil von 17,3%, wobei posttraumatische Nekrosen und PcP-Folgen ausgenommen sind (Tabelle 1).

Von den 59 Patienten mit idiopathischer Hüftkopfnekrose waren 13 voroperiert. Bei 12 Patienten wurde zuvor eine Flexionsosteotomie durchgeführt, einer wurde mit einer Kappenendoprothese versorgt.

Das Durchschnittsalter der Gesamtgruppe betrug 54 Jahre, das der Nekrosegruppe 52 Jahre. Dabei waren die Männer mit durchschnittlich 47,7 Jahren deutlich jünger als die Frauen mit 56,4 Jahren.

Tabelle 1. Grunderkrankung vor Implantation der Endoprothese

	Judet [%]	SKT [%]
Dysplasiekoxarthrose	31,9	41,4
Primäre Koxarthrose	27,8	24,1
Idiopathische Nekrose	17,3	8,6
Rheumatische Koxarthritis	11,1	5,2
Posttraumatische Arthrose	8,2	8,6
Sonstige	3,8	–

Unterschiedlich ist auch die Compliance. Während in der Gesamtgruppe über 85% der Patienten zur Nachuntersuchung erschienen, waren es in der Nekrosegruppe nur 75%.

Unverhältnismäßig hoch waren bei den Nekrosepatienten die Frühkomplikationen. Von den 6 Todesfällen postoperativ bzw. innerhalb der ersten 4 Wochen betrafen 3 Nekrosepatienten. Auch unter den insgesamt 6 Frühinfekten waren 3 Patienten mit Hüftkopfnekrose.

Heterotope Ossifikationen sahen wir in der Gesamtgruppe relativ wenig. Jedoch hatten die Nekrosepatienten eine deutlich höhere Zahl von Verknöcherungen, besonders auch schweren Grades. In der Einteilung nach Arcq [1] fanden wir in der Gruppe CA-1 11,4% (29,3% Nekrosepatienten), CA-2 1,9% (7% Nekrosepatienten), CA-3 0,9% (3,5% Nekrosepatienten).

Funktion, Gehstrecke, Stockbenutzung waren in den Gruppen nicht unterschiedlich, auch das bei den Judet-Endoprothesen oft beobachtete

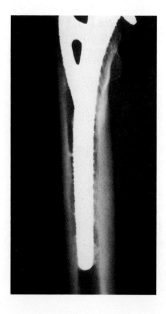

Abb. 1. Festsitzender Prothesenstiel 8 Jahre nach Implantation. Knöcherne Trabekel von der Kompakta zum Stiel

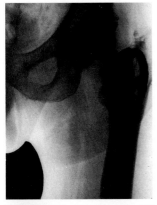
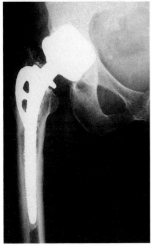

Abb. 2. a Knöcherne Verdickung am Prothesenende (7 Jahre postoperativ), **b** knöcherne Integration der Prothesenspitze in einen Sockel (9 Jahre postoperativ)

Hinken nicht. Schmerzfreiheit und gute Funktion sind gekoppelt an eine ausreichende Stabilität der Prothese im knöchernen Implantatlager. Die Abb. 1 zeigt die feste Implantation des Stiels in den Knochen mit Knochentrabekeln, die von der Kompakta zum Prothesenstiel ziehen. Die Kortikalis ist erhalten und zeigt keine Atrophie.

Die folgenden Phänomene wurden beobachtet:

1. Schaft: Das Porometall der Judet-Endoprothese soll in den Knochen fest integriert werden. Das ist sicher auch der Fall, wie wir bei Reoperationen gesehen haben. Die Entfernung solcher festsitzenden Prothesenteile ist schwierig und gelingt nur nach ausgedehnter Fensterung des Knochens.

Bedingt durch die distale Krafteinleitung kommt es zu einer Auftreibung der Kortikalis am Prothesenende. Häufig ist die Prothesenspitze fest in einen knöchernen Sockel eingebaut (Abb. 2). Die Schaftkortikalis zeigt keinerlei Spongiosierung. Die Patienten sind beschwerdefrei.

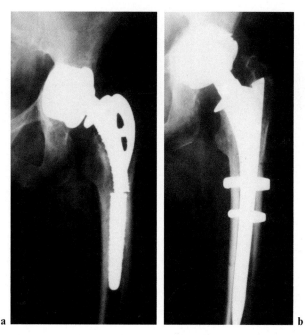

Abb. 3a. Prothesenstielbruch 8,5 Jahre nach Implantation, **b** zementfreier Wechsel gegen SKT-Endorprothese

Fester distaler Einbau, Spongiosierung und dadurch bedingte Biegebelastungen proximal führen zum Prothesenbruch (Abb. 3). Bisher haben wir 9 Stielbrüche gesehen und die Zahl nimmt zu.

Ausgedehnte Spongiosierung der gesamten Kortikalis führt zur frühen Lockerung bzw. sind Ausdruck einer Lockerung. Die Patienten klagen permanent über Oberschenkelschmerzen.

2. Pfanne: Das Phänomen der Pfannenmigration, d.h. der langsamen Positionsänderung nach kranial bzw. kranial-zentral, sehen wir nicht als Ausdruck einer Lockerung. Die Patienten haben keine Beschwerden. Diese Pfannenwanderung wurde auch bei anderen Prothesentypen beschrieben, z. B. bei der Keramikschraubpfanne von Mittelmeier. Das große, unelastische Modell bewirkt Umbauvorgänge am Knochen, die sich dann als Positionsänderung der Pfanne darstellen.

Oft haben wir eine ausgesprochene Dezentrierung des Prothesenkopfes in der Pfanne nach kranial gesehen. Hier erkennt man nach Austauschoperationen einen vermehrten Polyäthylenabrieb, die Pfanne ist kranial stark ausgedünnt. Besonders betroffen sind relativ steil stehende Pfannen.

Eine knöcherne Integration der Pfanne haben wir nie beobachtet. Auch röntgenologisch festsitzende Pfannen waren immer leicht zu explantieren. Es fand sich ein bindegewebiges Lager von 1–2 mm Dicke mit der noppenförmigen Struktur des Porometalls. Knochen am Implantat sahen wir – im

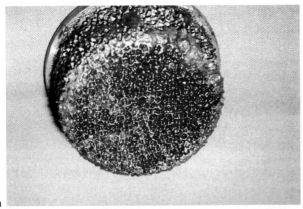

a

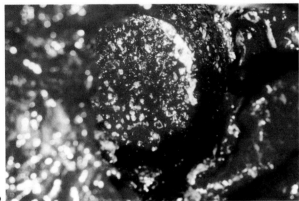

b

Abb. 4a. Pfanne und **b** Pfannenlager nach Ausbau einer röntgenologisch festsitzenden Judet-Pfanne

Gegensatz zu festsitzenden Schäften – nur in ganz kleinen Arealen (Abb. 4).

Insgesamt waren Wechseloperationen wegen Endoprothesenlockerung in der Nekrosegruppe fast doppelt so häufig wie in der Gesamtgruppe (20,3 % zu 11,1 %). Schaftlockerungen waren in der Nekrosegruppe doppelt so häufig wie Pfannenlockerungen (Tabelle 2). Auch dieser Punkt mag mit der nicht immer guten Compliance der Patienten zusammenhängen.

SKT-Endoprothesen

Die Ergebnisse mit der SKT-Endoprothese sind Frühresultate. Nachuntersucht wurden Patienten, die im Zeitraum von August 1987 bis Dezember 1988 mit diesem Prothesentyp in der Orthopädischen Abteilung des Städtischen Krankenhauses, Höchst, versorgt wurden. Von den 58 Operierten – 33 Frauen,

Tabelle 2. Wechseloperationen bei Judet-Endoprothesen (n = 342)

Wechseloperation	n [%]	Bei Nekrose (n = 59) n [%]
Gesamt	38 (11,1)	12 (20,3)
Beide Teile	22 (86,4)	6 (10,2)
– zementiert	12	
– zementfrei	8	
– hybrid	2	
Schaftwechsel	8 (2,3)	4 (6,8)
– zementiert	5	
– zementfrei	3	
Pfannenwechsel	8 (2,3)	2 (3,4)
– zementiert	3	
– zementfrei	5	
Schaftbrüche	9 (2,6)	1

25 Männer – hatten 8,6% eine idiopathische Hüftkopfnekrose (Tabelle 1). Mit 12,1% war der Anteil der Wechseloperationen recht hoch.

Das Durchschnittsalter in der Gesamtgruppe war mit 54,3 Jahren ähnlich wie bei den Judet-Endoprothesen. Das niedrige Durchschnittsalter resultiert aus dem hohen Anteil an Dysplasiekoxarthrosen. Auch hier waren die Nekrosepatienten wieder 10 Jahre jünger als die übrige Gruppe.

Als frühe Komplikation hatten wir einen Infekt bei einer Patientin mit einer Dysplasiekoxarthrose. Die Prothese wurde temporär ausgebaut. Ein 40jähriger Nekrosepatient belastete trotz intraoperativer Schaftfraktur im Bereich der Prothesenspitze bereits nach 6 Wochen. Es kam zu einer frühen Lockerung des Schaftes. Nach Revision mit Implantation eines längeren, apatitbeschichteten Stiels und exakter Entlastung läuft er jetzt beschwerdefrei. Weitere Lockerungen haben wir bisher nicht gesehen.

Der Oberschenkelschmerz ist in der SKT-Gruppe deutlich seltener. Nur 10% der Patienten klagen über diesen Schmerz. Meist ist er nach spätestens 6 Monaten verschwunden. Bisher haben wir auch die ausgedehnten, strähnigen Atrophien der Kortikalis besonders im medialen Anteil nicht gesehen. Auch die distale Sockelbildung zeigte sich, zumindest bisher, nicht. Der Kragenaufsitz – ob vorhanden oder nicht – spielt dabei keine Rolle. Die Abb. 5 zeigt eine doppelseitige SKT-Prothese 2 bzw. 2,5 Jahre nach Implantation. Der Patient läuft völlig beschwerdefrei.

Heterotope Ossifikationen finden sich etwa im selben Ausmaß wie bei den Judet-Endoprothesen (CA-1 10,3%, CA-2 2,9%, CA-3 0%). Auch hier sind Nekrosepatienten vermehrt betroffen. Die kleine Zahl läßt genauere Aussagen noch nicht zu.

Funktion und Gehvermögen sind bei fast allen Patienten gut. Das bei den Judet-Prothesen oft aufgetretene Hinken haben wir nur in Ausnahmefällen beobachtet.

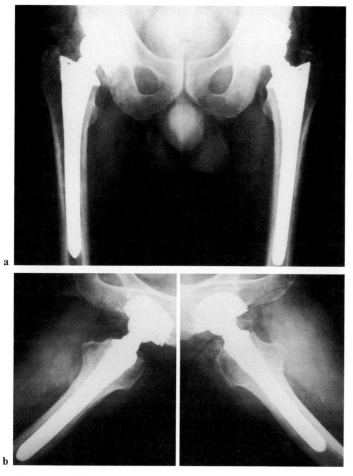

Abb. 5a,b. SKT-Prothese beiderseits, **a** 2,5 und **b** 2 Jahre postoperativ

Bei der Bewertung der SKT-Endoprothese handelt es sich um Frühergebnisse. Weitere Nachuntersuchungen werden zeigen, ob mit diesem Modell bessere Langzeitresultate zu erzielen sind.

Literatur

1. Arcq M (1973) Die periartikulären Ossifikationen – eine Komplikation der Totalendoprothese des Hüftgelenkes. Arch Orthop Unfallchir 77:108
2. Dernbach R, Groeneveld HB (1982) Die Therapie der idiopathischen Hüftkopfnekrose mit der Judet-Endoprothese. Orthop Prax 18:892–895
3. Kreischer W, Zichner L (1985) Klinische und radiologische Verlaufsbeobachtungen nach gelenkerhaltenden Operationen bei idiopathischer Hüftkopfnekrose. Beitr Orthop Traumatol 32:365–372

4. Plitzi W (1989) Biomechanische Aspekte zur Prothesenlockerung an der Hüfte. Orthopäde 18:344–349
5. Salis-Soglio G Freiherr von, Ruff C (1988) Die idiopathische Hüftkopfnekrose des Erwachsenen – Ergebnisse der operativen Therapie. Z Orthop 126:492–499
6. Willert HG, Sarfert D (1975) Die Behandlung segmentaler, ischämischer Hüftkopfnekrosen mit der intertrochantären Flexionsosteotomie. Z Orthop 113:874–994

Erfahrungen mit der zementfreien Endoprothetik bei der Hüftkopfnekrose

G. Grossbötzl, A. Infanger und H. Neumüller

Orthopädische Abteilung AKH, A-4020 Linz

Einleitung

Die Hauptindikation zur Implantation einer TEP stellt im Krankengut jeder orthopädischen Klinik die primäre Koxarthrose dar (> 50% aller Koxarthrosen). Der Anteil der sekundären Koxarthrosen als Folge einer idiopathischen Hüftkopfnekrose – entsprechend dem röntgenologischen Stadium IV – beträgt i. allg. 10–25%, an unserer Abteilung ca. 10%.

Basierend auf den guten Erfahrungen mit dem Zweymüller-System forcieren wir im AKH Linz – so wie viele andere orthopädische Kliniken – generell zunehmend die zementfreie Endoprothetik, zumindest bei den bis zu 70jährigen Patienten. Um so mehr bietet sich die Implantation einer zementfreien TEP beim jüngeren Patienten an, eben bei jenen, die unter fortgeschrittener HKN leiden.

Indikation zur TEP

Die Hauptindikation ist die HKN im röntgenologischen Stadium IV (also mit deutlicher sekundärer Arthrose). Des weiteren empfiehlt sich bei den oft beidseitigen (z. B. kortisoninduzierten) Totalnekrosen die Implantation einer TEP. Auch bei fehlgeschlagener Voroperation, wenn z. B. eine Umstellungsosteotomie bei Stadium III keine Besserung der Schmerzsymptomatik gebracht hat, bietet sich die TEP an.

Im röntgenologischem Stadium III ist bei einem Nekrosewinkel von > 200° (Summation der Winkel von a.-p. + axialem Bild) mit einer Umstellungsosteotomie kein Erfolg mehr zu erwarten. Die Grenze des Nekroseausmaßes, ab welchem im Stadium III dem Patienten ein gelenkerhaltender Eingriff zu empfehlen ist, ist oft schwer zu ziehen und wird vielfach individuell gehandhabt. Unsere nicht sehr befriedigenden Erfahrungen mit Umstellungsosteotomien bei dieser Patientengruppe (> 50% schlechte Ergebnisse) veranlassen uns mehr und mehr zur großzügigen Indikationsstellung zur TEP auch im Stadium III. Wir führen eine Umstellungsosteotomie nur mehr bei sehr kleinem Nekroseareal durch, welches man gut und sicher aus der Belastungszone drehen kann (Schneider-Aufnahmen).

Operationstechnik (Pfanne)

Da bei der HKN das knöcherne Pfannenlager intakt ist, gibt es bei der Implantation einer zementfreien Pfanne keine Probleme. Wir verwenden die konische Zweymüller-Metallschraubpfanne und können damit fast immer eine gute Primärstabilität erzielen. Man hat als Operateur ein ausgesprochen gutes Gefühl, wenn man diese Pfanne bombenfest verankert hat.

Operationstechnik (Schaft)

Bei nicht voroperierten Patienten ist üblicherweise auch die Schaftimplantation kein Problem. Zur Erzielung einer guten Primärstabilität ist es erforderlich, gewissenhaft bis zur größtmöglichen Schaftgröße, also bis zum Erreichen eines hör- und spürbaren kortikalen Kontakts, aufzuraspeln. Die Schaftimplantation kann sich schwieriger gestalten bei Patienten, bei denen im Rahmen einer vorangegangenen Umstellungsosteotomie eine Markraumverengung entstanden ist. Durch vorzeitige Verklemmung des Schaftes entweder im Trochanterbereich oder an der Prothesenspitze gelingt es dann oft nur, einen kleineren Schaft als geplant einzubauen. Um nicht zu varisch zu implantieren, ist es wichtig, so weit als möglich nach lateral in den Trochanter major zu vertiefen (im Operationssitus nach dorsal, z. B. mit einem Luer), was natürlich nach einer Umstellungsosteotomie durch Vernarbung und Sklerosierung mühsamer ist. Aber auch varisch oder zu klein implantierte Schäfte verkeilen sich meist fest. Auch diese Patienten sind dann beschwerdefrei und bieten ein gutes Frühergebnis. Das Spätergebnis scheint aber hinsichtlich einer aseptischen Lockerung unsicherer.

Ergebnisse

Von den zwischen 1986 und 1988 35 operierten Patienten, die wegen einer idiopathischen HKN eine TEP erhielten, konnten 32 nachuntersucht werden. Das Durchschnittsalter betrug 49 Jahre (32–65), der durchschnittliche Nachuntersuchungszeitraum 2,75 Jahre. 6 Patienten waren voroperiert (4 Umstellungsosteotomien, 2 Bohrungen). An Komplikationen gab es 1 intraoperative Schaftfissur und 2 stärkere Hämatome, die aber keiner offenen Revision bedurften. Die Spätkomplikationen waren in 2 Fällen Oberschenkelschmerz und eine drittgradige Verkalkung. Die Ergebnisse waren sehr zufriedenstellend. Die Ursache der beiden schlechten Ergebnisse waren in einem Fall ein ausgeprägter Oberschenkelschmerz und einmal mit hoher Wahrscheinlichkeit ein Rentenbegehren bei klinisch und röntgenologisch sehr gutem Befund.

Diskussion

Unsere sehr zufriedenstellenden Frühergebnisse sowie die längerfristigen Ergebnisse und Erfahrungen anderer Autoren und Kliniken mit dem Zweymüller-System ermutigen uns, den Weg der zementfreien Hüftendoprothetik auch beim Patienten mit HKN weiter zu beschreiten.

Als Hauptprobleme werden immer wieder der postoperative Oberschenkelschmerz sowie gehäuftes Auftreten ausgedehnter Verkalkungen und aseptischer Lockerungen genannt.

Den oft beschriebenen Oberschenkelschmerz beobachten wir seit Einführung der neuen, besser abgestuften Zweymüller-Schäfte kaum mehr. Die im Röntgenbild oft erkennbaren geringen proximalen Resorptionssäume scheinen ohne Bedeutung zu sein.

Ausgedehnte Verkalkungen (Grad III) waren bei den nachuntersuchten Patienten kaum (nur 1mal) zu finden. Ganz allgemein sind derartige Verkalkungen an unserer Abteilung in den letzten beiden Jahren nur noch sehr selten vorgekommen. Wir führen dies auf verbesserte Operationstechnik und v. a. auf die seit dieser Zeit konsequent durchgeführte peri- und postoperative Gabe von Indometacin zurück.

Was die aseptische Lockerung betrifft, so ist die Dauer seit Implantation natürlich für eine ausreichende Beurteilung noch zu kurz. Wir glauben nicht, daß die von anderen angegebene erhöhte Anzahl von Lockerungen auf eine durch die Grundkrankheit bedingte Einbaustörung in den Knochen zurückzuführen ist; möglicherweise spielt die vermehrte körperliche Aktivität dieser meist jüngeren Patienten eine gewisse Rolle. Der Hauptfaktor für ein gutes Früh- und sicher auch Spätergebnis ist unserer Meinung nach jedoch das Erreichen einer guten Primärstabilität bei der Prothesenverankerung. Und dies scheint neben einer guten Operationstechnik doch eine Frage des verwendeten Prothesenmodells zu sein.

Möglichkeiten und Grenzen der operativen Versorgung der Hüftkopfnekrose am Beispiel der Lord- und Orthoplant-Prothesen

M. Hausel

Abteilung für Unfall- und Wiederherstellungschirurgie, Klinikum Weiden, D-8480 Weiden

Die prothetische Versorgung der Hüften läuft zweigleisig, einerseits mit, andererseits ohne Zement. Da die Lebensdauer der Zementhüften begrenzt war, überlegte man sich, ob nicht eine direkte Verbindung der Metallteile mit dem Knochen dauernd fest bleiben würde. Durch eine Vergrößerung der Oberfläche sollte ein breiter Kontakt entstehen. Aber vielfältige Probleme von Elastizität und Schwierigkeiten bei der Verankerung im Knochen waren der Grund für die Entwicklung von der großen Fläche weg zur Rauhigkeit im proximalen Anteil.

In der Abteilung für Unfall- und Wiederherstellungschirurgie des Klinikums Weiden wurden seit 1983 insgesamt 523 Prothesen eingesetzt, davon 153 Lord- und 211 Orthoplant-Prothesen.

Die Abb. 1 zeigt die Entwicklung auf. Den 45 Prothesen des Jahres 1983 werden 93 Operationen des Jahres 1987 gegenübergestellt. Um die Lagerhaltung und die verschiedenen Systeme möglichst kompatibel zu machen, wurden die Moore-Prothesen (1983 noch 31%) durch den Orthoplant-Keramikkopf, also eine Partialprothese ersetzt. Die Müller-Geradschaftprothesen nahmen zwar im obengenannten Bereich noch zu, aber gleichzeitig stieg die Anzahl der Orthoplant-Prothesen auf 27%. Über die Hälfte der Kunstgelenke waren Lord-Modelle. Da zwischen 1986 und 1988 die Umstellung auf die zementfreie Orthoplant-Prothese erfolgte, nimmt der Anteil der Lord-Prothesen auf 37% deutlich ab.

Wie schon erwähnt, waren die Lord-Prothesen anfangs im gesamten Schaftbereich mit „Kügelchen" besetzt. Das garantierte aber noch lange nicht das totale Einwachsen. Ganz im Gegenteil nahm lediglich die Prothese die Kraft von proximal auf und gab sie über eine distale Fixierung an dieser Stelle an den Knochen ab. Die proximal davon gelegene Kortikalis atrophierte und brach nicht selten aus. Wie auf manchem Röntgenbild zu sehen war (Abb. 2), wird die Belastung über die Prothese zum Knochen abgegeben. Die knöcherne Verbindung wird zwar nach distal die Kortikalis verstärken, aber nicht nach proximal. Damit traten Fixation distal auf und die Prothese fing proximal an zu schwingen. Eine Modifizierung war nötig. Diese Änderung bestand darin, daß die Schäfte im distalen Drittel eine glatte Oberfläche bekamen. Dadurch sollte das Einwachsen distal vermieden werden. Aber das negative Verhalten der Elastizität hielt die Begeisterung auch über dieses Modell in Grenzen. Für uns war die Orthoplant-Prothese der bessere Weg. In Abb. 3 sind nun die 101

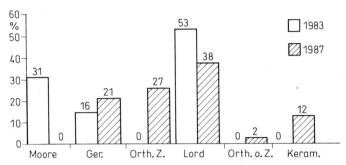

Abb. 1. Vergleich der 1983 und 1987 implantierten Prothesen (*Ger.* Müller-Geradschaftprothese mit Zement; *Orth. Z.* Orthoplant mit Zement; *Lord* zementfreie Lord-Prothese; *Orth. o. Z.* Orthoplant ohne Zement; *Keram.* zementierter Orthoplant-Schaft mit Keramikkopf, Teilprothese)

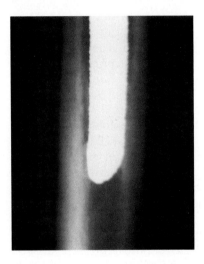

Abb. 2. Dichter Prothesen-Kortikalis-Kontakt im distalen Bereich einer Lord-Prothese einer früheren Generation

Prothesen des Jahres 1988 den 90 Prothesen 1989 gegenübergestellt. Die Moore-Prothese taucht nicht mehr auf und die Müller-Geradschaftprothesen waren 1988 nur noch mit 10% vertreten. Ein deutlicher Anstieg der Orthoplant SF von 20 auf 30% und des zementfreien Modells SKT von 27 auf 59% dokumentiert den Wechsel. Es gelang dadurch, die Implantation sämtlicher Prothesen auf *ein* System zu beschränken. Damit konnte die Lagerhaltung eingeschränkt werden, und das Instrumentarium wurde auf *ein* Modell begrenzt. Die Folge war auch, daß der operative Eingriff standardisiert werden konnte, damit schneller und für den Patienten schonender wurde.

Es konnten 71 Lord- und 104 Orthoplant-Prothesen nachverfolgt werden. Zur Erfassung der Komplikationen wurden auch die Unterlagen des Klinikums mitbenützt und mitregistriert (Tabelle 1). Es fanden sich 6 bzw. 4 Thrombosen, wobei 2 bzw. 1 Lungenembolie zu verzeichnen waren. Diese

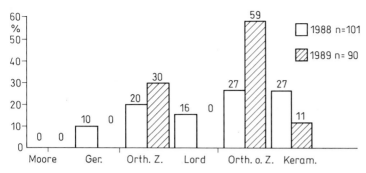

Abb. 3. Vergleich der Prothesen 1988 und 1989

Tabelle 1. Komplikationen bei Lord- bzw. Orthoplant-Prothesen

Komplikationen	Lord (n = 71)	Orthoplant (n = 184)
Thrombose	6	4
Infekt	1	–
Luxation	3	2

venösen Störungen waren klinisch relevant, es resultierten glücklicherweise keine bleibenden Schäden daraus. Ein einziger früher Infekt nach Implantation eines Lord-Gelenks vor etwa 6 Jahren war erfreulicherweise subkutan begrenzt und wurde mit Spüldrainagen während des stationären Aufenthalts therapiert. Bis jetzt ist die Prothese fest und die Patientin beschwerdefrei.

Die konischen Lord-Pfannen waren technisch sehr schwierig einzubauen. Die Wegnahme gesunden Knochens für die Metallschale wurde nötig, und eine Korrektur des Winkels war während der Vorbereitung des Lagers nicht mehr möglich. Dies war der Grund, auf den sphärischen Mecring überzugehen. Eine anatomische Anpassung der metalltragenden Schale in die Rundung der Pfanne vermeidet Eingriffe in die Stabilität. Während noch vor Jahren die Verklemmung der Gewindegänge im Knorpel im Vordergrund stand, sollte doch jetzt eher eine spongiöse Randzone als Lager für die Titangewindegänge vorbereitet werden (s. Abb. 5b).

Daß die Auslockerung auch bei einer anfangs gut sitzenden Pfanne stattfindet, zeigt dieses Beispiel (Abb. 4). Die zementfreie Pfanne war anfangs (Abb. 4a) noch ausreichend weit vom Beckenring entfernt. 6 Jahre später ist die Pfanne instabil und muß in einem aufwendigen Eingriff ausgetauscht und neu verankert werden (Abb. 4b).

Das übliche Vorgehen in unserem Hause soll anhand eines Patientenschicksals erklärt werden (Abb. 5). Ein damals 45jähriger Patient stürzte so schwer, daß er sich einen medialen Schenkelhalsbruch zuzog (Abb. 5a). Mit Schrauben

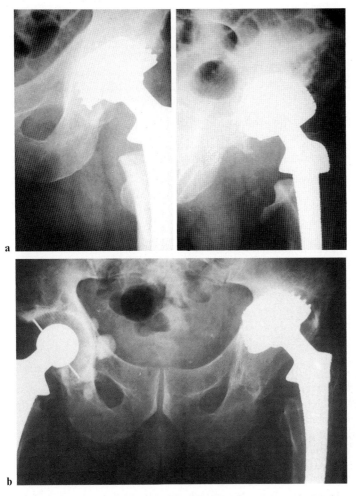

Abb. 4a. Nach der Operation gut sitzende Pfanne, **b** nach 6 Jahren Implantation einer Ersatzpfanne wegen Prothesenlockerung

fixiert, belastet der Patient bald beschwerdefrei, und ein Jahr später kann das Metall entfernt werden. Die Hoffnung auf eine gute Durchblutung des Kopfes wird jäh zerstört, als der schlanke, sportliche Patient von zunehmenden Schmerzen in der Hüfte berichtet. Die dann angefertigte Aufnahme zeigt einen sklerosierten, unrunden Hüftkopf (Abb. 5b), der dann der Grund dafür war, daß eine zementfreie Prothese eingesetzt werden mußte. Zusammen mit dem Mecring resultiert ein gut sitzendes Gelenk, das dem Patienten jetzt wieder die Betätigung im Segelsport ohne Beschwerden ermöglicht.

Die fordernde Bitte der verzweifelten Patienten um ein künstliches Hüftgelenk zur Beseitigung der andauernden Schmerzen ist eine treibende Kraft. Demgegenüber steht die technische Insuffizienz der Prothesen, die nicht

Möglichkeiten und Grenzen der operativen Versorgung der Hüftkopfnekrose 715

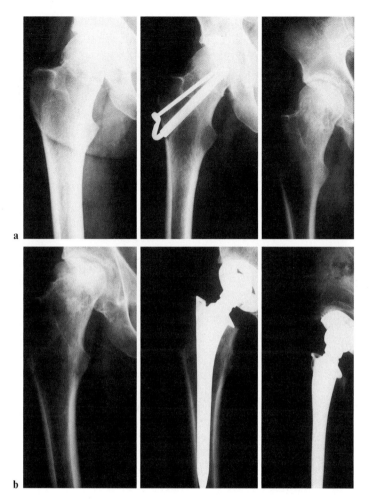

Abb. 5a,b. 45jähriger Patient mit medialem Schenkelhalsbruch nach Sturz. **a** *links* nach Unfall, *Mitte* Schraubenfixation, *rechts* nach Metallentfernung; **b** *links* Zustand 3 Jahre nach Metallentfernung, *Mitte und rechts* Kontrolle nach TEP

– vielleicht noch nicht – in der Lage sind, das echte Gelenk zu imitieren und absolut und dauerhaft implantiert zu bleiben. Viele Probleme werden auf uns zukommen. Die Zahl der Alkoholiker und Suchtkranken mit Osteoporose steigt, auch die Menschen werden älter. Wenn im Jahre 1970 die Weltbevölkerung über 60 Jahre noch bei 300 Millionen Menschen lag, so wird sie nach Schätzungen im Jahr 2000 schon 580 Millionen betragen. Unsere Aufgabe wird es sein, auch alten Menschen Lebensfreude und Aktivität zu erhalten. Dazu trägt wesentlich bei, Gelenke zu ersetzen und im Fall der Hüftkopfnekrose eine individuelle Lösung zu finden. Die zementfreie Prothese wird bei entsprechend kritischer Würdigung eine wichtige Rolle spielen.

Erste Erfahrungen mit dem Bicontact-Hüftendoprothesenschaft bei der Hüftkopfnekrose

A. Braun und J. Papp

Vulpius Klinik, Klinik für Orthopädie und orthopädische Chirurgie, D-6927 Bad Rappenau

Bei weit vorangeschrittener Hüftkopfnekrose sind hüftgelenkerhaltende Maßnahmen nicht mehr indiziert. Als Therapie der Wahl bleibt der endoprothetische Gelenkersatz.

Zwischen Juni 1987 und Februar 1990 wurden an der Vulpius Klinik, Bad Rappenau, 82 zementfreie Hüfttotalendoprothesen mit dem Bicontact-Schaft implantiert (Abb. 1).

Neben der idiopathischen Koxarthrose und der Dysplasiekoxarthrose war die Hüftkopfnekrose (n = 16) die dritthäufigste Indikation (Abb. 2). Die

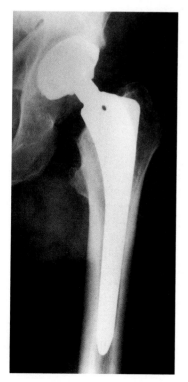

Abb. 1. Hüftendoprothese mit Bicontact-Schaft, 6 Monate postoperativ

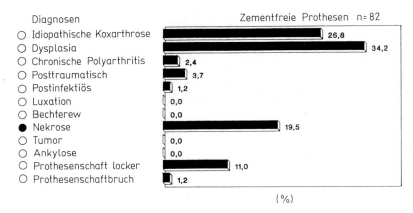

Abb. 2. Verteilung der Diagnosen bei Indikationsstellung zur Implantation einer zementfreien Prothese

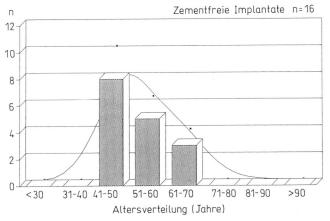

Abb. 3. Altersverteilung bei Prothesenimplantation

Altersverteilung ist der Abb. 3 zu entnehmen. Der Häufigkeitsgipfel liegt in der 4. Lebensdekade. Faßt man alle anderen Indikationen zusammen, so liegt der Häufigkeitsgipfel in der 5. Lebensdekade. Die alkoholtoxische Genese ist in unserem Patientengut die häufigste Ursache der Hüftkopfnekrose.

Die Bicontact-Geradschaftendoprothese ist im proximalen Anteil mikroporös mit Reintitan (Plasmapore) beschichtet. Die ca. 400 µm dicke Beschichtung enthält zahlreiche offene Poren zwischen 50 und 200 µm, die zur besseren proximalen spongiösen Verankerung des zementfreien Implantats beitragen. Die flache, kragenlose Form des Schafts mit lateralen Abstützflächen bewirkt eine Krafteinleitung im Sinne einer proximalen Verankerung mit hoher Primär- und Rotationsstabilität.

Bei allen Protheseneinplantaten verwenden wir einen modifizierten anterolateralen Zugang. Der proximal des Trochanter major leicht nach dorsal

Erste Erfahrungen mit dem Bicontact-Hüftendoprothesenschaft

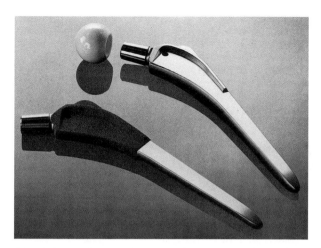

Abb. 4. Zementierte (*oben*) und zementfreie (*unten*) Version des Bicontact-Schafts (Aesculap AG, Tuttlingen)

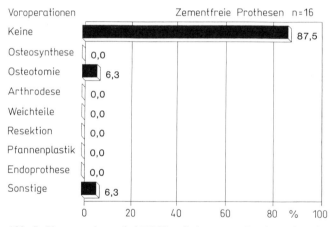

Abb. 5. Voroperationen bei Hüftkopfnekrose vor Implantation einer Prothese

gebogene Schnitt ermöglicht einen guten Zugang zum Schaft, ist muskelschonender und verhindert damit sonst mögliche heterotope Ossifikationen im Wundbereich. Der laterale Schenkelhals wird in einem Winkel von 55° am Übergang vom Trochanter major zum Schenkelhals osteotomiert. Um eine ausreichende Lateralisation der Prothese zu erreichen, wird mit dem Kastenmeißel die Eingangsebene der Raspel markiert. Man beginnt stufenweise mit der A-Raspel die distale Bearbeitung des Markraums vorzunehmen. Abschließend wird mit der Raspelserie B die wesentliche proximale Verankerung vorbereitet. Der Bicontact-Prothesenschaft kann mit dem gleichen Instrumentarium sowohl zementfrei (Abb. 4) als auch zementiert (ohne Titanbeschichtung) implantiert werden.

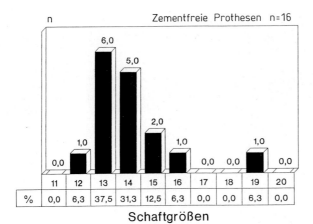

Abb. 6. Größenverteilung der implantierten Prothesenschäfte

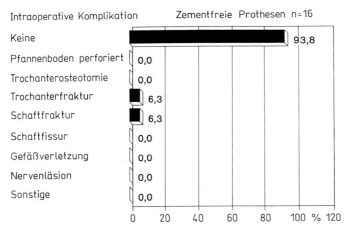

Abb. 7. Intraoperative Komplikationen bei Prothesenimplantation

Analysiert man die 16 Bicontact-Schaftimplantationen bei Hüftkopfnekrosen, so ist festzustellen, daß in 87,5% keine Voroperation erfolgte (Abb. 5). Die Schaftgrößen 13 und 14 mm sind die am häufigsten verwendeten Implantate (Abb. 6). Als intraoperative Komplikationen sind 1 Trochanterfraktur und 1 Schaftfraktur aufgetreten (Abb. 7). Beide Komplikationen sind folgenlos ausgeheilt. 10 Patienten erhielten für 48 h postoperativ eine Antibiotikumprophylaxe mit einem Cephalosporin der 2. Generation. Zur Verhinderung heterotoper Ossifikationen wurden in 12 Fällen 3 × 25 mg Indometacin für 6 Wochen verabreicht. Postoperative Komplikationen sind nicht aufgetreten.

Durch die postoperative Gabe von Indometacin konnte die Rate heterotoper Ossifikationen gesenkt werden. Bei einem Patienten mit beidseitiger

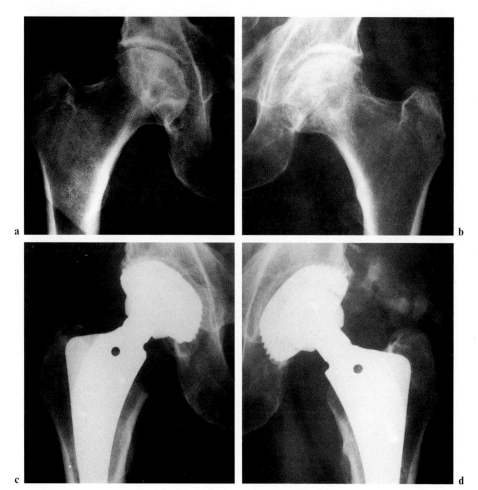

Abb. 8a–d. D.F., 48 Jahre. **a,b** Hüftkopfnekrose beidseits, gleicher Patient 2 Jahre später: **c** Bicontact-Schaft rechts, 1 Jahr postoperativ, keine heterotopen Ossifikationen bei 6wöchiger postoperativer Indometacintherapie, **d** Bicontact-Schaft links, 2 Jahre postoperativ, ohne Indometacin starke heterotope Ossifikationen

Hüftkopfnekrose konnte bei gleichem Operateur, gleichem operativen Zugang, vergleichbarer postoperativer Nachblutung und gleichem postoperativem funktionellem Nachbehandlungsschema zwischen der mit und ohne Indometacin behandelten Hüfte radiologisch ein signifikanter Unterschied erzielt werden (Abb. 8a–d).

Im normalen Nachbehandlungsschema wird in den ersten 14 Tagen postoperativ keine forcierte krankengymnastische Behandlung durchgeführt. Nach 6 Wochen postoperativer Entlastung und 6 Wochen Teilbelastung wird volle Belastung gestattet.

Auf computergerechten Nachuntersuchungsbögen wird die Falldokumentation 3, 6, 12, 18 und 24 Monate postoperativ vorgesehen. Vergleicht man Schmerz- und Gehvermögen prä- und postoperativ, so konnte in dem bisher kontrollierten Zeitraum ein hervorragendes Ergebnis erzielt werden. Bei einer gesamten Nachuntersuchungsrate von ca. 85% erwarten wir bevorzugt bei Patienten der 4. und 5. Lebensdekade günstige mittel- und langfristige Ergebnisse.

Zementfreie Endoprothetik mit der Mecron-Prothese bei der Hüftkopfnekrose des Erwachsenen

J. Rütt, J. J. Neidel, K. Bovelet und M. H. Hackenbroch

Orthopädische Universitätsklinik, Joseph-Stelzmann-Str. 9, D-5000 Köln 41

Einleitung

Bei Diagnose einer Hüftkopfnekrose wurden bis zu Beginn der 80er Jahre in unserem Hause Behandlungsversuche mit verschiedenen Formen der hüftnahen intertrochantären Umstellung durchgeführt. Mit zunehmender Einführung der zementfreien Hüftendoprothesen schwenkte die Behandlungsstrategie dann zu diesem Verfahren über; dies unter dem Eindruck, daß in der Mehrzahl der Fälle kein überzeugender subjektiver oder klinischer Erfolg mit gelenkerhaltenden Maßnahmen erreicht werden konnte.

So wurden in der Klinik und Poliklinik für Orthopädie in Köln mit Einführung der zementfreien Mecron-Prothese ab Dezember 1981 in steigender Anzahl Patienten mit Hüftkopfnekrose mit dieser Endoprothese versorgt. Die verwendete Prothese besteht aus einer Schraubpfanne mit Polyäthylen-inlay (MEC-Ring) und einem aus einer Titanlegierung gefertigten femoralen Implantat. Im folgenden geben wir einen Überblick über die bis 1985 operierten Fälle.

Patientengut und Methodik

In der Zeit von Dezember 1981 bis Dezember 1985 wurden an unserer Klinik 126 Hüftgelenke bei 98 Patienten mit der Mecron-Prothese versorgt, bei 41 Gelenken lag eine Hüftkopfnekrose vor. Bezogen auf die Zahl der Hüftgelenke handelte es sich 36mal um männliche und 5mal um weibliche Patienten, deren Durchschnittsalter zum Operationszeitpunkt 45,8 Jahre betrug.

Ätiologisch lag in 14 Fällen eine idiopathische Hüftkopfnekrose vor, in weiteren 14 Fällen bestand eine Alkoholanamnese, 10 Hüftkopfnekrosen gingen auf eine Kortisonlangzeitbehandlung zurück und in 3 Fällen bestand eine posttraumatische Hüftkopfnekrose.

Die Nachuntersuchung berücksichtigt den subjektiven Eindruck, den klinischen Befund und den radiologischen Verlauf mit besonderer Berücksichtigung evtl. ablaufender Umbauprozesse im Bereich des Femurs sowie fraglicher Veränderungen in der Stellung der Pfanne und eine mögliche paraartikuläre Verkalkung.

Der durchschnittliche Beobachtungszeitraum der untersuchten Fälle beträgt 4,9 Jahre, bei einem Minimum von 2,3 (bedingt durch Tod oder Umzug) und einem Maximum von 7,6 Jahren.

Ergebnisse

Die Befragung über den subjektiven Gesamteindruck nach dem Hüftgelenkersatz mit Berücksichtigung von Schmerzen, Gelenkbeweglichkeit, Gesamtmobilität und Lebensqualität ergibt, daß sich die Patienten bei 35 Hüftgelenken zufrieden äußern, in 4 Fällen weniger zufrieden und in 2 Fällen unzufrieden (letzteres, da in diesen Fällen subjektiv keinerlei Verbesserung zum Vorzustand gesehen wird).

Die Frage nach dem schon früher von uns angesprochenen Oberschenkelschmerz, den wir als Folge der Dreipunktverklemmung des Prothesenstiels im Femurschaft werten, wird für 31 Hüftegelenke verneint, bei 7 Gelenken besteht er noch gelegentlich, bei 3 dauernd.

Bei der klinischen Untersuchung ist für 2 Hüften ein deutliches und für weitere 6 ein leichtes Hüfthinken mit positivem Trendelenburg-Zeichen zu konstatieren, ein Gehstock wird in keinem Fall benutzt. Eine deutliche Bewegungseinschränkung findet sich bei 3 Gelenken, hier liegen in allen Fällen periartikuläre Verkalkungen vor. 11 Hüften zeigen eine leichtergradige Minderung der Beweglichkeit, erreichen aber in jedem Fall die für die Sitzposition wichtige 90°-Beugestellung.

Bei der Auswertung der Röntgenverläufe interessierte einerseits der Status an sich, andererseits der Vergleich zu Patienten, die ebenfalls mit der Mecron-Prothese versorgt worden waren, jedoch wegen anderer Diagnosen als der einer Hüftkopfnekrose.

Bei den Hüftkopfnekrosepatienten hat sich die Position der Pfanne bis zur Nachuntersuchung in keinem Fall geändert. Am Schaft besteht 37mal ebenfalls ein unveränderter Befund, 2mal hat sich das femorale Implantat um jeweils 1 cm gesetzt und 2mal liegt eine Lockerung vor.

Paraartikuläre Kalkablagerungen finden wir besonders häufig in der Gruppe der Patienten mit Alkoholanamnese, und zwar mäßig ausgeprägt bei 7 und stark bei 4 Hüften. Der überwiegende Anteil des Gesamtkollektivs (30 Gelenke) zeigt radiologisch keine Verkalkungen.

Die Ausbildung eines Sockels an der Spitze des Prothesenstiels (in 47,6% der Fälle) oder eines Saums um das Femurimplantat (in 66,7%) sind bei den Hüftkopfpatienten nicht signifikant häufiger zu beobachten als bei den übrigen Endoprothesenträgern. Die radiologisch bestimmte jährliche Verlustrate der medialen Femurkortikalisstärke unterhalb des Trochanter minor infolge Stress-shielding entspricht mit 2,8% derjenigen des „Normalkollektivs", lediglich in Fällen mit Steroiddauermedikation ist hier ein Anstieg auf Werte bis 6% zu beobachten.

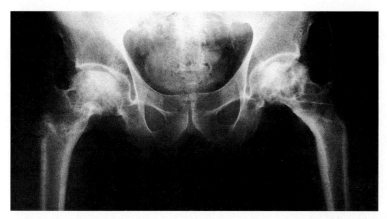

Abb. 1. Beckenübersichtsaufnahme eines 40jährigen Mannes, Zustand nach intertrochantäre Varisierungsosteotomie beidseits bei alkoholinduzierter Hüftkopfnekrose beidseits

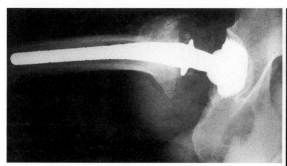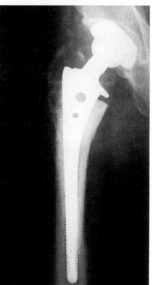

Abb. 2. 6 Wochen nach Operation mit zementfreier Mecron-Endoprothese, rechte Hüfte

Kasuistik

Die Abb. 1 zeigt die Beckenübersichtsaufnahme eines 40jährigen Patienten, der wegen alkoholbedingter Hüftkopfnekrose einige Jahre zuvor bereits beidseits intertrochantär varisierend umgestellt worden war. Wegen intolerabler Schmerzen war kurz nach dem Zeitpunkt der gezeigten Aufnahme die endoprothetische Versorgung der rechten (Abb. 2), 4 Jahre später auch der linken Hüfte (Abb. 3) erforderlich. Die Situation bei der Nachkontrolle zeigen

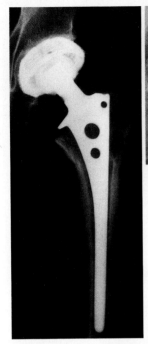
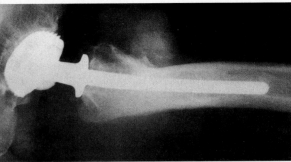

Abb. 3. 9 Wochen nach Operation der linken Hüfte

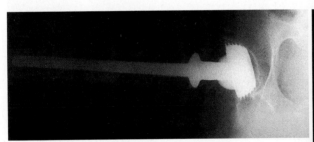
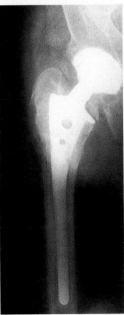

Abb. 4. 6,5 Jahre nach Operation der rechten Seite; mäßige paraartikuläre Verknöcherungen, unveränderter Sitz der TEP

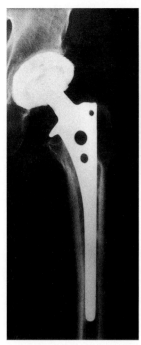
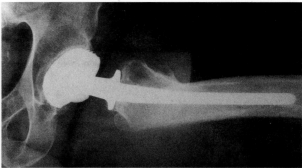

Abb. 5. 2,5 Jahre postoperativ; unveränderter Sitz der Hüft-TEP ohne paraartikuläre Verkalkungen

die Abb. 4 (rechts, 6,5 Jahre nach Implantation) und Abb. 5 (links, 2,5 Jahre nach Implantation), der Patient ist beschwerdefrei.

Diskussion und Zusammenfassung

Patienten mit Hüftkopfnekrosen sind in der Regel jünger als andere Kranke, die zur Hüftendoprothesenversorgung anstehen. Im Einklang mit anderen Autoren [2] sehen wir für jüngere Patienten in der Regel eine Indikation für ein zementfrei zu implantierendes Prothesensystem. Im Gegensatz zu früheren unbefriedigenden Ergebnissen, die bei Hüftkopfnekrosepatienten mit zementierten Endoprothesen gesehen wurden [3], finden wir in unserem Patientengut mit Hüftkopfnekrosen knapp 5 Jahre nach Implantation einer zementfreien Mecron-Prothese gute Ergebnisse, die denen von vergleichbaren Patienten ohne Hüftkopfnekrosen nicht nachstehen. Insbesondere weist das Verhalten der Femurkortikalis in beiden Kollektiven keine wesentlichen Unterschiede auf, eine Ausnahme bilden lediglich Fälle mit Steroiddauermedikation.

Pfannenlockerungen sehen wir in keinem Fall, was im Gegensatz zu einer jüngst publizierten Untersuchung über den MEC-Ring steht [1]. Die Schaftlockerungsrate liegt mit rund 5% nach knapp 5 Jahren im allgemein für zementfreie Prothesen zu erwartenden Bereich.

Literatur

1. Engh CA, Griffin WL, Marx CL (1990) Cementless acetabular components. J Bone Joint Surg [Br] 72:53–59
2. Morscher E (1987) Zukunft der Hüftendoprothetik mit oder ohne Knochenzement? Swiss Med 9:27–44
3. Niethard FU, Puhl W (1978) Langzeitbeobachtungen bei der idiopathischen Hüftkopfnekrose Erwachsener. Z Orthop 116:93–100

Totalendoprothesenarthroplastik nach Nierenallotransplantation

J. Romero[1], A. Schreiber[1], U. Binswanger[2] und H. Müller[1]

[1] Orthopädische Universitätsklinik Balgrist, Forchstr. 340, CH-8008 Zürich
[2] Abteilung für Nephrologie, Medizinische Klinik, Universitätsspital, Rämistr. 100, CH-8091 Zürich

Nachdem Starzl et al. [21] erstmals über das Auftreten von Osteonekrosen nach Nierentransplantation berichteten, häuften sich entsprechende Mitteilungen [4, 9, 12]. Für die Entstehung einer avaskulären Osteonekrose wurde die immunsuppressive Behandlung mit Kortikosteroiden verantwortlich gemacht [5, 9, 13]. Wir beobachteten eine Häufigkeit von ca. 10% [18], wobei sie in der Literatur zwischen 5 und 40% variiert [3, 14]. Am häufigsten ist der Femurkopf betroffen, und nur selten finden sich andere Lokalisationen wie Knie, Schulter, Ellbogen und Talus ohne femorale Mitbeteiligung. Wenn sich die Femurkopfnekrose einmal etabliert hat, nimmt sie oftmals einen raschen Verlauf und führt dann zu invalidisierenden Hüftschmerzen [20].

Anfangs wurde mit der endoprothetischen Versorgung der Femurkopfnekrose nach Nierentransplantation Zurückhaltung geübt, da es sich einerseits bei den immunsupprimierten Patienten um ein potentiell komplikationsträchtiges Patientengut handelte, andererseits erwartete man wegen des kombinierten Vorliegens einer renalen Osteopathie und kortisoninduzierten Osteoporose Schwierigkeiten bei der Verankerung der Prothese. Nachdem am Departement Chirurgie des Universitätsspitals Zürich 1964 die erste Nierentransplantation durchgeführt wurde, erfolgte 1972 an der Orthopädischen Universitätsklinik Balgrist, Zürich, die erste Implantation einer Hüfttotalendoprothese an einem nierentransplantierten Patienten. In der Folge konnte verschiedentlich über ermutigende Kurz- und Langzeiterfolge berichtet werden [17, 19].

In der vorliegenden Arbeit werden Früh- und Spätergebnisse des gesamten Patientengutes dargelegt. Sie hat v.a. das Ziel, die Überlebensrate der Patienten der Überlebensrate der Prothesen gegenüberzustellen und soll Aufschluß über die Frage erbringen, ob beim jungen nierentransplantierten Patienten die Implantation einer zementfreien Hüfttotalendoprothese indiziert ist.

Methode

Patienten

An der Orthopädischen Universitätsklinik Balgrist, Zürich, wurden von Oktober 1972 bis März 1989 77 Totalendoprothesen (34 rechts, 43 links) an 52

Patienten (29 einseitig, 24 doppelseitig) wegen einer Femurkopfnekrose nach Nierenallotransplantation implantiert. Das Allter der Patienten lag zum Zeitpunkt der Arthroplastik bei durchschnittlich 44,3 Jahren (20–64), das Verhältnis männlich zu weiblich betrug 1:0,6. Die Patienten mußten im Durchschnitt 4 Jahre (0,5–19) nach der Nierentransplantation erstmals endoprothetisch versorgt werden, bei 46% mußte durchschnittlich nach 1 Jahr (0–7,5) auch die Gegenseite operiert werden. Bei einem Patienten erfolgte die Endoprothesenversorgung 6 Monate vor der Nierentransplantation. Als Prädisposition zur Femurkopfnekrose lag bei ihm eine Hyperurikämie vor.

Prä- und perioperative Behandlung

Mit Ausnahme des zum Zeitpunkt des Hüfteingriffs noch nicht transplantierten Patienten standen alle Patienten zur Verhinderung einer Abstoßungsreaktion unter einer immunsuppressiven Behandlung. Es wurden nur Patienten zur Arthroplastik zugelassen, die die Voraussetzung eines intakten und stabilen Funktionierens des Transplantats erfüllten. Daher wiesen die meisten Patienten eine vergleichbare Tagesdosierung der verwendeten Immunsuppressiva auf (Prednison 5–10 mg, Azathioprin 100–200 mg). Seit 1984 steht mit Cyclosporin A zusätzlich ein potentes Medikament zur Verfügung (2–3 mg/kg KG).

Die Immunsuppressiva wurden bis zum Vorabend der Operation bei jedem Patienten belassen. Den Patienten, die mit Cyclosporin A behandelt waren, wurde das Medikament peroral 2–3 h präoperativ verabreicht. Am Operationstag erfolgte eine Substitution mit hochdosiertem Kortison wegen der Annahme einer Nebennierenrindeninsuffizienz. Bei Anästhesieeinleitung wurde parenteral mit Hydrokortison 200 mg/1000 ml Infusion über 8 h begonnen. Danach erfolgte eine Dosisreduktion auf 100 mg/1000 ml für die nächsten 16 h. Ab dem 1. postoperativen Tag erfolgte bei unauffälliger Nierenfunktion wieder die Einnahme der individuellen peroralen Prednisondosis.

Außer am Operationstag, an dem Azathioprin parenteral verabreicht wurde, erfuhr die Dosierung keine Änderung, und der Zeitpunkt der Einnahme blieb unverändert.

Präoperativ wurde genaue Rechenschaft über den Flüssigkeits- und Elektrolythaushalt (Na, K, Ca) abgelegt. Während und nach der Operation erfolgte die Überwachung der Nierenfunktion anhand der Messung der Ausscheidung, die durch intravenöse Infusionen von NaCl-Glukose-Lösung und Plasmaersatzmittel auf eine Menge von mindestens 100 ml/h gehalten wurde. Nur in vereinzelten Fällen mußten Erythrozytenkonzentrate transfundiert werden. Die Patienten wurden in Neuroleptanalgesie operiert. Die Antibiotikakurzzeitprophylaxe erfolgte mit einem Cephalosporin und als Thromboseprophylaxe wurde Heparin-DHE 2 × 5000 I.E. s.c. verabreicht.

Operationstechnik und Implantat

Mit 2 Ausnahmen erfolgten alle Operationen durch den selben Operateur (Prof. Schreiber). Der Eingriff wurde in der ultrasterilen Operationsbox vorgenommen. Es wurde der anterolaterale Zugang nach Watson-Jones gewählt, und die Operationszeit betrug durchschnittlich 40 min (25–70 min). Durchgehend gelangte eine Charnley-Müller-Prothese, in 44 Fällen mit Keramikkopf, und eine Polyäthylenpfanne zur Anwendung. Die Verankerung erfolgte mit Gentamycin-Zement.

Postoperative Betreuung

Die Patienten wurden in der ersten postoperativen Phase in einem Einzelzimmer isoliert (3–5 Tage) und durften keinen Besuch empfangen. Während dieser Zeit erfolgten Verbandwechsel unter peinlich sterilen Kautelen und alle anderen Verrichtungen innerhalb des Patientenzimmers unter genauer Einhaltung der Regeln der Asepsis, wovon die Händereinigung und -desinfektion sowie der Mundschutz besonders hervorzuheben sind.

Während der Hospitalisation, die bei 3–5 Wochen lag, bei doppelseitiger Operation 5–8 Wochen (Intervall zwischen den Eingriffen 3–4 Wochen), erfolgten klinische Kontrollen durch den nephrologischen Dienst der Medizinischen Klinik des Universitätsspitals Zürich. Die Mitbetreuung des Patienten, die Kontrolle der Nierenfunktion und die Überwachung von Blutbildveränderungen durch den Nephrologen waren wichtige Pfeiler der sorgfältigen Nachbehandlung.

In den Anfangszeiten warteten wir mit der physiotherapeutischen Mobilisierung des Patienten am Gehwagen bis zu 2 Wochen. Wegen der guten Erfahrungen hat sich mittlerweile die restriktive Haltung zugunsten der Frühmobilisation verschoben.

Auswertung

Die Daten wurden den Krankengeschichten der Orthopädischen Universitätsklinik Balgrist entnommen. Für den Follow up stellten solche Patienten, die von orthopädischer Seite durch uns bzw. von nephrologischer Seite durch die Medizinische Klinik des Universitätsspitals Zürich periodisch einer klinischen Routinekontrolle unterworfen waren, keine Probleme. Auswärtige Patienten, darunter auch ausländische, gingen jedoch teilweise für die Langzeitbeobachtung verloren. Patienten, bei denen der letzte Eintrag in der Krankengeschichte zur Zeit der Datenerhebung länger als 6 Monate zurücklag, wurden telefonisch befragt. Solche, die damit nicht erreicht werden konnten, wurden als „lost to follow-up" im entsprechenden Jahre des letzten Eintrages bewertet.

Resultate

Frühkomplikationen

Es boten sich keine intraoperativen Komplikationen und wir hatten keinen Todesfall zu verzeichnen. Postoperativ mußte eine Abstoßungskrise mit hochdosierten Kortikosteroiden angegangen werden. Eine kardiologisch-medikamentöse Therapie mußte beim Auftreten einer supraventrikulären Tachyarrhythmie mit ventrikulärer Extrasystolie und bei einem inferioren Myokardinfarkt eingeleitet werden. Alle 3 Komplikationen konnten beherrscht werden. Ein hämolytischer Ikterus bildete sich spontan zurück. Weitere allgemeine Frühkomplikationen blieben folgenlos (6mal Harnweginfekt, 8mal prolongiertes Fieber ungeklärter Genese, 4mal Leukopenie, 1mal persistierende Anämie, 1mal Bakteriämie). Lokale hüftferne (2mal Dekubitus, 1mal Thrombophlebitis) und hüftnahe (7mal Subkutanhämatom, 1mal Serom, 1mal Nahtdehiszenz) Frühkomplikationen heilten problemlos ab.

Follow up

Die retrospektive Analyse erstreckt sich von Oktober 1972 bis September 1989 (17,0 Jahre). Die Daten wurden Ende 1989/Anfang 1990 erhoben. Wegen der doppelseitigen Endoprothesenversorgung zu teilweise verschiedenen Zeitpunkten weicht die mittlere Beobachtungszeit seit der Prothesenimplantation für die Patienten (6,6 Jahre) von derjenigen für die Implantate (7,2 Jahre) ab. Zum Zeitpunkt der Datenerhebung waren von den 52 Patienten 29 am Leben (55,8%), 9 gestorben (17,3%) und 14 nicht auffindbar (26,9%). Bis dahin mußten 6 Implantate gewechselt werden (7,8%), 38 waren in situ (49,4%) und über die restlichen 33 (42,8%) konnten keine Informationen gewonnen werden. Der Wechsel der 6 gelockerten Implantate (3mal Pfanne, 1mal Schaft, 2mal ganze TP) erfolgte durchschnittlich nach 12,1 Jahren (8,2–13,6).

Biostatistik

Die Überlebensdatenanalyse erfolgte nach der von Armitage [1] beschriebenen Methode. Es wurden die jährlichen Überlebensraten der Patienten und Prothesen errechnet. Das Überleben einer Prothese wurde mit der Zeitdauer von der Implantation bis zum Wechsel definiert. In Abb. 1 wurden die Überlebenskurven der Patienten und Prothesen dargestellt. Nach 12 Jahren erfährt die Prothesenüberlegenskurve einen steilen Abstieg und kommt nach 14 Jahren bei 45,8% zu liegen. Die Überlebenskurve der Patienten sinkt zwar früher, weist aber insgesamt eine konstant flache Neigung auf, und liegt daher mit 68,7% nach 14 Jahren bei einem deutlich höheren Wert.

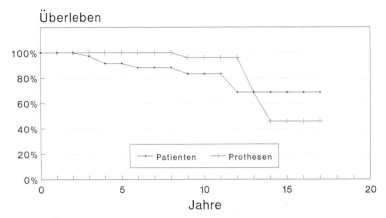

Abb. 1. Überlebensrate der Patienten und Prothesen als Funktion der Zeit seit der Prothesenimplantation

Diskussion

Man ist sich heute darüber einig, daß die avaskuläre Osteonekrose nach Nierentransplantation steroidinduziert ist, obschon sichere Beweise einer Dosisabhängigkeit nicht erbracht werden konnten [7]. Seit der zusätzlichen Verabreichung von Clyclosporin A wird nicht nur eine gesteigerte Überlebensrate der Patienten und eine Reduktion der Transplantatabstoßungskrisen erreicht, es gelingt auch bei ungefähr der Hälfte der Patienten nach einem halben Jahr ganz auf das Prednison zu verzichten [11]. Ob damit in Zukunft die Häufigkeit der Femurkopfnekrose abnimmt, kann erst bei Vorliegen eines größeren Patientengutes und einer längeren Beobachtungszeit schlüssig untersucht werden. Ersten Mitteilungen in der Literatur zufolge [15] und aufgrund unserer eigenen präliminären Beobachtungen scheinen sich günstige Tendenzen abzuzeichnen.

Die Therapie der Wahl bei der Femurkopfnekrose nach Nierentransplantation ist heute unumstritten die Totalendoprothesenarthroplastik. Andere Verfahren wie die Hemiarthroplastik [12] oder die Forage [2] haben ungünstige Resultate aufzuweisen. Bei Anwendung letzterer Methode mußten die Autoren in ihrer Serie von 26 Fällen bereits durchschnittlich 2,5 Jahre nach der Femurkopfbohrung in 42,3% auf die Arthroplastik zurückgreifen.

Wir haben in 17 Jahren bei 52 Patienten 77 zementierte Totalendoprothesen (Schaft Typ Charnley-Müller, teilweise mit Keramikkopf, Pfanne aus Polyäthylen) eingesetzt und können über eine mittlere Beobachtungszeit der Implantate von 7,2 Jahren berichten. Unser 1. Patient ist zugleich unser günstigstes Resultat, da er seit 17 Jahren beschwerdefrei mit einer problemlos funktionierenden Endoprothese versorgt ist (Abb. 2). Vergleichbare Mitteilungen finden sich in der Literatur nur spärlich. Bradford et al. [6] bzw. Radford et al. [16] blicken auf eine Erfahrung von 60 bzw. 31 Arthroplastiken bei 39 bzw.

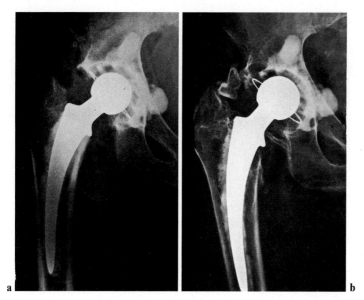

Abb. 2. Patient G.S., geboren 1934. Nierentransplantation November 1969 wegen chronisch interstitieller Nephritis bei Phenacetinabusus. Totalendoprothese rechts Oktober 1972 (**a**), links November 1972. Letzte Kontrolle Februar 1990 (**b**), beschwerdefrei beidseits

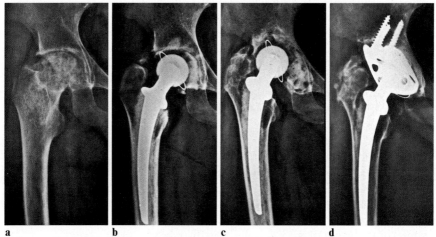

a   b   c   d

Abb. 3. Patient C.B., geboren 1956. Erste Nierentransplantation Mai 1974 wegen chronischer Glomerulonephritis. Totalendoprothese rechts im Juni 1976 (**b**), links Juli 1976. Zweite Nierentransplantation November 1982. Pfannenlockerung rechts. Pfannenwechsel rechts August 1984 (**d**), totaler Wechsel links November 1988. Telefonische Befragung Januar 1990: beschwerdefrei beidseits

Abb. 4. Patient N.E., geboren 1938. Erste Nierentransplantation Juni 1977 wahrscheinlich wegen Nephropathie bei Urikämie. Totalendoprothese beidseits Januar 1976 (**b**). Implantatlockerungen beidseits. Totaler Wechsel rechts Mai 1988, Schaftwechsel links Oktober 1989. Letzte Kontrolle Februar 1990 (**d**), persistierende belastungsabhängige Schmerzen links

Totalendoprothesenarthroplastik nach Nierenallotransplantation

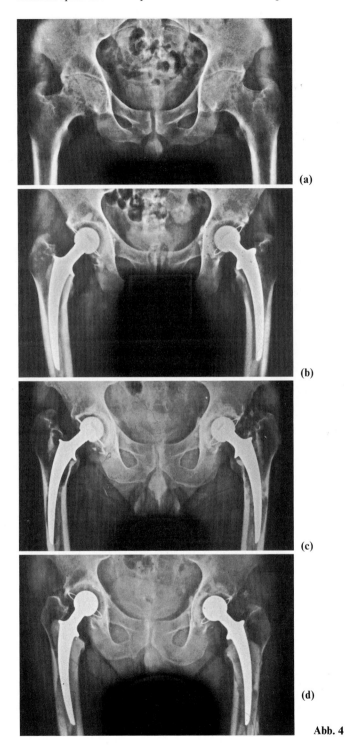

Abb. 4

21 nierentransplantierten Patienten mit einer mittleren Beobachtungszeit von 3,7 bzw. 6 Jahren zurück.

Verglichen mit Bradford et al. [6], die 20% allgemeine Frühkomplikationen bedrohlicher Art angeben (am häufigsten 4mal ein thromboembolisches Geschehen) liegen wir mit nur 3,9% (1mal Abstoßungskrise, 1mal Rhythmusstörung, 1mal inferiorer Myokardinfarkt) deutlich niedriger. Einziges Wundheilungsproblem war bei uns eine Nahtdehiszenz, die aber folgenlos abheilte. Einen tiefen Wundinfekt hatten wir nie zu verzeichnen. Radford et al. [16] berichten über ungestörte tiefe und oberflächliche Wundheilungen, dies im Gegensatz zu Bradford et al. [6], deren einziger Patient mit tiefer Wundinfektion an den Folgen einer Septikämie 1 Monat postoperativ verstarb.

Die Spätkomplikation besteht aus der aseptischen Prothesenlockerung. Bis Ende 1989 mußten wir durchschnittlich nach 12,1 Jahren (8,2–13,6) 6 Implantate an 4 Patienten wechseln. Die jüngste Patientin war zum Zeitpunkt des rechtsseitigen Pfannenwechsels 28 Jahre alt und ist nun 6 Jahre später beschwerdefrei (Abb. 3). Auch nach dem totalen Endoprothesenwechsel auf der Gegenseite im Jahre 1988 ist sie heute ohne Schmerzen uneingeschränkt gehfähig. Unser Problempatient ist 52 Jahre alt und hat sich vor 1,5 bzw. 0,5 Jahren beidseits einer Wechseloperation unterziehen müssen, ohne daß er dabei auf der linken Seite schmerzfrei geworden wäre (Abb. 4).

Radford et al., die eine vergleichbare mittlere Beobachtungszeit angeben, stellten in ihrem kleineren Patientengut (31 Totalendoprothesen/21 Patienten) [16] 4 Implantatlockerungen an 3 Patienten fest, wobei 2mal eine Revision erfolgte.

Mit der von Armitage [1] beschriebenen und von Dobbs [10] erstmals in die Orthopädie eingeführten Methode wurden Überlebenskurven für die Implantate und die Patienten erstellt (Abb. 1). Die Überlebensdatenanalyse berücksichtigt mathematisch auch solche Patienten, die im Lauf der Beobachtungszeit ausscheiden und trägt insbesondere der Tatsache Rechnung, daß je nach Zeitpunkt der Prothesenimplantation individuell verschiedene Beobachtungszeiten bestehen. Die Kurven verdeutlichen, daß zwar der Patient in der Anfangsphase nach der Prothesenimplantation wegen seiner renalen Grunderkrankung eine geringere Überlebenswahrscheinlichkeit hat als das Hüftimplantat, dieses aber durch einen steilen Abfall der Überlebenskurve im 13. Jahr auffällt. Nach 14 Jahren liegt daher die Überlebenswahrscheinlichkeit für Patienten noch bei 68,7%, für Implantate hingegen nur noch bei 45,8%.

Schlußfolgerungen

Wir konnten ausgezeichnete Verläufe der Totalendoprothesenarthroplastik bei steroidinduzierter Femurkopfnekrose nach Nierentransplantation beobachten. Bei entsprechender Behandlung ist dieses Patientengut nicht mit vermehrtem Risiko während und nach der Operation belastet, weshalb bei zunehmenden Schmerzen und gesicherter Femurkopfnekrose die Indikation zur endoprothetischen Versorgung früh gestellt werden sollte. Die langen Überlebens-

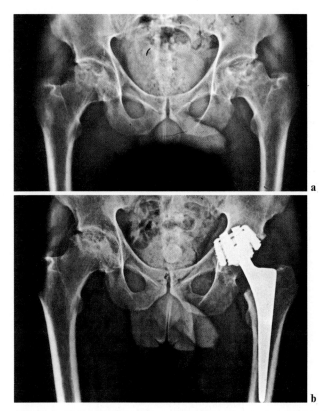

Abb. 5a, b. Patient M.M., geboren 1946. Femurkopfnekrose beidseits (**a**), Nierentransplantation März 1987 wegen chronischer Glomerulonephritis. Zementfreie Totalendoprothese links Oktober 1989 (**b**), guter Kurzzeitverlauf. Gegenseite zur Arthroplastik vorgesehen

zeiten der Implantate und die geringe Zahl der Prothesenwechsel weisen darauf hin, daß das Vorliegen einer renalen Osteopathie und steroidinduzierten Osteoporose keine Beeinträchtigung in der Verankerung der Prothese darstellen. Diese Erkenntnis zusammen mit der Tatsache, daß 14 Jahre nach Prothesenimplantation die Überlebenschance des Patienten höher als die der Prothese liegt, und somit die Patienten einem Wechsel entgegen gehen, erlaubt die Aussage, daß dem jungen nierentransplantierten Patienten zementfreie Systeme nicht mehr vorenthalten werden sollten. Gestützt auf diese Resultate haben wir im Oktober 1989 erstmals einem nierentransplantierten Patienten eine zementfreie Hüfttotalendoprothese implantiert (Abb. 5).

Literatur

1. Armitage P (1971) Statistical methods in medical research. Blackwell, Oxford, pp 408–414
2. Benoit J, Videcoq P, Hardy P, Got C (1989) L'ostéonecrose de la tête fémorale chez le transplanté rénal. Rev Chir Orthop 75:216–227

3. Bewick M, Stewart PH, Rudge C, Farrand C, McColl I et al. (1976) Avascular necrosis of bone in patients undergoing renal allotransplantation. Clin Nephrol 5:66–72
4. Binswanger U, Fischer JA, Merz W, Schenk R, Scheitlin W, Schreiber A (1971) Aseptic bone necrosis after kidney transplantation. In: Zinn WM (ed) Idiopathic ischemic necrosis of the femoral head in adults. Thieme, Stuttgart, pp 176–178
5. Binswanger U, Schreiber A, Largiader F, Fischer JA (1977) Femoral head necrosis (FHN) after kidney allotransplantation. Kidney Int 12:72–88
6. Bradford DS, James PC, Simmons RS, Najarian US (1983) Total hip arthroplasty in renal transplant recipients. Clin Orthop 181:107–114
7. Canadian Multicentre Transplant Study Group (1983) A randomized clinical trial of cyclosporine in cadaveric renal transplantation. New Engl J Med 309:809–815
8. Cruess RL, Blennerhassett M, MacDonald FR, MacLean LD, Dossetor J (1968) Aseptic necrosis following renal transplantation. J Bone Joint Surg [Am] 50:1577
9. Cruess RL, Ross D, Crawshaw E (1975) The etiology of steroid-induced avascular necrosis of bone. Clin Orthop 113:179
10. Dobbs HS (1980) Survivorship of total hip replacements. J Bone Joint Surg [Br] 62/2:168–173
11. Frei D, Keusch G, Hugentobler M, Probst W, Uhlschmid G, Largiader F, Binswanger U (1989) Withdrawal of steroids after cadaveric kidney allotransplantation on maintenance triple therapy. Transplant Proc 21/1:1620–1622
12. Harrington KC, Murray WR, Kountry SL, Belzer FO (1971) Avascular necrosis of bone after renal transplantation. J Bone Joint surg [Am] 53:203
13. Hawking KM, Van den Bosch BT, Wilmink JM (1976) Avascular necrosis of bone after renal transplantation. N Engl J Med 294:397
14. Ibels LS, Alfrey AC, Huffer WE, Weil R III (1978) Aseptic necrosis of bone following renal transplantation. Experience in 194 transplant recipients and review of the literature. Medicine 57:25–45
15. Landmann J, Renner N, Gaechter A, Thiel G, Harder F (1987) Cyclosporin A and osteonecrosis of the femoral head. J Bone Joint Surg [Am] 69/8:1226–1228
16. Radford PJ, Doran A, Greatorex RA, Rushton N (1989) Total hip replacement in the renal transplant recipient. J Bone Joint Surg [Br] 71:456–459
17. Schreiber A, Papandreou A (1985) Hüfttotalendoprothese bei Femurkopfnekrosen nach Nierentransplantationen (12-Jahres-Ergebnisse). Beitr Orthop Traumatol 32:554
18. Schreiber A, Binswanger W, Largiader F (1975) Orthopädische Komplikationen nach Nierentransplantation. Z Orthop 113:789–791
19. Schreiber A, Stark T, Walker N (1982) Die Behandlung der Femurkopfnekrose nach Nierentransplantation mit der Hüfttotalendoprothese. Z Orthop 120:868–873
20. Stark T (1979) Die operative Therapie der Femurkopfnekrose nach Nierentransplantation mit einer Hüftgelenkstotalprothese. Inaugural-Dissertation, Zürich
21. Strazl TE, Marchioro TL, Porter KA, Moore CA, Rifkind D, Waddell WR (1964) Renal homotransplantation. Late function and complications. Ann Intern Med 61:470–497

Die endoprothetische Versorgung der rheumatischen Hüftkopfnekrose

D. Nase und R. K. Miehlke

Nordwestdeutsches Rheumazentrum, Abteilung Rheumaorthopädie, St. Josef-Stift, D-4415 Sendenhorst

Unter einer aseptischen Knochennekrose wird pathologisch-anatomisch das Absterben zunächst von Knochenmark, später auch von kortikalen und kartilaginären Strukturen verstanden. Bei der aseptischen Hüftkopfnekrose (HKN) des Erwachsenen werden im wesentlichen arterielle und venöse Zirkulationsstörungen als zentrale Ursachen angesehen. Zum einen spielen hier traumatische Faktoren eine Rolle, so bei der Schenkelhalsfraktur mit Zerreißung der den Hüftkopf versorgenden Äste der A. circumflexa femoris oder bei traumatischen Luxationen mit Ruptur oder ergußbedingter Kompression des Lig. capitis femoris. Im weiteren Sinne gehören auch die Nekrosen nach Osteotomien und Osteosynthesen in diese Gruppe. Im Gegensatz zu diesen posttraumatischen Veränderungen stehen Nekrosen in Folge von Übergewicht, Stoffwechselerkrankungen, Morbus Cushing, Dysbarismus, Sichelzellenanämie, Alkoholabusus, Nierentransplantationen, Bestrahlung und Kortisontherapie. Während Mau [15] Formen, bei denen auslösende Ursachen bekannt waren, zu den sekundären Nekrosen zählte, teilten Hipp u. Glas [10] die Hüftkopfnekrose in eine posttraumatische und eine idiopathische Form ein, wobei jedoch ein Teil abgegrenzt wurde, für den direkte Zusammenhänge mit verschiedenen Grunderkrankungen gesichert werden konnten. Zu diesen sekundären Arten zählen die Caissonnekrose sowie die Hüftkopfnekrosen bei Sichelzellanämie, bei Morbus Gaucher, bei der Steroidtherapie und bei Lupus erythematodes disseminatus.

Weitere Erkrankungen wie Diabetes mellitus, Hyperurikämie, Hyperlipidämie und Alkoholabusus finden sich gehäuft bei Patienten mit Hüftkopfnekrose [7, 12, 18]. Im Umkehrschluß läßt sich an Patientenkollektiven mit diesen genannten Störungen eine erhöhte Nekroserate jedoch nicht feststellen. Bei vielen der obengenannten Erkrankungen werden Einengungen der zuführenden Gefäße aufgrund einer Vaskulitis diskutiert mit nachfolgendem Markraumödem, Anoxie und Nekrose [6]. In einer neueren Untersuchung konnten Watanabe et al. [25] nachweisen, daß signifikante Korrelationen zwischen der Menge an lipidbeladenen Osteozyten und einer Kortisontherapie einerseits und dem Auftreten einer Hüftnekrose andererseits bestanden. Auch Cruess [4], Hungerford [11] und Zichner [28] diskutieren die Kompression der sinusoidalen Markgefäße durch perivasale Druckerhöhung im Fettmark. Mikroembolische Verschlüsse subchondraler Gefäße aufgrund erhöhter Viskosität des Blutes werden ebenfalls als Ursache genannt [13, 19].

Bei der Hüftkopfnekrose im Rahmen der chronischen Polyarthritis wird die fast immer durchgeführte Steroidtherapie als Hauptursache genannt [3]. Unter Kortison können alle bisher genannten Veränderungen der Gefäße gefunden werden, weiter kann eine lokale Osteoporose zu umschriebenen Einbrüchen des Hüftkopfes mit nachfolgender Kompression der kapillären Gefäße führen [27], wobei in histologischen Untersuchungen eine oft nur gering ausgeprägte Nekrose gefunden wird und der Zusammenbruch des Kopfes aufgrund einer exzessiven Osteoporose erfolgt [2]. Eine solch ausgeprägte Osteoporose kann auch ohne Kortisonzufuhr bei der chronischen Polyarthritis auftreten [1, 5, 20]. Hipp u. Glas [10] beobachteten gelegentlich Hüftkopfnekrosen bei der chronischen Polyarthritis, häufig in Kombination mit einer Nekrose im Azetabulumbereich. Williams et al. [26] fanden in einer randomisierten Doppelblindstudie bei Rheumatikern keinen Unterschied in der Häufigkeit der Hüftkopfnekrose bei mit Kortison behandelten Patienten gegenüber einer unbehandelten Kontrollgruppe. Auch die Kompression durch eine intraartikuläre Synovitis und den damit verbundenen Erguß wird als Ursache angeführt [14]. In einer vergleichenden Studie stellten Streda u. Kralova [21] fest, daß im Gegensatz zu Patienten ohne chronische Polyarthritis die Hüftkopfnekrose bei Rheumatikern erheblich schneller fortschreitet und die Destruktion des Kopfes deutlich stärker ausgeprägt ist. Diese Beobachtung können wir in unserem eigenen Krankengut bestätigen (Abb. 1, 2).

Im Initialstadium einer Hüftkopfnekrose, die nicht im Röntgenbild, sondern nur im CT oder im Kernspintomogramm sichtbar wird, ist möglicherweise eine Druckentlastung des Markraums in Verbindung mit einer Synovektomie erfolgreich [11, 16, 24]. In fortgeschritteneren Stadien halten wir gelenkerhaltende Operationen bei Rheumapatienten nicht für sinnvoll, zumal z. B. in Folge einer gefäßgestielten Beckenspanplastik eine längere Ruhigstellung erforderlich ist, die bei einem arthritischen Gelenk zu schweren Funktionseinbußen führen kann. Oft liegen ebenfalls Veränderungen im Azetabulumbereich mit Osteoporose und/oder z. T. ausgeprägten Zysten vor [8, 10]. Wir empfehlen daher wie auch Trepte u. Gauer [22, 23] bei über 60jährigen Patienten die Versorgung mit einer teilzementierten Totalendoprothese, um über die sofortige Übungsstabilität und die schnelle Belastbarkeit die Invalidität der oft an vielen Gelenken behinderten Patienten zu mindern. Bei jüngeren Patienten bevorzugen wir die zementlose Versorgung, auch unter dem Gesichtspunkt, bei späteren Austauschoperationen eine bessere knöcherne Substanz vorzufinden [9, 17]. Aus diesen Überlegungen heraus möchten wir hier unsere Erfahrungen mit der zementfreien Endoprothese (Fa. Link), dem Link-Rippensystem, vorstellen.

1982–1989 wurden in der Abteilung für Rheumaorthopädie des Nordwestdeutschen Zentrums für Rheumatologie am St.Josefs-Stift in Sendenhorst 644 primäre Hüft-TEP-Implantationen vorgenommen. Darunter waren von 1985 an bei 126 Patienten 154 zementfreie Rippensystemprothesen in Kombination mit der zementlosen Azetabulumschraubpfanne (Abb. 3).

Das System besteht aus linken und rechten, anatomisch geformten Prothesenschäften in 19 Größen aus Tilastan, die mit Kobalt-Chrom- bzw.

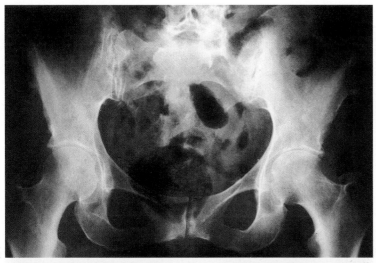
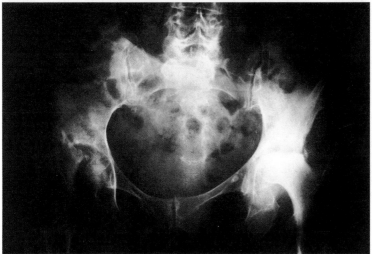

Abb. 1a,b. 57jährige Patientin, chronische Polyarthritis seit 1978. **a** Ausgangsbefund Mai 1986, **b** Befund April 1987: Hüftkopfnekrose beiderseits

Keramikköpfen in verschiedenen Halslängen komplettiert werden können. Die Schäfte sind in der distalen Hälfte rund und haben in der proximalen, oval geformten Hälfte tiefe Rippen, die einerseits einen engen Formschluß zur Kortikalis herstellen und andererseits die elastischen Eigenschaften bestimmen.

Wir verwenden im Pfannenbereich zumeist die variable Version der zementlosen Azetabulumschraubpfanne (Fa. Link), die es ermöglicht, neben Flachinlays auch solche mit 5 bzw. 10 mm hohen Schultern zu nutzen, um bei steilen Pfannen das Risiko einer Luxation gering zu halten. Weiterhin

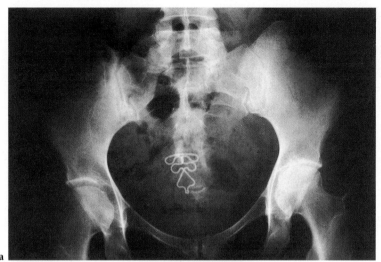

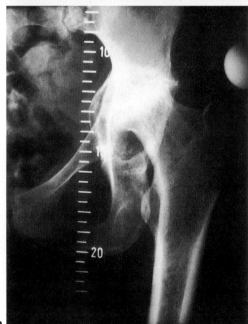

Abb. 2a, b. 46jährige Patientin, chronische Polyarthritis seti 1980. **a** Ausgangsbefund Juli 1986, **b** Befund Mai 1987: Hüftkopfnekrose links

ermöglicht ein derartiges System eine ausgedehnte Pfannenbodenspongiosa-Plastik bei Vorliegen einer Protrusio acetabuli.

Die Nachbehandlung erfordert in der Regel eine vollständige Entlastung lediglich bis zur Wundheilung. Nach Entfernung des Fadenmaterials erfolgt im Bewegungsbad die Aufnahme der Teilbelastung, welche innerhalb 1 Woche zur vollen Belastung gesteigert wird.

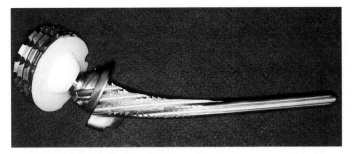

Abb. 3. Zementfreies SP-Rippensystem komplett

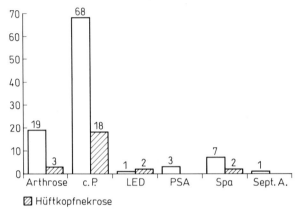

Abb. 4. Diagnosen der behandelten Patienten (*Spa* Spondylitis ankylosans, M. Bechterew; *Sept. A.* septische Arthritis; *PSA* Psoriasisarthropathie)

Wir hatten die Gelegenheit, 124 Hüftgelenke bei 102 Patienten einer Nachuntersuchung zu unterziehen. Das durchschnittliche Alter zur Zeit der Operation lag bei 48,5 Jahren, der jüngste Patient war 20, der älteste 61 Jahre alt. 63 Frauen, 9 davon beidseitig versorgt, und 39 Männer, davon 13 beidseitig versorgt, wurden untersucht. Die mittlere Nachuntersuchungsdauer lag bei 14,2 Monaten, wobei 25 Hüften 24–52 Monate implantiert waren. In einer Gegenüberstellung dieser Gruppe mit der Gruppe kürzerer Implantationsdauer ergaben sich jedoch keine signifikanten Unterschiede in den untersuchten Parametern. Wir können somit z. Z. kurz- bis mittelfristige Ergebnisse vorstellen.

In der Abb. 4 sind die Diagnosen aufgeschlüsselt, wobei zusätzlich die Anzahl der HKN aufgeführt ist. Insgesamt fanden sich bei 23 Arthrosepatienten 3 HKN, keine davon doppelseitig, und bei 101 Patienten mit Erkrankungen aus dem rheumatischen Formenkreis 25 HKN, darunter 5 doppelseitige, womit sich kein signifikanter Unterschied zwischen beiden Gruppen in der Häufigkeit der HKN zeigte. Weiterhin werteten wir die Nachuntersuchungsbö-

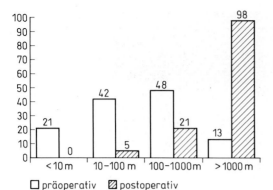

Abb. 5. Prä- und postoperative Gehstrecke

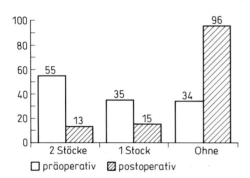

Abb. 6. Prä- und postoperative Stockbenutzung

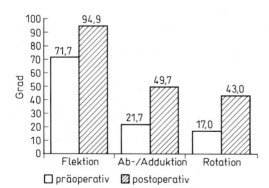

Abb. 7. Prä- und postoperatives Bewegungsausmaß. Signifikante Verbesserung in allen Ebenen ($\alpha = 0{,}05$)

gen nach Gehstrecke, Gehstockbenutzung, Gelenkbeweglichkeit, Erfolg der in 19 Fällen durchgeführten Spongiosaplastiken im Pfannenbereich sowie klinischen und radiologischen Anzeichen von Komplikationen aus.

Die Gehstrecke hat sich signifikant gebessert, die Anzahl der benutzten Gehhilfen hat sich ebenso vermindert (Abb. 5, 6).

In Abb. 7 ist die deutliche, statistisch signifikante ($\alpha = 0.05$) Verbesserung der Beweglichkeit in den 3 Bewegungsebenen des Hüftgelenks dargestellt,

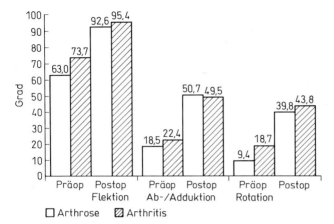

Abb. 8. Prä- und postoperatives Bewegungsausmaß, aufgeschlüsselt nach Arthrose bzw. Arthritis. Signifikante Verbesserung in allen Ebenen ($\alpha = 0{,}05$). Zwischen den Gruppen präoperativ bei der Rotation signifikante Differenz ($\alpha = 0{,}05$). Postoperativ keine Signifikanz

wobei der Gewinn hauptsächlich in verbesserter Beugung, Abduktion und Innenrotation erzielt wurde.

Wir haben dann die Beweglichkeit nach Arthrose bzw. Arthritis getrennt ausgewertet (Abb. 8). Dabei zeigte sich, daß die durchschnittliche präoperative Beweglichkeit für die Flexion und die Rotation in der Arthritisgruppe besser war als in der Arthrosegruppe. Dies führen wir auf die geringer ausgeprägte Exophytenbildung bei Rheumatikern zurück. Die Unterschiede waren jedoch nur für die Rotation signifikant. Bei der postoperativen Beweglichkeit fanden sich keine Unterschiede zwischen den Gruppen, im Vergleich prä-/postoperativ hat sich in beiden Gruppen eine signifikante Besserung eingestellt.

Eine weitere Unterscheidung erfolgte zwischen Patienten mit und ohne Hüftkopfnekrose (Abb. 9). Hier zeigte sich eine statistisch signifikant bessere präoperative Beweglichkeit für Flexion und Rotation in der Gruppe mit HKN, die wir auf die oft lockere Gelenkführung bei rapide fortschreitender Destruktion mit ausgeprägtem Höhenverlust des Kopfes zurückführen. Wie erwartet ist der durchschnittliche Beweglichkeitsgewinn in der Gruppe ohne HKN signifikant größer.

Die in 19 Fällen durchgeführte Pfannenbodenstabilisierung war bei allen Patienten knöchern durchbaut.

Insgesamt zeigen sich in den postoperativen Ergebnissen keine signifikanten Unterschiede zwischen den Vergleichsgruppen, ebensowenig in der Anzahl der Früh- und Spätkomplikationen.

Wir sahen 8 Frühkomplikationen, darunter 3 Femurfissuren, die in regelrechter Zeit komplikationslos ausheilten. Weiterhin kam es in 2 Fällen zur Luxation, einmal davon rezidivierend mit der Notwendigkeit einer operativen Revision mit Pfannen- und Inlaywechsel und nachfolgender Beschwerdefreiheit. Eine Peronäusläsion heilte binnen 6 Monaten folgenlos aus, ebenso eine oberflächliche Wundheilungsstörung. Eine tiefe Infektion bei einem Bechte-

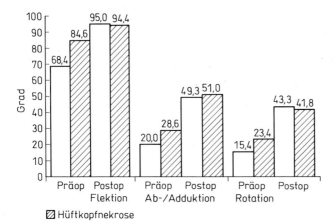

Abb. 9. Prä- und postoperatives Bewegungsausmaß, aufgeschlüsselt nach Hüftkopfnekrose bzw. keine Hüftkopfnekrose. Signifikante Verbesserung in allen Ebenen ($\alpha = 0{,}05$). Zwischen den Gruppen präoperativ bei der Rotation und Flexion signifikante Differenz ($\alpha = 0{,}05$). Postoperativ keine signifikanten Unterschiede

rew-Patienten zwang uns 14 Tage postoperativ zum Ausbau der Prothese. Die nach Ausheilung des Infekts implantierte Prothese versieht seit 38 Monaten problemlos ihren Dienst und ermöglicht eine Beweglichkeit von B/S 80–0–0. Inzwischen wurde die 2. Seite komplikationslos versorgt.

Bei längeren Verläufen fanden wir im Röntgenbild 4mal eine Veränderung im Schaftbereich ohne klinische Symptome, 3mal eine Lateralisation der Schaftspitze ohne Veränderung der Kortikalis und einmal eine ca. 1 mm breite Saumbildung mit dem Verdacht einer Schaftlockerung.

Bisher fand sich eine Pfannenlockerung, die wir unter reichlicher Spongiosaanlagerung 12 Monate nach Implantation revidierten. Wir mußten aber schon 30 Tage später die Wanderung der Pfanne ins kleine Becken hinein feststellen. Zur Zeit liegt ein Girdlestone-Zustand vor, die Patientin ist mit einem Beinlängenausgleich ausreichend mobilisiert.

Zusammengefaßt möchten wir noch einmal betonen, daß die Hüftkopfnekrose im Rahmen einer chronischen Polyarthritis in der Regel rapide voranschreitet und daß unserer Meinung nach lediglich in frühesten Stadien der Versuch einer gelenkerhaltenden Operation gerechtfertigt ist. Unsere Nachuntersuchungsergebnisse ermutigen uns, den bisher eingeschlagenen Weg, auch jüngere Patienten bereits mit einer zementlosen Hüftendoprothese zu versorgen, weiter zu verfolgen.

Literatur

1. Als O, Gotfredsen A, Riis B, Christiansen C (1985) Are disease duration and degree of functional impairment determinants of bone loss in rheumatoid arthritis? Ann Rheum Dis 44:406
2. Catto M (1977) Ischemia of bone. J Clin Pathol [Suppl] 11:78

3. Cruess R (1977) Cortisone-induced avascular necrosis of the femoral head. J Bone Joint Surg [Am] 59:308
4. Cruess R (1978) The current status of avascular necrosis of the femoral head. Clin Orthop 131:309
5. Felder M (1987) Verlaufsbeurteilung der chronischen Polyarthritis. Habilitation, Zürich
6. Ficat P, Arlet J (1977) Ischemie et necrose osseuses. Masson, Paris New York Barcelona Milan
7. Fischer V, Dietschi C (1972) Die idiopathische Hüftkopfnekrose des Erwachsenen bei Hyperurikämie und Dyslipidämie. MMW 44:1937
8. Gschwend N (1977) Die operative Behandlung der chronischen Polyarthritis. Thieme, Stuttgart
9. Heisel J, Schmitt E, Mittelmeier H (1990) Differentialtherapie des alloarthroplastischen Gelenkersatzes bei rheumatischer Hüftgelenksdestruktion. Orthop Praxis 29:17
10. Hipp E, Glas K (1987) Idiopathische Hüftkopfnekrose. In: Witt AN, Rettig H, Schlegel KF (Hrsg) Orthopädie in Klinik und Praxis. Thieme, Stuttgart
11. Hungerford D (1990) Knochenmarksdruck, Venographie und zentrale Knochenmarksentlastung bei der ischämischen Nekrose des Hüftkopfes. Orthopäde 9:245
12. Hungerford D, Zizic T (1978) Alcoholism associated ischemic necrosis of femoral head. Early diagnosis and treatment. Clin Orthop 130:144
13. Jones J, Engleman E, Steinbach H, Murray W, Rambo O (1965) Fat embolism as a possible mechanism producing avascular necrosis. Arthritis Rheum 8:449
14. Kobayakawa M, Rydholm U, Wingstrand H, Petterson H, Lidgren L (1989) Femoral head necrosis in juvenile chronic arthritis. Acta Orthop Scand 60:164
15. Mau H (1982) Entstehung und Frühdiagnose der idiopathischen Hüftkopfnekrose Erwachsener. Orthop Praxis 10:751
16. Meyers M (1987) Osteonecrosis of the femoral head. Clin Orthop 225:51
17. Miehlke RK (1989) Operative Therapie. In: Hettenkofer HJ (Hrsg) Rheumatologie, Diagnostik – Klinik – Therapie. Thieme, Stuttgart
18. Puhl W, Niethard F, Hamacher P, Augustin J, Greten H (1978) Metabolische Störungen bei der idiopathischen Hüftkopfnekrose Erwachsener. Z Orthop 116:81
19. Renier J, Morer T (1980) Les osteonecroses de la corticotherapie. Rev Prat 30:1493
20. Sambrook P, Eisman J, Champion G, Yeates M, Pocock N, Eberl S (1987) Determinants of axial bone loss in rheumatoid arthritis. Arthritis Rheum 30:721
21. Streda A, Kralova M (1965) Zu den Unterschieden der idiopathischen Nekrose und einer Nekrose bei der primär chronischen Arthritis im Hüftgelenk. Z Rheumaforsch 24:259
22. Trepte C, Gauer E (1986) Erste Erfahrungen mit der zementlosen PM-Endoprothese. Z Orthop 124:636
23. Trepte C, Gauer E (1987) Mittelfristige Erfahrungen nach zementierten Endoprothesen Typ Weller. Z Orthop 125:42
24. Warner J, Philip HP, Brodsky G, Thornhill T (1987) Studies of nontraumatic osteonecrosis. Clin Orthop 225:104
25. Watanabe Y, Kawai K, Hirohata K (1989) Histopathology of femoral head osteonecrosis in rheumatoid arthritis: the relationship between steroid therapy and lipid degeneration in the osteocyte. Rheumatol Int 9:25
26. Williams I, Mitchell A, Rothman W, Talett P, Williams K, Pitt P (1988) Survey of the long term incidence of osteonecrosis of the hip and adverse medical events in rheumatoid arthritis after high dose intravenous methyprednisolone. Ann Rheum Dis 47:930
27. Willert H-G (1981) Pathogenese und Klinik der spontanen Knochennekrosen. Orthopäde 10:19
28. Zichner L (1986) Die Nekrobiosen des Skeletts. Z Orthop 124:543

Hüftkopfnekrose und Totalprothesenarthroplastik

R. Elke und E. Morscher

Orthopädische Universitätsklinik, Felix-Platter-Spital, CH-4012 Basel

Die fortgeschrittene und ausgedehnte Hüftkopfnekrose des jüngeren Patienten stellt noch immer eines der größten Probleme der Orthopädie dar. Während in den Anfangsstadien (Ficat-Stadium I und II [8]) des nekrotisierenden Prozesses oder bei limitierter Ausdehnung konservative oder gelenkerhaltende Operationen durchaus befriedigende Resultate ergeben [1], steht bei ausgedehnter Nekrotisierung und entsprechender Schmerzhaftigkeit die Arthroplastik im Vordergrund.

Kurz und mittelfristig ergibt die Totalprothesenarthroplastik beim jüngeren Patienten mit fortgeschrittener Femurkopfnekrose zwar die befriedigendsten Ergebnisse, über einer solchen Arthroplastik lastet aber das Damoklesschwert der aseptischen Lockerung. Mitteilungen aus der Literatur lassen annehmen, daß neben dem Alter des Patienten auch ein „endogener" Faktor nicht nur für die Ätiologie und Pathogenese der Kopfnekrose, sondern auch für das frühzeitigere Auslockern der Prothese verantwortlich zu machen ist. So scheinen z. B. im besonderen Arthroplastiken, die bei Hüftkopfnekrosen als Folge einer Sichelzellenanämie entstanden sind, eine besonders schlechte Langzeitprognose zu haben [2, 5, 9].

Material und Methode

Gegenstand der vorliegenden Untersuchung sind 89 Hüftgelenke von 68 Patienten, die zwischen 1976 und 1988 an einem oder beiden Hüftgelenken wegen einer Hüftkopfnekrose, die nicht auf einen posttraumatischen oder postoperativen Zustand zurückzuführen war, eine Totalprothese implantiert bekamen. 73 Hüftgelenke bei 54 Patienten konnten nachkontrolliert werden (Tabelle 1).

Das Durchschnittsalter der Patienten bei der Operation schwankte zwischen 29,7 und 85 Jahren und betrug im Durchschnitt 56,1 Jahre. Die durchschnittliche Nachkontrollzeit betrug 4,9 Jahre (1,1–13,9). Die Verteilung von Pfannen- und Schafttypen sind in Tabelle 2 dargestellt.

Tabelle 1. Zwischen 1976 und 1988 operierte Patienten, die wegen einer Femurkopfnekrose mit einer Totalprothesenarthroplastik versorgt wurden

	Patienten	Hüften	Männer	Frauen
Einseitig	35	35	21	14
Doppelseitig	19	38	16	3
Gesamt Patienten	54		37	17
Gesamt Hüften		73	53	20

Resultate

Insgesamt wurden von 73 Hüfttotalprothesen 3 Pfannen und 5 Schäfte bei 7 Patienten gewechselt. Dies entspricht einer Lockerungsrate von 10% nach durchschnittlich 6 Jahren. Die Ursachen für die Reoperationen sind in Tabelle 3 aufgelistet.

Diskussion

Mit diesen Resultaten findet sich bei uns zwar eine Prothesenwechselrate, die unter derjenigen anderer Autoren liegt, sie ist aber immer noch höher als bei Patienten mit Koxarthrose. Von 52 zementierten Prothesenschäften wurden 2 gewechselt, das Durchschnittsalter dieser Patienten betrug 61,4 Jahre. Bei den 21 zementfrei implantierten Schäften finden sich 3 Wechsel, bei einem Altersdurchschnitt von 42,9 Jahren. Für die nicht signifikante höhere Revisionsrate der nichtzementierten Schäfte ist möglicherweise auch das geringere Durchschnittsalter verantwortlich.

Die Häufigkeit von Prothesenlockerungen bei Patienten mit Femurkopfnekrose im Vergleich zu Patienten mit Koxarthrose wird in der Literatur unterschiedlich beurteilt:

Nichttraumatische und idiopathische Femurkopfnekrosen

Ritter u. Meding [11] finden keinen signifikanten Unterschied bezüglich Pfannen und Schaftlockerung.

Salto et al. [12] beschreiben hingegen 28% Lockerungen von Totalprothesen bei Femurkopfnekrose im Vergleich zu nur 5% Lockerungen bei Koxarthrose.

Cornell et al. [6] und Salvati u. Cornell [13] berichten über eine 4mal größere Versagerrate von Totalprothesen bei Patienten mit Femurkopfnekrose.

Schneider et al. [14] beschrieben 77% Lockerungen im Mittel nach 5 Jahren und kommen zum Schluß, daß bei der Femurkopfnekrose eine generalisierte Osteopathie vorliegen müsse. Von Salis u. Ruff [15] haben bei 33% ihrer mit

Tabelle 2. Die bei der Arthroplastik verwendeten Implantate

Pfannen	Müller	RM	RM-Ceros	Press-fit	Gesamt
Zementiert	4				4
Zementfrei		24	16	29	69
				Gesamt	73

Schäfte	Typ Setzholz	Krummschaft	Müller-GS	Gesamt		Durchschnittsalter [Jahre]
Zementiert	5	7	40	52		61.4
Zementfrei	PCA DePuy	Iso-elastisch	Gleitschaft	Müller-GS	Gesamt	Alter
	13 3	2	2	1	21	42.9
				Gesamt	73	56.1

Tabelle 3. 7 Prothesenwechsel und ihre Gründe

Patienten	Operation	Grund	Jahre
1	TP-Wechsel	TP-Lockerung	5,6
4	Schaftwechsel	Schaftlockerung	4,7
		Schaftfraktur	10,3
		Oberschenkelschmerz	1,3
2	Pfannenwechsel	Pfannenlockerung	6,0
			7,0
7	Gesamt	Durchschnitt	6,0

einer Totalprothese versorgten idiopathischen Femurkopfnekrosen des Ficat-Stadiums IV radiologische Lockerungszeichen innerhalb von 4 Jahren beobachtet.

Nierentransplantierte Patienten mit Femurkopfnekrose

Bradford et al. [3] berichten von 60 Totalprothesen bei Femurkopfnekrose nach Nierentransplantation. Nach durchschnittlich 44 Monaten fand sich eine Schaftlockerung. Auch bei Osteoporose durch dauernde Kortikoidmedikation wird bei der eingeschränkten Lebenserwartung die Prothesenimplantation empfohlen.

Chemell et al. [4] kontrollierten nierentransplantierte Patienten, durchschnittlich 3 Jahre nach Totalprotheseimplantation. Sie beobachteten keine Komponentenlockerungen.

Devlin et al. [7] fanden 20% aseptische Lockerungen.

Radford et al. [10] berichten über 13% symptomatische, aseptische Lockerungen. Dennoch raten die Autoren bei der eingeschränkten Lebenserwartung dieser Patienten zu einer rechtzeitigen prothetischen Versorgung.

Tabelle 4. Ursachen, die zur Femurkopfnekrose führten

Ursache	Patienten	Hüften
Idiopatisch	27	32
Äthylalkohol	12	17
Kortison	4	8
Hyperurikämie	3	5
Vaskulär	7	9
Caisson	1	2
Gesamt	54	73

Femurkopfnekrose bei Sichelzellenanämie

Bishop et al. [2] geben an, daß Patienten mit Sichelzellenanämie ein deutlich erhöhtes Risiko für postoperative Komplikationen nach prothetischem Gelenkersatz haben.

Clarke et al. [5] kommen auf 59% Lockerungen in 5,5 Jahren bei Patienten mit Sichelzellenanämie.

Hanker u. Amstutz [9] berichten, daß 56% der Implantate bei Sichelzellenanämie früh revidiert werden mußten.

Da bei den wenigen Patienten mit Revision 4 oder 6 bei uns beobachteten Ätiologiegruppen vertreten waren (vgl. Tabelle 4), kann aus unserem Krankengut keine verbindliche Aussage bezüglich einer Risikoerhöhung einer Ätiologie für eine Prothesenlockerung gemacht werden, auch wenn auffällt, daß auf 4 beidseitig operierte Patienten mit Kortisonmedikation 2 der insgesamt 8 Wechseloperationen fallen.

Angesichts des rasch zur Invalidität führenden natürlichen Verlaufs der Femurkopfnekrose kann der prothetische Hüftgelenkersatz auch dem jüngeren Patienten nicht vorenthalten werden, obwohl mit einer vorzeitigen Auslockerung der Implantate zu rechnen ist.

Literatur

1. Aaron RK, Lennox D, Bunce GE, Ebert T (1989) The conservative treatment of osteonecrosis of the femoral head. Clin Orthop 249:209–218
2. Bishop AR, Roberson JR, Eckman RJ, Flemming LL (1988) Total hip arthroplasty in patients who have sickle-cell haemoglobinopathy. J Bone Joint Surg [Am] 70:853–855
3. Bradford DS, Janes PC, Simmons RS, Najarian JS (1983) Total hip arthroplasty in renal transplant recipients. Clin Orthop 181:107–114
4. Chemell SJ, Schwartz CM, Giaccdhino JL, Ing TS (1983) Total hip replacement in patients with renal transplants. Arch Surg 113:489–495
5. Clarke HJ, Jinnah RH, Brooker AF, Michaelson JD (1989) Total replacement of the hip for avascular necrosis in sickle cell disease. J Bone Joint Surg [Br] 71:465–470
6. Cornell CN, Salvati EA, Pellicci PM (1985) Long-term follow-up of total hip replacement in patients with osteonecrosis. Orthop Clin North Am 16:757–769

7. Devlin VJ, Einhorn TA, Gordon SL, Alvarez EV, Butt KM (1988) Total hip arthroplasty after renal transplantation. Long term follow up study and assessment of metabolic bone status. J Arthroplasty 3:205–213
8. Ficat RP (1985) Idiopathic bone necrosis of the femoral head. J Bone Joint Surg [Br] 67:3–9
9. Hanker GJ, Amstutz HC (1988) Osteonecrosis of the hip in the sickle-cell diseases. Treatment and complications. J Bone Joint Surg [Am] 70:499–506
10. Radford FPJ, Doran A, Greatorex RA, Rushton N (1989) Total hip replacement in the renal transplant recipient. J Bone Joint Surg [Br] 71/3:456–459
11. Ritter MA, Meding JB (1986) A comparison of osteonecrosis and osteoarthritis patients following total hip arthroplasty. Clin Orthop 206:139–146
12. Saito S, Saito M, Nishiana T, Ohzono K, Ono K (1989) Long-term results of total hip arthroplasty for osteonecrosis of the femoral head. A comparison with osteoarthritis. Clin Orthop Relat Res 198–207
13. Salvati EA, Cornell CN (1988) Long-term follow up of total hip replacement in patients with avascular necrosis. Instr Course Lect 37:67–73
14. Schneider E, Ahrendt J, Nierthard F-U, Blasius K (1989) Gelenk erhalten? Gelenk ersetzen? Langzeitergebnisse und Gedanken zur Behandlung von Hüftkopfnekrosen bei Erwachsenen. Z Orthop 127:163–168
15. Von Salis Soglio G, Ruff C (1988) Die idiopathische Hüftkopfnekrose des Erwachsenen – Ergebnisse der operativen Therapie. Z Orthop 126:492–499

Sachverzeichnis

Abduktionsfraktur 170, 181, 186
ACM-Winkel 330
Adduktorentenotomie 224
Ätiologie 17
Aktivspreizhose 239
Alkoholismus 19
Angiographie 106, 388, 392
Arbeitsfähigkeit 416
Arteria circumflexa ilium profunda 388, 400, 412, 420
Arteria femoralis 7, 8, 9, 25, 27, 388
– A. profunda femoris 4, 8, 9, 27
– A. circumflexa femoris medialis 7, 8, 9, 25, 27, 394
– Ramus profundus 7
– A. circumflexa femoris lateralis 390
– A. ligamenti capitis femoris 8, 12, 13
– A. nutricia 6, 7, 9
Arteria glutea sup. 389
Arteria obturatoria 8
Arterienimplantat 409
Arthrographie 219, 224, 228
Arthroskopie 145
　Extension 145
　Zugang 146
Arthrosegrad
　Busse 350
　Tönnis 160
Asterisk-Zeichen s. CT 103, 112
Austauschoperation 639
Azetabuloplastik 225, 228, 231
Azetabulumfraktur 187
　Klassifikation nach Judet 188

Beckenosteotomie n. Salter 268
Beckenringfraktur 204
Beckenspan
　gefäßgestielt 387, 390, 399, 420
Beinlänge 609
Beurteilung
　radiologische 598
Biegesteifigkeit 544
Bildgebende Verfahren

　Treffsicherheit 101
　Vergleich 117, 118, 119
Biomechanik 540, 555
Bone ingrowth 536
Bone ongrowth 533

Catterall-Stadien 293, 332, 344, 367
Charnley-Klassifikation 159, 538, 636
Colonna-Klassifikation 195, 196
Chondromalazie 400
Chondroosteonekrose 400
Cold lesion s. Knochenszintigramm 104
Compliance 406
Computertomographie 78, 79, 103, 111
　Asterisk-Zeichen 103, 112
　3D-Darstellung 139
　Frühbefunde 113
　– quantitative 78, 79
Coxa magna 312
　minima 312
Coxitis fugax 25
　– Sonographie 297, 298
Coxarthrose 297, 608, 630

Densität 598
– Beurteilung n. Delee u. Charnley 598
– Beurteilung n. Green 598
Derotations-Varisierungsosteotomie s. Umstellungsosteotomie 268
Diabetes mellitus 19
double line sign (MRT) 104, 105, 114, 423
Drahtnetz s. Hüftpfanne 540
DSA 400
Duchenne-Hinken 415
Durchblutung s. Femur-Vascularisation
　enossal 3
　periostal 3
Düsseldorfer Spreizschiene 217
Dysplasie-Coxarthrose 630
Dysplasia epiphysealis capitis femoris 40, 41

Eierschalenphänomen 210
Elastizitätsmodul 544, 576, 591
Elektromagnetisches Feld 435
Elektrostimulation 435
Einbauverhalten 664
Einwachsen
– Elektrostimulation 575
Endoprothese s. Hüftendoprothese
Entlastung 620
Entlastungsbohrung 423
Epiphysiolysis capitis femoris (Ecf) 274 ff
– akute Form 274
– chronische Form 273
– iathrogen 276
– Rotationsosteotomie 275
Epiphysenindex (Eyre-Brook) 244
Epiphysenquotient 316
Epstein-Schema 159
Erythrozytenaggregation 29
Extensionsosteotomie s.
Umstellungsosteotomie 412

Faktoren
prädisponierende 19
Faszienlogensyndrom 392
Femoralisparese 392
Femurkopffraktur 153, 163, 164
Pipkin-Einteilung 153, 154, 155
Prognose 165
Therapie 162, 164
Femurkopfnekrose s. Hüftkopfnekrose
partielle 409
posttraumatisch 420
Femurteilendoprothese s. Hüftendoprothese 528
Femur-Vaskularisation 3–14, 25, 27
periostale 4–6
enossale 6
Fibulaspan
gefäßgestielt 394
Ficat s. Hüftkopfnekrose
Stadien 396, 399, 403, 420, 442
Fisp-Sequenz MRT 110
Fixation
biologische 589, 667
mechanische 589, 668
primäre 624
sekundäre 624
Fissur
Femurschaft 597
Flexions-Osteotomie 399, 403, 412, 447
Flexions-Valgisierungs-Osteotomie
s. Umstellungsosteotomie 521
Fließgeschwindigkeit 33
Forage 497
Frühdiagnostik 109

Gefäßanatomie 1 ff
Gefäßbündeltransplantation 459
Gefäßdrossel 11
Gelenkerguß 423, 427
Gelenkflächenindex 316
Gelenkflächenquotient 317
Gleichstrom 436

Haftfestigkeit 627
Hals-Kalkar-Kontakt 598, 600
Harris-Hüftpunktwert 598, 636, 429, 448
Hock-Sitz-Gipsverband 217, 221, 223, 235, 239, 279
Hüftarthrographie 242
Hüfteinstellung 215
Risikofaktoren 219
Hüftendoprothese
Bicontact 605, 717
Bitrochantäre- 576
Custum made- 613, 505, 694
Druckscheiben- 507
Endocast- 685
Eska-Korallometall 668
Erlanger- 619
Frialit- 517
Hybrid- 639, 673
isoelastische 591, 597
Judet- 589, 619, 699
Link-Schraubpfanne 741
Lord- 655, 711
Lübeck-Porometall- 576, 685
MC- 673
Mecron- 723
Müller- 751
Orthoplant (SKT)- 576, 627, 685, 699, 703, 711
PCA- 576
Porometall (Judet)- 576
PM- 651
Rippen-(Link) 740
RM- 597
SCL- 603
Setzholz- 751
SL- 658
Spiralschaft- 541, 543, 546
Stuehmer- 576
Tivaran 613
Wagner- 500
Zweymüller-SL 576, 657, 707
Hüftendoprothese
zementfrei 565, 619, 639, 657, 668, 669, 673, 685, 693
zementiert 565, 639
Hüftgelenk
operative Zugangswege 224

Sachverzeichnis

Hüftkopf
  Gefäßversorgung s. A. femoralis 1
Hüftkopfepiphyse 203
Hüftkopfepiphysenlösung 273
Hüftkopf-Hüftpfannen-Beziehung 316
Hüftkopfnekrose 19, 22, 25, 33, 37, 39, 55,
  63, 77, 83, 89, 101, 109, 123, 139, 151,
  153, 167, 181, 195, 203, 209, 213, 227,
  235, 241, 249, 253, 259, 265, 267, 273,
  277, 383, 387, 399, 403, 409, 423, 435,
  439, 447, 453, 459, 465, 475, 487, 497,
  503, 513, 521, 649, 658, 688, 699, 700,
  707, 717, 749
  avasculäre 215
  idiopathische 25
  ischämische 215
  posttraumatische 195, 210
  primäre 19
  rheumatische 614, 739
  segmentale 465
  sekundäre 19
  – Ätiologie 19
  – Altersverteilung 39, 128
  – Druckverhältnisse 739
  – Früherkennung 101, 109, 123, 423, 494,
    495, 503
  – Grad 237
  – Rate 170, 181, 211, 219, 222, 224
  – Therapie 249, 253, 459, 497
  – Stadium 101, 110, 123, 215, 460, 461,
    466
Hüftpfanne
  – anisotrop, flexibel 542, 545
  – beschichtet 596
  – Keramik (Mittelmeier) 628, 631
  – Klemm 620
  – Kunststoff 605
  – Lord 655
  – MB 658
  – Press-fit 534
  – PM 651
  – RM 591
  – MC-Diehl 675
  – MEC- 723
  – München Schraubring- 605
  – Müller 751
  – Osteo 629
  – Zweymüller (MB) 657, 708
Hüftpfannenquotient 316
Hüftpfannenverletzung 205
Hüftwert 316
Hydroxylapatit 535, 563, 594, 623, 627,
  635, 695
Hyperlipidämie 19
Hyperparathyreodismus 51
Hyperuricämie 19

Infantile Zerebralparese 267
Infektion 616, 641, 645
  primäre 603
  sekundäre 603
Immunsupression 65
Innominatumkegel s. M. Perthes 330
Isoelastizität 597

Kalzium-Hydroxylapatit 623, 627
Kapsulotomie 399, 448
Kernspintomographie s. NMR 305
Klassifikation 349
  n. Busse 349
  n. Catterall 349
  n. Ferguson u. Howarth 349
  n. Mitchell 161
Knochenanwachszeichen 636
Knochenmarködem 423, 424, 431
Knochenmühle 674
Knochentransplantation 387, 394
  – gestielt 459
  – M. quadratus femoris 177
Knochenszintigramm 104, 110, 111
  – cold lesion 104, 111
  – spect 111
Komplikationen 619, 688
Komprehensivquotient 342, 358
Konturaufnahmen nach Schneider 139
Kortikosteroide s. Nierentransplantation
  47, 84, 749
Kunststoffnormfemur KNF 575

Langestellung 217, 224, 225
Leberparenchymschaden 19
Legierung 619
  – Titan-Aluminium-Eisen 619
Lequèsne-Faux-Profil-Aufnahmen 139
Ligamentum teres 394
Lorenzstellung 217, 219, 224
Luxationsgrad 225, 260, 269
  n. Tönnis
Lyodura 400

Magnetfeld 439
Markraum 11
Markraumdekompression 459
Magnetfeld 439, 443
  – überträger 443
Magnetresonanztomographie (MRT)
  68–71, 105, 106, 114–117, 133–138,
  423 f
  – 3 D-Bildgebung 135–137
  – Klassifikation nach Mitchell 161, 424
  – Spektroskopie 133, 138
Merle d'Àubigne-Schema 127, 489, 598,
  670, 681, 696

Meßgrößen
- radiometrische 315
Metallspongiosa 668
Miniazetabulum 207
Minikallus 537, 538
Modellvorstellungen
  Hipp u. Glas 21
Morbus Legg-Calvé-Perthes 22, 39, 281, 283, 285, 289, 291, 305, 311, 329, 335, 341, 347, 361, 365, 373
- Alter 39
- Differentialdiagnose 22
- arterielle Minderdurchblutung 284, 285, 284
- Ätiologie 283, 291
- Beurteilungskriterien 311
- Catterallstadien 349
- Gefäßversorgung 41, 283, 284
- Epiphysenquotient 317, 318
- Gelenkflächenindex 317
- Head at risk signs 349
- Hüftwert 319
- Hüftpfannenquotient 319
- Kernspintomographie 305
- Klinik 290
- Meßgrößen 315, 362
- Pathologie 290, 291
- Prognose 292, 293, 294, 309
- Radiusquotient 318
- Radiometrie 330
- Richtungsindex 313
- Sonographie 297, 302, 305
- Stadium 342
- Therapie 341, 365, 373, 374
- Umstellungsosteotomie 347, 357, 361
- Verformungsindex 313, 319
- Winkel 330
Muskelzelle
  epitheoide 5

Nachbehandlung 669
Nekrosehöhle s. HKN 390
Nephritis 49
Nephropathie 50, 89
Nierentransplantation 19, 49–53, 63–76, 83, 98, 729, 749
- Ätiologie 84
- Blutdruck 67
- Cyclosporin A 86, 96, 97, 729, 749f
- Diagnostik 83
- Grunderkrankung 50, 67, 90, 93
- Harnsäure 72
- Häufigkeit 72, 85, 86, 89, 91
- Kalium 66
- Cortison-Dosis 66, 72, 74, 83, 85, 86, 90, 749f

- Manifestationszeitpunkt 72, 90
- Parathormon 72
- Pathogenese 63, 64, 96
Niereninsuffizienz 67, 89

Oberflächengestaltung 575
Ödem 429
Operationstechnik
- mikrochirurgische 387, 394
- revascularisierend 387, 390
Osprovit 627
Ossifikation heterotope 40, 598, 636, 670, 682, 720
- Brooker-Beurteilung
Osteochondritis deformans coaxe juvenilis s. Morbus-Legg- Calvé-Perthes 283
Osteopathie 77, 78, 79, 80, 81
Osteoarthritis
- infektiöse 277
Osteointegration 536
Osteonekrose 47f
Osteopenie 81
Osteoradionekrose 55–60
- Hochvoltbestrahlung 57
- Isodosenplan 59
- Orthovolttherapie 57
- Schwellendosis 56
Osteotomie s. Umstellungs-
- 3D-Hüft 513
- Flexions 507
- intertrochantäre 465

Paßform 613
Pedestalzeichen 598
Pfannendachwinkel 225, 260, 261
Pfannendysplasie 259, 260
Pfannen-Kopf-Quotient 316, 317
Pfannenstützschale n. Schneider 605
Plasmapore 652, 713
Plasmaspritzverfahren 555
Polyäthylen 593
Polyazetalharz 591, 597
Primärstabilität 565, 567, 613, 652

Radiusquotient 318, 319
Ramus profundus s. A. femoralis 9
Renale Osteopathie 75
Revaskularisation 409, 455
Revisionsoperationen 599, 623
Revisionsrate 591
Rheologie 29, 33
Risikofaktoren 19, 29
Röntgendiagnostik 101, 102, 103, 110, 123, 131
Rotationsflügel 605
Rotationsstabilität 613

Rotationsosteotomie (Sugioka)
s. Osteotomie 275

Sakroiliakalruptur 204
Salter-Beckenosteotomie 268
Schaftgestaltung 575
Schambeinastbruch 204
Schenkelhalsfraktur 167, 181, 195, 196, 197
- Erwachsenenalter 167, 195
- Kindesalter 195, 196
Schenkelhalspseudarthrose 196
Schwinghaltbarkeit 627
Sichelzellenanämie 752
Signalintensitätsmessung (MRT) 68–71
Spannung 575, 576
Spannungsanalyse 575
SPECT 110
Spektroskopie s. MRT 138
Spongiosa 390, 399, 420, 459
Sonographie 235
  Neugeborenenscreening 240
Stabilität s. Fixation 613f
Stadium
- Ficat siehe dort 110, 124, 749
- Marcus 101, 123, 454
- Stahl 124
Stresshielding 581

Titan 608, 627
Titangitter 534

Titanoberflächenbeschichtung 551
Titanpulver 594
Titanoxydschicht 548
Titan-Schraubpfanne s. Hüftpfanne
transient bone marrow edema syndrom 431
Trendelenburgzeichen 412
Trochanterosteotomie 412
Trochanterspan
  gefäßgestielt 411, 455

Überlebenskurve 736
Umstellungsosteotomie 267, 404, 409, 459, 463, 465, 484, 487, 503, 507, 513, 521
Verankerung s. Fixation
- primäre 593
Verbindung s. Fixation
- physiologische 624
Valgisierungsosteotomie 228
Varisationsosteotomie s. Umstellungsosteotomie 227, 228, 347, 361
Ventilmetalloxid 549
Verformungsindex s. M. Perthes 313
Verplumpungsindex 316
Viererzeichen 209
Viskosität 28

Zelle
  myeopitheloide 14
Zentrum-Eckenwinkel 238, 243
Zone 598